大脑光生物调节

神经疾病的低强度激光（光）治疗

[美] 迈克尔·R.汉布林（Michael R. Hamblin）
[美] 黄樱樱（Ying-Ying Huang）　　　　著

韩小伟　毛明香　曹　庆　姬军军　主译

Photobiomodulation in the Brain

LOW-LEVEL LASER (LIGHT) THERAPY IN NEUROLOGY AND NEUROSCIENCE

清华大学出版社
北京

U0655791

北京市版权局著作权合同登记号　图字：01-2025-2163

Elsevier (Singapore) Pte Ltd.
3 Killiney Road, #08-01 Winsland House I,
Singapore 239519
Tel: (65) 6349-0200; Fax: (65) 6733-1817

Atlas of Photobiomodulation in the Brain, 1 edition
Michael R. Hamblin, Ying-Ying Huang
ISBN: 9780128153055
Copyright © 2019 Elsevier Inc. All rights reserved.
No part of this publication may be reproduced or transmitted in any form or by any means, electronic or mechanical, including photocopying, recording, or any information storage and retrieval system, without permission in writing from the publisher. Details on how to seek permission, further information about the Publisher's permissions policies and our arrangements with organizations such as the Copyright Clearance Center and the Copyright Licensing Agency, can be found at our website: www.elsevier.com/permissions

《大脑光生物调节》（第1版）（韩小伟　毛明香　曹　庆　姬军军　主译）
ISBN: 9787302690344

Copyright © Elsevier Inc. and Tsinghua University Press. All rights reserved.
No part of this publication may be reproduced or transmitted in any form or by any means, electronic or mechanical, including photocopying, recording, or any information storage and retrieval system, without permission in writing from Elsevier (Singapore) Pte Ltd. Details on how to seek permission, further information about the Elsevier's permissions policies and arrangements with organizations such as the Copyright Clearance Center and the Copyright Licensing Agency, can be found at our website: www.elsevier.com/permissions.
This book and the individual contributions contained in it are protected under copyright by Elsevier Inc. and Tsinghua University Press. (other than as may be noted herein).
This edition of Atlas of Photobiomodulation in the Brain, 1 edition is published by Tsinghua University Press under arrangement with ELSEVIER INC.
This edition is authorized for sale in China only, excluding Hong Kong, Macau and Taiwan. Unauthorized export of this edition is a violation of the Copyright Act. Violation of this Law is subject to Civil and Criminal Penalties.
本版由 ELSEVIER INC 授权在中国大陆地区（不包括香港、澳门以及台湾地区）出版发行。本版仅限在中国大陆地区（不包括香港、澳门以及台湾地区）出版及标价销售。未经许可之出口，视为违反著作权法，将受民事及刑事法律之制裁。
本书封底贴有 Elsevier 防伪标签，无标签者不得销售。

注　意

本书涉及领域的知识和实践标准在不断变化。新的研究和经验拓展我们的理解，因此须对研究方法、专业实践或医疗方 法作出调整。从业者和研究人员必须始终依靠自身经验和知识来评估和使用本书中提到的所有信息、方法、化合物或本 书中描述的实验。在使用这些信息或方法时，他们应注意自身和他人的安全，包括注意他们负有专业责任的当事人的安 全。在法律允许的最大范围内，爱思唯尔、译文的原文作者、原文编辑及原文内容提供者均不对因产品责任、疏忽或其 他人身或财产伤害及 / 或损失承担责任，亦不对由于使用或操作文中提到的方法、产品、说明或思想而导致的人身或财 产伤害及 / 或损失承担责任。

本书封面贴有清华大学出版社防伪标签，无标签者不得销售。
版权所有，侵权必究。举报：010-62782989，beiqinquan@tup.tsinghua.edu.cn。

图书在版编目（CIP）数据

大脑光生物调节：神经疾病的低强度激光（光）治疗 /（美）迈克尔·R.汉布林（Michael R. Hamblin），（美）黄樱樱著；韩小伟等主译. -- 北京：清华大学出版社，2025. 8. -- ISBN 978-7-302-69034-4

Ⅰ. R741
中国国家版本馆CIP数据核字第2025UN9706号

责任编辑：孙　宇
封面设计：钟　达
责任校对：李建庄
责任印制：杨　艳

出版发行：清华大学出版社
　　　　　网　　　址：https://www.tup.com.cn，https://www.wqxuetang.com
　　　　　地　　　址：北京清华大学学研大厦 A 座　　　邮　　编：100084
　　　　　社 总 机：010-83470000　　　　　　　　　　邮　　购：010-62786544
　　　　　投稿与读者服务：010-62776969，c-service@tup.tsinghua.edu.cn
　　　　　质量反馈：010-62772015，zhiliang@tup.tsinghua.edu.cn
印 装 者：小森印刷（北京）有限公司
经　　销：全国新华书店
开　　本：210mm×285mm　　　　印　　张：39.5　　　　字　　数：1080 千字
版　　次：2025 年 8 月第 1 版　　　　　　　　　　　　印　　次：2025 年 8 月第 1 次印刷
定　　价：298.00 元

产品编号：108681-01

献给我一生的挚爱，我美丽的妻子 Angela

Michael R. Hamblin

致 Sophie 和 Ryan，你们一直是我灵感、

快乐和骄傲的源泉

Ying-Ying Huang

国家自然科学基金面上项目（82171908）

衢州市科技局竞争性项目（2022k65，2022k66，2024 k078）

译者名单

主　审　朱希松　马国林　张　冰　程　震

主　译　韩小伟　毛明香　曹　庆　姬军军

副主译　刘永波　周妙平　张国正　徐书峰

　　　　裴　磊　李洪武　武鹏凯　宋天彬

译　者：（按姓氏笔画排序）

于洪伟　中日友好医院

马国林　中日友好医院

王中秋　南京中医药大学附属医院（江苏省中医院）

王丹琼　温州医科大学附属衢州医院（衢州市人民医院）

王传刘　温州医科大学附属衢州医院（衢州市人民医院）

车　竞　中国中医科学院广安门医院

牛丽丽　中科院深圳先进技术研究院

毛明香　温州医科大学附属衢州医院（衢州市人民医院）

毛静雯　温州医科大学附属衢州医院（衢州市人民医院）

方　涛　温州医科大学附属衢州医院（衢州市人民医院）

尹训涛　贵州省康复医院

叶志伟　温州医科大学附属衢州医院（衢州市人民医院）

史海斌　苏州大学苏州医学院放射医学与防护学院

付雪林　温州医科大学附属衢州医院（衢州市人民医院）

吕学聪　北大医疗潞安医院（山西医科大学研究生院）

朱希松　温州医科大学附属衢州医院（衢州市人民医院）

朱建平　长治医学院附属和平医院

朱勤勤　温州医科大学附属衢州医院（衢州市人民医院）

任　帅　南京中医药大学附属医院（江苏省中医院）

邬朝平　温州医科大学附属衢州医院（衢州市人民医院）

刘　晨　陆军军医大学西南医院

刘　威　温州医科大学附属衢州医院（衢州市人民医院）

刘小慧　温州医科大学附属衢州医院（衢州市人民医院）

刘永波　北大医疗潞安医院

刘佳欢　温州医科大学附属衢州医院（衢州市人民医院）

闫林林　温州医科大学附属衢州医院（衢州市人民医院）

江朝根　温州医科大学附属衢州医院（衢州市人民医院）

江睿杰　温州医科大学附属衢州医院（衢州市人民医院）

许正德　北大医疗潞安医院（山西医科大学研究生院）

孙飞一　解放军总医院第九医学中心

严欣江　温州医科大学附属衢州医院（衢州市人民医院）

李　翔　温州医科大学附属衢州医院（衢州市人民医院）

李亚玉　德国弗莱堡大学医学中心

李洪武　温州医科大学附属衢州医院（衢州市人民医院）

杨　健　北京理工大学

杨　铭　温州医科大学附属衢州医院（衢州市人民医院）

杨小军　温州医科大学附属衢州医院（衢州市人民医院）

杨生可　温州医科大学附属衢州医院（衢州市人民医院）

杨建花　温州医科大学附属衢州医院（衢州市人民医院）

杨润成　衢州市第三医院

吴梦苇　温州医科大学附属衢州医院（衢州市人民医院）

余华晨　温州医科大学附属第二医院

余国峰　温州医科大学附属衢州医院（衢州市人民医院）

余慧蓉　温州医科大学附属衢州医院（衢州市人民医院）

沈国峰　上海交通大学

宋天彬　首都医科大学宣武医院

张　冰　南京大学医学院附属鼓楼医院

张　鑫　南京大学医学院附属鼓楼医院

张其乐　温州医科大学附属衢州医院（衢州市人民医院）

张国正　温州医科大学附属衢州医院（衢州市人民医院）

张建功　盐城市第一人民医院（南京大学医学院附属盐城第一医院）

陆慧珍　温州医科大学附属衢州医院（衢州市人民医院）

武鹏凯　安徽医科大学附属第一医院

周妙平　温州医科大学附属衢州医院（衢州市人民医院）

周建忠　温州医科大学附属衢州医院（衢州市人民医院）

赵宇翔　北大医疗潞安医院（山西医科大学研究生院）

胡娟娟　温州医科大学附属衢州医院（衢州市人民医院）

柯君丽　温州医科大学附属衢州医院（衢州市人民医院）

段婷婷　温州医科大学附属衢州医院（衢州市人民医院）

倪晨峰　温州医科大学附属衢州医院（衢州市人民医院）

徐　亮　温州医科大学附属衢州医院（衢州市人民医院）

徐书峰　温州医科大学附属衢州医院（衢州市人民医院）

徐芳兰　温州医科大学附属衢州医院（衢州市人民医院）

徐星健　温州医科大学附属衢州医院（衢州市人民医院）

徐晏雯　温州医科大学附属衢州医院（衢州市人民医院）

徐绽蕾　温州医科大学附属衢州医院（衢州市人民医院）

姬军军　长治医学院附属和平医院

黄小伟　东莞理工学院

黄金金　中国人民解放军陆军第七十四集团军医院

黄涓涛　温州医科大学附属衢州医院（衢州市人民医院）

曹　刚　北大医疗潞安医院

曹　庆　广州新海医院

董　迪　中科院自动化所

董木军　温州医科大学附属衢州医院（衢州市人民医院）

韩小伟　温州医科大学附属衢州医院（衢州市人民医院）

程　乐　南京大学医学院附属鼓楼医院

舒月红　温州医科大学附属衢州医院（衢州市人民医院）

曾小伟　温州医科大学附属衢州医院（衢州市人民医院）

詹泽莹　温州医科大学附属衢州医院（衢州市人民医院）

裴　磊　温州医科大学附属衢州医院（衢州市人民医院）

廖　静　温州医科大学附属衢州医院（衢州市人民医院）

熊俊峰　温州医科大学附属衢州医院（衢州市人民医院）

薛卜停　北大医疗潞安医院（山西医科大学研究生院）

戴西件　南昌大学附属第二医院

编 著 者

Praveen R. Arany　Department of Oral Biology and Biomedical Engineering, School of Dental Medicine, University at Buffalo, Buffalo, NY, United States

Jorge L. Arias　INEUROPA (Instituto de Neurociencias del Principado de Asturias), Oviedo, Spain; Laboratory of Neuroscience, Department of Psychology, University of Oviedo, Asturias, Spain

Natalia Arias　Department of Basic and Clinical Neuroscience, Institute of Psychiatry, Psychology and Neuroscience, King's College London, London, United Kingdom; INEUROPA (Instituto de Neurociencias del Principado de Asturias), Oviedo, Spain

Ronald Aung-Din　Sarasota, FL, United States

Evan Austin　Department of Dermatology, University of California at Davis, Sacramento, CA, United States; Dermatology Service, Sacramento VA Medical Center, Mather, CA, United States

Louis Banas　Laser Innovations, Amherst, New York, United States

Matthew Bennett　Patterson, CA, United States

Patrick Benson　Bosch Institute, University of Sydney, Sydney, NSW, Australia; Discipline of Physiology, University of Sydney, Sydney, NSW, Australia

Rhett Bergeron　Real Health Medical, Roswell, GA, United States

Marvin H. Berman　Quietmind Foundation, Elkins Park, PA, United States

Yelena Bogdanova　VA Boston Healthcare System, Boston, MA, United States; Department of Psychiatry, Boston University School of Medicine, Boston, MA, United States

Marco Antonio Caldieraro　Universidade Federal do Rio Grande do Sul, Department of Psychiatry and Forensic Medicine, Porto Alegre, RS, Brazil; Hospital de Clínicas de Porto Alegre, Department of Psychiatry, Porto Alegre, RS, Brazil

Victoria Campbell　RaVive Health, Inc., Operation Stand Tall Against TBI A Non-Profit Organization, Calhan, CO, United States, National Association of Social Workers, Washington, D.C., United States, American Psychological Association, Washington, D.C., United States, Campbell Method for Treating TBI

James D. Carroll　Thor Photomedicine Ltd., Chesham, United Kingdom

Paolo Cassano　Depression Clinical and Research Program, Department of Psychiatry, Massachusetts General Hospital, Boston, MA, United States; Center for Anxiety and Traumatic Stress Disorders, Department of Psychiatry, Massachusetts General Hospital, Boston, MA, United States; Department of Psychiatry, Harvard Medical School, Boston, MA, United States

Marucia Chacur　Laboratory of Functional Neuroanatomy of Pain, Department of Anatomy—ICB, University of São Paulo, São Paulo, Brazil

Agnes S. Chan　Department of Psychology, The Chinese University of Hong Kong, Hong Kong, China; Chanwuyi Research Center for Neuropsychological Well-Being, The Chinese University of Hong Kong,

Hong Kong, China

Suk-tak Chan   Harvard Medical School, Massachusetts General Hospital, Boston, MA, United States; Department of Radiology, Athinoula A. Martinos Center for Biomedical Imaging, Massachusetts General Hospital, Boston, MA, United States

Linda Chao   Departments of Radiology & Biomedical Imaging and Psychiatry, University of California, San Francisco, CA, United States

Francisco José Cidral-Filho Experimental Neuroscience Laboratory (LaNEx), University of Southern Santa Catarina, Palhoçça, Santa Catarina, Brazil; Postgraduate Program in Health Sciences, University of Southern Santa Catarina, Santa Catarina, Brazil

Thomas J. Covey   Division of Cognitive and Behavioral Neurosciences, Department of Neurology, Jacobs School of Medicine and Biomedical Sciences, University at Buffalo, Buffalo, NY, United States

Luis De Taboada   Chief Technology Officer, LiteCure LLC, New Castle, DE, United States

Janis T. Eells   Department of Biomedical Sciences, University of Wisconsin-Milwaukee, Milwaukee, WI, United States

Nabil El Massri   Department of Anatomy, University of Sydney, Sydney, NSW, Australia

Andrea Fedoruk   VA Boston Healthcare System, Boston, MA, United States

Manuel Fierro   Department of Dermatology, University of California at Davis, Sacramento, CA, United States; Dermatology Service, Sacramento VA Medical Center, Mather, CA, United States

Saša R. Filipović   Institute for Medical Research, University of Belgrade, Belgrade, Serbia

Sherry Fox   BioCare Systems, Inc., Parker, CO, United States, Colorado BioScience Association, Denver, CO, United States, National Association of Laser Therapy, Baltimore, MD, United States, LumiWave NIR Therapy Device, Operation Stand Tall Against TBI A Non-Profit Organization, Calhan, CO, United States

Juan Díaz González   Área de Tecnología Electrónica de la Universidad de Oviedo, Gijon, Spain; Grupo de Electrónica para la Innovación Industrial, Gijon, Spain

Luke Gordon   Bosch Institute, University of Sydney, Sydney, NSW, Australia; Discipline of Physiology, University of Sydney, Sydney, NSW, Australia

Rajiv Gupta   Harvard Medical School, Massachusetts General Hospital, Boston, MA, United States; Department of Radiology, Neuroradiology Division, Massachusetts General Hospital, Boston, MA, United States

Michael R. Hamblin   Wellman Center for Photomedicine, Massachusetts General Hospital, Boston, MA, United States; Department of Dermatology, Harvard Medical School, Boston, MA, United States; Harvard-MIT Division of Health Sciences and Technology, Cambridge, MA, United States

Catherine Hamilton   Department of Anatomy, University of Sydney, Sydney, NSW, Australia

David Hamilton   Department of Anatomy, University of Sydney, Sydney, NSW, Australia

Theodore A. Henderson   Neuro-Laser Foundation, Centennial, CO, United States; The Synaptic Space, Centennial, CO, United States

Michael D. Ho   VA Boston Healthcare System, Boston, MA, United States

Jason Huang   Department of Neurosurgery, Baylor Scott & White Health, Dallas, TX, United States

Ying-Ying Huang   Wellman Center for Photomedicine, Massachusetts General Hospital, Boston, MA, United States; Department of Dermatology, Harvard Medical School, Boston, MA, United States

Jared Jagdeo Department of Dermatology, University of California at Davis, Sacramento, CA, United States; Dermatology Service, Sacramento VA Medical Center, Mather, CA, United States; Department of Dermatology, State University of New York, Downstate Medical Center, Brooklyn, NY, United States

Daniel M. Johnstone Bosch Institute, University of Sydney, Sydney, NSW, Australia; Discipline of Physiology, University of Sydney, Sydney, NSW, Australia

Linda Ramball Jones Department of Physics and Astronomy, College of Charleston, Charleston, SC, United States

Ramanjot Kaur Department of Dermatology, University of California at Davis, Sacramento, CA, United States

Ivo I. Kerppers Laboratory of Neuroanatomy and Neurophysiology, University of Centro-Oeste, Guarapuava, Brazil

Boaz Kim Bosch Institute, University of Sydney, Sydney, NSW, Australia; Discipline of Physiology, University of Sydney, Sydney, NSW, Australia

Ji Yeon Kim Bosch Institute, University of Sydney, Sydney, NSW, Australia; Discipline of Physiology, University of Sydney, Sydney, NSW, Australia; School of Medicine, University of Queensland Centre for Clinical Research, Brisbane, QLD, Australia

Jeffrey A. Knight VA Boston Healthcare System, Boston, MA, United States; Department of Psychiatry, Boston University School of Medicine, Boston, MA, United States; National Center for PTSD—Behavioral Sciences Division, VA Boston Healthcare System, Boston, MA, United States

Andrey V. Kochetkov Federal State-Funded Educational Institution of Continuing Professional Education "Institute of Advanced Training of FMBA of Russia", Moscow, Russia

Ljubica M. Konstantinović Department of Rehabilitation, Faculty of Medicine, University of Belgrade, Belgrade, Serbia; Clinic for Rehabilitation "Dr Miroslav Zotović", Belgrade, Serbia

Bang-Bon Koo Bio-imaging Informatics Lab, Department of Anatomy and Neurobiology, Boston University School of Medicine, Boston, MA, United States

Maxine H. Krengel VA Boston Healthcare System, Boston, MA, United States; Department of Neurology, Boston University School of Medicine, Boston, MA, United States

Randy Lamartiniere Photo medicine Clinic, Baton Rouge, LA, United States

Paul A. Lapchak Neurocore LLC, Pomona, CA, United States

Tsz L. Lee Department of Psychology, The Chinese University of Hong Kong, Hong Kong, China

Yong Li Department of Neuroscience and Regenerative Medicine, Medical College of Georgia, Augusta University, Augusta, GA, United States

Huan Ling Liang Department of Cell Biology, Neurobiology and Anatomy, Medical College of Wisconsin, Milwaukee, WI, United States

Lew Lim Vielight Inc., Toronto, ON, Canada

George Louis Lindenfeld RESET Therapy Professional Training Institute LLC, Sarasota, FL, United States; RESET Therapy Professional Training Institute LLC, Hendersonville, NC, United States

Genane Loheswaran Vielight Inc., Toronto, ON, Canada

L. Longo Institute for Laser Medicine, International Academy for Laser Medicine and Surgery, Florence, Italy

Maria Gabriela Longo Department of Radiology, Neuroradiology Division, Massachusetts General Hospital, Boston, MA, United States

J.A. Lyons   College of Health Sciences, University of Wisconsin-Milwaukee, Milwaukee, WI, United States

Javad Mahmoudi   Neurosciences Research Center, Tabriz University of Medical Sciences, Tabriz, Iran

Ivan V. Maksimovich   Clinic of Cardiovascular Diseases Named after Most Holy John Tobolsky, Moscow, Russia

Thomas Mang   Department of Oral and Maxillofacial Surgery, School of Dental Medicine, University at Buffalo, Buffalo, NY, United States

Paula I. Martin   VA Boston Healthcare System, Boston, MA, United States; Department of Neurology, Boston University School of Medicine, Boston, MA, United States

Daniel Fernandes Martins   Experimental Neuroscience Laboratory (LaNEx), University of Southern Santa Catarina, Palhocç,a, Santa Catarina, Brazil; Postgraduate Program in Health Sciences, University of Southern Santa Catarina, Santa Catarina, Brazil

Daniel Oliveira Martins   Laboratory of Functional Neuroanatomy of Pain, Department of Anatomy—ICB, University of São Paulo, São Paulo, Brazil

Melissa Meynadasy   Division of Cognitive and Behavioral Neurosciences, Department of Neurology, Jacobs School of Medicine and Biomedical Sciences, University at Buffalo, Buffalo, NY, United States

John Mitrofanis   Department of Anatomy, University of Sydney, Sydney, NSW, Australia

Larry D. Morries   Neuro-Laser Foundation, Centennial, CO, United States

Sergey V. Moskvin   The Federal State-Financed Institution "O.K. Skobelkin State Scientific Center of Laser Medicine under the Federal Medical Biological Agency" of Russia, Moscow, Russia

Margaret A. Naeser   VA Boston Healthcare System, Boston, MA, United States; Department of Neurology, Boston University School of Medicine, Boston, MA, United States

Trent Nichols   Quietmind Foundation, Elkins Park, PA, United States

Frank Nicklason   Department of Anatomy, University of Sydney, Sydney, NSW, Australia; Geriatric Medicine, Royal Hobart Hospital, Hobart, TAS, Australia

Damir Nizamutdinov   Department of Neurosurgery, Baylor Scott & White Health, Dallas, TX, United States

Amir Oron   Department of Orthopedic Surgery, Kaplan Medical Center, Rehovot, Israel

Uri Oron   Department of Zoology, George S. Wise Faculty of Life Sciences and Sagol School of Neuroscience, Tel Aviv University, Tel Aviv, Israel

Rodolfo Borges Parreira   Salgado Institute of Integrative Health, Londrina, Brazil; Residency Program in Integrative Physical Therapy at UNIFIL University, Londrina, Brazil

Alberto Martín Pernía   Área de Tecnología Electrónica de la Universidad de Oviedo, Gijon, Spain; Grupo de Electrónica para la Innovación Industrial, Gijon, Spain

Claudia Petrucco   Bosch Institute, University of Sydney, Sydney, NSW, Australia; Discipline of Physiology, University of Sydney, Sydney, NSW, Australia

Nathali Cordeiro Pinto   Physiotherapy, Bright Photomedicine Ltd., São Paulo, Brazil

Marcelo Victor Pires de Sousa   Bright Photomedicine Ltd., São Paulo, Brazil

Eva-Maria Ratai   Harvard Medical School, Massachusetts General Hospital, Boston, MA, United States; Department of Radiology, Athinoula A. Martinos Center for Biomedical Imaging, Massachusetts General Hospital, Boston, MA, United States; Department of Radiology, Neuroradiology Division, Massachusetts General Hospital, Boston, MA, United States

Carlo Rondinoni Institute of Radiology (INRAD), Universidade de São Paulo, São Paulo, Brazil

George Rozelle MindSpa Integrative Wellness Center, Sarasota, FL, United States

Saeed Sadigh-Eteghad Neurosciences Research Center, Tabriz University of Medical Sciences, Tabriz, Iran

Farzad Salehpour Neurosciences Research Center, Tabriz University of Medical Sciences, Tabriz, Iran; ProNeuroLIGHT LLC, Phoenix, AZ, United States

Afonso Shiguemi Inoue Salgado Salgado Institute of Integrative Health, Londrina, Brazil; Residency Program in Integrative Physical Therapy at UNIFIL University, Londrina, Brazil

Anita Saltmarche Saltmarche Health & Associates Inc., Orangeville, ON, Canada

David W. Shucard Division of Cognitive and Behavioral Neurosciences, Department of Neurology, Jacobs School of Medicine and Biomedical Sciences, University at Buffalo, Buffalo, NY, United States

William Stephan Buffalo, New York, United States

Jonathan Stone Bosch Institute, University of Sydney, Sydney, NSW, Australia; Discipline of Physiology, University of Sydney, Sydney, NSW, Australia

Luis De Taboada Chief Technology Officer, LiteCure LLC, New Castle, DE, United States

M.A. Tolentino College of Health Sciences, University of Wisconsin-Milwaukee, Milwaukee, WI, United States

Lorelei Tucker Department of Neuroscience and Regenerative Medicine, Medical College of Georgia, Augusta University, Augusta, GA, United States

Erica B. Wang Department of Dermatology, University of California at Davis, Sacramento, CA, United States; Dermatology Service, Sacramento VA Medical Center, Mather, CA, United States

Nicholas Alexander Wise Department of Physical Medicine and Rehabilitation, UNC Chapel Hill School of Medicine, Chapel Hill, NC, United States

Margaret Wong-Riley Department of Cell Biology, Neurobiology and Anatomy, Medical College of Wisconsin, Milwaukee, WI, United States

Mei X. Wu Wellman Center for Photomedicine, Massachusetts General Hospital, Boston, MA, United States; Department of Dermatology, Harvard Medical School, Boston, MA, United States; Harvard-MIT Division of Health Sciences and Technology, Cambridge, MA, United States

Luodan Yang Department of Neuroscience and Regenerative Medicine, Medical College of Georgia, Augusta University, Augusta, GA, United States

Michael K. Yeung Department of Psychology, The Chinese University of Hong Kong, Hong Kong, China; Department of Neurology and Neurosurgery, Montreal Neurological Institute, McGill University, Montreal, QC, Canada

Elisabeth Mateus Yoshimura Institute of Physics, Laboratory of Radiation Dosimetry and Medical Physics, University of São Paulo, São Paulo, Brazil

Quanguang Zhang Department of Neuroscience and Regenerative Medicine, Medical College of Georgia, Augusta University, Augusta, GA, United States

Reza Zomorrodi Temerty Centre for Therapeutic Brain Intervention, Centre for Addiction and Mental Health, Toronto, ON, Canada

序　言

在当前无创神经调控领域，光生物调节（PBM, photobiomodulation）这一跨界疗法无疑正经历着属于自己的"黄金时代"。回望医学史，从 20 世纪 60 年代 PBM 概念首次被提出，到今天红光、近红外光的精准应用，从实验室探究机制，到动物模型和临床转化研究，这一领域始终走在科技与医学交叉创新的前沿。但坦率地说，真正让 PBM 引起广泛关注的是近年来对其分子生物学机制解析和新一代无创光源装备（LED、激光器等）的普及，让它更科学、更安全，也更贴近真实神经疾病防治的临床需求。

当我们聚焦脑科学这一"人体医学的珠穆朗玛"，更能体会 PBM 带来的革命性影响。正如本书详尽梳理的那样，脑卒中、创伤、阿尔茨海默病、帕金森病、抑郁障碍、自闭症等神经系统重大疾病所带来的巨额社会负担与家庭悲剧，至今尚无彻底"治愈"的可能。而传统有创治疗的瓶颈和药物副作用，为我们探索更微创、更精准的干预方式提供了强烈驱动力。正是在这样的时代背景下，PBM 和其它声、光、电、磁等物理手段共同打开了神经调控与修复的新天地。

作为分子影像学及无创脑功能调控研究的见证者，我对 PBM 在神经医学应用的科学基础与临床潜力有着深刻理解。韩小伟博士团队推出本译著，正是当前领域主流与前沿成果的系统汇聚。首先在理论和体外实验层面，作者不仅理清了 PBM"能量 → 细胞 → 神经—大脑"全链机制，更列举了剂量效应关系、穿透及安全性、神经元反应等实证细节。这不仅消除了过去"效果不可期待，机制难以把握"的刻板印象，也为后续临床转化提供了坚实的理论支持。

此外，动物模型是 PBM 相关机制探索和疗效验证的试金石。从脑卒中、创伤脑损伤，到帕金森和阿尔茨海默，动物实验极大丰富了我们对大脑损伤修复机制以及 PBM 多靶点作用路径的理解。本书专题条理分明，既有线粒体、细胞色素 c 氧化酶、神经炎症等分子层面，也有行为、认知和运动功能重建的整体成果。更重要的是，这些模型实验和影像手段（如 MRI、PET、光学分子成像等）的结合，使得 PBM 的疗效可以被客观"看见"，而非仅仅凭主观推断。而在进入临床实践阶段，PBM 已在创伤性脑损伤、脑卒中、阿尔茨海默、抑郁障碍、运动障碍等疾病的人体研究中展现积极价值。本译著全面而系统性涵盖了对照试验、病例系列、先进影像与生理监测组合评估，尤其强调了无创信息化检测与随访，并进一步以批判性的视角和科学责任感，归纳了当前的挑战与前景。这种坦诚和求实，是 PBM 未来持续创新和健康普及不可或缺的学术支柱。

就我看来，本书有以下几方面的重要科学价值。其一，全面梳理了 PBM 理论、实验与临床研究，兼顾科学性和实用性，对基础研究者、转化医学团队、临床医生均有启发。其二，随着日益多的家用 PBM 设备进入公众视野，本书也为普通患者和健康管理者提供了客观详实的指导，避免误信盲从。其三，本书倡导的多模态、跨学科合作，体现了医学科技发展的主旋律：临床问题提出，基础科学解析，工程装备创新，协同推动人类脑健康事业的前行。我由衷希望本书能成为连接专业与公众、理论与应用、现今科学与未来发展的桥梁，期望进一步推动国内专注于声、光、电、磁等无创神经调控创新的中国科学家和国际同行，推动着脑科学和分子生物医学影像在国内的不断开拓和进步。愿本书能够开启更多探索与合作，助力每一位读者了解 PBM 的新知，点亮大脑健康的新希望。

程震

2024 年 7 月于上海

前　言

光生物调节（PBM），亦称低强度激光（或光）疗法，自 20 世纪 60 年代（1967 年）以来便广为人知，但直到近年来才开始逐渐融入主流医学。PBM 指的是利用红光或近红外光，在不引起组织过度加热的水平上，对人体产生有益效果。发光二极管（LED）的引入使得这种疗法比先前更受欢迎，因为 LED 光源更易获取、更安全、成本更低，且更便于家庭使用。PBM 得以更广泛接受的另一个因素是，人们对其分子和细胞层面的作用机制有了越来越深入的理解。由于缺乏明确的作用机制，许多生物医学科学家对此持谨慎态度，这在一定程度上阻碍了 PBM 的发展。

在众多可通过 PBM 得到有益疗效的组织、器官、疾病和状况中，本书主要针对大脑这一主题展开讨论。在 21 世纪，大脑可能是一个引起最多关注、兴趣和医学支出的人体器官。导致广泛发病率、死亡率和生活质量下降的大脑疾病可分为四大类：脑卒中、创伤性脑损伤（TBI）、全脑性缺血和围生期并发症。神经退行性疾病包括阿尔茨海默病、帕金森病及一系列痴呆症。精神障碍包括重度抑郁、焦虑、成瘾和失眠等。最后还有神经发育障碍（如孤独症和注意力缺陷多动障碍），以及健康个体认知增强的可能性。本书具体探讨了其中的许多脑部疾病。

本书分为三个部分：第一部分涵盖了一些基本考虑因素、剂量测定和设备，并讨论了细胞层面和整个大脑器官的作用机制；第二部分收录了研究人员在大脑疾病、脑卒中、TBI、阿尔茨海默病和帕金森病等多种动物模型研究中做出的贡献；第三部分则专注于人体研究，包括对照临床试验、试点试验、病例系列试验和临床经验。所治疗的疾病包括 TBI、脑卒中、阿尔茨海默病、帕金森病、抑郁障碍等。

近年来，PBM 治疗脑部疾病已真正开始起步，预计本书将进一步提高人们对 PBM 治疗脑部疾病的接受程度。对于希望全面了解该领域并考虑亲自涉足其中的研究人员和医生，它也将成为宝贵的资源。考虑购买家用 PBM 设备的人数也在稳步增加，而本书将成为权威、无偏见且经过充分研究的信息来源，这在互联网时代显得尤为必要。

目　录

第三部分　临床研究

第一部分
理论基础和体外实验

第1章　光生物调节疗法与大脑：一种用于治疗和探索的创新工具

Praveen R.Arany

纽约州布法罗大学牙科学院口腔生物学与生物医学工程系，美国纽约州布法罗

1.1　引言

光在人类健康中以多种形式发挥着核心作用，如调节昼夜节律、实现视觉功能，以及参与维生素 D 的代谢过程。多项公认的研究表明，光对人体的心理健康有着重要影响，光线不足、黑暗空间与抑郁症之间存在相关性。本书旨在阐述一种名为光生物调节 PBM 的低剂量光照疗法在治疗应用方面的证据（Anders et al., 2015）。然而，在尝试讨论光对人体大脑的假定治疗用途之前，有必要先了解一下大脑这一独特器官的性质。这一简短的章节将介绍 PBM 疗法用于人类神经认知的基本特征和原理（Hennessy and Hamblin, 2017）。

人类大脑的复杂性，远不是简单的超微结构和功能解剖学可以解释的。令人惊讶的事实是，与许多器官不同，大脑细胞与组织的结构同质性不能直接反映其功能上的差异，大脑中错综复杂的相互连接和更高层次的整合在负责着我们的日常功能运作。不可否认的是，在大多数器官中，大脑似乎是被研究得最多但被理解得最少的器官之一。由于大脑在日常运作中隐藏了其内部机制的本质，因此我们可以将其比作黑箱。当大脑因疾病或功能障碍而失调时，其生理成分的功能异常会更加明显，这是实验室常用的研究策略，例如广泛使用的、先进的转基因技术。在这种情况下，能够使这些生物功能重新恢复的干预措施可能会为病理生理学提供潜在的深刻见解。因此，大脑病理及这些干预措施可能会为更好地理解大脑的日常功能提供重要途径。

1.1.1　超越人类大脑结构功能架构

首先，大脑生理结构的组织常常被视为科学探索的起点。大脑的解剖学标志和组织学组成已有详细记录。根据进化和发育起源，人脑的解剖结构分为大脑、小脑和脑干，这些部分包含多个专门的功能亚单位。对大脑的病理巨检揭示了灰质和白质区域，其中包含了多种专门的神经元细胞类型。在这些细胞中，神经元作为大脑的主要信息处理细胞，由神经胶质细胞、星形胶质细胞等特定细胞和它们之间的内皮细胞提供支持。这一概念为现代神经科学和依赖这些大致结构特征的神经外科操作奠定了基础（图 1.1）。对这些组织及其相互联系的功

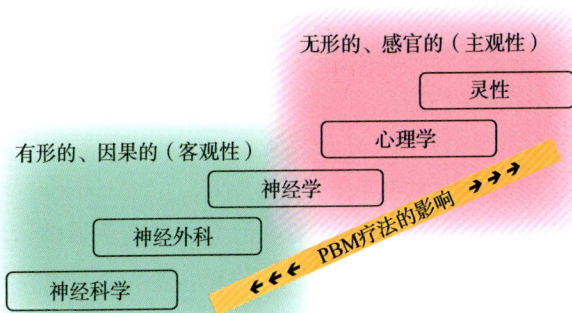

图 1.1　用于人类大脑解剖学和病理生理学领域的光谱，功能包括有形和无形两个方面。对于光生物调节疗法等各种介入疗法的全面评估，都需要重视评估的广度

3

能评估，使我们得以划分大脑负责特定感觉整合和反应的主要功能单元，如运动和感觉皮层。这是临床神经学和心理学的前提。

功能性磁共振成像的普及应用，为我们探索大脑功能解剖学开辟了新的前景。这些探索加深了我们对物理结构、细胞成分和功能组织的理解。然而，大脑生成抽象思维、存储和回顾记忆，以及整合感觉和运动反应的非凡能力仍有待明确阐明。这些看似简单的问题似乎与大脑中的感知整合密切相关，并受到日常活动的影响，例如睡眠、体育锻炼、日常饮食以及生活环境的安全和舒适度等诸多因素。从神经科学生理的性质出发，这些大脑功能的后续方面扩展到了对心灵和行为的研究，进而引领了心理学的发展。该领域的一个基本信条是强调个体通过正式（结构化、指导性或教育性）和非正式（非结构化）的交互方式，来解读个人的、共同化的经历。也许，对知识的极致探索会引发关于生命的意义和生命终极结局问题的探讨。这些问题似乎触及了灵性的深奥极限，最终，科学和宗教的特性可能会找到交汇点。包括人类大脑病理生理学在内的每一个生物领域，似乎都在架起一座桥梁，将严谨的因果关系与可能的最终结果联系起来。

1.1.2 脑神经科学自下而上的研究方法

为了充分理解 PBM 疗法调节大脑的能力，首先必须了解大脑功能的性质和特征。随着人工智能（AI）领域近期取得的显著进展，大脑功能方面最有趣的领域似乎已经从生物学和医学领域扩展到了工程领域。

能够调节大脑病理生理学的传统外部感官输入

视觉
触觉
嗅觉
听觉
味觉
分析知觉和感官
整合与反应

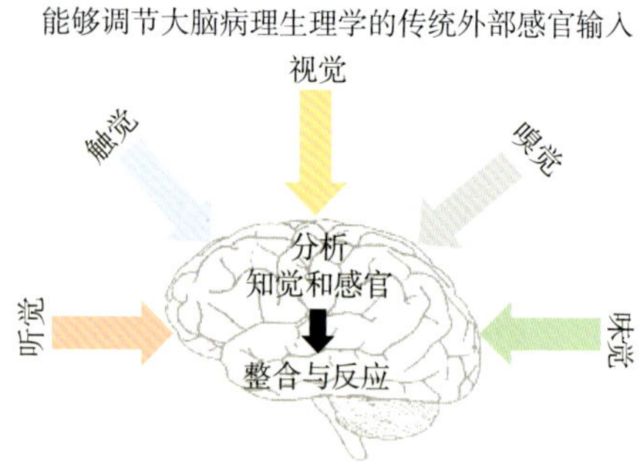

图 1.2　外部感官输入为大脑提供常规生理功能信息。精确地了解其机制和整合的神经通路，是更好地理解光生物调节治疗中生物光子干预的潜在途径

人工智能在数据获取、分析和解释方面的前景已经取得了巨大突破（图 1.2）。这个飞跃的第一步始于对外部刺激（传感器）的依赖，这个重要性值得一提。随着自主自动化技术的发展，人工视觉方面的进展引起了极大关注。感觉如视觉、触觉、嗅觉、味觉和听觉等重建的进展都受益于人工植入假体的发展（Chuang et al., 2014; Fitzgerald et al., 2017; Kobayashi et al., 2010; Tisch, 2017; Lucarotti et al., 2013）。探索这些合成方法来替代或改善传统感觉的重要性，有助于揭示大脑内感觉刺激传播和解释的性质和途径。除了视觉的直接输入，这些其他感觉通路也可能通过生物光子刺激进行调节，从而为调节大脑功能提供非传统的外在途径。眼中非视觉感光细胞（即自感光神经节细胞）的发现就是一个很好的例子（Melyan et al., 2005）。对视觉系统的类似研究试图详细探索生物光子学和生物感知与功能的作用。如前所述，可见光（特别是蓝光）在维持松果体分泌褪黑激素以维持昼夜节律方面的直接作用已经得到充分证实（Hattar et al., 2002）。破坏生物分子的更强大电磁波（紫外线、X 射线和伽马射线）的主要有害影响也得到了充分证实。最近，针对非可见光（近红外光）的生物感知的研究提出了关于人类大脑感知能力的限度和路径的有趣解释（Palczewska et al., 2014）。因此，人们越来越认识到几种对光敏感的非视觉光传导途径在人类健康中所起到的重要作用（Cronin and Johnsen, 2016; VAn Gelder, 2008）。

1.1.3 用光来调节"大脑黑箱"

针对大脑疾病的干预措施，包括从无害、非侵入性的外部调节到极具侵入性的切除大脑不同区域的手术。近年来，基于严谨的客观结果测量，从环境改造到行为调节（如正念）等神经认知调节技术获得了显著的发展（Creswell, 2017; Hilton et al., 2017）。功能成像的出现极大地促进了其中一些干预研究，使其转向当前能够消除癫痫灶和进行深部脑刺激的技术（McGovern et al., 2016; Aum and Tierney, 2018; Miocinovic et al., 2013）。这些方法中，包含了一些关于光在脑健康中非视觉作用的引人注目的观察结果（表 1.1）（Hennessy and Hamblin, 2017）。本书重点介绍了低剂量光疗或 PBM 疗法的具体信息。这个创新领域存在几个问题，但有两个基本问题似乎占主导地位，即临床有益剂量的输送和基本的生物学机制。首先，已经有多个研究在经颅 PBM 治疗人类大脑后进行仔细的剂量建模和光分布的物理评估（Yue and Humayun, 2015; Tedford et al., 2015）。有明确的证据表明，在对头部进行外部 PBM 治疗后，一些微乎其微的光量会有效地传输到大脑的更深层部分。也有证据表明，视觉系统中的人类细胞只能检测到单个光子（Tinsley et al., 2016; Ala-Laurila and Rieke, 2014）。另一个关键问题是，需要达到多少 PBM 剂量才能引发特定的生物反应；目前，研究者也在尝试将光子分布与生物剂量反应模型相结合（Arany, 2016）。PBM 疗法临床转化的第二个关键方面是特定生物靶点的性质、反应性以及其分子机制。鉴于脑部病理涉及多种组织类型和细胞谱系，目前已经有研究提出了几个假定的靶点。这些靶点包括血管内皮细胞和与灌注相关的血液供应；调节炎症和免疫反应的巨噬细胞、肥大细胞、中性粒细胞和淋巴细胞；干细胞和组织愈合与再生等（Hamblin, 2016; Cassano et al., 2016）。光遗传学也取得了重大进展，为揭示功能性神经通路带来了希望。光遗传学依赖于工程化的外源性发色团，这些发色团有可能扩展到当前依赖于内源性、天然的光敏生物发色团的 PBM 研究中，其被称为"内源性光遗传学"（Arany, 2016）。

表 1.1　健康和患病个体在光生物调节治疗后，临床观察到的益处及可能解决的大脑病理生理学中的重大问题

大脑病理生理学中的重大问题	光生物调节疗法的潜在见解
记忆的性质——创造、存储和回忆	老年痴呆症和阿尔茨海默病中观察到的益处
抽象思维的复杂性	改善神经认知能力和执行功能
睡眠的恢复	TBI 后睡眠模式的改善
日常营养能量需求	神经认知与骨骼肌肉性能提升
情绪	光线充足与偏头痛呈负相关；光线充足的地方与抑郁症的发病率呈负相关；抑郁障碍、创伤后应激障碍和焦虑症得到改善
协调性和精细动作能力	帕金森患者运动性震颤的改善

需要注意的是，某些大脑整体性反应是极具吸引力的 PBM 治疗目标，如疼痛、炎症、免疫反应和伤口愈合。这些基本的 Virchow 征象在各种神经退行性疾病中都很重要，这些疾病都已被证明可从 PBM 治疗中获益，如帕金森病、多发性硬化症、阿尔茨海默病和脑震荡（创伤性脑损伤）。然而，尽管调节这些生理反应可以改善临床症状，但它可能不能直接解决疾病的根本问题。此外，PBM 疗法已被证明对创伤后应激障碍、抑郁障碍、成瘾等疾病有效，并且可以改善神经认知功能，即使是对于没有在这些病理生理反应中诊断出异常的健康个体。因此，我们有理由期待通过持续、重复的 PBM 治疗（包括波长组合、剂量和脉冲方案、相干性和极化等）产生严格、可重复的 PBM 治疗效果。总之，PBM 疗法是一种非侵入性的方法，它既能调节人类大脑带来治疗益处，又可作为一种探索工具，帮助我们更好地理解大脑的复杂性和关键的正常功能。

原著参考文献

［1］Ala-Laurila, P., Rieke, F., 2014. Coincidence detection of single-photon responses in the inner retina at the sensitivity limit of vision. Curr. Biol. 24, 28882898. Available from: https://doi.org/10.1016/j.cub.2014.10.028.

［2］Anders, J.J., Lanzafame, R.J., Arany, P.R., 2015. Low-level light/laser therapy versus photobiomodulation therapy. Photomed. Laser Surg. 33, 183184. Available from: https://doi.org/10.1089/pho.2015.9848.

［3］Arany, P.R., 2016. Craniofacial wound healing with photobiomodulation therapy: new insights and current challenges. J. Dent. Res. 95, 977984. Available from: https://doi.org/10.1177/0022034516648939.

［4］Aum, D.J., Tierney, T.S., 2018. Deep brain stimulation: foundations and future trends. Front. Biosci.(Landmark Ed.)23, 162-182.

［5］Cassano, P., Petrie, S.R., Hamblin, M.R., Henderson, T.A., Iosifescu, D.V., 2016. Review of transcranial photobiomodulation for major depressive disorder: targeting brain metabolism, inflammation, oxidative stress, and neurogenesis. Neurophotonics 3, 031404. Available from: https://doi.org/10.1117/1.NPh.3.3.031404.

［6］Chuang, A.T., Margo, C.E., Greenberg, P.B., 2014. Retinal implants: a systematic review. Br. J. Ophthalmol. 98, 852856. Available from: https://doi.org/10.1136/bjophthalmol-2013-303708.

［7］Creswell, J.D., 2017. Mindfulness interventions. Annu. Rev. Psychol. 68, 491516. Available from: https://doi.org/10.1146/annurev-psych-042716-051139.

［8］Cronin, T.W., Johnsen, S., 2016. Extraocular, non-visual, and simple photoreceptors: an introduction to the symposium. Integr. Comp. Biol. 56, 758-763. Available from: https://doi.org/10.1093/icb/icw106.

［9］Fitzgerald, J.E., Bui, E.T.H., Simon, N.M., Fenniri, H., 2017. Artificial nose technology: status and prospects in diagnostics. Trends Biotechnol. 35,33-42. Available from: https://doi.org/10.1016/j.tibtech.2016.08.005.

［10］Hamblin, M.R., 2016. Shining light on the head: photobiomodulation for brain disorders. BBA Clin. 6, 113-124. Available from: https://doi.org/10.1016/j.bbacli.2016.09.002.

［11］Hattar, S., Liao, H.W., Takao, M., Berson, D.M., Yau, K.W., 2002. Melanopsin-containing retinal ganglion cells: architecture, projections, and intrinsic photosensitivity. Science 295, 1065-1070. Available from: https://doi.org/10.1126/science.1069609.

［12］Hennessy, M., Hamblin, M.R., 2017. Photobiomodulation and the brain: a new paradigm. J. Opt. 19, 013003. Available from: https://doi.org/10.1088/2040-8986/19/1/013003.

［13］Hilton, L., et al., 2017. Mindfulness meditation for chronic pain: systematic review and meta-analysis. Ann. Behav. Med. 51, 199-213. Available from: https://doi.org/10.1007/s12160-016-9844-2.

［14］Kobayashi, Y., et al., 2010. Advanced taste sensors based on artificial lipids with global selectivity to basic taste qualities and high correlation to sensory scores. Sensors(Basel) 10, 3411-3443. Available from: https://doi.org/10.3390/s100403411.

［15］Lucarotti, C., Oddo, C.M., Vitiello, N., Carrozza, M.C., 2013. Synthetic and bio-artificial tactile sensing: a review. Sensors(Basel) 13, 1435-1466. Available from: https://doi.org/10.3390/s130201435.

［16］McGovern, R.A., Banks, G.P., McKhann 2nd, G.M., 2016. New techniques and progress in epilepsy surgery. Curr. Neurol. Neurosci. Rep. 16, 65. Available from: https://doi.org/10.1007/s11910-016-0661-6.

［17］Melyan, Z., Tarttelin, E.E., Bellingham, J., Lucas, R.J., Hankins, M.W., 2005. Addition of human melanopsin renders mammalian cells photoresponsive. Nature 433, 741-745. Available from: https://doi.org/10.1038/nature03344.

［18］Miocinovic, S., Somayajula, S., Chitnis, S., Vitek, J.L., 2013. History, applications, and mechanisms of deep brain stimulation. JAMA Neurol. 70, 163-171. Available from: https://doi.org/10.1001/2013.jamaneurol.45.

［19］Palczewska, G., et al., 2014. Human infrared vision is triggered by two-photon chromophore isomerization. Proc. Natl. Acad. Sci. U.S.A. 111, E5445-E5454. Available from: https://doi.org/10.1073/pnas.1410162111.

［20］Tedford, C.E., DeLapp, S., Jacques, S., Anders, J., 2015. Quantitative analysis of transcranial and intraparenchymal light penetration in human cadaver brain tissue. Lasers Surg. Med. 47, 312-322. Available from: https://doi.org/10.1002/lsm.22343.

［21］Tinsley, J.N., et al., 2016. Direct detection of a single photon by humans. Nat. Commun. 7, 12172. Available from: https://doi.org/10.1038/ncomms12172.

［22］Tisch, M., 2017. Implantable hearing devices. GMS Curr. Top Otorhinolaryngol. Head Neck Surg. 16. Available from: https://doi.org/10.3205/cto000145.

［23］Van Gelder, R.N., 2008. Non-visual photoreception: sensing light without sight. Curr. Biol. 18, R38R39. Available from: https://doi.org/10.1016/j.cub.2007.11.027.

［24］Yue, L., Humayun, M.S., 2015. Monte Carlo analysis of the enhanced transcranial penetration using distributed near-infrared emitter array. J. Biomed.Opt. 20, 88001. Available from: https://doi.org/10.1117/1.JBO.20.8.088001.

第 2 章　神经理论科学

Marcelo Victor Pires de Sousa[1], Marucia Chacur[2],

Daniel Oliveira Martins[2] and Carlo Rondinoni[3]

1. Bright Photomedicine 有限公司，巴西圣保罗

2. 圣保罗大学解剖学系疼痛功能神经解剖学实验室，巴西圣保罗

3. 圣保罗大学放射学研究所（INRAD），巴西圣保罗

2.1　分子和细胞神经科学

细胞和分子神经科学涉及的基本课题包括各种活体神经组织中的信号处理机制——信号是如何在生理和电化学层面被处理的，以及神经递质和电信号在神经元之间如何传递信息。神经科学研究的另一个主要领域是神经系统的胚胎发育。这些问题涵盖了神经干细胞的分化、神经元和胶质细胞的组织、神经元迁移、轴突和树突发育、营养相互作用以及突触形成。最近，人们创建了神经遗传学计算模型，以更好地理解大脑功能的发育。

本章介绍了该领域的里程碑式发现，探讨了细胞和分子神经科学研究中的关键问题，并讨论了可用于回答这些问题的几种重要方法。作为神经科学领域的一个新兴分支，细胞和分子神经科学的目的是探索基因、信号分子和细胞形态如何相互作用以形成神经系统。

2.1.1　过去几十年神经科学发展的历史

一些发现被视为神经科学发展的关键。16 世纪显微镜诞生，这种简单的仪器揭示了前所未见的生物和非生物组织结构。安东·范·列文虎克（AntonVAn Leeuwenhoek）对第一批细菌、肌肉纤维和植物标本等的描述为接下来几个世纪的大量研究打开了大门。此后，1850 年威廉·康拉德·伦琴（Wilhelm Conrad Roentgen）发现了 X 射线，成为神经科学研究领域的第二个重大发现。1901 年，他因这一发现获得了诺贝尔物理学奖。埃加斯·莫尼兹（Egas Moniz）发明了血管造影术，这是一种可以观察体内腔室、血管图像以及心脏等不同器官的技术，他的创新为他赢得了 1949 年诺贝尔生理学医学奖。

20 世纪发展起来的多项技术为神经科学的更多发现奠定了基础。1932 年，电子显微镜问世，它能够以前所未有的放大倍数观察细胞结构，并更好地观察亚细胞器与细胞边界之间的关系。1971 年，磁共振技术问世，它能够生成无创图像，其细节分辨率之高是其他设备无法企及的。目前，诸如 7 特斯拉（7T）超高场功能磁共振等先进技术能够揭示神经元层面的脑功能。该设备为在亚毫米分辨率下研究大脑连接性（即大脑皮层之间的关系）的新发现和进展提供了机会。所有这些发现和日益复杂的技术都拓宽了科学家的知识视野，并为改善患者生活质量提供了更好的工具。

20 世纪 60 年代，"神经科学"这一术语首次出现。它标志着不同学科视野的拓宽，并为科学研究开辟了一个新的领域。在此之前，分子技术、解剖学家和细胞生物学家主导着神经科学的早期历史。

20 世纪 50 年代，大量物理学家、化学家和理论家涌入，壮大生物学家队伍，并引发了分子生物学革命，最终沃森（Watson）和克里克（Crick）发现了双螺旋结构，即脱氧核糖核酸（DNA）的扭曲梯形结构。

沃森和克里克解释了 DNA 如何通过 RNA 编码作为细胞功能单位的蛋白质（Watson and Crick, 1953）。神经科学家首次能够研究特定基因和蛋白质在神经系统功能中发挥的作用（Crick, 1958）。

20 世纪 60 年代，埃里克·坎德尔（Eric Kandel）利用海洋软体动物海兔（Aplysia）发现了使神经元产生记忆的基因和蛋白质。他首先分析了记忆的机制，重点关注短期记忆（Kandel, 1976）。这种简单的系统方法带来了许多新发现。他的研究旨在确定神经回路，这些神经回路通过学习和记忆存储来调节突触和行为（Kandel, 2001）。

20 世纪 90 年代，托马斯·苏德霍夫（Thomas Sudhof）的研究工作带来了神经通信领域的又一重大发现。他发现钙离子会改变将神经递质固定在囊泡内的蛋白质的形状，从而解释了信号如何精确地指示囊泡释放其神经递质。2013 年，苏德霍夫与兰迪·谢克曼（Randy Schekman）和詹姆斯·罗斯曼（James Rothman）共同因揭开神经递质运输系统的奥秘而荣获诺贝尔奖（Balch et al., 1984；Kaiser and Schekman, 1990；Perin et al., 1990；Sollner et al., 1993）。

"神经科学"这一术语越来越流行，并且在过去几十年中，它一直是学术界的主要研究对象。人们对这一主题的兴趣也在增长。在社交媒体上，神经科学这一术语拓宽了人们的视野，相关知识也得到广泛传播。目前，学校正在教授神经科学，并提供关于不同学科突破的信息。这些材料范围从科学期刊到杂志，甚至包括儿童书籍。

神经科学研究认知、感官、受体、运动和情绪，因此这些概念都引起了公众的兴趣。目前，从儿童开始，神经科学的教育和知识传播就开始发挥着重要作用。非正规教育在传播这一知识方面扮演着重要角色。

2.1.2　神经科学研究中的分子技术

分子技术可以帮助我们更好地理解中枢神经系统的自然功能及其对损伤的反应。通过将微阵列技术应用于特定神经元集群，研究人员可以研究特定神经元中基因表达的差异。通过这些研究，科学家们提出了这些神经元的不同功能和形态特征。

借助专门的成像技术，科学家可以对大脑进行详细的研究。通过使用共聚焦显微镜，科学家可以分析特定大脑结构的微小区域。此外，先进的成像技术使科学家能够更详细地研究更细微的结构。在成像工具方面，科学家还可以使用图像来研究神经系统特定区域组织中的分子成分。例如荧光显微镜与免疫组织化学检测法的结合，使用这种技术可以观察到组织被荧光抗体染色后标记出特定蛋白质的细胞定位。

基因表达技术可用于神经科学，以分析蛋白质如何调节特定基因的表达（通过识别 DNA 靶标）。如可以使用特定麻醉剂（阻断特定离子通道）阻断疼痛信号传递到大脑，从而研究调节离子跨细胞膜运输并导致动作电位传播的分子机制。或者，使用实时定量 PCR 间接测量特定 mRNA 的相对数量。这种方法对于检测单个基因的表达非常有用。

转基因技术是研究基因功能的重要工具。通过这种方法，研究人员可以永久或条件性地去除特定基因（称为基因敲除），或者将修饰后的基因插入其遗传密码（称为转基因），从而改变动物的基因组。这些动物的神经系统组织可以通过多种方式进行研究，以确定基因表达的变化如何影响细胞功能。目前，研究者正在努力开发测量和操纵大脑认知功能的技术，例如大脑映射系统。这些方法整合了神经科学技术，设计并开发了用于检测和控制动物甚至人类大脑行为的工具。此外，这些系统可以编码大脑的内在神经功能，并解读大脑理解复杂现象的非凡能力。

脑机接口相关的研究是近期另一个热门话题。其中最重要且发展最完善的应用之一是运动系统康复机制的研究。神经系统损伤或运动障碍的残疾患者可以被植入不同的电极，这些电极能够将神经信息发送到大脑（Hata et al., 1993）。所有这些生物相容性接口的研究都为大脑网络和神经退行性疾病的研究带来了新的机遇，提供了新的设备。此外，还可以开发新的结构和设备来处理神经回路。

此外，还有其他几种技术可以应用于神经科学。然而，这些话题不可能在一章中全部描述完。我们接下来将介绍一些被应用于基础科学的最常用的技术。

2.2 神经科学的转化研究

转化神经科学将基础研究中的发现转化为临床实践。为了实现这一目标，转化研究需要克服两个重要障碍。首先，研究人员需要先在动物身上测试研究中的想法，然后再将其应用于临床试验，以测试可能因个体不同而造成的差异。其次，转化研究必须处理现实医院环境中行为和组织惰性、基础设施和资源限制等人为因素造成的问题（Woolf, 2008）。转化神经科学是生物医学或神经科学研究领域的一个新兴且快速发展的领域，具有巨大的治疗和商业潜力。

转化医学研究的前景是巨大的。其中一个方面涉及将基础实验室研究知识转化成人类新药的发明。新药只有在预期药物首先进行临床前研究，再通过一系列临床试验后才能用于人体，整个过程不可避免地需要数年才能完成；第二个方面涉及最终产品在群体中的应用。该领域的重点是如何将研究人员的最初发现转化为产品。为此，应考虑如何改善门诊护理服务。Westfall 等的系统性综述（Westfall et al., 2007; Mitchell, 2016）中，提出如何促进这些发现的实施，将指南应用于临床实践，帮助临床医生有效利用这些知识。

将基础研究转化为临床实践存在很大困难，尤其是与疼痛相关的研究。尽管实验室动物在解剖学和生理学方面被认为与人类十分相似，但这些动物并不能表现人类特有的认知和情感。有一些研究试图探究动物与人类之间的差异。这类研究的一个关键点是评估时间。动物行为测试通常需要 30 ~ 60 天的时间，这与人类不同。因此，许多临床试验无法复制动物试验，在应用于人类时也无法奏效。新药研发中经常出现这种情况，因此超过 90% 的新药无法上市。

要研发出真正满足患者需求的新药，还有很长的路要走。我们仍然需要克服很多的挑战，然而，近年来，出现了许多可以用来研究不同动物行为的新诊断技术，其中之一就是可以观察到微小差异的计算机程序技术。此外，功能性磁共振成像（fMRI）技术不断发展，提高了大脑功能的可视化能力。所有这些都有助于基础神经科学研究的发展，并促进其向临床应用的转化。社会仍然需要神经科学工具。在过去的十年中，随着互联网和信息技术的发展，这些潜在的目标也在不断扩大。将这种方法变成现实，并促进神经科学从实验室转化到我们的社区，正是未来的发展方向。

2.3 模拟方法和计算神经科学

长期以来，人们一直知道系统模拟可以提高医疗应用中的学习和有效成果，这些模拟系统可以应用于卫生机构的战略、战术或操作层面（Marshall, 2015）。模拟系统的普遍性使得问题不能仅仅局限于某个特定层面，而是需要在更广泛的范围内，探讨为什么以及如何将模拟作为医疗服务的优先事项，并需要细化对患者结果的影响（Brazil, 2017）。尽管基于模拟的医疗系统的初级阶段旨在提高教育实验室中的医学学习能力，但还需要进一步的步骤来无缝地将这些知识转移到下游的患者护理实践中，以改善患者和公众的健康状况（McGaghie, 2011）。

为了填补教育与培训同患者护理实践之间的鸿沟，已经有许多举措致力于将基础研究成果融入可行且可配置的模拟中。为了彻底且合理地设定模拟界面的最低参数要求，避免过度简化或不必要的复杂化，坚实的基本理论和经验基础至关重要。计算神经科学中的模拟示例可能包括模拟神经系统功能的工作、模拟现实环境中人类大脑的认知方面，或其与某种治疗方式的相互作用。在此，我们将介绍每个模拟领域的具体示例，旨在指出它们之间的共性，并为该领域的应用提供更广阔的视角。

2.3.1 神经功能模拟

在神经建模的专门文献中，存在着多种多样的应用。这些应用可以大致分为符号方法或网络方法。

无论属于哪一类，这些模拟都可以被视为建立神经系统多层次框架或描述的尝试。尽管有些研究试图同时处理符号方法和网络方法（Achler, 2014; Bonzon, 2017），但通常由于政治和技术原因，这两个领域是分开进行的（Bechtel and Abrahamsen, 1991）。在认知心理学模型中，符号模型旨在通过异步通信将系统抽象的不同层次与行为联系起来，从而理解大脑功能的分离与整合（Deco et al., 2015;Willshaw et al., 1994）。这些努力旨在使用非符号编码来接近人工智能和心智，以实现具有脑网络建模的多尺度神经机制（Schirner et al., 2018）。

在网络方法方面，最突出的两项进展是虚拟大脑（Virtual Brain）（Ritter et al., 2012; Proix et al., 2018;Woodman, 2014）和蓝脑计划（Blue Brain Project）（Markram, 2006; Markram et al., 2015; Eilemann et al., 2017）。这两个项目在尺度和即时可用性方面采取了截然不同的方法，但都旨在构建精确模型，纳入神经元模型和神经动力学的各种特征。这两个项目的目标都是对神经系统进行建模，使其能够对内部调节或外部刺激做出反应。虚拟大脑是一个集成了系统动力学和全脑结构连接性的框架，允许模拟癫痫发作的传播和合成癫痫病灶的形成。这种在介观尺度上模拟的癫痫发作依赖于基于表面的建模方法，在这种方法中，高分辨率皮层表面配备有神经场和同质的短程连接以及由扩散磁共振成像（dMRI）得出的长程连接。该系统允许模拟癫痫发作的传播和终止（Proix et al., 2018），并研究模拟病变（Falcon et al., 2015）（如图 2.1 至图 2.3 所示）。

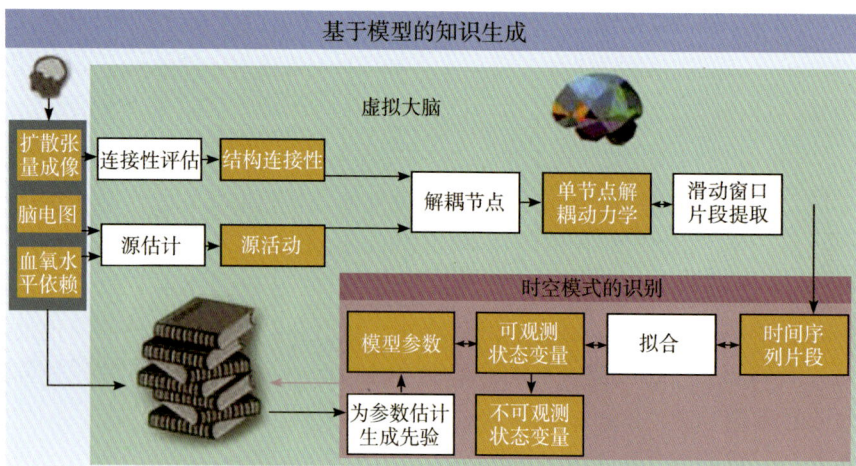

图 2.1 在虚拟大脑项目中使用基于模型的知识生成技术。利用实验性 **EEG** 和 **BOLD** 数据来估计电源活动参数集，这些参数集能够基于模型复制短时的实验性电源活动。通过对内部模型状态变量的分析，可以推断出关于无法直接观测到的系统状态的知识。个体的结构先验（通过扩散成像重建的纤维束）用于解析系统节点之间的相互影响，从而识别出时空模式。模拟过程依赖于一个包含初始参数设置（先验）的字典，这些先验已知能够产生在实验数据中观察到的特定动态类别。随着模拟的多次运行，这个字典会为后续的模拟提供更丰富的信息和参数选择，从而建立了一个归纳和演绎相结合的综合方法，用于模型优化过程

引自Ritter, P., Schirner, M., McIntosh, A.R.,Jirsa, V.K., 2012. The virtual brain integrates computational modeling and multimodal neuroimaging. Brain Connect, 2012, 3(2): 121-145. doi:10.1089/brain.2012.0120.

在缩放连续体的另一端，蓝脑小组提出的精细细胞模型专注于模拟依赖于神经元突触密度和突触酶平衡的精细计算。这个超精细模型集成了可视化和光线追踪功能，允许可视化单个皮层柱内 30 000 个虚拟神经元的 3D 结构。该模拟基于先前从多通道膜片钳装置中获取的数据，这些数据可用于研究神经回路的电生理行为和多电极阵列，从而允许对脑片进行刺激和记录。结果表明，亚柱状脑信号的组织可能源自空间尺度的相互作用，这些相互作用配置了局部神经元和奇异吸引子或神经元集团（Reimann et al., 2017）。

鉴于模拟的不同尺度，这两种方法在用于集成的参数和所使用的编程工具上都存在差异。蓝脑计划

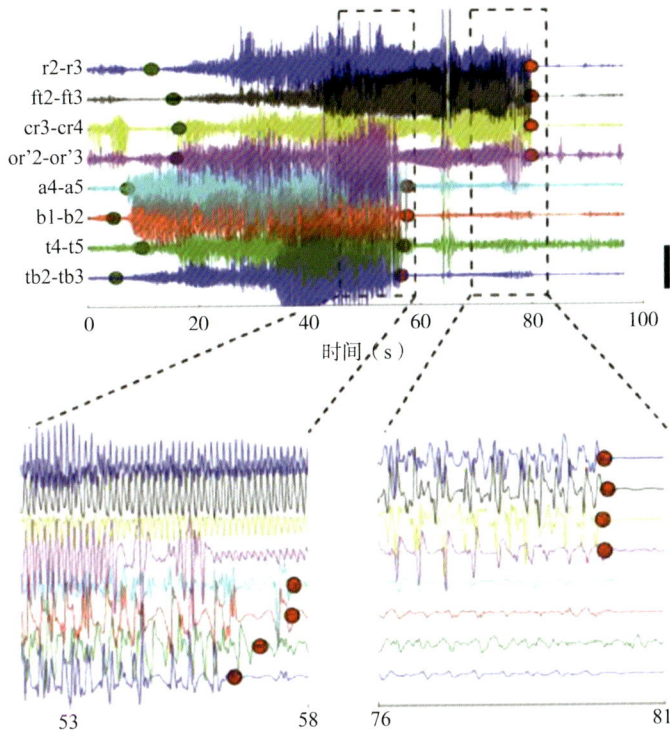

图 2.2　统一神经场模型记录的癫痫发作示例。顶部图表显示了癫痫发作的整个过程，绿色和红色点分别表示癫痫发作的开始和结束。该图放大了两个记录到的大脑区域集群的癫痫发作和终止情况。癫痫发作结束的通道显示出一致的尖峰和波活动。顶部和底部图表中的颜色表示相应的通道。比例尺：**1mV**

引自 Modified from Proix, T.,Jirsa, V.K., Bartolomei, F., Guye, M., Truccolo,W. Predicting the spatiotemporal diversity of seizure propagation and termination in human focal epilepsy. Nat Commun, 2018, 9,1088. doi:10.1038/s41467-018-02973-y.

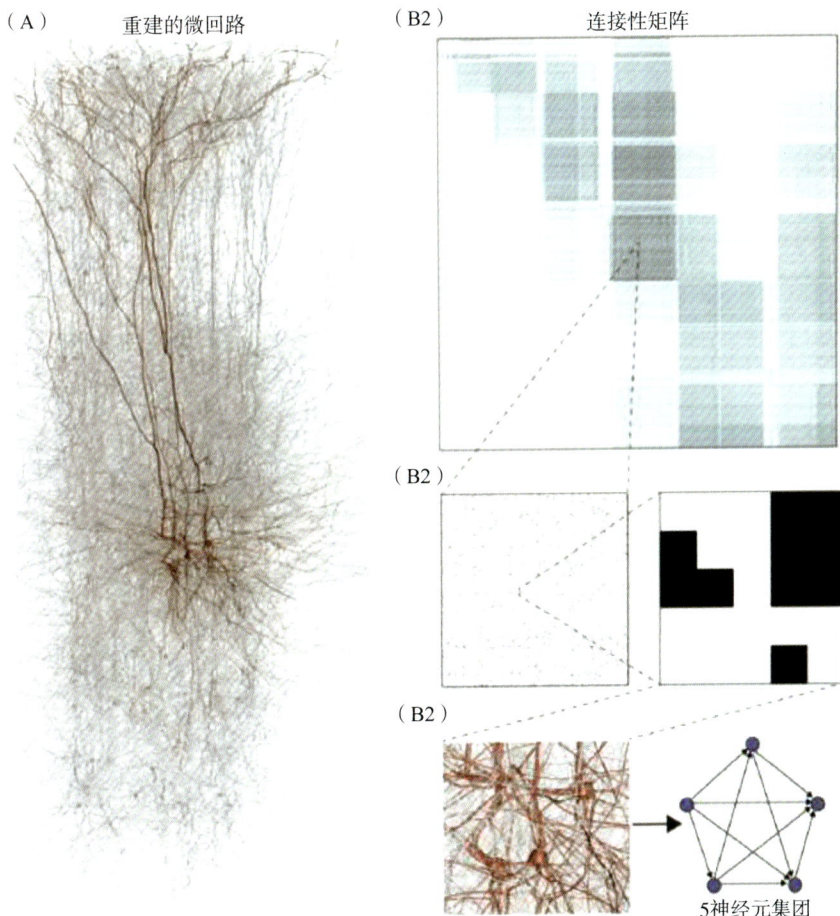

图 2.3　计算机重建组织的薄切片（**10μM**）。红色：由第 5 层中的 5 个锥体细胞形成的集团（**B1**）具有 **31 146** 个神经元的重建微回路的完整连接矩阵。每个灰度像素表示两组 62 个神经元之间的连接，从白色（无连接）到黑色（≥ **8%** 的神经元对连接）（**B2**）放大第 5 层中两组 **434** 个神经元之间的连接，即（**A**）中的 7×7 像素区域，然后进一步放大（**A**）中所示的 5 个神经元集团。黑色表示存在连接，白色表示不存在连接（**B3**）放大（**A**）中基团的胞体，并将其连接表示为指向图

引自 Reimann, M.W.,Nolte, M., Scolamiero, M., Turner, K., Perin, R., Chindemi, G., et al. Cliques of neurons bound into cavities provide a missing link between structure and function. Front Comput Neurosci, 2017,11, 48. doi:10.3389/ fncom.2017.00048.

使用 IBM 65 536 核心的 Blue Gene/Q 超级计算机，其模拟在专用程序员的控制下，远离公众监督。此外，虚拟大脑项目可以由普通公众用户在本地常规现代计算机或更大的服务器上运行。模拟可以根据个人的 MRI 和 EEG（脑电图）数据进行定制，为治疗和干预的新型个性化策略提供了可能性（Jirsa et al.，2017）。这两种方法各有优缺点，涉及每种方法的细微差别和模拟的尺度（Kaiser, 2013）。

2.4 认知与行为

哲学和后来的心理学对感知和认知的各个方面进行了长期研究。目前，认知心理学和认知科学分析在多种情境下进行，包括连接主义、动态学、生态学、具身认知、嵌入式认知、能动认知和扩展认知等方法。这些情境在认知概念以及身体和环境在这些认知过程中所发挥的作用方面存在差异。认知也可以被定义为如何使用大脑中的图像来产生思想或行为。认知包括感知、注意、情景记忆和语义记忆、联想学习、语言和执行控制。这些过程由个体协调，以做出决策、制定计划并规范行为。认知还与动机和情感过程相互作用，还可能涉及社会功能（Friedman et al.，2006）。

个体的生命体验是信息的另一个重要来源；通过学习和推理过程，个体可以根据需求调整自己的行为和认知。在某些物种中，特别是人类，还有其他潜在的信息来源：例如世代相传的文化传统和社会学习（Henrich and McElreath, 2003）。个体通过利用信息来处理自己的世界观，而信息被定义为"对未来事件不确定性的减少"。这种信息有多种来源。鉴于我们是一个高度社会化的物种，这种模型对于模仿、预测或理解他人行为的重要性可能非常深远。大脑的功能是指导行动，而认知机制（如感知和记忆）的功能必须根据其在特定情境下指导适当行为的角度来理解。个体行为从属于具身认知理论，必须解释世界、身体和大脑之间的行为（Shapiro, 2011）。

一种对认知的误导性观点是基于这样一个前提：认知从根本上依赖于在复杂开放环境中运作的拥有自主系统的生命体的存在。而能动论则基于诸如自主性、具体化、在环境中创造意义及其所包含的活动，以及个体与环境之间相互作用所产生的功能和行为等概念（Di Paolo et al.，2010）。Ken Aizawa 在讨论嵌入式、能动性和延长认知的辩论时提出了一个重要问题，即"认知意味着什么？"可能有人会质疑认知是否应该被视为一种行为。一般来说，认知科学一直认为认知与行为是不同的。行为被认为是外源性和内源性因素的综合产物。光波、声波、芳香化合物等是其中的一些外源性因素，而认知过程以及动机、注意力等则被认为是内源性因素。由于认知过程是内源性的，因此我们很容易接受这样一种观点，即大脑实现了这些过程（Maturana, 1980；Aizawa, 2017）。

有大量证据表明，行为可以通过外部干预得到有效改变（Albarracin et al.，2005; Hobbs et al.，2013）。然而，关于行为改变在干预后长期持续存在的证据有限（Carpenter et al.，2013; Dombrowski et al.，2014）。此外，环境的变化显然会影响认知过程，而认知过程不仅体现在大脑中，还体现在身体和现实世界中。如光对哺乳动物的生理和行为产生的广泛影响。除了使昼夜节律与外部环境同步外，光还被证明可以调节自主神经和神经内分泌反应，以及调节睡眠和影响认知过程，如注意力、兴奋和表现（Fisk et al.，2018）。

此外，构成大脑的数十亿神经元之间独特的连接结构最初是由遗传决定的，然后在整个生命过程中又受到经验的影响（Kochunov et al.，2016; Yeh et al.，2016）。在这方面，许多研究团队正在使用神经成像技术，特别是 dMRI，在活体上来绘制这种连接结构（Le Bihan and Johansen-Berg, 2012）。另一种称为分子功能磁共振成像（fMRI）的神经成像技术将细胞水平测量的特异性与 fMRI 的非侵入性全脑覆盖范围相结合，已被用于将大脑的整合功能与具有机制信息性的分子和细胞变量联系起来。建立这些关系可能对于理解低级神经生理学如何指导高级行为和认知至关重要（Bartelle et al.，2016）。Roberts 使用了一种任务偏最小二乘分析，其中前额顶叶脑区多个区域的连接数量和活动差异与认知灵活性的个体差异相关联（Roberts et al.，2017）。

多项研究表明，光生物调节或低强度激光疗法（LLLT）可刺激大脑认知功能，对前额叶皮层与持续注意力、工作记忆和执行功能相关的功能产生有益影响，例如使用激光刺激（Barrett and Gonzalez-Lima, 2013; Gonzalez-Lima and Barrett, 2014; Blanco et al., 2017）。与 LLLT 方案的结果类似，神经影像学研究也证实了剧烈运动可增强认知能力（Yanagisawa et al., 2010; Li et al., 2014）。

越来越多的研究证实，剧烈（以及舒缓）运动对认知功能有积极影响。一项研究（对受试者进行了治疗前后的测试）显示，LLLT 或高强度剧烈运动（EX）或联合治疗（LLLT+EX）对认知增强具有相似的效果，表明这两种方式以相似的方式增强前额叶认知功能（Hwang et al., 2016）。然而，提高认知功能的最佳运动强度可能与运动持续时间、运动强度、评估的认知表现类型以及参与者的健康状况密切相关。

神经强化是一个利用药理学或神经调节干预来提高正常人认知能力的领域（Clark and Parasuraman, 2014）。LLLT 是一种非侵入性疗法，具有治疗功效，可促进多种生物效应，从而调节细胞培养、动物模型和临床条件下的神经元功能（Eells et al., 2004）。LLLT 可作为一种用于增强大脑功能的非侵入性且有效的手段，例如增强与认知和情感维度相关的功能。最近，人们一直在努力寻找刺激认知和学习的方法（Landriscina, 2013）。

LLLT 的机制包括光子的吸收以及随后对一系列细胞类型（尤其是神经元）代谢过程的调节（Anders et al., 2014）。LLLT 的主要分子作用机制可能是线粒体细胞色素氧化酶活性的光生物调节。实验研究表明，经颅 LLLT 可以增加大鼠脑细胞色素氧化酶的活性（Rojas et al., 2008），还可以提高骨骼肌等其他组织的有氧能力（Hayworth et al., 2010）。

LLLT 似乎还能对人体大脑和肌肉组织产生代谢效应。LLLT 可作为一种非侵入性的有效方法，用于增强大脑功能，例如，与认知和情绪能力相关的功能（Barrett and Gonzalez-Lima, 2013）。Naeser 及其合作者在一篇使用经颅光生物调节的研究中报道，轻度脑外伤患者的认知功能得到改善（Naeser et al., 2016）。针对右前额叶皮层的光生物调节研究已证明可有效提高人类的认知和情感功能（Hwang et al., 2016; Disner et al., 2016; Blanco et al., 2017）。

认知功能通常会随着年龄的增长而下降，一项实验研究表明，光生物调节（全身照射）可以提高中年小鼠在 3D 迷宫中的工作记忆能力（Michalikova et al., 2008）。另一项关于大鼠的报告进一步证实了 LLLT 可以调节情绪，缓解抑郁（Wu et al., 2012）。

在最近的一项研究中，Vargas 及其合作者首次证明，经颅光生物调节可以增加静息态 EEG 的 α、β 和 γ 功率，从而促进中年和老年认知能力下降风险人群的前额叶 BOLD-fMRI（血氧水平依赖 - 功能磁共振成像）活动，并提高其行为认知处理能力（Vargas et al., 2017）。这些数据表明，经颅光生物调节对改善认知和情绪功能具有有益作用。此外，目前尚不清楚这种效应的诱发机制，但可能涉及多种可能的机制，包括改善能量代谢、促进神经元保护、调节抗凋亡和促凋亡介质（Quirk et al., 2012）。

综上所述，上述数据表明光生物调节作为一种非侵入性的有效治疗手段，能够改善大脑功能，尤其是与认知和情绪相关的功能。作为一种潜在的治疗方法，光生物调节是一种健康、非侵入性和非药物性的医疗手段。

2.5　神经治疗模拟

除了利用光来提高认知能力，研究人员还可以设计模拟实验，以了解光与神经系统及其基本组成部分（即各种生物组织）之间的相互作用。虽然研究该课题的一种传统方法是使用人体标本来研究生物组织内部的光散射和传播（Yue et al., 2015），但模拟光传输的最常见方法是使用有限元分析的蒙特卡罗模型（Kienle and Hibst, 2006; Kirillin et al., 2010; Li et al., 2017）。不同组织有其独特的光学特性，而这些光学特性反过来又决定了不同波长的光与不同组织的相互作用方式。以人类头部为例，要构建一个令人满意的体积模型，需要考虑组织的各向异性、水分和血液含量以及血管密度。光被视为刺激因素，具有特定的波长、照明分布和光源尺寸（图2.4～图2.6）。

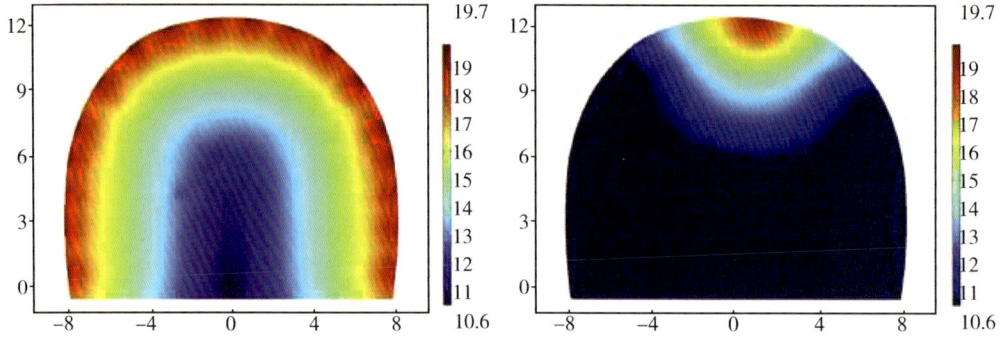

图2.4 在y=0cm处，前视图平面（x-z平面）中的log（通量率）；cm^{-2}切片视图。左：使用多个光源获得的模拟结果。右：仅使用一个光源获得的模拟结果

引自Yue, L., Monge, M., Ozgur, M.H., Murphy, K., Louie, S., Miller, C.A., et al.,Simulation and measurement of transcranial near infrared light penetration. Proc. SPIE 9321, Optical Interactions with Tissue and Cells, 2015, XXVI, 93210S. doi:10.1117/12.2077019.

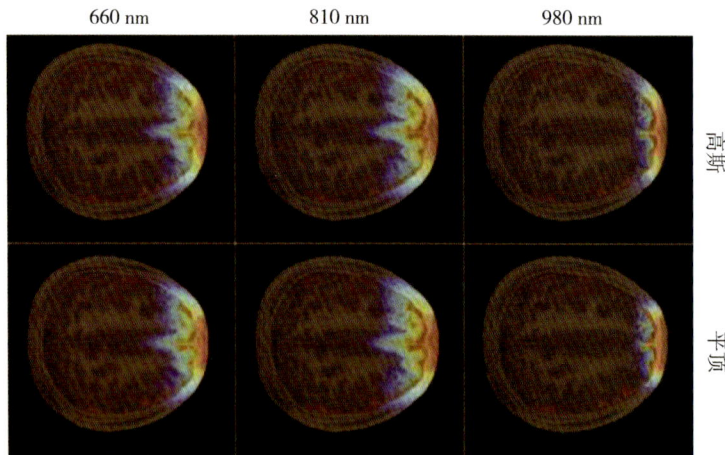

图2.5 头部几何结构和三维结构背景下的光通量分布。高斯光束和平顶光束在不同波长（**660nm、810nm和980nm**）下**LLLT**的通量分布

引自Li, T., Xue, C.,Wang, P., Li, Y.,Wu, L. Photon penetration depth in human brain for light stimulation and treatment: a realistic Monte Carlo simulation study. J Innov Opt Health Sci, 2017,10(5):1743002. doi:10.1142/S1793545817430027.

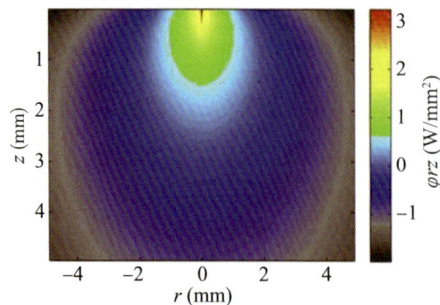

图2.6 3×10^7光子的通量率φ的梯度。z是深度，r是圆柱坐标系中的径向网格线。入射光束的功率密度为**1 W/mm²**

引自Doronin, A., Meglinski, I.Using peer-to-peer network for on-line Monte Carlo computation of fluence rate distribution. In: Conference Paper in Proceedings of SPIE—The International Society for Optical Engineering, 2013, 8699:869909. doi:10.1117/12.2016797.

特定用途所需的接口将影响编程语言的选择以及所支持的操作系统（OS）。对于硬件编程人员和进程的低级定义而言，Fortran 语言和 Linux 操作系统将是首选。在 Windows 操作系统中或平台独立的应用程序（网页浏览器）中，使用 MATLAB、Microsoft Silverlight、ASP、NET 的接口将能够为用户提供更加友好和直观的界面，满足一般用户的需求（Doronin and Meglinski, 2013）。

模拟中另一个可变的方面是硬件规格。一些平台基于图形处理单元的功能运行。GPU 加速的生物光子学整合了直接影响用户体验（UX）的技术参数和交互。整个设置的目标是提供一种实用的方法来模拟生物应用的某个方面。可以创建一个系统来模拟治疗方法、光散射体积的可视化或实验设置。在该领域，有一些知识库和信息库可供查阅（Hellmers and Wriedt, 2009）。

原著参考文献

［1］Achler, T., 2014. Symbolic neural networks for cognitive capacities. Biol. Inspired Cogn. Architect. 9, 71-81.

［2］Aizawa, K., 2017. Cognition and behavior. Synthese 194(11), 4269-4288.

［3］Albarracin, D., Gillette, J.C., et al., 2005. A test of major assumptions about behavior change: a comprehensive look at the effects of passive and active HIV-prevention interventions since the beginning of the epidemic. Psychol. Bull. 131(6), 856-897.

［4］Anders, J.J., Moges, H., et al., 2014. In vitro and in vivo optimization of infrared laser treatment for injured peripheral nerves. Lasers Surg. Med. 46(1), 34-45.

［5］Balch, W.E., Dunphy, W.G., Braell, W.A., Rothman, J.E., 1984. Reconstitution of the transport of protein between successive compartments of the Golgi measured by the coupled incorporation of N-acetylglucosamine. Cell 39, 405-416.

［6］Barrett, D.W., Gonzalez-Lima, F., 2013. Transcranial infrared laser stimulation produces beneficial cognitive and emotional effects in humans. Neuroscience 230, 13-23.

［7］Bartelle, B.B., Barandov, A., et al., 2016. Molecular fMRI. J. Neurosci. 36(15), 4139-4148.

［8］Bechtel, W., Abrahamsen, A., 1991. Connectionism and the Mind. Blackwell Publishers.

［9］Blanco, N.J., Saucedo, C.L., et al., 2017. Transcranial infrared laser stimulation improves rule-based, but not information-integration, category learning in humans. Neurobiol. Learn. Mem. 139, 69-75.

［10］Blanco, N.J., Maddox, W.T., et al., 2017. Improving executive function using transcranial infrared laser stimulation. J. Neuropsychol. 11(1), 14-25.

［11］Bonzon, P., 2017. Towards neuro-inspired symbolic models of cognition: linking neural dynamics to behaviors through asynchronous communications. Cogn. Neurodyn. 11, 327353. Available from: https://doi.org/10.1007/s11571-017-9435-3.

［12］Brazil, V., 2017. Translational simulation: not 'where?' but 'why?' A functional view of in situ simulation. Adv. Simul. 2, 20. Available from: https://doi.org/10.1186/s41077-017-0052-3.

［13］Carpenter, M.J., Jardin, B.F., et al., 2013. Clinical strategies to enhance the efficacy of nicotine replacement therapy for smoking cessation: a review of the literature. Drugs 73(5), 407-426.

［14］Clark, V.P., Parasuraman, R., 2014. Neuroenhancement: enhancing brain and mind in health and in disease. Neuroimage 85(Pt 3), 889-894.

［15］Crick, F.H., 1958. On protein synthesis. Symp. Soc. Exp. Biol. 12, 138-163.

［16］Deco, G., Tononi, G., Boly, M., Kringelbach, M.L., 2015. Rethinking segregation and integration. Nat. Rev. Neurosci. 16(7), 430439. Available from: https://doi.org/10.1038/nrn3963.

［17］Di Paolo, E.A., Rohde, M., De Jaegher, H., 2010. Horizons for the enactive mind: values, social interaction, and play. In: Stewart, J., Gapenne, O., Di Paolo, E.A.(Eds.), Enaction: Toward a New Paradigm for Cognitive Science. MAMIT Press, Cambridge, pp. 34-87.

［18］Disner, S.G., Beevers, C.G., et al., 2016. Transcranial laser stimulation as neuroenhancement for attention bias modification in adults with elevated depression symptoms. Brain Stimul. 9(5), 780-787.

［19］Dombrowski, S.U., Knittle, K., et al., 2014. Long term maintenance of weight loss with non-surgical interventions in obese adults: systematic review and meta-analyses of randomised controlled trials. BMJ 348, g2646.

［20］Doronin, A., Meglinski, I., 2013. Using peer-to-peer network for on-line Monte Carlo computation of fluence rate distribution. In: Conference Paper in Proceedings of SPIE—The International Society for Optical Engineering 8699:869909.

DOI: 10.1117/12.2016797

［21］ Eells, J.T., Wong-Riley, M.T., et al., 2004. Mitochondrial signal transduction in accelerated wound and retinal healing by near-infrared light therapy. Mitochondrion 4(56), 559-567.

［22］ Eilemann, S., Abdellah, M., Antille, N., Bilgili, A., Chevtchenko, G., Dumusc, R., et al., 2017. From Big Data to Big Displays High-Performance Visualization at Blue Brain. Springer. Available from: http://doi.org/10.1007/978-3-319-67630-2_47.

［23］ Falcon, M.I., Riley, J.D., Jirsa, V., McIntosh, A.R., Sheree, A.D., Chen, E., et al., 2015. The virtual brain: modeling biological correlates of recovery after chronic stroke. Front. Neurol. 6, 228. Available from: https://doi.org/10.3389/fneur.2015.00228.

［24］ Fisk, A.S., Tam, S.K.E., et al., 2018. Light and cognition: roles for circadian rhythms, sleep, and arousal. Front. Neurol. 9, 56.

［25］ Friedman, N.P., Miyake, A., Corley, R.P., Young, S.E., DeFries, J.C., Hewitt, J.K., 2006. Not all executive functions are related to intelligence. Psychol. Sci. 17(2), 172-179.

［26］ Gonzalez-Lima, F., Barrett, D.W., 2014. Augmentation of cognitive brain functions with transcranial lasers. Front. Syst. Neurosci. 8, 36.

［27］ Hata, Y., Slaughter, C.A., Südhof, T.C., 1993. Synaptic vesicle fusion complex contains unc-18 homologue bound to syntaxin. Nature 366, 347-351.

［28］ Hayworth, C.R., Rojas, J.C., et al., 2010. In vivo low-level light therapy increases cytochrome oxidase in skeletal muscle. Photochem. Photobiol. 86(3), 673-680.

［29］ Hellmers, J., Wriedt, T., 2009. New approaches for a light scattering Internet information portal and categorization schemes for light scattering software.

［30］ J. Quant. Spectrosc. Radiat. Transf. 110(1416), 15111517. Available from: https://doi.org/10.1016/j.jqsrt.2009.01.023.

［31］ Henrich, J., McElreath, R., 2003. The evolution of cultural evolution. Evol. Anthropol.: Issues, News, Rev. 12(3), 123-135.

［32］ Hobbs, N., Godfrey, A., et al., 2013. Are behavioral interventions effective in increasing physical activity at 12 to 36 months in adults aged 55 to 70 years? A systematic review and meta-analysis. BMC Med. 11, 75.

［33］ Hwang, J., Castelli, D.M., et al., 2016. Cognitive enhancement by transcranial laser stimulation and acute aerobic exercise. Lasers Med. Sci. 31(6), 1151-1160.

［34］ Jirsa, V.K., Proix, T., Perdikis, D., Woodman, M.M., Wang, H., Gonzalez-Martinez, J., et al., 2017. The virtual epileptic patient: individualized whole-brain models of epilepsy spread. Neuroimage 145, 377-388.

［35］ Kaiser, C.A., Schekman, R., 1990. Distinct sets of SEC genes govern transport vesicle formation and fusion early in the secretory pathway. Cell 61, 723-733.

［36］ Kaiser, M., 2013. The potential of the human connectome as a biomarker of brain disease. Front. Hum. Neurosci. 7, 14. Available from: https://doi.org/10.3389/fnhum.2013.00484.

［37］ Kandel, E.R., 1976. Cellular Basis of Behavior: An Introduction to Behavioral Neurobiology. W.H. Freeman, San Francisco, CA.

［38］ Kandel, E.R., 2001. The molecular biology of memory storage: a dialogue between genes and synapses. Science 294, 10301038. Available from: https://doi.org/10.1126/science.1067020.

［39］ Kienle, A., Hibst, R., 2006. Light guiding in biological tissue due to scattering. Phys. Rev. Lett. 97(1), 018104.

［40］ Kirillin, M., Meglinski, I., Sergeeva, E., Kuzmin, V.L., Myllyla, R., 2010. Simulation of optical coherence tomography images by Monte Carlo modeling based on polarization vector approach. Opt. Express 18(21), 21714-21724.

［41］ Kochunov, P., Thompson, P.M., et al., 2016. The common genetic influence over processing speed and white matter microstructure: evidence from the Old Order Amish and Human Connectome Projects. Neuroimage 125, 189-197.

［42］ Landriscina, F., 2013. Simulation and Learning. A Model-Centered Approach. Springer, New York, NY. Available from: https://doi.org/10.1007/978-1-4614-1954-9.

［43］ Le Bihan, D., Johansen-Berg, H., 2012. Diffusion MRI at 25: exploring brain tissue structure and function. Neuroimage 61(2), 324341. Available from: https://doi.org/10.1016/j.neuroimage.2011.11.006.

［44］ Li, L., Men, W.W., et al., 2014. Acute aerobic exercise increases cortical activity during working memory: a functional MRI study in female college students. PLoS One 9(6), e99222.

［45］ Li, T., Xue, C., Wang, P., Li, Y., Wu, L., 2017. Photon penetration depth in human brain for light stimulation and treatment:

a realistic Monte Carlo simulation study. J. Innov. Opt. Health Sci. 10(5) , 1743002. Available from: https://doi.org/10.1142/S1793545817430027.

［46］Markram, H., 2006. The blue brain project. Nat. Rev. Neurosci. 7, 153-160.

［47］Markram, H., et al., 2015. Reconstruction and simulation of neocortical microcircuitry. Cell 163(2) , 456-492.

［48］Marshall, D.A., 2015. Applying dynamic simulation modeling methods in health care delivery research—The SIMULATE Checklist: Report of the ISPOR simulation modeling emerging good practices task force. Value Health 18(1) , 516.

［49］Maturana, H.V.F., 1980. Autopoiesis and Cognition: The Realization of the Living. Springer, Dordrecht.

［50］McGaghie, W.C., 2011. Evaluating the impact of simulation on translational patient outcomes. Simul. Healthc. 6(Suppl.) , S42S47. Available from: https://doi.org/10.1097/SIH.0b013e318222fde9.

［51］Michalikova, S., Ennaceur, A., et al., 2008. Emotional responses and memory performance of middle-aged CD1 mice in a 3D maze: effects of low infrared light. Neurobiol. Learn. Mem. 89(4) , 480-488.

［52］Mitchell, P., 2016. From Concept to Classroom. What Is Translational Research? Australian Council for Educational Research, Camberwell.

［53］Naeser, M.A., Martin, P.I., et al., 2016. Transcranial, red/near-infrared light-emitting diode therapy to improve cognition in chronic traumatic brain injury. Photomed. Laser Surg. 34(12) , 610-626.

［54］Perin, M.S., Fried, V.A., Mignery, G.A., Jahn, R., Südhof, T.C., 1990. Phospholipid binding by a synaptic vesicle protein homologous to the regulatory region of protein kinase C. Nature 345, 260-263.

［55］Proix, T., Jirsa, V.K., Bartolomei, F., Guye, M., Truccolo, W., 2018. Predicting the spatiotemporal diversity of seizure propagation and termination in human focal epilepsy. Nat. Commun. 9, 1088. Available from: https://doi.org/10.1038/s41467-018-02973-y.

［56］Quirk, B.J., Torbey, M., et al., 2012. Near-infrared photobiomodulation in an animal model of traumatic brain injury: improvements at the behavioral and biochemical levels. Photomed. Laser Surg. 30(9) , 523-529.

［57］Reimann, M.W., Nolte, M., Scolamiero, M., Turner, K., Perin, R., Chindemi, G., et al., 2017. Cliques of neurons bound into cavities provide a missing link between structure and function. Front. Comput. Neurosci. 11, 48. Available from: https://doi.org/10.3389/fncom.2017.00048.

［58］Ritter, P., Schirner, M., McIntosh, A.R., Jirsa, V.K., 2012. The virtual brain integrates computational modeling and multimodal neuroimaging. Brain Connect. 3(2) , 121-145. Available from: https://doi.org/10.1089/brain.2012.0120.

［59］Roberts, R.P., Wiebels, K., et al., 2017. An fMRI investigation of the relationship between future imagination and cognitive flexibility. Neuropsychologia 95, 156-172.

［60］Rojas, J.C., Lee, J., et al., 2008. Neuroprotective effects of near-infrared light in an in vivo model of mitochondrial optic neuropathy. J. Neurosci. 28(50) , 13511-13521.

［61］Schirner, M., et al., 2018. Inferring multi-scale neural mechanisms with brain network modelling. eLife 7, e28927. Available from: https://doi.org/10.7554/eLife.28927.

［62］Shapiro, L., 2011. Embodied cognition. Philos. Top. 39(1) .

［63］Sollner, T., Whiteheart, W., Brunner, M., Erdjument-Bromage, H., Geromanos, S., Tempst, P., et al., 1993. SNAP receptor implicated in vesicle targeting and fusion. Nature 362, 318-324.

［64］Vargas, E., Barrett, D.W., et al., 2017. Beneficial neurocognitive effects of transcranial laser in older adults. Lasers. Med. Sci. 32(5) , 1153-1162.

［65］Westfall, J.M., Mold, J., Fagnan, L., 2007. Practice-based research—"blue highways" on the NIH roadmap. JAMA 297, 403-406.

［66］Woolf, S.H., 2008. The meaning of translational research and why it matters. JAMA 299, 211-213.

［67］Wu, X., Alberico, S.L., et al., 2012. Pulsed light irradiation improves behavioral outcome in a rat model of chronic mild stress. Lasers Surg. Med. 44(3) , 227-232.

［68］Yanagisawa, H., Dan, I., et al., 2010. Acute moderate exercise elicits increased dorsolateral prefrontal activation and improves cognitive performance with Stroop test. Neuroimage 50(4) , 1702-1710.

［69］Yeh, F.C., Vettel, J.M., et al., 2016. Quantifying differences and similarities in whole-brain white matter architecture using local connectome fingerprints. PLoS Comput. Biol. 12(11) , e1005203.

［70］Yue, L., Monge, M., Ozgur, M.H., Murphy, K., Louie, S., Miller, C.A., et al., 2015. Simulation and measurement of transcranial near infrared light penetration. Proc. SPIE 9321, Optical Interactions with Tissue and Cells XXVI 93210S.

Available from: https://doi.org/10.1117/12.2077019.

［71］ Watson, J.D., Crick, F.H.C., 1953. A structure for deoxyribose nucleic acid. Nature 171, 737-738.

［72］ Willshaw, D., Dennett, D., Partridge, D., 1994. Non-symbolic approaches to artificial intelligence and the mind［and discussion］. Phil. Trans.: Phys. Sci. Eng. 349(1689), 87-102.＜http://www.jstor.org/stable/54378＞.

［73］ Woodman, M.M., 2014. Integrating neuroinformatics tools in TheVirtualBrain. Front. Neuroinform. 8, 36. Available from: https://doi.org/10.3389/fninf.2014.00036.

第 3 章　原代培养神经元的光生物调节：
细胞色素 c 氧化酶的作用

Margaret Wong-Riley, Huan Ling Liang
威斯康星医学院细胞生物学、神经生物学与解剖学系，美国威斯康星州密尔沃基

3.1　引言

近红外光（630 ~ 1000nm；本章中简称为 NIR）在近几十年主要用于治疗缺血、感染和缺氧性伤口（Mester et al., 1971; Conlan et al., 1996）。然而，近年来，它也被应用于动物模型和一些脑卒中、创伤性脑损伤、抑郁症和神经退行性疾病（如帕金森病和阿尔茨海默病）患者（Salehpour et al., 2018）。最常用的传输方式是激光（Huang et al., 2012；本书许多章节也对此进行了回顾）。随着发光二极管（LED）的出现，NASA 开发了一种用于太空植物生长实验的原型，通过 LED 发射的 NIR 已开始成功应用于各种类型的应用中，包括动物和人类的伤口愈合、组织生长以及甲醇毒性的动物模型、脑卒中、帕金森病和阿尔茨海默病（Whelan et al., 2001; Duan et al., 2003; Eells et al., 2003; Choi et al., 2012; Quirk et al., 2012; Grillo et al., 2013）。

至少有三种生物物质可以吸收 NIR 范围内的光：血红蛋白、肌红蛋白和细胞色素 c 氧化酶（Jöbsis, 1977; Cooper and Springett, 1997; Galkin et al., 1997; Karu, 1999, 2010）。其中，血红蛋白的信号最强，但只有细胞色素 c 氧化酶与线粒体内能量的产生有关，因此具有潜在的治疗效果。Jöbsis（1977）使用非侵入性的 NIR 光谱法，能够监测细胞色素 c 氧化酶功能中的氧气充足度、组织血容量变化以及大脑和心脏中血红蛋白与氧合血红蛋白的比率。在无血大鼠肝脏制剂中，Chance 研究小组发现，约 50%NIR 被细胞色素 c 氧化酶等线粒体中的发色团吸收（Beauvoit et al., 1994）。

为了更精确地研究 LED 发出的 NIR 也称为光生物调节或 PBM 对生物样本中细胞色素 c 氧化酶的影响，同时避免血红蛋白 - 氧合血红蛋白和肌红蛋白的干扰，可以在没有血管或肌肉的情况下培养来自啮齿动物出生后大脑的原代神经元（Wong-Riley et al., 2001）。这些培养物主要由大脑皮层的神经元组成（> 95%），少部分为神经胶质细胞（≤ 5%），神经元可健康存活长达 4 周（Zhang and Wong-Riley, 1999）。可以使用各种化学物质和毒素作用于培养的神经元，近红外光可以通过一系列波长为 25 ~ 30nm 的 LED（25cm×10cm）照射，并通过光学密度测定法监测单个神经元或细胞群水平的结果（Hevner et al., 1995; Zhang and Wong-Riley, 1999）。关于 PBM 对原代神经元的影响的研究相对较少，这可能是因为原代神经元非常脆弱，在培养和保持健康状态方面存在技术挑战。然而，原代神经元比细胞系更具有生理学意义，因为细胞系大多来自癌变组织。因此，原代神经元是培养研究中首选的神经元类型。本章将重点介绍光生物调节对暴露于各种毒素的原代神经元的影响，以及 PBM 神经保护作用的机制。

3.2　细胞色素 c 氧化酶：光生物调节的生物媒介

细胞色素 c 氧化酶（细胞色素 aa$_3$、亚铁细胞色素 c、氧化还原酶、EC1.9.3.1），是线粒体电子传递

链的终端酶，又称复合物Ⅳ，没有它，氧化代谢就无法完成（Wikström et al., 1981）。它有着漫长的进化历史，其中一部分早在15亿年前就是细菌细胞膜的成分，后来成为线粒体内膜上不可或缺的跨膜蛋白。它催化其底物细胞色素c的氧化，以及分子氧还原成水。复合物Ⅳ与复合物Ⅰ和Ⅲ一起，将质子从线粒体基质泵送到膜空间，从而形成质子梯度和电位梯度。质子沿着梯度向下流动，通过复合物Ⅴ将ADP和磷酸合成ATP（Mitchell, 2011）。因此，电子传递与氧化磷酸化作用（Mitchell, 2011）相互关联，复合物Ⅰ、Ⅲ和Ⅳ可视为能量生成酶，而复合物Ⅴ则是ATP合成酶。

细胞色素c氧化酶中的双核铜中心（Cu_A 和 Cu_B）被发现可吸收NIR（Gibson and Greenwood, 1965; Cooper and Springett, 1997; Karu, 1999）。根据在不同波长激光下HeLa DNA的合成，Karu（1999）提出620nm、680nm、760nm和820nm分别对应于细胞色素c氧化酶的还原态Cu_A、氧化态Cu_B、还原态Cu_B和氧化态Cu_A的吸收光谱。

3.3 光生物调节对暴露于河鲀毒素的原代神经元的影响

提取于河豚的河鲀毒素（TTX）是一种神经活动强效抑制剂，因为它会阻断电压依赖性离子通道，并且在测试范围内，它能够阻断动作电位，而不会干扰其他细胞功能，例如轴浆快速运输（Nakamura et al., 1965; Ochs and Hollingsworth, 1971）。当培养中的原代神经元暴露于TTX时，动作电位的阻断会导致细胞色素c氧化酶水平降低，这可以通过组织化学和单极神经元光学密度测定法进行检测（Zhang and Wong-Riley, 1999）。这种方法可以描绘单个神经元中细胞色素c氧化酶的相对活性，当使用电子显微镜时，可以解析单个线粒体中的相对酶水平（Wong-Riley, 1989）。

图3.1A显示，来自出生后视觉皮层神经元的原代神经元具有不同程度的细胞色素c氧化酶活性，大致可分为反应强烈、反应中等和反应轻微代谢细胞类型（Wong-Riley et al., 2001）。在培养的第11天至第16天接触0.4μM TTX，可显著降低所有三种代谢细胞类型的酶水平（$P < 0.001$），而不会改变神经元的大小、形状或活力［图3.1（B）和图3.2（A）］。GaAlAS阵列发出的LED光波长为670nm（50%功率时带宽为25 ~ 30nm）（Quantum Devices, Inc. Barnaveld,WI, USA），功率密度为50mW/cm²，能量密度为4J/cm²（持续80秒），在TTX的6天试验中，最后5天每天应用一次以上参数的LED照射，三种代谢细胞类型的细胞色素c氧化酶活性相比对照组都有显著增加［图3.1（C）和图3.2（A）］。在未应用TTX的情况下，LED照射显著提高了相对酶的活性，使其高于对照组，且在三种代谢细胞类型中均如此［图3.1（D）和图3.2（A）］。然而，并非所有神经元对PBM的反应程度都相同。如在TTX

图3.1 取自出生后第1天并培养16天的大鼠视觉皮层神经元示例。在对照组（A）和实验组（B-D）条件下，神经元大致可分为三种代谢细胞类型：对细胞色素c氧化酶活性反应强烈（D）、反应中等（M）和反应轻微（L）；（B）在培养的第11 ~ 16天接触TTX的神经元，三种代谢细胞类型的酶水平均降低；（C）在使用TTX的情况下，从培养的第12 ~ 16天，每天给LED照射一次。所有三种细胞类型的酶水平均显著增加；（D）在没有用TTX的情况下，LED处理5天后，三种细胞类型的酶水平均高于对照组

引自Wong-Riley, M.T.T., Bai, X., Buchmann, E.,Whelan, H.T.Light-emitting diode treatment reverses the effect of TTX on cytochrome oxidase in neurons. NeuroReport, 2001,12:3033-3037.

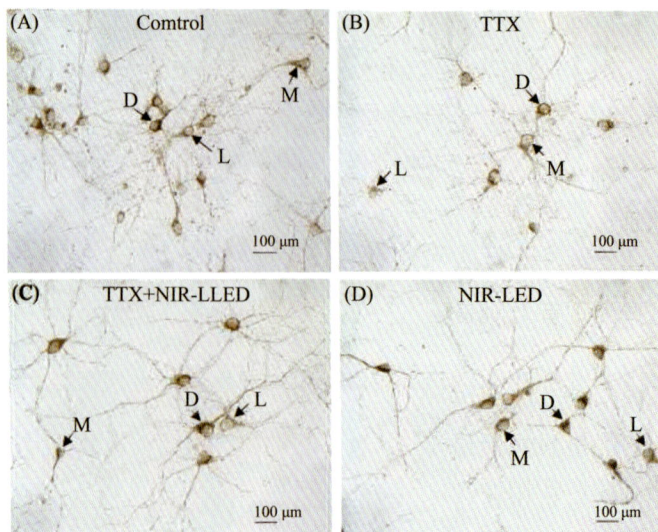

作用下被灭活 6 天的神经元中，仅反应强烈组神经元在单次 LED 照射后酶活性增加（但未达到对照水平），而反应中度或反应轻微组神经元则没有变化。另一方面，单次 LED 照射在未施用 TTX 的正常神经元后，所有代谢细胞类型的酶水平均未出现任何统计学上的显著变化（图 3.2B）。

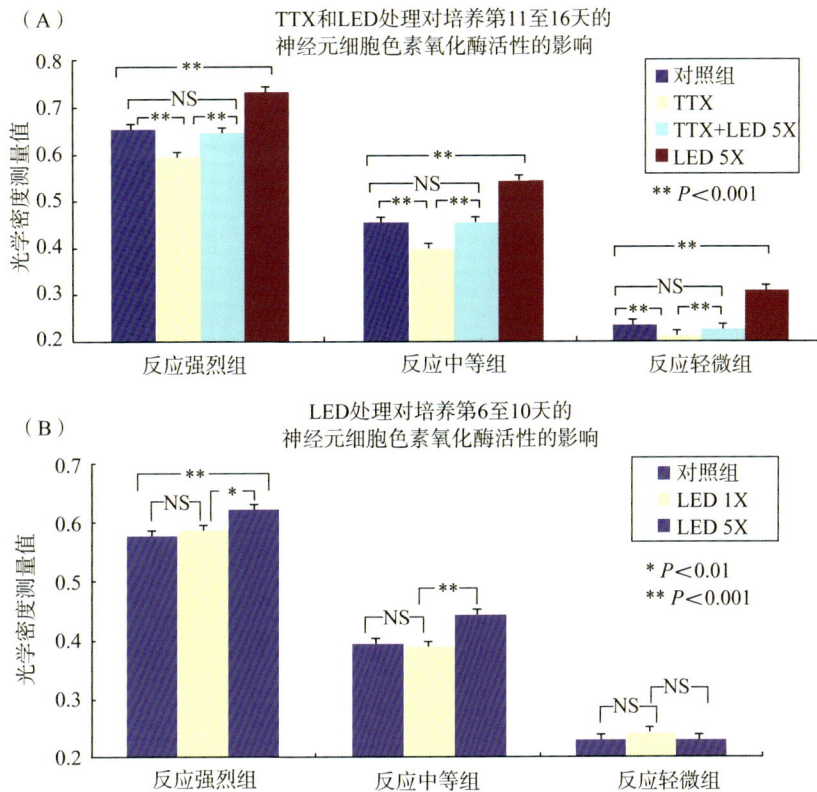

图 3.2　使用光学密度测量法测量了出生后大鼠皮层三种代谢细胞中细胞色素 c 氧化酶反应产物。（A）TTX 降低了三种细胞的酶活性，但每天一次、持续 5 天的 LED 光生物调节使酶活性恢复到对照水平。五次 LED 光照射使正常神经元的酶活性显著高于对照组（B）对正常神经元进行一次性 LED 照射没有效果，但连续 5 天进行 5 次照射后，强烈和中等反应组神经元的酶水平有所提高。**$P < 0.01$；ns：与对照组相比无显著性差异

引自 Wong-Riley, M.T.T., Bai, X., Buchmann, E.,Whelan, H.T.Light-emitting diode treatment reverses the effect of TTX on cytochrome oxidase in neurons. NeuroReport, 2001,12:3033-3037.

3.4　细胞色素 c 氧化酶与氰化物和叠氮化物的平衡常数

由于细胞色素 c 氧化酶可被氰化物或叠氮化物灭活（Wikström et al., 1981），所以 NIR 是否对这两种毒素与酶的平衡常数有任何影响？图 3.3 显示了这种实验的结果（Wong-Riley et al., 2005）。氰化物浓度分别为 10、100μM、1 和 10mm（图 3.3A），叠氮化物浓度分别为 10、100μM 和 1mm（图 3.3B）。两种情况下的 "a" 值都比报告值 1 大两到三倍（Wilson and Chance, 1967）。在这两种情况下，LED 处理均降低了常数的 "a" 值，KCN 地从 3.02 降至 1.82（图 3.3A），NaN_3 地从 2.56 降至 1.65（图 3.3B）。这些发现有力地表明 NIR 可促进神经元细胞色素 c 氧化酶的合成。

3.5　不同波长的光生物调节效应

如果 NIR 对培养的神经元的作用主要是通过细胞色素 c 氧化酶的吸收和 ATP 生成的激活来传导的，那么这些作用的光谱应该与该酶的吸收光谱相对应。这个问题在暴露于神经毒素 TTX 并用不同波长的 LED 治疗的培养的视觉皮层神经元中进行了研究（Wong-Riley et al., 2005）。持续施用 0.4 μM TTX 6

(A)

D组：仅KCN处理与KCN+LED处理的对比

图中文字：
纵轴：log 10⁶ KCN, KCN + LED
横轴：Log 10² k_u/k_i

y=-3.0219x+9.1617
R²=0.9881

y=-1.829x+7.0387
R²=0.9098

图例：
◆ 仅KCN处理的D组细胞
■ KCN+LED处理的D细胞
—— 线性（仅KCN处理的D细胞）
—— 线性（KCN+LED处理的D细胞）

(B)

所有细胞：仅NaN₃处理与NaN₃ + LED处理的对比

图中文字：
纵轴：log 10⁶ NaN₃, NaN₃+LED
横轴：Log 10² k_u/k_i

y=-2.5601x+7.4905
R²=0.9728

y=-1.6511x+6.0561
R²=0.9989

图例：
◆ 仅NaN₃处理的所有细胞
■ NaN₃+LED处理的所有细胞
—— 线性（NaN₃处理的所有细胞）
—— 线性（NaN₃+LED处理的所有细胞）

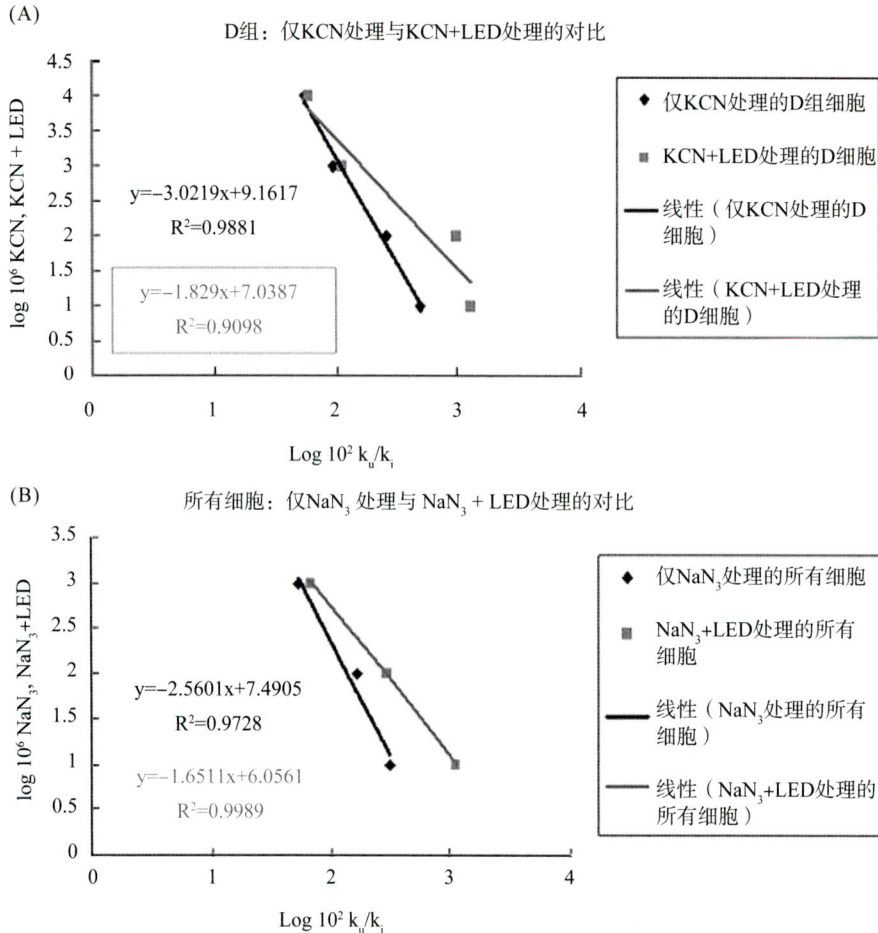

图3.3 氰化物（KCN）（A）和叠氮化物（NaN₃）（B）与细胞色素 c 氧化酶的平衡常数。（A）绘制的 KCN 浓度分别为 10、100μM、1 和 10mm，数据基于反应强烈组（D）神经元（B）NaN₃ 浓度分别为 10、100μM 和 1mm，数据基于所有三种代谢细胞类型。请注意，LED 处理后 KCN 和 NaN₃ 的常数均降低

引用自Wong-Riley, M.T.T., Liang, H.L., Eells,J.T., Henry, M.M., Buchmann, E., Kane, M., et al. Photobiomodulation directly benefits primary neurons functionally inactivated by toxins: Role of cytochromecoxidase.J Biol Chem, 2005, 280: 4761～4771.

天，同时原代神经元通过 LED 阵列分别接受 670nm、728nm、770nm、830nm 或 880nm 的 NIR 照射（所有波长均在 50mW/cm² 的功率密度和 4J/cm² 的能量密度下，照射时间为 80 秒），频率为每天一次（在应用 TTX 的 6 天中的后 5 天），结果表明，并非所有波长都具有同等价值（图 3.4A）。虽然 830nm 和 670nm 都能完全逆转 TTX 对酶水平的影响，尽管差异并不显著，830nm 却能够使数值略高于对照组（111.7%）。880nm 波长使酶活性恢复 98.4%，而 770nm 波长使酶活性恢复 67.2%。效果最差的是 728nm 波长，仅使酶活性恢复 27.5%。

细胞 ATP 含量也显示了类似的结果（图 3.4B）：TTX 作用 6 天后，ATP 含量降至对照组的 82.5%（$P < 0.001$）。除 728nm 外，所有测试波长均能逆转 TTX 的负面影响，使 ATP 含量恢复到与对照组无显著差异的水平。670nm 和 830nm 波长都能有效将 ATP 水平略微提高（分别为 110% 和 106.8%），尽管与对照组没有统计学差异。虽然波长介于 670nm 和 770nm 之间，但 728nm 波长的效果最差，所产生的 ATP 含量是对照组的 86.2%，即与单独使用 TTX 没有差别。

当将细胞色素 c 氧化酶活性的作用光谱和响应不同波长的神经元 ATP 含量与已知的酶吸收光谱（Cooper and Springett, 1997）绘制成图时，有效波长（尤其是 670nm 和 830nm）与报道的氧化细胞色素

（A）　不同波长的LED对培养的视觉皮层神经元细胞色素c氧化酶活性的影响

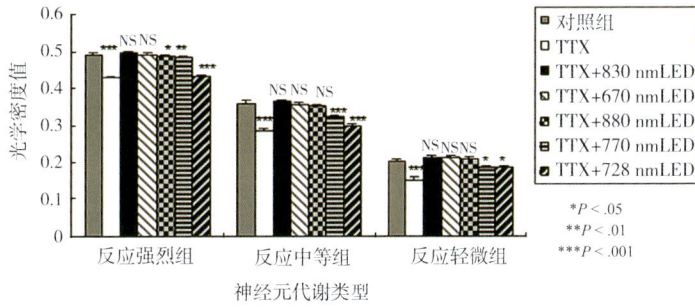

（B）　不同波长的LED对培养的视觉皮层神经元细胞ATP含量的影响

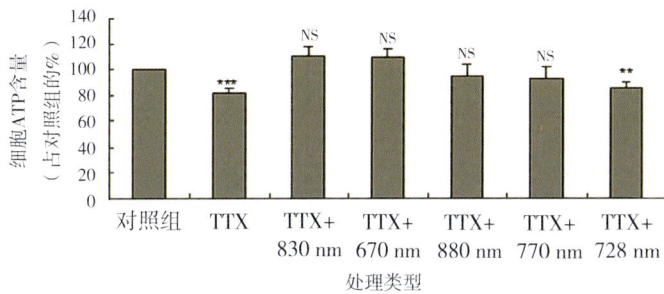

（C）　细胞色素c氧化酶吸收光谱与细胞色素c氧化酶活性及细胞ATP含量作用光谱的比较

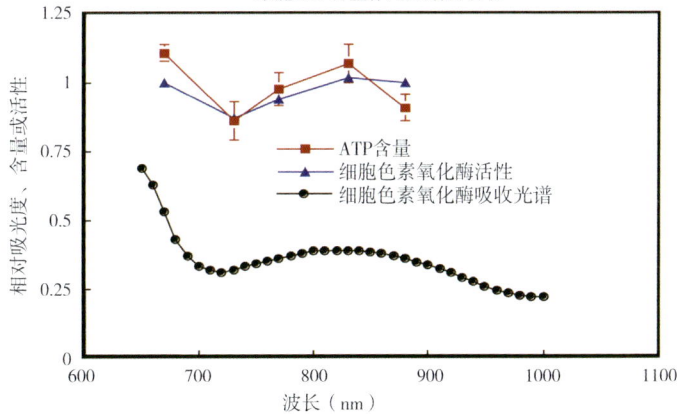

图 3.4　不同波长的 **LED** 对暴露于 **TTX** 6 天的原代神经元细胞色素 c 氧化酶活性（**A**）和 **ATP** 含量（**B**）的影响。**670nm** 和 **830nm** 波长对恢复酶活性和 **ATP** 含量至对照水平最有效。**880nm** 和 **770nm** 波长略次之，**728nm** 波长最差；（**C**）暴露于 **TTX** 和接受 **LED** 治疗的神经元中细胞色素 c 氧化酶活性和 **ATP** 含量的光谱与 Cooper 和 Springett（1997）报道的氧化细胞色素 c 氧化酶的吸收光谱非常吻合。请注意，效果最差的波长（**728nm**）与酶的吸收光谱并不对应

引用自 Wong-Riley, M.T.T., Liang, H.L., Eells,J.T., Henry, M.M., Buchmann, E., Kane, M., et al. Photobiomodulation directly benefits primary neurons functionally inactivated by toxins: Role of cytochrome coxidase.J Biol Chem, 2005, 280: 4761～4771.

c 氧化酶的吸收光谱呈正相关。值得注意的是，无效的波长 728nm 与酶的吸收光谱并不对应（Wong-Riley et al., 2005）。

3.6　通过发光二极管对暴露于氰化物的培养神经元进行光生物调节的最佳方案

如果光生物调节主要通过激活细胞色素 c 氧化酶来刺激 ATP 合成，那么这种酶的抑制剂应该能够以剂量依赖的方式减弱 PBM 的效果。氰化物是一种已知的细胞色素 c 氧化酶强效抑制剂（Wikström et al., 1981），具有强烈的细胞毒性（Mills et al., 1996; Li et al., 2002）。即使浓度为 10μM，KCN 也会导致培养的原代神经元细胞色素 c 氧化酶活性显著降低（Wong-Riley et al., 2005）。随着浓度从 10μM 增加至 10mm，KCN 导致酶活性和细胞存活率逐渐下降。

对暴露于 10 ～ 100μM KCN 的神经细胞采用 LED 治疗（670nm；能量密度为 4J/cm^2，持续 80 秒），每天两次，连续五天，能够逆转 KCN 对原代神经元酶活性的毒性作用（$P < 0.001$，适用于所有三种代

谢细胞类型）。然而，在较高浓度的 KCN（1 ～ 100μmmM）下，神经元的死亡抵消了 LED 的有益效果（Wong-Riley et al., 2005）。

细胞死亡通过凋亡或坏死途径发生。在电子显微镜下，300μM KCN 可诱导神经元凋亡，伴有核收缩和凝聚，伴有或不伴有染色质聚集和空泡形成，但核膜和细胞膜保持完整（Liang et al., 2006）。然而，在 1mm 浓度下，KCN 会导致神经元坏死，出现核凝聚和破碎、线粒体肿胀、细胞器丢失以及细胞膜破裂（Liang et al., 2006）。

如上所述，如果采用 LED 每天一次或两次的治疗具有神经保护作用，那么每天重复治疗是否会带来进一步的改善？在一项实验中，研究人员将原代皮层神经元暴露于 300μM KCN 中 24 小时，并在前 8 小时内每隔一段时间对同源培养物进行 1 次、2 次、3 次或 4 次 LED 治疗（670nm；每次 4 J/cm² 和 50mW/cm²，持续 80 秒）（Liang et al., 2008）。通过监测 CM-H2DCFDA（5- 和 -6）氯甲基 -2',7- 二氯二氢荧光素二乙酸酯乙酰酯的强度变化，可以监测这些神经元中的活性氧（ROS）。如图 3.5 所示，KCN 在 24 小时内使 ROS 显著增加。在此期间给予一次 LED 照射并不能有效克服 KCN 的影响。值得注意的是，与给予三次或四次治疗相比，在 24 小时内给予两次 PBM 照射可显著降低 ROS（Liang et al., 2008）。

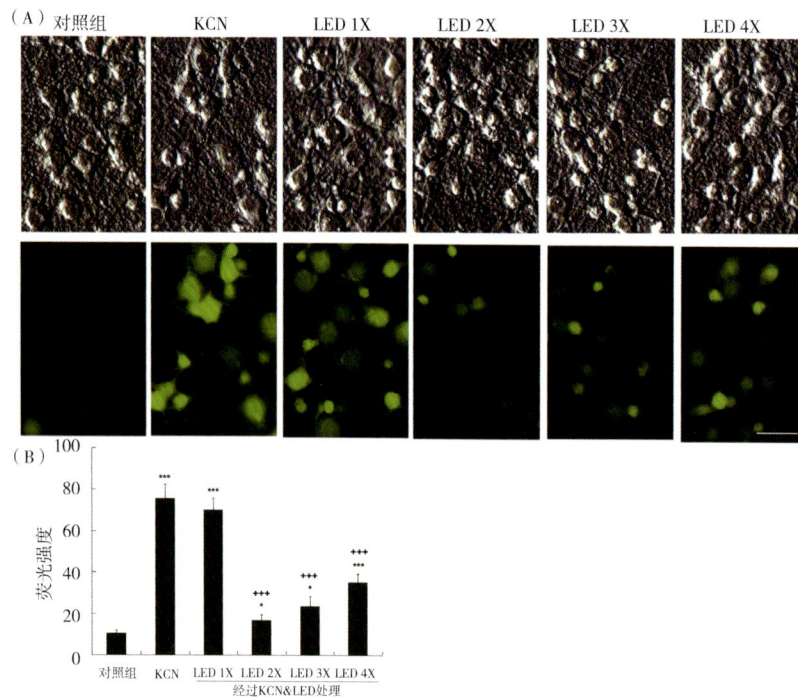

图 3.5 KCN 诱导的 ROS 产生以及 LED 不同频次处理的效果。（A）上图：培养原代神经元的相衬显微照片。下图：与上图对应区域 ROS 的 CM-H2DCFDA 荧光。比例尺 =30μM；（B）ROS 的荧光强度在 KCN 处理 24 小时后显著增强。单次 LED 治疗无效，但在前 8 小时进行两次 LED 治疗最有效，每天进行三次和四次的效果逐渐减弱。所有 *P 值均与对照组进行了比较：*P < 0.05，***P < 0.001。与仅使用 KCN 相比，+++P < 0.001

引自 Liang, H.L.,Whelan, H.T., Eells,J.T.,Wong-Riley, M.T.T. Near-infrared light via light-emitting diode treatment is therapeutic against rotenone-and MPP1-induced neurotoxicity. Neuroscience, 2008, 153: 963-974.

除了 ROS 的产生，PBM 方案还会对细胞反应产生哪些影响？使用与上述类似的实验方案（即将原代神经元暴露于 300μM KCN 中 24 小时，并在前 8 小时内分别用 LED 照射一次、两次、三次或四次），发现每天两次 PBM 比每天一次、三次或四次更有效地抵消 KCN 的毒性作用。每天两次的 PBM 可显著提高细胞色素 c 氧化酶的活性，但未达到对照组水平（与单独使用 KCN 相比，P < 0.05；与对照组相比，

$P < 0.01$）（图 3.6A）。ATP 含量实际上超过了对照组水平，但差异并不显著（与单独使用 KCN 相比，$P < 0.001$）（图 3.6B）。另一方面，每天两次 PBM 治疗使凋亡神经元数量（用 Hoechst 33258 染色显示）显著减少（与单独使用 KCN 相比，$P < 0.001$）（图 3.6C），通过 DAF-2 DA 荧光测量的皮层培养神经元中的 NO 生成也减少了（与对照组相比，$P < 0.001$；与单独使用 KCN 相比，$P < 0.01$）（图 3.6D）。与单独暴露于 KCN 相比，每天两次 PBM 治疗，连续 3 天，可显著减少硝基酪氨酸阳性细胞的数量（$P < 0.001$）（图 3.6E）。每天两次的 PBM 治疗，在 1 天、3 天和 5 天的治疗后，分别使正常皮层神经元的细胞 ATP 含量增加至原来的 2.63 倍、3.08 倍和 4.08 倍（与对照组相比，所有 $P < 0.001$）（图 3.6F）。

因此，在所测试的频次中，每天两次的 PBM 似乎是最有效的方案。这也表明"金发姑娘"规则（注：温和，恰到好处）同样适用。

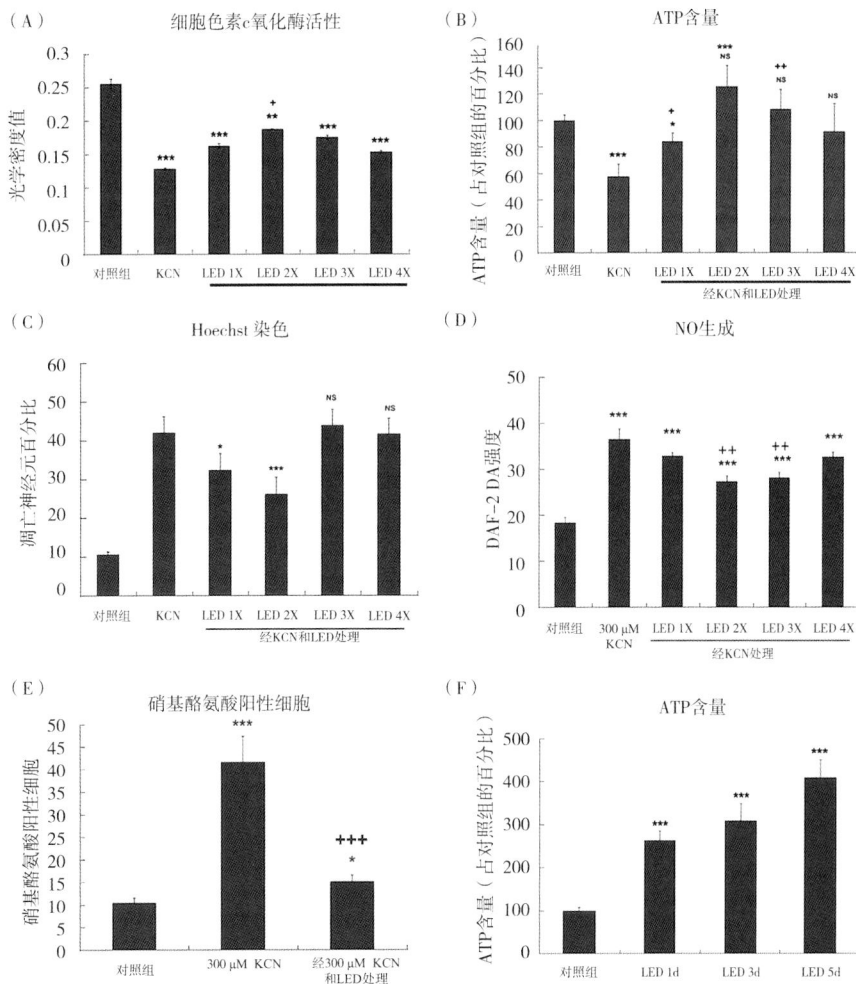

图 3.6　不同频率的 LED 治疗（前 8 小时 1 次、2 次、3 次或 4 次）对暴露于 300μM KCN 长达 24 小时的皮层神经元的影响。（A）细胞色素 c 氧化酶活性；（B）ATP 含量；（C）凋亡细胞 Hoechst 染色；（D）DAF-2 DA 强度显示 NO 的生成；（E）硝基酪氨酸的表达。每天两次 LED 治疗的效果最佳。（F）每天两次 LED 治疗 1、3 和 5 天后皮层神经元的 ATP 含量。能量产生随着治疗而增加。所有 *P 值与对照组相比。所有 +P 值与单独 KCN 相比。*$P < 0.05$，**$P < 0.01$，***$P < 0.001$，+$P < 0.05$，++$P < 0.01$，+++$P < 0.001$。NS，与单独使用 KCN 相比无显著性差异

引自 Liang, H.L.,Whelan, H.T., Eells,J.T.,Wong-Riley, M.T.T. Near-infrared light via light-emitting diode treatment is therapeutic against rotenone-and MPP1-induced neurotoxicity. Neuroscience, 2008,153: 963-974.

3.7 光生物调节预处理对暴露于氰化物的神经元有额外益处

　　光生物调节通常在毒性刺激同时或之后进行。研究者很少关注到 PBM 预处理是否会产生额外的好处。在一系列原代神经元的实验中，Liang 等（2006）发现，使用 LED 对将要暴露于 100 或 300μM KCN 原代神经元进行 10 分钟的预处理（总能量密度为 30J/cm²），可以显著减少 KCN 诱导的单链 DNA（ssDNA）神经元的数量（图 3.7A）。ssDNA 是细胞凋亡的特异性和敏感性标记（Watanabe et al., 1999; Frankfurt and Krishan, 2001）。在正常情况下，培养的皮层神经元中只有约 5.3% 为 ssDNA 阳性。暴露于 100μM KCN 后，该比例上升至 36%，但 PBM 预处理将其降低至 17.9%，降幅达 50.3%（$P < 0.001$）。暴露于 300μM KCN 时，58.9% 的神经元变为 ssDNA 阳性，但 PBM 预处理将其降低至 39.6%，相当于降低了 32.8%（$P < 0.01$）。使用 Hoechst 染色法获得了类似的结果（图 3.7B）。PBM 预处理还可以防止 300 μM KCN 诱导的促凋亡蛋白 Bax 上调（图 3.7C）和抗凋亡蛋白 Bcl-2 下调（图 3.7D）。此外，它还可以抑制（但不是控制）KCN 诱导的凋亡强效效应蛋白 caspase-3 的上调（图 3.7E）。在细胞暴露于

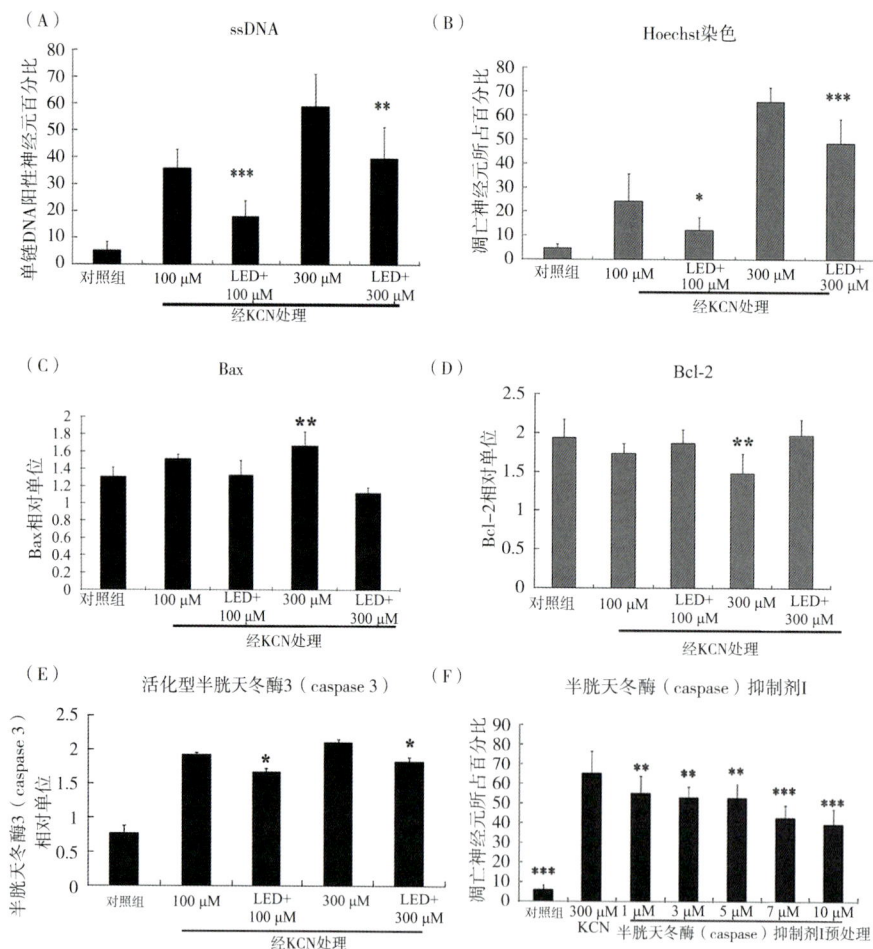

图 3.7　LED 预处理 10 分钟对暴露于 100μM 或 300μM KCN 28 小时的皮层神经元有益。（A）凋亡细胞的单链 DNA；（B）凋亡细胞的 Hoechst 染色；（C）促凋亡 Bax；（D）抗凋亡 Bcl-2；（E）作为凋亡效应子的 caspase-3。（F）预处理时，随着 caspase 抑制剂 I 浓度的增加，Hoechst 染色显示的凋亡神经元的比例逐渐降低。*P < 0.05，**P < 0.01，***P < 0.001。在（A）、（B）、（E）和（F）中：P 值与相应的未处理 KCN 组进行了比较；在（C）和（D）中：P 值与对照组进行了比较

引自Liang, H.L.,Whelan, H., Eells,J., Meng, H., Buchmann, E., Lerch-Gaggl, A., et al. Photobiomodulation partially rescues visual cortical neurons from cyanide-induced apoptosis. Neuroscience, 2006,139: 639-649.

300 µM KCN 长达 28 小时之前，用 1µM、3µM、5µM、7µM 和 10µM 浓度的 caspase 抑制剂 I 对培养的神经元进行 30 分钟预处理，证实了 caspase 在诱导细胞凋亡中的关键作用（图 3.7F）。神经元凋亡的发生率以剂量依赖性方式降低，使用不同浓度的 caspase 抑制剂 I，分别降低 15.3%、18.6%、18.9%、34.4% 和 39.6%。所有降低均具有统计学意义（$P < 0.01$-0.001）。

3.8 光生物调节对暴露于 MPP$^+$ 或鱼藤酮的原代神经元的治疗效果

帕金森病是一种使人衰弱的神经退行性疾病，其特征是黑质致密部多巴胺能神经元的丧失，导致震颤、僵硬和运动迟缓（Hirsch et al., 1997; Parkinson, 2002）。在动物模型中，两种神经毒素可导致帕金森病样症状，且这两种神经毒素均会影响线粒体电子传递链复合体 I。第一种是 MPP$^+$（1- 甲基 -4- 苯基吡啶鎓离子），它是 MPTP（1- 甲基 -4- 苯基 -1,2,3,6- 四氢吡啶）的代谢产物（Langston et al., 1983; Schmidt and Ferger, 2001; Sherer et al., 2002）。MPP$^+$ 被多巴胺能神经元和其他类型的神经元吸收，并积聚在线粒体中，抑制复合体 I，增加 ROS 和活性氮（RNS），最终导致细胞死亡（Metodiewa and Koska, 2000; Dawson and Dawson, 2003）。第二种毒素是鱼藤酮，这是一种广谱杀虫剂和除害剂，会抑制电子从 Fe-S 中心转移到泛醌，从而减少细胞 ATP 的产生（Sherer et al., 2003; Hirata and Nagatsu, 2005）。这两种毒素都会导致氧化应激、神经元功能障碍，并最终导致死亡（Cassarino et al., 1999; Fiskum et al., 2003; Watabe and Nakaki, 2004）。

通过 LED 照射的 PBM 能否抵御 MPP$^+$ 和鱼藤酮的有害影响？在培养的纹状体和皮层神经元中进行了测试（Liang et al., 2008）。将神经元暴露于不同浓度的 MPP$^+$ 或鱼藤酮中 48 小时。在毒素作用的两天内，每天两次对同源培养物进行 LED（670nm；4J/cm^2 和 50mW/cm^2；每次 80 秒）照射处理，以正常培养物作为对照。图 3.8A 显示，暴露于 100、250 和 500µM MPP$^+$ 的枕叶皮层神经元，其 ATP 含量随着 MPP$^+$ 浓度的增加而降低（P 均小于 0.001）。然而，尽管它们都没有达到对照组水平，但 LED 治疗的确显著增加了所有 MPP$^+$ 浓度的 ATP 含量（$P < 0.05 \sim 0.01$）。皮层神经元暴露于浓度逐渐增加的鱼藤酮（50、100、200 和 400nm）时，ATP 含量也呈下降趋势，但每天两次的 LED 治疗可显著逆转这一趋势（P 均小于 0.05），即便 ATP 含量仍未达到对照组水平（图 3.8B）。纹状体神经元（未显示）对 MPP$^+$ 和鱼藤酮的反应趋势与皮层神经元相似，尽管 ATP 含量的损失不如皮层神经元严重，但仍然存在显著性差异 [$P < (0.01 \sim 0.001)$]。每天两次的 LED 治疗同样可以减轻 MPP$^+$ 和鱼藤酮对纹状体神经元的不利影响，但程度因毒素浓度而异（Liang et al., 2008; Wong-Riley and Liang, 2017）。

将皮层神经元暴露于 250 或 500µM 的 MPP$^+$ 中 48 小时也会导致细胞凋亡，核凝结或核缩小，伴或不伴核碎裂，可通过 Hoechst 染色显示（Liang et al., 2008）。在接触毒素的 48 小时内，每天两次的 LED 治疗分别使凋亡神经元的数量显著减少了 36.4% 和 42%，具体取决于 MPP$^+$ 的浓度（$P < 0.001$）（图 3.8C）。同样，接触 50 或 100nm 的鱼藤酮会导致 28% 和 38.4% 的皮层神经元凋亡（图 3.8D）。每天两次的 LED 治疗可将此类疾病的发病率分别降低至 20.1% 和 29.2%（$P < 0.01$）（图 3.8D）。在存在 250 或 500µM MPP$^+$ 的情况下，纹状体神经元也会发生凋亡，而每天两次的 LED 治疗可分别有效减少 36% 和 33.3% 的凋亡（$P < 0.001$）（Liang et al., 2008; Wong-Riley and Liang, 2017）。同样，50 或 100nm 的鱼藤酮分别导致 36.2% 和 41.5% 的纹状体神经元发生细胞凋亡，但每天两次的 LED 照射分别使其降低 20.4% 和 28.3%（$P < 0.01$）（Liang et al., 2008; Wong-Riley and Liang, 2017）。将纹状体或皮层神经元更长时间暴露于 MPP$^+$ 或鱼藤酮中，例如暴露 3 ~ 5 天，会导致细胞进一步凋亡，而 LED 治疗只能部分（但显著）逆转这一现象（Liang et al., 2008）。

MPP$^+$ 和鱼藤酮还会诱导 ROS 的产生，可通过 DCFDA 检测。然而，每天两次的 LED 治疗可将 250µM MPP$^+$ 诱导的皮层神经元中 DCFDA 强度从 60.3 显著降低至 42.0（图 3.8E），可将 250µM MPP$^+$

诱导的纹状体神经元中 DCFDA 强度从 58.9 显著降低至 46.5（Liang et al., 2008）（P 均小于 0.05）。LED 处理还降低了 100nm 鱼藤酮诱导的皮层神经元中 DCFDA 强度，从 47.5 降至 29.8（图 3.8F），以及在纹状体神经元中从 71.2 降至 31.4（Liang et al., 2008）（P 均小于 0.001）。然而，PBM 并未将 DCFDA 强度恢复到对照组水平。

同样地，PBM 对 MPP^+ 或鱼藤酮引起的 RNS 产生（用 DAF-2 DA 显示）的影响也经过了研究。在上述相同条件下，每天两次的 LED 治疗可显著降低皮层（图 3.8G 和图 3.8H）和纹状体神经元（Liang et al., 2008;Wong-Riley and Liang, 2017）中 250μM MPP^+ 或 100nM 鱼藤酮诱导的 DAF-2 DA 强度。同样，在测试的参数范围内，PBM 无法将 DAF-2-DA 强度恢复到对照组水平。

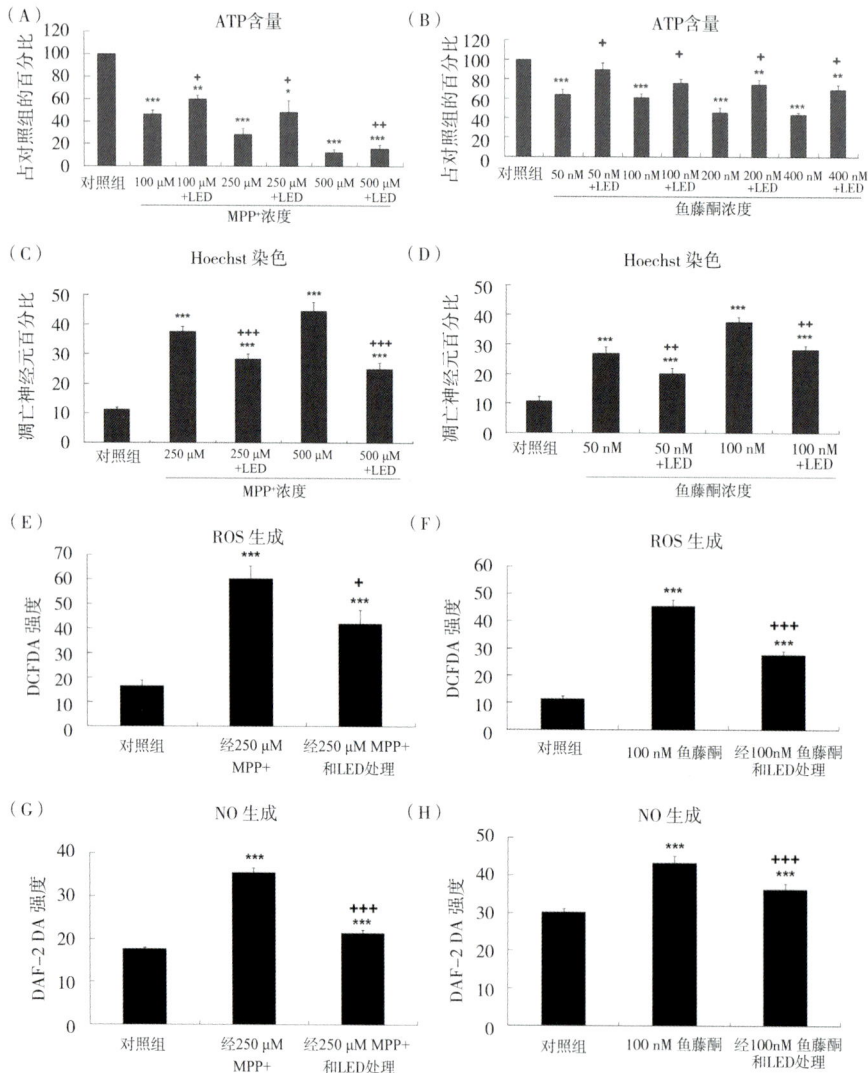

图 3.8 每天两次 LED 处理对暴露于不同浓度 MPP^+（A、C、E 和 G）或鱼藤酮（B、D、F 和 H）的皮层神经元的影响（A 和 B）：ATP 的生成；（C 和 D）：凋亡神经元的 Hoechst 染色；（E 和 F）：ROS 的生成；（G 和 H）：NO 的生成。所有 *P 值均与对照组进行了比较。*$P < 0.05$、**$P < 0.01$、***$P < 0.001$。所有 +P 值仅与单用的相应毒素组进行比较。+$P < 0.05$、++$P < 0.01$、+++$P < 0.001$

引自 Liang, H.L.,Whelan, H.T., Eells,J.T.,Wong-Riley, M.T.T. Near-infrared light via light-emitting diode treatment is therapeutic against rotenone-and MPP^+-induced neurotoxicity. Neuroscience, 2008,153: 963-974.

3.9　光生物调节预处理对暴露于 MPP$^+$ 或鱼藤酮的神经元有益

如果 PBM 对暴露于 MPP$^+$ 或鱼藤酮的神经元具有治疗效果，那么 PBM 预处理是否还有额外的好处？这个问题在一项关于纹状体和视觉皮层神经元的研究中得到了解答（Ying et al., 2008）。每种神经元的细胞分为五组：①正常对照；②暴露于 250μM MPP$^+$ 中 48 小时；③每天两次，每次 80 秒，用 670nm LED（50mm/cm^2 和 4J/cm^2）预处理 2 天，然后暴露于 MPP$^+$ 中 48 小时；④暴露于 MPP$^+$ 中 48 小时，在此期间每天两次，持续 2 天，接受 LED 治疗；⑤预处理 2 天，然后暴露于神经毒素，并在暴露期间应用 LED 治疗。图 3.9A 显示了皮层神经元的结果。MPP$^+$ 诱导 48 小时后，38.59% 的皮层神经元发生凋亡（$P < 0.001$）。LED 预处理 2 天后，凋亡神经元的数量减少 22.75%（$P < 0.001$）。在没有预处理的情况下，在神经毒素应用期间使用 LED 可将凋亡神经元的发生率降低 19.48%（$P < 0.001$）。然而，在毒素暴露组进行预处理和治疗可带来额外的好处，可将凋亡神经元的数量减少 47.26%（$P < 0.001$）。在纹状体神经元中也获得了类似的结果（Ying et al., 2008; Wong-Riley and Liang, 2017）。在所有情况下，PBM 均未将凋亡细胞的比率降低到对照组水平。

还测试了 PBM 预处理对暴露于鱼藤酮的神经元的影响（Ying et al., 2008）。图 3.9B 显示，200nm 鱼藤酮诱导 42.96% 的皮层神经元发生凋亡（$P < 0.001$）。在接触毒素的 2 天内，每天两次 LED 处理可将凋亡神经元的数量减少 41.43%（$P < 0.001$）。然而，与单独使用鱼藤酮相比，在鱼藤酮暴露期间，先进行 2 天的 PBM 预处理，然后再进行 2 天的 PBM 处理，可使凋亡神经元的数量减少 66.43%（$P < 0.001$），或者与未经预处理的 PBM 相比，凋亡神经元的数量可减少 42.68%（$P < 0.001$）。在纹状体神经元中也发现了类似的结果（Ying et al., 2008; Wong-Riley and Liang, 2017）。然而，与皮层神经元相比，纹状体神经元凋亡的比例较低（29.81% vs. 42.96%）。同样，在毒素暴露期间进行 LED 处理导致凋亡神经元的减少程度较低（33.65% vs. 41.43%），与皮层神经元相比，纹状体神经元的凋亡减少程度也较低（56.16% vs. 66.43%）（Ying et al., 2008; Wong-Riley and Liang, 2017）。

除了减少纹状体和皮层神经元凋亡的发生率外，PBM 预处理是否对 ATP 的产生有任何好处？这个问题在暴露于 250μM MPP$^+$ 48 小时的纹状体神经元上进行了测试（Ying et al., 2008）。与对照组相比，毒素导致 ATP 含量严重下降（$P < 0.001$）（图 3.9C）。在毒素暴露期间进行 LED 治疗以及在应用毒素的情况下进行 LED 预处理而不进行后续 PBM 治疗，这两种方法都能使 ATP 含量高于单独使用 MPP$^+$ 时的含量（$P < 0.01$）。然而，PBM 预处理加上毒素暴露期间的 PBM 治疗进一步增加了 ATP 含量，高于其他两种处理模式［$P <（0.01 \sim 0.001）$］（图 3.9C）。尽管如此，这些值仍然没有达到对照组水平。

因此，线粒体毒素 MPP$^+$ 和鱼藤酮对培养的纹状体和皮层神经元都有害。复合体 I 的抑制作用会耗尽细胞中的 ATP（以及依赖 ATP 的细胞反应），同时增加自由基的产生和随后的氧化应激（Gerlach et al., 1991; Gandhi and Wood, 2005）。事实证明，毒素暴露期间的 PBM 治疗具有神经保护作用，而 PBM 预处理则具有额外的好处。两者都可能促进细胞能量产生，并触发一系列事件，改变基因表达，从而上调能量产生和神经元活动，同时下调毒素诱导的细胞破坏性基因的表达（Eells et al., 2004; Wong-Riley and Liang, 2017）。

3.10　结论

通过 LED 发出的远红外至近红外光进行的光生物调节对伤口和各种疾病具有一定的疗效。本章回顾了其在暴露于各种毒素的原代培养神经元中的应用。用 670nm LED（能量密度为 4J/cm^2）仅仅照射 80 秒，每天两次，就能逆转非致死剂量 TTX、KCN、MPP$^+$ 或鱼藤酮对纹状体和视觉皮层神经元细胞色素 c 氧化酶活性、ATP 生成和细胞存活率的不利影响。它还能减少 ROS、RNS 和硝基酪氨酸的产生，并显著减少这些毒素引起的细胞凋亡。PBM预处理可进一步增强LED的治疗效果，尤其是在与PBM联合使用的情况下。PBM能不能完全挽救神经元使其恢复到正常水平，与毒素的剂量和治疗频率有关。

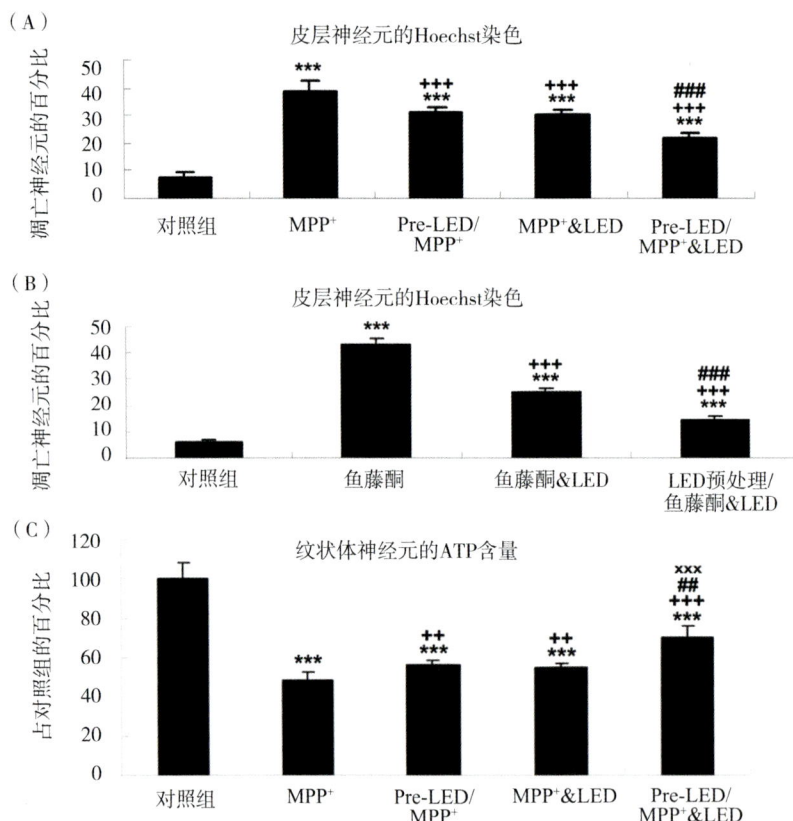

图 3.9　LED预处理对暴露于 MPP+（A和C）或鱼藤酮（B）的皮层（A和B）和纹状体（C）神经元具有比单独使用 LED 更大的效果。所有 *P 值均与对照组进行比较。***P < 0.001。所有 +P 值仅与各自单独应用毒素组进行比较。++P < 0.01，+++P < 0.001。所有 #P 值与未预处理的毒素加 LED 处理组进行比较。##P < 0.01，###P < 0.001。在 C 中，xxxP < 0.001，与 MPP+ 和 LED 处理组相比

引自Ying, R., Liang, H.L.,Whelan, H.T., Eells,J.T.,Wong-Riley, M.T.T. Pretreatment with near-infrared light via light-emitting diode provides added benefit against rotenone-and MPP+-induced neurotoxicity. Brain Res, 2008,1243:167-173.

致谢

　　本章中引用和展示的实验均在 MWR 的实验室中完成，并由以下资助：DARPA 资助（编号 N66001-03-1-8906）、NIH/NICAM 资助（编号 R21-AT003002，由 Harry Whelan、Janis Eells 和 MWR 共享），以及 NIH 资助（编号 EY05439 和 EY018441，授予 MWR）。我们感谢 Quantum Devices Inc. 提供的 LED 阵列，并对已故的 R. Ignatius 的卓越才智表示敬意。MWR 还特别感谢 H.Whelan 博士、J. Eells 博士以及已故的 B. Chance 博士在研究过程中提供的宝贵讨论。此外，我们感谢 M. Scheidt 和 R. Ying 提供的技术支持。本章谨以此纪念 Ron Ignatius 和 Britton Chance 的深厚情谊。

原著参考文献

[1] Beauvoit, B., Kitai, T., Chance, B., 1994. Contribution of the mitochondrial compartment to the optical properties of the rat liver: a theoretical and practical approach. Biophys. J. 67, 2501-2510.
[2] Cassarino, D.S., Parks, J.K., Parker Jr., W.D., Bennett Jr., J.P., 1999. The parkinsonian neurotoxin MPP+ opens the

mitochondrial permeability transition pore and releases cytochrome c in isolated mitochondria via an oxidative mechanism. Biochim. Biophys. Acta 1453, 49-62.

［3］ Choi, D.-H., Lee, K.-H., Kim, J.-H., Kim, M.Y., Lim, J.H., 2012. Effect of 710 nm visible light irradiation on neurite outgrowth in primary rat cortical neurons following ischemic insults. Biochim. Biophys. Res. Commun. 422, 274-279.

［4］ Conlan, M.J., Rapley, J.W., Cobb, C.M., 1996. Biostimulation of wound healing by low-energy laser irradiation. A review. J. Clin. Periodontol. 23, 492-496.

［5］ Cooper, C.E., Springett, R., 1997. Measurement of cytochrome oxidase and mitochondrial energetic by near-infrared spectroscopy. Philos. Trans. R. Soc. Lond. B Biol. Sci. 352, 669-676.

［6］ Dawson, T.M., Dawson, V.L., 2003. Molecular pathways of neurodegeneration in Parkinson's disease. Science 302, 819-822.

［7］ Duan, R., Zhu, L., Liu, T.C.-Y., Li, Y., Liu, J., Jiao, J., et al., 2003. Light emitting diode irradiation protect against the amyloid beta 25-35 induced apoptosis of PC12 cell in vitro. Lasers Surg. Med. 33, 199-203.

［8］ Eells, J.T., Henry, M.M., Summerfelt, P., Wong-Riley, M.T.T., Buchmann, E.V., Kane, M., et al., 2003. Therapeutic photobiomodulation for methanol-induced retinal toxicity. Proc. Natl. Acad. Sci. U.S.A. 100, 3439-3444.

［9］ Eells, J.T., Wong-Riley, M.T.T., VerHoeve, J., Henry, M., Buchman, E.V., Kane, M.P., et al., 2004. Mitochondrial signal transduction in accelerated wound and retinal healing by near-infrared light therapy. Mitochondrion 4, 559-568.

［10］ Fiskum, G., Starkov, A., Polster, B.M., Chinopoulos, C., 2003. Mitochondrial mechanisms of neural cell death and neuroprotective interventions in Parkinson's disease. Ann. N.Y. Acad. Sci 991, 111-119.

［11］ Frankfurt, O.S., Krishan, A., 2001. Identification of apoptotic cells by formamide-induced DNA denaturation in condensed chromatin. J. Histochem. Cytochem. 49, 369-378.

［12］ Galkin, O., Buchter, S., Tabirian, A., Schulte, A., 1997. Pressure effects on the proximal heme pocket in myoglobin probed by Raman and nearinfrared absorption spectroscopy. Biophys. J. 73, 2752-2763.

［13］ Gandhi, S., Wood, N.W., 2005. Molecular pathogenesis of Parkinson's disease. Hum. Mol. Genet. 14, 2749-2755.

［14］ Gerlach, M., Riederer, P., Przuntek, H., Youdim, M.B., 1991. MPTP mechanisms of neurotoxicity and their implications for Parkinson's disease. Eur. J. Pharmacol. 12, 273-286.

［15］ Gibson, Q.H., Greenwood, C., 1965. Kinetic observations on the near infrared band of cytochrome c oxidase. J. Biol. Chem. 240, 2694-2698.

［16］ Grillo, S.L., Duggett, N.A., Ennaceur, A., Chazot, P.L., 2013. Non-invasive infra-red therapy (1072 nm) reduces β-amyloid protein levels in the brain of an Alzheimer's disease mouse model, TASTPM. J. Photochem. Photobiol B: Biol. 123, 13-22.

［17］ Hevner, R.F., Liu, S., Wong-Riley, M.T.T., 1995. A metabolic map of cytochrome oxidase in the rat brain: histochemical, densitometric and biochemical studies. Neurosci. 65, 313-342.

［18］ Hirata, Y., Nagatsu, T., 2005. Rotenone and CCCP inhibit tyrosine hydroxylation in rat striatal tissue slices. Toxicology 216, 9-14.

［19］ Hirsch, E.C., Faucheux, B., Damier, P., Mouatt-Prigent, A., Agid, Y., 1997. Neuronal vulnerability in Parkinson's diseae. J. Neural. Transm. Suppl. 50, 79-88.

［20］ Huang, Y.Y., Gupta, A., Vecchio, D., de Arce, V.J., Huang, S.F., Xuan, W., et al., 2012. Transcranial low level laser (light) therapy for traumatic brain injury. J. Biophotonics 5, 827-837.

［21］ Jöbsis, F.F., 1977. Noninvasive, infrared monitoring of cerebral and myocardial oxygen sufficiency and circulatory parameters. Science 198, 1264-1267.

［22］ Karu, T., 1999. Primary and secondary mechanisms of action of visible to near-IR radiation on cells. J. Photochem. Photobiol. B 49, 1-17.

［23］ Karu, T., 2010. Multiple roles of cytochrome c oxidase in mammalian cells under action of red and IR-A radiation. IUBMB Life 62, 607-610.

［24］ Langston, J.W., Ballard, P., Tetrud, J.W., Irwin, I., 1983. Chronic Parkinsonism in humans due to a product of meperidine-analog synthesis. Science 219, 979-980.

［25］ Li, L., Prabhakaran, K., Shou, Y., Borowitz, J.L., Isom, G.E., 2002. Oxidative stress and cyclooxygenase-2 induction mediate cyanide-induced apoptosis of cortical cells. Toxicol. Appl. Pharmacol. 185, 55-63.

［26］ Liang, H.L., Whelan, H., Eells, J., Meng, H., Buchmann, E., Lerch-Gaggl, A., et al., 2006. Photobiomodulation partially rescues visual cortical neurons from cyanide-induced apoptosis. Neuroscience 139, 639-649.

［27］ Liang, H.L., Whelan, H.T., Eells, J.T., Wong-Riley, M.T.T., 2008. Near-infrared light via light-emitting diode treatment is therapeutic against rotenone- and MPP1-induced neurotoxicity. Neuroscience 153, 963-974.

[28] Mester, E., Spiry, T., Szende, B., Tota, J.G., 1971. Effect of laser rays on wound healing. Am. J. Surg. 122, 532-535.

[29] Metodiewa, D., Koska, C., 2000. Reactive oxygen species and reactive nitrogen species: relevance to cyto(neuro)toxic events and neurologic disorders. An overview. Neurotox. Res. 1, 197-233.

[30] Mills, E.M., Gunasekar, P.G., Pavlakovic, G., Isom, G.E., 1996. Cyanide-induced apoptosis and oxidative stress in differentiated PC12 cells. J. Neurochem. 67, 1039-1046.

[31] Mitchell, P., 2011. Chemiosmotic coupling in oxidative and photosynthetic phosphorylation. 1966. Biochim. Biophys. Acta 1807, 1507-1538.

[32] Nakamura, Y., Nakajima, S., Grundfest, H., 1965. The action of tetrodotoxin on electrogenic components of squid giant axons. J. Gen. Physiol. 48, 985-996.

[33] Ochs, S., Hollingsworth, D., 1971. Dependence of fast axoplasmic transport in nerve on oxidative metabolism. J. Neurochem. 18, 107-114.

[34] Parkinson, J., 2002. An essay on the shaking palsy. 1817. J. Neuropsychiatry Clin. Neurosci. 14, 223-236.

[35] Quirk, B.J., DeSmet, K.D., Henry, M., Buchmann, E., Wong-Riley, M., Eells, J.T., et al., 2012. Therapeutic effect of near infrared (NIR) light on Parkinson's disease models. Front. Biosci. 4, 818-823.

[36] Salehpour, F., Mahmoudi, J., Kamari, F., Sadigh-Eteghad, S., Rasta, S.H., Hamblin, M.R., 2018. Brain photobiomodulation therapy: a narrative review. Mol. Neurobiol. Available from: https://doi.org/10.1007/s12035-017-0852-4 [Epub ahead of print].

[37] Schmidt, N., Ferger, B., 2001. Neuroprotective effects of (1/-)-kavain in the MPTP mouse model of Parkinson's disease. Synapse 40, 47-54.

[38] Sherer, T.B., Betarbet, R., Greenamyre, J.T., 2002. Environment, mitochondria, and Parkinson's disease. Neuroscientist 8, 192-197.

[39] Sherer, T.B., Betarbet, R., Testa, C.M., Seo, B.B., Richardson, J.R., Kim, J.H., et al., 2003. Mechanism of toxicity in rotenone models of Parkinson's Disease. J. Neurosci. 23, 10756-10764.

[40] Watabe, M., Nakaki, T., 2004. Rotenone induces apoptosis via activation of bad in human dopaminergic SH-SY5Y cells. J. Pharmacol. Exp. Ther. 311, 948-953.

[41] Watanabe, I., Toyoda, M., Okuda, J., Tenjo, T., Tanaka, K., Yamamoto, T., et al., 1999. Detection of apoptotic cells in human colorectal cancer by two different in situ methods: antibody against single-stranded DNA and terminal deoxynucleotidyl transferase-mediated dUTP-biotin nick endlabeling (TUNEL) methods. Jpn. J. Cancer Res. 90, 188-193.

[42] Whelan, H.T., Smits Jr., R.L., Buchmann, E.V., Whelan, N.T., Turner, S.G., Margolis, D.A., et al., 2001. Effect of NASA light-emitting diode irradiation on wound healing. J. Clin. Laser Med. Surg. 19, 305-314.

[43] Wikström, M., Krab, K., Saraste, M., 1981. Cytochrome Oxidase. A Synthesis. Academic Press, New York.

[44] Wilson, D.F., Chance, B., 1967. Azide inhibition of mitochondrial electron transport I. The aerobic steady state of succinate oxidation. Biochim. Biophys. Acta 131, 421-430.

[45] Wong-Riley, M.T.T., 1989. Cytochrome oxidase: an endogenous metabolic marker for neuronal activity. Trends Neurosci. 12, 94-101.

[46] Wong-Riley, M.T.T., Liang, H.L., 2017. Cytoprotective effect of low level light therapy (LLLT) using light-emitting diode (LED) on neurons. In: Hamblin, M.R., Agrawal, T., de Sousa, M. (Eds.), Handbook of Low-Level Laser Therapy. Pan Stanford Publishing, Singapore, pp. 185-206.(Chapter 11).

[47] Wong-Riley, M.T.T., Bai, X., Buchmann, E., Whelan, H.T., 2001. Light-emitting diode treatment reverses the effect of TTX on cytochrome oxidase in neurons. NeuroReport 12, 3033-3037.

[48] Wong-Riley, M.T.T., Liang, H.L., Eells, J.T., Henry, M.M., Buchmann, E., Kane, M., et al., 2005. Photobiomodulation directly benefits primary neurons functionally inactivated by toxins: Role of cytochrome c oxidase. J. Biol. Chem. 280, 4761-4771.

[49] Ying, R., Liang, H.L., Whelan, H.T., Eells, J.T., Wong-Riley, M.T.T., 2008. Pretreatment with near-infrared light via light-emitting diode provides added benefit against rotenone- and MPP1-induced neurotoxicity. Brain Res. 1243, 167-173.

[50] Zhang, C., Wong-Riley, M., 1999. Expression and regulation of NMDA receptor subunit R1 and neuronal nitric oxide synthase in cortical neuronal cultures: Correlation with cytochrome oxidase. J. Neurocytol. 28, 525-539.

第 4 章　皮层培养神经元的光生物调节

Ying-Ying Huang[1 2], Michael R. Hamblin[1 2]

1. 马萨诸塞总医院 Wellman 光医学中心，美国马萨诸塞州波士顿
2. 哈佛医学院皮肤科，美国马萨诸塞州波士顿

4.1　引言

近年来，光生物调节 PBM 作为一种治疗多种疾病和损伤的方法，引起了人们的广泛关注，因为它能够在细胞和组织的层面上产生显著的生物学效应。PBM 得到了各种不同疾病的动物模型研究以及大量临床试验的支持，其中许多是随机对照试验。该疗法在缓解疼痛（Peres, 2010; Fulop et al., 2010; Konstantinovic et al., 2010）、炎症（Xavier et al., 2010）和伤口愈合（Peplow et al., 2010; Lucas et al., 2002; Yasukawa et al., 2007）方面取得了积极效果。近年来，这种疗法已扩展到治疗更严重的疾病，如脑卒中、心肌梗死、神经退行性疾病和创伤性脑损伤（TBI; Hashmi et al., 2010）。越来越多的报告显示，PBM 对中枢神经系统（CNS）相关疾病的治疗效果良好。

PBM 对神经元产生的积极影响包括促进大鼠脊髓损伤（Byrnes et al., 2005; Wu et al., 2009）和周围神经损伤（Anders et al., 2004）后的轴突生长和神经再生。一些动物研究进一步证实了 PBM 在神经系统中的功效，比如脑卒中后模型（Oron et al., 2006; Detaboada et al., 2006; Lapchak and De Taboada, 2010）、TBI 后模型（Oron et al., 2007）以及阿尔茨海默病小鼠模型（De Taboada et al., 2011）。PBM 还改善了中年 CD-1 小鼠的情绪反应和记忆功能（Michalikova et al., 2008）。对长期周围神经损伤（Lucas et al., 2002）和缺血性脑卒中（Lampl et al., 2007; Lapchak, 2010）患者进行的人类临床研究结果也令人鼓舞。最近，一项针对两名慢性 TBI 患者的研究表明，经颅 LED 可改善认知能力（Naeser et al., 2011）。

尽管 PBM 对神经系统疾病的治疗效果数据令人鼓舞，但医学界和研究界仍对这种疗法持怀疑态度。持保留意见的原因是人们对 PBM 的基本机理效应缺乏基本了解，也不清楚神经元细胞层面的影响（在细胞培养研究中观察到的）如何转化为体内脑功能的改善。

提出的 PBM 的机制很大程度上涉及对细胞能量代谢的刺激，线粒体介导细胞的能量产生，并充当主要的细胞光受体或吸收光子的靶点。在线粒体中，尽管其他细胞色素、卟啉和血红素蛋白也可能参与光的吸收，但细胞色素 c 氧化酶（呼吸链复合物Ⅳ）仍被认为是吸收入射光的主要发色团。光吸收进一步导致细胞色素 c 氧化酶活性增加（Hu et al., 2007）、一氧化氮（NO）释放（Karu et al., 2005）和 ATP 水平增加（Pastore et al., 1996; Passarella et al., 1984）。细胞内信号分子（如钙离子、ROS）和氧化还原敏感的转录因子（如 NF-kB）的变化也被认为与光的作用有关。我们实验室之前对小鼠胚胎成纤维细胞的研究（Chen et al., 2009）表明，810nm 激光诱导 ROS 介导的 NF-kB 激活。

4.2　皮层神经元的剂量依赖反应

PBM 研究表明，光遵循双相反应（Huang et al., 2009, 2011），符合经常引用的"Arndt-Schulz 定律"

（Lubart et al., 2006; Chow, 2006; Hawkins and Abrahamse, 2006a,b; Sommer et al., 2001）。1888 年提出的"Arndt-Schulz 定律"指出，各种毒药如果剂量极低，会产生刺激作用；小剂量有益，大剂量有害（Calabrese, 2016）。该定律以一般性语言表述为：小剂量刺激，中等剂量抑制，大剂量致死。

这一概念被发展成"毒物兴奋效应"，并得到了爱德华·卡拉布雷斯（Edward Calabrese）的广泛研究（Agathokleous et al., 2018; Calabrese and Mattson, 2017; Calabrese et al., 2016）。这一公理非常适合 PBM，因为 PBM 已经清楚地表明存在双相剂量反应。光剂量不足会导致无反应（或反应不明显）；如果光剂量超过必要的阈值，则会发生生物刺激。然而，如果施加的光剂量过多，不仅生物刺激会减少，而且如果光剂量进一步增加，还可能发生生物抑制。尽管 ROS 已被证实与 PBM 的双相剂量反应有关，但 PBM 在细胞水平上的双相剂量反应的生化机制仍不清楚。

我们决定测量原代培养的小鼠皮层神经元对 PBM（810nm 激光）的细胞反应（Sharma et al., 2011）。为了增加检测到双相剂量反应的机会，我们测试了跨越三个数量级的广泛能量通量范围。

受孕 16 天的 C57BL/6 雌性小鼠（8 ~ 10 周龄）被处死。将 6 ~ 10 个胚胎大脑的皮层与皮层下结构手动分离。将细胞以大约 30 000 个细胞 / 孔的密度接种在涂有多聚 -d- 赖氨酸的细胞培养板或无菌玻璃盖玻片上。细胞接种维持培养基由神经基质培养基（Neurobasal）和 B27 补充剂（NB27）组成。这种培养基配方可抑制神经胶质细胞生长，从而形成纯度大于 95% 的神经元群（Brewer, 1995）。实验在细胞接种后的第 8 天至第 9 天进行。使用功率密度为 25mW/cm^2 的 810nm 激光，以连续波模式对细胞进行不同时间段的辐照，以达到 0.03、0.3、3、10 和 30J/cm^2 的能量密度。在最长辐照时间（20 分钟）结束后进行测定。

使用线粒体超氧化物的荧光指示剂 MitoSox Red 测量 ROS 产生量。使用 DAF-FM（在被 NO 的氧化产物亚硝基化之前基本上不发光）测量细胞内 NO 产生量，生成 DAF-FM 三唑，其荧光量子产率大约提高 160 倍。细胞内钙离子通过 Fluo-4AM 进行测量，当与 Ca^{2+} 结合时，其荧光强度会大幅增加。线粒体膜电位（MMP）通过 JC1 进行测量，这是一种会积聚在线粒体中的阳离子染料。这种积聚与膜电位有关，并通过从绿色（≤ 525nm）到红色（≤ 590nm）的荧光发射偏移来指示。因此，线粒体去极化可通过红 / 绿荧光强度比的降低来表示。ATP 通过基于发光的 Cell-Titer Glo Assay 进行测量。

如图 4.1C 所示，ROS 水平呈现出有趣的三相模式。在初始阶段，当能量通量低至 0.03J/cm^2 时，就观察到了显著的增加；当能量通量达到 0.3J/cm^2 时，又出现了进一步的增加；而在 3J/cm^2 时，观察到 ROS 相对于基线值有三倍的增长，达到了峰值。当能量通量进一步增加至 10J/cm^2 时，观察到的 ROS 水平相较于 3J/cm^2 时出现了显著的下降。然而，当能量通量继续增加至 30J/cm^2 时，ROS 水平再次出现了显著的增加（与 10J/cm^2 时相比），达到了一个高于 3J/cm^2 时观察到的水平（但差异并不显著）。

如图 4.2A 和图 4.2B 中的显微照片所示，在通量达到 0.3J/cm^2 后，PBM 照射使皮层神经元细胞内的 DAF-FM 荧光增加，表明照射后 NO 水平增加。NO 水平与 ROS 水平遵循相同的三相模式，但与 ROS 相比，增加幅度较小（图 4.2C）。与对照组相比，0.3J/cm^2 时显著增加，与 0.3J/cm^2 相比，3J/cm^2 时显著减少，与 0.3J/cm^2 相比，30J/cm^2 时进一步增加。与 ROS 观察到的模式相比，整个三相模式似乎向较低通量转移（第一个峰值出现在 0.3J/cm^2 而不是 3J/cm^2，随后的谷值出现在 3J/cm^2 而不是 10J/cm^2）（图 4.1C）。

通过测量 JC1 染料的红绿荧光比率可以确定 MMP 的变化。当 MMP 较高时，更多的染料积聚在线粒体膜上，导致染料聚集（J- 聚集）和荧光红移。相反，当 MMP 较低时，染料会分解，造成荧光绿移（Reers et al., 1991）。如图 4.3A 和图 4.3B 的显微照片所示，在 3J/cm^2 810nm 光照射后，神经元中的 MMP 显著增加。剂量反应本质上是双相的（图 4.3C）。在 0.3J/cm^2 时，MMP 显著增加，在 3J/cm^2 时达到基线水平的 2 倍。然后在 10J/cm^2 时出现下降，在 30J/cm^2 时观察到 MMP 完全去极化（明显低于对照组）。

如图 4.4A 和图 4.4B 所示，与对照组相比，接受 PBM 处理后的神经细胞的细胞内钙离子水平显著升高。

如图 4.4C 所示，细胞内钙离子的剂量反应也是双相的。当辐照强度达到 3J/cm² 时，钙离子水平显著升高并达到峰值。有趣的是，在 10 和 30J/cm² 的辐照下，细胞内的钙离子水平显著下降。

图 4.5 显示了小鼠皮层神经元中每毫克细胞蛋白的 ATP 含量。研究发现，与对照细胞相比，用 810nm 光照射神经元时，ATP 含量增加，在 3J/cm² 时达到显著峰值。当光通量增加至 10 和 30J/cm² 时，ATP 水平下降，与对照组相当，在 30J/cm² 时，明显低于 3J/cm² 时的峰值。

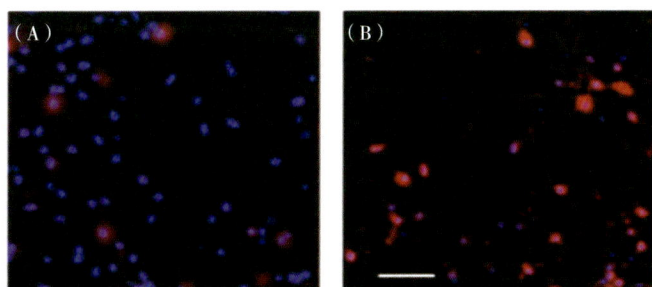

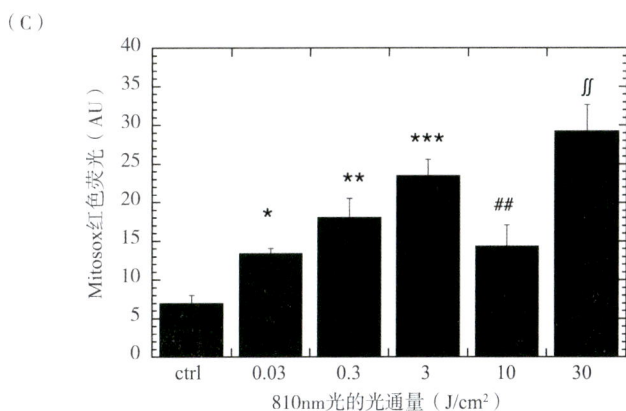

图 4.1　810nm 光生物调节对皮层培养神经元中线粒体 ROS 产生的影响。（A）对照组神经元中的 Mitosox（红色）和细胞核 Hoechst（蓝色）荧光；（B）经 3J/cm² 810nm 激光处理的神经元中的 Mitosox 和细胞核 Hoechst 荧光。比例尺为；（C）通过荧光板读数仪对 9 个孔中的平均 Mitosox 荧光值进行量化。误差条表示 SD。$^*P < 0.05$；$^{**}P < 0.01$；$^{***}P < 0.001$，与对照组相比。$^{##}P < 0.01$，与 3J/cm² 相比。$^{\int\int}P < 0.01$，与 10J/cm² 相比

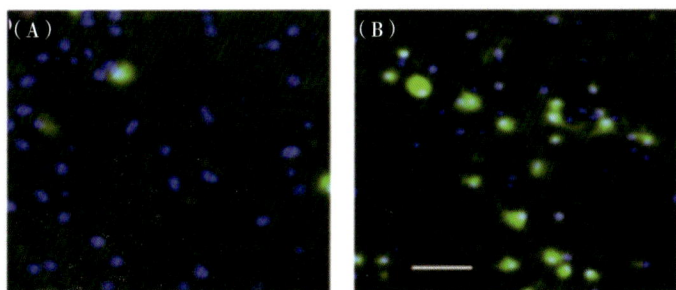

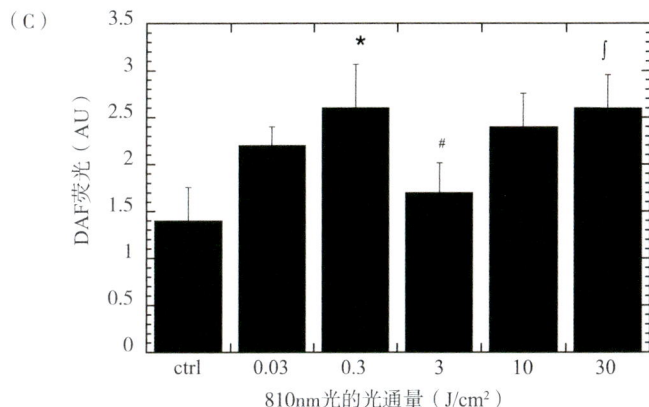

图 4.2　810nm 激光对皮层培养神经元中细胞内 NO 产生的影响。（A）对照组神经元中的 DAF-FM（绿色）和细胞核 Hoechst（蓝色）荧光；（B）经 0.3J/cm² 810nm 激光处理的神经元中的 DAF-FM 和细胞核 Hoechst。比例尺为 50μm；（C）通过荧光板读数仪对 9 个孔中的平均 DAF-FM 荧光值进行量化。误差条表示标准差。$^*P < 0.05$，与对照组相比；$^{#}P < 0.05$，与 0.3J/cm² 相比；$^{\int}P < 0.05$，与 3J/cm² 相比

（A）　（B）

（C）

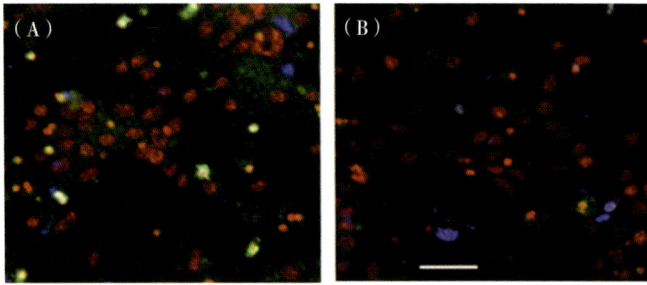

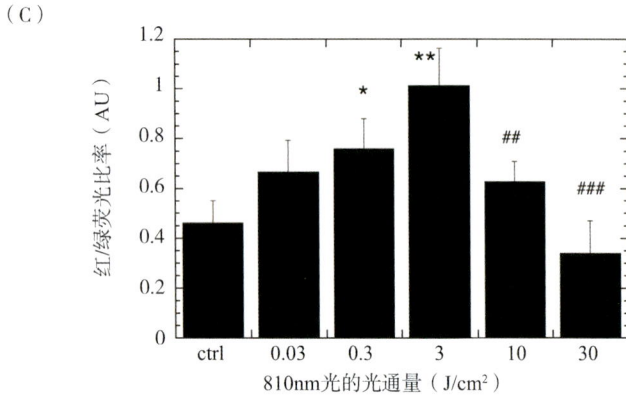

图 4.3　810nm 激光对皮层培养神经元中线粒体膜电位的影响。（A）对照组神经元中的 JC1 非聚集体（绿色）、JC1 聚集体（红色）和细胞核 Hoechst（蓝色）荧光；（B）经 **3J/cm² 810nm** 激光处理的神经元中的 JC1 非聚集体、JC1 聚集体和细胞核 Hoechst 荧光。比例尺为；**50μm**；（C）通过荧光板读数仪对 9 个孔中的平均红 / 绿荧光比值进行量化。误差条表示标准差。$^*P < 0.05$; $^{**}P < 0.01$，与对照组相比。$^{\#\#}P < 0.01$; $^{\#\#\#}P < 0.001$，与 3J/cm² 相比

（A）　（B）

（C）

图 4.4　810nm 激光对培养皮层神经元中细胞内钙离子的影响。（A）对照组神经元中的 Fluo4（绿色）和细胞核 Hoechst（蓝色）荧光；（B）经 **3J/cm² 810nm** 激光处理的神经元中的 Fluo4（绿色）和细胞核 Hoechst（蓝色）荧光，比例尺为 50μm；（C）通过荧光板读数仪对 9 个孔中的平均荧光强度值进行量化。误差条表示标准差。$^*P < 0.05$，与对照组相比；$^{\#}P < 0.05$，与 3J/cm² 相比

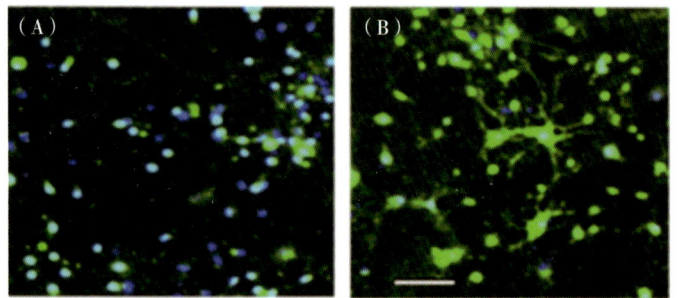

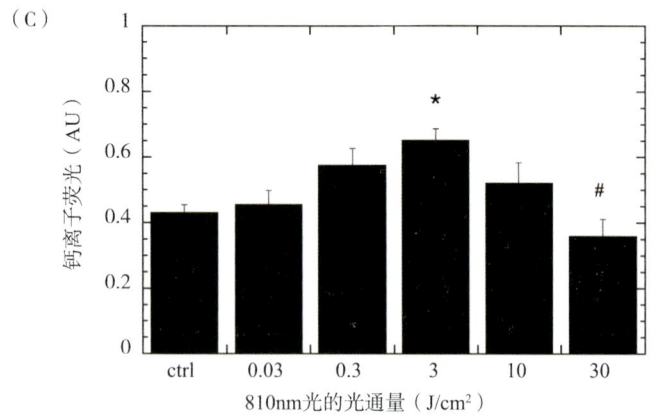

图 4.5　810nm 激光对培养皮层神经元细胞内 ATP 的影响。通过发光板读数仪对来自 Cell-Titer Glo 试验的 9 个孔中每毫克细胞蛋白的相对光单位值进行量化。误差条表示标准差。$^*P < 0.05$，与对照组相比；$^{\#}P < 0.05$，与 3J/cm² 相比

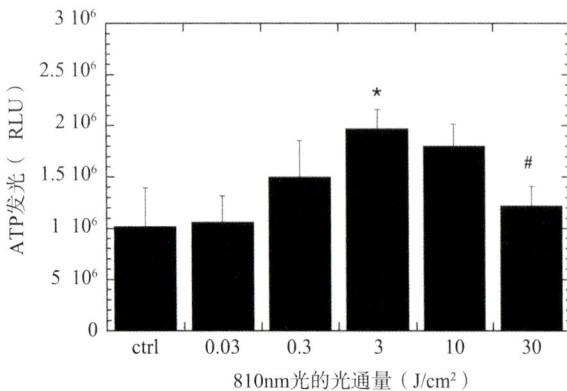

4.3 皮层培养神经元的氧化应激

上文所述的研究（Sharma et al., 2011）已经确定，$3J/cm^2$ 的 810nm 激光是刺激皮层神经元的最佳剂量，因此我们继续深入研究了 ROS 和氧化应激，以及细胞对 PBM 的反应。我们想要解答一个问题，即为什么 PBM 可以增加体外 ROS 水平，却会降低体内氧化应激水平？（Silveira et al., 2011; LIMet al., 2009, 2010; Rubio et al., 2009）为此，我们利用三种不同的方法，在体外对原代培养的小鼠皮层神经元进行氧化应激，并研究 PBM 对这些神经元的影响。这三种方法分别是：

（1）氯化钴（$CoCl_2$），它能催化 Fenton 反应产生羟基自由基（Tomaro et al., 1991; Chandel et al., 1998）；

（2）过氧化氢（H_2O_2），它是氧化应激的经典诱导剂（Hool and Corry, 2007; Lin et al., 2004）；

（3）鱼藤酮，它可抑制线粒体呼吸链复合体 I，导致黑质纹状体神经元高度选择性变性，并产生帕金森病的许多症状（Freestone et al., 2009; Betarbet et al., 2000）。

对于 $CoCl_2$ 的应用，浓度为 0.2mm、0.5mm、1mm 和 2mm 时，所造成的细胞毒性范围为 25%～45%（图 4.6A）。用 $3J/cm^2$ 810nm 激光进行 PBM 治疗，可将神经元的细胞毒性降低至最大 12%，从而保护神经元免受 $CoCl_2$ 的细胞毒性影响（$P < 0.01$）。对于 H_2O_2，用 10 和 20μM H_2O_2，处理会分别导致 67% 和 75% 的细胞毒性。激光治疗分别将神经细胞毒性降低到 56%（$P < 0.01$）和 58%（$P < 0.05$）（图 4.6B）。鱼藤酮（0.1～5μM）的应用会让细胞产生剂量依赖性的活力丧失，在 5μM 时达到 94% 的细胞毒性。激光处理可以保护神经元免受鱼藤酮的细胞毒性，但与其他氧化应激剂相比，对细胞活性的保护作用大大降低（仅减少 3%～5% 的杀伤力）。尽管如此，在 0.2μM、2μM 和 5μM 时，保护作用仍具有统计学意义（$P < 0.05$）（图 4.6C）。

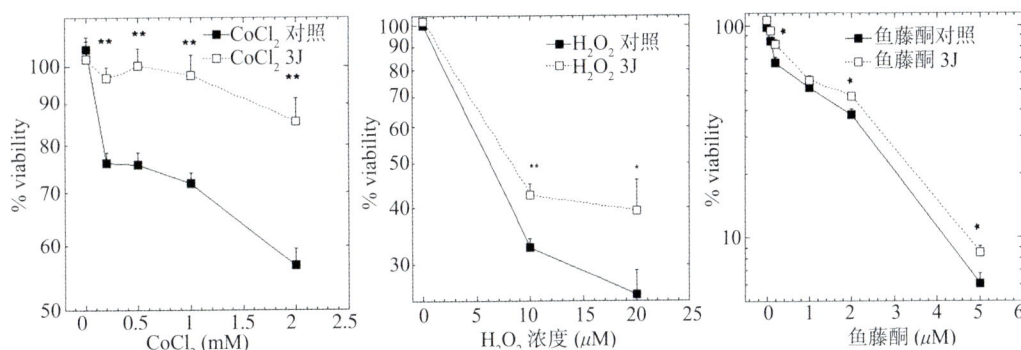

图 4.6 在前 2.5 分钟内，再有或无 $3J/cm^2$ 810nm 激光照射的条件下，皮层神经元接受递增剂量的（A）$CoCl_2$、（B）H_2O_2、（C）鱼藤酮处理 1 小时后的细胞存活率。每组 N=6 孔，误差条表示标准误，$^*P < 0.05$，$^{**}P < 0.01$

Mitosox 和 Mitotreacker 染色的代表性图像如图 4.7（A-H）所示，荧光测量的定量结果如图 4.7 I 所示。在暴露于 $3J/cm^2$ 810nm 激光的对照组神经元（无氧化应激）中，观察到明显的（$P < 0.01$）Mitosox 红色荧光，表明线粒体产生了 ROS。这与我们之前报道的结果一致（Sharma et al., 2011）。在 500μM $CoCl_2$ 处理组中，线粒体 ROS 水平大约上升 7 倍。暴露于 $3J/cm^2$ 激光后，线粒体 ROS 的产生显著减少（$P < 0.05$）。H_2O_2（20μM）也会使线粒体 ROS 增加约 7 倍，而 $3J/cm^2$ 的 810nm 激光照射后，发生显著降低（$P < 0.01$）。鱼藤酮（200nm）也会使线粒体 ROS 增加约 7 倍，而激光照射后，也显著降低（$P < 0.01$）。

CellRox 荧光的代表性图像如图 4.8（A-H）所示，荧光测量的定量结果如图 4.8I 所示。与线粒体 ROS 的结果相反，当激光照射到没有氧化应激的对照组神经元时，细胞质 ROS 没有显著上升。在

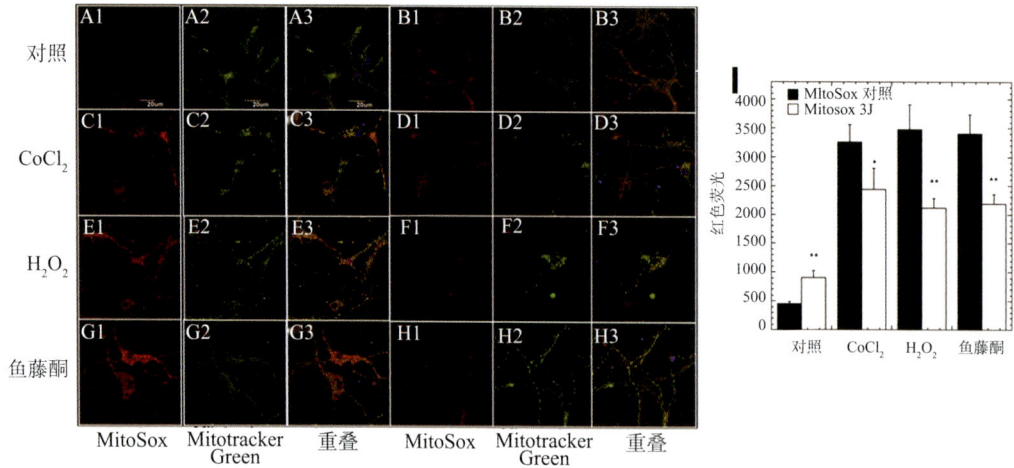

图 4.7　皮层神经元的代表性图像，其中使用 MitoRox（红色）标记线粒体 ROS，使用 MitoTracker Green 标记线粒体共定位，使用 Hoechst（蓝色）标记细胞核（三重叠加图像中可见）。（A）对照组皮层神经元；（B）接受 3J/cm² 810nm 激光照射的皮层神经元；（C）用 500μM CoCl₂ 处理的皮层神经元；（D）用 500μM CoCl₂ 和 3J/cm² 810nm 激光联合处理的皮层神经元；（E）用 20μM H₂O₂ 处理的皮层神经元；（F）用 20μM H₂O₂ 和 3J/cm² 810nm 激光联合处理的皮层神经元；（G）用 200nm 鱼藤酮处理的皮层神经元；（H）用 200nm 鱼藤酮和 3J/cm² 810nm 激光联合处理的皮层神经元。比例尺为 20μm。（I）所示为各组荧光测量的量化结果。每组 N=6 个视野，误差条表示标准误，$^*P < 0.05$，$^{**}P < 0.01$

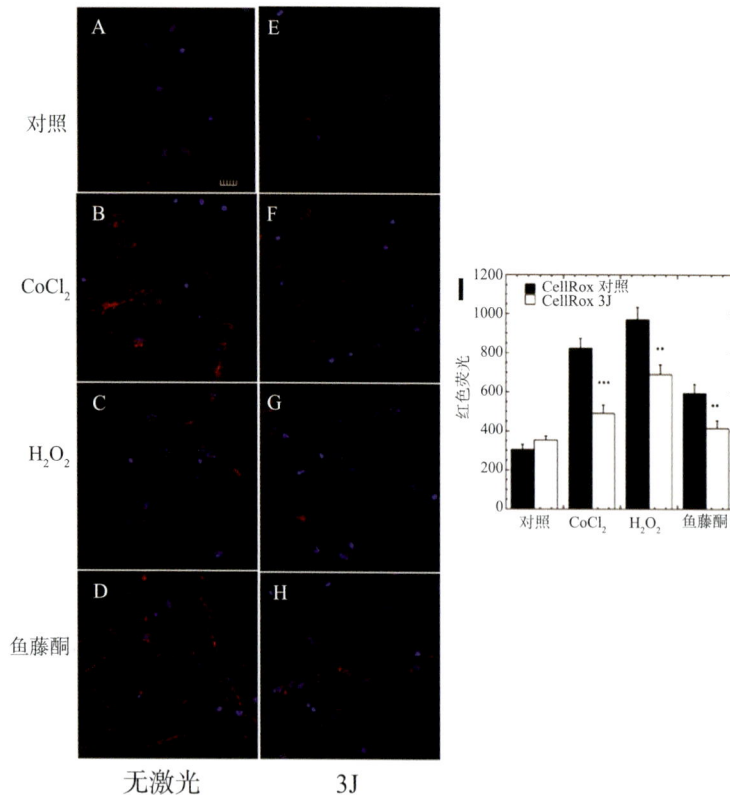

图 4.8　使用 Cellrox（深红色）标记胞质 ROS 和使用 Hoechst（蓝色）标记细胞核的皮层神经元的代表性图像。（A）对照组皮层神经元；（B）接受 3J/cm² 810nm 激光照射的皮层神经元；（C）用 500μM CoCl₂ 处理的皮层神经元；（D）用 500μM CoCl₂ 和 3J/cm² 810nm 激光联合处理的皮层神经元；（E）用 20μM H₂O₂ 处理的皮层神经元；（F）用 20μM H₂O₂ 和 3J/cm² 810nm 激光联合处理的皮层神经元；（G）用 200nm 鱼藤酮处理的皮层神经元；（H）用 200nm 鱼藤酮和 3J/cm² 810nm 激光联合处理的皮层神经元。比例尺为 20μm。（I）各组荧光测量的量化结果。每组 N=6 个视野，误差条表示标准误，$^*P < 0.05$；$^{**}P < 0.01$；$^{***}P < 0.001$

500μM CoCl₂ 处理组中，细胞质 ROS 上升了约两倍。细胞质 ROS 的产生在接受 3J/cm² 激光后显著减少（$P < 0.001$）。H₂O₂（20μM）使细胞质 ROS 上升了大约 2.5 倍，在接受 3J/cm² 的 810nm 激光后显著减少（$P < 0.01$）。鱼藤酮（200nm）使细胞质 ROS 上升到原来的两倍，激光处理后显著降低（$P < 0.01$）。

代表性图像如图 4.9A-H 所示，荧光测量的定量结果如图 4.9I 所示。与之前的研究结果（Sharma et al., 2011）一致，我们发现当激光照射到没有氧化应激的对照组神经元时，MMP 出现小幅（≤ 30%）但显著（$P < 0.01$）上升。在 500μM CoCl₂ 处理组中，MMP 大约是对照组的 1/3。在暴露于 3J/cm² 激光后，MMP 显著增加（$P < 0.01$）。H₂O₂（20μM）使 MMP 大约降至 1/5，在暴露于 3J/cm² 810nm 激光后，MMP 恢复至对照水平（$P < 0.001$）。鱼藤酮（200nm）使 MMP 的降低幅度最大，尽管与其他氧化应激剂相比，激光处理后的增加幅度相对较小，但仍然显著（$P < 0.01$）。

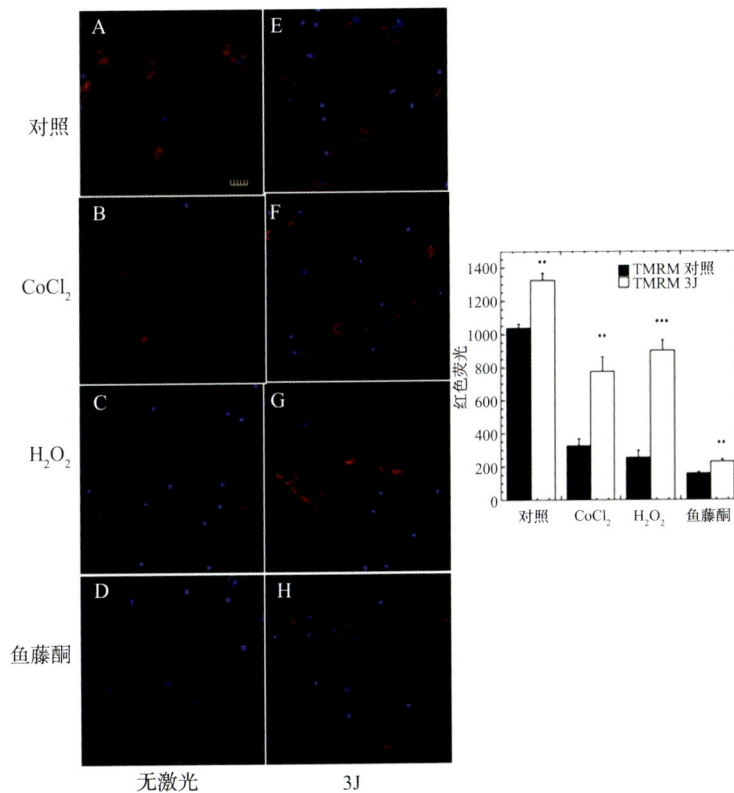

图 4.9　使用 TMRM 标记线粒体膜电位和使用 Hoechst（蓝色）标记细胞核的皮层神经元的代表性图像。（A）对照组皮层神经元；（B）接受 3J/cm² 810nm 激光照射的皮层神经元；（C）用 500μM CoCl₂ 处理的皮层神经元；（D）用 500μM CoCl₂ 和 3J/cm² 810nm 激光联合处理的皮层神经元；（E）用 20μM H₂O₂ 处理的皮层神经元；（F）用 20μM H₂O₂ 和 3J/cm² 810nm 激光联合处理的皮层神经元；（G）用 200nm 鱼藤酮处理的皮层神经元；（H）用 200nm 鱼藤酮和 3J/cm² 810nm 激光联合处理的皮层神经元。比例尺为 20μm；（I）各组荧光测量的量化结果。每组 N=6 个视野，误差条表示标准误，$^*P < 0.05$；$^{**}P < 0.01$；$^{***}P < 0.001$

4.4　皮层神经元的兴奋性毒性

兴奋性毒性是一种病理过程，即中枢神经系统中兴奋性氨基酸神经递质谷氨酸（Glu）受体的过度刺激会损伤并杀死神经元。兴奋性毒性可能与脑卒中、脑创伤和脊髓损伤等 CNS 病理有关，也与多发性硬化症、阿尔茨海默病、肌萎缩性侧索硬化症、帕金森病和亨廷顿病等神经退行性疾病有关。

我们测试了三种不同的方案，以诱导神经元在体外产生兴奋性毒性（Huang et al., 2014）。这些方案分别是：①谷氨酸 30μM；② N- 甲基 -D- 天冬氨酸（NMDA）100μM；③海人藻酸（KA）50μM；所有方案均孵育 1 小时，然后清洗并暴露于真实 PBM 或假 PBM（安慰剂）。

将细胞暴露于这些兴奋性毒素中 1 小时，然后进行 24 小时培养，细胞活力会降低。谷氨酸（30μM）组的存活率为 51%，NMDA（100μM）组的存活率为 42%，KA（50μM）组的存活率为 50%。PBM 处理使谷氨酸组的存活率适度但显著提高至 65%（$P < 0.05$），NMDA 组的存活率提高至 71%（$P < 0.01$），而海人藻酸组的存活率提高至 64%（图 4.10A）。图 4.10B 显示了每毫克细胞蛋白中的 ATP 含量。当对照组神经元接受 810nm 光照射时，ATP 含量显著增加（增加 98%，$P < 0.05$）。三种兴奋性毒素均使神经元的 ATP 含量显著降低，降至对照组的 10% ~ 23%（$P < 0.001$）。PBM 将谷氨酸组神经元的 ATP 含量从 13% 提高到 73%（$P < 0.001$），将 NMDA 组神经元的 ATP 含量从 23% 提高到 80%，将 KA 组神经元的 ATP 含量从 10% 提高到 60%。在这三种兴奋毒性的例子中，PBM 使 ATP 含量至少增加了两倍。

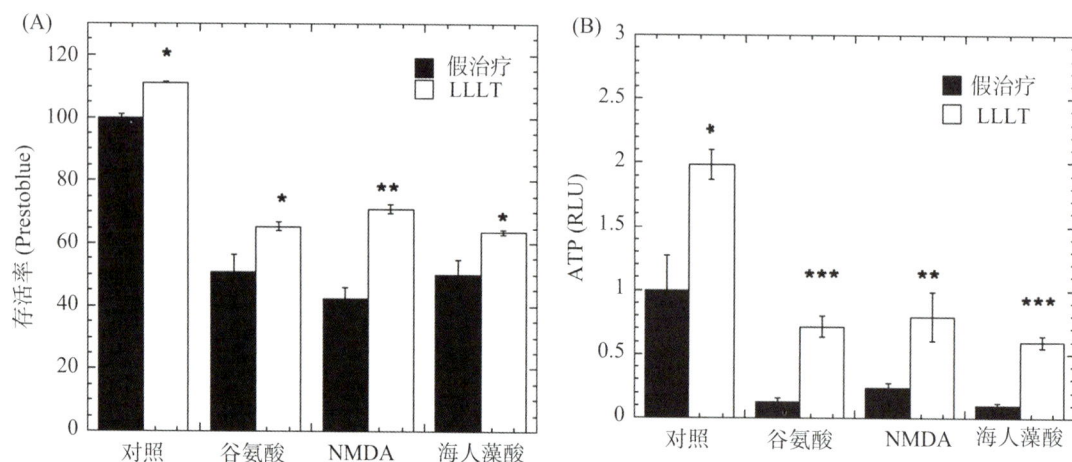

图 4.10 细胞存活率和 ATP 水平。（A）通过 PrestoBlue 测量的细胞存活率，以及（B）通过 Cell-Titer Glo 测量的皮层神经元在接受兴奋性毒素处理 1 小时（前 3 分钟内有或无 3J/cm² 810nm 激光照射）后的 ATP 水平。每组 N=6 孔，误差条表示标准误，$^*P < 0.05$；$^{**}P < 0.01$；$^{***}P < 0.001$

图 4.11A 显示了代表性共聚焦显微镜图像，图 4.11B 显示了荧光测量的定量结果。与之前发表的数据（Sharma et al., 2011）一致，在对照组神经元进行 PBM 照射后，细胞内 Ca^{2+} 含量上升 71%。三种兴奋性毒素均使神经元的细胞内 Ca^{2+} 含量显著增加，增幅为阴性对照值的 80% ~ 200%（$P < 0.001$）。PBM 使谷氨酸组神经元的 Ca^{2+} 含量降低 50% 以上（$P < 0.001$）。PBM 对 NMDA 组神经元的 Ca^{2+} 含量产生的降低幅度较小，为 25%（$P < 0.01$）。PBM 对 KA 组神经元的 Ca^{2+} 含量产生的降低幅度几乎与谷氨酸组相同（43%，$P < 0.01$）。

代表性图像如图 4.12A 所示，荧光测量的定量结果如图 4.12B 所示。与之前的研究结果（Sharma et al., 2011）一致，我们发现当激光照射到无兴奋性毒性的对照组神经元时，MMP 上升 29%（$P < 0.05$）。三种兴奋性毒素均使 MMP 下降，降幅为对照组的 21% ~ 78%。谷氨酸处理过的神经元中的 MMP 急剧上升了 200%（$P < 0.01$）。经 PBM 照射后，NMDA 组神经元的 MMP 增加了 60%（$P < 0.01$），而经 PBM 处理后，KA 组神经元的 MMP 增加了一倍（$P < 0.01$）。

代表性图像如图 4.13A 所示，荧光测量的量化结果如图 4.13B 所示。与我们的前期研究（Sharma et al., 2011）一致，我们发现，当 PBM 照射不含兴奋毒素的对照组神经元时，细胞质 ROS 显著增加（66%，$P < 0.05$）。兴奋性毒素加入后，ROS 的上升幅度从 50%（NMDA）到 110%（谷氨酸）再到 200%（KA）不等。在这个实验中，只有当神经元接受 KA 处理时，PBM 产生的 ROS 才出现了显著下降（减少 48%，$P < 0.01$）。谷氨酸和 NMDA 产生的 ROS 增加并未受到 PBM 的显著影响。

代表性图像如图 4.14A 所示，荧光测量的量化结果如图 4.14B 所示。与我们的前期研究（Sharma et

al., 2011）一致，在 PBM 照射的对照组神经元中，NO 含量上升了 220%（$P < 0.05$）。三种兴奋性毒素均使 NO 含量大幅增加，谷氨酸组为 318%，NMDA 组为 600%，而 KA 组为 677%（$P < 0.01$）。PBM 使谷氨酸组神经元的 NO 含量降低 50%（$P < 0.05$）。NMDA 组神经元的 NO 含量降低 20%，但无统计学意义。PBM 使谷氨酸组神经元中的 NO 减少 69%（$P < 0.01$）。

4.5　结论

人们常说，PBM 对患病、受损或应激细胞的影响更大，而对正常、健康、未受损细胞的影响相对较小。我们的数据开始揭示这一现象。在正常细胞中，当剂量约为最佳值 $3J/cm^2$（这是剂量 - 反应曲线中

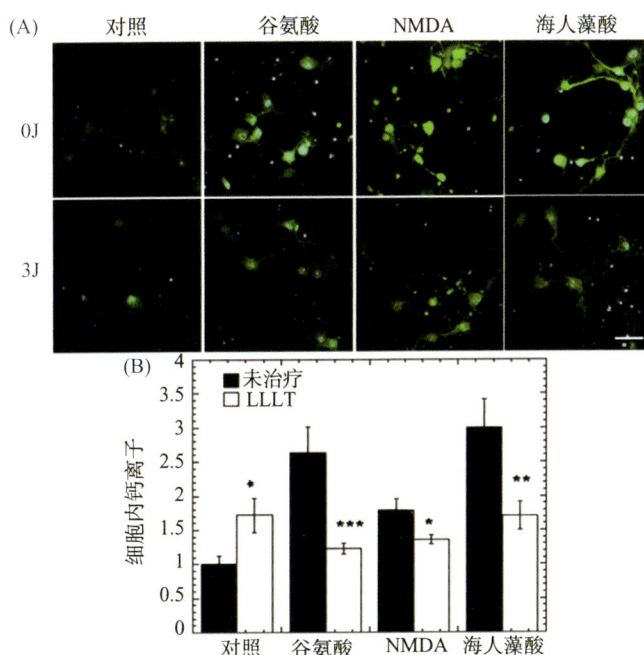

图 4.11　Fluo-4 测量的细胞内钙离子。（A）Fluo-4 AM（绿色）荧光用于检测钙离子，Hoechst（蓝色）荧光用于检测兴奋性毒性皮层神经元中的细胞核，这些神经元在 $3J/cm^2$ 810nm 激光照射前后均进行了检测；（B）Fluo-4 荧光平均值的量化。每组 N=6 个视野。误差线表示标准误，其中 $^*P < 0.05$；$^{**}P < 0.01$；$^{***}P < 0.001$。比例尺为 20μm

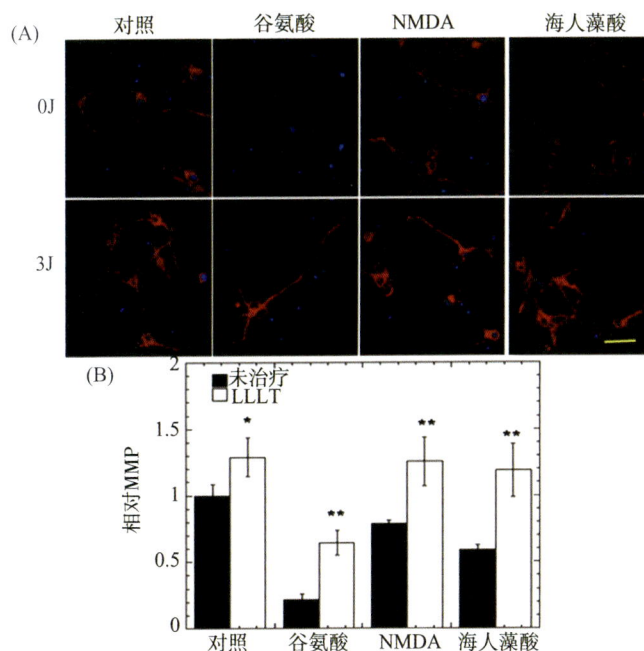

图 4.12　使用四甲基罗丹明测量的线粒体膜电位（MMP）。（A）TMRM（红色）荧光用于检测兴奋性毒性皮层神经元细胞质中的活性氧（ROS），Hoechst（蓝色）荧光用于检测细胞核，这些神经元在 PBM 处理前后均进行了检测。（B）TMRM 荧光平均值的量化。每组 N=6 个视野。误差线表示标准误，其中 $^*P < 0.05$；$^{**}P < 0.01$。比例尺为 20 μm

(A)

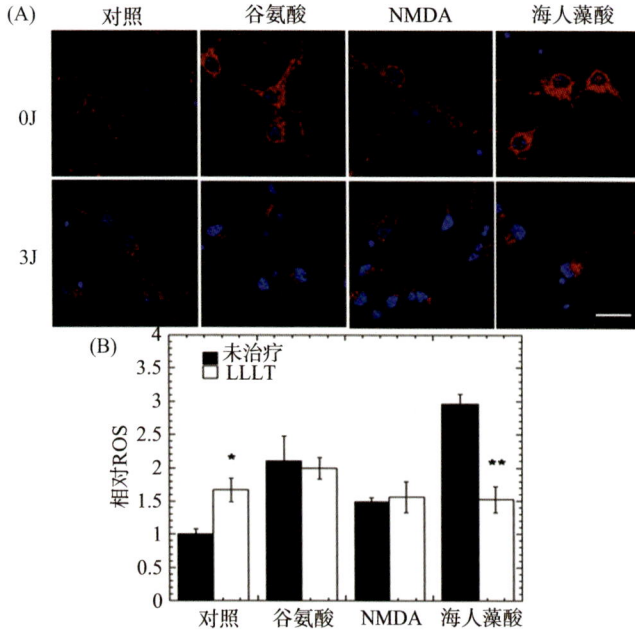

图 4.13　使用 CellRox Red 检测 ROS 的产生。（A）CellRox Red（红色）荧光用于检测兴奋性毒性皮层神经元细胞质中的 ROS，Hoechst（蓝色）荧光用于检测细胞核，这些神经元在 PBM 处理前后均进行了检测；（B）CellRox 荧光平均值的量化。每组 $N=6$ 个视野。误差线表示标准误，其中 $^*P < 0.05$；$^{**}P < 0.01$。比例尺为 20μm

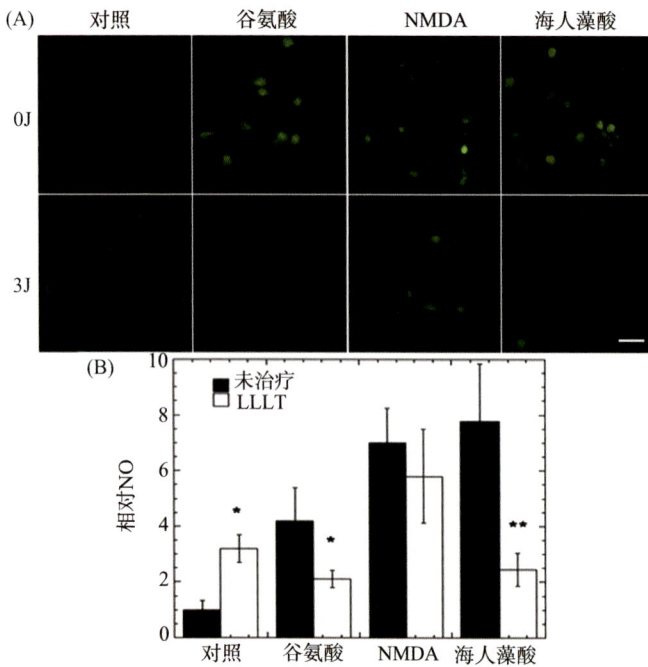

图 4.14　DAF2-AM 检测的 NO。（A）有和无 PBM 处理的兴奋性毒性皮层神经元中 NO 的 DAF2-FM（绿色）荧光；（B）平均 DAF-FM 荧光值的量化。每组 $N=6$ 个视野。误差条为标准误，$^*P < 0.05$，$^{**}P < 0.01$。比例尺为 20μm

相当宽的峰）时，PBM 会使 MMP 高于基线，同时 ATP 和细胞内钙增加，ROS 和 NO 略有增加。然而，如果剂量增加至最佳值以上（通量增加约 100 倍），那么 MMP 会降低到基线以下，ATP 和钙的升高会消失，并观察到 ROS 和 NO 的第二个峰值。如果在 PBM 之前细胞受到氧化应激或兴奋毒性等有害刺激，情况就会有所不同。因为这些毒性处理会降低 MMP（有时会严重降低），还会降低 ATP 水平和细胞活力，所以 PBM 的作用是使 MMP 恢复到基线水平，并逆转 ATP 水平和细胞活力的下降。ROS 的作用取决于细胞的状态。在氧化应激的情况下，MMP 会降低，线粒体会产生大量的 ROS。请注意，氧化应激细胞中测得的 ROS 本身并非由添加的氧化剂引起的，而是由受损的线粒体产生的。当线粒体恢复正常时，ROS 水平也会下降。兴奋性毒性会导致离子通道开放，从而引起钙离子水平大幅升高，而 PBM 则可能通过将 ATP 水平恢复到正常水平来降低钙离子水平。兴奋毒性产生的 ROS 水平降低可能也是由于高钙水平导致的 MMP 降低所致。

神经元是代谢高度活跃的细胞，与人体内许多其他细胞类型相比，其线粒体非常活跃。光生物调节（PBM）的有益作用在神经元中可能比在其他细胞中更为明显。这或许解释了为什么大脑似乎对 PBM 反应特别好。

原著参考文献

［1］Agathokleous, E., Kitao, M., Calabrese, E.J., 2018. Environmental hormesis and its fundamental biological basis: rewriting the history of toxicology. Environ. Res. 165, 274-278.

［2］Anders, J.J., Geuna, S., Rochkind, S., 2004. Phototherapy promotes regeneration and functional recovery of injured peripheral nerve. Neurol. Res. 26 (2), 233-239.

［3］Betarbet, R., Sherer, T.B., MacKenzie, G., Garcia-Osuna, M., Panov, A.V., Greenamyre, J.T., 2000. Chronic systemic pesticide exposure reproduces features of Parkinson's disease. Nat. Neurosci. 3 (12), 1301-1306.

［4］Brewer, G.J., 1995. Serum-free B27/neurobasal medium supports differentiated growth of neurons from the striatum, substantia nigra, septum, cerebral cortex, cerebellum, and dentate gyrus. J. Neurosci. Res. 42 (5), 674-683.

［5］Byrnes, K.R., Waynant, R.W., Ilev, I.K., Wu, X., Barna, L., Smith, K., et al., 2005. Light promotes regeneration and functional recovery and alters the immune response after spinal cord injury. Lasers Surg. Med. 36 (3), 171-185.

［6］Calabrese, E.J., 2016. The emergence of the dose-response concept in biology and medicine. Int. J. Mol. Sci. 17 (12).

［7］Calabrese, E.J., Mattson, M.P., 2017. How does hormesis impact biology, toxicology, and medicine? NPJ Aging Mech. Dis. 3, 13.

［8］Calabrese, E.J., Dhawan, G., Kapoor, R., Iavicoli, I., Calabrese, V., 2016. HORMESIS: a fundamental concept with widespread biological and biomedical applications. Gerontology 62 (5), 530-535.

［9］Chandel, N.S., Maltepe, E., Goldwasser, E., Mathieu, C.E., Simon, M.C., Schumacker, P.T., 1998. Mitochondrial reactive oxygen species trigger hypoxia-induced transcription. Proc. Natl. Acad. Sci. U.S.A. 95 (20), 11715-11720.

［10］Chen, A.C.-H., Arany, P.R., Huang, Y.-Y., Tomkinson, E.M., Saleem, T., Yull, F.E., et al., 2009. Low level laser therapy activates NF-kB via generation of reactive oxygen species in mouse embryonic fibroblasts. Proc. SPIE 7165. Available from: https://doi.org/10.1117/12.809605.

［11］Chow, R., 2006. Laser acupuncture studies should not be included in systematic reviews of phototherapy. Photomed. Laser Surg. 24 (1), 69.

［12］De Taboada, L., Yu, J., El-Amouri, S., Gattoni-Celli, S., Richieri, S., McCarthy, T., et al., 2011. Transcranial laser therapy attenuates amyloid-beta peptide neuropathology in amyloid-beta protein precursor transgenic mice. J. Alzheimers Dis. 23 (3), 521-535.

［13］Detaboada, L., Ilic, S., Leichliter-Martha, S., Oron, U., Oron, A., Streeter, J., 2006. Transcranial application of low-energy laser irradiation improves neurological deficits in rats following acute stroke. Lasers Surg. Med. 38 (1), 70-73.

［14］Freestone, P.S., Chung, K.K., Guatteo, E., Mercuri, N.B., Nicholson, L.F., Lipski, J., 2009. Acute action of rotenone on nigral dopaminergic neurons--involvement of reactive oxygen species and disruption of Ca21 homeostasis. Eur. J. Neurosci. 30 (10), 1849-1859.

［15］Fulop, A.M., Dhimmer, S., Deluca, J.R., Johanson, D.D., Lenz, R.V., Patel, K.B., et al., 2010. A meta-analysis of the efficacy of laser phototherapy on pain relief. Clin. J. Pain 26 (8), 729-736.

［16］Hashmi, J.T., Huang, Y.Y., Osmani, B.Z., Sharma, S.K., Naeser, M.A., Hamblin, M.R., 2010. Role of low-level laser therapy in neurorehabilitation. PM R 2 (12 Suppl. 2), S292-S305.

［17］Hawkins, D., Abrahamse, H., 2006a. Effect of multiple exposures of low-level laser therapy on the cellular responses of wounded human skin fibroblasts. Photomed. Laser Surg. 24 (6), 705-714.

［18］Hawkins, D.H., Abrahamse, H., 2006b. The role of laser fluence in cell viability, proliferation, and membrane integrity of wounded human skin fibroblasts following helium-neon laser irradiation. Lasers Surg. Med. 38 (1), 74-83.

［19］Hool, L.C., Corry, B., 2007. Redox control of calcium channels: from mechanisms to therapeutic opportunities. Antioxid. Redox Signal. 9 (4), 409-435.

［20］Hu, W.P., Wang, J.J., Yu, C.L., Lan, C.C., Chen, G.S., Yu, H.S., 2007. Helium-neon laser irradiation stimulates cell proliferation through photostimulatory effects in mitochondria. J. Invest. Dermatol. 127 (8), 2048-2057.

［21］Huang, Y.Y., Chen, A.C., Carroll, J.D., Hamblin, M.R., 2009. Biphasic dose response in low level light therapy. Dose Response 7 (4), 358-383.

［22］Huang, Y.Y., Sharma, S.K., Carroll, J.D., Hamblin, M.R., 2011. Biphasic dose response in low level light therapy an update. Dose Response 9 (4), 602-618.

［23］Huang, Y.Y., Nagata, K., Tedford, C.E., Hamblin, M.R., 2014. Low-level laser therapy (810 nm) protects primary cortical neurons against excitotoxicity in vitro. J. Biophotonics 7 (8), 656-664.

［24］Karu, T.I., Pyatibrat, L.V., Afanasyeva, N.I., 2005. Cellular effects of low power laser therapy can be mediated by nitric oxide. Lasers Surg. Med. 36 (4), 307-314.

［25］Konstantinovic, L.M., Cutovic, M.R., Milovanovic, A.N., Jovic, S.J., Dragin, A.S., Letic, M., et al., 2010. Low-level laser therapy for acute neck pain with radiculopathy: a double-blind placebo-controlled randomized study. Pain Med. 11 (8), 1169-1178.

［26］Lampl, Y., Zivin, J.A., Fisher, M., Lew, R., Welin, L., Dahlof, B., et al., 2007. Infrared laser therapy for ischemic stroke: a new treatment strategy: results of the NeuroThera Effectiveness and Safety Trial-1 (NEST-1). Stroke 38 (6), 1843-1849.

［27］Lapchak, P.A., 2010. Taking a light approach to treating acute ischemic stroke patients: transcranial near-infrared laser therapy translational science. Ann. Med. 42 (8), 576-586.

［28］Lapchak, P.A., De Taboada, L., 2010. Transcranial near infrared laser treatment (NILT) increases cortical adenosine-5'-triphosphate (ATP) content following embolic strokes in rabbits. Brain Res. 1306, 100-105.

［29］Lim, J., Ali, Z.M., Sanders, R.A., Snyder, A.C., Eells, J.T., Henshel, D.S., et al., 2009. Effects of low-level light therapy on hepatic antioxidant defense in acute and chronic diabetic rats. J. Biochem. Mol. Toxicol. 23 (1), 1-8.

［30］Lim, J., Sanders, R.A., Snyder, A.C., Eells, J.T., Henshel, D.S., Watkins 3rd, J.B., 2010. Effects of low-level light therapy on streptozotocin-induced diabetic kidney. J. Photochem. Photobiol. B 99 (2), 105-110.

［31］Lin, H.J., Wang, X., Shaffer, K.M., Sasaki, C.Y., Ma, W., 2004. Characterization of H_2O_2-induced acute apoptosis in cultured neural stem/progenitor cells. FEBS Lett. 570 (1-3), 102-106.

［32］Lubart, R., Lavi, R., Friedmann, H., Rochkind, S., 2006. Photochemistry and photobiology of light absorption by living cells. Photomed. Laser Surg. 24 (2), 179-185.

［33］Lucas, C., Criens-Poublon, L.J., Cockrell, C.T., de Haan, R.J., 2002. Wound healing in cell studies and animal model experiments by Low Level Laser Therapy; were clinical studies justified? a systematic review. Lasers Med. Sci. 17 (2), 110-134.

［34］Michalikova, S., Ennaceur, A., van Rensburg, R., Chazot, P.L., 2008. Emotional responses and memory performance of middle-aged CD1 mice in a 3D maze: effects of low infrared light. Neurobiol. Learn. Mem. 89 (4), 480-488.

［35］Naeser, M.A., Saltmarche, A., Krengel, M.H., Hamblin, M.R., Knight, J.A., 2011. Improved cognitive function after transcranial, light-emitting diode treatments in chronic, traumatic brain injury: two case reports. Photomed. Laser Surg. 29, 351-358.

［36］Oron, A., Oron, U., Chen, J., Eilam, A., Zhang, C., Sadeh, M., et al., 2006. Low-level laser therapy applied transcranially to rats after induction of stroke significantly reduces long-term neurological deficits. Stroke 37 (10), 2620-2624.

［37］Oron, A., Oron, U., Streeter, J., de Taboada, L., Alexandrovich, A., Trembovler, V., et al., 2007. Low-level laser therapy applied transcranially to mice following traumatic brain injury significantly reduces long-term neurological deficits. J. Neurotrauma 24 (4), 651-656.

［38］Passarella, S., Casamassima, E., Molinari, S., Pastore, D., Quagliariello, E., Catalano, I.M., et al., 1984. Increase of proton electrochemical potential and ATP synthesis in rat liver mitochondria irradiated in vitro by helium-neon laser. FEBS Lett. 175 (1), 95-99.

［39］Pastore, D., Di Martino, C., Bosco, G., Passarella, S., 1996. Stimulation of ATP synthesis via oxidative phosphorylation in wheat mitochondria irradiated with helium-neon laser. Biochem. Mol. Biol. Int. 39 (1), 149-157.

［40］Peplow, P.V., Chung, T.Y., Baxter, G.D., 2010. Laser photobiomodulation of wound healing: a review of experimental studies in mouse and rat animal models. Photomed. Laser Surg. 28 (3), 291-325.

［41］Peres, M.F., 2010. Low-level laser therapy for neck pain. Cephalalgia 30 (11), 1408.

［42］Reers, M., Smith, T.W., Chen, L.B., 1991. J-aggregate formation of a carbocyanine as a quantitative fluorescent indicator of membrane potential. Biochemistry 30 (18), 4480-4486.

［43］Rubio, C.R., Simes, J.C., Moya, M., Soriano, F., Palma, J.A., Campana, V., 2009. Inflammatory and oxidative stress markers in experimental crystalopathy: their modification by photostimulation. Photomed. Laser Surg. 27 (1), 79-84.

［44］ Sharma, S.K., Kharkwal, G.B., Sajo, M., Huang, Y.Y., De Taboada, L., McCarthy, T., et al., 2011. Dose response effects of 810 nm laser light on mouse primary cortical neurons. Lasers Surg. Med. 43 (8), 851-859.

［45］ Silveira, P.C., Silva, L.A., Freitas, T.P., Latini, A., Pinho, R.A., 2011. Effects of low-power laser irradiation (LPLI) at different wavelengths and doses on oxidative stress and fibrogenesis parameters in an animal model of wound healing. Lasers Med. Sci. 26 (1), 125-131.

［46］ Sommer, A.P., Pinheiro, A.L., Mester, A.R., Franke, R.P., Whelan, H.T., 2001. Biostimulatory windows in low-intensity laser activation: lasers, scanners, and NASA's light-emitting diode array system. J. Clin. Laser Med. Surg. 19 (1), 29-33.

［47］ Tomaro, M.L., Frydman, J., Frydman, R.B., 1991. Heme oxygenase induction by $CoCl_2$, Co-protoporphyrin IX, phenylhydrazine, and diamide: evidence for oxidative stress involvement. Arch. Biochem. Biophys. 286 (2), 610-617.

［48］ Wu, X., Dmitriev, A.E., Cardoso, M.J., Viers-Costello, A.G., Borke, R.C., Streeter, J., et al., 2009. 810 nm wavelength light: an effective therapy for transected or contused rat spinal cord. Lasers Surg. Med. 41 (1), 36-41.

［49］ Xavier, M., David, D.R., de Souza, R.A., Arrieiro, A.N., Miranda, H., Santana, E.T., et al., 2010. Anti-inflammatory effects of low-level light emitting diode therapy on Achilles tendinitis in rats. Lasers Surg. Med. 42 (6), 553-558.

［50］ Yasukawa, A., Hrui, H., Koyama, Y., Nagai, M., Takakuda, K., 2007. The effect of low reactive-level laser therapy (LLLT) with helium-neon laser on operative wound healing in a rat model. J. Vet. Med. Sci. 69 (8), 799-806.

第 5 章 光进入大脑的穿透性和安全性

Erica B.Wang[1][2], Ramanjot Kaur[1], Manuel Fierro[1][2], Evan Austin[1][2],

Linda RamballJones[3], JaredJagdeo[1][2][4]

1. 加州大学戴维斯分校皮肤科，美国加利福尼亚州萨克拉门托

2. 萨克拉门托退伍军人事务医疗中心皮肤科服务部，美国加利福尼亚州马瑟

3. 查尔斯顿学院物理与天文学系，美国南卡罗来纳州查尔斯顿

4. 纽约州立大学下州医学中心皮肤科，美国纽约州布鲁克林

5.1 引言

光生物调节最初用于促进伤口愈合和缓解疼痛，但后来被应用于更广泛的治疗领域，包括神经退行性疾病、神经创伤和神经精神疾病（Hashmi et al., 2010; Hamblin, 2016）。神经疾病因其高发病率和全球人口老龄化带来的患病率上升而成为全球健康问题（Hamblin, 2016; Henderson and Morries, 2017）。目前，药物治疗和心理治疗的效果有限,甚至会产生副作用(Hamblin, 2016; Henderson and Morries, 2017）。因此，人们开始研究非侵入性疗法来作为潜在的治疗方式，例如经颅光疗法。新出现的证据表明，非侵入性经颅光疗在神经保护和修复方面具有广阔的应用前景（Hamblin, 2016）。虽然这不是本章的重点，但经颅光生物调节在临床上有潜力用于治疗各种急性和慢性神经系统疾病，如脑卒中、痴呆和创伤性脑损伤。

5.2 安全性

鉴于吸收光会导致组织发热(Joensen et al., 2011)，经颅光疗对脑组织的临床安全性可能是一个问题。用于光疗的光生物调节是基于特定波长的光，而不是基于热能（Mochizuki-Oda et al., 2002）。红光和近红外光（NIR）是非电离的，因此不存在与紫外线（UV）相关的风险（Lampl et al., 2007）。此前对经颅近红外光疗法（NILT）的研究发现，该疗法对脑组织结构和功能没有造成不良影响（Ilic et al., 2006; Zivin et al., 2009; McCarthy et al., 2010; Naeser et al., 2011; Johnstone et al., 2015）。根据已发表的文献，经颅光生物调节对健康或患有神经系统疾病的动物和人类都是安全的（见表 5.1）。表 5.1 中未提及的其他临床研究已针对神经系统疾病的疗效进行了评估，但未说明是否引起任何不良事件（AEs）。

表 5.1 临床前和临床研究中的不良事件

作者(年份)	模型	光参数	状况	副作用
Oron et al. (2006)[a]	大鼠	808 nm Ga-As 二极管激光器，7.5 mW/cm^2，照射大脑 2 分钟，0.9 J/cm^2，脉冲和连续波	脑卒中	在 3.6 J/cm^2 时，温度升高 1℃，但无病理变化，即使使用 75 mW/cm^2 照射 2 分钟，持续 3 个月
Meyer et al. (2016)[b]	兔子	808.5 nm 近红外激光器，111 mW，治疗 2 分钟，7.5 mW/cm^2，占空比 20%，10 Hz	脑卒中，栓塞	无明显的组织坏死或神经元损伤的组织学证据

续表

作者（年份）	模型	光参数	状况	副作用
Boonswang et al. (2012)[c]	人类（n=1）	660 nm 可见红光和 850 nm 近红外 LED，1400 mW，2016 J，每区域 2.95 J/cm² 至 32 个区域	脑干卒中	未说明
Xuan et al. (2013)[d]	小鼠	810 nm 激光器，25 mW/cm²，18 J/cm²，光斑直径 1 cm。单次治疗，3 次或 14 次治疗	TBI	与对照组相比，无不良事件差异
Khuman et al. (2012)[e]	小鼠	800 nm 激光器，60 J/cm²，500 mW/cm²，光束大小 1.32 cm²，2 分钟，经颅照射左侧和右侧顶颞区	TBI	使用 60 J/cm² 时，脑温升高 1.8℃，但在 3-5 分钟内恢复到基线水平
Henderson and Morries (2015)[f]	人类（n=1）	810 和 980 nm 近红外激光器，10-15 W，进行 20 次治疗	中度 TBI	未说明
Naeser et al. (2011)[g]	人类（n=2）	LED 集束头（9 个红光 633 nm，52 个近红外 870 nm 二极管）；500 mW；22.2 mW/cm²；13.3 J/cm²；连续波	TBI	未报告副作用
Naeser et al. (2014)[h]	人类（n=11）	LED 集束头（9 个红光 633 nm，52 个近红外 870 nm 二极管）；500 mW；22.2 mW/cm²；13 J/cm²；连续波；对 11 个部位进行 10 分钟照射，持续 6 周	慢性轻度 TBI	无不良事件
Wu et al. (2012)[i]	大鼠	810 nm 激光器，直径 3 mm，功率 350 mW，100 Hz，占空比 20%，2 分钟，120 J/cm²，每周 3 次，持续 3 周	抑郁	与对照组相比，无体重减轻或抗抑郁作用
Schiffer et al. (2009)[j]	人类（n=10）	810 nm 近红外 LED 阵列，250 mW/cm²，60 J/cm²，在 2 个部位照射 4 分钟	抑郁和焦虑	无不良事件
Cassano et al. (2015)[k]	人类（n=4）	808 nm NIR 激光器，700 mW/cm²，84 J/cm²，2.40 kJ，功率 5 W，在 4 个部位照射 2 分钟，共 6 次治疗	抑郁	无与 NIR 相关的副作用
Naeser et al. (2012)[l]	人类（n=3）	LED 集束头（9 个红光 633 nm，52 个 NIR 870 nm 二极管）；500 mW；22.2 mW/cm²；146 Hz；持续 6 周	失语症	未说明

CW, continuous wave; Ga-As, gallium arsenide; LED, light-emitting diode; n, number; NIR, near-infrared.

[a]Oron, A., Oron, U., Chen, J., Eilam, A., Zhang, C., Sadeh, M., et al., 2006. Low-level laser therapy applied transcranially to rats after induction of stroke significantly reduces long-term neurological deficits. Stroke 37 (10), 2620-2624.

[b]Meyer, D.M., Chen, Y., Zivin, J.A., 2016. Dose-finding study of phototherapy on stroke outcome in a rabbit model of ischemic stroke. Neurosci. Lett. 630, 254-258.

[c]Boonswang, N.A., Chicchi, M., Lukachek, A., Curtiss, D., 2012. A new treatment protocol using photobiomodulation and muscle/bone/joint recovery techniques having a dramatic effect on a stroke patient's recovery: a new weapon for clinicians. BMJ Case Rep. 2012.

[d]Xuan, W., Vatansever, F., Huang, L., Wu, Q., Xuan, Y., Dai, T., et al., 2013. Transcranial low-level laser therapy improves neurological performance in traumatic brain injury in mice: effect of treatment repetition regimen. PLoS One 8 (1), e53454.

[e]Khuman, J., Zhang, J., Park, J., Carroll, J.D., Donahue, C., Whalen, M.J., 2012. Low-level laser light therapy improves cognitive deficits and inhibits microglial activation after controlled cortical impact in mice. J. Neurotrauma 29 (2), 408-417.

[f]Henderson, T.A., Morries, L.D., 2015. SPECT perfusion imaging demonstrates improvement of traumatic brain injury with transcranial near-infrared laser phototherapy. Adv. Mind Body Med. 29 (4), 27-33.

[g]Naeser, M.A., Saltmarche, A., Krengel, M.H., Hamblin, M.R., Knight, J.A., 2011. Improved cognitive function after transcranial, light-emitting diode treatments in chronic, traumatic brain injury: two case reports. Photomed. Laser Surg. 29 (5), 351-358.

[h]Naeser, M.A., Zafonte, R., Krengel, M.H., Martin, P.I., Frazier, J., Hamblin, M.R., et al., 2014. Significant improvements in

cognitive performance posttranscranial, red/near-infrared light-emitting diode treatments in chronic, mild traumatic brain injury: open-protocol study. J. Neurotrauma 31 (11), 1008-1017.

[i]Wu, X., Alberico, S.L., Moges, H., De Taboada, L., Tedford, C.E., Anders, J.J., 2012. Pulsed light irradiation improves behavioral outcome in a rat model of chronic mild stress. Lasers Surg. Med. 44 (3), 227-232.

[j]Schiffer, F., Johnston, A.L., Ravichandran, C., Polcari, A., Teicher, M.H., Webb, R.H., et al., 2009. Psychological benefits 2 and 4 weeks after a single treatment with near infrared light to the forehead: a pilot study of 10 patients with major depression and anxiety. Behav. Brain Funct. 5, 46.

[k]Cassano, P., Cusin, C., Mischoulon, D., Hamblin, M.R., De Taboada, L., Pisoni, A., et al., 2015. Near-infrared transcranial radiation for major depressive disorder: proof of concept study. Psychiatry J. 2015, 352979.

[l]Naeser, M., Ho, M., Martin, P.E., Treglia, E.M., Krengel, M., Hamblin, M.R., et al. Improved language after scalp application of red/near-infrared lightemitting diodes: pilot study supporting a new, noninvasive treatment for chronic aphasia. Procedia Soc. Behav. Sci. 61, 138-139.

5.2.1 动物研究

研究人员使用 808nm 激光照射兔子的头皮，研究了 NILT 的热安全性（Lapchak et al., 2004）。在 25mW/cm^2 的辐射下照射 10 分钟后，激光探头下方的皮肤表面温度上升了 3℃，但大脑温度只上升了 0.8℃ ~ 1.8℃，并在激光治疗后 60 分钟内恢复正常（Lapchak et al., 2004）。神经元损伤的热阈值约为 43℃（Yarmolenko et al., 2011）。在兔子模型中，这种治疗方案没有发现短期或长期的不良影响（Lapchak et al., 2004）。在绵羊和人体皮肤表面使用连续波近红外激光时，观察到类似的 1 ~ 3℃ 温度变化（Henderson and Morries, 2015; Morries et al., 2015）。

此外，还研究了使用不同功率密度（最大 750mW/cm^2）、连续波和脉冲频率的 808nm NILT 对整个大鼠大脑的长期和短期影响。在治疗后 30 天和 70 天，激光治疗组和对照组的神经学测试和组织病理学检查之间没有观察到长期差异（Ilic et al., 2006）。然而，在连续波 NILT 的最大设置参数下，大鼠出现了神经损伤（Ilic et al., 2006）。而在连续 12 个月的日常治疗后，连续波近红外激光治疗组（功率 70mW，辐照度 2230mW/cm^2，功率密度 268J/cm^2）和对照组健康大鼠之间，血液测试或脑垂体组织病理学均未发现异常（McCarthy et al., 2010）。同样，即使使用超过治疗剂量的照射进行神经保护治疗，NIR 在小鼠和小鼠的颅内应用也不会导致可观察到的行为缺陷或组织坏死（Moro et al., 2014）。在栓塞性脑卒中后的兔子身上，每次使用 NIR 激光（808nm，111mW/cm^2）两分钟，没有发现可检测到的组织损伤（Meyer et al., 2016）。由于经颅光疗在动物身上没有不良影响，因此为进一步开展人体安全性研究提供了保障。

5.2.2 临床研究

经证实，经颅光生物调节可用于治疗人类神经系统疾病。最初，在小规模临床研究中进行了经颅光生物调节副作用的调查，结果显示没有不良反应（Naeser et al., 2014; Saltmarche et al., 2017;VArgas et al., 2017）。在一项针对增强老年人神经认知功能的试验性研究中，使用经颅红外激光刺激（1064nm，250mW/cm^2）未发现任何不良反应（Vargas et al., 2017）。另一项针对慢性轻度创伤性脑损伤的红光 /NIR 发光二极管（LED）集束头（633nm 和 870nm，22.2mW/cm^2）的初步研究显示，该疗法没有副作用（Naeser et al., 2014）。在一系列轻度至中度痴呆患者中，每周进行 NIR LED 经颅 - 经鼻内光生物调节（810nm，41mW/cm^2），治疗长达 12 周，未发现不良反应（Saltmarche et al., 2017）。然而，有必要进行更大规模的随机临床试验来研究这种非侵入性干预治疗的安全性。

5.2.3 NeuroTherad 有效性和安全性临床试验

三项 Neuro Therad 的有效性及安全性试验（NEST）为近红外光临床安全提供了有力证据。NEST-1 双盲、随机对照、Ⅱ期试验初步确立了经颅 NILT 治疗脑卒中的安全性（Lampl et al., 2007）。治疗组在预先确定的 20 个头皮部位接受了约 1J/cm^2 的 808nm 激光照射，持续 2 分钟。在死亡率、严重不良事件

（SAEs）发生率、基础疾病恶化率、心血管 SAEs 发生率、感染率或中枢神经系统 SAEs 方面，NILT 组（$n=79$）和假治疗组（安慰剂组）（$n=41$）之间没有显著差异。

此外，Ⅲ期双盲 NEST-2 研究还证实，NILT 组（$n=331$）和安慰剂组（$n=327$）在安全性结果方面没有显著差异（Zivin et al., 2009）。在比较死亡率、SAE 率和 AE 率时，NILT 组和安慰剂组之间没有差异。NILT 组和安慰剂组分别有 58 例（17.5%）和 57 例（17.4%）死亡，125 例（37.8%）和 137 例（41.8%）SAEs，92.7% 和 93.6% 的受试者至少出现一次 AE（Zivin et al., 2009）。NEST-1 和 NEST-2 两项研究的汇总数据表明，NILT 组和安慰剂组在死亡率或 SAEs 方面没有显著差异（Huisa et al., 2013）。然而，NEST-2 试验的死亡率是 NEST-1 试验的两倍，这可能是由于 NEST-2 受试者脑卒中严重程度更高且并发症更多。

更大规模的 NEST-3 Ⅲ 期临床试验进一步证明，与安慰剂相比，使用 NILT 不存在任何重大的临床安全性问题（Hacke et al., 2014）。共有 630 名患者（NILT 组 316 名，安慰剂组 314 名）分别报告了 261 例（82.6%）和 249 例（79.3%）不良反应。此外，66 名 NILT 组患者（20.9%）和 88 名安慰剂组患者（28.0%）报告了严重不良反应。虽然 NEST-3 试验可能由于 NILT 参数不理想而未能显示针对脑卒中的有效性，但它巩固了 NILT 的安全性，并显示 NILT 没有导致临床安全性不良结果。

总之，经颅光生物调节在短期或长期临床研究中已证实了其安全性，且几乎没有不良影响。因此，美国食品和药物管理局已批准使用商用 LED 阵列进行 NIR 治疗。

5.3　光在大脑中的穿透性

针对神经疾病的光生物调节要求光线能够到达大脑中的目标神经元。换言之，光线可以通过调节皮肤或眼中的光感受器（如视蛋白）来改变大脑功能，从而产生次级效应或触发级联反应。了解光在大脑中的穿透性对于使用经颅光生物调节至关重要。为了到达大脑深处，来自经颅光源的光子必须穿透头皮、头骨、脑膜层、脑脊液（CSF）、血液和脑实质（见图 5.1）。除了克服这些重要的障碍外，光疗还必须在目标脑组织的深处保持足够的通量或剂量才能有效。因此，光能否穿透人体头骨的各层，包括头皮、头骨、脑膜层和脑实质，是一个关键的问题。

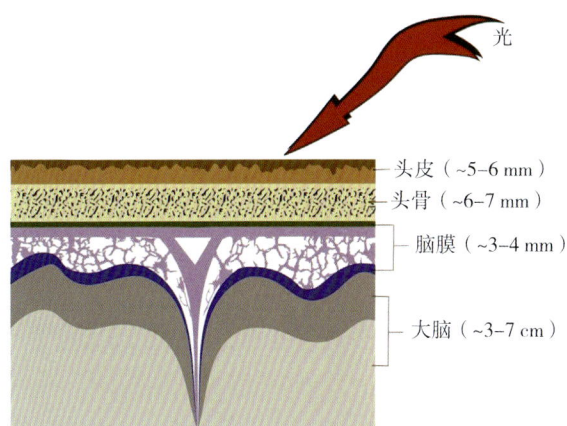

光

头皮（~5-6 mm）
头骨（~6-7 mm）
脑膜（~3-4 mm）
大脑（~3-7 cm）

图 5.1　颅骨层次及相应的平均厚度测量

多项研究已经证实，向目标脑区输送足够的光功率以诱发所需的生物效应是可行的（见表 5.2）。我们需要研究的光生物调节的方面包括最佳波长、光源、剂量以及脉冲或连续波（2010）。本章的主要目的是讨论基于组织光学特性、波长、头骨厚度、解剖区域或位置、通量、辐照度（即光源单位面积上的功率）、光源相干性、脉冲以及组织储存和处理等变量对经颅光穿透深度的影响。在每个部分中，将回顾动物模型、人体研究和计算机模拟模型（如有）中的光穿透深度。

表 5.2　各种模型中光穿透深度的总结

研究	模型	波长（nm）	功率密度（mW/cm²）	其他设置	穿透深度（mm）	剩余光百分比（%）
Lapchak et al.(2004)	兔头骨及大脑	808	25	N/A	25 ~ 30	NS
Henderson and Morries (2015)	离体羊头	810	NS	15 W	3000	2.90

续表

研究	模型	波长（nm）	功率密度（mW/cm²）	其他设置	穿透深度（mm）	剩余光百分比（%）
Lapchak et al. (2015)	小鼠头骨	800	700	N/A	0.44	40.10
	大鼠头骨				0.83	21.24
	兔子头骨				2.11	11.36
	人头骨				7.19	4.18
Wan et al. (1981)	人头皮和头骨	NS	NS	8 J/cm²	1000	2 ~ 3
					2000	0.2 ~ 0.3
Stolik et al. (2000)	离体人体大脑组织	632.8	NS	N/A	0.92 ± 0.08	NS
		657	NS	N/A	1.38 ± 0.13	NS
		780	NS	N/A	3.46 ± 0.23	NS
		835	NS	N/A	2.52 ± 0.19	NS
Tedford et al. (2015)	人头皮，头骨，脑膜，大脑	808	1	1W	40 ~ 50	NS
Jagdeo et al. (2012)	人体头骨标本	633	67.5	N/A	10	0.7
		830	33	N/A	10	11.7
Haeussinger et al. (2011)	蒙特卡罗模拟	近红外	NS	N/A	23.6 ± 0.7	5

5.4　作用机制

光生物调节的作用机制是吸收光子后引发光化学反应，从而调节细胞中的生物过程。虽然光生物调节的细胞和分子机制尚未完全清楚，但波长在 600 ~ 1200nm 的光具有显著的光生物调节能力（Henderson and Morries, 2015）。不同的波长对应不同的发色团或吸收光的组织成分。光生物调节的电磁波谱包括可见光和近红外区域。UV 范围为 100 ~ 400nm（Sankaran and Ehsani, 2014）。可见光光谱包括紫光/蓝光（400 ~ 470nm）、绿光（470 ~ 550nm）、黄光（550 ~ 590nm）、橙光（590 ~ 630nm）、红光（630 ~ 700nm）和远红光（700 ~ 750nm）（Sankaran and Ehsani, 2014）。NIR 从可见光区域（750nm）延伸到 1.2μM（Sankaran and Ehsani, 2014）。

目前，经推测，经颅光生物调节的主要作用机制是增加线粒体酶细胞色素 c 氧化酶（CCO）的活性（de Freitas and Hamblin, 2016）。CCO 有两个铜中心和两个血红素铁中心，当呼吸过程中氧气还原为水时，这些中心会被氧化（Hashmi et al., 2010）。根据其氧化还原状态，这些金属中心在红色（620nm 和 680nm）和近红外（760nm 和 820nm）光谱区域具有不同的光吸收峰[2]。当线粒体一氧化氮合成酶产生的 NO 取代受损或缺氧细胞中的氧时，细胞呼吸会下降，ATP 生成也随之减少，从而抑制 CCO（Hashmi et al., 2010）。这种抑制性的 NO 可能会被 CCO 吸收的光子分解（Hashmi et al., 2010）。随着 NO 的分解，线粒体膜电位增加，消耗更多的氧气，代谢更多的葡萄糖，并产生更多的 ATP（Hamblin, 2016）。

次要作用机制包括血管扩张性 NO 促进血液和淋巴流动、活性氧和 NO 激活线粒体信号通路、热或光敏感离子通道开放以及转录因子的激活。除了 CCO 外，光敏或热敏感离子通道中的水等其他光受体也可能发挥作用，因为据报道，波长比红光或近红外光更长的光可以产生光生物调节效应（Hamblin, 2016）。

5.5　穿透深度

光线到达大脑组织前必须穿透的最小深度可通过人体颅骨各部分平均厚度的总和来估算。人体头皮和头骨的平均厚度分别为 5 ~ 6mm（Lapchak et al., 2015）和 6 ~ 7mm（Parsons, 1929）。脑膜及其相关的 CSF 空间（例如硬膜下腔、蛛网膜下腔）增加了 3 ~ 4mm（Chung et al., 2012）。这些屏障的总深度约为 14 ~ 17mm。根据需要干预的神经疾病，光线可能需要穿透额外的 3 ~ 7cm 才能到达更深的脑部结构（叶 / 核）（Henderson and Morries, 2015）。

表 5.2 详细列出了各种研究中报道的光穿透深度（Wan et al., 1981; Stolik et al., 2000; Lapchak et al., 2004; Haeussinger et al., 2011;Jagdeo et al., 2012; Henderson and Morries, 2015; Lapchak et al., 2015; Tedford et al., 2015）。这些研究中存在的光穿透深度的轻微变化，可能是由于光参数和生物模型的差异。

5.6　组织的光学特性

5.6.1　光与组织的相互作用

光在生物组织中的传播取决于光的性质（Sankaran and Ehsani, 2014）。当光照射到组织上时，一部分光会被散射，一部分会被反射，还有一部分会被吸收（Sankaran and Ehsani, 2014）。光子改变方向时会发生散射，这种现象因组织的折射率而异（Sankaran and Ehsani, 2014）。生物组织的固有属性之一是散射各向异性因子，它表明光会发生向前或向后散射（Jacques, 2013）。各向异性因子取决于基础组织结构（Jacques, 2013）。各向异性因子接近 1 时，说明主要发生向前散射，穿透深度更大（Jacques, 2013）。两个相邻组织的折射率变化会产生光的反弹或反射（Sankaran and Ehsani, 2014）。在散射和反射之后，剩余的光被吸收（Sankaran and Ehsani, 2014）。被吸收的光能可以驱动代谢反应，以光的形式重新释放，或转化为热量（Sankaran and Ehsani, 2014）。

吸收、散射和反射现象会降低或减弱光的强度，这与衰减系数（µeff）有关（Yaroslavsky et al., 2002）。衰减系数越小，穿透深度越大；衰减系数越大，穿透深度越小（Yaroslavsky et al., 2002）。此外，比尔 - 朗伯定律指出，光强度随距离增大呈指数衰减（Kocsis et al., 2006）。因此，理论上可以通过减少吸收、散射和衰减来增加光线的穿透力，将其传递到目标组织。

光与组织的相互作用不仅取决于入射光特性，还取决于被照射组织的光学特性。组织光学特性取决于组织的形态、成分、厚度和组织学亚结构（如细胞质化合物、轴突结构）（Salomatina et al., 2006）。在组织内，光受体或光感受器分子吸收特定波长的光后，引发生物效应或调节代谢途径（Sutherland, 2002）。吸收的光子能量转换会激发光受体进入更高的电子状态，导致物理或化学分子变化，从而引发生物反应（Sutherland, 2002）。特殊的光受体包括视紫红质、黄素蛋白和卟啉（见表 5.3）。发色团也能吸收特定波长的光子，从而产生独特的吸收光谱，但它们不属于专门的光接收器官。最常见的组织发色团是皮肤中的黑色素、血液中的水和血红蛋白。

表 5.3　内源性组织光受体和发色团及其吸收光谱

生物组织分子	最大吸收光谱范围
光受体	
视紫红质	绿色（~ 510 nm）
黄素蛋白（如，NADH 脱氢酶）	紫到蓝
卟啉	蓝
细胞色素 c 氧化酶	红到近红外
发色团	
黑色素	紫外线
血红蛋白	蓝
水	中红外

5.6.2 黑色素

头皮和皮肤都会影响经颅光传输。皮肤内部有多层结构，这些结构形成的界面会散射光线。皮肤的每一层，如表皮和真皮，都有不同的光学特性。表皮含有黑色素，而厚度不一的真皮则充满富含血红蛋白的血管，且胶原蛋白纤维的散射率很高（Anderson and Parrish, 1981）（见图 5.2）。除了这些皮肤层的对光的吸收外，头皮还有其他因素可能会导致严重的光衰减。头发也会吸收光线，导致光源难以附着在头皮上。毛囊也会强烈吸收近红外光。

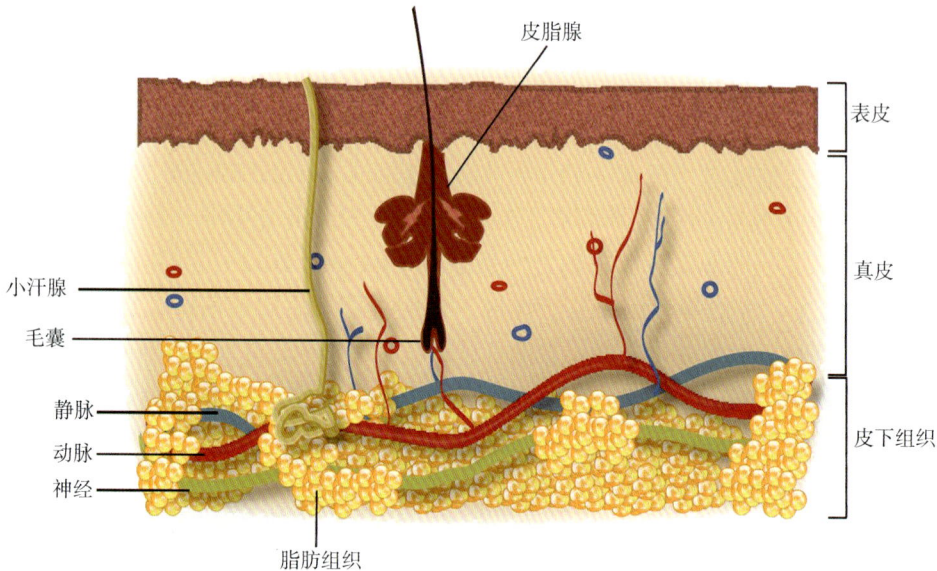

图 5.2　皮肤层

黑色素是一种存在于皮肤、毛发和虹膜中的小色素颗粒。黑色素在 UV 范围内的光谱吸收率很高，在可见光区域（400 ~ 600nm）随着波长的增加，吸收率逐渐降低（Sandell and Zhu, 2011）。黑色素呈现黑色，是因为它对蓝光和紫外线的吸收量比红光更大。研究发现，大部分 NIR 光能量在皮肤最外层 1mm 处被吸收（Esnouf et al., 2007）。

5.6.3 水

水是软组织中最丰富的发色团，分别占皮肤、成人脑组织和 CSF 的体积的 65%、73% 和 99%（Forbes et al., 1953）。水对波长低于 600nm 的光吸收并不显著；随着波长从 600nm 增加至 900nm，水对波长的吸收逐渐增加，当波长超过 900nm 时，水对波长的吸收迅速增加（Pope and Fry, 1997）。水是重要的红外光强吸收剂，在中红外波长区域（1.2 ~ 7μM）有多个吸收峰（Welch et al., 1995）。对于波长大于 1.4μM 的光，水对其的吸收以在组织中的散射为主导，吸收系数可通过浓度百分比进行估算（Welch et al., 1995）。

由于水是一种重要的常见发色团，组织含水量或温度的变化会影响组织的光学特性。脱水或水肿时水浓度的变化会影响组织的光学特性（Barton, 2010）。蒸发失水后的离体组织样本厚度减小、透光率增加、吸收率增加、散射率保持不变（Barton, 2010）。随着水温升高，温度变化会使吸收峰向更低的波长移动（Barton, 2010）。因此，水对光的吸收对光的穿透性有重大影响。

5.6.4 血红蛋白

血液会减弱近红外光穿过生物组织（包括大脑）的穿透力（Donn et al., 1979;Jagdeo et al., 2012）。脑组织中的血红蛋白浓度约为 84μM/dL（Feng, 2013）。血红蛋白的光吸收基本上基于比尔 - 朗伯定律，可表示为：$A=\varepsilon cL$，其中吸收系数为 ε，吸光度为 A，L 为光的光程长度，c 为浓度（Abitan et al.,

2008）。物质的吸收系数越大，特定波长的吸收率就越高。

血液中的氧合血红蛋白和去氧血红蛋白对光的吸收不同，因为血红蛋白与氧结合后，吸收光谱会发生显著变化。氧合血红蛋白和去氧血红蛋白在可见光蓝区有强烈的吸收峰，分别为418nm和430nm（Welch et al., 1995）。氧合血红蛋白和去氧血红蛋白的吸收率相等的等吸峰出现在可见绿光（548nm）、可见黄光（568nm、587nm）和近红外光805nm波长处（Welch et al., 1995）。与去氧血红蛋白相比，氧合血红蛋白在近红外光波长处具有更强的吸收带（Welch et al., 1995）。

血红蛋白吸收光谱因氧合状态而异，而NIR光可以穿透骨骼和软组织，这些特点使得其他非侵入性神经诊断应用得以发展，例如经颅脑氧饱和度测量、功能性磁共振成像（fMRI）和功能性近红外光谱分析（fNIRS）。在这些设备中，血红蛋白本身被用作造影剂，因为它与氧结合后，其光学性质会产生可测量的变化。由于两种血红蛋白在近红外区域内的吸收光谱存在显著差异，因此可以通过光谱分离出血红蛋白化合物（Feng, 2013）。fMRI可通过血红蛋白浓度的成像变化来检测神经激活引起的局部血流变化。fNIRS通过光谱测量组织中含氧、脱氧和总血红蛋白的浓度，检测大脑局部氧合的变化。血红蛋白成分的变化可以作为神经激活的替代标记（Wylie et al., 2009）。高密度fNIRS可以产生实时血流动力学变化，并监测灵长类动物在缺血、血管扩张和出血事件中的神经连接性（Lee et al., 2014）。

5.6.5　光学窗口

黑色素和血红蛋白主要吸收波长600nm以下的光，而组织中的水则主要吸收1150nm以上波长的光（Jacques, 2013）。黑色素、血红蛋白和水分等主要组织发色团对红光和近红外光波长（650～950nm）的光吸收和散射最小，从而有效地形成"光学治疗窗口"，使光线最大限度地穿透组织（见图5.3）（Shi et al., 2016）。现在已经有第二（1100～1350nm）、第三（1600～1870nm）和第四（2100～2350nm）近红外光学窗口的报道（Sordillo et al., 2014; Shi et al., 2016）。在这四个光学窗口中，第三个光学窗口最适合用于大鼠脑组织的深层成像（Shi et al., 2016）。

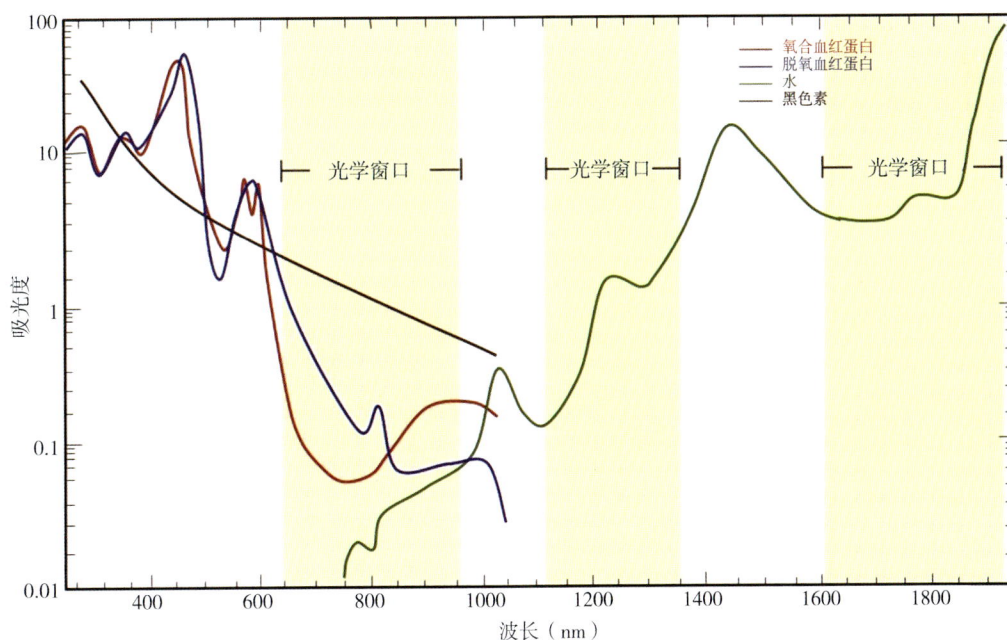

图 5.3　组织发色团的吸收光谱。图中显示了氧合血红蛋白、脱氧血红蛋白、水和黑色素的组织发色团（注：摩尔吸收系数采用对数刻度）

光学窗口之所以重要，是因为诊断成像和治疗设备（如光学相干断层扫描、LED和激光）都集中在光学窗口内的波长范围内。虽然光学窗口外的波长（如紫外线、可见光、蓝光、绿光和黄光）可能对体外细胞有显著影响，但尚未在经颅光生物调节中研究过。此外，这些波长的穿透深度各不相同：400nm时不到1mm，514nm时为0.5～2mm，630nm时为1～6mm，700～900nm时最大（Simpson et al., 1998）。动物和人体的光生物调节几乎只使用光学窗口范围内的红光和近红外光。

5.7 脑脊液

CSF的构造和厚度会影响光的强度（Okada and Delpy, 2003）。CSF的吸收性和散射性较低，对光在颅骨中的传播有重大作用（Okada and Delpy, 2003）。通常，CSF的厚度在头部周围会有变化，因为大脑可以在一定程度上在颅骨内移动。蒙特卡罗模拟（MCS）表明，只要头骨和脑脊液的合并厚度保持不变，CSF的厚度就不会独立影响光的穿透深度（Okada and Delpy, 2003）。

5.7.1 灰质和白质

了解灰质和白质的光学特性对于经颅光的穿透性至关重要。成年大鼠大脑不同区域，包括脑干、中脑和前脑的光散射特性存在显著差异（Al-Juboori et al., 2013）。这一观察结果凸显了掌握大脑区域光学特性的必要性以及在不同大脑区域采用不同光照射方法的必要性。

在大鼠和人类大脑中，光在灰质中的穿透深度均大于白质（Eggert and Blazek, 1987; Gottschalk, 1992; Roggan et al., 1994; Yaroslavsky et al., 2002; Abdo and Sahin, 2007）。在大鼠的灰质和白质中，穿透的37%NIR光平均穿透深度分别为0.41mm±0.029mm和0.35mm±0.026mm（Abdo and Sahin, 2007）。白质和灰质之间光学特性存在差异的原因尚不清楚。与灰质相比，白质具有更高的吸收和散射率，这可能是由于组织成分不同，灰质包含大量细胞体和相对较少的髓鞘轴突，而白质则由密集的髓鞘轴突和较少的细胞体组成。髓鞘轴突的密度和髓鞘本身可能有助于增加白质的高散射特性。

研究人员对离体人脑组织的光学特性进行了研究，涉及多个区域，包括白质、灰质和脑干（Yaroslavsky et al., 2002）。在脑干内，所有测试波长的脑桥散射系数均低于丘脑散射系数（Yaroslavsky et al., 2002）。因此，按照光穿透深度递减的顺序，灰质光穿透深度最大、然后是脑桥、丘脑，而白质的光穿透深度最小（Yaroslavsky et al., 2002）。

由于大脑及其周围组织的光学特性，光子穿过不同组织层到达目标组织时，需要增加总光量以弥补辐照度的损失。此外，能改变脑组织的神经系统病变（例如脑膜炎、缺氧、脑水肿、脑卒中急性缺血或急性出血/血肿）可能会显著改变脑组织的细胞结构，从而阻碍光线的穿透（Eisenblatter, 2014）。

5.8 波长

波长对经颅光穿透有双重影响，因为光的散射和吸收与波长高度相关。在电磁波谱的UV、可见光和NIR部分，波长越长的光穿透组织的深度越大，因为波长增加，散射减少（Simpson et al., 1998）。此外，根据组织的特性，不同发色团对光的吸收发生在各自特定的波长处（Jobsis, 1977）。在本节中，我们将讨论动物和人体研究，这些研究调查了能达到最大化组织穿透效果的光波长（Gottschalk, 1992; Roggan et al., 1994; Yaroslavsky et al., 2002;Jagdeo et al., 2012; Al-Juboori et al., 2013; Henderson and Morries, 2015; Pitzschke et al., 2015a,b; Tedford et al., 2015）。

5.8.1 动物研究

由于NIR光的波长比红光更长，因此它对颅骨和脑组织的穿透力更强。一项研究对670nm红光、810nm NIR光和980nm NIR光在离体羊皮肤和羊头部的经颅穿透性进行了研究（Henderson and Morries, 2015）。在离体羊头中，810nm NIR激光的穿透力明显优于980nm NIR激光，而670nm LED红光几乎可以忽略不计（≤0.005%）。在兔子大脑中，当比较635nm红光、671nm红光和808nm NIR光的穿透力时也表现出类似结果（Pitzschke et al., 2015a,b）。在这个兔子大脑模型中，808nm波长最适合光向大脑深层组织传播。在评估 360nm 至 1100nm 波长的光时，940nm 波长的光在离体大鼠大脑组织中的穿透力最强（Al-Juboori et al., 2013）。尽管前提是波长越长穿透力越强，但其他学者一致发现，在各种动物组织类型（例如皮肤、结缔组织、肌肉、神经组织等）中，由于血液对光线的吸收作用，808 ～ 810nm 波段的 NIR 光比 980nm 波段的 NIR 光具有更强的穿透力（Byrnes et al., 2005; Hudson et al., 2013）。

5.8.2　人体研究

动物研究表明，NIR 波长是光穿透的最佳波长，因此，在人体体外研究中也调查了 NIR 光的优越性。NIR 光在人体体外研究中非常理想，与动物研究结果相当。810nm NIR 激光在人体皮肤中的经颅穿透性明显优于 670nm 红光和 980nm NIR 光。在人体标本深部脑组织中，808nm 的 NIR 光优于 635nm 和 671nm 的红光。在另一项研究中，研究人员比较了 633nm 的红光和 830nm 的 NIR 光穿透人体头骨标本、软组织标本和脑实质标本的量（Jagdeo et al., 2012）。NIR 光能够穿透离体人体头骨和脑组织并保持完整的 10mm 厚的枕骨（Jagdeo et al., 2012）。相比之下，在类似条件下，红光不能达到这个深度（Jagdeo et al., 2012）。

同样，另一项研究使用人体头骨标本（包括头皮、头骨、脑膜和大脑）分析了 660nm 红光、808nm NIR 光和 940nm NIR 光的穿透深度（Tedford et al., 2015）。在这三个波长中，808nm 光的穿透深度最佳，可达 40 ～ 50mm（Tedford et al., 2015）。在人类大脑中，光散射会产生能量梯度（Tedford et al., 2015）。

虽然 NIR 光在光经颅穿透人类头骨方面具有优势，但离体人脑组织的最佳穿透性发生在 1064nm 的波长处（Gottschalk, 1992; Roggan et al., 1994; Yaroslavsky et al., 2002）。随着波长从 360nm 增加至 1100nm，穿透性增加，因为散射系数降低，各向异性系数增加，而吸收系数仍然很低（Yaroslavsky et al., 2002）。根据瑞利散射和米氏散射理论，散射系数会随着波长的增加而降低（Shi et al., 2016）。

理想情况下，具有最大穿透力的波长会使神经组织产生最佳效应。根据光受体的光吸收，作用光谱描述了产生主要生理作用的波长（Hartman, 1983）。就经颅光生物调节而言，目标初级线粒体发色团 CCO 的作用光谱位于电磁波谱的红光至 NIR 光区域（670nm 和 830nm），对应于高组织穿透性（见图 5.4）（Karu, 2010）。

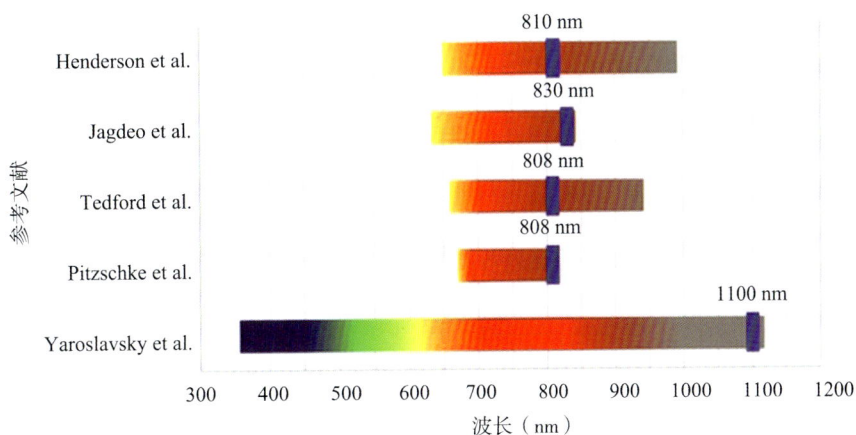

图 5.4　可见光和红外光谱中经颅光穿透的最佳波长。波长光谱基于已回顾的研究（注：蓝色条表示穿透的最佳波长）

5.9　头骨解剖学

每个头骨的厚度和密度都有独特的空间分布，且因部位、种族、性别和年龄而异。白人男性的额骨比黑人男性的额骨厚，而白人男性的顶骨和枕骨则更薄（Adeloye et al., 1975）。头骨厚度因性别而异。

随着年龄的增长，头骨在生命的前二十年迅速增厚，在接下来的三十年中缓慢增厚，并在第五个和第六个十年达到峰值。因此，研究调查了头骨上光线的位置是否会影响光线的穿透量，因为头骨的某些区域比其他区域更薄。

5.9.1　动物研究

在三种头骨较薄且厚度不同的哺乳动物中观察到穿透率的增强：小鼠头骨的穿透率为 40.10%，大鼠头骨为 21.24%，兔子头骨为 11.36%（Lapchak et al., 2015）。因此，随着头骨厚度的增加，光穿透率呈非线性下降。而 NIR 光透射与颅骨密度之间没有相关性。因此，将小动物研究中的光参数转化为人体临床试验存在局限性，因为不同物种的颅骨厚度和透射模式存在显著差异，导致透射曲线存在差异（Lapchak and Boitano, 2016）。

5.9.2　人体研究

由于光线的穿透取决于头骨的厚度，而头骨的厚度因部位而异，因此光源的位置会影响光线的穿透。相较于冠状切面，当光线照射在矢状切面的人体头骨标本上时，辐射强度会降低 10%（Jagdeo et al., 2012）。此外，光线在额叶、左顶叶和右顶叶区域的穿透率也各不相同（Jagdeo et al., 2012）。在两项研究中，光衰减非常严重，只有约 4.5% 的 NIR 光穿透了人类头骨，但不同区域的情况有所不同（Lapchak et al., 2015; Lapchak and Boitano, 2016）。在人类颅骨的囟门（7.19mm 厚）和左顶骨（5.91mm 厚）处，辐照度为 700mW/cm^2 的 800nm 激光分别透射了 4.18% 和 4.24%（见图 5.5）。由于人类头骨的厚度因解剖位置、年龄和性别而异，因此大脑的不同区域可能需要接受不同剂量的光。

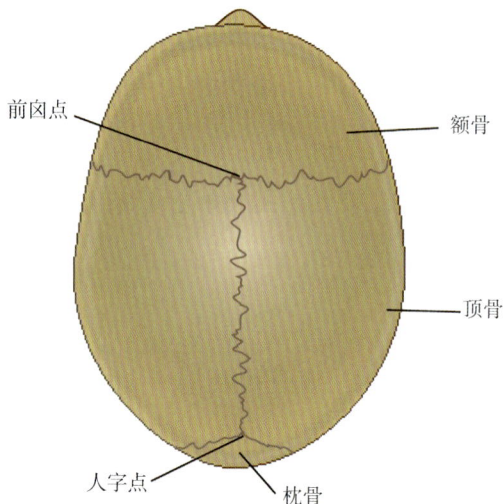

图 5.5　头骨上方视图。上方显示了前囟点和人字点的位置

（图中标注：前囟点、额骨、顶骨、人字点、枕骨）

5.9.3　蒙特卡罗模型

计算机 MCS 是一种常见的技术，用于使用多个光子的轨迹来模拟光在各种条件下的传播，条件可包括不同的光源和组织类型。通过 MCS 模拟光在成人头部模型中的传播，初步得出 NIR 光穿透在很大程度上取决于头骨厚度，较小程度上取决于脑脊液层（Okada and Delpy, 2003）。在另一项 MCS 研究中，达到最好穿透效果的 NIR 光（5%）的平均穿透深度为 23.6mm±0.7mm（Haeussinger et al., 2011）。此外，NIR 光的穿透深度与头皮到皮层距离（SCD）或头皮表面与大脑皮层之间的距离成反比。从右侧到后内侧额叶皮层，SCD 增加（Haeussinger et al., 2011）。

图 5.6 展示了多层 MCS 的一个例子。五层头模型包括 3.0mm 头皮、7.0mm 头骨、2.0mm CSF 和 4.0mm 灰质，以及后面的白质（Okada and Delpy, 2003）。每层都根据已发表的光学吸收和散射系数以及 800nm 处的各向异性设定（见表 5.4）。模拟是根据 Scott Prahl 的模型编写的，纳入准直入射、可变步长、表面折射率不匹配以及模拟米氏散射的 Henyey-Greenstein 相位函数（Prahl, 1989）。

根据该模型，进入灰质后还剩 5.3% 的入射光。多次散射增强了灰质和白质中的光通量，如各层中的亚表面峰值所示。白质对光吸收最少，因为白质的吸收系数非常低（见图 5.7）。然而，大脑中的微观目标（如 CCO）具有较大的吸收系数。

一项研究探讨了各种潜在的光传输路径：通过第三脑室进行颅内传输、通过蝶窦进行经蝶窦传输以及通过口腔进行经口传输（见图 5.8）（Pitzschke et al., 2015a,b）。在经颅和经蝶窦两种路径中，经蝶窦路径是光线有效穿透大脑的最佳路径（Pitzschke et al., 2015a,b）。因此，可以得出结论，光线的穿透取决于光源在头骨上的位置。

由于颅骨厚度是影响光穿透的因素，且每个人的颅骨厚度都不同，因此可以提出设想，针对个人颅骨解剖结构定制个性化的 LED 或激光治疗参数是否会有益处？尤其是在个性化医疗的时代。虽然根据个人颅骨解剖结构来确定光参数的前景可能很诱人也很理想，但或许并不实际，因为需要使用成像设备进行测量，而成像设备可能会使患者暴露于辐射中。

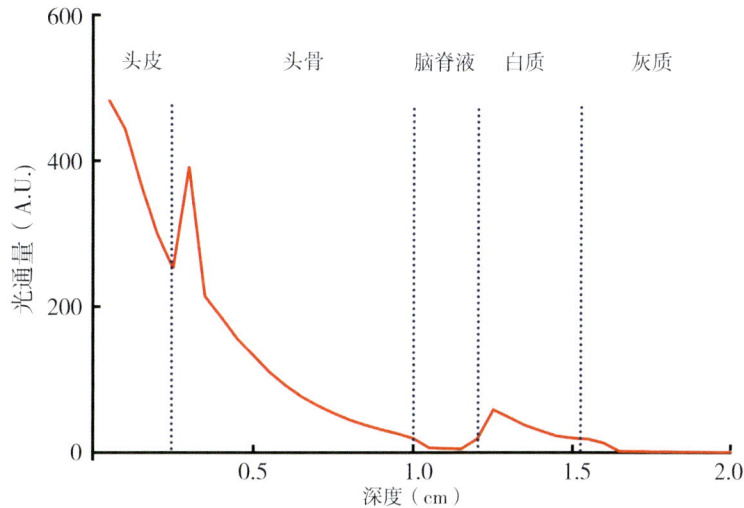

图 5.6 800nm 准直光在人头五层模型中的蒙特卡罗模拟，包括头皮、头骨、脑脊液、白质和灰质。各层厚度和光学特性如表 5.4 所示。5.3% 的入射光穿过头皮、头骨和脑脊液，进入灰质（光通量与深度图未显示）

表 5.4　人头五层模型的厚度和光学系数

800 nm	厚度（cm）	吸收系数（cm⁻¹）	散射系数（cm⁻¹）	非均质性
头皮	0.3[a]	0.375[b]	100[b]	0.86[b]
头骨	0.7[a]	0.240[c]	184[c]	0.90[c]
脑脊液	0.2[a]	0.090[a]	160[a]	0.90[a]
灰质	0.4[a]	0.350[c]	700[c]	0.965[c]
白质	0.9[a]	0.050[c]	550[c]	0.85[c]

800 纳米光的特征包括各层组织的吸收系数、散射系数以及各向异性。#蛛网膜小梁散射。吸收是脑脊液（CSF）和蛛网膜小梁共同作用的结果。

[a] Okada, E., Delpy, D.T., 2003. Near-infrared light propagation in an adult head model. II. Effect of superficial tissue thickness on the sensitivity of the nearinfrared spectroscopy signal. Appl. Opt. 42 (16), 2915-2922.

[b] Bashkatov, A.N., Genina, E.A., Kochubey, V.I., Tuchin, V.V., 2005. Optical properties of human skin, subcutaneous and mucous tissues in the wavelength range of 400 to 2000 nm. J. Phys. D: Appl. Phys. 38 (15), 2543-2555.

[c] Verleker, A.P., Shaffer, M., Fang, Q., Choi, M.R., Clare, S., Stantz, K.M., 2016. Optical dosimetry probes to validate Monte Carlo and empirical-methodbased NIR dose planning in the brain. Appl. Opt. 55 (34), 9875-9888.

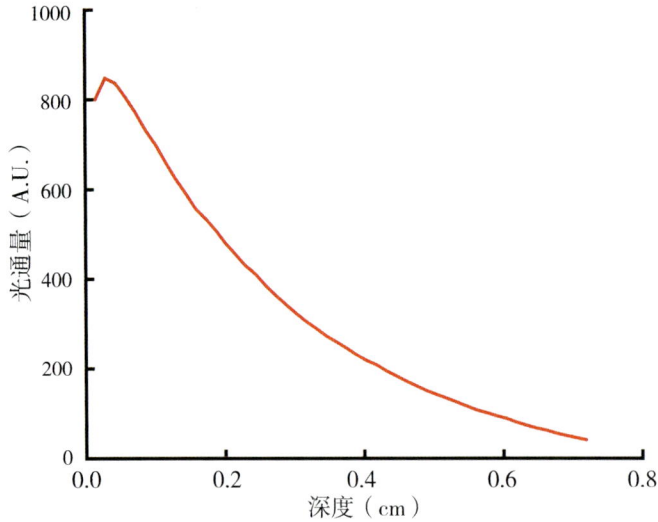

图 5.7 800nm 准直光通量在人头骨中的蒙特卡罗模拟。**4.15%** 的入射光穿过头骨，误差为 **0.18%**。这与体外实验中 800nm 光穿过人头骨的穿透率为 **4.18%** 的实验文献值非常吻合

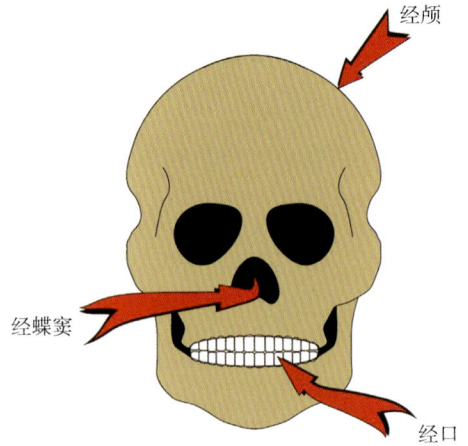

图 5.8 光传输的潜在路径

5.10 辐照度

经颅光疗取决于辐照度和总能量。辐照度，是指单次脉冲期间单位面积每秒能量传递率（W/cm^2），与光束直径的平方成反比。光生物调节具有双相性、剂量依赖性，即低强度光具有刺激作用，而高强度光具有抑制作用，这一现象也被称为 Arndt-Schulz 定律（Huang et al., 2011）。这种双相模式可通过过量生成活性氧和 NO、激活细胞毒性途径以及降低高剂量下的 NF-kB 活性来解释（Huang et al., 2011）。经颅光生物调节通常使用相对较低的 0.04 ~ 50J/cm^2 的通量和 1 ~ 500mW 的低功率输出（Zhang et al., 2014）。

人们认为更高的辐照度很重要，因为它能够实现更大的光穿透，但这一点仍有待证实。一项研究显示，800nm 激光穿透兔子头骨表面的穿透力与辐照度呈正相关（Lapchak and Boitano, 2016）。辐照度增加会提高激光的穿透力，但无论功率密度如何，穿过兔子头骨的激光百分比都保持在 11%（Lapchak and Boitano, 2016）。同样，在羊的头部，高功率激光的穿透力随着辐照度的增加而增加（Henderson and Morries, 2015）。在 3cm 的羊头部组织中，10 ~ 15W 的 810nm NIR 激光的穿透率从 0.45% 到 2.90% 不等（Henderson and Morries, 2015）。因此，辐照度可能是一个潜在的重要参数，它可以将大量能量传递到所需的人脑深度。

5.11 相干性

目前，关于选择相干光源（激光）还是非相干光源（LED）的问题仍在争论中。最初认为激光的相干性对光生物调节效应很重要，但非相干 LED 的实验结果却挑战了这一观点。在一项研究中，与低功率 NIR 发射器相比，高功率激光在羊头部的穿透深度更大，光通量传递高 100 倍；然而，它们的功率设置明显不同（Henderson and Morries, 2015）。低功率 NIR LED（50mW 至 0.2W）在穿透或检测 2mm 人体皮肤、2mm 羊的皮肤或 3cm 羊的头部时均未显示效果（Henderson and Morries, 2015）。此前尚未证明激光和 LED 在相同参数下是否存在差异。为了填补这一空白，我们进行了 MCS 实验，以研究在相同参数下，单色激光和非相干 LED 光在穿透性方面是否存在差异。

5.12　脉冲

激光可以以连续稳定光束或短脉冲光束的形式发射。关于脉冲光或连续光对增加穿透深度哪个更好，目前尚无定论。激光脉冲宽度，即激光能量发射光束的持续时间，与目标大小成正比，可以将吸收的能量限制在目标范围内（见图 5.9）。由于较小的目标比较大的目标冷却得更快，因此较小的目标需要更短的脉冲。如毛发等较大的目标使用脉冲宽度为毫秒的激光。细胞中的文身色素等较小的目标需要脉冲宽度为纳秒或皮秒的激光。因此，最小的目标，如对线粒体中的 CCO 进行光生物调节，则需要飞秒激光。因此，我们认为脉冲可能不是经颅光生物调节的一个因素，因为目前使用的激光和 LED 的脉冲宽度太长，无法瞄准线粒体。此外，由于激光器的脉冲宽度变短，设备的成本也会增加；因此，使用飞秒激光进行经颅光生物调节的成本可能过高。

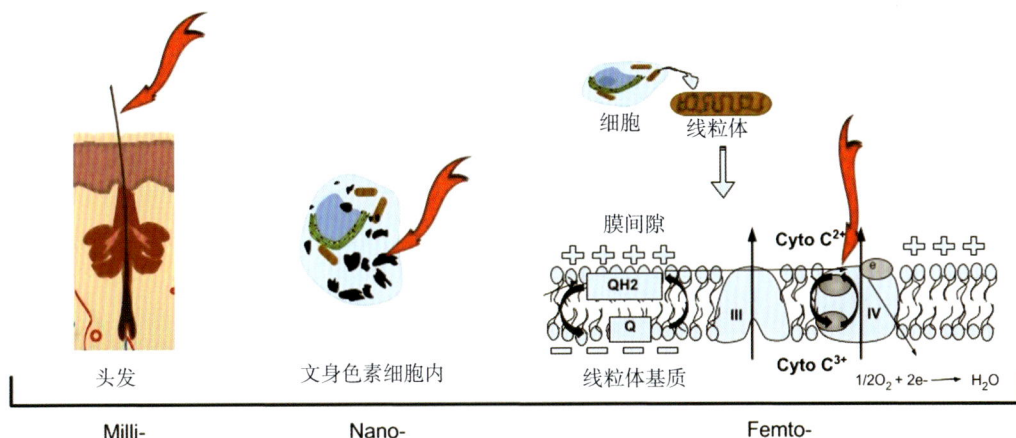

图 5.9　不同激光目标的脉冲宽度

关于为什么连续波和脉冲波光之间存在穿透深度差异的另一个假设是，在连续波光系统的平均功率输出相同的情况下，脉冲波模式理论上可以在脉冲峰值时向大脑深处发射更多的光子。然而，这一假设尚未在研究中得到证实。脉冲光穿透羊的皮肤、完整的羊头和活体人体组织的能力更强，但这一差异在统计学上并不显著，且与连续光相比，其总体辐照度更低（Henderson and Morries，2015）。相反，在人体头部标本上脉冲光和连续光之间没有差异（Tedford et al.，2015）。为了更好地描述脉冲和连续光的优势和劣势，还需要更多的离体和活体人体模型。

5.13　组织储存和处理

许多研究利用经过化学处理、储存和加工的离体动物或人体组织来研究穿透深度。这些处理也可能影响组织的光学特性，从而影响穿透深度。这就提出了一个重要的问题，即经过处理的离体组织研究是否能够可靠地用于推断活体组织的光学特性，从而设计出活体经颅应用。

为了研究准备和储存过程对组织光学特性的影响，研究人员观察了长期（6 周）冷冻与福尔马林固定对兔脑散射系数的影响（Yaroslavsky et al.，2002）。与活体组织相比，组织冷冻使 μ_{eff} 降低 15% ~ 25%，而福尔马林固定使 μ_{eff} 增加 5% ~ 15%（Yaroslavsky et al.，2002）。相比之下，两种不同的安乐死方法（放血或氯化钾注射）对组织光学特性的影响可以忽略不计（Yaroslavsky et al.，2002）。无论采用何种处理方法，808nm NIR 光与 671nm 和 635nm 红光相比，都具有最低的 μ_{eff}（Yaroslavsky et al.，2002）。虽然含水量增加了光线在动物头骨中的穿透力，但含水量对光线在人体头骨中的穿透力没有显著影响（Lapchak et al.，2015）。

总之，了解组织制备技术非常重要，因为它可能会影响动物模型的研究结果向人类研究的转化进程。此外，组织样本制备技术的差异可以用来解释不同研究数据之间不一致的原因。

5.14 结论

随着经颅光生物调节疗法成为治疗脑部疾病前景广阔且安全有效的治疗方式，研究光线对人类颅骨的穿透性变得至关重要。要克服这一重大挑战，需要了解光线在大脑中的特性，并考虑与人类头部相关的解剖学、光学特性和脑部特征。

鉴于CCO的作用光谱，有证据表明使用红外光到NIR光的波长可获得最佳治疗效果。红外光因其波长较长，已被用于提高穿透力。NIR光在神经疾病以外的领域也有广泛的治疗应用，不仅可用于治疗神经疾病，还可用于开发诊断成像或神经监测技术。非侵入性的NIR光谱成像或神经监测也需要光线穿透头皮、颅骨和CSF，以测量大脑的变化。此外，经颅NIR光在临床上的安全性是其他侵入性神经调节和监测方法所无法比拟的。

光的穿透深度取决于波长、颅骨解剖结构、组织光学特性、辐照度、相干性和脉冲。利用这些特性可以帮助研究人员和临床医生将基础科学发现转化为治疗（从实验室到临床）、设计临床试验以及为患者制定标准化治疗方案。这一点现在尤为重要，因为迄今为止，NILT在动物模型或人体中的效果尚未得到一致确认。有人推测，NEST-3试验的中点无效可能是由于剂量错误导致光穿透效果有限，以及临床试验前未优化NIR光的使用参数，因此连续波激光无法到达更深的脑卒中病变（Morries et al., 2015; Lapchak and Boitano, 2016; Meyer et al., 2016）。这些最佳参数包括选择合适的波长和光设置，以最大限度地提高光穿透深度，通过经颅途径到达神经元。了解光在组织中的传播至关重要，因为通过人体颅骨提供足够或适当的光穿透性，可以激活神经调节机制以最大限度地提高经颅光生物调节的疗效。

原著参考文献

[1] Abdo, A., Sahin, M., 2007. NIR light penetration depth in the rat peripheral nerve and brain cortex. Conf. Proc. IEEE Eng. Med. Biol. Soc. 2007, pp. 1723-1725.

[2] Abitan, H., Bohr, H., Buchhave, P., 2008. Correction to the Beer-Lambert-Bouguer law for optical absorption. Appl. Opt. 47 (29), 5354-5357.

[3] Adeloye, A., Kattan, K.R., Silverman, F.N., 1975. Thickness of the normal skull in the American Blacks and Whites. Am. J. Phys. Anthropol. 43 (1), 23-30.

[4] Al-Juboori, S.I., Dondzillo, A., Stubblefield, E.A., Felsen, G., Lei, T.C., Klug, A., 2013. Light scattering properties vary across different regions of the adult mouse brain. PLoS One 8 (7), e67626.

[5] Anderson, R.R., Parrish, J.A., 1981. The optics of human skin. J. Invest. Dermatol. 77 (1), 13-19.

[6] Barton, J., 2010. Dynamic changes in optical properties. In: Welch, A.J., van Gemert, M.J.C. (Eds.), Optical-Thermal Response of Laser-Irradiated Tissue. Springer, Dordrecht.

[7] Byrnes, K.R., Waynant, R.W., Ilev, I.K., Wu, X., Barna, L., Smith, K., et al., 2005. Light promotes regeneration and functional recovery and alters the immune response after spinal cord injury. Lasers Surg. Med. 36 (3), 171-185.

[8] Chung, H., Dai, T., Sharma, S.K., Huang, Y.Y., Carroll, J.D., Hamblin, M.R., 2012. The nuts and bolts of low-level laser (light) therapy. Ann. Biomed. Eng. 40 (2), 516-533.

[9] de Freitas, L.F., Hamblin, M.R., 2016. Proposed mechanisms of photobiomodulation or low-level light therapy. IEEE J. Sel. Top. Quantum Electron. 22 (3).

[10] Donn, S.M., Sharp, M.J., Kuhns, L.R., Uy, J.O., Knake, J.E., Duchinsky, B.J., 1979. Rapid detection of neonatal intracranial hemorrhage by transillumination. Pediatrics 64 (6), 843-847.

[11] Eggert, H.R., Blazek, V., 1987. Optical properties of human brain tissue, meninges, and brain tumors in the spectral range of 200 to 900 nm. Neurosurgery 21 (4), 459-464.

[12] Eisenblatter, M., 2014. In: Brahme, A. (Ed.), Comprehensive biomedical physics, vol. 1. Elsevier, p. 374.

［13］Esnouf, A., Wright, P.A., Moore, J.C., Ahmed, S., 2007. Depth of penetration of an 850 nm wavelength low level laser in human skin. Acupunct. Electrother. Res. 32 (1-2), 81-86.

［14］Feng, G., 2013. Medical background and optical properties of human tissue. In: Tian, J. (Ed.), Molecular Imaging: Fundamentals and Applications. Springer, Hangzhou.

［15］Forbes, R.M., Cooper, A.R., Mitchell, H.H., 1953. The composition of the adult human body as determined by chemical analysis. J. Biol. Chem. 203 (1), 359-366.

［16］Gottschalk, W., 1992. Ein Messverfahren zur Bestimmung der Optischen Parameter biologischer Gevebe in vitro. Dissertation 93 HA8984 Universitaet Fridriciana, Karlsruhe.

［17］Hacke, W., Schellinger, P.D., Albers, G.W., Bornstein, N.M., Dahlof, B.L., Fulton, R., et al., 2014. Transcranial laser therapy in acute stroke treatment: results of neurothera effectiveness and safety trial 3, a phase III clinical end point device trial. Stroke 45 (11), 3187-3193.

［18］Haeussinger, F.B., Heinzel, S., Hahn, T., Schecklmann, M., Ehlis, A.C., Fallgatter, A.J., 2011. Simulation of near-infrared light absorption considering individual head and prefrontal cortex anatomy: implications for optical neuroimaging. PLoS One 6 (10), e26377.

［19］Hamblin, M.R., 2016. Shining light on the head: photobiomodulation for brain disorders. BBA Clin. 6, 113-124.

［20］Hartman, K.M., 1983. Action spectroscopy. In: Hoppe, W., Lohmann, W., Marke, H., Ziegler, H. (Eds.), Biophysics. Springer-Verlag, Heidelberg.

［21］Hashmi, J.T., Huang, Y.Y., Osmani, B.Z., Sharma, S.K., Naeser, M.A., Hamblin, M.R., 2010. Role of low-level laser therapy in neurorehabilitation. PM R 2 (12 Suppl. 2), S292-S305.

［22］Henderson, T.A., Morries, L.D., 2015. Near-infrared photonic energy penetration: can infrared phototherapy effectively reach the human brain? Neuropsychiatr. Dis. Treat. 11, 2191-2208.

［23］Henderson, T.A., Morries, L.D., 2017. Multi-watt near-infrared phototherapy for the treatment of comorbid depression: an open-label single-arm study. Front. Psychiatry 8, 187.

［24］Huang, Y.Y., Sharma, S.K., Carroll, J., Hamblin, M.R., 2011. Biphasic dose response in low level light therapy - an update. Dose Response 9 (4), 602-618.

［25］Hudson, D.E., Hudson, D.O., Wininger, J.M., Richardson, B.D., 2013. Penetration of laser light at 808 and 980 nm in bovine tissue samples. Photomed. Laser Surg. 31 (4), 163-168.

［26］Huisa, B.N., Stemer, A.B., Walker, M.G., Rapp, K., Meyer, B.C., Zivin, J.A., 2013. Transcranial laser therapy for acute ischemic stroke: a pooled analysis of NEST-1 and NEST-2. Int. J. Stroke 8 (5), 315-320.

［27］Ilic, S., Leichliter, S., Streeter, J., Oron, A., DeTaboada, L., Oron, U., 2006. Effects of power densities, continuous and pulse frequencies, and number of sessions of low-level laser therapy on intact rat brain. Photomed. Laser Surg. 24 (4), 458-466.

［28］Jacques, S.L., 2013. Optical properties of biological tissues: a review. Phys. Med. Biol. 58 (11), R37-R61.

［29］Jagdeo, J.R., Adams, L.E., Brody, N.I., Siegel, D.M., 2012. Transcranial red and near infrared light transmission in a cadaveric model. PLoS One 7 (10), e47460.

［30］Jobsis, F.F., 1977. Noninvasive, infrared monitoring of cerebral and myocardial oxygen sufficiency and circulatory parameters. Science 198 (4323), 1264-1267.

［31］Joensen, J., Demmink, J.H., Johnson, M.I., Iversen, V.V., Lopes-Martins, R.A., Bjordal, J.M., 2011. The thermal effects of therapeutic lasers with 810 and 904 nm wavelengths on human skin. Photomed. Laser Surg. 29 (3), 145-153.

［32］Johnstone, D.M., Moro, C., Stone, J., Benabid, A.L., Mitrofanis, J., 2015. Turning on lights to stop neurodegeneration: the potential of near infrared light therapy in Alzheimer's and Parkinson's Disease. Front. Neurosci. 9, 500.

［33］Karu, T., 2010. Mitochondrial mechanisms of photobiomodulation in context of new data about multiple roles of ATP. Photomed. Laser Surg. 28 (2), 159-160.

［34］Kocsis, L., Herman, P., Eke, A., 2006. The modified Beer-Lambert law revisited. Phys. Med. Biol. 51 (5), N91-N98.

［35］Lampl, Y., Zivin, J.A., Fisher, M., Lew, R., Welin, L., Dahlof, B., et al., 2007. Infrared laser therapy for ischemic stroke: a new treatment strategy: results of the NeuroThera Effectiveness and Safety Trial-1 (NEST-1). Stroke 38 (6), 1843-1849.

［36］Lapchak, P.A., Boitano, P.D., 2016. Transcranial near-infrared laser therapy for stroke: how to recover from futility in the NEST-3 Clinical Trial. Acta Neurochir. Suppl. 121, 7-12.

［37］Lapchak, P.A., Wei, J., Zivin, J.A., 2004. Transcranial infrared laser therapy improves clinical rating scores after embolic strokes in rabbits. Stroke 35 (8), 1985-1988.

［38］ Lapchak, P.A., Boitano, P.D., Butte, P.V., Fisher, D.J., Holscher, T., Ley, E.J., et al., 2015. Transcranial near-infrared laser transmission (NILT) profiles (800 nm): systematic comparison in four common research species. PLoS One 10 (6), e0127580.

［39］ Lee, D.C., Gevorgyan, T., Graber, H.L., Pfeil, D.S., Xu, Y., Mangla, S., et al., 2014. Feasibility of near-infrared spectroscopic tomography for intraoperative functional cerebral monitoring: a primate study. J. Thorac. Cardiovasc. Surg. 148 (6), 3204-3210. e3201-3202.

［40］ McCarthy, T.J., De Taboada, L., Hildebrandt, P.K., Ziemer, E.L., Richieri, S.P., Streeter, J., 2010. Long-term safety of single and multiple infrared transcranial laser treatments in Sprague-Dawley rats. Photomed. Laser Surg. 28 (5), 663-667.

［41］ Meyer, D.M., Chen, Y., Zivin, J.A., 2016. Dose-finding study of phototherapy on stroke outcome in a rabbit model of ischemic stroke. Neurosci. Lett. 630, 254-258.

［42］ Mochizuki-Oda, N., Kataoka, Y., Cui, Y., Yamada, H., Heya, M., Awazu, K., 2002. Effects of near-infra-red laser irradiation on adenosine triphosphate and adenosine diphosphate contents of rat brain tissue. Neurosci. Lett. 323 (3), 207-210.

［43］ Moro, C., Massri, N.E., Torres, N., Ratel, D., De Jaeger, X., Chabrol, C., et al., 2014. Photobiomodulation inside the brain: a novel method of applying near-infrared light intracranially and its impact on dopaminergic cell survival in MPTP-treated mice. J. Neurosurg. 120 (3), 670-683.

［44］ Morries, L.D., Cassano, P., Henderson, T.A., 2015. Treatments for traumatic brain injury with emphasis on transcranial near-infrared laser phototherapy. Neuropsychiatr. Dis. Treat. 11, 2159-2175.

［45］ Naeser, M.A., Saltmarche, A., Krengel, M.H., Hamblin, M.R., Knight, J.A., 2011. Improved cognitive function after transcranial, light-emitting diode treatments in chronic, traumatic brain injury: two case reports. Photomed. Laser Surg. 29 (5), 351-358.

［46］ Naeser, M.A., Zafonte, R., Krengel, M.H., Martin, P.I., Frazier, J., Hamblin, M.R., et al., 2014. Significant improvements in cognitive performance post-transcranial, red/near-infrared light-emitting diode treatments in chronic, mild traumatic brain injury: open-protocol study. J. Neurotrauma 31(11), 1008-1017.

［47］ Okada, E., Delpy, D.T., 2003. Near-infrared light propagation in an adult head model. II. Effect of superficial tissue thickness on the sensitivity of the near-infrared spectroscopy signal. Appl. Opt. 42 (16), 2915-2922.

［48］ Parsons, F.G., 1929. The thickness of the living scalp. J. Anat. 63 (Pt 4), 427-429.

［49］ Pitzschke, A., Lovisa, B., Seydoux, O., Zellweger, M., Pfleiderer, M., Tardy, Y., et al., 2015a. Red and NIR light dosimetry in the human deep brain. Phys. Med. Biol. 60 (7), 2921-2937.

［50］ Pitzschke, A., Lovisa, B., Seydoux, O., Haenggi, M., Oertel, M.F., Zellweger, M., et al., 2015b. Optical properties of rabbit brain in the red and nearinfrared: changes observed under in vivo, postmortem, frozen, and formalin-fixated conditions. J. Biomed. Opt. 20 (2), 25006.

［51］ Pope, R.M., Fry, E.S., 1997. Absorption spectrum (380-700 nm) of pure water. II. Integrating cavity measurements. Appl. Opt. 36 (33), 8710-8723.

［52］ Prahl, S.A., 1989. A Monte Carlo model of light propagation in tissue. Institutes for Advanced Optical Technologies. SPIE.

［53］ Roggan, A., Schroder, M.O., Muller, C.G., 1994. The determination of optical tissue properties with double integrating sphere technique and Monte Carlo simulationsSPIE Cell and Biotissue Optics .

［54］ Salomatina, E., Jiang, B., Novak, J., Yaroslavsky, A.N., 2006. Optical properties of normal and cancerous human skin in the visible and near-infrared spectral range. J. Biomed. Opt. 11 (6), 064026.

［55］ Saltmarche, A.E., Naeser, M.A., Ho, K.F., Hamblin, M.R., Lim, L., 2017. Significant improvement in cognition in mild to moderately severe dementia cases treated with transcranial plus intranasal photobiomodulation: case series report. Photomed. Laser Surg. 35 (8), 432-441.

［56］ Sandell, J.L., Zhu, T.C., 2011. A review of in-vivo optical properties of human tissues and its impact on PDT. J. Biophotonics 4 (11-12), 773-787.

［57］ Sankaran, S., Ehsani, R., 2014. Introduction to the electromagnetic spectrum. In: Manickavasagan, A., Jayasuriya, H. (Eds.), Imaging with Electromagnetic Spectrum: Applications in Food and Agriculture. Springer Berlin Heidelberg, Berlin, Heidelberg, pp. 1-15.

［58］ Shi, L., Sordillo, L.A., Rodriguez-Contreras, A., Alfano, R., 2016. Transmission in near-infrared optical windows for deep brain imaging. J. Biophotonics 9 (1-2), 38-43.

［59］ Simpson, C.R., Kohl, M., Essenpreis, M., Cope, M., 1998. Near-infrared optical properties of ex vivo human skin and subcutaneous tissues measured using the Monte Carlo inversion technique. Phys. Med. Biol. 43 (9), 2465-2478.

[60] Sordillo, L.A., Pu, Y., Pratavieira, S., Budansky, Y., Alfano, R.R., 2014. Deep optical imaging of tissue using the second and third near-infrared spectral windows. J. Biomed. Opt. 19 (5), 056004.

[61] Stolik, S., Delgado, J.A., Perez, A., Anasagasti, L., 2000. Measurement of the penetration depths of red and near infrared light in human "ex vivo" tissues. J. Photochem. Photobiol. B 57 (2-3), 90-93.

[62] Sutherland, J.C., 2002. Biological effects of polychromatic light. Photochem. Photobiol. 76 (2), 164-170.

[63] Tedford, C.E., DeLapp, S., Jacques, S., Anders, J., 2015. Quantitative analysis of transcranial and intraparenchymal light penetration in human cadaver brain tissue. Lasers Surg. Med. 47 (4), 312-322.

[64] Vargas, E., Barrett, D.W., Saucedo, C.L., Huang, L.D., Abraham, J.A., Tanaka, H., et al., 2017. Beneficial neurocognitive effects of transcranial laser in older adults. Lasers Med. Sci. 32 (5), 1153-1162.

[65] Wan, S., Parrish, J.A., Anderson, R.R., Madden, M., 1981. Transmittance of nonionizing radiation in human tissues. Photochem. Photobiol. 34 (6), 679-681.

[66] Welch, A.J., van Gemert, M.J.C., Star, W.M., Wilson, B.C., 1995. Definitions and overview of tissue optics. In: Welch, A.J., Van Gemert, M.J.C. (Eds.), Optical-Thermal Response of Laser-Irradiated Tissue. Springer US, Boston, MA, pp. 15-46.

[67] Wylie, G.R., Graber, H.L., Voelbel, G.T., Kohl, A.D., DeLuca, J., Pei, Y., et al., 2009. Using co-variations in the Hb signal to detect visual activation: a near infrared spectroscopic imaging study. Neuroimage 47 (2), 473-481.

[68] Yarmolenko, P.S., Moon, E.J., Landon, C., Manzoor, A., Hochman, D.W., Viglianti, B.L., et al., 2011. Thresholds for thermal damage to normal tissues: an update. Int. J. Hyperthermia 27 (4), 320-343.

[69] Yaroslavsky, A.N., Schulze, P.C., Yaroslavsky, I.V., Schober, R., Ulrich, F., Schwarzmaier, H.J., 2002. Optical properties of selected native and coagulated human brain tissues in vitro in the visible and near infrared spectral range. Phys. Med. Biol. 47 (12), 2059-2073.

[70] Zhang, Q., Zhou, C., Hamblin, M.R., Wu, M.X., 2014. Low-level laser therapy effectively prevents secondary brain injury induced by immediate early responsive gene X-1 deficiency. J. Cereb. Blood Flow Metab. 34 (8), 1391-1401.

[71] Zivin, J.A., Albers, G.W., Bornstein, N., Chippendale, T., Dahlof, B., Devlin, T., et al., 2009. Effectiveness and safety of transcranial laser therapy for acute ischemic stroke. Stroke 40 (4), 1359-1364.

延伸阅读

[72] Huang, Y.Y., Hamblin, M.R., Taboada, L.D., 2010. Low-level laser therapy in stroke and central nervous system. In: Tuchin, V.V. (Ed.), Handbook of Photonics for Biomedical Science. CRC Press, Boca Raton.

第6章 近红外光子能量穿透——原理与实践

Theodore A. Henderson, Larry D. Morries

神经激光基金会，美国科罗拉多州森特尼尔

6.1 引言

近红外（NIR）光在医学领域的应用范围日益扩大，在非药物疗法治疗脑部疾病方面前景尤为广阔。研究人员已经通过小动物模型开展了大量工作，以确定 NIR 光疗的最佳波长、潜在作用机制和分子效应。然而，NIR 光疗的一个根本问题是如何适当"放大"疗法，以用于人类的临床治疗。鉴于小鼠头骨厚度为 0.2mm，而整个小鼠大脑的厚度为 5mm，因此将治疗"放大"到头皮和头骨厚度为 10mm 的人类身上，效果会大打折扣。然而，光穿透的障碍并不止于颅骨。如 Aulakh 等（2016）在离体猪头中研究了这一问题，发现头皮和头骨不仅是重要的光屏障，而且每深入大脑 5mm，剩余光能就会损失 90.8%（Aulakh et al., 2016）。他们指出，使用更强大的激光发射器可以产生更深的穿透力。我们将探索这些 NIR 光与组织的相互作用，以揭示临床有效的经颅光疗的障碍。我们将探索激光二极管和发光二极管（LED），以加深对当前临床技术局限性的理解。

6.1.1 了解近红外光

光的物理特性与其临床应用息息相关。光是一种电磁辐射，兼具波粒二象性。光的特征在于其波长（两个波峰之间的距离）、频率和振幅。光的特征还在于其能量。能量以焦耳（J）为单位。单位时间内传递的能量即为光功率（W=J/s）。在医学应用中，通常用波长（nm）、能量（J）、辐照度或功率密度（W/cm^2）和辐射暴露［通量或剂量（J/cm^2）］来表示光（Rojas and Gonzalez-Lima, 2011; Jenkins and Carroll, 2011; Henderson and Morries, 2015b）。

相干性是光波的一种特性，其中单色光波排列整齐，使得波上的任何点与相邻波中的等效点具有相同的振幅和位置。时间相干性反映了波形随时间的变化。波形越一致，时间相干性越高。单色光通常具有较高的时间相干性。空间相干性会因光线从发射点发散而降低（Karu, 2003）。激光几乎没有空间发散，可产生长而窄的相干光束。LED 不是单色光源，而是在峰值波长的两侧以相对较窄的波段发光（图 6.1）。LED 也有显著的空间发散，因此照射的空间相对较宽。结果是，非相干 LED 光源可能只能提供薄薄的一层相干光，通常在表面（Karu, 2003）。相比之下，激光产生长而窄的相干光束，可以穿透更深的组织（图 6.1）。

LASER 是"受激辐射光放大"的缩写。

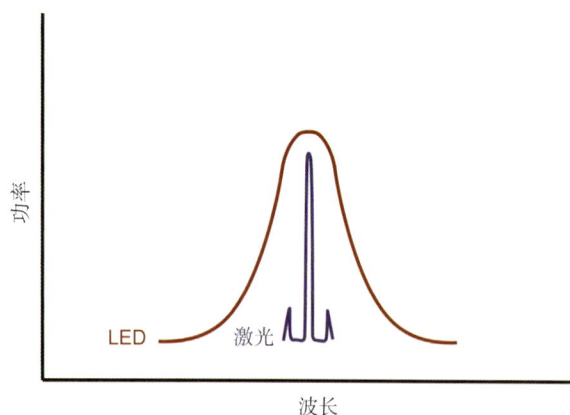

图 6.1 发光二极管（LED）发射光谱与激光发射光谱的比较。LED 提供发散的锥形光束，其中光束的能量和频率随距离光束中心越远而发散。LED 的全宽半高（FWHM）范围在 30nm，而激光的 FWHM 大约 2nm

LASER 最初发明于 1960 年，它依赖于使用原子或分子，这些原子或分子中的电子能够通过吸收外部能量被提升到更激发的状态。当电子处于特定原子的特定能量状态，它们在下降到较低能量状态时，可以被诱导以光子的形式释放能量。产生的光子可以与其他原子碰撞，并导致释放更多的光子。产生的光子与撞击光子具有完全相同的能量和行进方向（根据能量和动量守恒定律），因此，在放大过程中，一个光子会产生两个相同的光子。为了使大量处于激发态的电子能够进行这种放大过程，有必要向介质中注入能量。使用气体激光器，可以通过施加电场来激发电子。在氦氖（HeNe）激光器中，电场激发氦原子中的电子，激发态氦原子的能量通过碰撞传递给氖原子。氖原子中的电子随后发生跃迁，进入较低能级，并释放相干光子。激光的光谱宽度非常窄，所有光子都具有相同的能量和波长。激光的光束宽度很窄，主要通过发射镜的大小来调节。激光还高度相干，光子与光波以相同的相位传播。

LED 能够产生相干激光，但仅在特定条件下。LED 产生光的主要方式是固态导体自发发射光子。也就是说，当电子从一个原子内的一个能级跃迁到另一个能级时，会产生单个光子，LED 利用半导体材料（如硅）中的电子跃迁。在非激光 LED 中，硅在被称为"掺杂"的过程中掺杂了少量其他元素（铝、铟等）。简单来说，电子从具有五个价电子的原子（N 型）分流到具有三个价电子的原子（P 型）。电子从 N 型原子移动到 P 型原子与正空穴结合时所损失的能量决定了所产生光的波长。LED 产生锥形光束，随着距离光源的远近而进一步发散。此外，LED 的发射光谱比激光器的发射光谱宽得多。光谱宽度通常为 2 ~ 3nm，而激光器的典型光谱宽度为 10^{-3}nm。

在半导体激光二极管中，典型的例子是砷化镓铝（GaAlAs）二极管（一层无杂质的砷化镓），夹在二极管的 P 层和 N 层之间。无掺杂层是产生激光的地方，被称为活性层。与 LED 相比，产生激光需要更多的能量。事实上，只有当二极管工作电流达到或超过其最大电流的 80% 时，才能产生激光。激光二极管必须处于即将烧毁的边缘，才能产生激光。在达到这一电流水平时，P 层和 N 层的原子将充满能量。处于较高能级的电子会下降到较低能级，并在活性层内释放能量，形成光子。光子从活性层的反射壁上反弹回来，与原子碰撞并产生更多高能电子。这些电子又失去能量并释放出更多光子。这个过程被称为"抽运"。产生的光子都以精确的频率振荡。光子的初始输出很小，但被活性材料高度抛光的反射端反射回半导体材料。这种反射反馈通过受激辐射产生更多光子。激光二极管的工作电流要高得多，通常是普通 LED 的十倍。

激光二极管产生的光束是椭圆形的，必须聚焦成平行光束，见图 6.2。这可以通过准直透镜实现。发散的光波将开始失去能量，因此波长将发生移动。二极管发射边缘的这些波通过准直过程被消除。

就实际光生物调节而言，LED 和激光器的输出可能是最重要的区别。红外光必须能够到达目标组织。激光提供相干的单色圆柱光束。激光的半高全宽（FWHM）约为 2nm。相比之下，LED 发出的光束呈发散圆锥形，光束中心和能量与频率之间的偏离距离越大，光的发散程度越大。LED 的 FWHM 在 30nm 左右。当观察多个光源（如 LED 面板）的效果时，这个问题变得尤为重要。有些人似乎认为，将多个 LED 排列在一起会产生累积效应，从而为治疗区域提供更大的能量。这就是为什么许多治疗创伤性脑损伤（TBI）的 LED 设备都描述了由许多 LED 组成的阵列。为了说明所提出的逻辑缺陷，我们进行了以下演示实验。

我们研究了两个发光体并排放置的情况，就像 LED 面板或 LED 治疗探头的情况一样。当两个激光对准且光束平行传播时，没有叠加效应。图 6.3 展示了演示实验。每个光束照射在其自身的圆柱状组织上。即使激光彼此相邻，也没有叠加效应。然而，如果激光器成一定角度，从而照射到同一组织上，则会产生叠加效应——但并非 100%。相反，我们发现会出现一定程度的衰减：在这种情况下，1+1 并不等于 2。因此，将激光二极管组合成阵列时，不会产生累积效应。每个激光二极管照射其自身范围内的圆柱状组织。即使由于二极管的角度而出现重叠，结果也不会完全叠加。更重要的是，20 个功率均为 0.5W 的激光二极管向大脑传递 10W 功率的说法是错误的。实际上，每个二极管传递 0.5W 的功率给特定的组织。0.5W

的穿透力和 0.5W 的能量传递到头皮（包括头发，详见下文）。

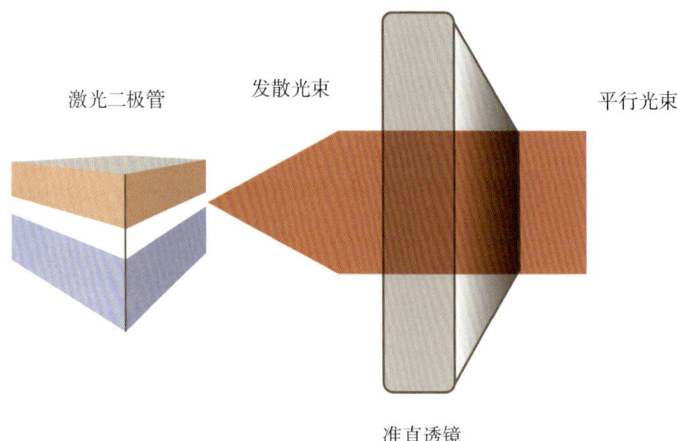

图 6.2　激光二极管产生的光是发散且呈椭圆形的，必须使用准直透镜进行聚焦

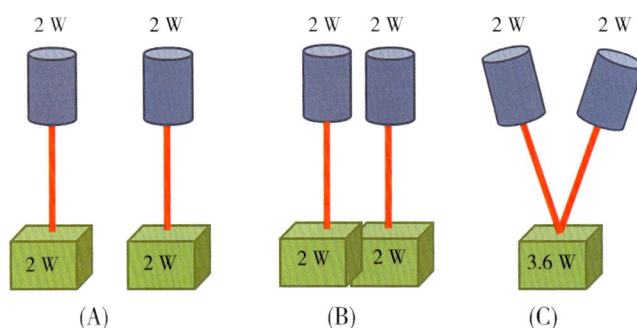

图 6.3　**(A)** 两束激光平行排列，并照射在相邻放置的两个光度计上。没有产生叠加效应。每束激光都照射在各自独立的圆柱形组织体积上。**(B)** 即使两束激光紧挨在一起，也没有产生叠加效应。**(C)** 当两束激光以一定角度照射到单个光度计上的同一点时，发生了叠加效应，但这种效应不是绝对的，也不是 **100%** 的

　　在这些设备中使用 LED 时，情况会更加明显。许多市售设备都配有 810nm 和 980nm LED 面板。每个 LED 的功率不超过 0.5W。此外，LED 发出的是锥形光束，由于锥形光束边缘的光能发散，波长会降低（如图 6.1 所示）。因此，每个 LED 向中心柱状组织提供的能量为 0.5W 或更少，向周围环状组织提供的能量则更少。当两个 LED 的照明区域重叠时，重叠区域为低功率区域。因此，与来自 LED 发射器的中心圆柱状光能相比，重叠光能照射的组织所受能量更少（图 6.4）。当这个模型放大到 10 ~ 100 个 LED 发射器的大小时，情况可能会变得更复杂。看起来组织或器官暴露在 100×0.5W 的光能下；这实际上并不意味着该器官的每个细胞都暴露在 100×0.5W 的能量下。换句话说，虽然整个器官可能暴露于多个低功率 LED（0.5W 或更低）下，但对每个细胞的影响只是落在它身上的光柱（0.5W 或更低），而不是落在整个组织上的光线的累积量，而整个组织的面积比单个细胞大得多。这又回到了描述治疗时使用的近红外能量基本测量单位：随时间传递的能量单位为瓦特（W=J/s），功率密度单位为瓦特/平方厘米（W/cm²），通量单位为焦耳/平方厘米（J/cm²）。简而言之，光能传递的区域很重要。虽然这一概念对于该领域的专家来说显而易见，但似乎被无数声称 LED 阵列具有累积效益的商业企业和从业者所误解了。

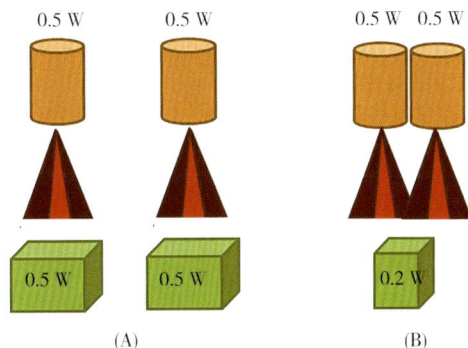

图 6.4 （A）两个发光二极管（LEDs）的光束被调整为平行方向。每个 LED 都会产生一个锥形光束，在锥体的边缘处光的能量会减弱（以暗红色表示）；（B）当两个 LED 紧挨在一起时，重叠的光能区域由每个 LED 发出的锥形光束边缘处减弱的光的重叠部分组成。这并不会导致向组织输送的光能累积增加。尽管整个器官可能暴露于多个低功率 LED（0.5W 或更低）的照射下，但每个细胞受到的影响仅来自落在其上的光柱（0.5W 或更低）的影响，而不是落在远大于单个细胞面积的整个组织上的光的累积量

6.2 光与组织的相互作用

作为探索 NIR 光治疗应用的第一步，有必要了解组织与光之间的物理相互作用。光与组织的相互作用源于其波粒二象性。这些粒子当然是光子。光子可以改变方向而不损失能量。撞击组织的光子可以被反射、折射、散射、吸收或穿透组织（图 6.5）。

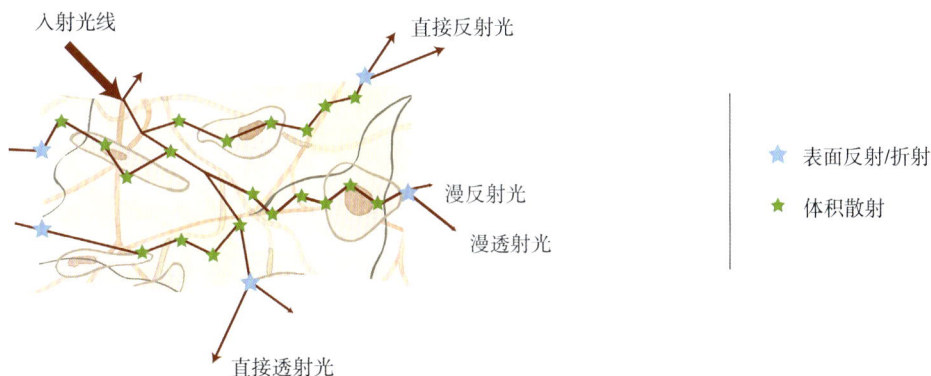

图 6.5 照射到组织上的光会被反射、折射、散射和吸收而减弱。在组织界面处也会发生大量的光散射

6.2.1 反射和折射

当光线撞击表面时，一部分能量被反射（Steiner, 2011）。穿过表面传输的能量发生折射或弯曲，朝向与表面垂直的线。

在 NIR 光生物调节中，这是一个特别重要的问题，因为 NIR 光必须穿过不同组织类型之间的多个界面。在两种组织之间的边界，可能会出现一种称为菲涅尔反射的现象。这是由于每种组织的折射率（n）不同。在组织界面反射的光量用反射率（R）表示，等于两个组织折射率之差的平方除以它们的折射率的和平方（Jacques, 2013）。

$$R = \frac{(n_1 - n_2)^2}{(n_1 + n_2)^2}$$

折射率的一个简单理解是，它提供了一个数值指标，用于衡量光在真空中传播的速度与在组织中传

播的速度之比。如水的折射率为 1.333。因此，光在真空中传播的速度是水的 1.333 倍。对于大多数组织而言，折射率在 1.35 ~ 1.60 的范围内。Doublik 等（2013）提供了几种细胞成分的折射率（表 6.1）。在经颅光生物调节的情况下，NIR 光必须穿过表皮、真皮、皮下脂肪、皮下血管、肌肉（在某些区域）、腱膜、结缔组织、颅骨、硬脑膜、脑脊液和软脑膜，才能到达皮层表面（Clemente, 1981）。这些结构中的每一个都具有不同的吸收和折射特性，不同材料之间的每个界面都会产生单独的菲涅尔反射（Jacques, 2013）。

表 6.1　细胞组分的折射率

材料	折射率（n）
空气	1.00029
水	1.33
细胞外液	1.35 ~ 1.36
细胞质	1.36 ~ 1.375
细胞膜	1.46
细胞核	1.38 ~ 1.41
线粒体	1.38 ~ 1.41
黑色素	1.6 ~ 1.7

6.2.2　散射

散射可以定义为光子行进方向发生变化。散射可以使光子向前、向后、向侧面偏转，或者同时发生这些偏转。当粒子的尺寸与入射光波长的宽度相当或达到其十倍，不容易发生向前散射。散射增加了受光影响的组织体积。在不同组织之间的界面上，散射尤其容易发生。散射与反射、折射和吸收共同作用，缩短了光在组织中传播或穿透的距离（Steiner, 2011; Lister et al., 2012; Wan et al., 1981）。

细胞器与纤维组织结构有助于光散射。甚至富含蛋白质的细胞质与细胞外液相比也有更高的折射率。胶原蛋白和弹性纤维也能散射 NIR 光。胶原蛋白可以形成单独的纤维、薄片或束，它们可以具有不同的折射率。

特定组织对散射的影响可以用散射系数（μ_s）来表示。散射系数等于每单位距离（通常为每厘米）光束散射的光能的分数。散射系数越大，在 1cm 的组织距离内散射的光量就越大。表 6.2 列出了特定组织的散射系数。如皮肤的散射系数为 46.0。当然，这取决于皮肤照射在人体上的位置。皮肤的平均厚度为 2mm，但头皮的厚度约为 8mm。当光子穿过皮肤时，大约有一半的光子被散射。有些向后（后向散射），有些侧向散射，有些向前（前向散射）。骨头的散射系数要低得多，约为 22.9。与皮肤相比，骨骼散射的光子更少。然而，头皮和头骨之间的界面是额外散射和反射的来源。大脑的散射系数为 24.2，散射程度也比皮肤低（表 6.2）。

表 6.2　选定组织的散射系数

	平均散射系数（μ_s）	SD	N
皮肤	46.0	13.7	8
大脑	24.2	11.7	8
乳房	16.8	8.1	8
骨骼	22.9	14.6	3
其他软组织	18.9	10.2	18
其他纤维组织	27.1	5.0	5
脂肪组织	18.4	9.0	6

散射现象已在各种组织中进行了研究，这项工作最近由 Jacques（2013）进行了回顾。散射通常用"瑞利散射和米氏散射"来描述。瑞利散射是指比光波长小得多的微小颗粒或质量波动引起的散射，而米氏散射是指比光波长大的颗粒引起的散射。图6.6描绘了各种组织中的散射现象。

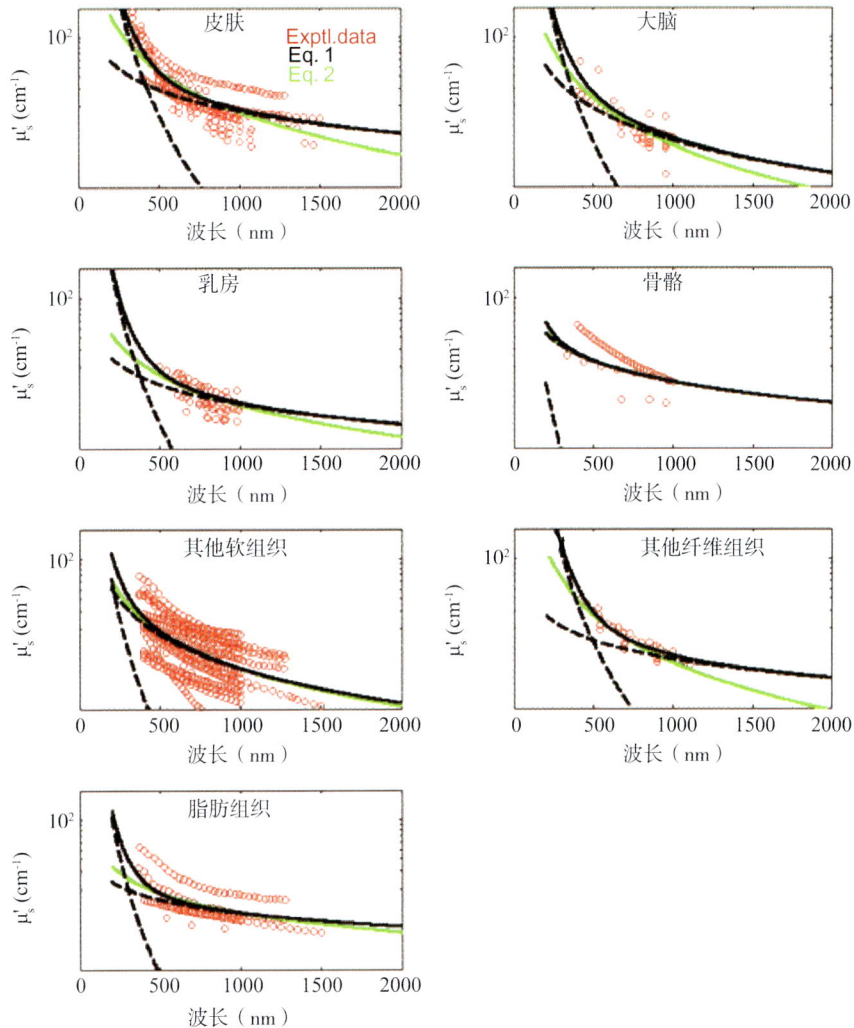

图 6.6 Jacques（2013）总结与回顾的散射系数数据。图中展示了七种不同的组织。红色圆圈内汇总了来自多个来源的数据。线条代表根据推导散射系数的不同方程得出的拟合线

引自 Jacques, S.L., Optical properties of biological tissues: a review. Phys Med Biol, 2013,58（11）: R37-R61, r Institute of Physics and Engineering in Medicine. Reproduced by permission of IOP Publishing. All rights reserved.

流动的血液是散射光的一个特别重要的来源。水和血红蛋白都会吸收 NIR 光。水的吸收峰值约为1000nm，而血红蛋白的吸收峰值则取决于其氧合状态。静脉中的去氧血红蛋白在550nm、758nm 和910nm 处有吸收峰，而氧合血红蛋白在418nm、542nm、577nm 和925nm 处有吸收峰（Douplik et al., 2013）。细胞成分，例如含有细胞核的白细胞，会产生额外的散射。血液的流动也会影响近红外光。根据血流方向，NIR 光的频率会因多普勒频移效应而增加或减少（Douplik et al., 2013）。

6.2.3 吸收

大多数组织都有吸收光能的能力。通常情况下，这种吸收是通过能吸收光子的分子实现的。含有金属离子的分子具有很强的吸收光能的能力，但共轭分子（如卟啉和黄素、DNA 和水）也能吸收光。能量的吸收会导致分子的构象和（或）功能发生变化。紫外线对胶原蛋白和弹性蛋白的影响会导致皮肤老化就是一例。

在目标组织中，对光的吸收能力是 NIR 光生物调节的积极效果的基础。图 6.7 展示了 NIR 光的预期效果。波长范围在 600 ~ 1200nm 的光具有显著的光生物调节能力（Karu 和 Kolyakov, 2005）。现有数据支持线粒体呼吸链中的细胞色素 c 氧化酶（COX）吸收 NIR 光子，这是光生物调节的关键启动事件（Rojas 和 Gonzalez-Lima, 2011; Henderson 和 Morries, 2015b; Karu 和 Kolyakov, 2005; Chung et al., 2012; Henderson, 2016; Salehpour et al., 2018）。COX 是线粒体内膜上的一种大型跨膜蛋白。它包含两个铜中心（Cu）和两个血红素铁中心。这些铜中心具有不同的光吸收峰。Cu_A 的还原发生在 620nm 处，Cu_A 的氧化发生在 825nm 处，Cu_B 的还原发生在 760nm 处，Cu_B 的氧化发生在 680nm 处（Rojas 和 Gonzalez-Lima, 2011）。这些峰值对应于与 NIR 生物效应相关的"光学窗口"。对 COX 的照射可提高整个电子传递链的活性，从而产生更多的三磷酸腺苷（ATP）。此外，COX 具有自诱导性，其基因表达与其活性相关，因此 COX 数量可能会随着 NIR 照射时间的推移而增加（Wong-Riley et al., 2005）。NIR 的影响已在分离的线粒体制剂中进行了研究。632nm 光照射可增加质子电化学势并增加了 ATP 的产生（Passarella, 1989）。NIR 照射可增加 COX 活性，激活电子传递链的多个组成部分，增加耗氧量（Pastore et al., 2000; Yu et al., 1997）。

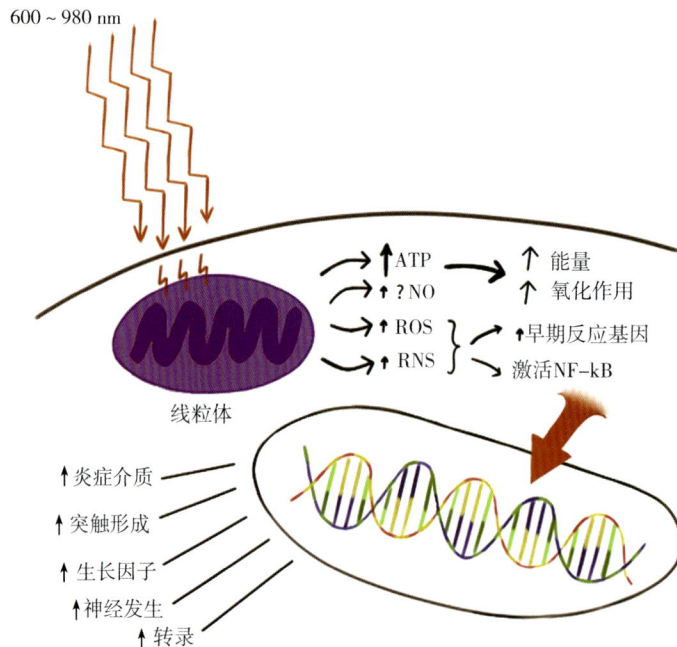

图 6.7　**NIR 光疗作用机制的假设。NIR 光（600 ~ 980nm）穿透组织的深度因波长、所涉及的组织、相干性和时间而异。一部分光子能量到达线粒体并被细胞色素 c 氧化酶吸收。这激活了 ATP 产量的增加、活性氧（ROS）、活性氮（RNS）产量的增加，并可能增加一氧化氮（NO）的产量。下游事件包括早期反应基因（如 cfos、cjun）的增加以及核因子 κB（NF-κB）的激活，后者进而诱导基因产物转录的增加，导致突触形成、神经发生以及炎症介质和生长因子的产量增加**

在 NIR 光生物调节期间，COX 和其他特征不明的介质吸收红色或 NIR 光子会导致次级的分子和细胞事件，包括激活第二信使途径、一氧化氮（NO）水平变化和生长因子产生（Henderson and Morries, 2015b; Chung et al., 2012）。当应用于大脑时，NIR 光可降低兴奋毒性，促进神经营养因子的产生，调节活性氧，转录具有保护或促增殖特性的新基因产物，并释放大量神经元和其他细胞的生长因子（Chung et al., 2012; Henderson, 2016; Liang et al., 2008; Xuan et al., 2015; Leung et al., 2002; Chen et al., 2011; Frank et al., 2004; Lubart et al., 2005; Mirsky et al., 2002）。NIR 光似乎会引发一系列亚细胞事件，从而对受损神经元或其他细胞产生即时、延迟和持续的有益变化。

另外，在 NIR 光源和目标组织之间的组织、液体和空气对 NIR 光的吸收，可以显著减少最终传递到目标组织的能量。对光的吸收也是组织加热的基础。组织加热是 NIR 光疗的一个主要问题。当光线穿过组织时，特定的分子或结构会吸收光能。每个分子或结构都有最适合吸收的特定波长。这可以定义为该分子或结构的吸收系数 μa。也可以定义为该组织的吸收系数。如皮肤的吸收系数是黑色素细胞、血红蛋白、水以及皮肤其他结构成分吸收系数的总和（Douplik et al., 2013）。如果没有适当的技术，NIR 光可能会导致皮肤烧伤或干燥。

6.2.4　穿透性

显然，NIR 光穿透组织的能力取决于几个因素：波长、能量、衰减系数（由散射、折射和吸收组成）、辐照度、相干性和脉冲。组织的衰减系数决定了光束穿透组织的难易程度。衰减系数越大，表明光束在穿过组织时衰减或减弱得越快。相反，衰减系数小则表明光束在穿过组织时能量损失很小。一般来说，波长越长（可达 1000nm）穿透越深；然而，1000nm 以上的波长主要会被水吸收（Steiner, 2011;Jacques, 2013）。

一般来说，功率密度（辐照度）增加会导致穿透力增强。更多的光子将穿过组织。Aulakh 等（2016）在猪脑中证明了这一点。1.5W NIR 发射器发出的光比 0.5W 发射器发出的光更容易穿透大脑组织。由于散射效应，表面辐照度也会影响穿透力。NIR 脉冲还可以增加穿透深度，增加在脉冲峰值时传递到任何给定点上的能量。然而，脉冲存在能量输出低谷，这样传递到组织的总能量可以等同于甚至低于连续发射传递的能量。我们之前已经证明，10Hz 的脉冲频率可将照射到表面的光能减少 50%，但实际传递到 3cm 深度的能量几乎相同（Henderson and Morries, 2015b）。我们还发现，脉冲极大地增强了穿透皮肤的能力。脉冲是激光和激光二极管的一种特性，而 LED 很难复制这种特性。

6.2.5　散斑

NIR 光与组织相互作用的一个关键方面是散射对相干光的影响。当相干光进入组织时，波的时序和形状会发生轻微的扭曲。因此，波之间会发生干涉。偏振，即波振动的角度，也会导致干涉。在单个波的基础上，当给定点处的波幅与相邻波和相干光波群不同时，就会产生干涉。在差异点处，波幅可以相互抵消 $\{[+x]+[-x]\}$，也可以相加 $\{[+x]+[+x]\}$，或者介于两者之间的任何变化 $\{[+x]+[-y]\}$。这些相互作用的结果是光强的随机增加和减少，称为斑点强度模式，如图 6.8 所示。散斑会对有效穿透深度产生重大影响（Hode, 2005）。因此，高光强区域会穿透得更深，或者在给定深度下具有两到三个数量级的更大能量（Hode, 2005）。

本文将详细介绍影响光能穿透材料的物理机制。反射、折射、散射和吸收共同作用，减弱入射光穿过或无法穿过材料时的能量。不同的波长的光对应不同的参数系数。最终，光能穿透解剖结构的能力受到波长、辐照度、相干性和组织特性的影响。我们认为，上述物理参数解释了低能量 NIR 光在临床应用中的有限效果。此外，LED 发出的光的性质限制了其穿透组织的有效性。而且，LED 发出的光锥的边缘可能与 LED 光锥中心的能量不同甚至更低。为了简单说明这些物理参数，我们研究了光在含有和不含有散射添加

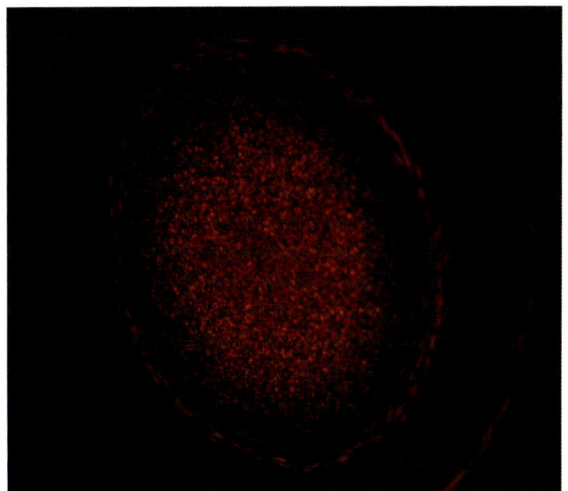

图 6.8　通过 1 米的空气将 810nm 激光投射到平面上，并用红外相机拍摄。在光分布中可以看到相干光的光斑，高强度区域与低强度区域相间分布

剂的弹道凝胶中的穿透情况。从图6.9中可以明显看出，即使是低功率（5mW）激光也能穿透8cm的凝胶并继续穿透空气［图6.9（A）］。相比之下，功率相当的LED发出的光在透明弹道凝胶中的穿透距离不到35%［图6.9（B）］。此外，LED光发射的圆锥特性非常明显。LED光发射的广泛漫散射效果显而易见。然后，我们用盐晶体制作弹道凝胶，并剧烈搅拌，在凝胶中形成气泡和盐晶体的悬浮液。这些现象造成了广泛的散射和吸收（图6.10）。如图6.9（C）所示，5mW的激光束至少在70%的凝胶中保持相干性。另外，LED发出的光能迅速散射，光线穿透的凝胶少于25%［图6.9（D）］。

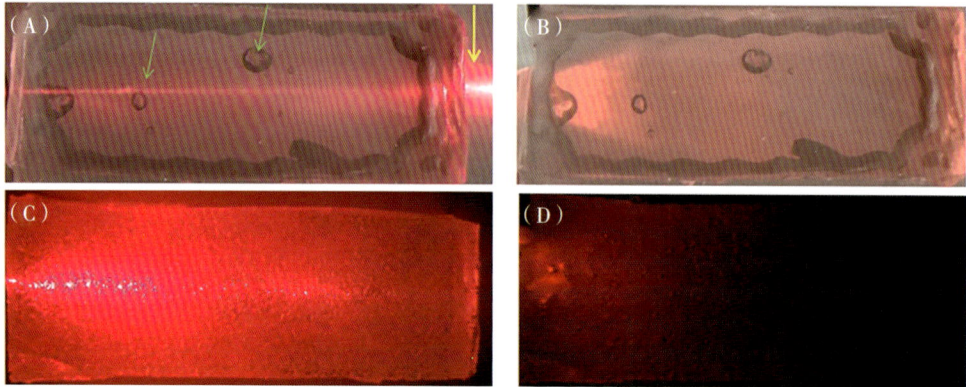

图6.9　激光光束与LED发光示意图

（A）在无杂质的弹道凝胶（Humimic Medical, Fort Smith AZ, USA）中，620～670nm、5mW激光的光路。凝胶长度为8cm。激光光束高度相干且至少聚焦在凝胶长度的50%，并在离开凝胶时仍相对聚焦（黄色箭头）。气泡（绿色箭头）实际上并不在凝胶内部，而是出现在凝胶与基材之间的界面上；（B）约640～670nm、5mW LED光通过透明弹道凝胶的光路。注意光的锥形扩散和散射，以及光在大约65%的弹道凝胶长度内无法穿透；（C）通过向弹道凝胶中添加盐晶体（重量比为2%）来模拟衰减（散射和吸收）模型。凝胶块长度为8cm。同一激光通过含有盐晶体和气泡的8cm弹道凝胶的光路。激光光束在至少70%的凝胶长度内保持相干。散射降低了穿透深度，且从凝胶另一端未观察到激光发射；（D）LED光通过含有盐晶体和气泡的凝胶的光路。光高度散射，且穿透深度不超过25%。

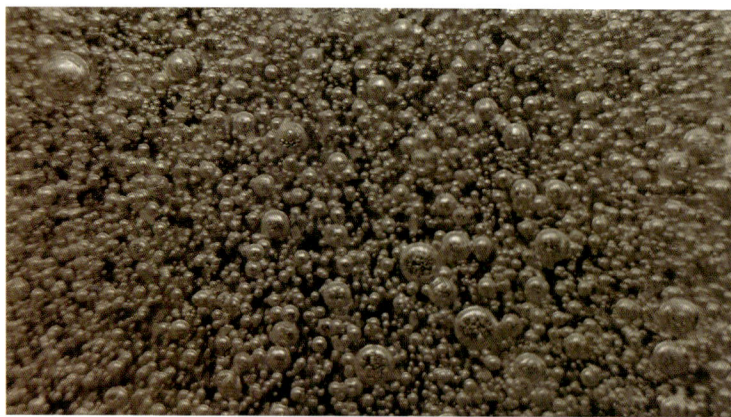

图6.10　含盐晶体和气泡的弹道凝胶放大图，用于模拟组织的散射和吸收

这两种不同形式的光在弹道凝胶中的行为说明了相干光和非相干光之间的重要区别。有学者认为，组织对相干光和非相干光的散射效应没有影响。人们预计激光会高度散射并"照亮整个大脑"。对图6.8C中的激光的观察表明，相干光确实具有更大的穿透复杂散射介质的能力。

6.3 红外光——进入大脑的旅程

6.3.1 穿透皮肤

皮肤是 NIR 光能量穿透的实质性屏障。皮肤由多层组织构成，主要分为表皮和真皮。表皮由多个表面层组成，这些表面层角质化，形成保护层。相比之下，真皮层由致密的纤维弹性结缔组织构成，其中还包含腺体和毛囊（图 6.11）。真皮下方是皮下脂肪层，其厚度差异很大。

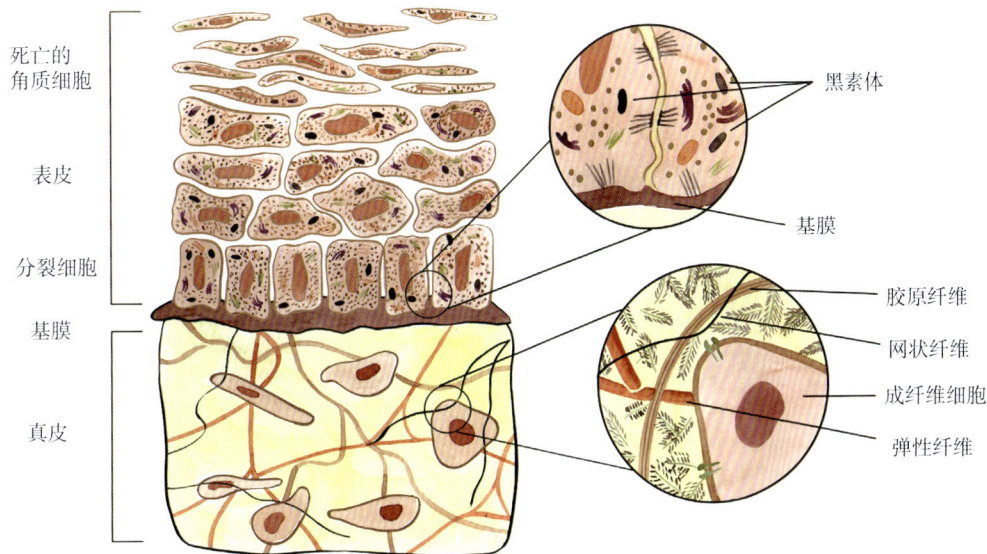

图 6.11 皮肤结构示意图。表皮由五层组成——角质层、透明层、颗粒层、棘层和基底层。黑素体、细胞核、胶原纤维束和其他结缔组织纤维形成了阻碍光线穿透的实质性屏障

表皮有五个亚层：角质层、透明层、颗粒层、棘层和基底层（Junqueira and Carneiro, 1982; Leeson and Leeson, 1979）。基底层产生的细胞形成角质向表皮方向迁移，最终脱落。表皮厚度因位置不同而异，从 $50\mu M$ 到 $150\mu M$ 不等。

真皮由多种细胞、结缔组织和真皮结构组成。其中成纤维细胞数量最多，其次是肥大细胞、组织细胞、朗格汉斯细胞、淋巴细胞和内皮细胞。所有这些细胞都包含在胶原和弹性蛋白基质中，并形成复杂的纤维网络。毛囊和腺体等真皮结构根据位置的不同而密度各异（Junqueira and Carneiro, 1982）。

从这一描述中可以看出，皮肤具有复杂且不均匀的结构，红外光必须穿过这一结构才能到达更深层组织。如前所述，屏障的光学特性取决于每一层对光吸收和散射的倾向，以及每一层界面发生的散射和反射。此外，血红蛋白和其他与血液相关的发色团以及个体患者的色素发色团也会产生不确定的影响。尽管如此，仍可确定某些有关 NIR 吸收、散射和穿透皮肤的一般性原则。

表皮由活性和非活性角质形成层组成。表皮深层活性层含有大部分黑素细胞和黑色素颗粒。黑素体是黑素细胞内含有的大颗粒黑色素，会产生显著的前向散射。黑素体还能产生漫散射，色素沉着越深，散射越大。

真皮层的复杂纤维网络由胶原纤维束和相互交叉的弹性纤维组成，形成交织的纤维和薄片。光能被单根纤维、交叉的纤维和层界面散射。

真皮中的血管结构集中了血液、水、血红蛋白、胆红素和胡萝卜素，对 NIR 光有很强的吸收作用。此外，真皮层中血流的影响也是该结构中尚未完全研究的一个方面。

皮下脂肪层由结缔组织、血管结构和脂肪细胞组成。脂肪细胞内的脂质球状液滴大小从 $15\mu M$ 到

250μM 不等，它们会散射 NIR 光能量。在头皮中，这一层更厚。在头皮的这一层下面是致密的纤维层，称为腱膜。腱膜的光学特性尚未完全阐明。

最早对 NIR 光穿透和人体皮肤的进行研究的实验之一，是研究 633nm 光在人体皮肤逐渐增厚的部分中的穿透率（Kolari，1985）。633nm 光穿透 0.4mm 表皮时的透射率为 78%，但穿透 2mm 厚皮肤时，能量下降到 633nm 入射光的约 5%（图 6.12）。Bjordal 等（2003）还得出结论，632nm 激光的 90% 能量在皮肤中损失。820nm NIR 光对皮肤的穿透力稍强。大约 89% 的 820nm 光可以穿透 0.4mm 表皮，约 13.5% 可以穿透 2mm 皮肤，但只有 0% 可以穿透 3mm 皮肤（Kolari and Airaksinen，1993）。其他学者发现，820nm 光源的 80% 能量在皮肤中损失（Bjordal et al.，2003）。Esnouf 等（2007）使用 100mW 的 850nm 连续光源对人类皮肤进行了研究。他们报告说，光源发出的光有 34% 可以穿透至 0.784nm（Esnouf et al.，2007）。

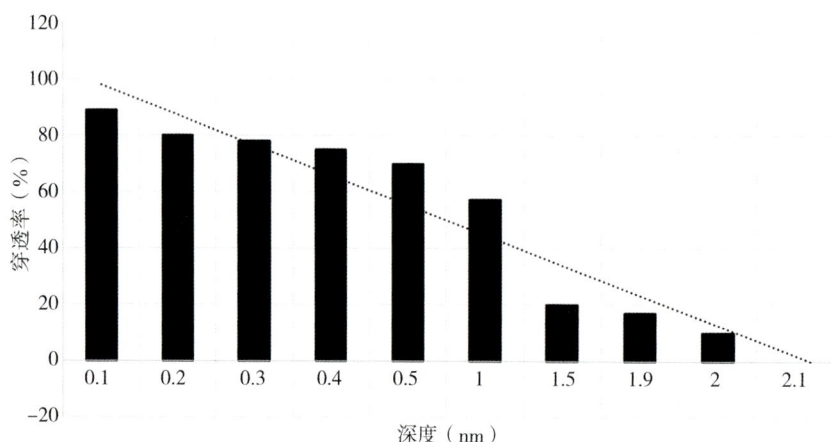

图 6.12　820nm 镓铝砷激光二极管（功率未指定）的光线穿透新鲜人类皮肤样本的情况。数据是根据 Kolari（1985）所呈现的数据推导出来的，并以黑色柱形图表示。黑色虚线表示回归线。回归线表明，激光二极管发出的光线穿透人类皮肤的深度小于 2.2mm。这与 Henderson 和 Morries（2015b）的发现一致

我们使用几种不同的 NIR 光源研究了未固定的人体皮肤和未固定的羊皮肤对 NIR 光的穿透性（Henderson and Morries，2015b）。我们发现低功率 NIR 光的穿透性要低得多。我们发现 50mW 810nm LED 发出的能量无法穿透 2mm 的人体或羊皮肤。从市售的 200mW LED（650+880nm）中，无法检测到任何能量穿透人体或羊的皮肤。相比之下，10W 810nm 连续模式红外激光的 9% 能量穿透了 2mm 的皮肤（人体或羊）。15W 810nm 连续模式激光的 33% 能量穿透了 2mm 的皮肤。虽然通常认为波长越长穿透力越强，但穿过具有复杂解剖结构的皮肤时似乎并非如此。有报告称，与 980nm 光相比，810nm 光的穿透力更强（Henderson and Morries，2015b）。如在连续模式下，15W 980nm 激光只有 14% 的能量穿透 2mm 的羊皮肤，而 810nm 激光则有 33% 的能量穿透同一皮肤样本。使用脉冲红外光则穿透力更强。如脉冲频率为 10Hz 的 810nm 红外激光的 41% 辐照度穿透了 1.9mm 的人体皮肤，而类似参数的连续模式光仅穿透了 11%。脉冲频率为 10Hz 的 15W 810nm 激光器在 1.9mm 的人体皮肤上传递了 69% 的能量，而类似参数的连续模式光仅传递了 17%（Henderson and Morries，2015b）。正如 Aulakh 等（2016）所证明的那样，这也说明了功率越大，穿透力越强。

简而言之，如果光的穿透深度无法超过 3mm，那么探讨 LED 照射在人头部的时间长短就没有意义了。该情况下 LED 产生的能量无法穿透头皮的厚度。只有极少的红外能量会传递到大脑，所以 LED 产生的能量肯定无法穿透 3cm 或更深的深度。有学者认为，LED 产生的能量在暴露时间更长的情况下可以穿透得更深。这反映出对到达皮肤表面的能量和到达目标组织（通常在皮肤表面以下几厘米处）的能量之间区别的根本误解。如果 Kolari（1985）提供的数据所示的回归线是正确的（图 6.11），那么激光二极

管的能量在到达人体皮肤约 2.1mm 处就停止了。更长的暴露时间只是将更多的能量注入皮肤的表皮和真皮。它们不会产生更深的渗透。

然而，一切不止如此。皮肤并不是光穿透的唯一障碍。

6.3.2　穿透头骨

为了到达大脑，不仅需要穿透覆盖的头皮，还必须穿透头骨。用 0.5W LED 发射器发出的 800 ~ 810nm 光穿透小鼠头骨（0.2mm）（Choi et al., 2007）和覆盖的皮肤，穿透率在 6.3% 到 46% 之间（Khuman et al., 2012）。Fitzgerald 等（2013）模拟了 670nm 和 1064nm LED 光源以 28mW/cm² 的功率照射人脑的光穿透情况。Jagdeo 等（2012）研究了低功率 NIR 光对从人体标本上分离的人头骨穿透的情况，发现穿透力有限。830nm 0.5W 连续 LED 设备（Omnilux）发出的光能只有 7.4% 能够穿透人体头骨。此外，他们发现，在人体标本模型中，830nm NIR 光穿透约 10mm 额骨和覆盖组织的比例不超过 0.5%。此外，同一光源发出的不可检测的 NIR 能量也没有穿透颞骨和上覆组织（Jagdeo et al., 2012）。这些低强度光疗（LLLT）研究和计算机模型研究（Fitzgerald et al., 2013）表明，低功率 LED 发射器的光子能量似乎无法在治疗人类大脑所需的深度上产生显著的通量。

这是 LED 的缺陷，还是低强度激光发射器也存在类似问题？使用激光二极管设备对脑卒中进行急性治疗的低强度激光治疗的临床试验向头皮发射了 808nm 的 NIR 光，功率为 70mW，能量密度为 268J/cm²（Lampl et al., 2007）。研究者估计，他们向人类大脑皮层表面输送了 10mW/cm² 或 1.2J/cm² 的光能。这意味着只有不到 1% 的光能到达了大脑皮层表面。Lapchak 等（2015）研究了 NIR 光穿透三种常见动物头骨以及人类头骨样本的情况（图 6.13）。他们使用双波长激光（800nm 和 970nm），在头骨表面施加 700mW 的功率，并测量光线的穿透率。对于小鼠头骨（厚 0.44mm），施加在头骨表面的光线的 40.1% 穿透到了另一侧。对于大鼠头骨（厚 0.83mm），只有 21.2% 的光线穿透了头骨。对于兔子头骨（厚 2.11mm），穿透骨头的 NIR 光量下降到 11.4%。对于人类头骨，我们研究了两个点——前囟和顶骨的一部分。人类头骨的厚度从 5.9mm 到 7.2mm 不等。穿透人类头骨的入射 NIR 光只有 4.2%。Lapchak 等（2015）计算出入射辐照度为 700mW/cm²，而人类头骨另一侧的辐照度则下降到 29mW/cm²。

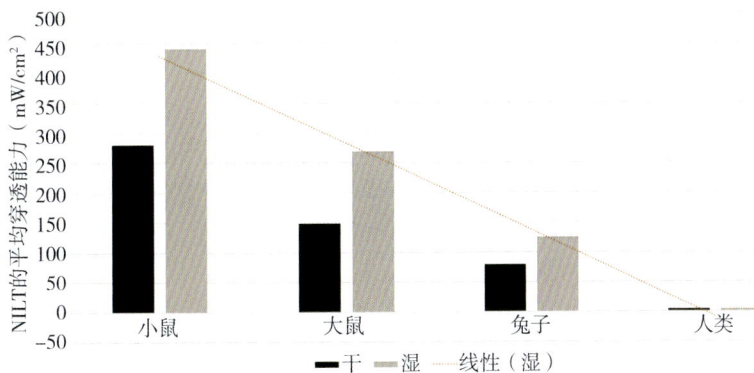

图 6.13　**NIR 光穿透三种动物头骨和人体标本的情况。回归线以虚线表示**

引自 Lapchak, P.A., Boitano, P.D., Butte, P.V., Fisher, D.J., Holscher, T., Ley, E.J., et al.Transcranial Near-InfraredLAser Transmission（NILT）profiles（800nm）: systematic comparison in four common research species. PLoS One, 2015,10（6），e0127580.

Ando 等（2011）研究了 NIR 光对小鼠头皮以及小鼠头皮和头骨的结合体的穿透力。他们使用波长为 810nm 的激光二极管，将功率从 50mW 逐渐增加至 500mW，并测量了穿透到组织另一侧的光能。他们发现，施加到头皮表面的能量中约有 15% 到达了头皮另一侧。而光对头皮和头骨结合体的穿透率要低得多，只有 6% 的能量到达头骨的下表面。将这些结果与 Lapchak 等（2015）的研究结果进行比较，可以再次看出，头皮皮肤对 NIR 光能量构成了强大的屏障，因为 40% 的 NIR 能量能够穿透小鼠的头骨。

Lychagov 等使用 1W 810nm 激光研究了 NIR 光穿透人体头皮标本和头骨标本的情况（Lychagov et al., 2006）。他们检查了五个区域：额骨、左右颞骨、枕骨和头顶（图 6.14）。他们证实，NIR 能量的传输会随着样本厚度的增加而减少。他们记录到，通过头皮和头骨组合传输的能量大约是相同厚度头骨传输能量的三分之一。

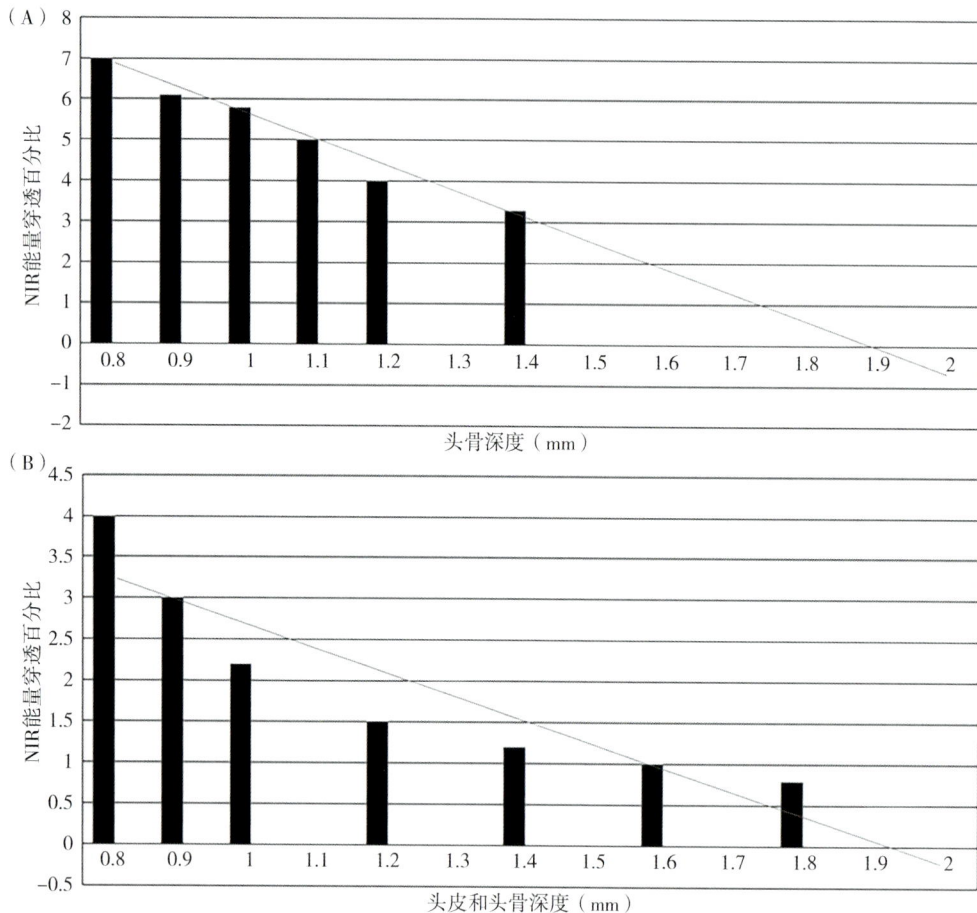

图 6.14（A）810nm、1W 的光照射到头骨表面时，穿透至头骨内表面的百分比。灰色线表示回归线，表明在此功率下，光线无法穿透超过 2mm；（B）810nm、1W 的光照射到头皮表面时，穿透头皮和头骨到达头骨内表面的百分比。灰色线表示回归线，表明在此功率下，光线无法穿透超过 2mm

引自数据来源于Lychagov, V.V., Tuchin, V.V., Vilensky, M.A., Reznik, B.N., Ichim, T., DeTaboada, L.Experimental study of NIR transmittance of the human skull. In: Tuchin, V.V.（Ed.），Complex Dynamics and Fluctuations in Biomedical Photonics Ⅲ. Proc of SPIE V, 2006, vol. 6085, pp. 60850T1-60855T1.

6.3.3 对异质组织的穿透

计算机模型已经对穿透人体头皮、头骨和大脑的问题进行了探索。在上述辐照度为 28mW/cm² 的弥散模拟计算机模型中，Fitzgerald 等（2013）得出结论，在大脑中心（10mm 头骨 + 46mm 大脑 =56mm）接收到 670nm 光的功率密度约为 $1.2×10^{-11}W/cm^2$，1064nm 光的功率密度约为 $1.4 ×10^{-7}W/cm^2$。这低于预计该有的生物学益处的能量密度范围。Lapchak（2010）根据 NEST 试验的结果，得出了关于 NIR 光穿透人脑的类似结论。波长为 808nm、能量密度为 0.9J/cm² 的 NIR 激光照射在人体头皮上，持续 40 分钟，在多个部位进行了照射（Lampl et al., 2007; Zivin et al., 2009; Huisa et al., 2013）。Lapchak（2010）认为，光能无法达到足够的深度和能量，无法在急性脑卒中患者的临床检测中检测到变化。

多个研究小组在实验室对较厚的组织进行了研究。Khuman 等（2012）在小鼠模型中使用了 0.5W 的 800nm LED 发射器。超过 95% 的光线在穿过小鼠头部（头皮、头骨和大脑）不到 10mm 的结构时衰减。Byrnes 等（2005）研究了 150mW 光源发出的 810nm 连续光穿透大鼠皮肤、肌肉、骨骼和脊髓（约 24mm）的情况。他们发现只有 6% 的能量穿透了这些组织。同样，Giacci 等（2014）测量了光子能量（670nm 和 830nm）通过大鼠脊柱上未明确厚度的皮肤、肌肉和骨骼的传输情况，但这个距离可能也大约为 24mm。他们发现，来自 500mW 发射器的 670nm 光中有 6.6% 穿透了这一距离。830nm 光的穿透率略高，为 11.3%（Giacci et al., 2014）。Hudson 等（2013）精确测量了使用 1W 808/980nm 发射器在不同深度的牛的肌肉中传递的光子能量。他们发现，尽管较长波长的光传播距离更远，但 808nm 光的穿透率更高。808nm 光在 3cm 处的衰减率为 99%。

NIR 光穿透活体组织与穿透标本组织的情况有所不同，原因有很多。第一，死亡早期就会开始发生蛋白质交联过程。第二，死亡数小时内组织液就会发生变化。第三，真皮和深层组织在体内的灌注会产生 NIR 光的散射和折射。第四，血液流动也会从 NIR 光照射部位散发热量。第五，一些研究者提出，在照射部位产生的 NO 通过血液输送到全身，是 NIR 光疗产生有益效果的原因（Samoilova et al., 2004）。如果 NIR 光不能穿透活体组织 3cm 或更深的深度，那么这种原因有可能用来解释 TBI 的临床效果。

Jagdeo 等（2012）曾以研究者和志愿者身份模拟了 NIR 光在活体组织中的穿透情况。如在活体人的手上，Jagdeo 等（2012）发现，0.5W 发射器发出的 830nm 光只有 0.01% ~ 0.09% 穿透了 25mm 的距离。我们使用更高功率的 NIR 光源复制了他们的一些实验（Henderson and Morries, 2015b）。我们使用手、脸颊、耳朵和三头肌组织来模拟皮肤、骨骼、结缔组织和其他组织在 NIR 光到达大脑的路径中的复杂组织。如在 20mm 厚的皮肤和皮下组织上施加 13.5W 的 810nm 激光，仅 0.005W 的光能穿透该距离（0.32%）（Henderson and Morries, 2015b）。脉冲 NIR 光在活体组织中的穿透力似乎更大，这与我们在标本组织中的发现形成鲜明对比。连续波 NIR 能量只有 0.6% 能穿透 2.5 ~ 3.0cm 的人手，而脉冲 NIR 能量则有 0.8% 能穿透相同距离。与皮下肌肉（三头肌组织）的类似厚度相比，含有骨骼（人手）的活体组织的穿透率似乎更高。超过 0.8% 的 NIR 能量穿透了 25mm 的人手，而只有 0.3% 的 NIR 能量穿透了上述无骨组织（皮下组织）的类似深度。此外，软骨（耳）似乎支持更多的能量传输，与厚度相似的手相比，2.93% 的能量穿透了 5mm 的人类耳朵，而只有 0.44% 的光能穿透了手（Henderson and Morries, 2015b）。

在活体人手的实验（25mm）中，Jagdeo 等（2012）发现，来自 500mW 发射器的 830nm 光只有 0.01% ~ 0.09% 能够穿透这个距离。相比之下，Henderson 和 Morries（2015b）发现，来自更高功率光源（10W）的 810nm 光中有 0.6% 能够穿透 25mm 的皮肤、骨骼和软组织。这表明穿透力比之前使用低功率发射器的工作至少提高了 5 倍，并再次强调了功率越大穿透力越强这一观点。

我们以志愿者身份进一步研究了人体模型。我们测试的假设是由 LED 发射器的支持者提出的，他们支持 LED 作为一种治疗人类颅内疾病的方法。该假设总结为："只要有足够的时间，即使是低功率 LED 发射器也能通过颅外传递足够的能量，从而产生治疗效果。我们使用人手作为异质材料（其中包括散射系数接近大脑的骨骼），研究了通过 25mm 组织厚度传输的 NIR 能量的累积剂量随时间的变化。"图 6.15 显示了 LED 发射器在 830nm 波长下以 500mW 功率传输 NIR 能量穿过人手的量。从图 6.15（C）中可以看出，在 60 秒内，没有 NIR 光能量穿透 2.5cm。

我们对 NIR 能量如何穿透 3cm 的羊头骨、大脑和上覆软组织的研究，与临床实践中的 NIR 光疗法（NILT）治疗 TBI 非常相似（Henderson and Morries, 2015b）。同样，在 3cm 的深度，无法检测到来自功率低于 1W 的设备的 NIR 能量。6W LED 系统的能量在 3cm 组织中衰减了 99.995%。相比之下，10W 810/980nm 设备的能量有 0.14% 穿透了 3cm 组织。在 15W 功率下，810nm 发射器在连续模式下传输了 1.26% 的表面功率密度，而 980nm 发射器传输了 0.80%，穿透了 3cm 厚的脑组织。使用脉冲 NIR 发射设置，传输到表面的总功率密度较低，但穿透深度相似。

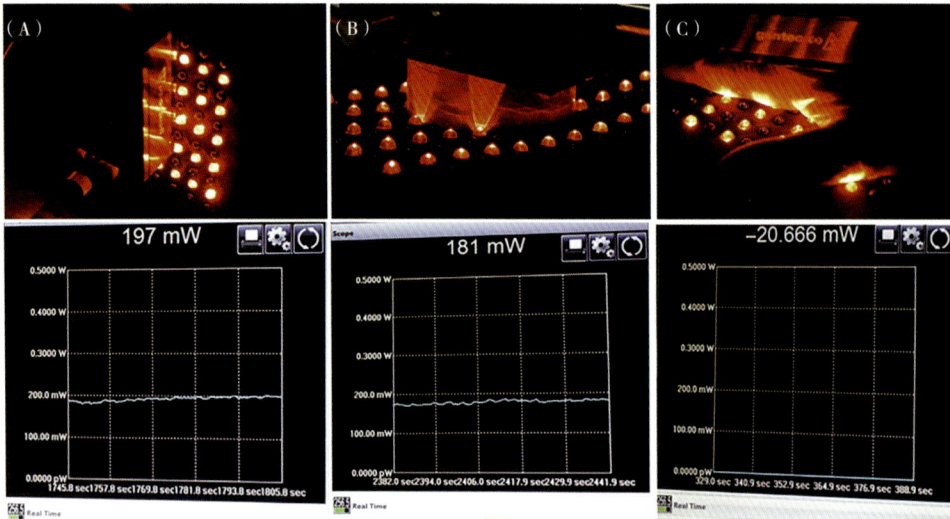

图 6.15 （A）一个输出为 500mW 的 830nm LED 发射器直接与光度计接触。光度计显示的读数为 197mW，远低于 500mW；（B）在 LED 发射器和光度计之间放置了一个深度为 2.5cm 的纸板圆筒。光度计显示有 181mW 的光通过 2.5cm 的空气；（C）在 LED 发射器和光度计之间放置了一只厚度为 2.5cm 的人手。光度计显示没有光能通过人手

之前关于 NILT 治疗人类 TBI 或脑卒中的文章主要关注如何将光子能量穿过头骨传递到皮层表面，其穿透距离为 6 ~ 10mm；然而，这种模型存在缺陷，因为到达大脑受损区域的距离可能远大于此。换言之，顶点处紧邻头骨的皮层可能距离表面 10mm，但 NIR 光能量可能需要穿透 3 ~ 7cm 才能到达受损区域。事实上，大部分皮层表面是沿着沟壁和沟底的，而不是紧邻头骨。此外，对 TBI 神经影像学文献的回顾显示，TBI 最常见的受伤区域是眶额叶皮层（位于额叶腹侧表面），前颞叶和内侧颞叶（Raji et al.，2014）。从解剖学上讲，不可能将 NIR 光发射器放置在紧邻这些区域的头骨外部。事实上，位于眼正上方的眶额叶皮层只能通过调整发射器的角度从额叶到达。同样，颞叶与表面之间有表皮、真皮、皮下脂肪、皮下血管、颞肌附属头、结缔组织、颞肌、颅骨和硬脑膜（Clemente，1981）。这些结构中的每一个都具有不同的吸收和折射特性，不同材料之间的每个界面也会对光子能量的传输形成障碍（Strangman et al.，2013）。皮下血管中的血液流动也能对传输形成独特的障碍（Douplik et al.，2013）。总之，在 NILT 中，有效瞄准 TBI 中最常受伤的区域，并利用足够的光子能量来启动修复过程，是一个重大挑战。

6.3.4 头发问题

Naeser 等描述了 11 名 TBI 患者接受低功率 NILT 治疗的开放性试验（Naeser et al.，2014）。治疗使用一个带有三个 LED 集束头的设备（MedX Health Model 1100, Toronto, ON, Canada）。治疗使用的参数如下：NIR 波长 870nm 和 633nm（红光），辐照度 22.2mW/cm^2，通量 13J/cm^2，每个部位照射时间约 10 分钟（Naeser et al.，2014）。头骨照射部位位于中线，以及额叶、顶叶和颞叶的双侧。正如他们在文章（Naeser et al.，2014）和之前的工作（Naeser et al.，2011）中所述，除了前额的治疗部位外，LED 头被放置在受试者的头发上。然而，头发是 NIR 光的有力屏障。

浏览多家声称拥有用于治疗 TBI 或其他神经疾病的 LED 治疗设备的公司网站（例如 Cerescan、Emerson、Vielight、BrainThor）和这些公司的出版物（Hipskind et al.，2018），可以看到患者佩戴设备，设备放置在头发上的图像（图 6.16）。这些图片使我们对上述公司的宣传主张产生了质疑，并表明他们对 NIR 光能量的理解存在严重不足。因为头发会阻挡 NIR 光。

为了说明这一点，我们获得了头发样本，并观察了能够穿透 2mm 头发层的光能数量。如在图 6.16（B）

中，记录了 10W 810nm 激光穿透 2mm 空气的能量。然后将 2mm 厚的金发束插入激光发射器和激光计之间 [图 6.16（C）]。如图 6.16（D）所示，大约 98% 的 NIR 能量被头发吸收或反射。事实上，在连续模式下，头发样本被加热并散发出烧焦的气味。

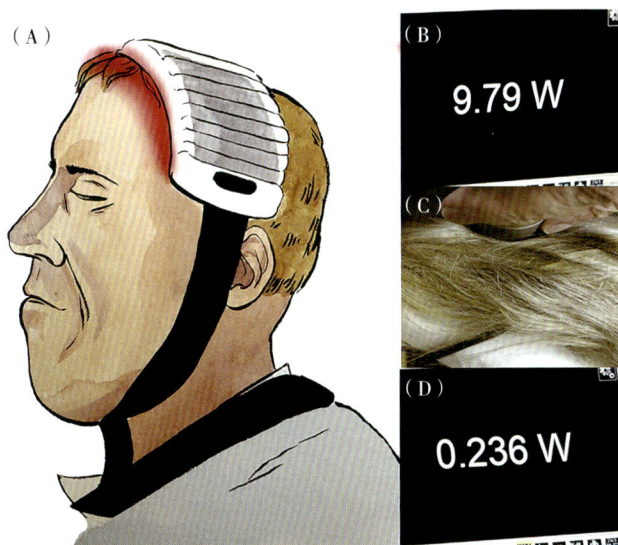

图 6.16　许多公司宣传 LED 设备，声称这些设备放在头上可以治疗 TBI 和其他神经或精神疾病（A）；通常，这些设备被放置在人的头发上；由于 NIR 光被头发严重衰减，这无疑会限制或消除 NIR 光照射的任何潜在疗效；（B）当将 810nm 的 10W 激光放置在距离光度计 2mm 的位置时，光度计的读数显示为 9.79W，表明光穿透了这段空气距离；（C）在 NIR 发射器和光度计之间放置了大约 2mm 厚的头发；（D）光度计读数显示——只有 0.236W 的 NIR 能量（来自 10W 发射器）能够穿透头发并被光度计检测到

正如这个演示所表明的，头发会严重阻碍 NIR 的能量穿透。当基于 LED 的治疗设备放置在头发上时，毫无疑问，只有很少量的 NIR 能量到达头皮，更不用说大脑了。如果 0.5W LED 发出的能量有 98% 被头发吸收，那么 80% ~ 90% 会被 2mm 的皮肤吸收（Bjordal et al., 2003; Kolari and Airaksinen, 1993），96% 的入射能量因头骨衰减（Lapchak et al., 2015），那么 LED 设备对神经生理有益的说法就变得非常值得怀疑了。

6.3.5　治疗大脑的有效性

本文提供的穿透数据对以下假设提出了质疑：只有持续数周或数月的 LLLT 方案才可能在临床上有效，或者说 LLLT 传递的光子能量才能够到达大脑。如 Jagdeo 等（2012）使用 0.5W 830nm LED，根据他们的模型估计到达大脑皮层的功率密度为 3mW/cm^2，相当于 0.0064J/cm^2 的通量，这是理想光生物调节所需的最低通量的 1/140（Karu, 2003）。Anders 等（Anders, 2015）指出，使用 5W 激光时，NIR 光可穿透人体皮肤标本、头骨和大脑达 4cm。根据我们的数据，我们估计在临床应用大功率 NIR 激光时（Morries et al., 2015），我们向 3cm 深度传递的能量为 1.65 ~ 3.7J/cm^2。这比 LLLT 系统提供的能量高 100 倍，但仍在实验室研究中显示具有有益生物效应的剂量范围（0.9 ~ 3.6J/cm^2）内（Henderson and Morries, 2015b; Chung et al., 2012; Ando et al., 2011; Yip et al., 2011）。上文详述的多种来源的证据表明，任何基于 LED 的设备发出的光子能量都无法达到 3cm 的深度。

我们的临床经验支持并证实了这一观点。接受 20 次治疗的患者（每次治疗持续 20 ~ 30min）都出现了显著且有时甚至是惊人性的改善（Morries et al., 2015）。单光子发射计算机断层扫描（SPECT）可以记录下与临床改善相一致的神经生理变化（Henderson and Morries, 2015a）。此外，这些改善持续了数月甚至数年。这与迄今为止使用 LLLT 治疗患者的报告结果形成鲜明对比，因为一旦停止治疗方案，治疗效果就会迅速消失（Naeser et al., 2011, 2014; Cassano et al., 2015）。

6.4　直接型近红外光能量效应的替代假设

　　鉴于 LED 和低功率（< 5W）激光 NIR 能量穿透深度有限，人们不得不质疑少数临床研究中关于临床反应机制的假设。如最近一篇新闻报道引用 Naeser 的话称，LED 发出的 NIR 能量传递到头皮和鼻腔，可以治疗默认模式网络（Richmond, 2018），从而治疗创伤后应激障碍（PTSD）。但问题是，默认模式网络的相关的大部分结构距离头皮表面超过3cm。从鼻腔发出的光预计穿透深度也不会超过2cm。默认模式网络由内侧前额叶皮层、后下顶叶皮层、压后皮层、海马体、海马旁回、后扣带皮层和邻近的楔前叶、角回组成（Buckner, 2012; Raji et al., 2015）。在这些解剖区域中，只有后下顶叶皮层和角回这两个区域可以通过 LED 发出的 NIR 光照射。根据迄今为止的所有证据，默认模式网络的关键结构——内侧前额叶皮层、后扣带皮层、海马和海马旁区——位于太深的位置，无法被 LED 发出的 NIR 光照射到。图 6.17 对此进行了说明。图中，同一患者的解剖磁共振成像（MRI）扫描和 SPECT 扫描的选定图像在计算机上进行了重叠。蓝色括号中的距离为7cm，这是普通人从头皮表面到海马/海马旁区的距离。在矢状图像中，前扣带回更靠近头皮表面，从头皮表面到后扣带回至少3.5cm。同样，默认模式网络所涉及的额叶内侧皮层区域距离前额皮肤至少4～5cm。上述默认模式网络研究的研究者表示，他们使用 500mW 的 LED 在皮肤表面提供 26J/cm^2 的能量（Richmond, 2018）。然而，目前尚无信息表明有多少光能到达大脑4～7cm 深处。本文提供的证据有力地表明，在脑部的这些深度处不会检测到任何能量。

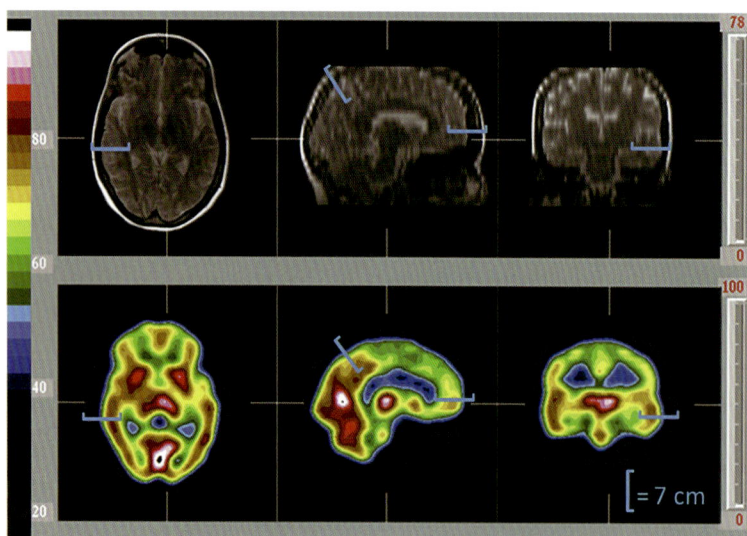

图 6.17　显示的是一部分图像，该图像显示将个体的解剖 **MRI** 和 **SPECT** 扫描进行融合，以说明默认模式网络的关键解剖结构与可触及的头皮表面的相对位置。蓝色括号代表 **7cm** 的距离，这是人的头皮表面到海马体/海马旁回的平均距离。低功率（**0.5W**）的光不太可能穿透这段距离

　　然而，尽管低功率 NIR 光能量在穿透能力方面存在这些局限性，但临床效果已经得到证实。如 Naeser 等（2014）在开放性试验中报道了认知测试（Stroop 测试、加州语言学习测试）的改善情况——使用基于 LED 的设备进行18次治疗后，结果有极大的改善。他们还报告说，部分（但不是全部）患者的 PTSD 症状有所减轻。在关于两名 TBI 患者的病例报告中，Naeser 等（2011）报告称，他们使用由三个独立 LED 集束头组成的仪器来进行 NIR（870nm+633nm）。LED 集束头依次放置在双额、太阳穴、顶叶、额叶和头顶。还有一个 LED 集束头也被放置在脚上。值得注意的是，患者仅从该方案中获得了短暂的好处。如果患者停止治疗，症状会在两周内复发。此外，研究者没有进行神经成像来定位他们试图使用 NIR 能

量来治疗的病变。而且，将 NIR 能量作用于足部对大脑没有直接影响。Naeser 等（2011）提出了一个关于穴位的推论，并进一步假设 NIR 能量对额叶的血流有影响。Cassano 等（2015）描述了一项针对四名抑郁症患者的开放性试验，使用基于 LED 的设备进行治疗。汉密尔顿抑郁量表得分从 19.8±4.4 下降到 13±5.35。NIH 资助的一项针对 120 名急性脑卒中患者的经颅 NILT 大型临床试验（NEST-1）显示患者病情得到改善（Lampl et al., 2007）；然而，随后针对 660 名患者的 III 期临床试验（NEST-2）在无效性分析中并未显示疗效（Zivin et al., 2009）。Lapchak（Lapchak, 2010）后来推测，II 期临床试验的成功是因为选择性纳入了大脑中动脉卒中患者，这些患者的脑卒中部位位于额叶和颞叶的侧面。他进一步推测，III 期临床试验的失败是因为纳入了深部脑卒中患者。

如果 NIR 能量不是直接照射受损神经元，它又是怎么影响大脑功能呢？

对于接受低功率 NIR 光治疗的脑损伤或其他神经系统异常患者，其变化可能是因为系统效应导致的大多数短暂性变化。Braverman 等（1989）证明了局部激光照射（632nm 和 904nm）对远端皮肤伤口的全身效应。他们治疗了有两个全层皮肤伤口的兔子模型中的一个伤口。与未治疗的动物相比，治疗组中未照射的一侧病变部位愈合速度更快（Braverman et al., 1989）。Rochkind 等（1989）在仅对一侧进行治疗的双眼伤口中发现了类似的全身效应，两侧伤口愈合速度均加快。此外，他们还发现神经挤压伤也会对全身效应产生反应。在双侧神经挤压伤后，用氦氖激光（632nm）照射右侧坐骨神经，与未治疗的对照组相比，右侧坐骨神经和治疗组的左侧坐骨神经的动作电位均显著增加（Rochkind et al., 1989）。Rodrigo 等（2009）研究了三个伤口，其中只有一个伤口接受了 830nm 或 632nm50mW 光的治疗。奇怪的是，离光线治疗点最远的伤口在组织学上显示出最大的愈合迹象。

Naeser 等（2011）的研究结果支持了低强度 NIR 疗法对人体的全身性影响。在这项研究中，两名患者接受了长达数月的低强度 NIR 光治疗，治疗时持续照射脚上的穴位。此外，在开放性试验中，穴位决定了 LED 集束头的位置（Naeser et al., 2011）。研究者推测这种技术对脑灌注有益。为了支持这一观点，Quah-Smith 等（2013）通过功能磁共振成像（fMRI）发现，对抑郁症患者躯干和四肢穴位进行激光针灸，可明显改变默认模式网络的灌注。针灸的作用机制尚不明确，且不在本文讨论范围之内。尽管如此，针灸机制不会对 LED 集束头下方的神经元产生直接影响。相反，正如 Quah-Smith 等（2013）所证明的那样，颅外穴位产生的全身效应对颅内结构有明显影响。

低强度 NIR 光可能会诱导代谢调节分子，而代谢调节分子已被证明可以调节兴奋性毒性继发性脑损伤的程度（Dong et al., 2015）。尽管一氧化氮是一种寿命短暂的分子（Thomas et al., 2001），但 NIR 光可能会诱导一氧化氮水平升高（Henderson and Morries, 2015b; Chung et al., 2012）。一氧化氮合酶活性可能会被诱导，导致一氧化氮水平整体上升。NIR 光也已被证明可以诱导某些生长因子，从而产生全身效应。NIR 光还可以影响炎性细胞因子。这些具有全身效应的物质，无论是单独还是组合，都可能对大脑功能产生积极影响。NIR 光疗法的这些全身效应值得进一步研究。

其中一个取得进展的领域是 NIR 光对诱导抗炎细胞因子（Konchurova and Gorbunov, 2012）的影响。对志愿者小面积皮肤进行照射可提高生长因子水平（Samoilova et al., 2004）。接受治疗的受试者的血浆在细胞培养中具有促进生长的活性。此外，一次 NIR 光照射以及每天四次照射均能提高抗炎细胞因子的水平（Zhevago et al., 2005）。白介素 10（IL-10）约增加了三倍，而肿瘤生长因子 β-1（TGFβ-1）增加 150%。相比之下，促炎细胞因子的水平则有所下降。肿瘤坏死因子 α（TNF-α）减少到原来的 1/34。白细胞介素 -6（IL-6）减少到原来的 1/12（Zhevago et al., 2005）。在小鼠模型中也获得了类似的结果（Fukuda et al., 2013）。

6.5 结论

NIR 光生物调节是一种影响能量、炎症、灌注、组织修复机制和神经调节的卓越且强大的工具。目前的挑战是将实验室数据与小动物模型相结合以应用于患者。目前，NIR 光生物调节对人类 TBI 或其他神经系统疾病症状的临床改善的实际机制尚不清楚。对 NIR 能量穿过组织时衰减的数据进行的回顾表明，临床疗效可能并非 NIR 能量对神经元直接作用的结果。相反，全身效应可能会诱发神经变化，从而改善患者的症状。然而，我们使用多功率 NIR 光疗仪的研究发现这可能会激活人脑神经元中的相同的分子机制，这在动物研究中已经得到证实，因为 NIR 能量可以到达这些神经元。如果多功率 NILT 确实对人体大脑神经元有直接影响，那么这就可以解释为什么患者症状会明显且持续地得到改善。

这个问题与治疗尺度有关。低功率激光疗法可能缺乏足够的能量穿透覆盖的组织到达大脑。使用 LED 而非激光二极管的设备更不可能有效。这些 LED 设备，特别是当放置在患者头发上时，可能只是起到安慰剂的作用，已经引起了整个领域的关注。那些不了解 NIR 物理和光 - 组织相互作用的人提出的主张可能会造成人们对 NIR 光生物调节的困惑、怀疑和不信任。该领域应该建立自我监管，主张以数据为依据，并根据对光 - 组织相互作用的理解进行审查。

致谢

研究者感谢 Stefa Grabchenko 女士和 Jeannie Rylands 女士的技术支持。同时，感谢 Taylor Tuteur 女士在图 6.1、图 6.2、图 6.5、图 6.7、图 6.11 和图 6.16 的艺术创作上的贡献。研究者还感谢 Valentina Henderson 女士在翻译俄文文献方面的协助。

原著参考文献

［1］Anders, J.J., Personal Communication, January 13, 2015.

［2］Ando, T., Xuan, W., Xu, T., Dai, T., Sharma, S.K., Kharkwal, G.B., et al., 2011. Comparison of therapeutic effects between pulsed and continuous wave 810-nm wavelength laser irradiation for traumatic brain injury in mice. PLoS One 6 (10), e26212.

［3］Aulakh, K., Zakaib, S., Willmore, W.G., Ye, W.N., 2016. Transcranial light-tissue interaction analysis. In: Proc. SPIE 9706, Optical Interactions with Tissue and Cells XXVII, 97061B. https://doi.org/10.1117/12.2212831.

［4］Bjordal, J.M., Couppé, C., Chow, R.T., Tunér, J., Ljunggren, E.A., 2003. A systematic review of low level laser therapy with location-specific doses for pain from chronic joint disorders. Aust. J. Physiother. 49 (2), 107-116.

［5］Braverman, B., McCarthy, R.J., Ivankovich, A.D., Forde, D.E., Overfield, M., Bapna, M.S., 1989. Effect of helium-neon and infrared laser irradiation on wound healing in rabbits. Lasers Surg. Med. 9 (1), 50-58.

［6］Buckner, R.L., 2012. The serendipitous discovery of the brain's default network. Neuroimage 62 (2), 1137-1145.

［7］Byrnes, K.R., Waynant, R.W., Ilev, I.K., Wu, X., Barna, L., Smith, K., et al., 2005. Light promotes regeneration and functional recovery and alters the immune response after spinal cord injury. Lasers Surg. Med. 36 (3), 171-185.

［8］Cassano, P., Cusin, C., Mischoulon, D., Hamblin, M.R., De Taboada, L., Pisoni, A., et al., 2015. Near-infrared transcranial radiation for major depressive disorder: proof of concept study. Psychiatry J. 2015, 352979.

［9］Chen, A.C., Arany, P.R., Huang, Y.Y., Tomkinson, E.M., Sharma, S.K., Kharkwal, G.B., et al., 2011. Low-level laser therapy activates NF-kB via generation of reactive oxygen species in mouse embryonic fibroblasts. PLoS One 6 (7), e22453.

［10］Choi, J.J., Pernot, M., Brown, T.R., Small, S.A., Konofagou, E.E., 2007. Spatio-temporal analysis of molecular delivery through the blood-brain barrier using focused ultrasound. Phys. Med. Biol. 52 (18), 5509-5530.

［11］Chung, H., Dai, T., Sharma, S.K., Huang, Y.Y., Carroll, J.D., Hamblin, M.R., 2012. The nuts and bolts of low-level laser (light) therapy. Ann. Biomed. Eng. 40 (2), 516-533.

［12］Clemente, C., 1981. Anatomy A Regional Atlas of the Human Body, second ed. Urban & Schwarzenburg Inc. (Part VII).

［13］Dong, T., Zhang, Q., Hamblin, M.R., Wu, M.X., 2015. Low-level light in combination with metabolic modulators for effective therapy of injured brain. J. Cereb. Blood Flow Metab. 35 (9), 1435-1444.

［14］Douplik, A., Saiko, G., Schelkanova, I., 2013. The response of tissue to laser light. In: Jelinkova, H. (Ed.), Lasers for Medical Applications, Diagnostics, Therapy, and Surgery. Woodhead Publishing, Sawston, pp. 47109.

［15］Esnouf, A., Wright, P.A., Moore, J.C., Ahmed, S., 2007. Depth of penetration of an 850nm wavelength low level laser in human skin. Acupunct. Electrother. Res. 32 (12), 81-86.

［16］Fitzgerald, M., Hodgetts, S., Van Den Heuvel, C., Natoli, R., Hart, N.S., Valter, K., et al., 2013. Red/near-infrared irradiation therapy for treatment of central nervous system injuries and disorders. Rev. Neurosci. 24 (2), 205-226.

［17］Frank, S., Oliver, L., Lebreton-De, C.C., Moreau, C., Lecabellec, M.T., Michel, L., et al., 2004. Infrared radiation affects the mitochondrial pathway of apoptosis in human fibroblasts. J. Invest. Dermatol. 123 (5), 823-831.

［18］Fukuda, T.Y., Tanji, M.M., Silva, S.R., Sato, M.N., Plapler, H., 2013. Infrared low-level diode laser on inflammatory process modulation in mice: pro- and anti-inflammatory cytokines. Lasers Med. Sci. 28 (5), 1305-1313.

［19］Giacci, M.K., Wheeler, L., Lovett, S., Dishington, E., Majda, B., Bartlett, C.A., et al., 2014. Differential effects of 670 and 830 nm red near infrared irradiation therapy: a comparative study of optic nerve injury, retinal degeneration, traumatic brain and spinal cord injury. PLoS One 9 (8), e104565.

［20］Henderson, T.A., 2016. Multi-watt near infrared light therapy as a neuroregenerative treatment for TBI. Neural Regen. Res. 11 (4), 563-565.

［21］Henderson, T.A., Morries, L.D., 2015a. SPECT perfusion imaging demonstrates improvement of TBI with transcranial near infrared laser phototherapy. Adv. Mind Body Med. 29 (4), 2733.

［22］Henderson, T.A., Morries, L.D., 2015b. Near-infrared photonic energy penetration: can infrared phototherapy effectively reach the human brain? Neuropsychiatr. Dis. Treat. 11, 2191-2208.

［23］Hipskind, S.G., Grover Jr, F.L., Fort, T.R., Helffenstein, D., Burke, T.J., Quint, S.A., Bussiere, G., Stone, M., Hurtado, T., 2018. Pulsed Transcranial Red/Near-Infrared Light Therapy Using Light-Emitting Diodes Improves Cerebral Blood Flow and Cognitive Function in Veterans with Chronic Traumatic Brain Injury: A Case Series. Photomed Laser Surg 37 (2), 7784. Nov 28.

［24］Hode, L., 2005. The importance of the coherency. Photomed. Laser Surg. 23 (4), 431-434.

［25］Hudson, D.E., Hudson, D.O., Wininger, J.M., Richardson, B., 2013. Penetration of laser light at 808 nm and 980 nm in bovine tissue samples. Photomed. Laser Surg. 31 (4), 163-168 (2013).

［26］Huisa, B.N., Stemer, A.B., Walker, M.G., Rapp, K., Meyer, B.C., Zivin, J.A., et al., 2013. Transcranial laser therapy for acute ischemic stroke: a pooled analysis of NEST-1 and NEST-2. Int. J. Stroke 8 (5), 315-320.

［27］Jacques, S.L., 2013. Optical properties of biological tissues: a review. Phys. Med. Biol. 58 (11), R37-R61.

［28］Jagdeo, J.R., Adams, L.E., Brody, N.I., Siegel, D.M., 2012. Transcranial red and near infrared light transmission in a cadaveric model. PLoS One 7 (10), e47460.

［29］Jenkins, P.A., Carroll, J.D., 2011. How to report low-level laser therapy (LLLT)/photomedicine dose and beam parameters in clinical and laboratory studies. Photomed. Laser Surg. 29 (12), 785-787.

［30］Junqueira, L.C., Carneiro, J., 1982. Basic Histology, fourth ed. Lange Medical Publications, Los Altos, pp. 70-72.

［31］Karu, T.I., 2003. Cellular mechanism of low power laser therapy: new questions. In: Simunovic, F. (Ed.), Lasers in Medicine and Dentistry, vol. 3. Z. Vitgraf, Rijeka, pp. 79-100.

［32］Karu, T.I., Kolyakov, S.F., 2005. Exact action spectra for cellular responses relevant to phototherapy. Photomed. Laser Surg. 23 (4), 35-5361.

［33］Khuman, J., Zhang, J., Park, J., Carroll, J.D., Donahue, C., Whalen, M.J., 2012. Low-level laser light therapy improves cognitive deficits and inhibits microglial activation after controlled cortical impact in mice. J. Neurotrauma 29 (2), 408-417.

［34］Kolari, P.J., 1985. Penetration of unfocused laser light into the skin. Arch. Dermatol. Res. 277 (4), 342-344.

［35］Kolari, P.J., Airaksinen, O., 1993. Poor penetration of infra-red and helium neon low power laser light into the dermal tissue. Acupunct. Electrother. Res. 18 (1), 17-21.

［36］Konchurova, T.B., Gorbunov, A.K., 2012. Laser Therapy and Prophylaxis. Practical Medicine, Practical Medicine, Moscow. Russian translated, pp. 4176. (Chapter 2).

［37］Lampl, Y., Zivin, J.A., Fisher, M., Lew, R., Welin, L., Dahlof, B., et al., 2007. Infrared laser therapy for ischemic stroke: a new treatment strategy: results of the NeuroThera Effectiveness and Safety Trial-1 (NEST-1). Stroke 38 (6), 1843-1849.

［38］Lapchak, P.A., 2010. Taking a light approach to treating acute ischemic stroke patients: transcranial near-infrared laser therapy translational science. Ann. Med. 42 (8), 576-586.

[39] Lapchak, P.A., Boitano, P.D., Butte, P.V., Fisher, D.J., Hölscher, T., Ley, E.J., et al., 2015. Transcranial Near-Infrared Laser Transmission (NILT) profiles (800 nm): systematic comparison in four common research species. PLoS One 10 (6), e0127580.

[40] Leeson, T.S., Leeson, R.C., 1979. A Brief Atlas of Histology. W.B. Saunders Company, Philadelphia, pp. 26-27.

[41] Leung, M.C., Lo, S.C., Siu, F.K., So, K.F., 2002. Treatment of experimentally induced transient cerebral ischemia with low energy laser inhibits nitric oxide synthase activity and up-regulates the expression of transforming growth factor-beta 1. Lasers Surg. Med. 31 (4), 283-288.

[42] Liang, H.L., Whelan, H.T., Eells, J.T., Wong-Riley, M.T., 2008. Near-infrared light via light-emitting diode treatment is therapeutic against rotenoneand 1-methyl-4-phenylpyridinium ion-induced neurotoxicity. Neuroscience 153 (4), 963-974.

[43] Lister, T., Wright, P.A., Chappell, P.H., 2012. Optical properties of human skin. J. Biomed. Opt. 17 (9), 90901.

[44] Lubart, R., Eichler, M., Lavi, R., Friedman, H., Shainberg, A., 2005. Low-energy laser irradiation promotes cellular redox activity. Photomed. Laser Surg. 23 (1), 39.

[45] Lychagov, V.V., Tuchin, V.V., Vilensky, M.A., Reznik, B.N., Ichim, T., DeTaboada, L., 2006. Experimental study of NIR transmittance of the human skull. In: Tuchin, V.V. (Ed.), Complex Dynamics and Fluctuations in Biomedical Photonics III. Proc of SPIE V, vol. 6085. pp. 60850T160855T1.

[46] Mirsky, N., Krispel, Y., Shoshany, Y., Maltz, L., Oron, U., 2002. Promotion of angiogenesis by low energy laser irradiation. Antioxid. Redox Signal. 4 (5), 785-790.

[47] Morries, L.D., Cassano, P., Henderson, T.A., 2015. Treatments for traumatic brain injury with emphasis on transcranial near infrared laser phototherapy. Neuropsychiatr. Dis. Treat. 11, 2159-2175.

[48] Naeser, M.A., Saltmarche, A., Krengel, M.A., Hamblin, M.R., Knight, J.A., 2011. Improved cognitive function after transcranial, light-emitting diode treatments in chronic, traumatic brain injury: two case reports. Photomed. Laser Surg. 29 (5), 351-358.

[49] Naeser, M.A., Zafonte, R., Krengel, M.H., Martin, P.I., Frazier, J., Hamblin, M.R., et al., 2014. Significant improvements in cognitive performance post-transcranial, red/near-infrared light-emitting diode treatments in chronic, mild traumatic brain injury: open-protocol study. J. Neurotrauma 31(11), 1008-1017.

[50] Passarella, S., 1989. He-Ne laser irradiation of isolated mitochondria. J. Photochem. Photobiol. B 3 (4), 642-643.

[51] Pastore, D., Greco, M., Passarella, S., 2000. Specific helium-neon laser sensitivity of the purified cytochrome c oxidase. Int. J. Radiat. Biol. 76 (6), 863-870.

[52] Quah-Smith, I., Suo, C., Williams, M.A., Sachdev, P.S., 2013. The antidepressant effect of laser acupuncture: a comparison of the resting brain's default mode network in healthy and depressed subjects during functional magnetic resonance imaging. Med. Acupunct. 25 (2), 124-133.

[53] Raji, C.A., Tarzwell, R., Pavel, D., Schneider, H., Uszler, M., Thornton, J., et al., 2014. Clinical utility of SPECT neuroimaging in the diagnosis and treatment of traumatic brain injury: a systematic review. PLoS One 9 (3), e91088.

[54] Raji, C.A., Willeumier, K., Taylor, D., Tarzwell, R., Newberg, A., Henderson, T.A., et al., 2015. Functional neuroimaging with default mode network regions distinguishes PTSD from TBI in a military veteran population. Brain Imaging Behav. 9 (3), 527-534.

[55] Richmond, L.M., 2018. LED therapy offers new hope to veterans with TBI, PTSD. Psychiatric News. Published Online: March 1, 2018. https://doi. org/10.1176/appi.pn.2018.1b8 (accessed 24.05.18.).

[56] Rochkind, S., Rousso, M., Nissan, M., Villarreal, M., Barr-Nea, L., Rees, D.G., 1989. Systemic effects of low-power laser irradiation on the peripheral and central nervous system, cutaneous wounds, and burns. Lasers Surg. Med. 9 (2), 174-182.

[57] Rodrigo, S.M., Cunha, A., Pozza, D.H., Blaya, D.S., Moraes, J.F., Weber, J.B.B., et al., 2009. Analysis of the systemic effect of red and infrared laser therapy on wound repair. Photomed. Laser Surg. 27 (6), 929-935.

[58] Rojas, J.C., Gonzalez-Lima, F., 2011. Low level light therapy of the eye and brain. Eye Brain 3, 49-67.

[59] Salehpour, F., Mahmoudi, J., Kamari, F., Sadigh-Eteghad, S., Rasta, S.H., Hamblin, M.R., 2018. Brain photobiomodulation therapy: a narrative review. Mol. Neurobiol. 55 (8), 6601-6636.

[60] Samoilova, K.A., Bogacheva, O.N., Obolenskaya, K.D., Blinova, M.I., Kalmykova, N.V., Kuzminikh, E.V., 2004. Enhancement of the blood growth promoting activity after exposure of volunteers to visible and infrared polarized light. Part I: Stimulation of human keratinocyte proliferation in vitro. Photochem. Photobiol. Sci. 3 (1), 96-101.

［61］Steiner, R., 2011. Laser-tissue interactions. In: Raulin, C., Karsai, S. (Eds.), Laser and IPL Technology in Dermatology and Aesthetic Medicine. Springer-Verlag, Berlin, pp. 23-36.

［62］Strangman, G.E., Li, Z., Zhang, Q., 2013. Depth sensitivity and source-detector separations for near infrared spectroscopy based on the Colin27 brain template. PLoS One 8 (8), e66319. Available from: https://doi.org/10.1371/journal.pone.0066319.

［63］Thomas, D.D., Liu, X., Kantrow, S.P., Lancaster, J.R., 2001. The biological lifetime of nitric oxide: implications for the perivascular dynamics of NO and O2. PNAS 98 (1), 355-360.

［64］Wan, S., Parrish, J.A., Anderson, R.R., Madden, M.M., 1981. Transmittance of nonionizing radiation in human tissues. Photochem. Photobiol. 34 (6), 679-681.

［65］Wong-Riley, M.T., Liang, H.L., Eells, J.T., Chance, B., Henry, M.M., Buchmann, E., et al., 2005. Photobiomodulation directly benefits primary neurons functionally inactivated by toxins: role of cytochrome c oxidase. J. Biol. Chem. 280 (6), 4761-4771.

［66］Xuan, W., Agrawal, T., Huang, L., Gupta, G.K., Hamblin, M.R., 2015. Low-level laser therapy for traumatic brain injury in mice increases brain derived neurotrophic factor (BDNF) and synaptogenesis. J. Biophotonics 8 (6), 502-511.

［67］Yip, K.K., Lo, S.C., Leung, M.C., So, S.K., Tang, C.Y., Poon, D.M., 2011. The effect of low-energy laser irradiation on apoptotic factors following experimentally induced transient cerebral ischemia. Neuroscience 190, 301-306.

［68］Yu, W., Naim, J.O., McGowan, M., Ippolito, K., Lanzafame, R.J., 1997. Photomodulation of oxidative metabolism and electron chain enzymes in rat liver mitochondria. Photochem. Photobiol. 66 (6), 866-871.

［69］Zhevago, N.A., Samoĭlova, K.A., Obolenskaia, K.D., Sokolov, D.I., 2005. Changes in cytokine content in the peripheral blood of volunteers after their exposure to polychromatic visible and infrared light. Tsitologiia 47 (5), 450-463. Russian translated.

［70］Zivin, J.A., Albers, G.W., Bornstein, N., Chippendale, T., Dahlof, B., Devlin, T., et al., 2009. Effectiveness and safety of transcranial laser therapy for acute ischemic stroke. Stroke 40 (4), 1359-1364.

第 7 章　应用于大脑和全身的光源及其剂量测定

James D. Carroll

Thor Photomedicine 有限公司，英国切舍姆

7.1　剂量

光生物调节中的剂量测定通常是指对照射到身体表面的光参数和应用时间的描述。其目的是尽可能使光线到达病理／解剖目标，这些目标可能是位于皮下、身体内部或大脑深处。然而，当光线进入组织时，其强度会降低，因为光线会散射并被其通过的细胞吸收，因此目标离身体表面越远，强度就越弱。因此，光穿透组织并产生足够强度以产生生物效应的能力是有限的。为了达到有效的经颅 PBM 效果，照射参数（波长、功率、光束面积、辐照度和脉冲参数）需要处于特定范围内，并持续适当的时间。临床研究通常采用 1 ~ 30 分钟的经颅治疗（Cassano et al., 2018; Boonswang et al., 2012），并且可以多次应用，通常为 1 ~ 18 次治疗（Disner et al., 2016; Naeser et al., 2016），不过有一项已发表的案例研究涉及一名持续的植物人状态长达 8 个月的患者。他接受了 146 次治疗（每天两次，持续 73 天），然后开始出现活动迹象（Nawashiro et al., 2012）。其他大多数成功研究的治疗间隔为每周 1 ~ 3 次（Naeser et al., 2016;Vargas et al., 2017）。

如果使用错误的照射参数或照射时间，治疗将无效。如果辐照度太低和（或）时间太短，则没有显著效果；如果辐照度太高和（或）治疗时间太长，则效果不佳，有时还会产生抑制作用（Huang et al., 2009）。遗憾的是，许多研究人员未能准确测量和报告这些参数，因此文献中关于剂量的信息不可靠。部分原因是研究者和审稿人未能正确理解这些参数的重要性，但即使并非故意，科学家们也经常发生重大错误，并忽略重要参数。光束测量需要专业仪器，这些仪器需要由光学工程师或物理学家进行设置、操作和解释（Jenkins and Carroll, 2011; Hadis et al., 2016）。

7.2　辐照参数：波长（nm）

光是一种电磁能量，也具有波的特性。波长以纳米（nm）为单位；可见光波长为 400 ~ 750nm。750 ~ 1500nm 范围内的光被定义为近红外光（Hecht and Williams, 1922；Graham and Hartline, 1935）。波长不仅决定了光谱上的颜色或位置，还决定了光子的能量。红色光子的电势值约为 2eV，而蓝色光子的电势值约为 3eV，随着波长的增加或减少，电势值也会增加或减少（图 7.1）。光的这一特性决定了原子或分子是否会吸收光子，因为构成原子的电子场具有能量值。当光子的电荷值与原子的电荷值相匹配时，原子就会吸收光子。

波长决定了哪些分子会吸收或散射光线，从而决定了光线穿透的深度。PBM 设备的波长通常在 600 ~ 1000nm，因为细胞色素 c 氧化酶在该范围内有许多吸收峰（Karu, 2010; Sommer et al., 2001），而且它们能够很好地穿透组织；许多成功临床试验都使用了这些波长（尽管不是 720/730nm 附近的波长）（Liang et al., 2008;Wu et al., 2012）。

电磁波谱

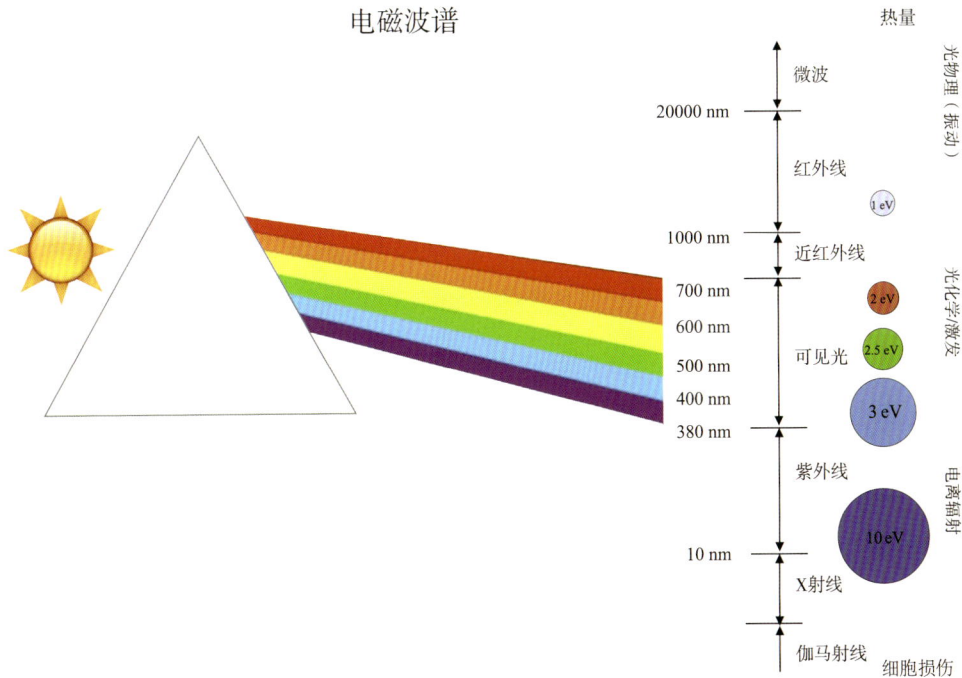

图 7.1 电磁波谱，显示波长和相应的能级

然而，对于 ≤ 920 ~ 1000nm 附近的波长存在一些争议，因为它们大量被水吸收，穿透力更弱（人类和动物的 70% 是水）。这些波长尚未被证明会被细胞色素 c 氧化酶吸收，但它们确实会使 ATP 的产生增加（Benedicenti et al., 2008），并且在临床上也有效果（Gur et al., 2004; Bjordal et al., 2008）。Wang 等（2017）证实，980nm 波长会影响温度门控钙离子通道，而 810nm 波长则主要影响线粒体细胞色素 c 氧化酶。使用 980nm 左右的波长似乎只需要较低的剂量，但穿透性不佳，且存在组织加热的风险，因此建议谨慎使用 ≤ 920 ~ 1000nm 的波长的光。另一个穿透窗口位于 1050 ~ 1300nm 附近，已有几项使用 1064nm 的临床研究成功发表（Disner et al., 2016; Vargas et al., 2017）。

7.3 穿透性

在关于人体大脑标本的研究中，Tedford 等比较了 660nm、808nm 和 940nm 激光的穿透力。研究证实，808nm 激光在脑组织穿透方面表现更佳，而 5W 连续波激光束直径为 30mm（7cm^2），707mW/cm^2，经颅应用可穿透头皮、头骨、脑膜和大脑，穿透深度达头骨的 40mm（Tedford et al., 2015）。澳大利亚研究人员正在试图克服光穿透的极限，他们通过将光纤植入猴子的大脑，将光传递到黑质，从而治疗帕金森病（El Massri et al., 2017）。

另一个有效的穿透窗口位于 1050 ~ 1300nm 附近（Smith, 1991），效果非常好（Disner et al., 2016; Vargas et al., 2017），但相关的吸收性发色团和治疗机制还有待确认。然而，许多论文都证明了这一波长范围内存在临床益处（Vargas et al., 2017; Hwang et al., 2016）。尽管来自高功率激光器的实验穿透数据最好，但低功率发光二极管（LED）也有很好的临床证据（Naeser et al., 2014; Cassano et al., 2018）。对颈动脉、穴位、鼻孔甚至全身的间接治疗（远程而非经颅）也对大脑产生了一定影响（El Massri et al., 2018）。一项活体研究表明，对胫骨进行激光治疗可将间充质干细胞释放到血液中，从而改善阿尔茨海默病小鼠模型的疾病进程（Farfara et al., 2015），因此该治疗可能不仅仅是治疗大脑，它有更多的潜力。

7.4 功率：瓦特（W）

每秒发射的光能（J）（1W=1J/s）。当光源以脉冲形式发射时，应同时报告峰值功率和平均功率。参见第 7.7 节脉冲。

7.5 光斑大小（cm²）

光斑是照射在物体表面的光束区域。它不是通常认为的光源孔径区域。光束区域是计算辐照度（也称为功率密度）W/cm² 和计算剂量（通量）J/cm² 所必需的，但光束区域很难测量，并且可能是最容易被误解和最常被误报的参数（Jenkins and Carroll, 2011）。这是因为二极管激光束不一定呈圆形（通常为椭圆形），且光束强度分布不均匀；激光束通常中间较亮，边缘逐渐变暗（高斯分布）。大多数研究人员和稿件审稿人似乎没有意识到这些因素，因此在报道光束面积时经常出现错误。如许多人认为设备的孔径决定了光束的大小，但事实可能并非如此。测量光束面积的正确方法是使用光束分析仪，并报告 $1/e^2$ 面积（Fred and Dickey, 2014）。这项工作应由光学工程师 / 物理学家来完成，而不是医生 / 治疗师或实验室技术人员。阅读 PBM 研究论文时，应对报告的光束面积持怀疑态度，因此，除非研究人员描述了光束面积或辐照度的测量方法，否则应对报告的辐照度和剂量（通量，J/cm²）持怀疑态度（Omura, 1983；Nikolaev, 1986；El Massri et al., 2017）。

7.6 辐照度（W/cm²）

辐照度通常被称为"功率密度"，是光束的强度，是功率（W）与光束面积（cm²）的比值（见 7.5 光斑大小）。有时它也被称为剂量率或通量率，因为它定义了剂量传递的速度。PBM 有效剂量的传递速度是有要求的。如果照射速度过快或过慢，即使通量（剂量）正确，也可能无法达到预期效果。多项研究通过不同辐照度下的剂量照射实验发现，在相同的通量下，较低的辐照度更有效（Oron et al., 2001；Lanzafame et al., 2007；Jang and Lee, 2012）。这些治疗可能持续很长时间（超过一个小时），因此出于实际考虑，最低辐照度可能不是一个现实的选择。在解剖目标（病理）处，存在最低阈值辐照度和最低通量（剂量），低于这个阈值可能看不到任何效果。遗憾的是，由于测量光束面积的难度，辐照度通常不会被报告，或者被误报（Jenkins and Carroll, 2011；Fred and Dickey, 2014）。阅读更多关于测量光束面积的信息时，假设您相信报告的参数，那么需要多少辐照度？支持缺血性脑卒中临床试验的临床前研究和人体标本测量后确定辐照度为 7 ~ 10mW/cm² 对受伤大脑皮层是安全有效的，但这并不能告诉我们头皮受到的辐照度是多少。Schiffer 等对 10 名严重抑郁障碍和焦虑障碍的患者进行了一项小型研究。治疗使用 810nm LED，照射强度为 250mW/cm²，距离皮肤 4mm，持续 240 秒（4 分钟）；每个部位的通量为 60J/cm²，两个部位在前额（F3 和 F4 脑电图放置部位）。根据他们对光穿透硬脑膜的估计（3.7%），他们计算出辐照度为 9.5mW/cm²，通量为 2.1J/cm²（Schiffer et al., 2009）。从已发表的论文中无法确定光束面积，但从照片中可以看出，光束直径大概为几厘米，根据这一假设，可以计算出功率为 1W。得克萨斯大学奥斯汀分校使用一组类似的参数进行了多次经颅研究（RCTs），使用 1064nm 激光，3.4W，光束面积为 13.6cm²，辐照度 0.25W/cm²；各种研究的治疗时间从 4 分钟到 10 分钟不等（240 秒到 600 秒），相当于 60 ~ 150J/cm²。使用这些参数，他们测量了一系列情绪和认知终点，获得了良好的持续效果（Hwang et al., 2016；Barrett and Gonzalez-Lima, 2013；Tian et al., 2016）。

7.7 脉冲

动物研究清楚地表明，某些脉冲模式的效果与连续光束不同。Oron 等（2012）在一项急性小鼠创伤性脑损伤（TBI）研究中表明，100Hz 效果优于连续光束，Ando 等在一项急性小鼠 TBI 研究中表明，10Hz 优于 100Hz 或连续光束治疗效果（Ando et al., 2011）。一些研究继续使用 10Hz，但没有进一步实验比较 10Hz 的替代脉冲方案。可以想象，不仅脉冲频率不同，脉冲宽度也不同，因此这一点也需要注意（图 7.2）。

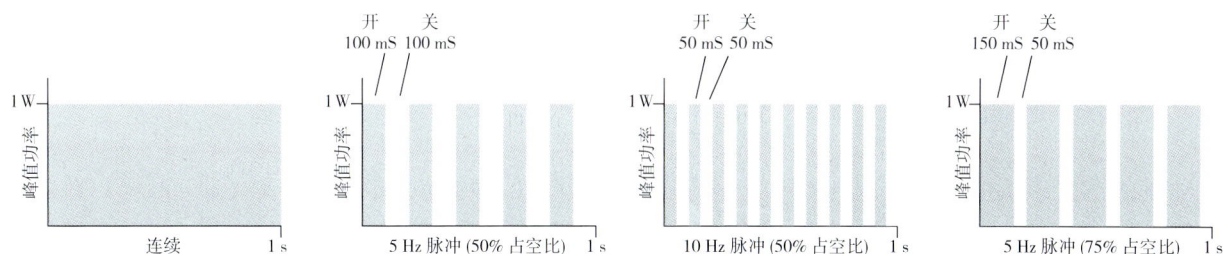

图 7.2　不同重复率和占空比的脉冲结构

当光束是脉冲时，由于光束在关闭位置停留了一段时间，因此传递的能量会减少。能量损失量取决于占空比，是可以计算的。占空比为 50% 时，传递的能量将减少 50%；占空比为 90% 时，传递的能量将减少 10%。如果光束以脉冲形式发射，那么峰值功率、占空比和平均功率应予以报告。如果脉冲结构以百分比（或比率）表示：计算方法为峰值功率（W）× 脉冲时间百分比（%）= 平均功率（W）。

例如：如果峰值功率为 1W，脉冲时间百分比为 50%，则平均功率为 0.5W。

7.8　相干性

激光是相干的；LED 灯是非相干的（图 7.3）。人们经常认为激光应该能取得更好的效果，然而，这一假设并没有令人信服的临床证据。另外，有数百项使用非相干 LED 的研究取得了良好的效果。激光散斑确实会深入组织，这一观察结果表明相干性仍然存在（Naeser et al., 2014）；然而，人们普遍认为，在治疗浅表组织时，激光的相干特性在生物学上并不重要，尽管有人声称，在治疗深层解剖目标（即深部腰痛和脑部）时，相干激光会产生一些额外的（治疗）效果。理论认为，由于散斑的尺寸与线粒体的尺寸一致，因此推测这些散斑产生的强度梯度可能有助于改善辐照度较低的深层组织的临床效果。迄今为止，尚未发表任何临床试验来证实或反驳这一说法（Corazza et al., 2007; Zalevsky and Belkin, 2011）。人们曾尝试比较相干激光与非相干 LED 光，其中一些实验表明相干激光更胜一筹，另一些实验则表明非相干 LED 光优于激光，但由于并非所有参数都相同，因此结果并不可靠。

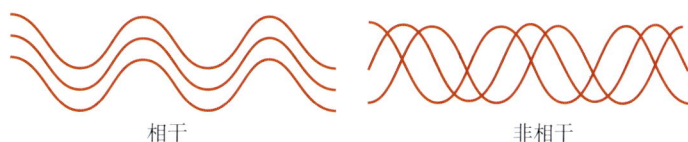

图 7.3　相干光和非相干光中的波示意图

7.9　时间、能量和通量

在确定了合适的照射参数（波长、辐照度、脉冲）后，必须持续足够长的时间。如果使用的照射参数错误或在错误的照射时间使用，则治疗将无效。剂量有两种常见的表达方式：能量（J）或能量密度（又称通量 J/cm²），两者均称为剂量。它们并不相同，单独使用都不充分。

$$能量（J）= 功率（W）× 时间（秒）$$

使用焦耳作为剂量单位可能并不可靠，因为焦耳假定功率和时间成反比，且忽略了辐照度。如果一个 1W 的 LED 阵列照射 60 秒，则照射了 60J。但这并不能告诉你被照射的区域有多大。第二个问题是相互性。如果功率加倍，时间减半，则可能产生相同的能量，但结果可能不同（Lanzafame et al., 2007; Schindl et al., 2001）。为了确保能重复成功的治疗效果，理想情况下应使用相同的功率、光束面积和时间。使用功率更大的设备来缩短治疗时间并不是可靠的方法。

7.10 通量（能量密度）（J/cm²）

通量（能量密度）的计算公式为：

$$功率（W）\times 时间（秒）\div 光束面积（cm^2）= 通量（J/cm^2）$$

仅用通量来描述剂量也可能不可靠，因为它假定辐照度和时间之间存在反比关系。同样，它们不存在相互关系。如果功率加倍，时间减半，则可以施加相同的通量，但结果可能不同（Lanzafame et al., 2007; Schindl et al., 2001）。如果光束面积和功率减半，辐照度保持不变，但总能量将减半，可能无法覆盖整个病变。为了确保重复成功的治疗效果，理想情况下应使用相同的功率、光束面积和时间。使用更强大的光源来缩短治疗时间并不是可靠的方法；使用小激光束可以提供高通量，但总能量却可能非常少（Hadis et al., 2016）。

7.11 照射时间（秒）

鉴于前面提到的缺乏相互性，开具 PBM 处方最安全的方法是记录所有照射参数，然后记录照射时间，而不是仅仅依靠能量或通量参数。肌肉骨骼疼痛的 PBM 治疗时间通常为 30 ~ 150 秒（Bjordal et al., 2008; Chow et al., 2009），但经颅治疗通常时间为 4 ~ 30 分钟（Cassano et al., 2018; Hwang et al., 2016; Barrett and Gonzalez-Lima, 2013; Tian et al., 2016）。

7.12 治疗次数和治疗间隔（小时、天或周）

不同治疗间隔对大脑的影响尚未得到研究。有证据表明，这是光生物调节其他应用中的一个重要参数（Brondon et al., 2005）。针对慢性退行性疾病（如老年性黄斑变性、肌肉骨骼疼痛和无法愈合的伤口）的临床试验已取得成功，患者每周接受两到三次治疗，持续数周（通常为 3 ~ 6 周），而急性创伤性软组织损伤可能只需要在受伤或手术后立即接受一次治疗即可。

对健康人群认知增强研究的大脑治疗已证明效果良好，但尚未探究其持续时间（Tedford et al., 2015; Smith, 1991）。目前尚无针对急性 TBI 的人类研究，但在多项啮齿动物研究中，单次治疗对减少认知和运动障碍的效果显著（Xuan et al., 2014; Lee et al., 2016）。对于人类，慢性或轻度脑创伤对每周 3 次、持续 6 周的治疗计划（共 18 次治疗）反应良好（Naeser et al., 2014），对于重度抑郁障碍，每周 2 次、持续 8 周（共 16 次治疗）（Cassano et al., 2018）；但如前所述，不同治疗间隔（如每天两次与每周两次）对大脑的影响尚未得到研究。在 PBM 领域，每周至少 2 次似乎是取得良好效果的最低要求。

Xuan 等（2016）发现了一些负面影响。他们发现，在脑创伤后每天接受 PBM 治疗，共计治疗 3 天的小鼠，其神经 / 认知功能得到显著改善，但每天接受治疗，一共接受 14 天治疗的小鼠，其获益却明显减少。他们在 TBI 后 56 天内对小鼠进行了跟踪，发现 14 天治疗组的小鼠神经功能比 2 周未治疗的小鼠更差，胶质细胞也更活跃；尽管它们在接下来的 6 周内有所改善，到 56 天时明显好于未治疗 TBI 的小鼠，但仍然不如接受 3 次治疗的小鼠。

El Massri 等（2018）发现了相反的效果。他们在 3 月龄和 12 月龄大的小鼠中研究了 PBM 的长期效果。从 5 月龄到 12 月龄，5 只健康的小鼠（5 个月大）每天接受 PBM（全身）670nm LED 照射 20 分钟，持续 7 个月（连续 210 次治疗）。然后将其大脑与未治疗的对照组：3 月龄和 12 月龄的小鼠进行比较。

结果表明，PBM 可有效减少基底神经节中的胶质细胞数量。对中间神经元及其末端没有有害影响，他们得出结论，PBM 的长期治疗对衰老的大脑有有益的影响。

当然，实验不仅在治疗次数上有所不同，在疾病模型和剂量上也有所不同。Xuan 等（2016）用 810nm 激光、连续波、18J/cm^2、25mW/cm^2 TBI 治疗；El Massri 等（2018）用 670nm LED 对健康（未受伤）的小鼠进行了 20 分钟的照射。没有报告其他治疗参数，因此无法评估这是否属于累积剂量或累积剂量率现象。科学家们请注意，请报告所有参数：波长、光源（激光、LED 或其他）、时间、功率、表面光束、辐照度、脉冲模式、时间、能量、通量、治疗次数以及治疗间隔。

7.13 设备

PBM 设备种类繁多，价格从 50 美元到 15 万美元不等，有些设备发射 1mW 的单束光，有些设备则发射 95mW 的单束光。有些集束头阵列仅包含几个发射器或 LED，有些则包含数百或数千个发射器，后者可以在一个全身的治疗舱中提供 580W 光输出。

网站和公司代表经常散布不实、夸大和错误的信息。声称可以隔着衣服治疗、具有神奇功效的脉冲频率，或者特殊相干性带来的好处，这些噱头经常用来迷惑 PBM 新手。在做出昂贵的（但值得的）投资决策之前，请货比三家，参加各种会议，找出值得信赖的厂商。

原著参考文献

［1］Ando, T., et al., 2011. Comparison of therapeutic effects between pulsed and continuous wave 810-nm wavelength laser irradiation for traumatic brain injury in mice. PLoS One 6 (10), e26212.

［2］Barrett, D.W., Gonzalez-Lima, F., 2013. Transcranial infrared laser stimulation produces beneficial cognitive and emotional effects in humans. Neuroscience 230, 13-23.

［3］Benedicenti, S., et al., 2008. Intracellular ATP level increases in lymphocytes irradiated with infrared laser light of wavelength 904 nm. Photomed. Laser Surg. 26 (5), 451-453.

［4］Bjordal, J.M., et al., 2008. A systematic review with procedural assessments and meta-analysis of low level laser therapy in lateral elbow tendinopathy (tennis elbow). BMC Musculoskelet. Disord. 9, 75.

［5］Boonswang, N.A., et al., 2012. A new treatment protocol using photobiomodulation and muscle/bone/joint recovery techniques having a dramatic effect on a stroke patient's recovery: a new weapon for clinicians. BMJ Case Rep. 2012.

［6］Brondon, P., Stadler, I., Lanzafame, R.J., 2005. A study of the effects of phototherapy dose interval on photobiomodulation of cell cultures. Lasers Surg. Med. 36 (5), 409-413.

［7］Cassano, P., et al., 2018. Transcranial photobiomodulation for the treatment of major depressive disorder. The ELATED-2 Pilot Trial. Photomed. Laser Surg.

［8］Chow, R.T., et al., 2009. Efficacy of low-level laser therapy in the management of neck pain: a systematic review and meta-analysis of randomised placebo or active-treatment controlled trials. Lancet 374 (9705), 1897-1908.

［9］Corazza, A.V., et al., 2007. Photobiomodulation on the angiogenesis of skin wounds in rats using different light sources. Photomed. Laser Surg. 25 (2), 102-106.

［10］Disner, S.G., Beevers, C.G., Gonzalez-Lima, F., 2016. Transcranial laser stimulation as neuroenhancement for attention bias modification in adults with elevated depression symptoms. Brain Stimul. 9 (5), 780-787.

［11］El Massri, N., et al., 2017. Photobiomodulation-induced changes in a monkey model of Parkinson's disease: changes in tyrosine hydroxylase cells and GDNF expression in the striatum. Exp. Brain Res. 235 (6), 1861-1874.

［12］El Massri, N., et al., 2018. Photobiomodulation reduces gliosis in the basal ganglia of aged mice. Neurobiol. Aging 66, 131-137.

［13］Farfara, D., et al., 2015. Low-level laser therapy ameliorates disease progression in a mouse model of Alzheimer's disease. J. Mol. Neurosci. 55 (2), 430-436.

［14］Fred, M., Dickey, S.C.H., 2014. Laser Beam Shaping:Theory and Techniques, second ed. CRC Press.

［15］Graham, C.H., Hartline, H.K., 1935. The response of single visual sense cells to lights of different wave lengths. J. Gen.

Physiol. 18 (6), 917-931.

［16］Gur, A., et al., 2004. Efficacy of 904 nm gallium arsenide low level laser therapy in the management of chronic myofascial pain in the neck: a double-blind and randomize-controlled trial. Lasers Surg. Med. 35 (3), 229-235.

［17］Hadis, M.A., et al., 2016. The dark art of light measurement: accurate radiometry for low-level light therapy. Lasers Med. Sci. 31 (4), 789-809.

［18］Hecht, S., Williams, R.E., 1922. The visibility of monochromatic radiation and the absorption spectrum of visual purple. J. Gen. Physiol. 5 (1), 1-33.

［19］Huang, Y.Y., et al., 2009. Biphasic dose response in low level light therapy. Dose Response 7 (4), 358-383.

［20］Hwang, J., Castelli, D.M., Gonzalez-Lima, F., 2016. Cognitive enhancement by transcranial laser stimulation and acute aerobic exercise. Lasers Med. Sci. 31 (6), 1151-1160.

［21］Jang, H., Lee, H., 2012. Meta-analysis of pain relief effects by laser irradiation on joint areas. Photomed. Laser Surg. 30 (8), 405-417.

［22］Jenkins, P.A., Carroll, J.D., 2011. How to report low-level laser therapy (LLLT)/photomedicine dose and beam parameters in clinical and laboratory studies. Photomed. Laser Surg. 29 (12), 785-787.

［23］Karu, T.I., 2010. Multiple roles of cytochrome c oxidase in mammalian cells under action of red and IR-A radiation. IUBMB Life 62 (8), 607-610.

［24］Lanzafame, R.J., et al., 2007. Reciprocity of exposure time and irradiance on energy density during photoradiation on wound healing in a murine pressure ulcer model. Lasers Surg. Med. 39 (6), 534-542.

［25］Lee, H.I., et al., 2016. Pre-conditioning with transcranial low-level light therapy reduces neuroinflammation and protects blood-brain barrier after focal cerebral ischemia in mice. Restor. Neurol. Neurosci. 34 (2), 201-214.

［26］Liang, H.L., et al., 2008. Near-infrared light via light-emitting diode treatment is therapeutic against rotenone- and 1-methyl-4-phenylpyridinium ioninduced neurotoxicity. Neuroscience 153 (4), 963-974.

［27］Naeser, M.A., et al., 2014. Significant improvements in cognitive performance post-transcranial, red/near-infrared light-emitting diode treatments in chronic, mild traumatic brain injury: open-protocol study. J. Neurotrauma 31 (11), 1008-1017.

［28］Naeser, M.A., et al., 2016. Transcranial, red/near-infrared light-emitting diode therapy to improve cognition in chronic traumatic brain injury. Photomed. Laser Surg. 34 (12), 610-626.

［29］Nawashiro, H., et al., 2012. Focal increase in cerebral blood flow after treatment with near-infrared light to the forehead in a patient in a persistent vegetative state. Photomed. Laser Surg. 30 (4), 231-233.

［30］Nikolaev, N.A., 1986. Therapeutic efficacy of laser and electropuncture reflexotherapy in correcting the initial manifestations of cerebral circulatory insufficiency. Zh. Nevropatol. Psikhiatr. Im. S S Korsakova 86 (1), 60-64.

［31］Omura, Y., 1983. Non-invasive circulatory evaluation and electro-acupuncture & TES treatment of diseases difficult to treat in Western medicine. Acupunct. Electrother. Res. 8 (3-4), 177-256.

［32］Oron, A., et al., 2012. Near infrared transcranial laser therapy applied at various modes to mice following traumatic brain injury significantly reduces long-term neurological deficits. J. Neurotrauma 29 (2), 401-407.

［33］Oron, U., et al., 2001. Attenuation of infarct size in rats and dogs after myocardial infarction by low-energy laser irradiation. Lasers Surg. Med. 28 (3), 204-211.

［34］Schiffer, F., et al., 2009. Psychological benefits 2 and 4 weeks after a single treatment with near infrared light to the forehead: a pilot study of 10 patients with major depression and anxiety. Behav. Brain Funct. 5, 46.

［35］Schindl, A., Rosado-Schlosser, B., Trautinger, F., 2001. [Reciprocity regulation in photobiology. An overview]. Hautarzt 52 (9), 779-785.

［36］Smith, K.C., 1991. The photobiological basis of low level laser radiation therapy. Laser Therapy 3 (1), 6.

［37］Sommer, A.P., et al., 2001. Biostimulatory windows in low-intensity laser activation: lasers, scanners, and NASA's light-emitting diode array system. J. Clin. Laser Med. Surg. 19 (1), 29-33.

［38］Tedford, C.E., et al., 2015. Quantitative analysis of transcranial and intraparenchymal light penetration in human cadaver brain tissue. Lasers Surg. Med. 47 (4), 312-322.

［39］Tian, F., et al., 2016. Transcranial laser stimulation improves human cerebral oxygenation. Lasers Surg. Med. 48 (4), 343-349.

［40］Vargas, E., et al., 2017. Beneficial neurocognitive effects of transcranial laser in older adults. Lasers Med. Sci. 32 (5), 1153-1162.

［41］Wang, Y., et al., 2017. Photobiomodulation of human adipose-derived stem cells using 810nm and 980nm lasers operates via different mechanisms of action. Biochim. Biophys. Acta Gen. Subj. 1861 (2), 441-449.

［42］Wu, Q., et al., 2012. Low-level laser therapy for closed-head traumatic brain injury in mice: effect of different wavelengths. Lasers Surg. Med. 44 (3), 218-226.

［43］Xuan, W., et al., 2014. Transcranial low-level laser therapy enhances learning, memory, and neuroprogenitor cells after traumatic brain injury in mice. J. Biomed. Opt. 19 (10), 108003.

［44］Xuan, W., Huang, L., Hamblin, M.R., 2016. Repeated transcranial low-level laser therapy for traumatic brain injury in mice: biphasic dose response and long-term treatment outcome. J. Biophotonics 9 (11-12), 1263-1272.

［45］Zalevsky, Z., Belkin, M., 2011. Coherence and speckle in photomedicine and photobiology. Photomed. Laser Surg. 29 (10), 655-656.

第 8 章　大脑中的光生物调节机制

Michael R. Hamblin[1][2]
1. 马萨诸塞总医院 Wellman 光医学中心，美国马萨诸塞州波士顿
2. 哈佛医学院皮肤科，美国马萨诸塞州波士顿

8.1　引言

近来，人们对光生物调节 PBM 作为各种脑部疾病治疗方法的兴趣逐渐上升。PBM（或以前称为低强度激光治疗）首次应用于脑部始于急性脑卒中（Streeter et al., 2004）。以色列 Uri Oron 小组的开创性工作表明，在缺血性脑卒中的几种不同动物模型中，近红外激光（810nm）应用于头部具有显著的益处（Hamblin, 2018; Lampl, 2007）。这些研究调查了 PBM 在各种动物模型中预防由急性脑卒中（Khuman et al., 2012）引发的长期性神经损伤的能力。以经典参数（810nm NIR 光，皮层水平功率密度 $7.5mW/cm^2$）来计算。早期研究中的机制研究主要关注大脑中新形成神经元和迁移细胞（Oron et al., 2006）。

8.2　光生物调节的分子机制

光生物学的首要定律是，光子必须被特定的分子发色团吸收才能产生生物效应。这些发色团大致吸收可见光谱的不同区域（蓝、绿、红、近红外），如图 8.1 所示，下文将对此进行讨论。

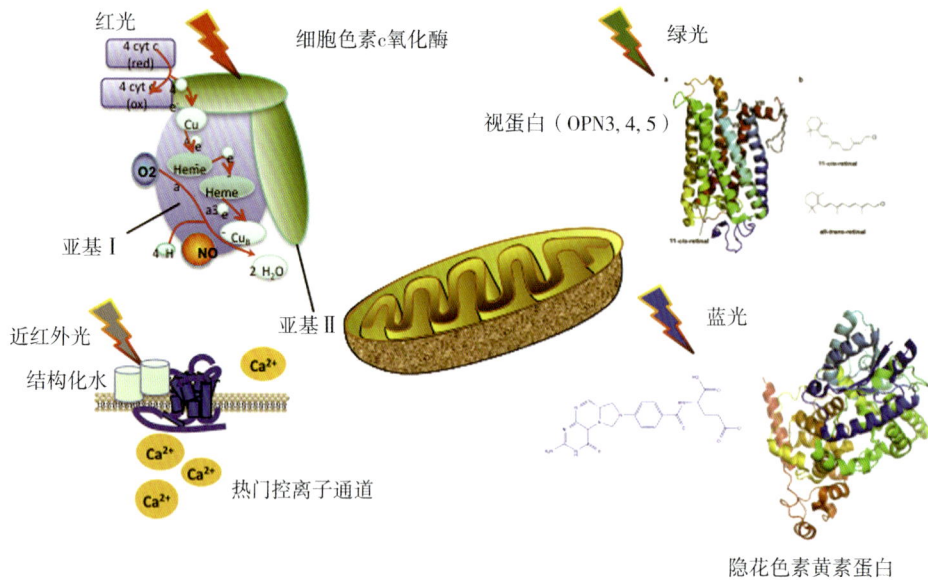

图 8.1　用于光生物调节 PBM 的发色团，可吸收不同颜色的光。应当注意的是，发色团之间存在相当大的重叠，并且结构化水吸收的 NIR 光可能是更长波长的光（＞950nm）

8.2.1　线粒体和细胞色素 c 氧化酶

细胞色素 c 氧化酶（CCO）是位于线粒体外膜的电子传递链中的终端酶（复合物Ⅳ）。电子传递链通过一系列氧化还原反应，促进电子在线粒体内膜之间的传递。这些电子转移步骤的最终结果是产生横跨线粒体膜的质子梯度，从而驱动三磷酸腺苷（ATP）合成酶（有时称为复合物Ⅴ）的活性，该酶从 ADP 中产生高能 ATP。CCO 负责将电子从细胞色素 c 转移到分子氧。CCO 是一种复杂的蛋白质，由 13 种不同的多肽亚基组成，还包含两个血红素中心和两个铜中心。这些血红素和铜中心中的每一个都可以被氧化或还原，从而形成 16 种不同的氧化状态。每种氧化状态都有略微不同的吸收光谱，但 CCO 在生物分子中几乎独一无二，在近红外光谱中具有显著的吸收能力。事实上，Britton Chance 估计，生物组织对近红外光的吸收有 50% 以上可以归因于这种作为发色团的酶（Cooper et al., 1999）。

许多发表的文章显示，CCO 是一种生物光受体，也是光谱中红光和近红外区域光激活信号的转换器（Karu, 2010;Wong-Riley et al., 2005）。具体来说，PBM 传递的光子吸收似乎促进了电子可用性的增加，从而减少了 CCO 催化中心中的分子氧，增加了线粒体膜电位（MMP），并增加了 ATP、环磷酸腺苷和活性氧（ROS）的水平；所有这些都表明线粒体功能增强，并可以触发细胞信号传导途径的启动（de Freitas and Hamblin, 2016）

虽然电子传递链中的其他单元（如复合物Ⅰ~Ⅳ和琥珀酸脱氢酶）在 PBM 的作用下也表现出活性的增强，但人们仍然认为 CCO 是主要的感光体之一。这一观点得到了以下事实的支持：低强度光照射如 PBM 会导致耗氧量增加，并且大多数耗氧量发生在复合物Ⅳ上，此外，添加 CCO 抑制剂叠氮化钠会消除 PBM 的影响（Spitler et al., 2015; Nunez-Alvarez et al., 2017）。此外，缺乏功能性线粒体的 rho 零型细胞对 PBM 的反应与野生型细胞不同（Wu et al., 2014）。

另一种理论认为，PBM 通过 NO 从 CCO 的光解离中发挥作用（Lane, 2006）。有证据表明，应用 PBM 后 NO 水平升高，因此有学者提出，NO 的光解离可逆转因 NO 结合过多而导致的线粒体对细胞呼吸的抑制（Moncada and Erusalimsky, 2002）。根据这一理论，NO 可以从其与 CCO 血红素铁和铜中心的抑制结合位点发生光解离。因此，NO 不再与氧气竞争与催化金属中心的结合，从而允许氧气的流入，因此酶活性和呼吸可以恢复到基线水平（见图 8.2）。NO 也可以从细胞内的其他部位光解，包括亚硝基化肌红蛋白和血红蛋白，产生类似的积极效果（Lohr et al., 2009）。此外，亚硝基化硫醇和谷胱甘肽二亚硝基铁复合物也可以光解（作用光谱峰值在 670nm），释放 NO（Keszler et al., 2018）。Poyton 实验室报告了 CCO 催化亚硝酸盐依赖性 NO 合成的新功能，即作为亚硝酸盐还原酶（Poyton and Ball, 2011）。他们发现酵母和小鼠脑线粒体 CCO 在各种氧气浓度下都能产生 NO，且 NO 合成速率随着氧气浓度的降低而增加，在低氧条件下达到最佳状态。PBM（590mm±14nm）以强度依赖相关的模式生成 NO，但对 CCO 的耗氧量没有影响（Ball et al., 2011）。

在稍广的范围内，PBM 也被认为会触发线粒体逆行信号传导（Karu, 2008）。这是指从线粒体到细胞核的信号和通信。上述线粒体变化导致线粒体超微结构改变，从而驱动通信（Passarella and Karu, 2014）。因此，细胞膜的膜渗透性和离子流发生变化，进而导致激活蛋白 -1（AP1）和 NFκB 的活性发生变化（Kaminski et al., 2012）。

8.2.2　视蛋白、黄素和隐色素

虽然 CCO 无疑是 PBM 中最重要的发色团，但越来越多的证据表明，其他主要发色团（如视蛋白、黄素和隐色素）可能参与光的生物吸收过程，尤其是对短波长（蓝绿光）的吸收。视蛋白含有顺式视黄醛分子作为发色团，该分子可光异构化为全反式异构体，从而改变蛋白质构象并启动信号级联反应（Koyanagi and Terakita, 2014）。黄素和黄素蛋白含有一种类似核黄素、黄素单核苷酸或黄素腺嘌呤二核苷酸的色团，在光激发下可进行氧化还原反应（Losi and Gartner, 2011）。隐色素是黄素蛋白的一个特

殊亚类，在植物、动物甚至人类中充当蓝光受体（Chaves et al., 2011）。

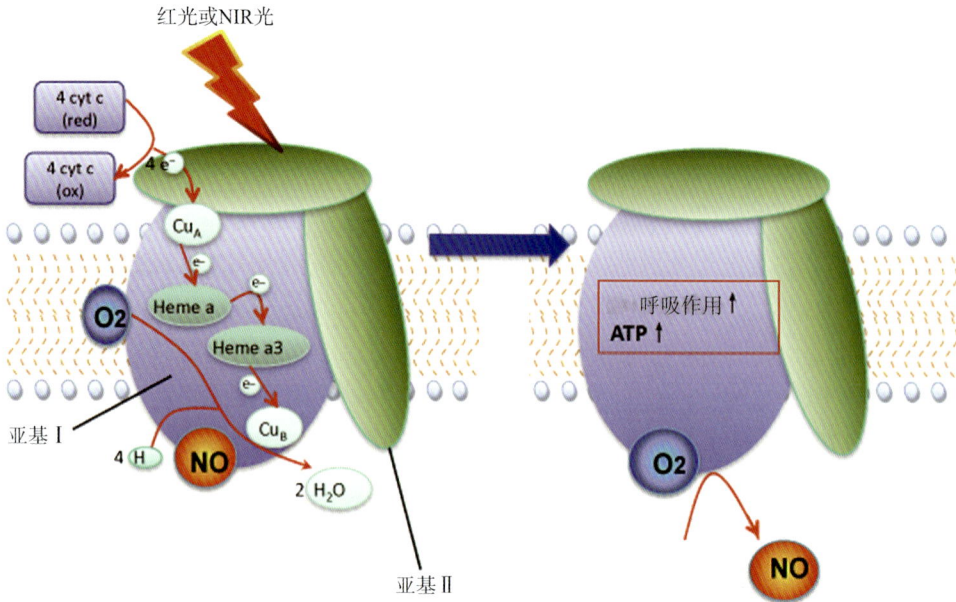

图8.2 提出了细胞色素 c 氧化酶（CCO）中 Cu_B 中心抑制性一氧化氮的光解离过程，从而允许呼吸作用恢复并使 ATP 的产生增加

8.2.3　光控离子通道

虽然目前证明光控离子通道可以作为 PBM 的作用机制的证据很少，但相关证据的数量确实正在逐渐增长。PBM 最有可能影响瞬时受体电位（TRP）通道。它们最初是在果蝇突变体中发现的，是昆虫视觉的负责机制，现在已知它们对光（Katz et al., 2017）和各种其他刺激敏感。TRP 通道是钙通道，受磷脂酰肌醇调节（Katz and Minke, 2018）。光门控离子通道在光遗传学领域引起了广泛关注（G et al., 2013）。然而，这些研究中的大多数都使用了细菌来源的视紫红质类似的离子通道（G et al., 2013）。大多数将 PBM 与光控离子通道相关联的研究都是通过测试 TRP 家族的 TRPV 香草酸亚家族完成的。不同研究小组（Yang et al., 2007; Ryu et al., 2010; Albert et al., 2012; Gu et al., 2012）的研究结果一致认为，TRP 通道最有可能被绿光激活。然而，由于绿光缺乏红外或近红外光那样的穿透力，因此缺乏实际临床应用。然而，Ryu 等（2010）发现，暴露于红外（2780nm）波长光下会减弱 TRPV1 的激活，从而减少疼痛刺激的产生。当 TRPV4 暴露于相同波长的光下时，也观察到了类似的、但远没有那么强烈的镇痛效果。TRPV4 对 1875nm 的脉冲光也有反应，但也不能排除该结果是由热刺激引起的（Albert et al., 2012），因为水是这一区域红外线的首要吸收体。

8.2.4　作为发色团的水

考虑到水的分子吸收系数及其在细胞和组织中的相对丰度，很明显，水在红外波长（＞900nm）下肯定是迄今为止最重要的发色团。然而，通常进行的 PBM 不会导致组织过度加热，尤其是大脑组织。事实上，最明显的加热效应（如果有的话）是在头皮皮肤上感受到的。那么，我们如何解释 PBM 在波长长达 1064nm 的情况下对大脑产生强大影响（Wang et al., 2017; Blanco et al., 2017）？答案可能在于杰拉尔德·波拉克（Gerald Pollack）提出的纳米结构水或界面水概念（Trevors and Pollack, 2012; Pollack and Reitz, 2001; Pollack, 2003）。这种隔离区（EZ）水吸收光辐射，从而在粘度、pH 值等参数上产生明显的物理变化。由于 EZ 水层存在于细胞膜上，因此可以合理地推断，这些物理变化可能会触发嵌入这些膜（例如线粒体）中的离子通道。由于大量水吸收红外线的程度与 EZ 水不同，这就解释了为什么细胞内会发生生化变化，而组织内却检测不到大量热量的产生，因为如果红外能量被所有水分子吸收，就会产生大量热量。

8.3　应用于大脑的光生物调节机制

正如以下段落所述，人们提出了各种不同的机制来解释 tPBM 对大脑的益处。这些机制在图 8.3 中进行了示意性展示。

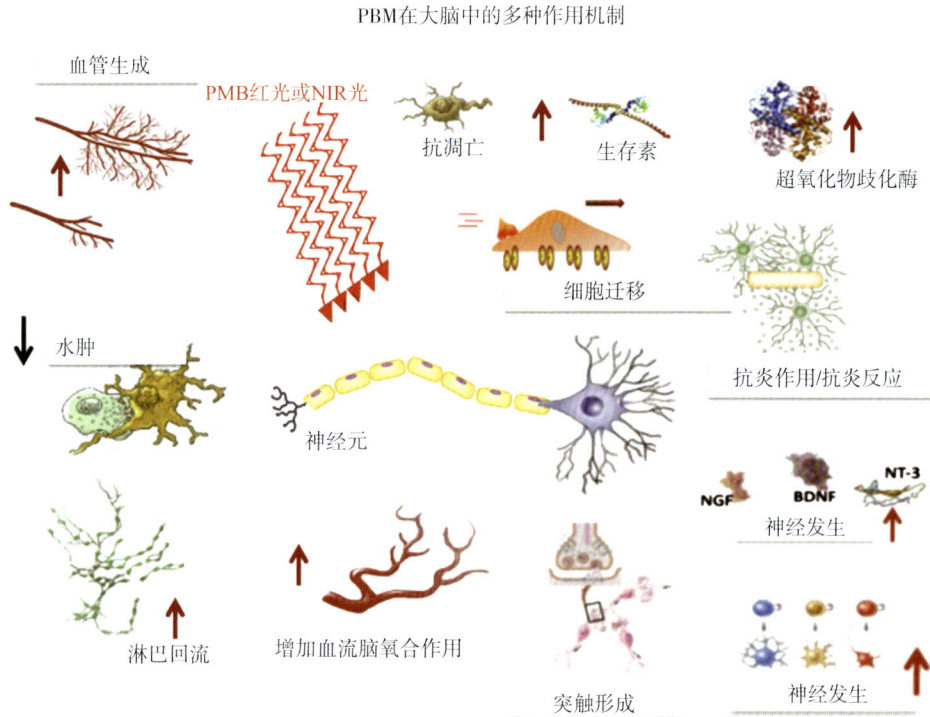

图 8.3　提出了大量关于 PBM 在大脑中作用机制的假设，其中许多机制已被讨论

8.3.1　代谢

代谢功能的改善是 PBM 最易识别的效果之一，而细胞内 ATP 产量的增加则是最有力的支持机制之一。使用核磁共振磷谱，在用 PBM 对健康成年比格犬进行治疗后，发现细胞能量可用性的标记物——三磷酸核苷酸总量显著增加（Mintzopoulos et al., 2017）。这有力地表明，细胞 ATP 产量的增加是 PBM 的结果。此外，多项临床前研究表明，接受 PBM 治疗的实验动物（小鼠或大鼠）的大脑 ATP 含量增加，从而缓解了各种脑部疾病（Ando et al., 2011; Salehpour et al., 2017）。一般认为，线粒体功能障碍、ATP 供应不足和氧化应激是几乎所有脑部疾病的促成因素（Kann, 2016）。据报告，这种情况常见于神经疾病，例如重度抑郁障碍（Cao et al., 2013）、创伤性脑损伤（Lyons et al., 2018）、帕金森病（Briston and Hicks, 2018）和阿尔茨海默病（Swerdlow et al., 2014）。

8.3.2　血流

在动物身上，尤其是在人类身上，tPBM 后最容易测量的变化之一是脑血流量和氧合情况的变化。近红外光谱是一种近年来发展迅速的非侵入性技术。事实上，Wang 等（2016）对接受 1064nm 激光治疗的人类志愿者前臂进行了测量。他们发现，随着激光能量剂量随着时间的推移而累积，PBM 可显著增加治疗部位的 CCO 浓度（Delta［CCO］）和氧合血红蛋白浓度（Delta［HbO］）。观察到 Delta［CCO］和 Delta［HbO］之间存在很强的线性关系，表明氧气供应和血容量有变化。Schiffer 等（2009）

使用 810nm LED 在前额测试了 tPBM 对严重抑郁障碍和焦虑障碍的治疗效果，并使用 Somanetics（Troy, MI）的 INVOS 商用系统测量了左、右额叶脑血红蛋白（cHb）和局部脑血流量，以及该设备通常的氧饱和度输出。

有学者提出，PBM 释放的 NO 是导致脑血流量增加的原因（Lee et al., 2017）。NO 是一种主要的神经信号分子，除其他功能外，它还具有引发血管扩张的能力。为此，NO 首先刺激可溶性鸟苷酸环化酶形成环状 GMP（cGMP）。cGMP 随后激活蛋白激酶 G，导致 Ca^{2+} 再吸收和钙激活钾通道的打开。由于随后 Ca^{2+} 浓度的下降，肌球蛋白轻链激酶无法对肌球蛋白分子进行磷酸化，导致血管和淋巴管内壁的平滑肌细胞松弛（Charriaut-Marangue et al., 2013）。血管扩张促进血液循环，从而改善脑部供氧，其原理与脉冲电磁场相似（Bragin et al., 2015）。

8.3.3　神经保护

大量证据表明，PBM 可用于神经保护，主要是保护细胞免受损伤，促进细胞存活和长寿，逆转细胞凋亡信号传导过程。其实现这一结果的一种方法是抑制糖原合酶激酶 3β（GSK3β）的活性。为此，它激活蛋白激酶 B（AKT），从而增加其 Ser9 残基的磷酸化水平，使 GSK3β 的 N 端能够与其自身的结合位点结合。其结果之一是 β-catenin 的积累和向细胞核的转移，当 GSK3β 活性被抑制时，β-catenin 不再处于磷酸化不足的状态，因此变得更加活跃。一旦允许 β-catenin 在细胞核中积累，它就会依赖增加的 TCF/LEF 依赖性转录活性来促进细胞存活（Liang et al., 2012）。这种对 GSK3β 的抑制还有助于防止细胞凋亡，即机体生长过程中发生的正常细胞死亡。人们认为，GSK3β 在 AKT 和 Bax 之间起到中介作用，Bax 是一种在凋亡前刺激下会转移到细胞核的蛋白质，从而触发凋亡过程。然而，当 GSK3β 被抑制时，AKT 和 Bax 之间的通信途径就被切断。因此，Bax 无法被信号激活，从而被抑制（Zhang et al., 2010）。

PBM 还具有延缓衰老的神经保护特性（Ling et al., 2014）。它已被证实能够激活细胞外信号相关激酶（ERK）/ 叉头盒蛋白 M1（FOXM1）通路。FOXM1 蛋白负责调控细胞周期从 G1 期到 S 期的进展，通过激活 ERK/FOXM1 通路，PBM 可促进 ERK 向细胞核的转移，并增加 FOXM1 在细胞核中的积累。这反过来又会导致 p21 蛋白的表达减少和 G1 期有丝分裂的停止，从而减缓细胞衰老的整体进程。

PBM 还被证明可以有效保护细胞免受毒素的有害影响（Eells et al., 2016）。在 Eells 等（2003）进行的一项研究中，用 670nm 光照射成功地恢复了暴露于甲醇的啮齿动物模型的视网膜功能并防止了组织损伤。这可能是由于甲醇会产生有毒代谢产物甲酸，而甲酸是 CCO 的抑制剂，而 PBM 是已知的 CCO 刺激剂。Wong-Riley 等（2005）关于 PBM 对河鲀毒素暴露后效应的研究也取得了类似的成功结果，特别是当模型用 CCO 吸收光谱的峰值 670nm 和 830nm 光照射时。这进一步表明，PBM 的抗毒素作用可归因于其对 CCO 的刺激。PBM 在预防氰化钾的有害影响方面也卓有成效。Liang 等（2006）发现，用 670nm 光进行预处理后，氰化物诱导的神经元 Bax 表达减少，从而防止了随后的细胞凋亡。

此外，PBM 还表现出一种独特的性质，即它能够以不同的方式影响处于不同健康状态的细胞，从而以促进细胞存活所需的方式对细胞进行根本性的改变。如在正常细胞中，CCO 对光的吸收会导致 MMP 超过基线水平，并导致 ROS 产生短暂激增。然而，在因氧化应激、兴奋毒性或电子传递抑制而导致 MMP 水平较低的细胞中，光吸收会导致 MMP 水平升高至正常水平，并减少 ROS 的产生（Huang et al., 2013）。同样，健康细胞对 PBM 的典型反应是细胞内 Ca^{2+} 升高（Sharma et al., 2011）。然而，在已经含有过量 Ca^{2+} 的细胞中（这种现象称为兴奋毒性），PBM 会引起相反的反应，换句话说，它降低了细胞中过量的钙，从而促进细胞存活，降低氧化应激，并使 MMP 恢复到正常水平（Huang et al., 2014）。

8.3.4　氧化应激

当 ROS 的产生与机体通过抗氧化剂抵消其负面影响的能力之间出现失衡时，就会产生氧化应激。

许多研究将氧化应激与各种神经系统疾病联系起来，例如重度抑郁障碍（Roomruangwong et al., 2018）和创伤性脑损伤（Rodriguez-Rodriguez et al., 2014），以及心血管疾病（Wu et al., 2014）和阿尔茨海默病（Wang et al., 2014）。

然而，情况比最初看起来要复杂得多，因为针对所有这些疾病的抗氧化疗法的大量临床试验都以失败告终，确实令人沮丧（Persson et al., 2014; Steinhubl, 2008）。显然，一定程度的氧化应激对于维持人体最佳功能状态是必要的，而通过补充抗氧化剂来消除所有氧化应激可能会适得其反（Rahal et al., 2014）。一篇重要论文表明，当人类服用抗氧化剂时，运动对健康的好处就消失了（Ristow et al., 2009）。

Salehpour 等（2018）的研究表明，小鼠睡眠不足会导致海马体出现氧化应激，并导致记忆受损。研究人员将 NIR 光（810nm）的 PBM 经颅传递到头部（每天 1 次，持续 3 天）。小鼠在 Barnes 迷宫和"什么、哪里、哪个"任务中的表现更好；海马区的抗氧化酶水平增加，氧化应激生物标记物减少。在研究 PBM 对创伤性肌肉的影响时，PBM 被证明可以有效调节细胞产生的细胞因子诱导型 NO 合成酶（iNOS）的数量。这一点非常重要，因为 iNOS 过量会导致 NO 过量产生，进而发出信号，增加被称为过氧亚硝酸盐的 ROS/活性氮（RNS）的产生，从而导致氧化应激增加。具体来说，PBM 可以减少过氧亚硝酸盐（Bartos et al., 2016），同时保留其他 NO 合酶亚型的积极作用，例如内皮型 NO 合成酶（eNOS），这种亚型是 PBM 产生血管扩张效应的主要来源（Mungrue et al., 2002; Ahmed et al., 2011; Assis et al., 2013）。

PBM 还被证明可以刺激血管生成，从而进一步改善血液流动。正如 Cury 等（2013）所证明的那样，波长为 780nm、通量为 40J/cm^2 的 PBM 可以促进 HIF1α 蛋白和血管内皮生长因子的表达，并降低基质金属蛋白酶 2 的活性，所有这些都可以诱导血管生成。此外，一项关于红光/NIR 光对红细胞影响的体外研究表明，NIR 光能够有效保护红细胞免受氧化（Walski et al., 2018），而氧化是重度抑郁障碍（MDD）等疾病患者的大脑中常见的现象（Sarandol et al., 2007）。

8.3.5　抗炎作用

炎症是先天免疫系统对外来异物（如细菌和病毒）的防御机制之一。在细胞水平上，当转录因子 NFκB 被激活时就会发生炎症反应。急性炎症是积极的，而慢性炎症则会产生非常负面的影响。包括神经退行性疾病和情绪障碍在内的许多疾病至少部分可归因于慢性炎症。

PBM 抑制环氧合酶 2（COX-2），从而帮助抑制炎症。Lim 等（2013）发现，低功率 635nm 光照射能够通过减少细胞内 ROS 来抑制 COX-2。目前，通过药物抑制 COX-2 的方法得到了广泛支持，COX-2 抑制剂在非甾体消炎药市场中占重要地位（Yang and Gao, 2017）。使用 PBM，只需采用不同的刺激，就能达到基本相同的效果。

PBM 还可以调节细胞水平的游离 NFκB。NFκB 存在于细胞质中，与 IκB 结合，后者是一种抑制蛋白。促炎性刺激能够激活 IκB 激酶，这是一种上游信号调节蛋白，能够导致 IκB 降解。一旦 IκB 降解，NFκB 就可以自由地转移到细胞核，在那里触发促炎性基因的表达。有证据表明，PBM 对 NFκB 的作用可能因细胞类型及其激活状态而异。Chen 等（2011a）发现，在正常成纤维细胞中，PBM 可通过受刺激线粒体产生少量 ROS 来激活 NFκB。然而，同一组研究人员发现，在通过 Toll 样受体激动剂激活 M1 表型的树突状细胞（另一种巨噬细胞）中，PBM 可以减少促炎细胞因子（Chen et al., 2011b）。同样，Yamaura 等（2009）发现，接受 PBM 治疗的活动性风湿关节炎患者的滑膜细胞中的 NFκB 水平降低。

此外，PBM 还具有调节细胞因子水平的能力，细胞因子是免疫系统的重要信号分子。PBM 已被证明可以调节促炎性和抗炎性细胞因子的水平，对于减少炎症而言，其调节肿瘤坏死因子和其他促炎性细胞因子水平的能力非常有用。

需要注意的是，大脑内的炎症与身体其他部位的炎症有着显著区别。事实上，神经炎症一词通常用于指小胶质细胞的激活。小胶质细胞是单核细胞／巨噬细胞系中的细胞，在中枢神经系统中充当免疫防御系统（Filiano et al., 2015）。小胶质细胞不断清除中枢神经系统的斑块、受损神经元和突触，以及传染源。小胶质细胞对中枢神经系统的微小病理变化极为敏感（Dissing-Olesen et al., 2007）。

与巨噬细胞系中的其他细胞一样，小胶质细胞可以呈现多种表型，并保留其功能以维持组织稳态的能力。小胶质细胞可通过 LPS 或 IFN-γ 激活为 M1 表型，表达促炎细胞因子并能够杀死微生物细胞。另外，小胶质细胞也可以通过 IL-4/IL-13 激活为 M2 表型，从而吞噬碎片、消除炎症并修复组织。越来越多的证据表明，代谢重编程在调节先天炎症反应中发挥着重要作用（Orihuela et al., 2016）。研究表明，M1 表型通常伴随从氧化磷酸化向有氧糖酵解的转变，以产生能量（Haschemi et al., 2012）。在这种情况下，能量需求与功能活动和细胞存活有关，因此可能影响小胶质细胞的激活对各种神经退行性疾病的贡献。

有相当多的证据表明，PBM 可以激活线粒体代谢，使其向氧化磷酸化移动，远离有氧糖酵解，因此 PBM 可能会将小胶质细胞从 M1 型转变为 M2 型（Fernandes et al., 2015）。这种转变的结果是，PBM 诱导的 M2 小胶质细胞可以清除斑块、发挥抗炎和抗氧化作用，促进组织愈合，而 M1 小胶质细胞则不能处理 β- 淀粉样蛋白斑块等物质，也不能排出 ROS 和炎性细胞因子。

8.3.6 神经发生

多年来，人们一直认为成年人的大脑无法再生长新的脑细胞。人们已经认识到，胚胎、幼小动物和儿童的大脑在生长和发育过程中必须通过神经干细胞（NSCs）和神经祖细胞进行神经发生，但人们认为这一过程在成年后已经停止。转折点在于成体神经发生机制的发现，确定了在体外和体内都能发挥 NSCs 功能的细胞，这些细胞能够生成新的神经元、胶质细胞或两者皆有（Bergmann et al., 2015）。对于 NSCs 性质和产后大脑再生潜力的了解，为新的研究打开了大门，带来了新的视角（Lepousez et al., 2015）。现在，科学界不仅致力于深入了解成人大脑神经发生和 NSCs 功能，还致力于研究如何通过新的治疗方式来促进神经发生和 NSCs 功能（Kirschen et al., 2018）。实验性 NSC/NP 的检测方法是在动物被处死前的不同时间点，将溴脱氧尿苷（BrdU）注入分裂细胞核中，随后通过抗体进行测量（Zhang et al., 2015）。然而，已经确定只有少数几个明确的大脑区域（称为神经源性微环境）可以观察到这种神经发生（Pozhilenkova et al., 2017）。最广为人知的神经发生位点是海马齿状回的颗粒下层（Hu et al., 2015）和侧脑室的脑室下区（SVZ）（Ribeiro Xavier et al., 2015）。为了确保 BrdU 阳性细胞确实是神经元，而不是胶质细胞或其他类型的细胞，通常用 NeuN（成熟神经元的标记）或 Tuj-1（β- 微管蛋白Ⅲ类）的第二抗体对它们进行染色（Shen et al., 2016）。

Oron 等（2006）的研究首次报道了对大脑应用 PBM 可刺激神经发生，他们诱导大鼠发生脑卒中，并用 PBM 治疗。当用 PBM 治疗时，在诱发脑卒中的同侧大脑半球 SVZ 中，新形成的神经元细胞（BrdU-Tuj-1 双阳性）和迁移细胞（双皮质素阳性）的数量显著增加（Oron et al., 2006）。Xuan 等（2014）也报告了类似的结果，他们用 PBM 治疗了患有 TBI 的小鼠。他们发现，在 TBI 后 1 周，齿状回和 SVZ 中双染的 BrdU-NeuN（神经祖细胞）显著增加，脑震荡后 4 周则没有增加。双皮质素（DCX）和 TUJ-1 也出现了增加。

8.3.7 突触形成

迄今为止，PBM 对大脑最显著且可能最重要的影响之一是促进突触形成的能力，也称为神经可塑性。这个过程至关重要，因为许多脑部疾病，包括 TBI、脑卒中、神经退行性疾病和情绪障碍，都可以部分或全部追溯到大脑某些区域神经元连接不良或异常。如果 PBM 能够通过促进神经组织或重组来对抗这些影响，那么其作为治疗此类脑部疾病的新方法将具有极大的前景。

PBM 促进神经元连接的一种方式可能是上调脑源性神经营养因子（BDNF）。BDNF 是神经营养因子家族的一员，该家族还包括神经生长因子、NT3、NT4 和 GDNF（Bothwell, 2014）。BDNF 是一种在神经系统中发现的蛋白质，有助于维持现有神经元并促进新神经元和新突触的生长。具体来说，它被认为可以调节树突结构，从而促进改善突触传递（Yang et al., 2014）。PBM 已被证明可通过 ERK/CREB 途径减缓 BDNF 的衰减，从而对树突形态发生产生积极影响并改善神经元连接（Ando et al., 2011）。BDNF 也是蛋白质突触素 -1 的调节因子，通过加速神经纤维发育和维持突触接触来改善突触形成（Barbieri et al., 2018）。在 Meng 等（2013）的研究中，观察到胚胎大鼠神经组织在 780nm 光照射后，神经纤维分支更密集，相互连接性增强，表明这些蛋白质的作用增强。BDNF 还与神经可塑性和适应性的改善有关，这在创伤性脑损伤和脑卒中的情况下尤为重要（Wang et al., 2017）。

如果能够确凿证明 PBM 能够刺激人类和小鼠的神经可塑性和突触形成，那么这将为广泛的临床应用打开大门（Forrest et al., 2018）。神经可塑性受损或异常与多种脑部疾病有关，例如阿尔茨海默病（Nahum et al., 2013）、精神疾病（Kuhn et al., 2014）、脑卒中（Felling and Song, 2015）、TBI（Tomaszczyk et al., 2014）和成瘾（Creed et al., 2015）。

8.3.8　干细胞

不应忘记的是，当任何一种 PBM 光照射到活体动物时，不可避免地会有一些干细胞暴露在光线下。众所周知，在增殖和分化方面干细胞对 PBM 反应良好（Arany, 2016; Abrahamse and Hamblin, 2017）。干细胞可能位于组织下方的骨髓中，也可能位于被照射区域的骨骼中。Farfara 等（2015）的研究表明，在阿尔茨海默病小鼠模型中，对腿部骨髓施加 PBM 具有治疗效果。同样的方法在减少心脏病发作模型中的梗死面积（Blatt et al., 2016; Tuby et al., 2011）和改善缺血性肾损伤（Oron et al., 2014）方面具有显著的治疗效果。

8.3.9　预处理

PBM 预处理是指在组织受到某种损伤之前，预先对组织进行光照，然后再损伤组织（Agrawal et al., 2014）。预处理与几种其他不同的物理干预措施一起进行，这些干预措施可造成轻度细胞应激（Amin et al., 1995）；其中最常被研究的是缺血预处理（Zhang et al., 2003）。"远程预处理"一词指的是限制流向四肢的血流量所产生的全身效应（Chen et al., 2018）。缺血预处理已被证明可在脑卒中动物模型中保护大脑（Hahn et al., 2011）。PBM 预处理在运动表现和肌肉功能方面的研究已经非常成熟（Ferraresi et al., 2016）。在大脑中动脉阻塞引起的缺血 / 再灌注脑损伤的小鼠模型中研究了 PBM 预处理（Lee et al., 2017）。在脑缺血前，小鼠每天两次接受 PBM 头部预处理，持续 2 天。再灌注后，PBM 组显示梗死面积明显更小、脑血流量更高、行为缺陷更少。PBM 预处理的小鼠中，eNOS 磷酸化水平显著提高，这可能是由于磷脂酰肌醇 3 激酶（PI3K）/Akt 通路受到刺激。

8.3.10　全身效应

PBM 影响大脑的另一种方式可能是通过广泛的全身效应。也就是说，当 PBM 用于治疗除大脑以外的特定区域时，大脑可以从所引起的改变中受益。PBM 可能会触发循环血液中一种尚未确定的细胞外信号通路。PBM 全身效应最有说服力的例子之一是由 Johnstone 等（2014）证实的。这些研究人员研究了因注射 MPTP 而导致的帕金森病小鼠模型。他们比较了 670nm 光直接照射头部或身体的效果。在低剂量 MPTP 下，间接应用远程 PBM 可显著挽救 SNc 中的酪氨酸羟化酶阳性细胞，但这种保护不如直接照射头部有效。在另一项研究（Kim et al., 2018）中，他们发现，通过 PBM（670nm 光照射小鼠背部）进行远程预处理可保护小鼠免受 MPTP 的后续影响。由于远程 PBM 产生的神经保护程度与腿部缺血预处理相似，他们提出这两种方法具有共同的机制。

鼻内 LED 疗法证实了这一可能性，该疗法已开始用于脑部治疗。虽然有学者提出鼻内 LED 应用可尽可能使光线穿透至大脑深部，但解剖学和光学参数检查表明这不太可能。Vielight 经颅 LED 设备可与鼻内 LED 同时使用（Saltmarche et al., 2017）。尽管如此，单独使用鼻内 LED 似乎对大脑功能有积极作用。

中国研究人员使用鼻内激光治疗失眠（Wang, 2006; Xu et al., 2001），并发现 EEG 模式发生了客观变化（Xu et al., 2002a）。同一组研究人员还报告了使用鼻内氦氖激光治疗阿尔茨海默病（Xu et al., 2002b）、帕金森病（Xu et al., 2003）和脑卒中后抑郁症（Xu et al., 2002c）的情况。

8.3.11　激光针灸

激光针灸作为一种替代传统中医针刺的疗法，已经得到了广泛的研究，其中一些有益的报告涉及脑部疾病。在孤独症小鼠模型中，激光针灸对丙戊酸诱导的孤独症具有有益的影响（行为和氧化应激）（Khongrum and Wattanathorn, 2015, 2017）。激光针灸改善了因服用胆碱毒素而患阿尔茨海默病的大鼠模型的记忆障碍（Sutalangka et al., 2013）。在酗酒的大鼠模型中，激光针灸降低了乙酰胆碱酯酶的活性，降低了丙二醛水平，但提高了海马区过氧化氢酶、超氧化物歧化酶和谷胱甘肽过氧化物酶的活性（Phunchago et al., 2015）。在临床研究中，健康志愿者接受激光针灸后，多个脑区的静息态功能磁共振成像发生了变化，表明激光针灸可以改善认知功能（Lv et al., 2016）。Quah-Smith 等（2013a）使用功能磁共振成像对健康志愿者进行了激光针灸和针灸的对比研究，发现不同脑区的激活存在明显差异。激光针灸已被用于治疗患者的烟戒断反应（Lim, 2018）和抑郁障碍（Quah-Smith et al., 2013b）。

8.4　结论

关于 PBM 对大脑的作用，人们经常提出的一种批判是，因为没有一种简单的物理干预措施能够对大脑产生如此多的益处。然而，正如本章所阐述的那样，有越来越多的证据表明，所讨论的机制都可能在某种程度上发挥作用。对于 PBM 可以改善的所有大脑疾病，时间会证明每种机制的重要性如何，本书也对此进行了介绍。

原著参考文献

［1］Abrahamse, H., Hamblin, M.R., 2017. Photomedicine and Stem Cells. IOP Science Ebooks (Morgan and Claypool Publishing), San Rafael, CA.

［2］Agrawal, T., Gupta, G.K., Rai, V., Carroll, J.D., Hamblin, M.R., 2014. Pre-conditioning with low-level laser (light) therapy: light before the storm. Dose Response 12 (4), 619-649.

［3］Ahmed, I., Bose, S.K., Pavese, N., Ramlackhansingh, A., Turkheimer, F., Hotton, G., et al., 2011. Glutamate NMDA receptor dysregulation in Parkinson's disease with dyskinesias. Brain 134 (Pt 4), 979-986.

［4］Albert, E.S., Bec, J.M., Desmadryl, G., Chekroud, K., Travo, C., Gaboyard, S., et al., 2012. TRPV4 channels mediate the infrared laser-evoked response in sensory neurons. J. Neurophysiol. 107 (12), 3227-3234.

［5］Amin, V., Cumming, D.V., Coffin, R.S., Latchman, D.S., 1995. The degree of protection provided to neuronal cells by a pre-conditioning stress correlates with the amount of heat shock protein 70 it induces and not with the similarity of the subsequent stress. Neurosci. Lett. 200 (2), 85-88.

［6］Ando, T., Xuan, W., Xu, T., Dai, T., Sharma, S.K., Kharkwal, G.B., et al., 2011. Comparison of therapeutic effects between pulsed and continuous wave 810-nm wavelength laser irradiation for traumatic brain injury in mice. PLoS One 6 (10), e26212-e26220.

［7］Arany, P.R., 2016. Photobiomodulation therapy: communicating with stem cells for regeneration? Photomed. Laser Surg. 34 (11), 497-499.

［8］Assis, L., Moretti, A.I., Abrahao, T.B., de Souza, H.P., Hamblin, M.R., Parizotto, N.A., 2013. Low-level laser therapy (808 nm) contributes to muscle regeneration and prevents fibrosis in rat tibialis anterior muscle after cryolesion. Lasers Med. Sci. 28 (3), 947-955.

［9］Ball, K.A., Castello, P.R., Poyton, R.O., 2011. Low intensity light stimulates nitrite-dependent nitric oxide synthesis but not oxygen consumption by cytochrome c oxidase: implications for phototherapy. J. Photochem. Photobiol. B 102 (3), 182-191.

［10］Barbieri, R., Contestabile, A., Ciardo, M.G., Forte, N., Marte, A., Baldelli, P., et al., 2018. Synapsin I and Synapsin II regulate neurogenesis in the dentate gyrus of adult mice. Oncotarget 9 (27), 18760-18774.

[11] Bartos, A., Grondin, Y., Bortoni, M.E., Ghelfi, E., Sepulveda, R., Carroll, J., et al., 2016. Pre-conditioning with near infrared photobiomodulation reduces inflammatory cytokines and markers of oxidative stress in cochlear hair cells. J. Biophotonics 9 (11-12), 1125-1135.

[12] Bergmann, O., Spalding, K.L., Frisen, J., 2015. Adult neurogenesis in humans. Cold Spring Harb. Perspect. Biol. 7 (7), a018994.

[13] Blanco, N.J., Maddox, W.T., Gonzalez-Lima, F., 2017. Improving executive function using transcranial infrared laser stimulation. J. Neuropsychol. 11 (1), 14-25.

[14] Blatt, A., Elbaz-Greener, G.A., Tuby, H., Maltz, L., Siman-Tov, Y., Ben-Aharon, G., et al., 2016. Low-level laser therapy to the bone marrow reduces scarring and improves heart function post-acute myocardial infarction in the pig. Photomed. Laser Surg. 34 (11), 516-524.

[15] Bothwell, M., 2014. NGF, BDNF, NT3, and NT4. Handb. Exp. Pharmacol. 220, 3-15.

[16] Bragin, D.E., Statom, G.L., Hagberg, S., Nemoto, E.M., 2015. Increases in microvascular perfusion and tissue oxygenation via pulsed electromagnetic fields in the healthy rat brain. J. Neurosurg. 122 (5), 1239-1247.

[17] Briston, T., Hicks, A.R., 2018. Mitochondrial dysfunction and neurodegenerative proteinopathies: mechanisms and prospects for therapeutic intervention. Biochem. Soc. Trans. 46, 829-842.

[18] Cao, X., Li, L.P., Wang, Q., Wu, Q., Hu, H.H., Zhang, M., et al., 2013. Astrocyte-derived ATP modulates depressive-like behaviors. Nat. Med. 19 (6), 773-777.

[19] Charriaut-Marlangue, C., Bonnin, P., Pham, H., Loron, G., Leger, P.L., Gressens, P., et al., 2013. Nitric oxide signaling in the brain: a new target for inhaled nitric oxide? Ann. Neurol. 73 (4), 442-448.

[20] Chaves, I., Pokorny, R., Byrdin, M., Hoang, N., Ritz, T., Brettel, K., et al., 2011. The cryptochromes: blue light photoreceptors in plants and animals. Annu. Rev. Plant Biol. 62, 335-364.

[21] Chen, A.C., Arany, P.R., Huang, Y.Y., Tomkinson, E.M., Sharma, S.K., Kharkwal, G.B., et al., 2011a. Low-level laser therapy activates NF-kB via generation of reactive oxygen species in mouse embryonic fibroblasts. PLoS One 6 (7), e22453.

[22] Chen, A.C., Huang, Y.Y., Sharma, S.K., Hamblin, M.R., 2011b. Effects of 810-nm laser on murine bone-marrow-derived dendritic cells. Photomed. Laser Surg. 29 (6), 383-389.

[23] Chen, G., Thakkar, M., Robinson, C., Dore, S., 2018. Limb remote ischemic conditioning: mechanisms, anesthetics, and the potential for expanding therapeutic options. Front. Neurol. 9, 40.

[24] Cooper, C.E., Cope, M., Springett, R., Amess, P.N., Penrice, J., Tyszczuk, L., et al., 1999. Use of mitochondrial inhibitors to demonstrate that cytochrome oxidase near-infrared spectroscopy can measure mitochondrial dysfunction noninvasively in the brain. J. Cereb. Blood Flow Metab. 19 (1), 27-38.

[25] Creed, M., Pascoli, V.J., Luscher, C., 2015. Addiction therapy. Refining deep brain stimulation to emulate optogenetic treatment of synaptic pathology. Science 347 (6222), 659-664.

[26] Cury, V., Moretti, A.I., Assis, L., Bossini, P., Crusca Jde, S., Neto, C.B., et al., 2013. Low level laser therapy increases angiogenesis in a model of ischemic skin flap in rats mediated by VEGF, HIF-1alpha and MMP-2. J. Photochem. Photobiol. B 125, 164-170.

[27] de Freitas, L.F., Hamblin, M.R., 2016. Proposed mechanisms of photobiomodulation or low-level light therapy. IEEE J. Sel. Top. Quantum Electron. 22 (3). Available from: http://dx.doi.org/10.1109/JSTQE.2016.2561201.

[28] Dissing-Olesen, L., Ladeby, R., Nielsen, H.H., Toft-Hansen, H., Dalmau, I., Finsen, B., 2007. Axonal lesion-induced microglial proliferation and microglial cluster formation in the mouse. Neuroscience 149 (1), 112-122.

[29] Eells, J.T., Henry, M.M., Summerfelt, P., Wong-Riley, M.T., Buchmann, E.V., Kane, M., et al., 2003. Therapeutic photobiomodulation for methanolinduced retinal toxicity. Proc. Natl. Acad. Sci. U.S.A. 100 (6), 3439-3444.

[30] Eells, J.T., Gopalakrishnan, S., Valter, K., 2016. Near-infrared photobiomodulation in retinal injury and disease. Adv. Exp. Med. Biol. 854, 437-441.

[31] Farfara, D., Tuby, H., Trudler, D., Doron-Mandel, E., Maltz, L., Vassar, R.J., et al., 2015. Low-level laser therapy ameliorates disease progression in a mouse model of Alzheimer's disease. J. Mol. Neurosci. 55 (2), 430-436.

[32] Felling, R.J., Song, H., 2015. Epigenetic mechanisms of neuroplasticity and the implications for stroke recovery. Exp. Neurol. 268, 37-45.

[33] Fernandes, K.P., Souza, N.H., Mesquita-Ferrari, R.A., Silva, D.F., Rocha, L.A., Alves, A.N., et al., 2015. Photobiomodulation with 660-nm and 780-nm laser on activated J774 macrophage-like cells: effect on M1 inflammatory markers. J. Photochem.

Photobiol. B 153, 344-351.

［34］Ferraresi, C., Huang, Y.Y., Hamblin, M.R., 2016. Photobiomodulation in human muscle tissue: an advantage in sports performance? J. Biophotonics 9 (11-12), 1273-1299.

［35］Filiano, A.J., Gadani, S.P., Kipnis, J., 2015. Interactions of innate and adaptive immunity in brain development and function. Brain Res. 1617, 18-27.

［36］Forrest, M.P., Parnell, E., Penzes, P., 2018. Dendritic structural plasticity and neuropsychiatric disease. Nat. Rev. Neurosci. 19 (4), 215-234.

［37］G, N., Tan, A., Farhatnia, Y., Rajadas, J., Hamblin, M.R., Khaw, P.T., et al., 2013. Channelrhodopsins: visual regeneration & neural activation by a light switch. N. Biotechnol. 30, 461-474.

［38］Gu, Q., Wang, L., Huang, F., Schwarz, W., 2012. Stimulation of TRPV1 by green laser light. Evid. Based Complement. Alternat. Med. 2012, 857123.

［39］Hahn, C.D., Manlhiot, C., Schmidt, M.R., Nielsen, T.T., Redington, A.N., 2011. Remote ischemic per-conditioning: a novel therapy for acute stroke? Stroke 42 (10), 2960-2962.

［40］Hamblin, M.R., 2018. Photobiomodulation for traumatic brain injury and stroke. J. Neurosci. Res. 96 (4), 731-743.

［41］Haschemi, A., Kosma, P., Gille, L., Evans, C.R., Burant, C.F., Starkl, P., et al., 2012. The sedoheptulose kinase CARKL directs macrophage polarization through control of glucose metabolism. Cell Metab. 15 (6), 813-826.

［42］Hu, M., Zhu, K., Chen, X.L., Zhang, Y.J., Zhang, J.S., Xiao, X.L., et al., 2015. Newly generated neurons at 2 months post-status epilepticus are functionally integrated into neuronal circuitry in mouse hippocampus. Exp. Neurol. 273, 273-287.

［43］Huang, Y.Y., Nagata, K., Tedford, C.E., McCarthy, T., Hamblin, M.R., 2013. Low-level laser therapy (LLLT) reduces oxidative stress in primary cortical neurons in vitro. J. Biophotonics 6 (10), 829-838.

［44］Huang, Y.Y., Nagata, K., Tedford, C.E., Hamblin, M.R., 2014. Low-level laser therapy (810 nm) protects primary cortical neurons against excitotoxicity in vitro. J. Biophotonics 7 (8), 656-664.

［45］Johnstone, D.M., el Massri, N., Moro, C., Spana, S., Wang, X.S., Torres, N., et al., 2014. Indirect application of near infrared light induces neuroprotection in a mouse model of parkinsonism - an abscopal neuroprotective effect. Neuroscience 274, 93-101.

［46］Kaminski, M.M., Roth, D., Sass, S., Sauer, S.W., Krammer, P.H., Gulow, K., 2012. Manganese superoxide dismutase: a regulator of T cell activationinduced oxidative signaling and cell death. Biochim. Biophys. Acta 1823 (5), 1041-1052.

［47］Kann, O., 2016. The interneuron energy hypothesis: implications for brain disease. Neurobiol. Dis. 90, 75-85.

［48］Karu, T.I., 2008. Mitochondrial signaling in mammalian cells activated by red and near-IR radiation. Photochem. Photobiol. 84 (5), 1091-1099.

［49］Karu, T.I., 2010. Multiple roles of cytochrome c oxidase in mammalian cells under action of red and IR-A radiation. IUBMB Life 62 (8), 607-610.

［50］Katz, B., Minke, B., 2018. The Drosophila light-activated TRP and TRPL channels - targets of the phosphoinositide signaling cascade. Prog. Retin. Eye Res. 66, 200-219.

［51］Katz, B., Payne, R., Minke, B., 2017. TRP channels in vision. In: Emir, T.L.R. (Ed.), Neurobiology of TRP Channels. Frontiers in Neuroscience, Boca Raton, FL, pp. 27-63.

［52］Keszler, A., Lindemer, B., Hogg, N., Weihrauch, D., Lohr, N.L., 2018. Wavelength-dependence of vasodilation and NO release from S-nitrosothiols and dinitrosyl iron complexes by far red/near infrared light. Arch. Biochem. Biophys. 649, 47-52.

［53］Khongrum, J., Wattanathorn, J., 2015. Laser acupuncture improves behavioral disorders and brain oxidative stress status in the valproic acid rat model of autism. J. Acupunct. Meridian Stud. 8 (4), 183-191.

［54］Khongrum, J., Wattanathorn, J., 2017. Laser acupuncture at HT7 improves the cerebellar disorders in valproic acid-rat model of autism. J. Acupunct. Meridian Stud. 10 (4), 231-239.

［55］Khuman, J., Zhang, J., Park, J., Carroll, J.D., Donahue, C., Whalen, M.J., 2012. Low-level laser light therapy improves cognitive deficits and inhibits microglial activation after controlled cortical impact in mice. J. Neurotrauma 29 (2), 408-417.

［56］Kim, B., Mitrofanis, J., Stone, J., Johnstone, D.M., 2018. Remote tissue conditioning is neuroprotective against MPTP insult in mice. IBRO Rep. 4, 14-17.

［57］Kirschen, G.W., Kery, R., Ge, S., 2018. The hippocampal neuro-glio-vascular network: metabolic vulnerability and potential neurogenic regeneration in disease. Brain Plast. 3 (2), 129-144.

［58］Koyanagi, M., Terakita, A., 2014. Diversity of animal opsin-based pigments and their optogenetic potential. Biochim. Biophys. Acta 1837 (5), 710-716.

［59］Kuhn, M., Popovic, A., Pezawas, L., 2014. Neuroplasticity and memory formation in major depressive disorder: an imaging genetics perspective on serotonin and BDNF. Restor. Neurol. Neurosci 32 (1), 25-49.

［60］Lampl, Y., 2007. Laser treatment for stroke. Expert Rev. Neurother. 7 (8), 961-965.

［61］Lane, N., 2006. Cell biology: power games. Nature 443 (7114), 901-903.

［62］Lee, H.I., Lee, S.W., Kim, S.Y., Kim, N.G., Park, K.J., Choi, B.T., et al., 2017. Pretreatment with light-emitting diode therapy reduces ischemic brain injury in mice through endothelial nitric oxide synthase-dependent mechanisms. Biochem. Biophys. Res. Commun. 486 (4), 945-950.

［63］Lepousez, G., Nissant, A., Lledo, P.M., 2015. Adult neurogenesis and the future of the rejuvenating brain circuits. Neuron 86 (2), 387-401.

［64］Liang, H.L., Whelan, H.T., Eells, J.T., Meng, H., Buchmann, E., Lerch-Gaggl, A., et al., 2006. Photobiomodulation partially rescues visual cortical neurons from cyanide-induced apoptosis. Neuroscience 139 (2), 639-649.

［65］Liang, J., Liu, L., Xing, D., 2012. Photobiomodulation by low-power laser irradiation attenuates Abeta-induced cell apoptosis through the Akt/GSK3beta/beta-catenin pathway. Free Radic. Biol. Med. 53 (7), 1459-1467.

［66］Lim, R.C.H., 2018. Painless laser acupuncture for smoking cessation. Med. Acupunct. 30 (3), 159-162.

［67］Lim, W., Kim, J., Kim, S., Karna, S., Won, J., Jeon, S.M., et al., 2013. Modulation of lipopolysaccharide-induced NF-kappaB signaling pathway by 635 nm irradiation via heat shock protein 27 in human gingival fibroblast cells. Photochem. Photobiol. 89 (1), 199-207.

［68］Ling, Q., Meng, C., Chen, Q., Xing, D., 2014. Activated ERK/FOXM1 pathway by low-power laser irradiation inhibits UVB-induced senescence through down-regulating p21 expression. J. Cell Physiol. 229 (1), 108-116.

［69］Lohr, N.L., Keszler, A., Pratt, P., Bienengraber, M., Warltier, D.C., Hogg, N., 2009. Enhancement of nitric oxide release from nitrosyl hemoglobin and nitrosyl myoglobin by red/near infrared radiation: potential role in cardioprotection. J. Mol. Cell Cardiol. 47 (2), 256-263.

［70］Losi, A., Gartner, W., 2011. Old chromophores, new photoactivation paradigms, trendy applications: flavins in blue light-sensing photoreceptors. Photochem. Photobiol. 87 (3), 491-510.

［71］Lv, J., Shi, C., Deng, Y., Lou, W., Hu, J., Shi, L., et al., 2016. The brain effects of laser acupuncture at thirteen ghost acupoints in healthy individuals: a resting-state functional MRI investigation. Comput. Med. Imaging Graph 54, 48-54.

［72］Lyons, D.N., Vekaria, H., Macheda, T., Bakshi, V., Powell, D.K., Gold, B.T., et al., 2018. A mild traumatic brain injury in mice produces lasting deficits in brain metabolism. J. Neurotrauma .

［73］Meng, C., He, Z., Xing, D., 2013. Low-level laser therapy rescues dendrite atrophy via upregulating BDNF expression: implications for Alzheimer's disease. J. Neurosci. 33 (33), 13505-13517.

［74］Mintzopoulos, D., Gillis, T.E., Tedford, C.E., Kaufman, M.J., 2017. Effects of near-infrared light on cerebral bioenergetics measured with phosphorus magnetic resonance spectroscopy. Photomed. Laser Surg. 35 (8), 395-400.

［75］Moncada, S., Erusalimsky, J.D., 2002. Does nitric oxide modulate mitochondrial energy generation and apoptosis? Nat. Rev. Mol. Cell Biol. 3 (3), 214-220.

［76］Mungrue, I.N., Husain, M., Stewart, D.J., 2002. The role of NOS in heart failure: lessons from murine genetic models. Heart Fail. Rev. 7 (4), 407-422.

［77］Nahum, M., Lee, H., Merzenich, M.M., 2013. Principles of neuroplasticity-based rehabilitation. Prog. Brain Res. 207, 141-171.

［78］Nunez-Alvarez, C., Del Olmo-Aguado, S., Merayo-Lloves, J., Osborne, N.N., 2017. Near infra-red light attenuates corneal endothelial cell dysfunction in situ and in vitro. Exp. Eye Res. 161, 106-115.

［79］Orihuela, R., McPherson, C.A., Harry, G.J., 2016. Microglial M1/M2 polarization and metabolic states. Br. J. Pharmacol. 173 (4), 649-665.

［80］Oron, A., Oron, U., Chen, J., Eilam, A., Zhang, C., Sadeh, M., et al., 2006. Low-level laser therapy applied transcranially to rats after induction of stroke significantly reduces long-term neurological deficits. Stroke 37 (10), 2620-2624.

［81］Oron, U., Tuby, H., Maltz, L., Sagi-Assif, O., Abu-Hamed, R., Yaakobi, T., et al., 2014. Autologous bone-marrow stem cells stimulation reverses post-ischemic-reperfusion kidney injury in rats. Am. J. Nephrol. 40 (5), 425-433.

［82］Passarella, S., Karu, T., 2014. Absorption of monochromatic and narrow band radiation in the visible and near IR by both mitochondrial and nonmitochondrial photoacceptors results in photobiomodulation. J. Photochem. Photobiol. B 140, 344-358.

［83］Persson, T., Popescu, B.O., Cedazo-Minguez, A., 2014. Oxidative stress in Alzheimer's disease: why did antioxidant therapy fail? Oxid. Med. Cell Longev. 2014, 427318.

［84］Phunchago, N., Wattanathorn, J., Chaisiwamongkol, K., Muchimapura, S., Thukham-Mee, W., 2015. Acupuncture reduces memory impairment and oxidative stress and enhances cholinergic function in an animal model of alcoholism. J. Acupunct. Meridian Stud. 8 (1), 23-29.

［85］Pollack, G.H., 2003. The role of aqueous interfaces in the cell. Adv. Colloid Interface Sci. 103 (2), 173-196.

［86］Pollack, G.H., Reitz, F.B., 2001. Phase transitions and molecular motion in the cell. Cell Mol. Biol. (Noisy-le-grand). 47 (5), 885-900.

［87］Poyton, R.O., Ball, K.A., 2011. Therapeutic photobiomodulation: nitric oxide and a novel function of mitochondrial cytochrome c oxidase. Discov. Med. 11 (57), 154-159.

［88］Pozhilenkova, E.A., Lopatina, O.L., Komleva, Y.K., Salmin, V.V., Salmina, A.B., 2017. Blood-brain barrier-supported neurogenesis in healthy and diseased brain. Rev. Neurosci. 28 (4), 397-415.

［89］Quah-Smith, I., Williams, M.A., Lundeberg, T., Suo, C., Sachdev, P., 2013a. Differential brain effects of laser and needle acupuncture at LR8 using functional MRI. Acupunct. Med. 31 (3), 282-289.

［90］Quah-Smith, I., Smith, C., Crawford, J.D., Russell, J., 2013b. Laser acupuncture for depression: a randomised double blind controlled trial using low intensity laser intervention. J. Affect. Disord. 148 (2-3), 179-187.

［91］Rahal, A., Kumar, A., Singh, V., Yadav, B., Tiwari, R., Chakraborty, S., et al., 2014. Oxidative stress, prooxidants, and antioxidants: the interplay. Biomed. Res. Int. 2014, 761264.

［92］Ribeiro Xavier, A.L., Kress, B.T., Goldman, S.A., Lacerda de Menezes, J.R., Nedergaard, M., 2015. A distinct population of microglia supports adult neurogenesis in the subventricular zone. J. Neurosci. 35 (34), 11848-11861.

［93］Ristow, M., Zarse, K., Oberbach, A., Kloting, N., Birringer, M., Kiehntopf, M., et al., 2009. Antioxidants prevent health-promoting effects of physical exercise in humans. Proc. Natl. Acad. Sci. U.S.A. 106 (21), 8665-8670.

［94］Rodriguez-Rodriguez, A., Egea-Guerrero, J.J., Murillo-Cabezas, F., Carrillo-Vico, A., 2014. Oxidative stress in traumatic brain injury. Curr. Med. Chem. 21 (10), 1201-1211.

［95］Roomruangwong, C., Anderson, G., Berk, M., Stoyanov, D., Carvalho, A.F., Maes, M., 2018. A neuro-immune, neuro-oxidative and neuro-nitrosative model of prenatal and postpartum depression. Prog. Neuropsychopharmacol. Biol. Psychiatry 81, 262-274.

［96］Ryu, J.J., Yoo, S., Kim, K.Y., Park, J.S., Bang, S., Lee, S.H., et al., 2010. Laser modulation of heat and capsaicin receptor TRPV1 leads to thermal antinociception. J. Dent. Res. 89 (12), 1455-1460.

［97］Salehpour, F., Ahmadian, N., Rasta, S.H., Farhoudi, M., Karimi, P., Sadigh-Eteghad, S., 2017. Transcranial low-level laser therapy improves brain mitochondrial function and cognitive impairment in D-galactose-induced aging mice. Neurobiol. Aging 58, 140-150.

［98］Salehpour, F., Farajdokht, F., Erfani, M., Sadigh-Eteghad, S., Shotorbani, S.S., Hamblin, M.R., et al., 2018. Transcranial near-infrared photobiomodulation attenuates memory impairment and hippocampal oxidative stress in sleep-deprived mice. Brain Res. 1682, 36-43.

［99］Saltmarche, A.E., Naeser, M.A., Ho, K.F., Hamblin, M.R., Lim, L., 2017. Significant improvement in cognition in mild to moderately severe dementia cases treated with transcranial plus intranasal photobiomodulation: case series report. Photomed. Laser Surg. 35 (8), 432-441.

［100］Sarandol, A., Sarandol, E., Eker, S.S., Erdinc, S., Vatansever, E., Kirli, S., 2007. Major depressive disorder is accompanied with oxidative stress: short-term antidepressant treatment does not alter oxidative-antioxidative systems. Hum. Psychopharmacol. 22 (2), 67-73.

［101］Schiffer, F., Johnston, A.L., Ravichandran, C., Polcari, A., Teicher, M.H., Webb, R.H., et al., 2009. Psychological benefits 2 and 4 weeks after a single treatment with near infrared light to the forehead: a pilot study of 10 patients with major depression and anxiety. Behav. Brain Funct. 5, 46.

［102］Sharma, S.K., Kharkwal, G.B., Sajo, M., Huang, Y.Y., De Taboada, L., McCarthy, T., et al., 2011. Dose response effects of 810 nm laser light on mouse primary cortical neurons. Lasers Surg. Med. 43 (8), 851-859.

［103］Shen, S.W., Duan, C.L., Chen, X.H., Wang, Y.Q., Sun, X., Zhang, Q.W., et al., 2016. Neurogenic effect of VEGF is related to increase of astrocytes transdifferentiation into new mature neurons in rat brains after stroke. Neuropharmacology 108, 451-461.

[104] Spitler, R., Ho, H., Norpetlian, F., Kong, X., Jiang, J., Yokomori, K., et al., 2015. Combination of low level light therapy and nitrosyl-cobinamide accelerates wound healing. J. Biomed. Opt. 20 (5), 051022.

[105] Steinhubl, S.R., 2008. Why have antioxidants failed in clinical trials? Am. J. Cardiol. 101 (10A), 14D-19DD.

[106] Streeter, J., De Taboada, L., Oron, U., 2004. Mechanisms of action of light therapy for stroke and acute myocardial infarction. Mitochondrion 4 (5-6), 569-576.

[107] Sutalangka, C., Wattanathorn, J., Muchimapura, S., Thukham-Mee, W., Wannanon, P., Tong-un, T., 2013. Laser acupuncture improves memory impairment in an animal model of Alzheimer's disease. J. Acupunct. Meridian Stud. 6 (5), 247-251.

[108] Swerdlow, R.H., Burns, J.M., Khan, S.M., 2014. The Alzheimer's disease mitochondrial cascade hypothesis: progress and perspectives. Biochim. Biophys. Acta 1842 (8), 1219-1231.

[109] Tomaszczyk, J.C., Green, N.L., Frasca, D., Colella, B., Turner, G.R., Christensen, B.K., et al., 2014. Negative neuroplasticity in chronic traumatic brain injury and implications for neurorehabilitation. Neuropsychol. Rev. 24 (4), 409-427.

[110] Trevors, J.T., Pollack, G.H., 2012. Origin of microbial life hypothesis: a gel cytoplasm lacking a bilayer membrane, with infrared radiation producing exclusion zone (EZ) water, hydrogen as an energy source and thermosynthesis for bioenergetics. Biochimie 94 (1), 258-262.

[111] Tuby, H., Maltz, L., Oron, U., 2011. Induction of autologous mesenchymal stem cells in the bone marrow by low-level laser therapy has profound beneficial effects on the infarcted rat heart. Lasers Surg. Med. 43 (5), 401-409.

[112] Walski, T., Drohomirecka, A., Bujok, J., Czerski, A., Waz, G., Trochanowska-Pauk, N., et al., 2018. Low-level light therapy protects red blood cells against oxidative stress and hemolysis during extracorporeal circulation. Front. Physiol. 9, 647.

[113] Wang, F., 2006. Therapeutic effect observation and nurse of intranasal low intensity laser therapy on insomnia. J. Commun. Med. 4, 58.

[114] Wang, X., Wang, W., Li, L., Perry, G., Lee, H.G., Zhu, X., 2014. Oxidative stress and mitochondrial dysfunction in Alzheimer's disease. Biochim. Biophys. Acta 1842 (8), 1240-1247.

[115] Wang, X., Tian, F., Soni, S.S., Gonzalez-Lima, F., Liu, H., 2016. Interplay between up-regulation of cytochrome-c-oxidase and hemoglobin oxygenation induced by near-infrared laser. Sci. Rep. 6, 30540.

[116] Wang, Y., Huang, Y.Y., Wang, Y., Lyu, P., Hamblin, M.R., 2017. Photobiomodulation of human adipose-derived stem cells using 810nm and 980nm lasers operates via different mechanisms of action. Biochim. Biophys. Acta Gen. Subj. 1861 (2), 441-449. Available from: http://dx.doi.org/10.1016/j.bbagen.2016.10.008.

[117] Wang, X., Tian, F., Reddy, D.D., Nalawade, S.S., Barrett, D.W., Gonzalez-Lima, F., et al., 2017. Up-regulation of cerebral cytochrome-c-oxidase and hemodynamics by transcranial infrared laser stimulation: a broadband near-infrared spectroscopy study. J. Cereb. Blood Flow Metab. 37 (12), 3789-3802.

[118] Wong-Riley, M.T., Liang, H.L., Eells, J.T., Chance, B., Henry, M.M., Buchmann, E., et al., 2005. Photobiomodulation directly benefits primary neurons functionally inactivated by toxins: role of cytochrome c oxidase. J. Biol. Chem. 280 (6), 4761-4771.

[119] Wu, J., Xia, S., Kalionis, B., Wan, W., Sun, T., 2014. The role of oxidative stress and inflammation in cardiovascular aging. Biomed. Res. Int. 2014, 615312.

[120] Wu, S., Zhou, F., Wei, Y., Chen, W.R., Chen, Q., Xing, D., 2014. Cancer phototherapy via selective photoinactivation of respiratory chain oxidase to trigger a fatal superoxide anion burst. Antioxid. Redox Signal. 20 (5), 733-746.

[121] Xu, C., Wang, L., Liu, J.H., Tan, Y., Li, Q., 2001. Endonasal low energy He-Ne laser treatment of insomnia. Qian Wei J. Med. Pharm. 18, 337-338.

[122] Xu, C., Wu, Z., Wang, L., Shang, X., Li, Q., 2002a. The effects of endonasal low energy He-Ne laser treatment of insomniaon on sleep EEG. Prac. J. Med. Pharm. 19, 407-408.

[123] Xu, C., Wang, L., Shang, X., Li, Q., 2002b. The treatment of Alzheimer's disease with hypoenergy He-Ne laser. Prac. J. Med. Pharm. 19, 647-648.

[124] Xu, C., Wang, L., Lu, C., 2002c. Endonasal low energy He-Ne laser treatment of poststroke depression. Prac. J. Med. Pharm. 19, 893.

［125］Xu, C., Lu, C., Wang, L., Li, Q., 2003. The effects of endonasal low energy He-Ne laser therapy on antioxydation of Parkinson's disease. Prac. J. Med. Pharm. 20, 816-817.

［126］Xuan, W., Vatansever, F., Huang, L., Hamblin, M.R., 2014. Transcranial low-level laser therapy enhances learning, memory, and neuroprogenitor cells after traumatic brain injury in mice. J. Biomed. Opt. 19 (10), 108003.

［127］Yamaura, M., Yao, M., Yaroslavsky, I., Cohen, R., Smotrich, M., Kochevar, I.E., 2009. Low level light effects on inflammatory cytokine production by rheumatoid arthritis synoviocytes. Lasers Surg. Med. 41 (4), 282-290.

［128］Yang, Y., Gao, L., 2017. Celecoxib alleviates memory deficits by downregulation of COX-2 expression and upregulation of the BDNF-TrkB signaling pathway in a diabetic rat model. J. Mol. Neurosci. 62 (2), 188-198.

［129］Yang, W.Z., Chen, J.Y., Yu, J.T., Zhou, L.W., 2007. Effects of low power laser irradiation on intracellular calcium and histamine release in RBL-2H3 mast cells. Photochem. Photobiol. 83 (4), 979-984.

［130］Yang, J., Harte-Hargrove, L.C., Siao, C.J., Marinic, T., Clarke, R., Ma, Q., et al., 2014. proBDNF negatively regulates neuronal remodeling, synaptic transmission, and synaptic plasticity in hippocampus. Cell Rep. 7 (3), 796-806.

［131］Zhang, H.X., Du, G.H., Zhang, J.T., 2003. Ischemic pre-conditioning preserves brain mitochondrial functions during the middle cerebral artery occlusion in rat. Neurol. Res. 25 (5), 471-476.

［132］Zhang, L., Zhang, Y., Xing, D., 2010. LPLI inhibits apoptosis upstream of Bax translocation via a GSK-3beta-inactivation mechanism. J. Cell Physiol. 224 (1), 218-228.

［133］Zhang, L., Li, H., Zeng, S., Chen, L., Fang, Z., Huang, Q., 2015. Long-term tracing of the BrdU label-retaining cells in adult rat brain. Neurosci. Lett. 591, 30-34.

第二部分
动物模型研究

第9章　经颅光生物调节治疗脑卒中动物模型

Luis De Taboada[1] , Michael R. Hamblin[2 3]
1. LiteCure LLC 首席技术官，美国特拉华州纽卡斯尔
2. 马萨诸塞总医院 Wellman 光医学中心，美国马萨诸塞州波士顿
3. 哈佛医学院皮肤科，美国马萨诸塞州波士顿

9.1　引言

在美国，脑卒中是仅次于心脏病和癌症的第三大死因（Wolf, 1990）。每年约有 78 万人发生脑卒中。其中约 60 万人为首次发病，18 万人为复发（Rosamond et al.）。缺血性脑卒中的 3 个月死亡率约为12%。全球每年有数百万人首次或复发脑卒中，其中近四分之一的人会死亡。全球范围内，脑卒中死亡率差异很大；死亡率最高的国家是葡萄牙、中国、韩国和东欧大部分国家，而死亡率最低的国家是瑞士、加拿大和美国。

脑卒中可分为两大类：缺血性和出血性。缺血性脑卒中占所有脑卒中的 80% 以上。缺血性脑卒中最常见的原因是脑动脉被血栓、血凝块栓塞或狭窄堵塞。出血性脑卒中是脑动脉破裂的结果，可导致动脉痉挛和不同程度的脑出血。直到最近，对缺血性脑卒中患者的治疗主要还是支持性的，重点是预防和治疗呼吸道和心血管并发症。脑卒中常见的急性并发症包括肺炎、尿路感染和肺栓塞。脑卒中幸存者的长期发病率很高，20% 的患者会出现行走困难，30% 的患者日常生活需要他人协助，50% ~ 70% 的患者无法重返工作岗位。

缺血性脑卒中是一种病因复杂、临床表现多样的疾病。颅外和颅内动脉内膜表面粗糙、动脉粥样硬化斑块沿损伤血管形成时，可形成血栓。内皮损伤使血小板附着在血管壁上并聚集，然后凝血级联反应被激活，斑块部位形成血栓。当侧支循环的代偿机制失效时，脑灌注就会受到影响，导致氧气和葡萄糖输送减少，神经细胞死亡。发生栓塞性脑卒中时，血栓通过动脉进入大脑。核心缺血区的细胞会在几分钟内死亡。缺血会损害大脑神经功能（见图 9.1）。损伤半暗带的细胞在数小时内仍有挽救的可能（Durukan and Tatlisumak, 2007）。

缺血性脑卒中发生时，大脑供血中断，脑细胞无法获得运作所需的葡萄糖和氧气。人脑仅占体重的 2%，但需要的氧气却占总耗氧量的20%（EdviNSSon and Krause, 2002）。大脑需要大量氧气通过氧化磷酸化产生足够的 ATP 来维

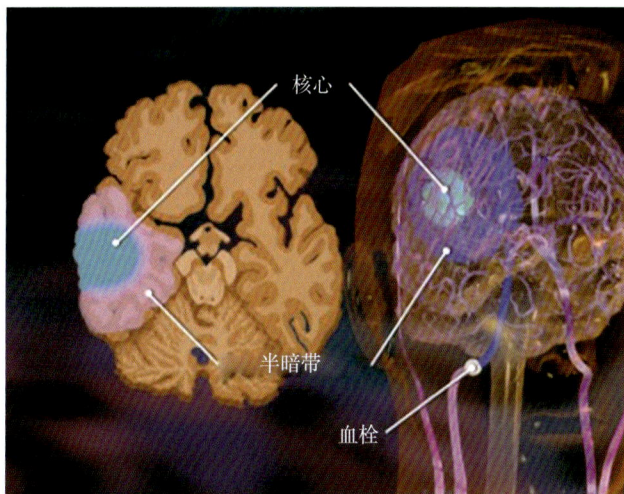

图 9.1　急性缺血性脑卒中的病理生理学

持和恢复离子梯度。据估计，神经元质膜上的 Na^+/K^+-ATP 酶消耗了大脑 70% 的能量。这种离子泵能维持高的细胞内 K^+ 浓度和低的细胞内 Na^+ 浓度，这是动作电位传播所必需的。全身缺血后，线粒体 ATP 合成受到抑制，导致大部分 ATP 在 2 分钟内消耗殆尽，引起神经元质膜去极化，钾释放到细胞外空间，钠进入细胞（Caplan，2000）。ATP 的耗竭还会阻止质膜 Ca^{2+}ATP 酶维持每个神经元细胞内正常存在的极低浓度的钙的能力。

脑卒中通常表现为局灶性损伤或梗死，但也会出现弥漫性轴索损伤，类似于创伤性脑损伤（TBI）（MacKenzie，2015）。继发性损伤可归因于原发性损伤后的后续效应导致的进一步细胞损伤，并在最初的缺血性损伤后的数小时或数天内发生，其发生方式与创伤性脑损伤类似（Beez et al., 2017）。继发性脑损伤是通过兴奋毒性细胞死亡介导的，受伤的神经元会去极化并释放谷氨酸（Palmer et al., 1993）。邻近细胞又会因谷氨酸浓度过高而去极化，导致谷氨酸浓度恶性地循环上升。去极化的神经元会遭受钠和钙的大量涌入，但如果它们有足够的 ATP 为 Na^+/K^+-ATP 酶泵提供动力并处理这种渗透负荷，它们就能存活下来。然而，在代谢衰竭的情况下，它们会表现出细胞毒性水肿，最终丧失存活能力（Pasantes-Morales and Tuz, 2006）。钙的流入与延迟损伤、线粒体膜电位下降和活性氧（ROS）生成增加有关。其他加剧脑卒中的生化过程包括激活星形胶质细胞和小胶质细胞，导致细胞因子增加，从而引发炎症，并以前列腺素 E2 增加为特征（Ahmad et al., 2007）。谷氨酸介导的兴奋性毒性细胞死亡也会影响神经胶质细胞和神经元，尤其是少突胶质细胞（Matute et al., 2007）。ROS 被认为是其他急性中枢神经系统损伤（如创伤性脑损伤、脊髓损伤和缺血）以及慢性神经退行性疾病的主要参与者（Ikeda and Long, 1990）。脑卒中会造成神经元组织的物理破坏，从而引发继发性损伤，导致更多组织死亡。据报道，脑卒中后，低灌注和缺血引起的超氧化物和一氧化氮（NO）形成增加，预示着氧化应激在损伤过程中的作用（Cherian and Robertson, 2003）。细胞对这些 ROS 保护涉及一个复杂的抗氧化防御系统，包括与锰超氧化物歧化酶相关的系统。

溶栓疗法是唯一一种经证实对特定急性脑缺血患者有实质性益处的干预方法（Adams et al., 2005）。溶栓疗法的循证医学证据包括 21 项已完成的随机对照临床试验，共招募了 7152 名患者，使用了不同的药物、剂量、时间窗以及静脉或动脉内给药模式（Sandercock et al., 2008）。

神经保护被定义为任何能够拮抗、中断或减缓一连串损伤性生化和分子事件的策略或策略组合，如果任由这些事件发展，最终将导致大脑不可逆转的缺血性损伤。临床试验的药物和策略种类繁多，每一种都有其病理生理学原理。总计约有 165 项正在进行或已完成已发表的临床试验（Ginsberg, 2008），如图 9.2 所示。所有这些试验的结果几乎都是失败，只有溶栓和血栓清除术的疗效得到了证实（Elgendy et al., 2016）。

鉴于光生物调节 PBM 对体外细胞和神经元的有益影响，以及经颅 NIR 光穿透大脑的能力（Streeter et al., 2004），强烈建议将经颅光生物调节（tPBM）作为治疗脑卒中的方法进行研究。基于这些研究结果，人们认为 tPBM 可能具有多种作用机制，对急性缺血性脑卒中有益（Lampl et al., 2007）。

9.2 脑卒中动物模型

虽然没有一种动物模型能完全模拟人类缺血性脑卒中，但使用动物模型对开发脑卒中治疗干预措施至关重要。动物模型的结果测量包括功能测量和梗死面积评估。脑卒中治疗专业学术圆桌会议（STAIR）建议，临床前动物模型的新疗法研究应以大鼠为对象，然后选择第二个物种，通常是灵长类动物（Lapchak et al., 2013; Stroke Therapy Academic Industry R, 1999）。

9.2.1 大脑中动脉闭塞

缺血通常是通过暂时或永久闭塞大脑中动脉（MCA）来诱发的。MCA 是最常用来模拟人类脑卒中的血管，因为大多数人类脑卒中都是由这一特定血管或其分支闭塞引起的（Philip et al., 2009）。用于不同目的脑缺血模型的动物包括大鼠、小鼠、沙鼠、猫、兔、狗、猪和非人灵长类动物。

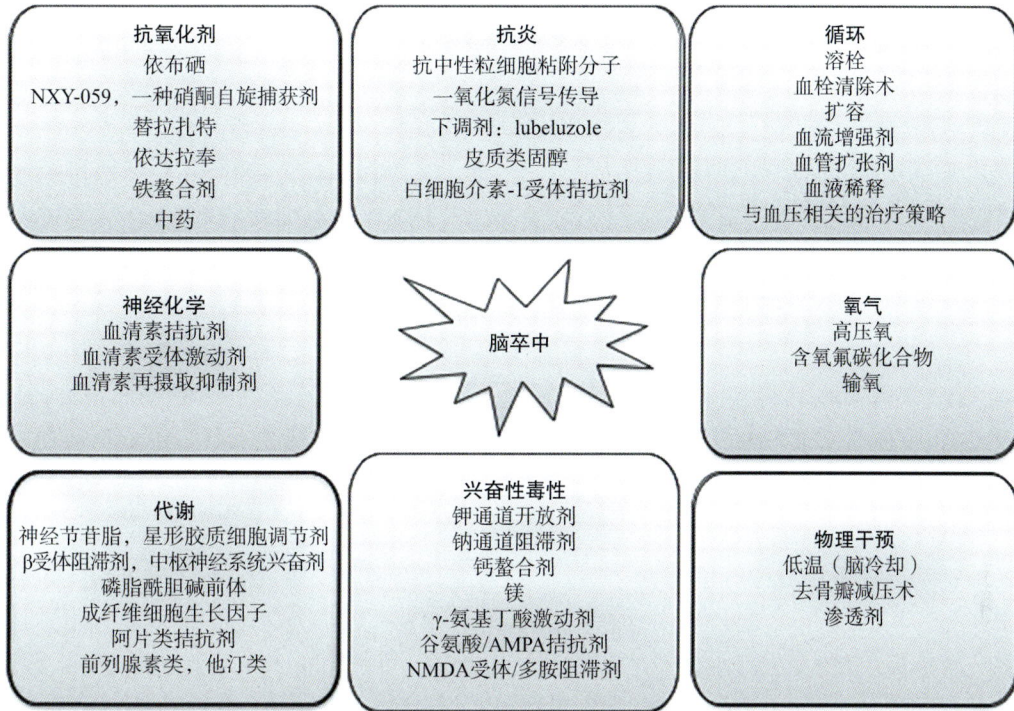

图 9.2　脑卒中药物疗法和物理疗法的临床试验

　　尽管有关脑卒中的最初科学知识来自高等物种，但现在大多数实验都是在小型啮齿类动物（如大鼠和小鼠）身上进行的。与大型动物相比，小型啮齿类动物成本更低，伦理可接受性更高。大鼠是脑卒中研究中最常用的动物（Mhairi Macrae, 1992; Chen et al., 1986）。另外，小鼠最常用于基因改造，主要用于脑卒中分子病理生理学的转基因研究（Cekanaviciute et al., 2014）。非人灵长类动物的大脑具有脑回，在行为和感觉运动整合方面与人类更为相似。有学者建议，一旦在小动物身上进行的药物研究取得了积极的结果，就应在更高级别的动物身上进行重复研究，然后进行临床试验（Stroke Therapy Academic Industry R, 1999）。大多数动物脑卒中模型都是在由 MCA 供血的脑部诱发脑缺血而建立的，以便与临床情况相关。然而，鉴于许多脑卒中临床试验的失败，人们对其相关性提出了质疑（Grotta, 1995; Del Zoppo, 1995）。

　　原则上，缺血性脑卒中模型可以是一过性的，也可以是永久性的。短暂性缺血包括缺血 - 再灌注损伤。这导致了一连串复杂的炎症、氧化应激和兴奋性毒性，主要是由中性粒细胞涌入脑组织引起的（Enzmann et al., 2018）。短暂性脑缺血反映了人类缺血性脑卒中的主要特征。永久性脑卒中模型可用于在没有再灌注影响的情况下研究脑缺血。缺血病灶大小因缺血时间长短而有很大差异。要获得可重复的梗死体积，至少需要 60 ~ 90 分钟的缺血时间（Crupi et al., 2018）。众所周知，超过 3 小时的局灶性缺血诱发的病变不再可逆（Durukan and Tatlisumak, 2007）。MCA 闭塞通常通过引入丝线或缝合线进行，不需要进行开颅手术（Sommer, 2017）。其他 MCA 闭塞模型需要进行开颅手术，然后结扎 MCA（Shmonin et al., 2014）。

9.2.2　兔小型血栓栓塞性脑卒中模型

　　兔小型血栓栓塞性脑卒中模型（RSCEM）涉及将预先形成的小型栓子注入脑循环中（Lapchak, 2015）。在注射 24 小时后进行行为分析，可以通过确定有效卒中剂量（ES50）或以毫克为单位的血栓量来量化卒中治疗的有效性，即在 50% 的兔子中产生严重神经管缺陷所需的血栓量（Lapchak et al., 2002）。1985 年，这种临床前模型被用于确定组织纤溶酶原激活剂（tPA）的疗效（Zivin et al., 1985），最近又被用于比较替奈普酶和阿替普酶（Lapchak et al., 2004a）。这种脑卒中模型最接近人类脑卒中病理的再现。特别是，如 STAIR 所示，"尽管我们在狒狒身上有一些有限的经验，但目前还没有标准化、被广泛接受的灵长类动物脑卒中恢复模型。"至于灵长类动物模型，STAIR 还提到了松鼠猴、猕猴和狨猴的使用。事实上，AstraZeneca 在开发 NXY-059（Cerovive）时就使用了狨猴，这导致了 NXY-059 最惨痛的失败。根据 NXY-059 的药理特性和临床前脑卒中模型的治疗窗口期，NXY-059 的失败是可以预测的吗？"是的，如果考虑到 NXY-059 在临床前研究中的化学特性和药理学特征的话"。此外，2010 年是兔小型血栓栓塞性脑卒中模型（RSCEM）25 周年纪念，该模型用于证明脑卒中后给药 tPA 可改善行为或临床评分。Fisher 等也曾报道过使用兔栓塞性脑卒中模型研究 tPA 的药理作用。他们的研究表明，tPA 可诱导部分或完全溶解血栓，但不会出现大面积脑出血。此外，Seibert 等使用兔栓塞性脑卒中模型证明，tPA 可增加脑再灌注，并减少使用线粒体活性染色剂 2,3,5- 三苯基氯化四氮唑测量的梗死体积。Gross 等也证明了类似的结果。RSCEM 被进一步定性为一种模型，在这种模型中，使用非自体血块栓塞会导致脑血流量减少、细胞死亡和皮层能量下降。

9.2.3　光血栓性脑卒中模型

光血栓性脑卒中模型涉及注射光敏剂（PS），这种光敏剂通常是阴离子型呫吨染料，如孟加拉玫瑰红（RB）或赤藓红 B（Liu et al., 2017）。注射后，这些水溶性光敏剂不会穿过血脑屏障，而是留在血液中，与血管内皮、血小板和其他血细胞结合。在小型啮齿动物中，可以将激光光斑聚焦在相对较薄的颅骨上，多次散射后的散射光被光敏剂分子吸收，导致照射区域的血管关闭（Labat-gest and Tomasi, 2013）。孟加拉玫瑰红的宽吸收带（480 ~ 580nm）意味着可以使用不同的光源，如过滤的白光（560nm）、染料激光（562nm）或固态激光（532nm）。光血栓性脑卒中会关闭多条小脑血管，这与仅闭塞单条大脑中动脉（MCAO）的脑卒中模型不同。其优点包括缺血病灶的位置可预测且明确，由激光束瞄准预定的大脑区域决定；缺血病灶的大小由光强度和持续时间决定。血小板聚集以及与血栓形成相关的炎症和凋亡在该模型中起着显著作用。

9.3　缺血性脑卒中 MCAO 模型的光生物调节

PBM 在脑卒中中的应用始于以色列 Uri Oron 实验室的研究。Oron 发现，PBM 对多种动物模型的心脏病发作或心肌梗死有显著疗效。Oron 等使用两种不同的心脏病发作动物模型（阻塞大鼠和狗的冠状动脉）（Oron et al., 2001b）。他们使用三种不同功率密度的 810nm 激光，在心脏病发作后立即照射心脏梗死区域（开胸手术）。他们发现大鼠出现了双相剂量反应。6mW/cm^2 的照射效果最佳，梗死面积减少 60%，2.5mW/cm^2 或 20mW/cm^2 的照射效果稍差。狗的梗死面积也显著减少（4%）。Oron 实验室随后又发表了三篇关于这一重大发现的论文（Oron et al., 2001a; Yaakobi et al., 2001;AD and Oron, 2001）。

Jackson Streeter 成立了 PhotoThera 公司，将这一发现商业化；他们决定专注于脑卒中治疗，因为他们意识到，光传递到心脏几乎肯定需要手术方法，而光却可以以非侵入性的经颅方式传递到大脑。人们注意到缺血性脑卒中和心肌梗死后发生的病理过程有相似之处，会导致大脑或心脏出现坏死性病变（Streeter et al., 2004）。

然而，tPBM 治疗缺血性脑卒中的第一批实际试验是由梁氏实验室在中国香港进行的（Leun et al., 2002）。这些研究人员认为，局部缺血再灌注损伤部分是由 NO 介导的，而转化生长因子 β1（TGF-b1）在脑卒中模型中具有神经保护作用。他们用 MCAO 对 Sprague-Dawley 大鼠进行了 1 小时实验。然后，将 tPBM 应用于头部，持续不同时间（1、5 或 10 分钟）。在 MCAO 结束后，他们立即通过颅骨上的钻孔将 660nm（平均功率 8.8mW，每分钟能量密度为 2.64J/cm^2，脉冲频率为 10kHz）直接照射到大脑的患处。在 PBM 持续时间不同的组中评估了 NOS 的活性和 TGF-b1 的表达。在经颅磁刺激后，NOS 三种同源物的活性和表达均显著降低，而 TGF-b1 的表达则增加。这些研究人员没有测量任何神经功能参数。

　　De Taboada 等发表了第一项使用经颅光生物调节（tPBM）治疗大鼠大脑中动脉闭塞（MCAO）所致卒中的研究，该研究涉及神经学测试（De Taboada et al., 2006）。在 169 只大鼠中诱发了卒中，并将它们分为四组：非 PBM 对照组和三个 tPBM 治疗组，其中使用 808nm 激光分别照射卒中同侧、对侧和头部的两侧。在 MCAO 后 24 小时，使用改良的神经学评分（MNS）（Che et al., 2001）对大鼠的神经功能进行了测试。MNS 评分高于 5 分（表明存在明显的神经缺损）的大鼠被纳入研究并分为四组。将定制的光纤耦合光学组件（直径 4mm）的输出表面置于头部两个位置（眼后 3mm 和耳前 2mm）的剃毛头骨皮肤上，对卒中同侧、对侧或两侧进行经颅激光照射。根据先前的测量，这些位置足以照亮整个同侧大脑半球，因为激光束会被该侧的皮肤和头骨分散。光纤尖端的激光照射功率被设定为能在大脑表面提供 7.5mW/cm^2 的功率密度。2 分钟的照射期向大脑表面提供了 0.9J/cm^2 的光通量。与未治疗组相比，所有三个 tPBM 治疗组在卒中后 14 天、21 天和 28 天均表现出明显神经缺损改善。tPBM 治疗组大鼠在卒中后 4 周的改善程度约为未治疗组的两倍（见图 9.3）。

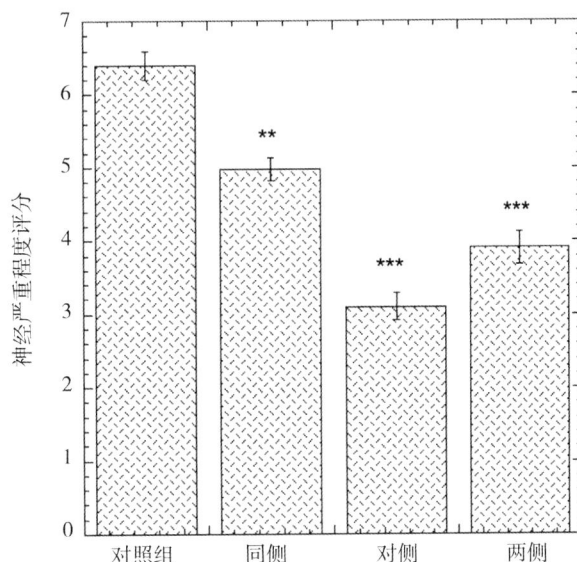

图 9.3　使用经颅光生物调节 PBM 对脑卒中同侧或对侧或头部两侧的大鼠大脑中动脉闭塞（MCAO）进行治疗的神经严重程度评分（Oro et al., 2006）（注：*$P < 0.05$；**$P < 0.01$；***$P < 0.001$）

　　接下来的研究探讨了 tPBM 的治疗时机（脑卒中后 4 小时或 24 小时）（Oron et al., 2006）。通过两种不同的方法实现了永久性大脑中动脉闭塞（MCAO）以诱发卒中。实验 1 使用了开颅术和 MCA 结扎术，实验 2 通过颈动脉插入无创性细丝。激光能量（808nm）通过定制的光纤耦合光学组件（直径 4mm 的光束）传递至脑卒中同侧半球头部两个位置（眼后 3mm 和耳前 2mm）的剃毛皮肤上（Ilic et al., 2006）。他们之前已经证明，照射对侧半球与两侧半球的功能结果没有差异（De Taboada et al., 2006）。光纤尖端的激光照射功率被设定为在大脑表面提供 7.5mW/cm^2 的功率密度。颅骨上每个点的激光照射持续时间为 2 分钟（通量为 0.9J/cm^2）。在实验 1 中，激光为连续波（CW），而在实验 2 中，则比较了连续波和脉冲模式（70Hz）。脑卒中后 4 小时的治疗并未显示出任何显著改善，但卒中后 24 小时的 tPBM 治疗显示出显著改善，且连续波激光的效果略优于脉冲模式。同侧脑室下区神经干细胞的数量（通过第 × 天注射 BrdU 确定）在连续波 tPBM 治疗后有所增加。连续波组中，迁移神经干细胞的标记物，如 TUJ1（神经元特异性Ⅲ类 β- 微管蛋白）和 DCX（双皮质素）也有所增加。

Lee 等（2017c）进行了一项研究，以测试用 tPBM 进行预处理是否可以预防小鼠因 MCAO 引起的脑缺血再灌注损伤。他们使用一个 610nm LED 探针（功率密度为 1.7mW/cm^2；能量密度为 2.0J/cm^2；直径为 4mm；持续 20 分钟），将其固定在头部，每天两次，持续 2 天，然后进行 MCAO。MCAO 后 24 小时，对小鼠进行行为测试，然后将其处死。与未治疗的受伤小鼠相比，tPBM 组的小鼠梗死和水肿体积明显更小，脑血流量明显更高，行为缺陷（握力测试）更少。受伤小鼠大脑内一氧化氮合酶（eNOS）的磷酸化水平较低，但 tPBM 预处理小鼠的 eNOS 磷酸化水平明显更高。磷酸化的 eNOS 增强作用被 LY294002（一种磷脂酰肌醇 3- 激酶 I3K 抑制剂）抑制，这表明 tPBM 对缺血性脑的影响可能归因于通过 PI3K/Akt 途径上调 eNOS 的磷酸化。此外，在 tPBM 预处理过的 eNOS 缺陷小鼠中，没有观察到梗死或水肿减少。

9.4　使用 RSCEM 模型进行缺血性脑卒中的光生物调节

Lapchak 等首次在 RSCEM 脑卒中模型中进行了 tPBM 研究（Lapcha et al., 2004b）。主要目的是比较栓塞后不同时间应用不同剂量 tPBM 的效果。他们比较了注射血凝块后在不同时间内应用低剂量 tPBM 的效果。他们还比较了低剂量 808nm 激光（7.5mW/cm^2，2 分钟，0.9J/cm^2）和高剂量（25mW/cm^2，10 分钟，15J/cm^2）的效果。他们发现，低剂量治疗在栓塞后 0 ~ 6 小时（6 小时最佳）内具有"治疗窗口"，但延迟 24 小时则没有效果（见图 9.4）。高剂量治疗在脑卒中后 1 或 6 小时进行也有效。激光治疗（25mW/cm^2）对所测生理参数没有影响。

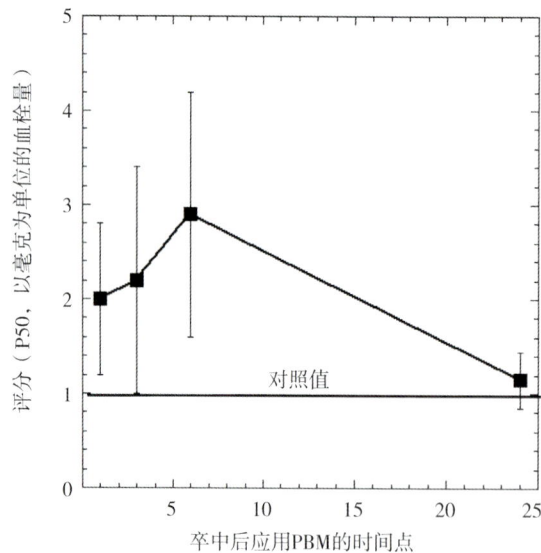

图 9.4　**小鼠光血栓性脑卒中后的 RSCEM 评分，以注射血栓来造成严重损伤的血栓毫克数计算，以评估在不同时间后进行 PBM 时小鼠的治疗效果**（**Lapchak et al., 2004b**）

在后续研究中，Lapchak 等（2007）在栓塞后 6 或 12 小时比较了连续波（CW）和脉冲波 tPBM。他们测试了三种不同的治疗方案：

（1）CW：功率密度为 7.5mW/cm^2；

（2）PW1：使用脉冲持续时间为 300μs 的脉冲，频率为 1 kHz；

（3）PW2：使用脉冲持续时间为 2ms 的脉冲，频率为 100Hz。栓塞后 48 小时进行行为分析，从而确定有效脑卒中剂量（P50）。剂量 - 反应定量分析表明，在栓塞后 6 小时，PW1 和 PW2 均显著优于对照组，且优于 CW。在栓塞后 12 小时的治疗时间点，CW、PW1 或 PW2 方案均未产生统计学上显著的改善。

Lapchak 和 De Taboada 进而在 RSCEM 模型中测量了经 tPBM 处理后的皮层 5'- 三磷酸腺苷（ATP）含量（Lapchak and De Taboada, 2010）。栓塞后五分钟，兔子被暴露在 808nm 激光下，分别以 CW 或 PW 模式进行 2 分钟的 tPBM 处理。栓塞后三小时，切除大脑皮层并使用荧光素 - 荧光素酶测定法测量 ATP 含量。与未处理的兔子相比，栓塞导致缺血皮层 ATP 含量降低了 45%，而这种降低被 CW tPBM 所缓解，与假栓塞组相比，CW tPBM 导致皮层 ATP 含量增加了 41%（$P < 0.05$）。与未处理的兔子相比，ATP 含量增加了 22.5%。随后，他们测量了在 PW NILT 处理下（PW1 和 PW2 分别输送 CW 的 5 倍和 35 倍的能量）的皮层 ATP 含量，与假栓塞组相比，分别增加了 157%（PW1，$p=0.0032$）和 221%（PW2，$P=0.0001$）。

Huisa 等（2013）采用了 RSCEM 模型，比较了在栓塞后 5 小时内进行的零次（假治疗）、单次、两次和三次 tPBM 治疗的效果。单次治疗组在栓塞后 3 小时接受 tPBM 治疗，双次治疗组在栓塞后 3 小时和 5 小时接受 tPBM 治疗，而三次治疗组则在栓塞后 2 小时、3 小时和 4 小时接受 tPBM 治疗。与单次治疗组相比，三次治疗组的效果改善了 91%，与假治疗组相比则改善了 245%。

Meyer 等（2016）利用 RSCEM 模型研究了 tPBM 的剂量递增方案。他们比较了 CW 与 10Hz 或 100Hz 的 PW，以及皮层功率密度值在 7.5 ~ 333mW/cm^2 的治疗效果，同时还比较了在栓塞后 2 小时进行一次治疗与在 2 小时、3 小时和 4 小时进行三次治疗的效果。与其他测试方案相比，在 111mW/cm^2 功率密度下以 100Hz 脉冲进行的三次 tPBM 治疗表现出显著的益处。

一项使用 RLCEM 模型的研究探讨了唯一获得美国 FDA 批准的卒中治疗方法（tPA）是否可以安全地与 tPBM 结合使用（Lapchak et al., 2008）。tPA 可增加脑再灌注、血流并改善神经功能。tPBM 没有显著改变栓塞后的出血发生率，但与对照组相比，tPBM 治疗组的出血体积有轻微减少的趋势（减少了 65%）。使用优化的给药方案静脉注射 tPA 后，出血发生率显著增加了 160%。虽然联合治疗组兔子的出血发生率降低了 30%，但 tPBM 对 tPA 诱导的出血发生率增加没有显著影响。tPBM 对 tPA 治疗兔子的出血体积没有影响，且任何治疗对 24 小时生存率均无影响。

Lapchak 和 Boitano（2016a）研究了 tPA 和 tPBM 联合使用是否可能带来益处。他们使用 RSCEM 模型研究了 CW tPBM（7.5mW/cm^2）和静脉注射 tPA（3.3mg/kg，栓塞后 1 小时应用）的单独或联合使用的效果。与对照组相比，单独使用 tPBM 和 tPA 分别使 P50 值显著增加了 95% 和 56%。而 tPBM 与 tPA 联合使用则使 P50 值比对照组增加了 136%。栓塞导致皮层 ATP 含量减少了 39%；无论是单独使用 tPBM 还是 tPA 治疗都能减轻这种减少趋势，而 tPBM 与 tPA 联合使用则使皮层 ATP 水平比未处理对照组进一步提高了 22%。

9.5　在缺血性脑卒中的光血栓模型中应用光生物调节治疗

到目前为止，已有两个研究小组在光血栓性脑卒中模型中测试了 tPBM。

韩国一个由 HK Shin 领导的研究小组测试了 610nm LED 治疗对接受光血栓性脑卒中处理的小鼠缺血性脑损伤的影响（Lee et al., 2017a）。他们使用皮肤黏附式 LED 探头（辐照度 1.7mW/cm^2；通量 2.0J/cm^2；直径 4mm；持续 20 分钟），在缺血后 4 小时开始，每天两次，持续 3 天。他们同时在头部两个位置（顶骨右侧中点和第七颈椎椎骨后正中线）固定探头。对照组小鼠在未应用 LED 的情况下接受异氟烷麻醉 20 分钟。LED 治疗显著减少了缺血性皮层中的神经炎症反应，包括中性粒细胞浸润和小胶质细胞活化。LED 治疗还减少了细胞死亡并抑制了 NLRP3 炎症小体，这与缺血性大脑中促炎细胞因子 IL-1β 和 IL-18 的下调相一致。此外，接受 LED-tPBM 治疗的小鼠显示出 TLR-2 水平、MAPK 信号传导和 NFκB 活化的抑制。这些发现表明，通过抑制炎症小体，LED 治疗可以减轻神经炎症反应并减少缺血性脑卒中后的组织损伤。

在后续研究中，同一组研究人员（Le et al., 2017b）报告了 LED-tPBM 对脑缺血小鼠长期功能结果的影响，以及实现功能恢复的最佳时机。根据脑卒中后开始治疗的时间［立即（急性期治疗）、4 天（亚急性期治疗）或 10 天（延迟治疗）］，将小鼠分为假手术对照组、缺血假治疗组和三个 LED-tPBM 组。每种情况下，每天治疗 1 次，持续 7 天。在缺血后第 21 天和第 28 天评估行为结果，并在第 28 天进行组织病理学分析。急性期治疗的 LED-tPBM 组和亚急性期治疗的 LED-tPBM 组在缺血后 28 天内运动功能显著改善（见图 9.5），但脑损伤面积并未缩小。他们在缺血的大脑中观察到增殖细胞（BrdU+），在亚急性期治疗的 LED-tPBM 组中，BrdU+ /GFAP+、BrdU+ /DCX+、BrdU+ /NeuN+ 和 CD31+ 细胞显著增加。然而，亚急性期治疗的 LED-tPBM 组中 BrdU+ /Iba-1+ 细胞数量减少。此外，亚急性期治疗的 LED-tPBM 组中脑源性神经营养因子（BDNF）显著上调。亚急性阶段给予 tPBM 对长期功能结果有积极影响，可能通过神经元和星形胶质细胞增殖、血管重建和 BDNF 表达增加来实现。

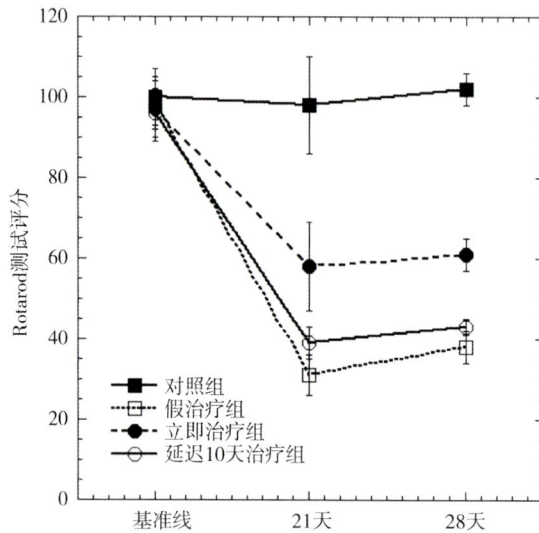

图 9.5　**Rotarod** 测试得分：患有光血栓性脑卒中的小鼠每天接受 1 次 **tPBM** 治疗，连续 7 天，治疗从卒中后立即开始或延迟 10 天后开始（**Lee et al., 2017b**）

　　Zhang 的团队在佐治亚州 Augusta 使用大鼠，研究了行为缺陷和神经发生（Yang et al., 2018）。从第 1 天到第 7 天，每天使用 2 分钟连续波照射：808nm，350mW/cm^2，头皮总照射量为 294J。光照射在梗死损伤区域（距前囟 1.8mm，距中线 2.5mm）。从脑卒中后第 2 天到第 8 天，每天两次腹腔注射 5-溴脱氧尿苷（BrdU）（50mg/kg），并在第 14 天采集样本。结果表明，PBM 可显著减轻行为缺陷并减少梗死体积。进一步的调查显示，PBM 显著增强了神经发生和突触生成，BrdU、Ki67、DCX、MAP2、spinophilin 和突触素免疫染色证实了这一点。机制研究表明，PBM 的益处伴随着对反应性胶质增生和促炎性细胞因子的强效抑制。相反，在 PBM 治疗后，梗死周边区域的抗炎细胞因子释放、细胞色素 c 氧化酶活性和 ATP 生成均有所增加。有趣的是，PBM 能够有效地将 M1 小胶质细胞表型转化为抗炎 M2 表型。

9.6　结论

　　本章根据诱发卒中的方法，对动物模型中关于 tPBM 的研究结果进行了分类。鉴于一些动物研究中存在不同的发现，尤其是基于这些前临床结果的 NEST Ⅲ期临床试验在患者中的最终失败（Lapchak and Boitano, 2016b; Zivin et al., 2014），这种分类方法就显得尤为重要。关于连续波（CW）或脉冲光哪种更好、卒中后 tPBM 治疗的最佳时间窗口、如何进行多次 tPBM 治疗，以及 PBM 的波长（610nm 或 808nm）等问题，存在不同意见。在大多数研究结果中，相对于等待 24 小时后再开始治疗，在卒中后相对较早的时间点（卒中后几小时）开始治疗的效果更佳；然而，也有一项研究显示了相反的结果（Oron et al., 2006）。大多数研究表明，脉冲光优于连续波，但也有一项研究得出了相反的结论（Oron et al., 2006）。在关于剂量的研究中，大多数报告指出高剂量优于低剂量。所有研究似乎都达成了一致意见，即多次治疗优于单次治疗，值得注意的是，NEST 临床试验都是基于对患者进行单次 tPBM 治疗（Zivin et al., 2014）。

NEST 试验的失败给 tPBM 治疗急性脑卒中的方案蒙上了阴影。这种失败并非 PBM 所独有，如上所述，文献中有很多在前临床动物模型中表现惊人但在临床试验中最终失败的治疗方法（Del Zoppo, 1995; del Zoppo, 1998）。临床试验未能反映此前临床研究的结果，部分原因可能是人们还没有对最接近于人类病理生理学且能最准确地预测人类的治疗结果的最佳卒中动物模型达成广泛共识；部分原因还在于 tPBM 的光剂量测定，从对小鼠、大鼠和兔子这样的小型颅脑极为有效的状态，推广到对人类这样大得多的颅脑时，存在固有的局限性。这一局限性导致首次人体研究采用了最保守、最安全的剂量。

原著参考文献

［1］Ad, N., Oron, U., 2001. Impact of low level laser irradiation on infarct size in the rat following myocardial infarction. Int. J. Cardiol. 80 (2-3), 109-116.

［2］Adams, H., Adams, R., Del Zoppo, G., Goldstein, L.B., 2005. Guidelines for the Early Management of Patients With Ischemic Stroke - 2005 guidelines update - A scientific statement from the Stroke Council of the American Heart Association/ American Stroke Association. Stroke 36 (4), 916-923.

［3］Ahmad, M., Ahmad, A.S., Zhuang, H., Maruyama, T., Narumiya, S., Dore, S., 2007. Stimulation of prostaglandin E2-EP3 receptors exacerbates stroke and excitotoxic injury. J. Neuroimmunol. 184 (1-2), 172-179.

［4］Beez, T., Steiger, H.J., Etminan, N., 2017. Pharmacological targeting of secondary brain damage following ischemic or hemorrhagic stroke, traumatic brain injury, and bacterial meningitis - a systematic review and meta-analysis. BMC Neurol. 17 (1), 209.

［5］Caplan, L.R. (Ed.), 2000. Caplan's Stroke: A Clinical Approach. third ed. Butterworth-Heinemann, Boston.

［6］Cekanaviciute, E., Fathali, N., Doyle, K.P., Williams, A.M., Han, J., Buckwalter, M.S., 2014. Astrocytic transforming growth factor-beta signaling reduces subacute neuroinflammation after stroke in mice. Glia 62 (8), 1227-1240.

［7］Chen, S.T., Hsu, C.Y., Hogan, E.L., Maricq, H., Balentine, J.D., 1986. A model of focal ischemic stroke in the rat: reproducible extensive cortical infarction. Stroke 17 (4), 738-743.

［8］Chen, J., Sanberg, P.R., Li, Y., Wang, L., Lu, M., Willing, A.E., et al., 2001. Intravenous administration of human umbilical cord blood reduces behavioral deficits after stroke in rats. Stroke 32 (11), 2682-2688.

［9］Cherian, L., Robertson, C.S., 2003. L-arginine and free radical scavengers increase cerebral blood flow and brain tissue nitric oxide concentrations after controlled cortical impact injury in rats. J. Neurotrauma 20 (1), 77-85.

［10］Crupi, R., Di Paola, R., Esposito, E., Cuzzocrea, S., 2018. Middle cerebral artery occlusion by an intraluminal suture method. Methods Mol. Biol. 1727, 393-401.

［11］Del Zoppo, G.J., 1995. Why do all drugs work in animals but none in stroke patients? 1. Drugs promoting cerebral blood flow. J. Intern. Med. 237 (1), 79-88.

［12］del Zoppo, G.J., 1998. Clinical trials in acute stroke: why have they not been successful? Neurology 51 (3 Suppl. 3), S59-S61.

［13］De Taboada, L., Ilic, S., Leichliter-Martha, S., Oron, U., Oron, A., Streeter, J., 2006. Transcranial application of low-energy laser irradiation improves neurological deficits in rats following acute stroke. Lasers Surg. Med. 38 (1), 70-73.

［14］Durukan, A., Tatlisumak, T., 2007. Acute ischemic stroke: overview of major experimental rodent models, pathophysiology, and therapy of focal cerebral ischemia. Pharmacol. Biochem. Behav. 87 (1), 179-197.

［15］Edvinsson, L., Krause, D.N., 2002. Cerebral Blood Flow and Metabolism, second ed. Lippincott, Williams and Wilkins, Philadelphia, PA, 521 pp.

［16］Elgendy, I.Y., Mahmoud, A.N., Mansoor, H., Mojadidi, M.K., Bavry, A.A., 2016. Evolution of acute ischemic stroke therapy from lysis to thrombectomy: similar or different to acute myocardial infarction? Int. J. Cardiol. 222, 441-447.

［17］ Enzmann, G., Kargaran, S., Engelhardt, B., 2018. Ischemia-reperfusion injury in stroke: impact of the brain barriers and brain immune privilege on neutrophil function. Ther. Adv. Neurol. Disord. 11, 1756286418794184.

［18］ Ginsberg, M.D., 2008. Neuroprotection for ischemic stroke: past, present and future. Neuropharmacology 55 (3), 363-389.

［19］ Grotta, J., 1995. Why do all drugs work in animals but none in stroke patients? 2. Neuroprotective therapy. J. Intern. Med. 237 (1), 89-94.

［20］ Huisa, B.N., Chen, Y., Meyer, B.C., Tafreshi, G.M., Zivin, J.A., 2013. Incremental treatments with laser therapy augments good behavioral outcome in the rabbit small clot embolic stroke model. Lasers Med. Sci. 28 (4), 1085-1089.

［21］ Ikeda, Y., Long, D.M., 1990. The molecular basis of brain injury and brain edema: the role of oxygen free radicals. Neurosurgery 27 (1), 1-11.

［22］ Ilic, S., Leichliter, S., Streeter, J., Oron, A., DeTaboada, L., Oron, U., 2006. Effects of power densities, continuous and pulse frequencies, and number of sessions of low-level laser therapy on intact rat brain. Photomed. Laser Surg. 24 (4), 458-466.

［23］ Labat-gest, V., Tomasi, S., 2013. Photothrombotic ischemia: a minimally invasive and reproducible photochemical cortical lesion model for mouse stroke studies. J. Vis. Exp. (76), .

［24］ Lampl, Y., 2007. Laser treatment for stroke. Expert Rev. Neurother. 7 (8), 961-965.

［25］ Lapchak, P.A., 2015. A cost-effective rabbit embolic stroke bioassay: insight into the development of acute ischemic stroke therapy. Transl. Stroke Res. 6 (2), 99-103.

［26］ Lapchak, P.A., Boitano, P.D., 2016a. A novel method to promote behavioral improvement and enhance mitochondrial function following an embolic stroke. Brain Res. 1646, 125-131.

［27］ Lapchak, P.A., Boitano, P.D., 2016b. Transcranial near-infrared laser therapy for stroke: how to recover from futility in the NEST-3 Clinical Trial. Acta Neurochir. Suppl. 121, 7-12.

［28］ Lapchak, P.A., De Taboada, L., 2010. Transcranial near infrared laser treatment (NILT) increases cortical adenosine-5'-triphosphate (ATP) content following embolic strokes in rabbits. Brain Res. 1306, 100-105.

［29］ Lapchak, P.A., Araujo, D.M., Pakola, S., Song, D., Wei, J., Zivin, J.A., 2002. Microplasmin: a novel thrombolytic that improves behavioral outcome after embolic strokes in rabbits. Stroke 33 (9), 2279-2284.

［30］ Lapchak, P.A., Araujo, D.M., Zivin, J.A., 2004a. Comparison of Tenecteplase with Alteplase on clinical rating scores following small clot embolic strokes in rabbits. Exp. Neurol. 185 (1), 154-159.

［31］ Lapchak, P.A., Wei, J., Zivin, J.A., 2004b. Transcranial infrared laser therapy improves clinical rating scores after embolic strokes in rabbits. Stroke 35 (8), 1985-1988.

［32］ Lapchak, P.A., Salgado, K.F., Chao, C.H., Zivin, J.A., 2007. Transcranial near-infrared light therapy improves motor function following embolic strokes in rabbits: an extended therapeutic window study using continuous and pulse frequency delivery modes. Neuroscience 148 (4), 907-914.

［33］ Lapchak, P.A., Han, M.K., Salgado, K.F., Streeter, J., Zivin, J.A., 2008. Safety profile of transcranial near-infrared laser therapy administered in combination with thrombolytic therapy to embolized rabbits. Stroke 39 (11), 3073-3078.

［34］ Lapchak, P.A., Zhang, J.H., Noble-Haeusslein, L.J., 2013. RIGOR guidelines: escalating STAIR and STEPS for effective translational research. Transl. Stroke Res. 4 (3), 279-285.

［35］ Lee, H.I., Lee, S.W., Kim, N.G., Park, K.J., Choi, B.T., Shin, Y.I., et al., 2017a. Low-level light emitting diode (LED) therapy suppresses inflammasome-mediated brain damage in experimental ischemic stroke. J. Biophotonics 10 (11), 1502-1513.

［36］ Lee, H.I., Lee, S.W., Kim, N.G., Park, K.J., Choi, B.T., Shin, Y.I., et al., 2017b. Low-level light emitting diode therapy promotes long-term functional recovery after experimental stroke in mice. J. Biophotonics 10 (12), 1761-1771.

［37］ Lee, H.I., Lee, S.W., Kim, S.Y., Kim, N.G., Park, K.J., Choi, B.T., et al., 2017c. Pretreatment with light-emitting diode therapy reduces ischemic brain injury in mice through endothelial nitric oxide synthase-dependent mechanisms. Biochem. Biophys. Res. Commun. 486 (4), 945-950.

［38］ Leung, M.C., Lo, S.C., Siu, F.K., So, K.F., 2002. Treatment of experimentally induced transient cerebral ischemia with low energy laser inhibits nitric oxide synthase activity and up-regulates the expression of transforming growth factor-beta 1. Lasers Surg. Med. 31 (4), 283-288.

［39］ Liu, N.W., Ke, C.C., Zhao, Y., Chen, Y.A., Chan, K.C., Tan, D.T., et al., 2017. Evolutional characterization of photochemically induced stroke in rats: a multimodality imaging and molecular biological study. Transl. Stroke Res. 8 (3), 244-256.

［40］ MacKenzie, J.M., 2015. Axonal injury in stroke: a forensic neuropathology perspective. Am. J. Forensic Med. Pathol. 36 (3), 172-175.

［41］ Matute, C., Alberdi, E., Domercq, M., Sanchez-Gomez, M.V., Perez-Samartin, A., Rodriguez-Antiguedad, A., et al., 2007. Excitotoxic damage to white matter. J. Anat. 210 (6), 693-702.

［42］ Meyer, D.M., Chen, Y., Zivin, J.A., 2016. Dose-finding study of phototherapy on stroke outcome in a rabbit model of ischemic stroke. Neurosci. Lett. 630, 254-258.

［43］ Mhairi Macrae, I., 1992. New models of focal cerebral ischaemia. Br. J. Clin. Pharmacol. 34 (4), 302-308.

［44］ Oron, A., Oron, U., Chen, J., Eilam, A., Zhang, C., Sadeh, M., et al., 2006. Low-level laser therapy applied transcranially to rats after induction of stroke significantly reduces long-term neurological deficits. Stroke 37 (10), 2620-2624.

［45］ Oron, U., Yaakobi, T., Oron, A., Mordechovitz, D., Shofti, R., Hayam, G., et al., 2001a. Low-energy laser irradiation reduces formation of scar tissue after myocardial infarction in rats and dogs. Circulation 103 (2), 296-301.

［46］ Oron, U., Yaakobi, T., Oron, A., Hayam, G., Gepstein, L., Rubin, O., et al., 2001b. Attenuation of infarct size in rats and dogs after myocardial infarction by low-energy laser irradiation. Lasers Surg. Med. 28 (3), 204-211.

［47］ Palmer, A.M., Marion, D.W., Botscheller, M.L., Swedlow, P.E., Styren, S.D., DeKosky, S.T., 1993. Traumatic brain injury-induced excitotoxicity assessed in a controlled cortical impact model. J. Neurochem. 61 (6), 2015-2024.

［48］ Pasantes-Morales, H., Tuz, K., 2006. Volume changes in neurons: hyperexcitability and neuronal death. Contrib. Nephrol. 152, 221-240.

［49］ Philip, M., Benatar, M., Fisher, M., Savitz, S.I., 2009. Methodological quality of animal studies of neuroprotective agents currently in phase II/III acute ischemic stroke trials. Stroke 40 (2), 577-581.

［50］ Rosamond, W., Flegal, K., Furie, K., Go, A., Greenlund, K., Haase, N., et al., 2008. Heart disease and stroke statistics--2008 update: a report from the American Heart Association Statistics Committee and Stroke Statistics Subcommittee. Circulation 117 (4), e25-e146.

［51］ Sandercock, P., Lindley, R., Wardlaw, J., Dennis, M., Lewis, S., Venables, G., et al., 2008. The third international stroke trial (IST-3) of thrombolysis for acute ischaemic stroke. Trials 9 (1), 37.

［52］ Shmonin, A., Melnikova, E., Galagudza, M., Vlasov, T., 2014. Characteristics of cerebral ischemia in major rat stroke models of middle cerebral artery ligation through craniectomy. Int. J. Stroke 9 (6), 793-801.

［53］ Sommer, C.J., 2017. Ischemic stroke: experimental models and reality. Acta Neuropathol. 133 (2), 245-261.

［54］ Streeter, J., De Taboada, L., Oron, U., 2004. Mechanisms of action of light therapy for stroke and acute myocardial infarction. Mitochondrion 4 (5-6), 569-576.

［55］ Stroke Therapy Academic Industry R, 1999. Recommendations for standards regarding preclinical neuroprotective and restorative drug development. Stroke 30 (12), 2752-2758.

［56］ Wolf, P.A., 1990. An overview of the epidemiology of stroke. Stroke 21 (9 Suppl.), II4-II6.

［57］ Yaakobi, T., Shoshany, Y., Levkovitz, S., Rubin, O., Ben Haim, S.A., Oron, U., 2001. Long-term effect of low energy laser irradiation on infarction and reperfusion injury in the rat heart. J. Appl. Physiol. (1985) 90 (6), 2411-2419.

［58］ Yang, L., Tucker, D., Dong, Y., Wu, C., Lu, Y., Li, Y., et al., 2018. Photobiomodulation therapy promotes neurogenesis by improving post-stroke local microenvironment and stimulating neuroprogenitor cells. Exp. Neurol. 299 (Pt A), 86-96.

［59］ Zivin, J.A., Fisher, M., DeGirolami, U., Hemenway, C.C., Stashak, J.A., 1985. Tissue plasminogen activator reduces neurological damage after cerebral embolism. Science 230 (4731), 1289-1292.

［60］ Zivin, J.A., Sehra, R., Shoshoo, A., Albers, G.W., Bornstein, N.M., Dahlof, B., et al., 2014. NeuroThera(R) Efficacy and Safety Trial-3 (NEST-3): a double-blind, randomized, sham-controlled, parallel group, multicenter, pivotal study to assess the safety and efficacy of transcranial laser therapy with the NeuroThera(R) Laser System for the treatment of acute ischemic stroke within 24 h of stroke onset. Int. J. Stroke 9 (7), 950-955.

第 10 章　光血栓性脑卒中的光生物调节

Lorelei Tucker, Luodan Yang, Yong Li 和 Quanguang Zhang

佐治亚医学院神经科学与再生医学系，美国佐治亚州奥古斯塔

　　脑卒中是导致死亡的主要原因之一，仅在美国每年就导致超过 14 万例死亡（Yang et al., 2017）。最常见的脑卒中类型是缺血性脑卒中，它会导致脑血流停止或急剧减少，进而引发缺氧性损伤、瘫痪和死亡（Benjamin et al., 2017）。脑卒中与年龄密切相关，近四分之三的脑卒中发生在 65 岁以后。在老龄化社会中，脑卒中的影响日益加剧，必须采取有效的治疗策略来应对（Benjami et al., 2017）。不幸的是，目前只有一种获批的脑卒中治疗方法，即使用组织型纤溶酶原激活剂(tPA)进行溶栓治疗。如果迅速给药，tPA 可以挽救生命，但其时间窗很窄，且必须准确诊断脑卒中，否则 tPA 治疗风险可能会危及患者生命（Kirmani et al., 2012）。正是这一局限性促使人们开发新的治疗策略，这些策略可以在脑卒中后安全且长时间地给药。我们认为，光生物调节 PBM 可能是对抗脑卒中损伤的一种潜在手段。为了验证这一假设，我们研究了 PBM 在光血栓性（PT）脑卒中模型（一种无创的啮齿类动物脑卒中模型）中的效果。

　　PT 脑卒中模型由 Watson 等（1985）开发并引入，作为在动物模型中可靠且可重复诱导脑卒中的方法。然而，该模型的起源要追溯到几年前，当时在小鼠和猫中进行了各种模型研究，以探讨血管损伤后的血小板聚集现象（Rosenblum and El-Sabban, 1977, 1982）。这些模型利用了荧光染料荧光素钠（NaFl）的光反应特性，NaFl 是血管研究中广泛使用的荧光染料，用来导致血小板聚集和脑血管闭塞。NaFl 被注射进体内并在全身循环，随后通过颅窗对脑血管进行光照，触发光化学反应，产生激发态氧物质，破坏血管上皮细胞。这种损伤引发了溶栓反应，导致血小板聚集和随后目标血管的闭塞（Rosenblum and El-Sabban, 1977, 1982）。Watson 等将此概念应用于大鼠模型，用孟加拉玫瑰红（RB）染料替代 NaFl，并省略了颅窗的构建（Watson et al., 1985）。选择 RB 作为光敏剂的优势显著超过 NaFl，其中最重要的是 RB 在激发时产生的单线态氧产量极高。这种显著的效力允许使用较低的染料循环浓度，从而最大限度地减少不良反应。此外，RB 的吸收峰位于可见光谱的绿光范围，而 NaFl 的吸收峰位于蓝光范围。较长的波长有利于光更深地穿透组织，从而在 PT 模型中实现经颅照射，而无须进行颅骨部分切除术。使用炭黑染色来确定 RB 刺激对血管完整性的影响，结果显示目标区域迅速形成梗死，主要对大脑皮层造成影响。为了证实血小板聚集在梗死发展中的作用，通过电子显微镜进行了超微结构分析，揭示了受损微血管中的血小板活化现象。随后在梗死发展过程中，在最初损伤后的几天内观察到外周巨噬细胞浸润（Watson et al., 1985）。自该模型问世以来，因其易实施性已在大量研究中得到应用。

　　PT 模型是通过注射 RB 来启动的，可以通过腹腔内注射或静脉注射。在 RB 循环期间，对动物进行麻醉并将其安全地安装在立体定位架上。清洗后，仔细切开头皮，并使用立体定位坐标将光源（通常是激光或冷白光）定位在感兴趣的大脑区域上，以精确地产生梗死灶。必须监测照射部位的温度，因为存在必须避免对大脑造成热损伤的风险，所以在手术的光照阶段要密切监测颅骨的温度。然后启动光照，并持续特定时间；原始文献中指定时间为 20 分钟。光照完成后，将动物放回笼子中，并在黑暗中恢复，以减少由于残留循环 RB 引起的光敏化而导致的任何潜在的外周皮肤损伤(Watson et al., 1985)。在光照时，光与循环的 RB 分子相互作用，引发Ⅱ型光化学反应，其中 RB 分子吸收光子并将这种新发现的过剩能

量转移到基态氧，将其转化为激发态单线态。单线态氧极具反应性，会对附近的任何生物大分子造成氧化损伤。在 PT 模型中，氧化损伤发生在血管内皮上，触发上述血小板活化和溶栓反应。此过程发生迅速，并伴有细胞死亡和血脑屏障（BBB）的局部降解。核心皮层迅速发生梗死，由于局部水肿产生的压力，损伤扩展到皮层下区域。在核心梗死周围，存在一层薄薄的、易于修复的风险组织，对应于半暗带区域（Watson et al., 1985）。由于其具有潜在的恢复能力，这个区域成为神经保护和神经再生研究的主要目标。

　　该模型有多种变体，每种变体都是为了研究与临床观察到的脑卒中异质性相关的不同机制而开发的。PT 环状模型就是其中一种变体。该模型旨在解决 PT 脑卒中模型中一个最常见的问题，即可挽救半暗带面积相对较小的问题。环形模型利用环形激光输出，在半暗带区域周围形成薄薄的核心梗死环，而不是像标准 PT 模型那样通过固态激光束或白光点进行照射，从而有效逆转了原模型中梗死组织和风险组织的典型模式（Weste et al., 1995）。半暗带的扩展区域为风险组织中细胞死亡和恢复的机制进行更深入的探究创造了条件。使用该模型的研究阐明了轻度损伤和重度损伤半暗带区组织在抗凋亡和凋亡信号传导方面的差异，高强度照射使细胞向凋亡方向大幅偏移（Hu et al., 2004）。进一步修改该模型后发现，稍微变薄的照明环可以允许半暗带区域再灌注，解决了先前 PT 模型应用中的局限性（Hu et al., 2001）。PT 模型的其他变体不仅解决了 PT 模型固有的局限性，还解决了整个动物脑卒中模型的局限性。清醒型脑卒中模型就是一个例子，该模型用于证明麻醉对脑卒中模型的影响。与大多数外科手术模型一样，动物脑卒中模型通常需要深度麻醉。异氟烷等常用麻醉剂一直备受争议，因为有证据表明，这些药物本身可以在多种脑损伤模型中保护神经免受损伤，尽管关于这些结果的相关性还存在很大争议（Jiang et al., 2017; Sun et al., 2015; Burchell et al., 2013; Kawaguchi et al., 2000;Warner, 2000）。为了确定这些效应是否适用于 PT 模型，以及这种保护是否可能掩盖潜在神经保护剂的作用，研究人员开发了一种清醒脑卒中模型，通过头戴式光纤光源为自由活动的小鼠提供光照。他们的研究结果证实了异氟烷可能掩盖实验性神经保护化合物的作用的猜测，所以只有当异氟烷不存在时，神经保护剂的保护潜力才会显现出来。此外，这种变化的优势在于可以更准确地模拟脑卒中的发生情况，因为大多数人在麻醉状态下不会发生脑卒中。

　　清醒、自由移动的脑卒中诱导模型能够实时研究功能结果和运动病理的发展，因为视频监测显示 PT 诱导期间动态行为持续恶化（Seto et al., 2014）。该课题的另一个变体是重复性脑卒中模型，用于研究多次连续发生的脑卒中对认知能力下降的影响（Schmidt et al., 2015）。在首次脑卒中事件后，反复发生脑卒中是十分令人沮丧的，因为它与脑卒中后更高程度的痴呆有关。在反复脑卒中 PT 模型中，在首次脑卒中后 10 天诱发的第二次脑卒中中，模型表现出渐进性衰退，伴随着海马区有害的胶质细胞激活（Schmidt et al., 2015）。对这种 PT 模型变体的进一步研究可能有助于深入了解预防多次脑卒中事件对认知产生的影响。这些不同的迭代模型从不同的角度揭示了脑卒中的病理机制，揭示了神经保护机制的不同方面，这些方面可能在未来研究和临床实践中大有作为。

　　与任何实验性损伤模型一样，PT 脑卒中模型也有一系列优点和缺点，在设计实验、解释数据和推断潜在转化潜力时必须加以考虑。PT 模型的最大优点之一是可重复性和易用性。由于病变是通过光源定位在外部定位的，因此可以使用基本的立体定位设备精确地定位梗死。这种精确控制能够锁定特定区域，从而产生并检查指定的精细结果（Watson et al., 1985）。这些积极特征还体现在低死亡率和低技术门槛上，因为该模型本身具有微创性和快速性，使手术经验较少的研究人员和技术人员也能够自信地制作模型。最后，半暗带环或半暗带环模型的核心非常有利于研究神经修复机制，这是脑卒中研究的主要目标（Sommer, 2017; Carmichael, 2005）。然而，人们对 PT 模型的主要批评是针对半暗带风险区域的特点。与大脑中动脉阻塞模型和人类脑卒中的更大受损区域相比，这种半暗带只是标准模型中的一小部分。此外，缺乏侧支血流使这种梗死与人类脑卒中中所观察到的脑损伤不一致。环状模型通过生成更大的半暗带区域解决了其中一些问题，但仍然存在一些批评意见（Watson et al., 1985; Sommer, 2017）。另一个缺点是梗死的性质及其病因不同。PT 会导致快速的细胞毒性和血管水肿，这与临床上脑卒中发生时通常出现的慢性血管水肿不同。PT 模型中 BBB 的降解与人类脑卒中相同，但 PT 脑卒中这种损伤的发展速度要快得多（Watson et al., 1985; Lee et al., 1996;VAn Bruggen et al., 1992）。这些特征是由梗死本身的性质决定的，因为光化学损伤始于单线态氧的过量生成，进而导致闭塞，而人类脑卒中则没有这种表现（Watson et al., 1985）。尽管存在这些缺陷，PT 模型仍不失为一种研究脑卒中恢复机制的高通量方法，同时还能最大限度地减少动物模型的使用。

　　PT 脑卒中的病理生理学模型是多因素并且相当复杂的，与其他动物模型非常相似，它们都是为了模拟人类脑卒中的现象而建立的。由脑血管血栓栓塞引起的缺氧会导致细胞死亡，坏死到凋亡在核心梗死区和附近处于风险中的半暗带组织内连续发生（Watson et al., 1985）。在核心梗死区，细胞凋亡信号显著增加，细胞色素 c、AIF 和 Smac/DIABLO 等线粒体凋亡因子转移到细胞质中，引发细胞死亡级联反应。然而，在处于风险中的半暗带区域，由于抗凋亡细胞信号上调和促修复信号激活，凋亡信号在一定程度上减弱（Hu et al., 2004; Demyanenko et al., 2015）。因此，半暗带是实验性治疗的一个良好目标，可以利用这种潜在的存活能力来拯救和恢复组织。然而，这种潜力却受到有害微环境的阻碍，这种微环境的特点是氧化应激、线粒体功能障碍、受损的 BBB、神经炎症和反应性胶质增生。这些因素共同作用，导致病理长期发展（Hu et al., 2004; Demyanenko et al., 2015; Liguz-Lecznar et al., 2015;VAndeputte et al., 2011）。

　　星形胶质细胞和小胶质细胞会激活以应对这一过程，并开始向微环境释放炎症和抗炎细胞因子的混合物（Vandeputte et al., 2011; Ladwig et al., 2017）。除了这种神经免疫反应外，外周巨噬细胞还会浸润梗死区，促进血脑屏障的破坏（Watson et al., 1985; Sommer, 2017）。这进一步加剧了神经炎症反应，以前馈的方式使这种破坏性的反馈循环持续下去。神经炎症的普遍影响加剧了广泛线粒体功能障碍的发生，而后者也是由神经炎症引起的（Akbar et al., 2016）。除了这种破坏性的转变外，在该模型的半暗带区中广泛观察到神经修复，并且与线粒体自噬、神经导航和突触标记相关的蛋白质上调有关（Demyanenko et al., 2015）。这种恢复性反应与神经发生现象同时发生，就像人类脑卒中一样（Gu et al., 2000, 2009）。然而，正如人类脑卒中一样，神经再生的修复潜力是有限的。部分原因在于缺血损伤的复杂反应所导致的恶劣微环境(Thored et al., 2006; Arvidsson et al., 2002)。事实上，微环境因素可能是大脑内源性修复机制的障碍，因此可以推断，这些因素可能是促进神经修复的关键（Thored et al., 2006; Arvidsson et al., 2002; Ahmed et al., 2016）。然而，试图同时解决如此广泛的病理问题，对于任何单一的治疗方案来说似乎都难以应对。幸运的是，线粒体功能障碍在脑卒中的重要作用使其成为多因素神经保护中有前景的目标。因此，作为一种线粒体靶向疗法，PBM 被认为是一种具有巨大保护和恢复潜力的治疗策略。

　　PBM 是一种新型治疗模式，利用近红外（NIR）光来调节目标组织或生物系统的生物活性。最初，在 PBM 引入后不久。激光技术便被使用在啮齿动物伤口愈合模型中显示出加速毛发生长的效果。此后，PBM 在多个领域得到了研究。近年来，科学家对脑损伤模型中应用 PBM 投入了大量精力，因为 PBM 是一种潜在的非侵入性治疗策略，具有最小的脱靶效应，在缺乏安全有效疗法的领域中是一个有前景的方向。PBM 在脑卒中、帕金森病、阿尔茨海默病和创伤性脑损伤模型中显示出对线粒体功能障碍和神经元细胞死亡的潜在显著保护作用；尽管这些益处尚未成功转化为临床应用（Berman et al., 2017; Lee et al., 2017; Oron and Oron, 2016; Xuan et al., 2016; Oueslati et al., 2015; Chung et al., 2012; Zivin et al., 2009）。PBM 在脑损伤中应用的关键优势之一是近红外光性质赋予的深层组织穿透力。PBM 使用的主要波长位于水的吸收光谱和天然发色团的吸收光谱之间的"最佳点"，光线通过后，被 PBM 的主要受体细胞色素 c 氧化酶（CCO）散射或吸收（Chung et al., 2012）。服用 PBM 会立即并持续增加了 ATP 的产生和复合体 IV 亚基的活性，并显著抵抗氧化应激。目前尚未完全阐明这些效应是如何介导的，尽管有些效应归因于 ROS 生成的适度增加引发的 NF-κB 信号转导，有些效应归因于 CCO 释放 NO、刺激呼吸和血管调节导致脑血流量增加（Chung et al., 2012; Lee et al., 2017b; Salgado et al., 2015; Gonzalez-Lima et al., 2014）。

我们之前的工作和其他研究人员在不同缺血性脑损伤模型中对 PBM 研究，以及 PT 模型的多功能性，为我们研究 PT 模型中的 PBM 疗法提供了依据。在我们的研究中，我们使用成年雄性 SD 大鼠制作了标准的环形梗死 PT 模型。我们使用冷白光光源，通过光纤电缆输出到颅骨，在直径为 6mm 的圆圈内发光。给大鼠腹腔注射 RB，让其在全身循环 5 分钟，同时进行麻醉。梗死部位位于颅骨前囟前 1.8mm、中线外侧 2.5mm 处，持续照射 15 分钟，然后让动物在黑暗中恢复。在 PT 脑卒中诱导后的第二天开始，通过二极管激光对大脑皮层进行波长为 808nm、功率密度为 25mW/cm^2 的 PBM 治疗，每天 2 分钟，连续 7 天。在进行 PBM 治疗时，通过光纤电缆将一个 1cm^2 的圆形光斑聚焦在大鼠的头骨上，然后扩大。事先的测试确定了激光在大鼠颅骨中的穿透力，使我们能够确定提供相应剂量所需的适当激光功率参数。如图 10.1 所示，在诱导脑卒中后，我们对动物进行了一系列感觉运动行为测试，测试从 PT 卒中后第 2 天开始，在 3 个不同的时间点进行，包括圆筒测试、平衡木测试和胶带剥离测试。由于我们希望研究 PBM 对神经发生的影响，因此从 PT 脑卒中后的第 2 天开始，每天两次静脉注射合成核苷类似物 BrdU，持续 1 周。在行为分析、治疗和注射 BrdU 之后，动物经心肌灌注后被处死，提取脑部蛋白质样本并进行组织学分析。在组织学和免疫染色实验中，收集冠状切片并分析梗死

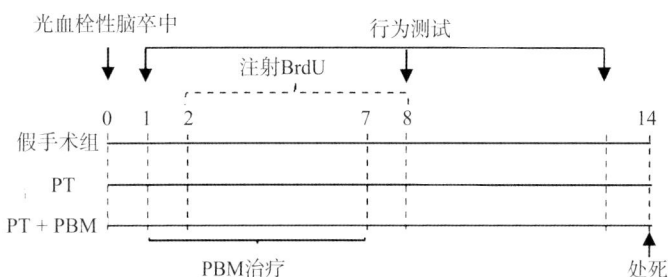

图 10.1　实验方案示意图

体积、突触标记物、神经发生和神经胶质激活程度。制备脑匀浆，利用 Western 印迹和 ELISA 分析法检测线粒体活性、炎症细胞因子和小胶质细胞极化。数据分析采用单因素和双因素方差分析，并进行事后的 Student-Newman-Keuls 检验，以确定组间差异。

对患者及其家属来说，脑卒中康复最明显、最有价值的指标是功能结果。虽然脑卒中对大脑造成的损伤至关重要，但普通患者可能更关心脑卒中会如何影响他们的日常生活。功能恢复会影响生活质量、辅助治疗费用、患者及其亲人的心理健康（King, 1996）。因此，确定 PBM 是否能保护脑卒中后的神经功能，是确定其作为治疗策略是否有用的关键。在我们的工作中，我们将行为评估的重点放在感知运动障碍上，这些障碍反映了脑卒中后面临的常见残疾情况。虽然脑卒中中皮层下结构受损，但与其他模型一样，脑卒中模型中最大、可量化的缺陷涉及感觉运动缺陷，通常表现为可量化的侧向不对称性。这些缺陷可以通过各种行为任务来测量，这些任务是专门为此目的而设计和调整的，并在 PT 模型和其他模型中得到了广泛验证。在我们的研究中，我们使用了胶带剥离测试和圆筒测试，这两项测试分别研究神经功能的一个特征（Schaar et al., 2010）。

胶带剥离试验（图 10.2A）是一项相当简单的任务，动物必须去除粘在爪子上的胶带。由于其对感觉运动障碍的敏感性和易于应用性，该测试在脑卒中研究中被广泛使用（Schaar et al., 2010; Bouet et al., 2009）。将胶带贴在动物的前爪上后，再将其固定。在盲法研究人员的观察下让动物取下胶带。从爪子上取下胶带所需的时间会被记录下来，并在脑卒中损伤的对侧爪子和同侧爪子之间进行比较，以找出躯体感觉障碍（Bouet et al., 2009）。在我们的研究中发现，与我们之前的工作和其他学者的工作（Ahmed et al., 2016; Liguz-Lecznar et al., 2014）一致，与未受伤的动物组相比，躯体感觉皮层的 PT 损伤导致剥离胶带所需的时间显著增加。这些缺陷在诱导 PT 模型后的 13 天内都能观察到。然而，接受过 PBM 治疗的动物表现出明显的渐进式功能恢复。在 PT 后的第 1 天，PBM 治疗组和 PT 对照组动物的表现没有区别，但随着时间的推移，两组动物的表现出现了差距。治疗后第 7 天，PBM 动物的胶带剥离时间缩短了三分

之一，而到了第 13 天，这一差距进一步扩大，PBM 治疗组完成相同任务所需的时间不到 PT 对照组动物的一半。虽然随着时间的推移，PT 对照组动物的胶带剥离时间确实有所恢复，但这一发现仅在 13 天时才被注意到。正如我们在圆筒测试中的发现一样，这种对功能恢复的明显作用预示着 PBM 可以作为一种潜在的脑卒中治疗方法。

圆筒测试（图 10.2B）是另一种简单而广泛使用的行为测试方法，旨在揭示前爪自主使用的不对称性。单只未受伤的大鼠可能对一只爪子或另一只爪子有轻微偏好，但单侧感觉运动皮层受损的大鼠会偏好使用同侧未受损的爪子，这反映了人类脑卒中患者常见的运动障碍（King, 1996; Schaar et al., 2010）。在圆筒测试中，动物被置于一个圆柱形透明容器中，在一定时间内不受干扰地进行观察。在这种情况下，大鼠的自然反应是后退并用前爪接触圆筒壁。在测试过程中，我们会计算大鼠每只前爪接触容器壁的次数。正如预测的那样，在整个行为测试过程中，PT 组大鼠的对侧爪子偏好率显著降低。与胶带剥离测试结果一致，PBM 在脑卒中后第 7 天开始改善这种缺陷。这反映了 PBM 对这种至关重要的功能的恢复潜力，与我们小组和其他小组之前的研究结果一致。

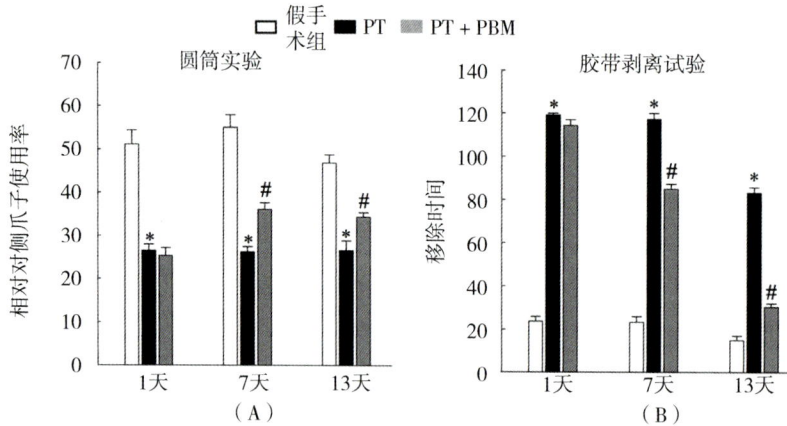

图 10.2 在圆筒试验（A）和胶带剥离试验（B）中，PBM 可减少 PT 诱导的感觉运动缺陷

脑卒中后，核心梗死区周围是风险组织，如不及时治疗，会不断扩大。不断扩大的梗死将开始侵蚀功能组织，随着时间的推移，侵蚀区域将远远超出最初的损伤范围。随着脑组织的丧失，预后会越来越差，因此尽可能减缓脑梗死的进展至关重要（Geltman, 1984）。PT 模型的特点是皮层梗死面积小，并通过照明光源的位置进行定位。在我们的研究中，我们将其定位在右侧感觉运动皮层，如图 10.3 所示。PT 梗死形成的梗死灶（图 10.3）符合模型的标准表现形式，因为它并没有损伤底层的海马体。我们发现，PBM 治疗能够将梗死面积缩小超过三分之一。在通过神经元标记物 NeuN 调查梗死周围区域的神经元存活率时，PBM 成功地挽救了该区域神经元，神经元数量接近假手术组水平。这种强大的神经保护作用进一步说明了 PBM 在 PT 脑卒中中发挥的作用。

在缺血性损伤的初步冲击中幸存的神经元尚未脱离危险。尽管它们可能存活下来，但所受的损伤可能会使它们功能失调，并可能实际上导致它们长期退化和程序性细胞死亡。因此，在研究包括 PBM 在内的任何潜在疗法的保护特性时，考虑幸存神经元群体的状况非常重要。在我们的工作中，我们观察了神经元损伤的两个指标：突触标记物和树突完整性。MAP2 是一种在树突中高度表达的微管相关蛋白，通常用于研究神经元损伤（Kitagawa et al., 1989）。使用免疫组织化学方法，我们观察到 PT 组动物的 MAP2 显著降解（图 10.4）。PT 之后应用的光生物调节 PBM 显著保留了 MAP2 免疫荧光，其免疫反应活性达到假手术组的 90%。我们对突触标记物的研究也支持了这一点。我们通过突触前和突触后标记物突触素和棘突蛋白的存在来研究突触损伤。在 PT 后，这两种突触标记物的数量都急剧下降。PBM 完全改善了突触素的下降，并使棘突蛋白水平恢复到假手术组的 80%，是 PT 组动物的两倍。这些结果表明，

PBM 不仅可以防止 PT 后半暗带区域的细胞死亡，还可以保持这些神经元的结构和完整性，这对于它们的功能和未来的存活至关重要。

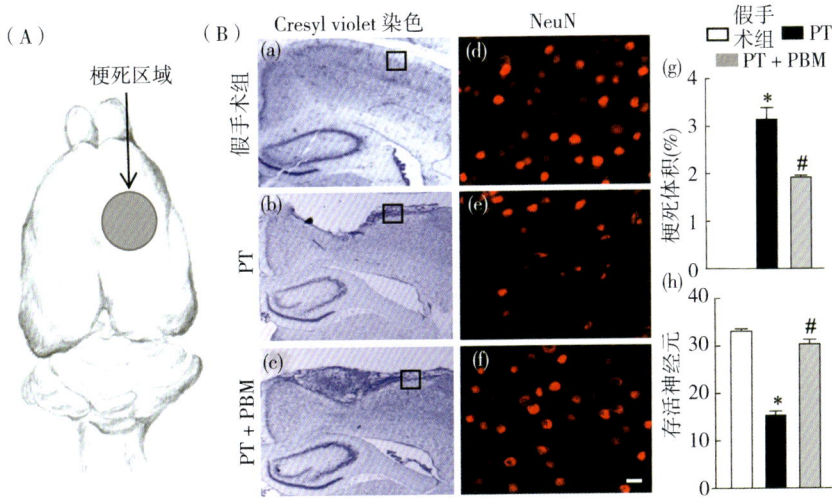

图 10.3　PBM 可减少 PT 脑卒中后的梗死体积和神经细胞死亡。（A）描述了 PT 梗死的位置。PT 后使用 PBM 可减少梗死体积［B（a～c）］。位于［B（a～c）］中黑色方框内的梗死周围区域［B（c～f）］的神经元细胞数通过 PBM 被恢复到几乎未损伤的水平。数据量化见［B（g 和 h）］

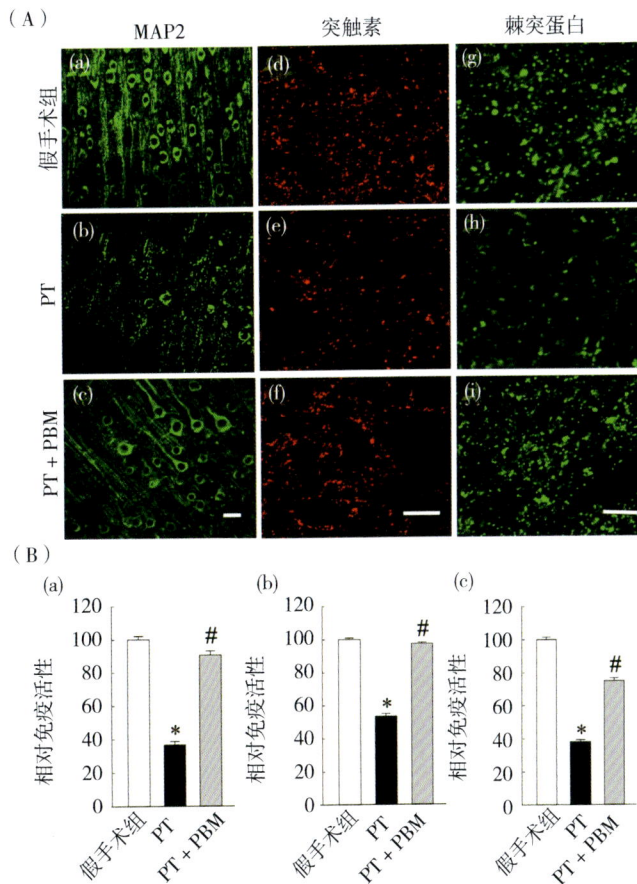

图 10.4　PBM 治疗保留了梗死周边区域的树突和突触后成分，这分别由 MAP2、突触素和棘突蛋白的免疫反应性证明（A）。数据量化结果如图（B）所示

在人类脑卒中和实验性动物脑卒中模型（包括 PT 脑卒中模型）中，炎症和反应性胶质增生是常见的观察现象（Fluri et al., 2015; Burda and Sofroniew, 2014）。缺血损伤后，大脑会迅速产生神经炎症反应，随后胶质细胞被激活，并向神经元微环境中释放复杂的促炎和抗炎细胞因子混合物。促炎细胞因子加速细胞死亡，促进进一步的炎症和外周巨噬细胞的浸润。抗炎细胞因子信号可以对抗炎症的有害影响，并促进导致神经修复的信号通路的激活（Burda and Sofroniew, 2014; Lambertsen et al., 2012）。神经炎症会随时间发展，在 PT 脑卒中中，通常在诱导后 2 天达到高峰（Vandeputte et al., 2011）。细胞因子是强大的炎症调节剂，影响包括细胞黏附分子表达、外周巨噬细胞浸润和细胞死亡在内的一系列细胞信号反应。促炎细胞因子的表达通常与梗死灶大小相关，这加强了这样一种观念：针对此过程的治疗可能有助于保护完整的半暗带（Lambertsen et al., 2012; Doll et al., 2014）。在我们的工作中，我们使用灵敏的 ELISA 试验来测量促炎细胞因子 IL-6、TNF-α 和 IL-18 以及抗炎细胞因子 IL-1 和 IL-10 的水平。如图 10.5 所示，PT 脑卒中引发了强烈的促炎反应，显著促进了 IL-6、TNF-α 和 IL-18 的表达。PBM 能够显著减少这种上调，几乎逆转了 IL-6 和 IL-18 的水平。相反，PT 脑卒中导致 IL-1 和 IL-10 水平下降。同样，PBM 治疗再次逆转了这种有害模式，使其恢复到假手术水平。炎症信号转导的这种转变表明，PBM 可能有助于防止为半暗带区域的神经元创造的有害微环境，并有助于建立敏感的神经元祖细胞池，从而在神经修复中发挥作用。

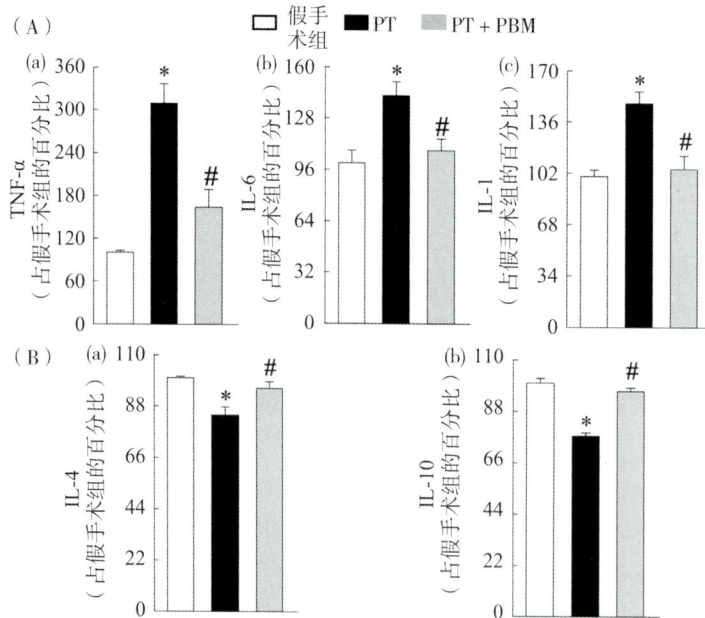

图 10.5　通过 ELISA 测定，PBM 减少了 PT 脑卒中时的促炎性细胞因子释放（A），并增加了抗炎性细胞因子释放（B）

胶质细胞活化或反应性胶质细胞增生是脑卒中后发生的一种特征性现象，在多种脑损伤、神经退行性疾病和精神疾病中也可观察到。星形胶质细胞和小胶质细胞曾被认为只在大脑中起辅助作用，但现在已被证实在大脑功能、正常大脑健康以及神经发育中发挥着积极作用。这些细胞在大脑受到损伤后会改变自己的角色，转变为"激活"表型，从而促进炎症、产生胶质瘢痕、吞噬凋亡体，并促进外周巨噬细胞的招募（Burda and Sofroniew, 2014）。虽然这一过程是必要的免疫反应，但长期的神经炎症对大脑和恢复过程是有害的。胶质细胞的活化通常通过细胞形态的特征性变化来识别。反应性星形胶质细胞显示更粗、更长的突起，而活化的小胶质细胞则呈现出圆形的阿米巴样形态。神经胶质的活化通常还能通过星形胶质细胞标记物 GFAP 和小胶质细胞标记物 Iba-1 检测到（Kim et al., 2014）。如图 10.6 所示，我们通过免疫组化发现 PT 脑卒中与我们之前的研究结果及其他研究结果基本一致，梗死周围区域的 Iba-1

和 GFAP 水平均升高，表明对反应性胶质增生的诱导作用显著。PBM 能够显著降低这种反应，这表明 PBM 在改善高危梗死周围区域神经胶质细胞的活化方面发挥了强大的作用。

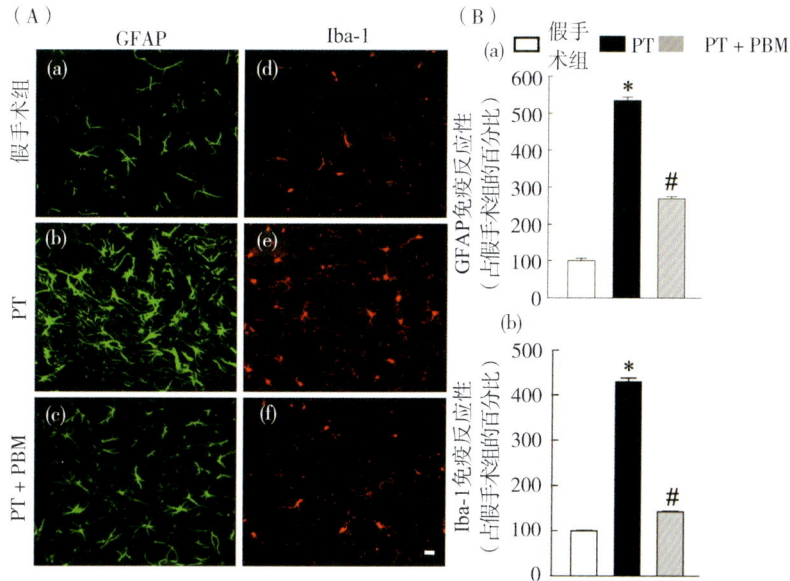

图 10.6 **PBM 减少 PT 脑卒中时的神经胶质细胞活化。** 脑卒中后，小胶质细胞和星形胶质细胞会响应感染或损伤并转变为活化表型。如图（A）所示，在光疗后卒中动物中，分别由 Iba-1 和 GFAP 指示的小胶质细胞和星形胶质细胞均呈现活化表型。**PBM 减少了这种活化。数据量化结果如图（B）所示**

小胶质细胞在被激活后会分化成两种激活表型之一，即 M1 和 M2。M1 状态的特点是释放促炎细胞因子，可通过标记物 CD32、CD86 和 iNOS 进行免疫染色鉴定。相反，M2 小胶质细胞主要释放抗炎细胞因子，通常可通过 ARG1、TGF-B 和 CD206 标识。脑卒中后，小胶质细胞极化倾向于 M1 表型，只有少量 M2 小胶质细胞存在（Ladwig et al., 2017; Lu et al., 2017; Hu et al., 2012）。这一点反映在脑卒中研究中广泛使用的几种动物模型中，包括 PT 模型。通过对脑匀浆进行 Western 印迹分析，我们发现相对于未损伤的假手术组，PT 组在脑卒中后表现出 M1 标记物 CD32、CD86 和 iNOS 的表达增加（图 10.7）。M2 标记物 ARG1、TGF-B 和 CD206 在 PT 组动物中未受影响。给予 PBM 后，整体表达模式截然相反，M1 标记不受影响，而 M2 标记则急剧上调。我们认为这表明 PBM 可导致促炎 M1 表型向抗炎 M2 表型转变，这与我们关于炎性细胞因子的研究结果一致。

线粒体功能障碍是人类脑卒中的一个特征，也是神经退行性疾病的一个共同特征。缺血性脑损伤会引发线粒体成分受损，再灌注时引发电子泄漏，产生过量的 ROS。过度氧化应激状态会造成广泛的细胞损伤，并使缺血性损伤带来的病理状态持续下去（Akbar et al., 2016）。几种成熟的动物脑卒中模型都反映了这一点，PT 脑卒中模型也不例外（Akbar et al., 2016; Lu et al., 2016）。在我们的工作中，我们研究了作为线粒体功能指标的 ATP 产量和 CCO 活性。如图 10.8 所示，我们观察到 PT 脑卒中动物的 ATP 含量明显下降，几乎只有假手术组的一半。PBM 治疗能够完全逆转这种趋势。线粒体 CCO 活性同样因 PT 脑卒中而严重受损，PBM 再次阻止了这种降解，这可能是 ATP 水平得以保持的原因。虽然减少 ROS 损伤可能是 PBM 的主要益处，但能量代谢的保护对于神经修复和卒中后的内源性神经发生也至关重要（Voloboueva and Giffard, 2011）。

研究人员在多个动物脑卒中模型中都观察到了成人大脑中的神经发生，并认为它能促进脑卒中后的神经修复（Voloboueva and Giffard, 2011）。不幸的是，大多数新形成的神经元很少能长期存活，而且它们能在多大程度上在功能上融入现有的神经元回路也不得而知（Voloboueva and Giffard, 2011）。我们之

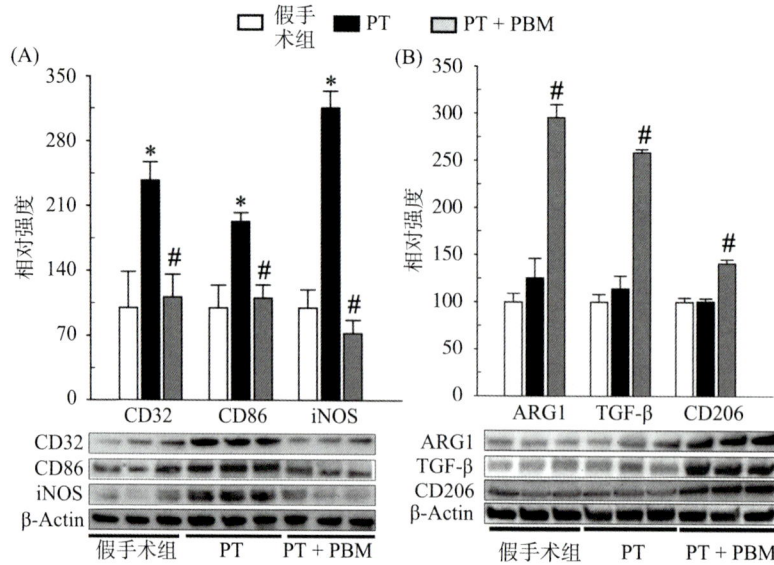

图 10.7　PBM 将小胶质细胞转变为抗炎性 M2 表型。PT 脑卒中会诱导促炎性 M1 小胶质细胞标记物的表达（A），而接受 PBM 治疗的动物则显示出高表达的 M2 小胶质细胞标记物（B）

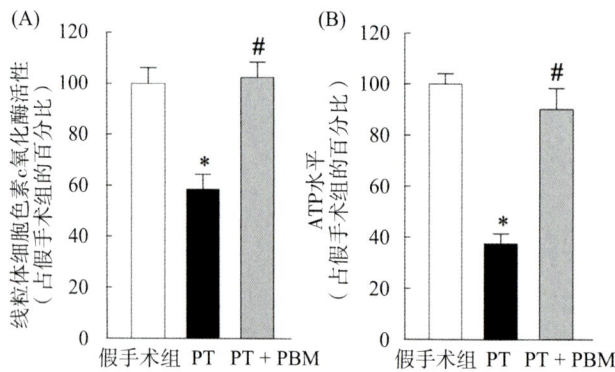

图 10.8　PBM 保护线粒体功能。线粒体细胞色素 c 氧化酶，即电子传递链中的复合体Ⅳ，是氧化磷酸化的限速步骤，也是线粒体损伤的常见靶点。PBM 促进复合体Ⅳ活性（A）和由此产生的 ATP 生成（B），这两者均在 PT 脑卒中后受损

前的研究和其他研究表明，促进一个适宜的神经元微环境可以促进和维持神经发生，我们之前研究中的详细结果也表明，PBM 等治疗方法可能能够做到这一点（Ahmed et al., 2016;Wang et al., 2015）。为了研究这种可能性，我们使用了人工胸腺嘧啶类似物 BrdU 以及未成熟神经元的标记物 Ki67 和 DCX。BrdU 结合到增殖细胞的 DNA 中，可被抗 BrdU 抗体靶向，从而突出显示在施用 BrdU 期间分裂的细胞（Ahmed et al., 2016;Wang et al., 2015）。我们在图 10.9 中观察到，在 PT 组和 PBM 组动物中，梗死周围有一条宽约 1mm 的神经发生细带，而在假手术组中没有发现任何皮层神经发生。然而，上述三种标记物的免疫活性在 PBM 动物中都显著增加，这表明 PBM 可以促进或支持神经发生。为了分辨 PBM 是否全面上调了神经发生，我们研究了成人大脑中的两个既定神经发生部位，即海马齿状回和脑室下区（Ming and Song, 2011）。这一分析结果显示，三组之间没有差异，这表明所观察到的对神经发生的影响仅限于 PT 损伤。我们认为这些结果表明，PBM 促进了大脑的内源性修复系统，部分原因是它为敏感神经祖细胞的增殖和分化创造了有利环境。

　　总之，我们的研究表明，PT 后的 PBM 治疗可对神经元微环境产生几种相互关联的有益影响。我们发现，PBM 可减少 PT 脑卒中后神经胶质细胞的活化，并使微胶质细胞从极化转向抗炎的 M2 状态。这

反映出 PBM 能够大幅减少促炎细胞因子的释放，同时增加抗炎细胞因子的释放。线粒体功能也得到了保护，PBM 缓解了 CCO 活性下降和 ATP 产量的下降。我们认为，正是这些效应共同作用，在敏感的风险半暗带区域发挥了有效的神经保护作用，防止了 PT 诱导的神经元损伤和细胞死亡，缩小了梗死范围。在这一区域，我们观察到 PBM 可以促进神经发生过程。最后，这些结果随着行为和神经功能结果的改善（Yang et al., 2018）。

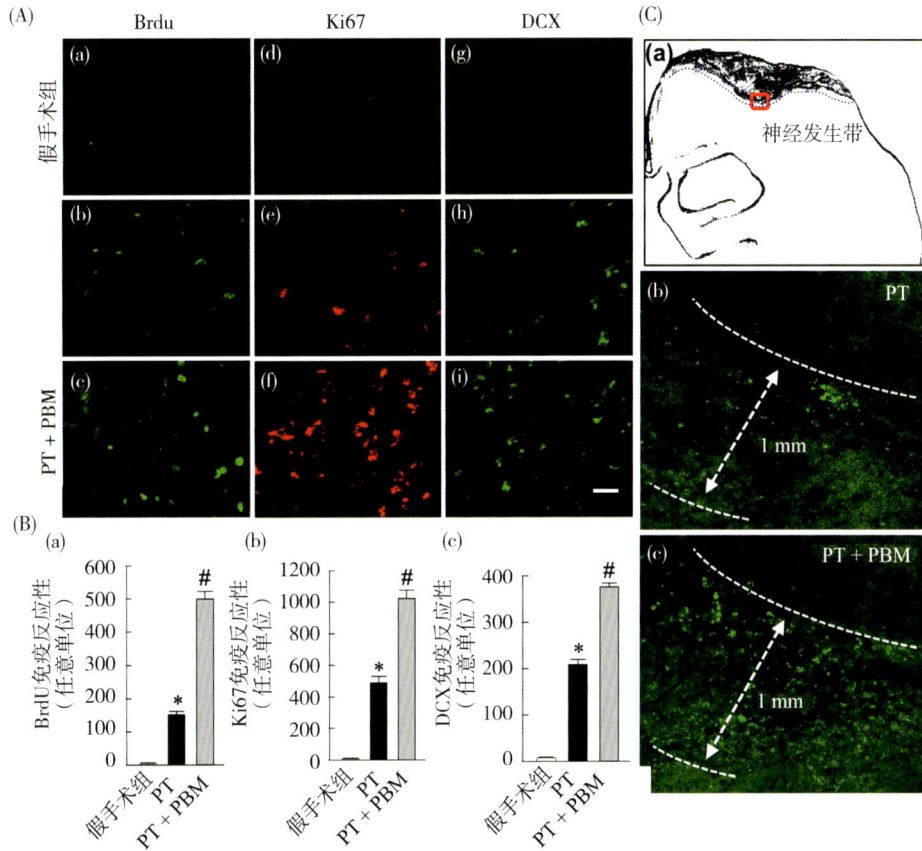

图 10.9　PBM 促进 PT 脑卒中后梗死周围区域的神经发生（C,a）展示了"神经发生带"，即本研究中关注的梗死后发生神经发生的区域，以及（A）中成像的区域（红色方框）。BrdU 是一种人工合成的核酸胸腺嘧啶，在脑卒中后的几天内给药，并掺入新分裂细胞的 DNA 中。在 PT 损伤的大脑中检测到 BrdU 和未成熟神经元的标记物 Ki67 和 DCX。在 PBM 治疗过的动物中，这种反应被放大，表明 PBM 促进 PT 脑卒中后的修复机制。代表性图像（C,b 和 c）描绘了接受 PBM 治疗的动物中上述"神经发生带"中神经元细胞密度的增加。数据在（B）中进行了量化

　　脑卒中后持续的神经发生似乎取决于能使新生神经元茁壮成长的有益微环境的形成，而缺血损伤后这种微环境会受到损害（Thored et al., 2006; Arvidsson et al., 2002）。虽然炎症是神经祖细胞分化的增效剂，但与脑卒中相关的慢性炎症会扼杀新生细胞的存活，同时耗尽现存的祖细胞池（Gunton et al., 2017; Giannakopoulou et al., 2017）。我们的研究和其他研究都强化了这一概念。我们之前的研究探究了亚甲蓝（MB）药物对 PT 脑卒中后神经发生的影响。亚甲蓝的作用方法与 PBM 相似，部分是通过促进 CCO 的活性和保护线粒体功能（Tucker et al., 2018）。因此，MB 在 PT 模型中的效果在很大程度上反映了 PBM 的效果，可提供实质性神经保护并防止行为障碍。MB 治疗阻止了线粒体功能的下降，改善了反应性神经胶质增生和随后的炎症因子释放。与 PBM 进一步呼应的是，这些效应随着高危梗死周围区域新形成神经元的显著增加（Yang et al., 2018）。

　　其他几种药理学实验方法也进一步证明，无论其对神经发生的影响如何，只要能减少炎症，一般都

能起到治疗作用。咖啡酸苯乙酯（CAPE）是一种从蜜蜂蜂巢中提取的化合物，最近被证明具有显著的抗炎作用，可导致梗死面积缩小。PT 后给予 CAPE 治疗可降低 TNF-α、HIF-1a、MCP1 和 IL-1a 的表达，同时上调血红素加氧酶 -1（HO-1）和 IL-10（Hwang et al., 2018）。有研究表明，在糖尿病视网膜病变模型中，PBM 能使 HO-1 的表达增加，这表明或许 HO-1 可能在 PBM 对 PT 脑卒中的影响中发挥作用，这一课题值得进一步研究（Saliba et al., 2015）。2′ 类黄酮 - 甲氧基 -6- 甲基黄酮（2′MeO6MF）可诱导 IL-1β、INFy 和 TNF-α 水平下降，同时改善功能恢复并缩小梗死面积（Clarkson et al., 2018）。此外，基质金属蛋白酶抑制剂多西环素和米诺环素在减少炎症介质 TNF-α、MCP1 和 IDO 水平的同时，还能缩小梗死面积（Park et al., 2011）。各种 MMP 同工酶已被证明被 PBM 下调，这表明 PBM 可能是调节神经元微环境以促进恢复的另一个途径（Ayuk et al., 2016）。与 PBM 一样对炎症具有相同作用的其他非药物疗法，在 PT 模型中也显示出有益的效果。对脑卒中动物应用低频脉冲电磁场可诱导 IL-1β 和 MMP9 的减少，同时减少 caspase 的激活并促进细胞凋亡信号的传递。这导致了梗死面积和行为障碍的减少（Urnukhsaikhan et al., 2017）。此外，抑制 MMP9 还能促进新形成的祖细胞迁移（Kang et al., 2008）。褪黑激素以 COX-1 依赖的方式有效缩小了 PT 梗死的大小，COX-1 基因敲除动物没有表现出褪黑激素的神经保护作用（Zou et al., 2006）。这些研究和其他研究证明了在 PT 模型中控制炎症的重要性，强调了 PBM 抗炎能力的重要性（Liguz-Lecznar et al., 2015; Chang et al., 2017）。

关于 PBM 对炎症的影响，神经胶质的活化和极化是 PBM 和其他几种在 PT 脑卒中中测试的实验疗法的靶点。脂溶性铁螯合剂 2,2′- 二吡啶(DP)可降低星形胶质细胞的活化和 HIF-1α，并增加 HO-1 的表达。这与梗死体积和 BBB 通透性的减少同时发生（Demougeot et al., 2004）。鞘氨醇 -1- 磷酸类似物 FTY720 减少了星形胶质细胞增生，改善了行为结果，并导致梗死周边区域突触后密度增大（Brunkhorst et al., 2013）。星形胶质细胞活化在 PT 中的作用还尚不清楚，PT 后星形胶质细胞活化有助于重建 PT 脑卒中后 BBB 的完整性，促进神经元微环境的改善（Gliem et al., 2015）。减轻小胶质细胞的激活并使其极化转向 M2 状态似乎与 PT 后的预后改善呈正相关。除了之前提到的结果外，α- 亚麻酸还具有部分通过降低小胶质细胞活化而介导的神经保护作用（Liu et al., 2014）。此外，通过 Hv1 质子通道基因敲除向 M2 极化状态转变减少了梗死面积，并改善了与功能恢复相关的多种行为和神经参数（Tian et al., 2016）。在一项对小胶质细胞极化状态的详细研究中，同样观察到巨噬细胞衍生的骨桥蛋白导致了面向 M2 的转变和梗死面积的缩小（Ladwig et al., 2017）。PBM 对 PT 模型的影响似乎是多因素的，涉及一系列相互关联的机制，这些机制结合在一起或单独存在，但似乎都能促进神经保护。

虽然我们主要关注的是 PBM 促进神经元环境健康的能力，但 PBM 可能通过其他机制促进神经保护和神经修复。在 PT 脑卒中前 2 天，每天两次使用 PBM 进行预处理，能够减轻神经胶质细胞的激活和下游炎症信号传导。此外，PBM 还能保持 BBB 的完整性，防止白细胞渗入梗死周围皮层（Lee et al., 2016）。最近的研究还将通过 LED 阵列给药的 PBM 应用于小鼠 PT 模型。与我们的研究结果一致，PBM 促进了脑卒中后大脑皮层的神经发生和新生血管的形成。此外，LED PBM 还能提高 BDNF 的表达，而其他研究表明 BDNF 与 PT 脑卒中中的神经发生有关（Lee et al., 2017a; Deng et al., 2017）。我们实验室尝试的另一种策略是卒中后股骨远程 PBM 治疗。Oron 和 Oron（2016）在对转基因 AD 大鼠骨髓进行为期 2 个月的每周 PBM 治疗后，大鼠的 β 负荷和认知能力下降均有所缓解；受此启发，我们在 PT 脑卒中后对大鼠股骨进行了为期 34 天的 PBM 治疗，每隔一天治疗一次，周末除外。在未发表的数据中，这种方法并未对胶带剥离测试、圆筒测试或握力测试的行为结果产生任何明显影响。不过，这也印证了之前的研究结果，即注射人骨髓单核细胞并不能改善 PT 后的功能结果，不过该研究的研究者指出，治疗时间的延迟可能是其中的一个原因（Minnerup et al., 2010）。因此，PBM 的作用显然是多方面的，需要进一步的机理研究。

寻找脑卒中的有效治疗方法一直充满挑战和困难。一些在动物模型中显示出巨大前景的药物在临床试验中却以失败告终，其中就包括 PBM（Hacke et al., 2014; Xu and Pan, 2013）。这些失败的原因可能是种间差异、模型与人类脑卒中之间的病理生理学差异或脑卒中本身的异质性。就 PBM 而言，试验依赖于脑卒中后 24 小时内单次给药方案（Hacke et al., 2014）。我们的设计借鉴了这一做法，重点关注脑卒中后几天内连续治疗疗程的效果。我们相信，多剂量治疗策略可能是在临床上成功保护神经的关键，尽管这个问题有待未来的临床试验来确定。

脑卒中给科学、医学和社会带来了严峻的挑战。在不久的将来，因脑卒中而死亡和受其影响的人可能会越来越多，其影响范围也会越来越广，这是医学进步带来的寿命延长的残酷后果。因此，似乎必须投入大量时间和资源，研究能够保护大脑免受脑卒中后缺氧侵袭的疗法，从而挽救患者及其亲人的生命，提高他们的生活质量。虽然这项任务看起来非常艰巨，但我们希望新型疗法能很快填补这一空白。我们相信，PBM 可能就是这样的一种选择，我们希望未来自身的工作和其他学者的工作能够实现这一目标。

原著参考文献

［1］Ahmed, M.E., et al., 2016. Methylene Blue promotes cortical neurogenesis and ameliorates behavioral deficit after photothrombotic stroke in rats. Neuroscience 336, 39-48.

［2］Akbar, M., et al., 2016. Mitochondrial dysfunction and cell death in neurodegenerative diseases through nitroxidative stress. Brain Res. 1637, 34-55.

［3］Arvidsson, A., et al., 2002. Neuronal replacement from endogenous precursors in the adult brain after stroke. Nat. Med. 8 (9), 963-970.

［4］Ayuk, S.M., Abrahamse, H., Houreld, N.N., 2016. The role of matrix metalloproteinases in diabetic wound healing in relation to photobiomodulation. J. Diabetes Res. 2016, 2897656.

［5］Benjamin, E.J., et al., 2017. Heart disease and stroke statistics-2017 update: A report from the American Heart Association. Circulation 135 (10), e146-e603.

［6］Berman, M.H., et al., 2017. Photobiomodulation with near infrared light helmet in a pilot, placebo controlled clinical trial in dementia patients testing memory and cognition. J. Neurol. Neurosci. 8 (1).

［7］Bouet, V., et al., 2009. The adhesive removal test: a sensitive method to assess sensorimotor deficits in mice. Nat. Protoc. 4 (10), 1560-1564.

［8］Brunkhorst, R., et al., 2013. FTY720 treatment in the convalescence period improves functional recovery and reduces reactive astrogliosis in photothrombotic stroke. PLoS One 8 (7), e70124.

［9］Burchell, S.R., et al., 2013. Isoflurane provides neuroprotection in neonatal hypoxic ischemic brain injury. J. Investig. Med. 61 (7), 1078-1083.

［10］Burda, J.E., Sofroniew, M.V., 2014. Reactive gliosis and the multicellular response to CNS damage and disease. Neuron 81 (2), 229-248.

［11］Carmichael, S.T., 2005. Rodent models of focal stroke: size, mechanism, and purpose. NeuroRx 2 (3), 396-409.

［12］Chang, L., et al., 2017. (1)-Borneol is neuroprotective against permanent cerebral ischemia in rats by suppressing production of proinflammatory cytokines. J. Biomed. Res. 31 (4), 306-314.

［13］Chung, H., et al., 2012. The nuts and bolts of low-level laser (light) therapy. Ann. Biomed. Eng. 40 (2), 516-533.

［14］Clarkson, A.N., et al., 2018. The flavonoid, 2'-methoxy-6-methylflavone, affords neuroprotection following focal cerebral ischaemia. J. Cereb. Blood Flow Metab. 271678X18755628.

［15］Demougeot, C., et al., 2004. Cytoprotective efficacy and mechanisms of the liposoluble iron chelator 2,2'-dipyridyl in the rat photothrombotic ischemic stroke model. J. Pharmacol. Exp. Ther. 311 (3), 1080-1087.

［16］Demyanenko, S.V., Panchenko, S.N., Uzdensky, A.B., 2015. Expression of neuronal and signaling proteins in penumbra around a photothrombotic infarction core in rat cerebral cortex. Biochemistry (Mosc.) 80 (6), 790-799.

［17］Deng, G., et al., 2017. Delayed administration of guanosine improves longterm functional recovery and enhances neurogenesis and angiogenesis in a mouse model of photothrombotic stroke. Mol. Med. Rep. 15 (6), 3999-4004.

［18］Doll, D.N., Barr, T.L., Simpkins, J.W., 2014. Cytokines: their role in stroke and potential use as biomarkers and therapeutic targets. Aging Dis. 5 (5), 294-306.

［19］Fluri, F., Schuhmann, M.K., Kleinschnitz, C., 2015. Animal models of ischemic stroke and their application in clinical research. Drug Des. Dev. Ther. 9, 3445-3454.

［20］Geltman, E.M., 1984. Infarct size as a determinant of acute and long-term prognosis. Cardiol. Clin. 2 (1), 95-103.

［21］Giannakopoulou, A., Lyras, G.A., Grigoriadis, N., 2017. Long-term effects of autoimmune CNS inflammation on adult hippocampal neurogenesis. J. Neurosci. Res. 95 (7), 1446-1458.

［22］Gliem, M., et al., 2015. Macrophage-derived osteopontin induces reactive astrocyte polarization and promotes re-establishment of the blood brain barrier after ischemic stroke. Glia 63 (12), 2198-2207.

［23］Gonzalez-Lima, F., Barksdale, B.R., Rojas, J.C., 2014. Mitochondrial respiration as a target for neuroprotection and cognitive enhancement. Biochem. Pharmacol. 88 (4), 584-593.

［24］Gu, W., Brannstrom, T., Wester, P., 2000. Cortical neurogenesis in adult rats after reversible photothrombotic stroke. J. Cereb. Blood Flow Metab. 20 (8), 1166-1173.

［25］Gu, W., et al., 2009. Cell division in the cerebral cortex of adult rats after photothrombotic ring stroke. Stem Cell Res. 2 (1), 68-77.

［26］Gunton, A.N., et al., 2017. Upregulation of inflammatory mediators in the ventricular zone after cortical stroke. Proteomics Clin. Appl. 11, 9-10.

［27］Hacke, W., et al., 2014. Transcranial laser therapy in acute stroke treatment: results of neurothera effectiveness and safety trial 3, a phase III clinical end point device trial. Stroke 45 (11), 3187-3193.

［28］Hu, X., et al., 2001. Progressive and reproducible focal cortical ischemia with or without late spontaneous reperfusion generated by a ring-shaped, laser-driven photothrombotic lesion in rats. Brain Res. Brain Res. Protoc. 7 (1), 76-85.

［29］Hu, X.L., et al., 2004. Dynamic changes of the anti- and pro-apoptotic proteins Bcl-w, Bcl-2, and Bax with Smac/Diablo mitochondrial release after photothrombotic ring stroke in rats. Eur. J. Neurosci. 20 (5), 1177-1188.

［30］Hu, X., et al., 2012. Microglia/macrophage polarization dynamics reveal novel mechanism of injury expansion after focal cerebral ischemia. Stroke 43 (11), 3063-3070.

［31］Hwang, S.A., Kim, C.D., Lee, W.S., 2018. Caffeic acid phenethyl ester protects against photothrombotic cortical ischemic injury in mice. Korean J. Physiol. Pharmacol. 22 (1), 101-110.

［32］Jiang, M., et al., 2017. Neuroprotection provided by isoflurane pre-conditioning and post-conditioning. Med. Gas Res. 7 (1), 48-55.

［33］Kang, S.S., et al., 2008. Inhibition of matrix metalloproteinase-9 attenuated neural progenitor cell migration after photothrombotic ischemia. Brain Res. 1228, 20-26.

［34］Kawaguchi, M., et al., 2000. Isoflurane delays but does not prevent cerebral infarction in rats subjected to focal ischemia. Anesthesiology 92 (5), 1335-1342.

［35］Kim, J.Y., Kawabori, M., Yenari, M.A., 2014. Innate inflammatory responses in stroke: mechanisms and potential therapeutic targets. Curr. Med. Chem. 21 (18), 2076-2097.

［36］King, R.B., 1996. Quality of life after stroke. Stroke 27 (9), 1467-1472.

［37］Kirmani, J.F., et al., 2012. Advances in thrombolytics for treatment of acute ischemic stroke. Neurology 79 (13 Suppl. 1), S119-S125.

［38］Kitagawa, K., et al., 1989. Microtubule-associated protein 2 as a sensitive marker for cerebral ischemic damage--immunohistochemical investigation of dendritic damage. Neuroscience 31 (2), 401-411.

［39］Ladwig, A., et al., 2017. Osteopontin Augments M2 Microglia Response and Separates M1- and M2-Polarized Microglial Activation in Permanent Focal Cerebral Ischemia. Mediators Inflamm. 2017, 7189421.

［40］Lambertsen, K.L., Biber, K., Finsen, B., 2012. Inflammatory cytokines in experimental and human stroke. J. Cereb. Blood Flow Metab. 32 (9), 1677-1698.

［41］Lee, V.M., et al., 1996. Evolution of photochemically induced focal cerebral ischemia in the rat. Magnetic resonance imaging and histology. Stroke 27 (11), 2110-2118. discussion 2118-2119.

［42］Lee, H.I., et al., 2016. Pre-conditioning with transcranial low-level light therapy reduces neuroinflammation and protects blood-brain barrier after focal cerebral ischemia in mice. Restor Neurol Neurosci 34 (2), 201-214.

［43］Lee, H.I., et al., 2017a. Low-level light emitting diode therapy promotes long-term functional recovery after experimental stroke in mice. J. Biophotonics 10 (12), 1761-1771.

［44］Lee, H.I., et al., 2017b. Pretreatment with light-emitting diode therapy reduces ischemic brain injury in mice through endothelial nitric oxide synthasedependent mechanisms. Biochem. Biophys. Res. Commun. 486 (4), 945-950.

［45］Liguz-Lecznar, M., et al., 2014. Functional assessment of sensory functions after photothrombotic stroke in the barrel field of mice. Behav. Brain Res. 261, 202-209.

［46］Liguz-Lecznar, M., Zakrzewska, R., Kossut, M., 2015. Inhibition of Tnf-alpha R1 signaling can rescue functional cortical plasticity impaired in early post-stroke period. Neurobiol. Aging 36 (10), 2877-2884.

［47］Liu, Y., et al., 2014. Linolenic acid provides multi-cellular protective effects after photothrombotic cerebral ischemia in rats. Neurochem. Res. 39 (9), 1797-1808.

［48］Lu, Q., et al., 2016. Neuroprotective and functional improvement effects of methylene blue in global cerebral ischemia. Mol. Neurobiol. 53 (8), 5344-5355.

［49］Lu, Y., et al., 2017. Treadmill exercise exerts neuroprotection and regulates microglial polarization and oxidative stress in a streptozotocin-induced rat model of sporadic Alzheimer's Disease. J. Alzheimers Dis. 56 (4), 1469-1484.

［50］Ming, G.L., Song, H., 2011. Adult neurogenesis in the mammalian brain: significant answers and significant questions. Neuron 70 (4), 687-702.

［51］Minnerup, J., et al., 2010. Intracarotid administration of human bone marrow mononuclear cells in rat photothrombotic ischemia. Exp. Transl. Stroke Med. 2 (1), 3.

［52］Oron, A., Oron, U., 2016. Low-level laser therapy to the bone marrow ameliorates neurodegenerative disease progression in a mouse model of Alzheimer's Disease: a minireview. Photomed. Laser Surg. 34 (12), 627-630.

［53］Oueslati, A., et al., 2015. Photobiomodulation suppresses alpha-synuclein-induced toxicity in an AAV-based rat genetic model of Parkinson's Disease. PLoS One 10 (10), e0140880.

［54］Park, C.H., et al., 2011. Matrix metalloproteinase inhibitors attenuate neuroinflammation following focal cerebral ischemia in mice. Korean J. Physiol. Pharmacol. 15 (2), 115-122.

［55］Rosenblum, W.I., El-Sabban, F., 1977. Platelet aggregation in the cerebral microcirculation: effect of aspirin and other agents. Circ. Res. 40 (3), 320-328.

［56］Rosenblum, W.I., El-Sabban, F., 1982. Dimethyl sulfoxide (DMSO) and glycerol, hydroxyl radical scavengers, impair platelet aggregation within and eliminate the accompanying vasodilation of, injured mouse pial arterioles. Stroke 13 (1), 35-39.

［57］Salgado, A.S., et al., 2015. The effects of transcranial LED therapy (TCLT) on cerebral blood flow in the elderly women. Lasers Med. Sci. 30 (1), 339-346.

［58］Saliba, A., et al., 2015. Photobiomodulation mitigates diabetes-induced retinopathy by direct and indirect mechanisms: evidence from intervention studies in pigmented mice. PLoS One 10 (10), e0139003.

［59］Schaar, K.L., Brenneman, M.M., Savitz, S.I., 2010. Functional assessments in the rodent stroke model. Exp. Transl. Stroke Med. 2 (1), 13.

［60］Schmidt, A., et al., 2015. Progressive cognitive deficits in a mouse model of recurrent photothrombotic stroke. Stroke 46 (4), 1127-1131.

［61］Seto, A., et al., 2014. Induction of ischemic stroke in awake freely moving mice reveals that isoflurane anesthesia can mask the benefits of a neuroprotection therapy. Front. Neuroenergetics 6, 1.

［62］Sommer, C.J., 2017. Ischemic stroke: experimental models and reality. Acta Neuropathol. 133 (2), 245-261.

［63］Sun, M., et al., 2015. Isoflurane preconditioning provides neuroprotection against stroke by regulating the expression of the TLR4 signalling pathway to alleviate microglial activation. Sci. Rep. 5, 11445.

［64］Thored, P., et al., 2006. Persistent production of neurons from adult brain stem cells during recovery after stroke. Stem Cells 24 (3), 739-747.

［65］Tian, D.S., et al., 2016. Deficiency in the voltage-gated proton channel Hv1 increases M2 polarization of microglia and attenuates brain damage from photothrombotic ischemic stroke. J. Neurochem. 139 (1), 96-105.

［66］Tucker, D., Lu, Y., Zhang, Q., 2018. From mitochondrial function to neuroprotection-an emerging role for methylene blue. Mol. Neurobiol. 55, 5137-5153.

［67］Urnukhsaikhan, E., et al., 2017. Neuroprotective effect of low frequency-pulsed electromagnetic fields in ischemic stroke. Appl. Biochem. Biotechnol. 181 (4), 1360-1371.

［68］van Bruggen, N., et al., 1992. T2- and diffusion-weighted magnetic resonance imaging of a focal ischemic lesion in rat brain. Stroke 23 (4), 576-582.

［69］Vandeputte, C., et al., 2011. Characterization of the inflammatory response in a photothrombotic stroke model by MRI: implications for stem cell transplantation. Mol. Imaging Biol. 13 (4), 663-671.

［70］Voloboueva, L.A., Giffard, R.G., 2011. Inflammation, mitochondria, and the inhibition of adult neurogenesis. J. Neurosci. Res. 89 (12), 1989-1996.

［71］Wang, Q., Yang, L., Wang, Y., 2015. Enhanced differentiation of neural stem cells to neurons and promotion of neurite outgrowth by oxygen-glucose deprivation. Int. J. Dev. Neurosci. 43, 50-57.

［72］Warner, D.S., 2000. Isoflurane neuroprotection: a passing fantasy, again? Anesthesiology 92 (5), 1226-1228.

［73］Watson, B.D., et al., 1985. Induction of reproducible brain infarction by photochemically initiated thrombosis. Ann. Neurol. 17 (5), 497-504.

［74］Wester, P., et al., 1995. A photothrombotic 'ring' model of rat stroke-in-evolution displaying putative penumbral inversion. Stroke 26 (3), 444-450.

［75］Wojtowicz, J.M., Kee, N., 2006. BrdU assay for neurogenesis in rodents. Nat. Protoc. 1 (3), 1399-1405.

［76］Xu, S.Y., Pan, S.Y., 2013. The failure of animal models of neuroprotection in acute ischemic stroke to translate to clinical efficacy. Med. Sci. Monit. Basic Res. 19, 37-45.

［77］Xuan, W., Huang, L., Hamblin, M.R., 2016. Repeated transcranial low-level laser therapy for traumatic brain injury in mice: biphasic dose response and long-term treatment outcome. J. Biophotonics 9 (11-12), 1263-1272.

［78］Yang, Q., et al., 2017. Vital signs: recent trends in stroke death rates - United States, 2000-2015. MMWR Morb. Mortal. Wkly. Rep. 66 (35), 933-939.

［79］Yang, L., et al., 2018. Photobiomodulation therapy promotes neurogenesis by improving post-stroke local microenvironment and stimulating neuroprogenitor cells. Exp. Neurol. 299 (Pt A), 86-96.

［80］Zivin, J.A., et al., 2009. Effectiveness and safety of transcranial laser therapy for acute ischemic stroke. Stroke 40 (4), 1359-1364.

［81］Zou, L.Y., et al., 2006. Melatonin reduces infarction volume in a photothrombotic stroke model in the wild-type but not cyclooxygenase-1-gene knockout mice. J. Pineal Res. 41 (2), 150-156.

第 11 章　神经保护干预手段：远程光生物调节——光生物调节的间接效应

Luke Gordon[1 2], Boaz Kim[1 2], Claudia Petrucco[1 2], Ji Yeon Kim[1 2 3], Patrick Benson[1 2],
Jonathan Stone[1 2] 和 Daniel M.Johnstone[1 2]

1. 悉尼大学博世研究所，澳大利亚新南威尔士州悉尼
2. 悉尼大学生理学学科，澳大利亚新南威尔士州悉尼
3. 昆士兰大学医学院，澳大利亚昆士兰州布里斯班临床研究中心

在过去的几十年里，光生物调节 PBM 疗法在疾病治疗和功能增强方面的科学研究有了显著增长。最近，人们将注意力更多地放在了 PBM 在大脑和神经系统上的应用，一系列临床前研究和临床试验都取得了可喜的成果。当然，几乎所有研究都关注于光直接照射到被研究组织时 PBM 的效果。然而，近年来，有少量研究（且研究频率越来越高）表明，PBM 的益处并不局限于照射的组织。相反，PBM 似乎能够产生全身效应，促进对远端组织的保护。虽然其机制尚待研究，但局部 PBM 治疗产生全身反应的现象具有深远意义，不仅有助于我们理解基础生物学，还有助于 PBM 的治疗应用，特别是对难以照射的器官（如大脑）的治疗应用。

11.1　经颅光生物调节

在开发 PBM 疗法作为缓解脑部疾病或增强脑部功能的方法时，将光传递到大脑的最简单、最直接的方法是将其从外部（即经颅）施加，其强度应足以使适当剂量的光穿透头皮和颅骨并到达目标脑组织。正如本书许多章节所强调的那样，这种方法在各种小动物脑疾病模型和一些小型临床试验中取得了巨大成功。仅举一例，经颅 PBM 已被证明可减轻脑卒中（Detaboada et al., 2006; Lapchak et al., 2004; Oron et al., 2006）、创伤性脑损伤（Oron et al., 2007;Wu et al., 2012; Xuan et al., 2013, 2016）、阿尔茨海默病和额颞叶痴呆（De Taboada et al., 2011; Grillo et al., 2013; Lu et al., 2017; Purushothuman et al., 2013, 2014, 2015）、帕金森病（El Massri et al., 2016a; Moro et al., 2013; Oueslati et al., 2015; Peoples et al., 2012; Reinhart et al., 2015, 2016a, 2017; Shaw et al., 2010, 2012）。在急性缺血性脑卒中的人类试验中，经颅 PBM 在Ⅰ期和Ⅱ期临床试验中显示出有效的治疗证据（Huisa et al., 2013; Lampl et al., 2007; Zivin et al., 2009），但在Ⅲ期试验中未能通过中期无效性分析（Hacke et al., 2014），可能是因为缺乏剂量优化（Lapchak and Boitano, 2016）。小样本患者研究表明，经颅 PBM 可改善创伤性脑损伤患者的神经功能（Morries et al., 2015; Naeser et al., 2011），减轻心理障碍患者的抑郁和焦虑（Cassano et al., 2015;Schiffer et al., 2009），并改善健康个体的认知和情绪状态（Barrett and Gonzalez-Lima, 2013; Blanco et al., 2017）。

11.2　经颅光生物调节的局限性

尽管在实验室和临床取得了这些成功，但经颅 PBM 在临床转化方面仍面临一个主要问题，即如何

将足够的光能传递到头皮和颅骨，最后到达目标脑组织。对人类死后组织的测量表明，远红外到近红外波长的穿透率在皮肤和头骨中为 1% ~ 3%（取决于头骨的厚度），而只有不到 1% 的光能够穿透 12mm 的脑组织（Hart and Fitzgerald, 2016）。另一项研究比较了不同物种死后头骨对 800nm 激光的穿透率，证实了光穿透率与头骨厚度成反比关系（Lapchak et al., 2015）。我们自己对活体小鼠进行测量，发现 670nm LED 光穿过脑组织时，每毫米脑组织的光强度下降 65%（Moro et al., 2014）。这些数据表明，尽管经颅 PBM 可能是一种治疗大脑表层组织的可行方式，但在不损害表层组织健康的情况下，不太可能为大脑深层结构提供足够的光能（Hart and Fitzgerald, 2016; Johnstone et al., 2016）。尽管如此，用经颅 PBM 照射大脑浅表结构仍有可能产生一些缓解效果，即使是在病变主要影响大脑深层结构的情况下；或者，鉴于我们对 PBM 全身效应的了解日益加深（下文将详细讨论），照射颅骨和大脑浅表层可能会在深层结构中产生保护性反应。本章将探讨目前已知的 PBM 对大脑组织直接性和全身性的反应。

11.3 替代的光生物调节治疗方式

近年来，人们探索了多种新颖的方法，旨在克服经颅 PBM 的这一局限性，并使治疗剂量的光能够更深入地传递到大脑。

11.3.1 颅内光生物调节

与法国格勒诺布尔 Alim-Louis Benabid 团队合作，本章的几位研究者参与测试了一种植入式脑内发光装置即颅内 PBM 的安全性和有效性。设计这种装置的灵感来自将 PBM 有效传递到帕金森病患者的中脑易受损伤神经元的研究。

最初的设计采用 LED 与光纤相连，通过阶跃折射率限制沿光纤长度方向的辐照度损失，将辐照度集中在光纤尖端。在首次小鼠和大鼠身上进行的植入物安全性研究中，将光纤尖端放置在侧脑室中，结果显示，除了植入光纤造成的轻微机械损伤外，颅内 PBM 没有导致行为缺陷或组织坏死（Moro et al., 2014）。重要的是，当小鼠暴露于帕金森病神经毒素 MPTP（1- 甲基 -4- 苯基 -1,2,3,6- 四氢吡啶）时，颅内 PBM（670nm）可防止中脑多巴胺能细胞丢失。间歇性（2 天内 4 次，每次 90 秒）而非持续性（Moro et al., 2014）地输送颅内 PBM 时，观察到更强的保护效果。在帕金森病大鼠模型中，证实了颅内 670nm PBM 的神经保护功效，其中动物单侧纹状体注射神经毒素 6- 羟基多巴胺（6-OHDA）。在该模型中，通过光纤将颅内 PBM（每天 2 次，每次 90 秒）传递到中脑中线，可显著减轻中脑多巴胺能细胞的损失和相关功能缺损，该评估通过阿扑吗啡诱导的旋转行为来进行（Reinhart et al., 2016b）。

在啮齿动物模型中证实了安全性和有效性后，研究人员在帕金森病灵长类动物模型中进行了颅内 PBM 试验。将一根与激光二极管（670nm）耦合的光纤植入成年猕猴的中脑中线。在 14 天的恢复期后，猕猴接受 MPTP 肌内注射以诱发帕金森病，其中一部分猕猴在 5 天或 7 天的注射期内接受间歇性颅内 PBM（开 5 秒 / 关 60 秒）（Darlot et al., 2016）。对临床症状的每日评估显示，接受颅内 PBM 治疗的 MPTP 猕猴的帕金森病和运动功能障碍明显少于假治疗组的 MPTP 猕猴。在 3 周的存活期后，对大脑进行免疫组织化学分析发现，接受 PBM 治疗的动物中，MPTP 诱导的中脑神经变性明显减轻，细胞计数与注射盐水的对照组相似，并且纹状体中的多巴胺能神经末梢得到了较为温和（但仍然是显著的）的保护（Darlot et al., 2016）。颅内 PBM 还显著降低了 MPTP 诱导的中脑和纹状体星形胶质细胞增生，并减少了小胶质细胞形态的变化（El Massri et al., 2016b）。

总之，这些来自帕金森病各种 MPTP 模型的结果表明，颅内 PBM 是一种向大脑深层结构输送治疗剂量光线的有效方式。我们热切期待早期临床试验的结果，以确定这种治疗方式是否安全有效。

11.3.2 鼻内光生物调节

鼻内光生物调节是 VieLight 公司目前正在开发的另一种侵入性较低的治疗方法。最近一项针对 5 名轻度至中度认知障碍患者的试验性研究调查了在12周内通过经颅和经鼻内两种方式联合每日使用PBM（810nm，LED光，脉冲频率为10Hz）的疗效。令人惊讶的是，在为期12周的治疗结束时，参与者的认知功能指标显著改善，但在治疗停止后，认知能力又有所下降。这些定量结果与患者或其护理人员的积极的定性反馈相吻合（Saltmarche et al., 2017）。这些令人振奋的发现是否会在大型随机对照试验中得到证实，以及经鼻内PBM除了对痴呆症有效外，是否对影响大脑深层结构的神经系统疾病也有疗效，这些问题的答案都值得期待。

11.4　介绍"远程光生物调节"

无论是经颅、颅内还是经鼻内，刚才讨论的方法都是直接照射目标脑组织。现在，我们向读者介绍另一种治疗方式——"远程PBM"，即用光线照射远端组织，其目的仍然是保护大脑或任何其他器官（图11.1）。要理解尝试通过照射远端组织来治疗大脑的原理，需要了解光生物调节的间接效应的发现历史。

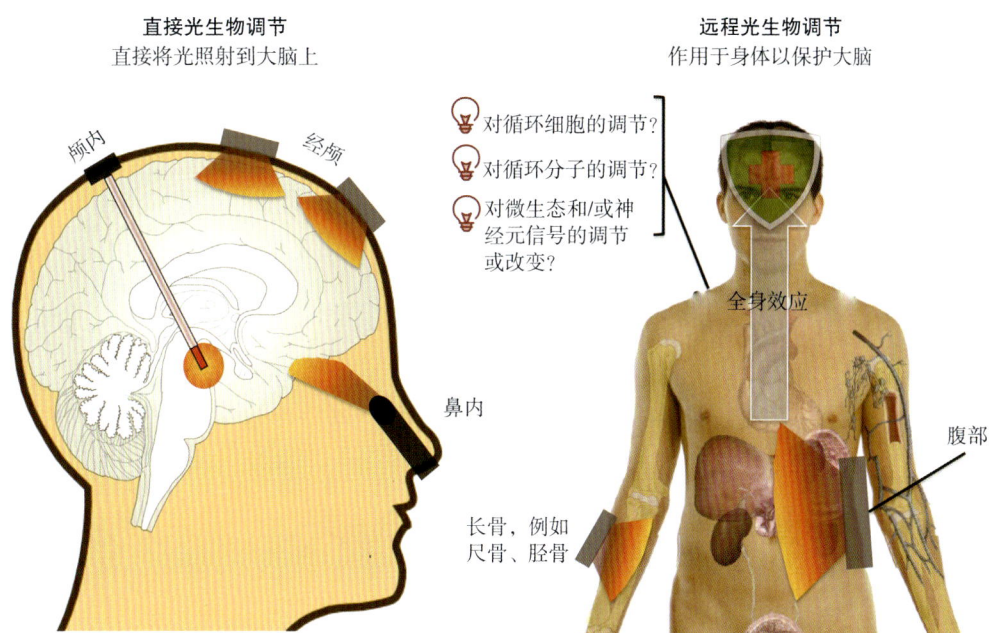

图11.1　直接光生物调节与远程光生物调节的比较。左侧图像展示了脑组织的直接光生物调节的不同方法，包括经颅、颅内和经鼻内给药。相比之下，远程光生物调节（右侧所示）涉及照射外周靶标（如骨髓、腹部），以刺激产生系统性保护作用，从而为大脑提供保护。图中列出了一些推测的机制

11.5　光生物调节间接效应的发现

虽然一些早期研究显示PBM可以产生全身效应，但Rochkind等的开创性工作系统地证明了单侧PBM可以产生双侧愈合的效果（Rochkind et al., 1989）。在1989年的开创性论文中，他们利用大鼠模型研究了氦氖激光PBM（632.8nm）对皮肤伤口、烧伤和神经损伤的间接影响。在背部两侧皮肤均有切口的大鼠中，与未接受PBM治疗的对照组相比，每天对一侧伤口边缘进行PBM（7.6J/cm²）照射可加速照射部位和非照射部位的伤口愈合。在两只后爪均有轻度烧伤的大鼠中，与未接受PBM治疗的大鼠相比，每天对一只后爪进行PBM（10J/cm²）照射可加速两只后爪的伤口愈合。在对两侧坐骨神经造成挤压损伤的大鼠身上，对一侧坐骨神经进行每日PBM（10J/cm²）照射可加速两侧神经功能的恢复。单侧照射的双侧效应可延伸至脊髓，保护左右前角运动神经元免受坐骨神经损伤引起的退化（Rochkind et al., 1989）。

与此同时，Braverman 等在兔子皮肤伤口模型中观察到了类似现象（Braverman et al., 1989）。在每只兔子的背部做了两个全层皮肤切口；其中两个伤口分别用 632.8nm 激光 PBM（1.65J/cm^2）、904nm 激光 PBM（8.25J/cm^2）或两种激光 PBM 方案照射。重要的是，与 Rochkind 等一样，Braverman 的研究也包括了未接受 PBM 治疗的对照动物。与未接受 PBM 治疗的对照组动物相比，单侧 PBM 可提高照射和非照射伤口的拉伸强度。研究人员推测，PBM 可能会释放"影响对侧伤口的循环因子"（Braverman et al., 1989）。

除了为进一步研究 PBM 的间接甚至全身性影响铺平道路外，这两项研究还强调了包含动物个体间对照（即与未接受 PBM 治疗的动物进行对比）的重要性，而不仅仅是动物个体内对照（即与接受局部 PBM 治疗的动物的一个未治疗部位进行对比）（图 11.2）。以伤口愈合为例，大多数仅包含动物个体内对照的 PBM 实验未能显示出照射伤口和未照射伤口在愈合指标上的差异（Allendorf et al., 1997; Basford et al., 1986; Hunter et al., 1984; Kana et al., 1981; Sardari and Ahrari, 2016; Surinchak et al., 1983）。认识到 PBM 的修复作用超出了照射部位的范围，有助于将这些看似负面的结果与使用动物个体间对照时观察到的更积极的结果进行调和，从而解决了 TIIna Karu 提出的"激光生物刺激有效与无效的无休止争论"（Karu, 1999b）。在接下来的几十年里，该领域将研究重点转向了机制、可能性和局限性。

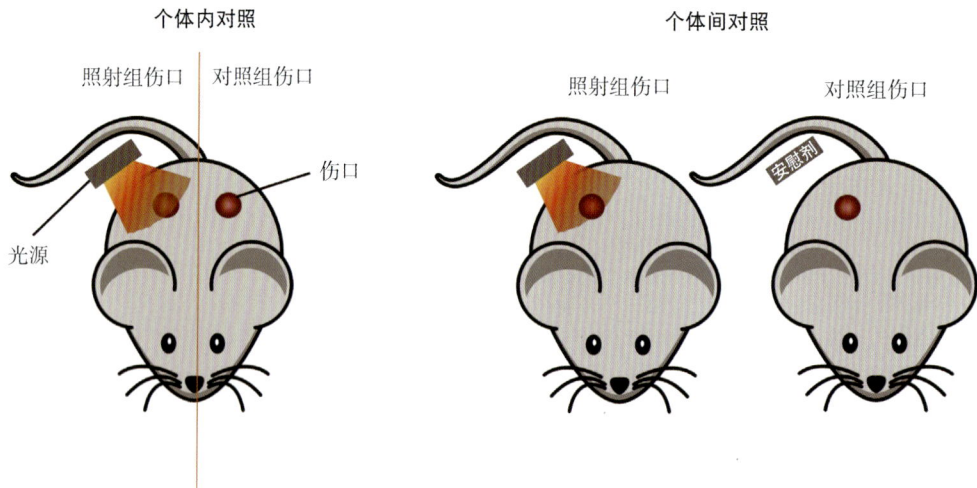

图 11.2 光生物调节研究中的个体内对照与个体间对照比较。以 PBM 治疗伤口为例进行说明，采用个体内对照的试验倾向于在单个动物上创建双侧伤口，但仅对一侧进行治疗，因此未治疗的伤口作为治疗伤口的对照。这种对照方式忽略了局部 PBM 可能具有的间接保护作用。相比之下，采用个体间对照的实验中，对照动物会受伤但不接受 PBM 治疗，从而考虑到了 PBM 可能具有间接保护作用的可能性

除了表 11.1 中列出的许多关于伤口愈合的研究之外，还有几份关于 PBM 在其他情况下的间接影响的报告。如 Abe 等试图确定 830nm 激光 PBM 是否会影响植入小鼠背部的皮下胶质瘤的生长（Abe et al., 1993）。在肿瘤植入后 1 天或 14 天，分别对小鼠背部皮肤（直接）或腹部皮肤（间接）进行 PBM 治疗。在肿瘤植入后 1 天进行 PBM 治疗时，直接和间接 PBM 均能显著抑制肿瘤生长；相比之下，在肿瘤植入后 14 天进行间接 PBM 治疗似乎会促进肿瘤生长（Abe et al., 1993）。这一看似矛盾的发现背后的机制尚不清楚，该发现本身的可靠性也不确定——我们尚未发现任何后续研究报道过光生物调节导致肿瘤加速生长。

表 11.1 **PBM** 治疗皮肤伤口的研究——个体间对照与个体内对照的效果比较

参考文献	模型	波长（nm）	剂量（J/cm²）	对照（个体间/个体内）	相对于对照的伤口愈合效果
个体间管理					
Lyons et al.（1987）	无毛小鼠	632.8	1.22	个体间	+（$P < 0.001$）
Yu et al.（1997）	糖尿病小鼠	630	5	个体间	+（$P < 0.01$）
Medrado et al.（2003）	糖尿病大鼠	670	4；8	个体间	+（$P < 0.001$, at 72 h）
Do Nascimento et al.（2004）	健康的 Wistar 大鼠	670；685	10	个体间	+
Maiya et al.（2005）	糖尿病大鼠	632.8	4.8	个体间	+（$P < 0.0001$）
Carvalho et al.（2006）	健康和糖尿病的 Wistar 大鼠	632.8	4	个体间	+（$P < 0.05$ 对于糖尿病和非糖尿病大鼠两者）
Rabelo et al.（2006）	健康和糖尿病的 Wistar 大鼠	632.8	10	个体间	+（$P < 0.05$ 对于糖尿病和非糖尿病大鼠两者）
Rezende et al.（2007）	健康的 Wistar 大鼠	830	1.3；3	个体间	+（$P < 0.05$）
Fekrazad et al.（2015）	大鼠口腔伤口	425；532；630	2	个体间	+（$P < 0.001$）
个体内管理					
Hunter et al.（1984）	猪	632.8；694.3	0.96	个体内	－（ns）
Basford et al.（1986）	猪	632.8；254	1-4	个体内	－（ns）
Van Cakenbergh（1986）	雄性瑞士小鼠	835	Not specified	个体内	－（ns）
Petersen et al.（1999）	马	830	2	个体内	－（ns）
Sardari and Ahrari（2016）	大鼠口腔伤口	632	1	个体内	－（ns）
Intra and intercontrols					
Kana et al.（1981）	SD 大鼠	632.8；514.5	4；10；20	两者均有	+个体间对照 －个体内对照（在 632.8nm 波长下显示的效果）

续表

参考文献	模型	波长（nm）	剂量（J/cm²）	对照（个体间/个体内）	相对于对照的伤口愈合效果
Surinchak et al.（1983）	兔子和大鼠的伤口	632.8	1.1；2.2；4.5	两者均有	+ 个体间对照 – 个体内对照
Rochkind et al.（1989）	带有表皮伤口或烧伤伤口的 Sprague-Dawley 大鼠	632.8	7.6	两者均有	+ 个体间对照 – 个体内对照
Braverman et al.（1989）	新西兰白兔	632.8（氦氖）；904（红外）	1.65（氦氖）；8.25（红外）	两者均有	+ 个体间对照 – 个体内对照
Allendorf et al.（1997）	SD 大鼠	632.8	1；2；4	两者均有	+ 个体间对照 – 个体内对照
Byrnes et al.（2004）	糖尿病大鼠	632.8	4；5；7.2	两者均有	+ 个体间对照 – 个体内对照
Hopkins et al.（2004）	人类前臂双侧伤口	820	8	两者均有	+ 个体间对照 – 个体内对照
Gungormus and Akyol（2009）	糖尿病大鼠	808	10	两者均有	+ 个体间对照 – 个体内对照

注："+"表示 PBM 治疗有促进效果，"–"表示无效果；"ns"表示差异不显著

关于光能间接作用的另一个有趣观察来自用于治疗眼部疾病的纳秒激光疗法。如 3ns 脉冲的 532nm 激光（0.15 ~ 0.45mJ）已被用于治疗早期老年性黄斑变性。有趣的是，单侧治疗可产生双侧改善效果，不仅减轻了治疗眼的病理状况，而且在较小程度上减轻了未治疗眼的病理状况（Guymer et al.，2014）。在治疗青光眼方面也观察到了类似现象，单侧纳秒激光疗法可产生双侧眼压降低（Rhodes et al.，2009）。利用视网膜病变小鼠模型对潜在机制的研究发现，接受纳秒激光治疗的小鼠无论治疗与否，其视网膜色素上皮中基质金属蛋白酶（MMP）-2 和 -3 的表达均有所增加（Jobling et al.，2015）。

11.6 光生物调节对干细胞的影响

另一项研究则揭示了光生物调节的间接效应，并提供了重要的机制见解。

在开创性的研究中，特拉维夫的 Tuby、Maltz 和 Oron 试图确定 PBM 是否能够促进培养基中干细胞的增殖。骨髓来源的细胞黏附在培养皿上（这是干细胞的特性），对黏附在培养皿中的骨髓来源细胞

（干细胞）进行单次 804nm 激光 PBM 处理（50mW/cm²），总剂量为 1J/cm² 或 3J/cm²。在评估的所有照射后时间点中，两种 PBM 剂量均使干细胞增殖率比假治疗组至少提高一倍（Tuby et al., 2007）。接下来，他们旨在确定在将干细胞移植到疾病模型中时，用 PBM 对培养中的干细胞进行预处理是否会产生更好的结果。用上述方法对骨髓来源的干细胞进行激光照射，总剂量为 1J/cm²，24 小时后将其植入心肌梗死大鼠模型的心脏（Tuby et al., 2009）。虽然与注射生理盐水的小鼠相比，植入未经 PBM 处理的干细胞可改善多项心脏指标，但 PBM 预处理可显著增强这种效果。具体来说，与植入未经处理的细胞相比，植入经 PBM 预处理的干细胞可显著缩小梗死面积，增加血管生成和血管内皮生长因子（Tuby et al., 2009），这表明在植入前用 PBM 预处理细胞可改善临床干细胞疗法的疗效。下一步是确定在活体实验中对骨髓应用 PBM 是否会产生类似的效果。在诱导心肌梗死后 20 分钟或 4 小时，使用 804nm 激光 PBM（总剂量 1J/cm²）照射患心肌梗死的大鼠的胫骨（Tuby et al., 2011）。与假治疗组动物相比，接受胫骨 PBM 治疗的大鼠心肌梗死面积和心室扩张程度显著降低，心脏中 c-kit⁺ 干细胞的数量增加。值得注意的是，胫骨 PBM 治疗产生的保护效果比心脏直接 PBM 治疗更强（Tuby et al., 2011）。

后续研究采用类似方法证实，胫骨近红外激光 PBM 可减轻大鼠缺血再灌注性肾损伤（Oro et al., 2014）和猪急性心肌梗死后心脏损伤（Blatt et al., 2016）。这些研究的结果共同表明，PBM 在产生间接的、可能遍及全身的组织保护方面具有显著的潜力，并指出骨髓来源的干细胞是调节这一现象的关键候选因子。

11.7　作为神经保护干预的远程光生物调节

尽管越来越多的证据表明，局部 PBM 可以产生间接的或又称为是全身性的保护作用，但直到最近，才有研究调查这种保护作用是否扩展到了大脑。

11.7.1　帕金森病

当我们的团队决定测试针对身体的 PBM 是否能够保护大脑时，我们已经在帕金森病和阿尔茨海默病的啮齿动物模型上进行了数年的经颅 PBM 研究。虽然我们对结果感到兴奋，但我们敏锐地意识到了经颅 PBM 的固有局限性。对外周组织应用 PBM（比大脑更容易）的可能性引起了我们的极大兴趣，这种可能性可能会引出保护远端组织的全身机制。然而，我们非常担心在将外周信号传递到大脑时由血脑屏障带来的固有挑战；我们曾做过一个假设（也许为时过早），即 PBM 诱导的远程保护可能由某些循环因子介导，这些因子可能需要穿过血脑屏障才能产生神经保护作用。

为了测试远程 PBM 是否具有神经保护作用，我们进行了"头盔"实验，即用铝箔纸遮住动物头部，同时用光照射动物背部。我们利用腹膜内注射神经毒素 MPTP 诱导的急性帕金森病小鼠模型，以预先调节干预的形式，将 670nm LED 光（50mW/cm²）照射到动物的头部或背部，在每次注射 MPTP 的当天，每天两次（每次 4J/cm² 的发射光）照射 PBM。在 MPTP 注射后，小鼠存活了 7 天。

我们在 2012 年世界激光治疗协会（WALT）大会上介绍了头盔实验的初步结果（Stone et al., 2013）。在这项初步实验中，连续两天向小鼠注射了总计 50mg/kg 的 MPTP，主要结果指标是黑质致密部（SNc）中功能性多巴胺能细胞的数目，通过酪氨酸羟化酶（TH）免疫标记和立体逻辑分析确定。正如预期的那样，MPTP 导致黑质中 35% ~ 40% 的多巴胺能细胞死亡。与之前的观察结果一致，经颅 PBM 对这些细胞具有显著的神经保护作用，接受头部 PBM 的小鼠细胞数量与注射生理盐水的对照组没有显著差异。但最引人注目的结果是，接受间接 PBM 的小鼠，尽管头部没有直接照射，其 SNc 多巴胺能细胞数量仍明显高于接受假治疗的 MPTP 动物，这表明对身体应用的 PBM 能够保护大脑（Stone et al., 2013）。

2014 年发表了一项对头盔研究的扩展和更全面的研究，该研究纳入了更多动物和额外的 MPTP 剂量以及胶质细胞计数（Johnstone et al., 2014）。这项研究证实了先前的发现，即经颅 PBM 和远程 PBM 均可对 50mg/kg MPTP 诱导的帕金森病损伤提供显著的神经保护，并通过 TH 免疫组织化学评估，保护了 SNc 中的功能性多巴胺能神经元。尽管两组细胞数量没有显著差异，但经颅 PBM 似乎比远程 PBM 在此模型中提供了更强大的神经保护。在 MPTP 剂量较高（75mg/kg 和 100mg/kg）时，经颅 PBM 和远程 PBM 均无法减轻 MPTP 对 SNc 的损害。此外，在服用 75mg/kg MPTP 的小鼠中，我们分别使用 GFAP 和 IBA1 的免疫组织化学标记评估了 SNc 中的星形胶质细胞和小胶质细胞的数量。虽然 MPTP 中毒似乎对 GFAP 标记没有显著影响，但它确实导致 IBA1+ 细胞数量显著增加，而经颅 PBM 或远程 PBM 均无法缓解这一现象（Johnstone et al., 2014）。

上述研究的一个局限性在于，PBM 治疗（无论是远程还是经颅）与 MPTP 中毒同时进行，这可能会导致观察到的效果并非由 PBM 诱导的神经保护本身引起，而是 PBM 干扰 MPTP 药代动力学的结果。为了解决这一局限性，我们进行了一项研究，其中远程 PBM 作为预处理干预措施。每天一次，用 670nm LED 光（50mW/cm^2）照射小鼠身体，持续 2、5 或 10 天（每次治疗照射 4J/cm^2）。对于所有组别，在远程 PBM 治疗结束后 24 小时才开始注射 MPTP（总剂量为 50mg/kg）。与预处理方案类似，通过远程 PBM 进行 10 天的预处理，可以减轻 MPTP 诱导的 SNc 多巴胺能细胞丢失以及尾状核 - 壳核复合体中相关的异常神经元活动，这可以通过 FOS 免疫组织化学评估（Ganeshan et al., 2019）。

这些初步发现为 PBM 应用于外周组织可以保护大脑的概念奠定了基础（Johnstone et al., 2015）。

11.7.2 阿尔茨海默病

在利用帕金森病动物模型研究远程 PBM 的同时，特拉维夫的 Uri Oron 团队也在研究骨髓靶向 PBM（如上所述）的概念，作为保护包括大脑在内的多种远端组织的一种方法。该团队使用阿尔茨海默病的 5xFAD 转基因小鼠模型，在两个月内对胫骨进行了六次 PBM（808nm，1J/cm^2）治疗，并评估了这种治疗对小鼠行为和海马 β- 淀粉样蛋白（Aβ）负荷的影响（Farfara et al., 2015）。

在 6 个月大时，与假治疗组 5xFAD 小鼠相比，接受 PBM 治疗的 5xFAD 小鼠在物体识别任务和恐惧条件反射任务中的表现明显改善，海马中的 Aβ 沉积负荷也显著减少。此外，研究者还对骨髓来源的间充质干细胞进行了研究，这些干细胞在体外分别接受 1J/cm^2 激光照射或假治疗。与假治疗组相比，激光治疗组间充质干细胞对 Aβ$_{1-42}$ 肽的吞噬作用增强（Farfara et al., 2015），他们认为这可能与骨髓间充质干细胞参与清除大脑中的 Aβ 有关，并通过这一过程部分介导了 PBM 在 AD 背景下的神经保护作用。

11.7.3 视网膜病变

最近的一项研究表明，远程 PBM 的神经保护作用不仅限于大脑，还扩展到了另一个中枢神经系统的结构：视网膜。上文已经提到了视网膜，它受单侧照射但获得了双侧效应。此外，Saliba 等使用链脲佐菌素诱导糖尿病的小鼠模型研究了 PBM 对糖尿病视网膜病变的影响（Saliba et al., 2015）。从糖尿病发作后第 4 周开始，小鼠每天接受 PBM（670nm，≤ 5J/cm^2，每天一次）治疗，持续 10 周，使用大型 LED 面板。治疗分为两个治疗组：一个治疗组全身和头部暴露于光线下，另一个治疗组使用铅覆盖物遮挡头部。

与假治疗组的糖尿病小鼠相比，接受 PBM 治疗的两组糖尿病小鼠视网膜超氧化物生成和白细胞停滞显著减少，视觉功能得到改善，这表明仅照射身体部位，且照射剂量达到治疗水平，就足以保护视网膜免受糖尿病引起的伤害。研究者还证明，与从假治疗组的糖尿病小鼠中分离出的白细胞相比，从接受 PBM 治疗的糖尿病小鼠中分离出的白细胞对培养的内皮细胞具有更低的细胞毒性（Saliba et al., 2015），这表明白细胞功能的调节可能是远程 PBM 在此模型中发挥保护作用的部分原因。

11.8 先例：远程缺血调节

虽然在外周组织应用治疗来保护大脑的概念似乎有些奇怪，但并非没有先例。事实上，还有另一个远程组织调节的例子，它比远程 PBM 更广为人知，研究也更深入，这就是远程缺血调节（RIC）。

RIC 是指对一个组织（通常是肢体）进行短暂循环的缺血再灌注，以保护远端组织（通常是重要器官）。RIC 已在动物模型中进行了广泛研究，并在各种缺血相关疾病的临床试验中取得了令人鼓舞的结果。与远程 PBM 一样，RIC 似乎能够提供全身性保护，而非组织特异性保护；无论生理损伤发生之前、期间还是之后，它似乎都能带来益处。正如其他文献详细回顾的那样，包括体液介质和神经源性信号通路在内的一系列机制被认为能够调节这种全身效应（Kim et al., 2017）。由于 RIC 和 PBM 都表现出非线性的双相剂量反应关系，反映了毒物兴奋效应现象（Mattson, 2008），因此这两种干预措施可能都起到了轻度应激源的作用，引发了适应性应激反应，从而增强了局部和远端细胞和组织的恢复能力。

虽然迄今为止大多数研究都调查了 RIC 预防缺血相关疾病的能力，但有越来越多的证据表明 RIC 可能具有更广泛的适用性。如动物实验表明 RIC 可以预防全身炎症（Kim et al., 2014）和视神经切断或强光照射引起的视网膜损伤（Brandli et al., 2016; Liu et al., 2013）。在脑部方面，我们最近在帕金森病 MPTP 小鼠模型中证实，在 MPTP 损伤前立即应用 RIC 可以减轻 SNc 中多巴胺能细胞的损失（Kim et al., 2018）。

在撰写本文时，尚不清楚 RIC 和远程 PBM 是否依赖相似或不同的机制来保护大脑。人们可能会期望通过结合这两种治疗方法获得新的见解；如果两种干预措施激活了相似的途径，则不会产生叠加的保护作用，而如果每种干预措施激活一组不同的途径，则可能会观察到叠加甚至协同的神经保护作用。

我们试图通过将 RIC 和远程 PBM 治疗帕金森病 MPTP 小鼠模型相结合来研究这个问题。虽然 RIC 和远程 PBM 在单独使用时都能显著减轻 SNc 中多巴胺能细胞的损失，但将这两种干预措施结合使用时却没有产生叠加效应（图 11.3）（Kim et al., 2018）。这一结果表明，RIC 和远程 PBM 可能具有某些共同的机制途径，或者 SNc 中的一部分细胞因 MPTP 而受到严重损害，无法对神经保护干预产生反应。根据多项未发表的结果测量，这项研究的一个定性观察结果是，RIC 和远程 PBM 结合使用时不仅没有产生叠加效应，实际上还出现了对抗效应。由于 RIC 和远程 PBM 均表现出双相剂量反应关系，且两者似乎都是通过刺激内源性应激反应系统来发挥作用的，因此我们推测，将这两种干预措施结合使用会将总应激剂量推至非最佳水平，超出"收益拐点"（Kim et al., 2018），但仍需要进一步的实验来证实这一推测。

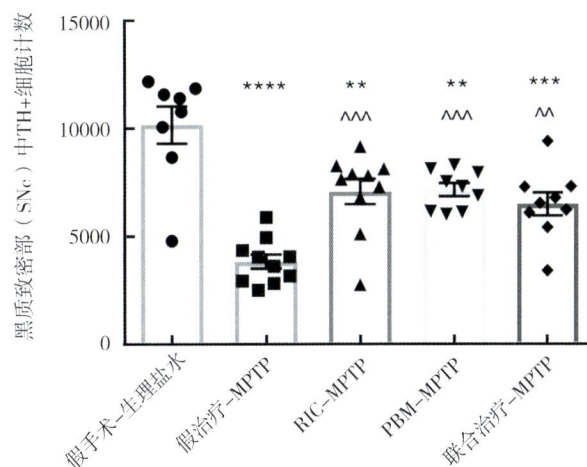

图 11.3　远程 PBM 和远程缺血调节（RIC）均可保护中脑免受 MPTP 诱导的损伤，但联合治疗（Comb）时无叠加效应。数据为黑质致密部（SNc）酪氨酸羟化酶阳性（TH+）细胞的统计结果（平均值 ± 标准误）。$P < 0.01$, $P < 0.001$, ***$P <$ 0.0001，与假手术 - 生理盐水组比较；^^$P < 0.01$，^^^$P < 0.001$，与假治疗 -MPTP 组比较

该图摘自Kim, B., Mitrofanis,J., Stone,J.,Johnstone, D.M.Remote tissue conditioning is neuroprotective against MPTP insult in mice. IBRO Rep, 2018, 4:14-17.

11.9　远程光生物调节诱导神经保护的外周组织靶点

除了 Farfara 等在阿尔茨海默病模型中进行的 PBM 定向作用于胫骨骨髓的研究（Farfara et al., 2015）之外，迄今为止，所有已发表的远程 PBM 诱导神经保护作用的观察结果均来自小动物全身暴露于光线的研究。这就提出了远程 PBM 临床转化的重要问题：是否存在最佳的外周组织靶点？

正如前文所述，Uri Oron 团队已经提供了大量证据，证明通过照射裸露的胫骨，对骨髓进行804 ~ 808nm 激光 PBM，可在多种疾病模型中取得更好的效果（Blatt et al., 2016; Oron et al., 2014; Tuby et al., 2011），包括阿尔茨海默病模型（Farfara et al., 2015）。确定最佳的外周组织靶点也是我们团队在过去几年中积极研究的领域。我们在小鼠和猴子的 MPTP 诱导的帕金森病模型中未发表的结果表明，用PBM 靶向腹部对诱导中脑神经保护和缓解 MPTP 中毒相关的临床症状特别有效。目前尚不清楚腹腔中是否存在一个特定的器官负责调节这种效应，或者腹部靶向 PBM 是否会刺激脂肪组织中的间充质干细胞（如骨髓研究中一样），或者 PBM 是否可能通过影响肠道微生物群来影响大脑？目前也还不清楚腹部靶向 PBM 是否对其他脑部疾病，甚至非 MPTP 帕金森病模型有神经保护作用。目前正在进行的项目旨在解决其中的许多问题。无论答案如何，成功识别与远程 PBM 诱导的神经保护相关的外周靶点，对于将这种潜在疗法推进到临床应用都具有重大意义。

11.10　远程光生物调节的保护机制

远程 PBM 的生物现象已在许多实验环境中得到证实，因此可以从两个互补的角度来考虑 PBM 的作用机制：①细胞内机制；②全身机制。

鉴于过去人们关注的是 PBM 对细胞或组织靶标的直接影响，因此对 PBM 作用的细胞内系统进行了大量研究，本书其他章节对此进行了讨论。各种实验方法得出的证据表明，细胞色素 c 氧化酶是线粒体呼吸链中的关键酶，也是治疗性 PBM 波长光的主要光受体（Karu, 1999a;Wong-Riley et al., 2005）。细胞色素 c 氧化酶对光的吸收会导致酶发生氧化还原变化，从而增加了 ATP 的产生，并对 cAMP 和 Ca^{2+} 产生相关影响，释放一氧化氮，并产生活性氧（ROS）（Chen et al., 2011; Chung et al., 2012; Farivar et al., 2014）。这反过来又引发了一系列持续时间较长的次级效应，包括 ROS 介导的关键转录因子（如 AP-1和 NF-kB）的激活，以及随后对细胞增殖和迁移、细胞因子和生长因子的相关基因转录的影响（Chen et al., 2011; Chung et al., 2012; Farivar et al., 2014）。这种细胞内分子对 PBM 的复杂反应网络（可能还有其他尚未确定的反应)增强了细胞和组织的复原力，保护其免受损伤，并加速了损伤后的恢复和修复（Chung et al., 2012; Rojas and Gonzalez-Lima, 2011）。

相比之下，远程 PBM 现象背后的全身机制尚未得到广泛研究。虽然上述细胞内机制可能参与启动对 PBM 的反应，但尚不清楚该信号是如何传递到远端组织（如大脑）的。这种效应可能有许多介质；从广义上讲，这些介质可分为：①循环细胞；②循环分子；③微生物；④神经源性信号。

11.10.1　循环细胞介质

正如本章前面所述，骨髓来源的干细胞，特别是间充质干细胞（MSCs），是远程 PBM 诱导保护媒介的主要候选者。虽然间充质干细胞最初是在骨髓中发现的，但后来已可以从一系列组织中分离出来，包括脂肪组织、子宫内膜和牙组织（Ullah et al., 2015）。实验数据一致表明，PBM 可促进间充质干细胞的增殖，这一点在其他文献中也有论述（Fekrazad et al., 2016; Ginani et al., 2015）。Uri Oron 团队更进一步，他们发现骨髓中的 PBM 可刺激体内间充质干细胞的增殖和动员，同时增加间充质干细胞在损伤部位的定位（Tuby et al., 2011; Oron et al., 2014）。

在 PBM 诱导的远程神经保护的可能细胞介质中，间充质干细胞是强有力的候选者；它们能够穿过血脑屏障（Matsushita et al., 2011; Simard and Rivest, 2004），专门迁移到组织损伤区域（Belema-Bedada et al., 2008; Karp and Leng Teo, 2009），并释放多种营养因子，促进细胞保护和修复（Glavaski-Joksimovic and Bohn, 2013）。如在帕金森病啮齿动物模型中，全身移植 MSCs 可防止多巴胺能细胞死亡（Capitelli et al., 2014; Chao et al., 2009），在阿尔茨海默病转基因小鼠模型中，可减轻认知障碍和斑块病理（Kim et al., 2012）。

除了干细胞，有证据表明 PBM 还可以调节循环免疫细胞。如 PBM 已被证明可以抑制大鼠脊髓损伤模型中的免疫细胞活化，同时促进轴突再生和功能恢复（Byrnes et al., 2005）。在大鼠伤口模型中，PBM 可增加肥大细胞的数量和脱颗粒（El Sayed and Dyson, 1996），从而促进白细胞的募集。

11.10.2　循环分子介质

除了调节循环细胞外，PBM 似乎还可能（直接或间接）影响循环分子，这些分子可将保护作用传递到包括大脑在内的远端组织。最明显的候选分子是细胞因子和趋化因子，有证据表明 PBM 可在神经组织损伤的情况下影响这些分子。如对实验性自身免疫性脑脊髓炎小鼠模型（多发性硬化症）进行全身 PBM 治疗，可下调促炎细胞因子（干扰素 -γ 和肿瘤坏死因子 -α）并上调抗炎细胞因子（白细胞介素 -4 和白细胞介素 -10），同时改善疾病（Muili et al., 2012）。在脊髓损伤的大鼠模型中，PBM 调节了损伤部位编码细胞因子和趋化因子的许多基因的表达（Byrnes et al., 2005）。

鉴于 PBM 对细胞线粒体的作用已经得到充分证实（Chung et al., 2012），出现了一种值得进一步研究的候选分子——新兴的循环分子，即线粒体因子。线粒体因子作为对局部线粒体应激的反应释放到循环中；这种应激信号随后可以激活远端组织中的线粒体应激反应通路（Durieux et al., 2011）。目前发现的线粒体因子还很少，但其中一个例子是成纤维细胞生长因子 21，其表达水平会因线粒体功能障碍而升高，并促进对饮食诱导的肥胖和胰岛素抵抗的保护作用（Kim et al., 2013）。由于人们普遍认为 PBM 会对线粒体功能造成轻微应激（Kim et al., 2017），因此线粒体因子可能是将局部 PBM 的细胞内效应传递到远端组织（如大脑）的关键介质。

11.10.3　微生物组的调节

我们认为，微生物组可能介导 PBM 的全身性有益效应，这一观点源于我们的观察：腹部靶向 PBM 可预防 MPTP 诱导的帕金森病，肠道菌群对帕金森病的大脑病理和运动障碍产生强烈影响（Heintz-Buschart et al., 2018; Sampson et al., 2016; Scheperjans, 2016; Scheperjans et al., 2015; Houser and Tansey, 2017），以及低强度光会影响肠道常见菌株增殖（Lubart et al., 2011）。然而，要确定肠道（或其他）微生物群落的调节是否有助于远程 PBM 的神经保护作用，仍有大量工作要做——这是我们团队正在积极研究的领域。

11.10.4　神经源性信号

虽然我们尚未发现任何研究明确神经传递是否参与 PBM 的保护作用，但远程 PBM 和 RIC 之间的相似性必然使其成为候选机制。正如其他地方所回顾的（Kim et al., 2017），对 RIC 机制的研究表明，体液和神经通路必须完好无损，才能实现 RIC 诱导的完全保护。关于这种相互作用的一种假设是，RIC 激活外周神经，从而诱导保护性体液因子的释放。如切断迷走神经的支配会影响 RIC 诱导的心脏保护效果（Mastitskaya et al., 2016）。未来的研究应探讨当关键神经受损时，远程 PBM 的神经保护功效是否也会受到类似影响。

11.11　结论

总而言之，"直接 PBM"（将光对准需要调节或保护的组织）是迄今为止在绝大多数 PBM 研究中的首选方法。然而，"远程 PBM"的出现（通过将光照射到一种组织来保护其他组织，从而利用 PBM

的间接效应），为克服光穿透人体深层组织（尤其是大脑深层区域，如丘脑、基底神经节、中脑和脑干）的实际障碍提供了可行的方法。

利用远程 PBM 进行神经保护的研究仍处于起步阶段，许多问题仍有待解答。例如，是否存在一种适用于全身神经保护的理想外周组织靶点，或者是否因不同的脑部疾病而异？在波长、辐照度和治疗频率方面，哪种远程 PBM 方案能够最有效地引发神经保护？能否根据每位患者不同的身体组成情况制定个性化的治疗方案？我们对远程 PBM 的反应能力是否会随着年龄的增长而减弱？远程 PBM 诱导神经保护现象背后的机制是什么？对这些机制的了解能否为开发具有治疗功效的生物标记提供参考？

尽管（或者，对于科学家来说，正因为）存在许多未解之谜，远程 PBM 仍然值得兴奋，因为它满足了多项要求：安全、简单、无痛、无创、廉价、易于管理且患者耐受性良好。除了潜在的临床应用价值，远程 PBM 还凸显了动物生理学的复杂性，以及在寻找有效的神经保护干预措施时理解身体组织之间的相互作用的重要性。

原著参考文献

［1］ Abe, M., Fujisawa, K., Suzuki, H., Sugimoto, T., Kanno, T., 1993. Role of 830 nm low reactive level laser on the growth of an implanted glioma in mice. Keio J. Med. 42, 177-179.

［2］ Allendorf, J.D., Bessler, M., Huang, J., Kayton, M.L., Laird, D., Nowygrod, R., et al., 1997. Helium-neon laser irradiation at fluences of 1, 2, and 4 J/cm^2 failed to accelerate wound healing as assessed by both wound contracture rate and tensile strength. Lasers Surg. Med. 20, 340-345.

［3］ Barrett, D.W., Gonzalez-Lima, F., 2013. Transcranial infrared laser stimulation produces beneficial cognitive and emotional effects in humans. Neuroscience 230, 13-23.

［4］ Basford, J.R., Hallman, H.O., Sheffield, C.G., Mackey, G.L., 1986. Comparison of cold-quartz ultraviolet, low-energy laser, and occlusion in wound healing in a swine model. Arch. Phys. Med. Rehabil. 67, 151-154.

［5］ Belema-Bedada, F., Uchida, S., Martire, A., Kostin, S., Braun, T., 2008. Efficient homing of multipotent adult mesenchymal stem cells depends on FROUNT-mediated clustering of CCR2. Cell Stem Cell 2, 566-575.

［6］ Blanco, N.J., Saucedo, C.L., Gonzalez-Lima, F., 2017. Transcranial infrared laser stimulation improves rule-based, but not information-integration, category learning in humans. Neurobiol. Learn. Mem. 139, 69-75.

［7］ Blatt, A., Elbaz-Greener, G.A., Tuby, H., Maltz, L., Siman-Tov, Y., Ben-Aharon, G., et al., 2016. Low-level laser therapy to the bone marrow reduces scarring and improves heart function post-acute myocardial infarction in the pig. Photomed. Laser Surg. 34, 516-524.

［8］ Brandli, A., Johnstone, D.M., Stone, J., 2016. Remote ischemic preconditioning protects retinal photoreceptors: evidence from a rat model of lightinduced photoreceptor degeneration. Invest. Ophthalmol. Vis. Sci. 57, 5302-5313.

［9］ Braverman, B., Mccarthy, R.J., Ivankovich, A.D., Forde, D.E., Overfield, M., Bapna, M.S., 1989. Effect of helium-neon and infrared laser irradiation on wound healing in rabbits. Lasers Surg. Med. 9, 50-58.

［10］ Byrnes, K.R., Barna, L., Chenault, V.M., Waynant, R.W., Ilev, I.K., Longo, L., et al., 2004. Photobiomodulation improves cutaneous wound healing in an animal model of type II diabetes. Photomed. Laser Surg. 22, 281-290.

［11］ Byrnes, K.R., Waynant, R.W., Ilev, I.K., Wu, X., Barna, L., Smith, K., et al., 2005. Light promotes regeneration and functional recovery and alters the immune response after spinal cord injury. Lasers Surg. Med. 36, 171-185.

［12］ Capitelli, C.S., Lopes, C.S., Alves, A.C., Barbiero, J., Oliveira, L.F., Da Silva, V.J., et al., 2014. Opposite effects of bone marrow-derived cells transplantation in MPTP-rat model of Parkinson's disease: a comparison study of mononuclear and mesenchymal stem cells. Int. J. Med. Sci. 11, 1049-1064.

［13］ Carvalho, P.T., Mazzer, N., Dos Reis, F.A., Belchior, A.C., Silva, I.S., 2006. Analysis of the influence of low-power HeNe laser on the healing of skin wounds in diabetic and non-diabetic rats. Acta Cir. Bras. 21, 177-183.

［14］ Cassano, P., Cusin, C., Mischoulon, D., Hamblin, M.R., De Taboada, L., Pisoni, A., et al., 2015. Near-infrared transcranial radiation for major depressive disorder: proof of concept study. Psychiatry J. 2015, 352979.

［15］ Chao, Y.X., He, B.P., Tay, S.S., 2009. Mesenchymal stem cell transplantation attenuates blood brain barrier damage and neuroinflammation and protects dopaminergic neurons against MPTP toxicity in the substantia nigra in a model of

Parkinson's disease. J. Neuroimmunol. 216, 39-50.

［16］ Chen, A.C., Arany, P.R., Huang, Y.Y., Tomkinson, E.M., Sharma, S.K., Kharkwal, G.B., et al., 2011. Low-level laser therapy activates NF-kB via generation of reactive oxygen species in mouse embryonic fibroblasts. PLoS One 6, e22453.

［17］ Chung, H., Dai, T., Sharma, S.K., Huang, Y.Y., Carroll, J.D., Hamblin, M.R., 2012. The nuts and bolts of low-level laser (light) therapy. Ann. Biomed. Eng. 40, 516-533.

［18］ Darlot, F., Moro, C., El Massri, N., Chabrol, C., Johnstone, D.M., Reinhart, F., et al., 2016. Near-infrared light is neuroprotective in a monkey model of Parkinson disease. Ann. Neurol. 79, 59-75.

［19］ De Taboada, L., Yu, J., El-Amouri, S., Gattoni-Celli, S., Richieri, S., Mccarthy, T., et al., 2011. Transcranial laser therapy attenuates amyloid-beta peptide neuropathology in amyloid-beta protein precursor transgenic mice. J. Alzheimers Dis. 23, 521-535.

［20］ Detaboada, L., Ilic, S., Leichliter-Martha, S., Oron, U., Oron, A., Streeter, J., 2006. Transcranial application of low-energy laser irradiation improves neurological deficits in rats following acute stroke. Lasers Surg. Med. 38, 70-73.

［21］ Do Nascimento, P.M., Pinheiro, A.L., Salgado, M.A., Ramalho, L.M., 2004. A preliminary report on the effect of laser therapy on the healing of cutaneous surgical wounds as a consequence of an inversely proportional relationship between wavelength and intensity: histological study in rats. Photomed. Laser Surg. 22, 513-518.

［22］ Durieux, J., Wolff, S., Dillin, A., 2011. The cell-non-autonomous nature of electron transport chain-mediated longevity. Cell 144, 79-91.

［23］ El Massri, N., Johnstone, D.M., Peoples, C.L., Moro, C., Reinhart, F., Torres, N., et al., 2016a. The effect of different doses of near infrared light on dopaminergic cell survival and gliosis in MPTP-treated mice. Int. J. Neurosci. 126, 76-87.

［24］ El Massri, N., Moro, C., Torres, N., Darlot, F., Agay, D., Chabrol, C., et al., 2016b. Near-infrared light treatment reduces astrogliosis in MPTP-treated monkeys. Exp. Brain Res. 234, 3225-3232.

［25］ El Sayed, S.O., Dyson, M., 1996. Effect of laser pulse repetition rate and pulse duration on mast cell number and degranulation. Lasers Surg. Med. 19, 433-437.

［26］ Farfara, D., Tuby, H., Trudler, D., Doron-Mandel, E., Maltz, L., Vassar, R.J., et al., 2015. Low-level laser therapy ameliorates disease progression in a mouse model of Alzheimer's disease. J. Mol. Neurosci. 55, 430-436.

［27］ Farivar, S., Malekshahabi, T., Shiari, R., 2014. Biological effects of low level laser therapy. J. Lasers Med. Sci. 5, 58-62.

［28］ Fekrazad, R., Mirmoezzi, A., Kalhori, K.A., Arany, P., 2015. The effect of red, green and blue lasers on healing of oral wounds in diabetic rats. J. Photochem. Photobiol. B 148, 242-245.

［29］ Fekrazad, R., Asefi, S., Allahdadi,M., Kalhori, K.A., 2016. Effect of photobiomodulation on mesenchymal stem cells. Photomed. Laser Surg. 34, 533-542.

［30］ Ganeshan, V., Skladnev, N.V., Kim, J.Y., Mitrofanis, J, Stone, J., Johnstone, D.M., 2019. Pre-conditioning with remote photobiomodulation modulates the brain transcriptome and protects against MPTP insult in mice. Neuroscience 400, 8-97.

［31］ Ginani, F., Soares, D.M., Barreto, M.P., Barboza, C.A., 2015. Effect of low-level laser therapy on mesenchymal stem cell proliferation: a systematic review. Lasers Med. Sci. 30, 2189-2194.

［32］ Glavaski-Joksimovic, A., Bohn, M.C., 2013. Mesenchymal stem cells and neuroregeneration in Parkinson's disease. Exp. Neurol. 247, 25-38.

［33］ Grillo, S.L., Duggett, N.A., Ennaceur, A., Chazot, P.L., 2013. Non-invasive infra-red therapy (1072 nm) reduces beta-amyloid protein levels in the brain of an Alzheimer's disease mouse model, TASTPM. J. Photochem. Photobiol. B 123, 13-22.

［34］ Gungormus, M., Akyol, U.K., 2009. Effect of biostimulation on wound healing in diabetic rats. Photomed. Laser Surg. 27, 607-610.

［35］ Guymer, R.H., Brassington, K.H., Dimitrov, P., Makeyeva, G., Plunkett, M., Xia, W., et al., 2014. Nanosecond-laser application in intermediate AMD: 12-month results of fundus appearance and macular function. Clin. Exp. Ophthalmol. 42, 466-479.

［36］ Hacke, W., Schellinger, P.D., Albers, G.W., Bornstein, N.M., Dahlof, B.L., Fulton, R., et al., 2014. Transcranial laser therapy in acute stroke treatment: results of neurothera effectiveness and safety trial 3, a phase III clinical end point device trial. Stroke 45, 3187-3193.

［37］ Hart, N.S., Fitzgerald, M., 2016. A new perspective on delivery of red-near-infrared light therapy for disorders of the brain. Discov. Med. 22, 147-156.

［38］ Heintz-Buschart, A., Pandey, U., Wicke, T., Sixel-Doring, F., Janzen, A., Sittig-Wiegand, E., et al., 2018. The nasal and gut microbiome in Parkinson's disease and idiopathic rapid eye movement sleep behavior disorder. Mov. Disord. 33, 88-98.

[39] Hopkins, J.T., Mcloda, T.A., Seegmiller, J.G., David Baxter, G., 2004. Low-level laser therapy facilitates superficial wound healing in humans: a triple-blind, sham-controlled study. J. Athl. Train 39, 223-229.

[40] Houser, M.C., Tansey, M.G., 2017. The gut-brain axis: is intestinal inflammation a silent driver of Parkinson's disease pathogenesis? NPJ Parkinsons Dis. 3, 3.

[41] Huisa, B.N., Stemer, A.B., Walker, M.G., Rapp, K., Meyer, B.C., Zivin, J.A., et al., 2013. Transcranial laser therapy for acute ischemic stroke: a pooled analysis of NEST-1 and NEST-2. Int. J. Stroke 8, 315-320.

[42] Hunter, J., Leonard, L., Wilson, R., Snider, G., Dixon, J., 1984. Effects of low energy laser on wound healing in a porcine model. Lasers Surg. Med. 3, 285-290.

[43] Jobling, A.I., Guymer, R.H., Vessey, K.A., Greferath, U., Mills, S.A., Brassington, K.H., et al., 2015. Nanosecond laser therapy reverses pathologic and molecular changes in age-related macular degeneration without retinal damage. FASEB J. 29, 696-710.

[44] Johnstone, D.M., El Massri, N., Moro, C., Spana, S., Wang, X.S., Torres, N., et al., 2014. Indirect application of near infrared light induces neuroprotection in a mouse model of parkinsonism - an abscopal neuroprotective effect. Neuroscience 274, 93-101.

[45] Johnstone, D.M., Mitrofanis, J., Stone, J., 2015. Targeting the body to protect the brain: inducing neuroprotection with remotely-applied near infrared light. Neural Regen. Res. 10, 349-351.

[46] Johnstone, D.M., Moro, C., Stone, J., Benabid, A.L., Mitrofanis, J., 2016. Turning on lights to stop neurodegeneration: the potential of near infrared light therapy in Alzheimer's and Parkinson's Disease. Front. Neurosci. 9, 500.

[47] Kana, J.S., Hutschenreiter, G., Haina, D., Waidelich, W., 1981. Effect of low-power density laser radiation on healing of open skin wounds in rats. Arch. Surg. 116, 293-296.

[48] Karp, J.M., Leng Teo, G.S., 2009. Mesenchymal stem cell homing: the devil is in the details. Cell Stem Cell 4, 206-216.

[49] Karu, T., 1999a. Primary and secondary mechanisms of action of visible to near-IR radiation on cells. J. Photochem. Photobiol. B 49, 1-17.

[50] Karu, T.I., 1999b. A suitable model for wound healing: how many times are we to stumble over the same block? Lasers Surg. Med. 25, 283-284.

[51] Kim, S., Chang, K.A., Kim, J., Park, H.G., Ra, J.C., Kim, H.S., et al., 2012. The preventive and therapeutic effects of intravenous human adiposederived stem cells in Alzheimer's disease mice. PLoS One 7, e45757.

[52] Kim, K.H., Jeong, Y.T., Oh, H., Kim, S.H., Cho, J.M., Kim, Y.N., et al., 2013. Autophagy deficiency leads to protection from obesity and insulin resistance by inducing Fgf21 as a mitokine. Nat. Med. 19, 83-92.

[53] Kim, Y.H., Yoon, D.W., Kim, J.H., Lee, J.H., Lim, C.H., 2014. Effect of remote ischemic post-conditioning on systemic inflammatory response and survival rate in lipopolysaccharide-induced systemic inflammation model. J. Inflamm. (Lond.) 11, 16.

[54] Kim, B., Brandli, A., Mitrofanis, J., Stone, J., Purushothuman, S., Johnstone, D.M., 2017. Remote tissue conditioning - an emerging approach for inducing body-wide protection against diseases of ageing. Ageing Res. Rev. 37, 69-78.

[55] Kim, B., Mitrofanis, J., Stone, J., Johnstone, D.M., 2018. Remote tissue conditioning is neuroprotective against MPTP insult in mice. IBRO Rep. 4, 14-17.

[56] Lampl, Y., Zivin, J.A., Fisher, M., Lew, R., Welin, L., Dahlof, B., et al., 2007. Infrared laser therapy for ischemic stroke: a new treatment strategy: results of the NeuroThera Effectiveness and Safety Trial-1 (NEST-1). Stroke 38, 1843-1849.

[57] Lapchak, P.A., Boitano, P.D., 2016. Transcranial near-infrared laser therapy for stroke: how to recover from futility in the NEST-3 Clinical Trial. Acta Neurochir. Suppl. 121, 7-12.

[58] Lapchak, P.A., Wei, J., Zivin, J.A., 2004. Transcranial infrared laser therapy improves clinical rating scores after embolic strokes in rabbits. Stroke 35, 1985-1988.

[59] Lapchak, P.A., Boitano, P.D., Butte, P.V., Fisher, D.J., Holscher, T., Ley, E.J., et al., 2015. Transcranial near-infrared laser transmission (NILT) profiles (800 nm): systematic comparison in four common research species. PLoS One 10, e0127580.

[60] Liu, X., Sha, O., Cho, E.Y., 2013. Remote ischemic postconditioning promotes the survival of retinal ganglion cells after optic nerve injury. J. Mol. Neurosci. 51, 639-646.

[61] Lu, Y., Wang, R., Dong, Y., Tucker, D., Zhao, N., Ahmed, M.E., et al., 2017. Low-level laser therapy for beta amyloid toxicity in rat hippocampus. Neurobiol. Aging 49, 165-182.

［62］Lubart, R., Lipovski, A., Nitzan, Y., Friedmann, H., 2011. A possible mechanism for the bactericidal effect of visible light. Laser Ther. 20, 17-22.

［63］Lyons, R.F., Abergel, R.P., White, R.A., Dwyer, R.M., Castel, J.C., Uitto, J., 1987. Biostimulation of wound healing in vivo by a helium-neon laser. Ann. Plast. Surg. 18, 47-50.

［64］Maiya, G.A., Kumar, P., Rao, L., 2005. Effect of low intensity helium-neon (He-Ne) laser irradiation on diabetic wound healing dynamics. Photomed. Laser Surg. 23, 187-190.

［65］Mastitskaya, S., Basalay, M., Hosford, P.S., Ramage, A.G., Gourine, A., Gourine, A.V., 2016. Identifying the source of a humoral factor of remote (pre)conditioning cardioprotection. PLoS One 11, e0150108.

［66］Matsushita, T., Kibayashi, T., Katayama, T., Yamashita, Y., Suzuki, S., Kawamata, J., et al., 2011. Mesenchymal stem cells transmigrate across brain microvascular endothelial cell monolayers through transiently formed inter-endothelial gaps. Neurosci. Lett. 502, 41-45.

［67］Mattson, M.P., 2008. Hormesis defined. Ageing Res. Rev. 7, 1-7.

［68］Medrado, A.R., Pugliese, L.S., Reis, S.R., Andrade, Z.A., 2003. Influence of low level laser therapy on wound healing and its biological action upon myofibroblasts. Lasers Surg. Med. 32, 239-244.

［69］Moro, C., Torres, N., El Massri, N., Ratel, D., Johnstone, D.M., Stone, J., et al., 2013. Photobiomodulation preserves behaviour and midbrain dopaminergic cells from MPTP toxicity: evidence from two mouse strains. BMC Neurosci. 14, 40.

［70］Moro, C., Massri, N.E., Torres, N., Ratel, D., De Jaeger, X., Chabrol, C., et al., 2014. Photobiomodulation inside the brain: a novel method of applying near-infrared light intracranially and its impact on dopaminergic cell survival in MPTP-treated mice. J. Neurosurg. 120, 670-683.

［71］Morries, L.D., Cassano, P., Henderson, T.A., 2015. Treatments for traumatic brain injury with emphasis on transcranial near-infrared laser phototherapy. Neuropsychiatr. Dis. Treat. 11, 2159-2175.

［72］Muili, K.A., Gopalakrishnan, S., Meyer, S.L., Eells, J.T., Lyons, J.A., 2012. Amelioration of experimental autoimmune encephalomyelitis in C57BL/6 mice by photobiomodulation induced by 670 nm light. PLoS One 7, e30655.

［73］Naeser, M.A., Saltmarche, A., Krengel, M.H., Hamblin, M.R., Knight, J.A., 2011. Improved cognitive function after transcranial, light-emitting diode treatments in chronic, traumatic brain injury: two case reports. Photomed. Laser Surg. 29, 351-358.

［74］Oron, A., Oron, U., Chen, J., Eilam, A., Zhang, C., Sadeh, M., et al., 2006. Low-level laser therapy applied transcranially to rats after induction of stroke significantly reduces long-term neurological deficits. Stroke 37, 2620-2624.

［75］Oron, A., Oron, U., Streeter, J., De Taboada, L., Alexandrovich, A., Trembovler, V., et al., 2007. Low-level laser therapy applied transcranially to mice following traumatic brain injury significantly reduces long-term neurological deficits. J. Neurotrauma 24, 651-656.

［76］Oron, U., Tuby, H., Maltz, L., Sagi-Assif, O., Abu-Hamed, R., Yaakobi, T., et al., 2014. Autologous bone-marrow stem cells stimulation reverses post-ischemic-reperfusion kidney injury in rats. Am. J. Nephrol. 40, 425-433.

［77］Oueslati, A., Lovisa, B., Perrin, J., Wagnieres, G., Van Den Bergh, H., Tardy, Y., et al., 2015. Photobiomodulation suppresses alpha-synucleininduced toxicity in an AAV-based rat genetic model of Parkinson's Disease. PLoS One 10, e0140880.

［78］Peoples, C., Spana, S., Ashkan, K., Benabid, A.L., Stone, J., Baker, G.E., et al., 2012. Photobiomodulation enhances nigral dopaminergic cell survival in a chronic MPTP mouse model of Parkinson's disease. Parkinsonism Relat. Disord. 18, 469-476.

［79］Petersen, S.L., Botes, C., Olivier, A., Guthrie, A.J., 1999. The effect of low level laser therapy (LLLT) on wound healing in horses. Equine Vet. J. 31, 228-231.

［80］Purushothuman, S., Nandasena, C., Johnstone, D.M., Stone, J., Mitrofanis, J., 2013. The impact of near-infrared light on dopaminergic cell survival in a transgenic mouse model of parkinsonism. Brain Res. 1535, 61-70.

［81］Purushothuman, S., Johnstone, D.M., Nandasena, C., Mitrofanis, J., Stone, J., 2014. Photobiomodulation with near infrared light mitigates Alzheimer's disease-related pathology in cerebral cortex - evidence from two transgenic mouse models. Alzheimers Res. Ther. 6, 2.

［82］Purushothuman, S., Johnstone, D.M., Nandasena, C., Eersel, J., Ittner, L.M., Mitrofanis, J., et al., 2015. Near infrared light mitigates cerebellar pathology in transgenic mouse models of dementia. Neurosci. Lett. 591, 155-159.

［83］Rabelo, S.B., Villaverde, A.B., Nicolau, R., Salgado, M.C., Melo Mda, S., Pacheco, M.T., 2006. Comparison between wound healing in induced diabetic and nondiabetic rats after low-level laser therapy. Photomed. Laser Surg. 24, 474-479.

［84］Reinhart, F., Massri, N.E., Darlot, F., Torres, N., Johnstone, D.M., Chabrol, C., et al., 2015. 810nm near-infrared light offers neuroprotection and improves locomotor activity in MPTP-treated mice. Neurosci. Res. 92, 86-90.

［85］Reinhart, F., El Massri, N., Johnstone, D.M., Stone, J., Mitrofanis, J., Benabid, A.L., et al., 2016a. Near-infrared light (670 nm) reduces MPTPinduced parkinsonism within a broad therapeutic time window. Exp. Brain Res. 234, 1787-1794.

［86］Reinhart, F., Massri, N.E., Chabrol, C., Cretallaz, C., Johnstone, D.M., Torres, N., et al., 2016b. Intracranial application of near-infrared light in a hemi-parkinsonian rat model: the impact on behavior and cell survival. J. Neurosurg. 124, 1829-1841.

［87］Reinhart, F., Massri, N.E., Torres, N., Chabrol, C., Molet, J., Johnstone, D.M., et al., 2017. The behavioural and neuroprotective outcomes when 670nm and 810nm near infrared light are applied together in MPTP-treated mice. Neurosci. Res. 117, 42-47.

［88］Rezende, S.B., Ribeiro, M.S., Nunez, S.C., Garcia, V.G., Maldonado, E.P., 2007. Effects of a single near-infrared laser treatment on cutaneous wound healing: biometrical and histological study in rats. J. Photochem. Photobiol. B 87, 145-153.

［89］Rhodes, K.M., Weinstein, R., Saltzmann, R.M., Aggarwal, N., Kooner, K.S., Petroll, W.M., et al., 2009. Intraocular pressure reduction in the untreated fellow eye after selective laser trabeculoplasty. Curr. Med. Res. Opin. 25, 787-796.

［90］Rochkind, S., Rousso, M., Nissan, M., Villarreal, M., Barr-Nea, L., Rees, D.G., 1989. Systemic effects of low-power laser irradiation on the peripheral and central nervous system, cutaneous wounds, and burns. Lasers Surg. Med. 9, 174-182.

［91］Rojas, J.C., Gonzalez-Lima, F., 2011. Low-level light therapy of the eye and brain. Eye Brain 3, 49-67.

［92］Saliba, A., Du, Y., Liu, H., Patel, S., Roberts, R., Berkowitz, B.A., et al., 2015. Photobiomodulation mitigates diabetes-induced retinopathy by direct and indirect mechanisms: evidence from intervention studies in pigmented mice. PLoS One 10, e0139003.

［93］Saltmarche, A.E., Naeser, M.A., Ho, K.F., Hamblin, M.R., Lim, L., 2017. Significant improvement in cognition in mild to moderately severe dementia cases treated with transcranial plus intranasal photobiomodulation: case series report. Photomed. Laser Surg. 35, 432-441.

［94］Sampson, T.R., Debelius, J.W., Thron, T., Janssen, S., Shastri, G.G., Ilhan, Z.E., et al., 2016. Gut microbiota regulate motor deficits and neuroinflammation in a model of Parkinson's Disease. Cell 167, 1469-1480 e12.

［95］Sardari, F., Ahrari, F., 2016. The effect of low-level helium-neon laser on oral wound healing. Dent. Res. J. (Isfahan) 13, 24-29.

［96］Scheperjans, F., 2016. Gut microbiota, 1013 new pieces in the Parkinson's disease puzzle. Curr. Opin. Neurol. 29, 773-780.

［97］Scheperjans, F., Aho, V., Pereira, P.A., Koskinen, K., Paulin, L., Pekkonen, E., et al., 2015. Gut microbiota are related to Parkinson's disease and clinical phenotype. Mov. Disord. 30, 350-358.

［98］Schiffer, F., Johnston, A.L., Ravichandran, C., Polcari, A., Teicher, M.H., Webb, R.H., et al., 2009. Psychological benefits 2 and 4 weeks after a single treatment with near infrared light to the forehead: a pilot study of 10 patients with major depression and anxiety. Behav. Brain Funct. 5, 46.

［99］Shaw, V.E., Spana, S., Ashkan, K., Benabid, A.L., Stone, J., Baker, G.E., et al., 2010. Neuroprotection of midbrain dopaminergic cells in MPTPtreated mice after near-infrared light treatment. J. Comp. Neurol. 518, 25-40.

［100］Shaw, V.E., Peoples, C., Spana, S., Ashkan, K., Benabid, A.L., Stone, J., et al., 2012. Patterns of cell activity in the subthalamic region associated with the neuroprotective action of near-infrared light treatment in MPTP-treated mice. Parkinsons Dis. 2012, 296875.

［101］Simard, A.R., Rivest, S., 2004. Bone marrow stem cells have the ability to populate the entire central nervous system into fully differentiated parenchymal microglia. FASEB J. 18, 998-1000.

［102］Stone, J., Johnstone, D., Mitrofanis, J. 2013. The helmet experiment in Parkinson's disease: an observation of the mechanism of neuroprotection by near infra-red light. In: Proceedings of the 9th World Association for Laser Therapy Congress.

［103］Surinchak, J.S., Alago, M.L., Bellamy, R.F., Stuck, B.E., Belkin, M., 1983. Effects of low-level energy lasers on the healing of full-thickness skin defects. Lasers Surg. Med. 2, 267-274.

［104］Tuby, H., Maltz, L., Oron, U., 2007. Low-level laser irradiation (LLLI) promotes proliferation of mesenchymal and cardiac stem cells in culture. Lasers Surg. Med. 39, 373-378.

［105］Tuby, H., Maltz, L., Oron, U., 2009. Implantation of low-level laser irradiated mesenchymal stem cells into the infarcted rat heart is associated with reduction in infarct size and enhanced angiogenesis. Photomed. Laser Surg. 27, 227-233.

［106］Tuby, H., Maltz, L., Oron, U., 2011. Induction of autologous mesenchymal stem cells in the bone marrow by low-level laser therapy has profound beneficial effects on the infarcted rat heart. Lasers Surg. Med. 43, 401-409.

［107］Ullah, I., Subbarao, R.B., Rho, G.J., 2015. Human mesenchymal stem cells - current trends and future prospective. Biosci.

Rep. 35.

[108] Van Cakenbergh, J., 1986. [Effect of the I.R. diode laser on wound healing]. Acta Belg. Med. Phys. 9, 89-91.

[109] Wong-Riley, M.T., Liang, H.L., Eells, J.T., Chance, B., Henry, M.M., Buchmann, E., et al., 2005. Photobiomodulation directly benefits primary neurons functionally inactivated by toxins: role of cytochrome c oxidase. J. Biol. Chem. 280, 4761-4771.

[110] Wu, Q., Xuan, W., Ando, T., Xu, T., Huang, L., Huang, Y.Y., et al., 2012. Low-level laser therapy for closed-head traumatic brain injury in mice: effect of different wavelengths. Lasers Surg. Med. 44, 218-226.

[111] Xuan, W., Vatansever, F., Huang, L., Wu, Q., Xuan, Y., Dai, T., et al., 2013. Transcranial low-level laser therapy improves neurological performance in traumatic brain injury in mice: effect of treatment repetition regimen. PLoS One 8, e53454.

[112] Xuan, W., Huang, L., Hamblin, M.R., 2016. Repeated transcranial low-level laser therapy for traumatic brain injury in mice: biphasic dose response and long-term treatment outcome. J. Biophotonics 9, 1263-1272.

[113] Yu, W., Naim, J.O., Lanzafame, R.J., 1997. Effects of photostimulation on wound healing in diabetic mice. Lasers Surg. Med. 20, 56-63.

[114] Zivin, J.A., Albers, G.W., Bornstein, N., Chippendale, T., Dahlof, B., Devlin, T., et al., 2009. Effectiveness and safety of transcranial laser therapy for acute ischemic stroke. Stroke 40, 1359-1364.

第 12 章　创伤性脑损伤小鼠模型的光生物调节

Michael R. Hamblin[1][2][3]

1. 马萨诸塞总医院 Wellman 光医学中心，美国马萨诸塞州波士顿
2. 哈佛医学院皮肤科，美国马萨诸塞州波士顿
3. 哈佛 - 麻省理工学院健康科学与技术部，美国马萨诸塞州剑桥

12.1　引言

创伤性脑损伤（TBI）是由头部受到不同类型的创伤引起的，通常由交通事故、袭击、跌落、运动损伤或军事冲突中的爆炸伤害造成。脑创伤分为轻度（失去意识 0 ~ 30 分钟，精神状态改变小于 24 小时，创伤后失忆小于 1 天）；中度（失去意识 30 分钟至 24 小时，精神状态改变大于 24 小时，创伤后失忆 1 ~ 7 天）；或重度（失去意识大于 24 小时，精神状态改变大于 24 小时，创伤后失忆大于 7 天）（Blennow et al., 2016）。美国每分钟发生 3 次脑创伤（Faul et al., 2010）。即使没有失去意识，反复轻微的脑创伤（也称为脑震荡）也可能产生破坏性的累积效应（Kamins and Giza, 2016）。慢性创伤性脑病是一种最近才被发现的疾病，由反复头部创伤引起，常见于拳击手、足球运动员和军人（McKee et al., 2016; Safinia et al., 2016）。虽然许多患者从急性 TBI 中恢复得很好，但仍有许多患者无法康复，并留下可能持续数十年甚至终生的身体缺陷。

目前，还没有公认的 TBI 治疗方法，尽管一些治疗方法正在急性（神经保护）和慢性（神经康复）实验中进行测试（Loane and Faden, 2010）。其中一种新方法是光生物调节 PBM（Hamblin, 2016a,b; Huang et al., 2012; Thunshelle and Hamblin, 2016）。

12.2　其他实验室的研究

Oron 小组首次（Oron et al., 2007）证明，将小鼠头部（在 TBI 损伤形成几小时后）暴露于近红外激光（808nm）下，可以改善神经功能并缩小脑损伤面积。研究人员使用自由落体打击装置对小鼠进行闭合性 TBI 诱导。在诱导 TBI 后 4 小时，用一个 808nm 二极管激光器（计算出的脑表面两个通量分别为 1.2 ~ 2.4J/cm^2，用 200mW 激光功率照射头皮 2 分钟）照射头部。通过神经严重程度评分（NSS）评估神经行为功能。TBI 后早期（24 小时和 48 小时），不同功率密度（10 与 20mW/cm^2）之间的 NSS 没有显著差异，对照组和激光治疗组之间也没有显著差异。然而，在 5 天至 4 周，PBM 组有显著改善（NSS 评分降低 27%）。与假治疗组相比，激光治疗组皮层组织的损失也较小（Oron et al., 2007）。

在另一项研究中（Oron et al., 2012），他们改变了脉冲参数［连续波（CW）、100 或 600Hz］，并测试了经颅光生物调节（tPBM）在 TBI 后 4 小时、6 小时或 8 小时是否同样有效。他们首先确定，在脑损伤后 6 小时而非 8 小时，将 1.2J/cm^2 的 808nm 激光以 200mW 的功率照射到头部皮层表面，效果更佳。然后，他们选择了脑损伤后更短的时间（4 小时），并将连续波与 100Hz 和 600Hz 与进行了比较。56 天后，100Hz 组（与连续波和 600Hz 组相比）有更多的小鼠完全康复。在长达 20 天的实验中，600Hz 组

的 NSS 评分低于连续波组和 100Hz 组。磁共振成像分析表明，与对照组相比，接受 PBM 治疗的小鼠的病变体积明显更小。

Khuman 等（2012）在 CCI-TBI（控制性皮质撞击 - 创伤性脑损伤）发生后的 60 ~ 80 分钟内，通过开颅手术直接将光生物调节疗法（PBM，800nm）应用于小鼠受损脑组织或经颅应用。与未治疗的对照组相比，在 $60J/cm^2$（$500mW/cm^2$）的剂量下，小鼠在 Morris 水迷宫测试中的表现有所提升（隐藏平台潜伏期，$P < 0.05$，以及探索试验，$P < 0.01$）。当通过开颅手术进行 PBM 时，48 小时后小胶质细胞增生减少（IbA-1+ 细胞，$P < 0.05$）。在较低或较高剂量、TBI 后 4 小时给药或 TBI 后 7 天以 $60J/cm^2$ 给药时，tPBM 对伤后认知功能的影响很小或无。

Quirk 等（2012）研究了遭受严重控制性皮质撞击（CCI）TBI 的 Sprague-Dawley 大鼠，并将其分为三组：真实 TBI 组、假手术组和仅麻醉组。每组均接受真实或假 PBM 治疗，该治疗包括每天两次、持续 3 天（化学分析）或 10 天（使用 TruScan 鼻触装置进行行为分析）的 670nm LED 治疗，剂量为 $15J/cm^2$、50mW/cm²、每次 5 分钟。接受 PBM 治疗的 TBI 大鼠与未接受 PBM 治疗的 TBI 大鼠间，以及接受 PBM 治疗的假手术大鼠和未接受 PBM 治疗的假手术大鼠间，在任务进入次数、重复进入次数和任务错误次数方面存在显著差异。此外，在 tPBM 治疗的 TBI 大鼠中，促凋亡标记物 Bax 显著降低，抗凋亡标记物 Bcl-2 和还原型谷胱甘肽（GSH）水平升高，这些变化均具有统计学意义。

Moreira 等采用了不同的 TBI 模型（Moreira et al., 2009）。在 Wistar 大鼠身上进行开颅手术，将浸泡在液氮中的铜探针应用于大脑表面，以造成标准化的冷冻损伤。他们用两种不同剂量（3 或 5J/cm²）的 780nm 或 660nm 激光对大鼠进行了两次治疗（一次在损伤后立即进行，另一次在 3 小时后进行）。在损伤发生后的 6 小时和 24 小时处死大鼠。780nm 激光在降低促炎细胞因子（TNF-α、IL1β、IL6）水平方面表现出色，尤其是在早期时间点（Moreira et al., 2009）。在后续研究中，使用 3J/cm² 的剂量（Moreira et al., 2011），这些研究人员报告了这些大鼠在最后一次照射后 6 小时、1 天、7 天和 14 天时的损伤愈合情况。冷冻损伤在大脑皮层中形成了具有坏死、水肿、出血和炎性浸润特征的局灶性病变。最显著的发现是：与对照组相比，PBM 治疗后的病变在 6 小时组织损失更少。在最初的 24 小时内，PBM 组中的活神经元数量显著更多。PBM 减少了 GFAP（胶质纤维酸性蛋白，星形胶质细胞增生的标记物）的数量以及白细胞和淋巴细胞的数量，从而证明了其抗炎作用。

12.3　Hamblin 实验室的研究

12.3.1　闭合性颅脑损伤研究

Wu 等（2012）首次探索了改变激光波长对 PBM 在小鼠闭合性 TBI 上的治疗效率的影响。闭合性头部损伤是通过自由落体打击装置引起的。将小鼠随机分配到特定波长的 PBM 治疗组或作为对照的假治疗 TBI 组。为了分析 TBI 的严重程度，测量并记录了 NSS。然后，以 36J/cm² 的通量将四种不同波长的激光（665nm、730nm、810nm 或 980nm）中的任意一种照射到受伤小鼠的头部。在 TBI 后 4 小时对小鼠进行单次照射。在第 5 天到第 28 天之间，与对照组相比，665nm 和 810nm 激光组在 NSS 方面有显著改善。相比之下，730nm 和 980nm 激光组在 NSS 方面没有表现出任何显著改善（Wu et al., 2012）（图 12.1）。组织发色团细胞色素 c 氧化酶（CCO）被认为负责许多 PBM 效应背后的光子吸收过程。CCO 在 665nm 和 810nm 附近有吸收带（峰值），而在 730nm 处有一个低吸收区（谷值）（Karu et al., 2005）。值得注意的是，这项特殊研究（Wu et al., 2012）发现，980nm 波长没有产生与 665nm 和 810nm 波长一样的积极效果。然而，先前的研究确实发现 980nm 波长是 PBM 的有效波长（Anders et al., 2014），尽管另一项关于伤口愈合的研究也发现 980nm 无效（Gupta et al., 2014）。Wu 等认为，这些不同的结果可能是因为其他研究中的通量、辐照度等与 Wu 的研究不同（Wu et al., 2012）。特别地，如果在闭合性 TBI 实验中对 980nm 的剂量进行了测试，那么较低的剂量可能更为有效（Wang et al., 2017）。

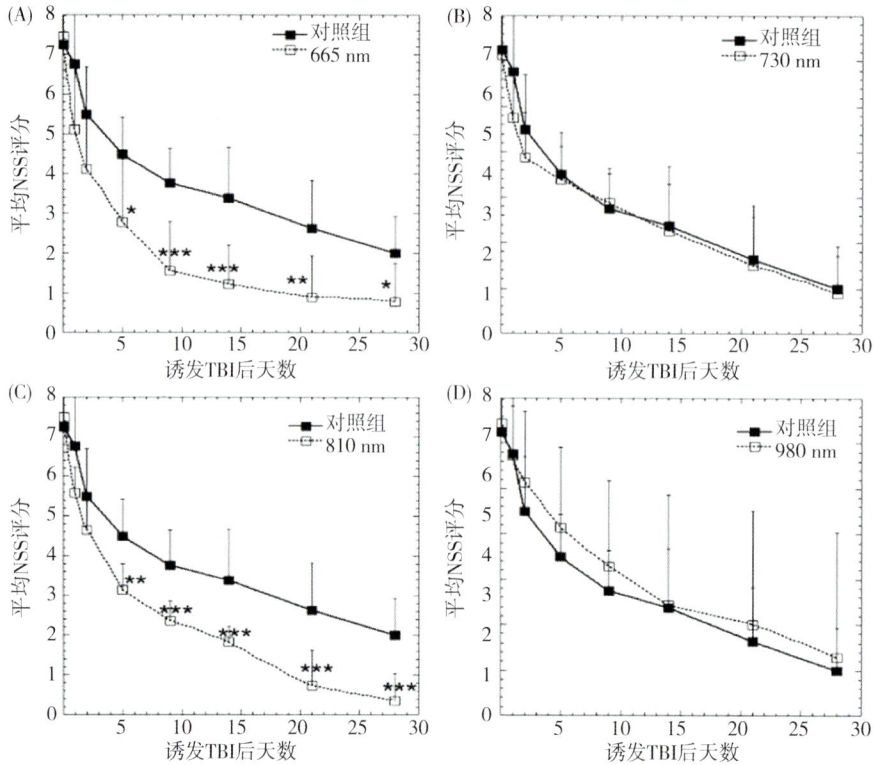

图 12.1　不同波长 tPBM 在小鼠闭合性颅脑损伤中的效果。（A）假治疗对照组与 665nm 激光组；（B）假治疗对照组与 730nm 激光组；（C）假治疗对照组与 810nm 激光组；（D）假治疗对照组与 980nm 激光组。图中的点代表 8 ~ 12 只小鼠的平均值，误差线代表标准差。*$P < 0.05$；$P < 0.01$；***$P < 0.001$（单因素方差分析）**

引自 Wu, Q., Xuan, W., Ando, T., Xu, T., Huang, L., Huang, Y.Y., et al. Low-level LAser therapy for closed-head traumatic brain injury in mice: effect of different Wavelengths. LAsers Surg Med, 2012, 44: 218-226.

12.3.2　脉冲式与连续波光生物调节作用在创伤性脑损伤中的应用

Ando 等（2011）接下来使用 Ga-Al-As 二极管激光器产生的 810nm 波长光，其参数与 Wu 研究（Wu et al., 2012）中使用的参数相似，并改变了激光的脉冲模式。这些模式包括 10Hz 的脉冲波或 100Hz（50% 占空比）的脉冲波或连续波激光。他们使用了一种不同的 TBI 小鼠模型，该模型由 CCI 设备诱发。该设备通过开颅手术直接在皮层表面造成可控损伤。手术后让小鼠恢复，然后在 CCI 后 1 小时进行 NSS 测试。NSS 评分达到 7 ~ 8 的小鼠被纳入实验。在 CCI 后 4 小时，通过 tPBM 对头闭合的小鼠进行单次 810nm PBM 治疗，平均功率密度为 50mW/m2，通量为 36J/cm^2（持续 12 分钟）。在 TBI 后 48 小时至 28 天，与未治疗的 TBI 对照组相比，所有激光治疗组的 NSS 评分都有显著下降。尽管所有激光治疗组在第 7 天之前都有相似的 NSS 改善率，但 PW10Hz 组在此之后开始表现出更大的改善，如图 12.2 所示。在第 28 天，进行了抑郁和焦虑的强迫游泳实验，结果显示 PW10Hz 组的静止时间显著减少。在用于测量抑郁和焦虑的悬尾实验中，PW10Hz 组在第 28 天和第 1 天的静止时间也显著减少（图 12.3）。

12.3.3　重复治疗研究

接下来的系列研究采用了与上述相同的 CCI 小鼠模型，并使用了相同的 810nm 波长。然而，在这些研究中（Xuan et al., 2013, 2014b, 2015, 2016），我们对每天多次应用 PBM 比在 CCI 后 4 小时进行单次应用更有效的假设进行了验证。然而，由于在 50mW/cm^2 的辐照度下，单次照射 36J/cm^2 的通量效果显著（Ando et al., 2011），我们决定降低总通量，以测试多次照射的效果。因此，我们使用 25mW/cm^2

的辐照度，在相同的 12 分钟内，单次应用（1×PBM，TBI 后 4 小时）或三次应用（3×PBM，每天一次，共 3 天，从创伤后 4 小时开始），或者 14 次应用（14×PBM，每天 1 次，连续 14 天，从创伤后 4 小时开始）（Xuan et al., 2013）。我们发现，在受伤后 4 周内，3×PBM 在 NSS 评分上比单次应用 1×PBM 效果显著（图 12.4）。然而，我们惊讶地发现，14×PBM 组小鼠没有表现出同样的效果。tPBM 可以减少神经元退化的数量（通过 FluoroJade 染色显示）（Xuan et al., 2013）。tPBM 还可以改善 Morris 水迷宫测试中的学习和记忆能力（Xuan et al., 2014b）。

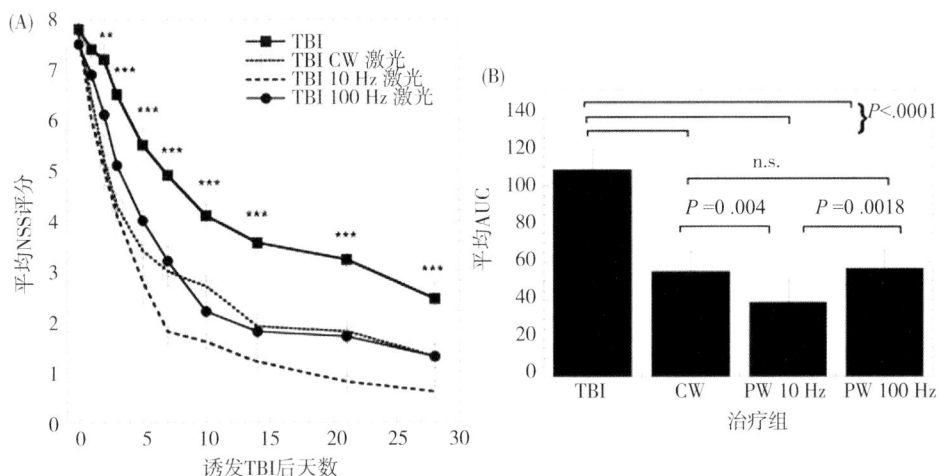

图 12.2　CCI-TBI 小鼠中 tPBM 的脉冲效应。（A）对照组（无激光治疗）或 810nm 激光照射 [在连续波（CW）、脉冲波 10Hz 或脉冲波 100Hz 模式下，以 50mW/cm² 的辐照度、0.78cm² 的光斑面积输送 36J/cm² 的通量] 的小鼠神经严重程度评分（NSS）随时间变化过程。结果以平均值 ± 标准误表示。$^{**}P < 0.01$，$^{***}P < 0.001$，与其他情况相比；（B）在研究的 28 天期间，四组小鼠在二维坐标系下 NSS- 时间曲线下的平均面积。结果以平均值 ± 标准差表示（$n=10$）

引自 Ando, T., Xuan, W., Xu, T., Dai, T., Sharma, S.K., Kharkwal, G.B., et al. 2011, Comparison of therapeutic effects between pulsed and continuous Wave 810-nm Wavelength LAser irradiation for traumatic brain injury in mice. PLoS One, 2011, 6（10）：e26212-e26220（open access）.

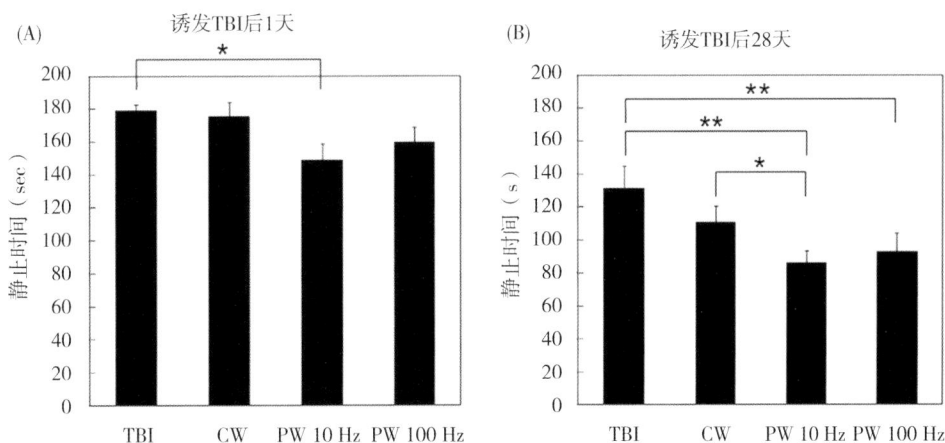

图 12.3　悬尾试验评估抑郁和焦虑。悬尾试验（TST）显示了在 TBI 和 tPBM 后（A）1 天和（B）28 天，在总测试时长 360 秒中的静止时间。值为平均值 ± 标准误（$n=10$）。$^{*}P < 0.05$；$^{**}P < 0.01$

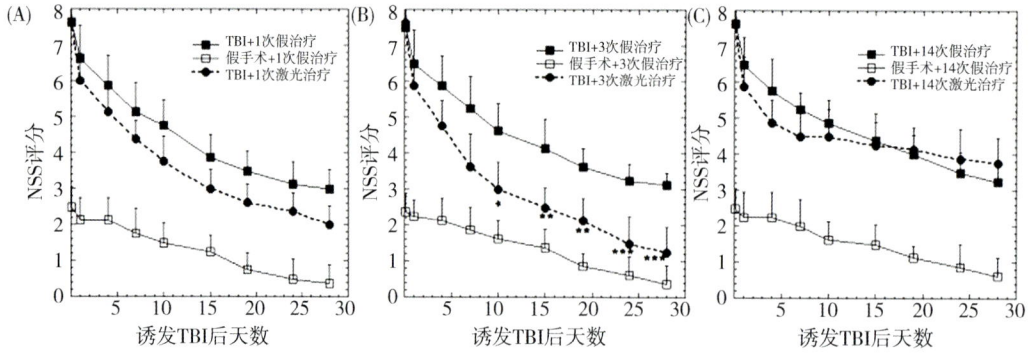

图 12.4 小鼠的 NSS 评分。在为期 4 周的周期内，对九组小鼠包括假治疗 TBI 小鼠组、假治疗对照小鼠组和 tPBM 治疗的 TBI 小鼠组以 $25mW/cm^2$ 的辐照度，输送 $18J/cm^2$ 的通量进行了 NSS 评分的测量，结果取平均值。$n=8 \sim 14$。ATBI 后 4 小时，小鼠和对照组接受 1 次 tPBM 或 1 次假治疗 sham Tx；B 小鼠和对照组接受 3 次 tPBM 或 3 次假治疗；C 小鼠和对照组接受 14 次 tPBM 或 14 次假治疗。$^*P < 0.05$；$^{**}P < 0.01$；$^{***}P < 0.001$（单因素方差分析）

12.3.4 光生物调节可增加创伤性脑损伤小鼠的神经发生和神经祖细胞

接下来，我们证明了 tPBM 还可以增加脑损伤附近溴脱氧尿苷（BrdU）阳性细胞的数量，这表明存在神经发生过程，可以部分解释神经功能的改善（Bonfanti and Peretto, 2011）。近年来，成体神经发生已成为多种脑疾病研究的主要课题，包括创伤（Zhang et al., 2011; Richardson et al., 2007）、退行性疾病（Mu and Gage, 2011）和精神疾病（Hanson et al., 2011）。许多研究（Beukelaers et al., 2012）表明，哺乳动物大脑中专门用于产生增殖神经祖细胞的区域是海马齿状回的颗粒细胞下层（DG）（Masiulis et al., 2011）和侧脑室的脑室下区（SVZ）（Bovetti et al., 2011）。神经发生过程在这个急性 TBI 模型中十分重要，在随访 4 周后，很容易发现皮层损伤的面积在增加的同时，小鼠的神经功能正在改善（Xuan et al., 2013）。

在一篇研究中，我们描述了使用每日经颅光生物调节作用（tPBM）一次或三次治疗重度 CCI-TBI 小鼠后，其学习和记忆能力的改善情况（Xuan et al., 2014b）（图 12.5）。损伤部位的 caspase-3 表达在 4 天时减少，而 BrdU-NeuN 双染细胞以及 DCX 和 Tuj-1 染色在 7 天时增加。海马体和脑室下区（SVZ）神经发生的证据表明，新形成的神经元可能在修复脑损伤和恢复脑功能方面发挥作用。

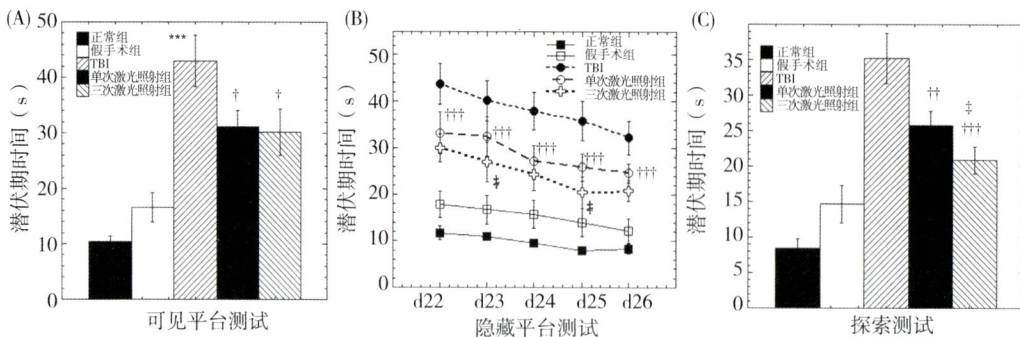

图 12.5 使用 Morris 水迷宫测试探索 tPBM 对 TBI 小鼠认知功能、学习和记忆的影响。（A）可见平台测试，（B）隐藏平台测试，（C）探索测试，$^{***}P < 0.001$，与假手术组相比；$^{\dagger, \dagger\dagger, \dagger\dagger\dagger}P < 0.05$、0.01、0.001，与 TBI 组相比；$^{\ddagger}P < 0.05$，与 TBI 治疗 1 次组相比

PBM 对神经发生的潜在刺激作用至关重要，因为许多脑部疾病（不仅是 TBI，还包括神经退行性疾病和情绪障碍）都可以部分或全部追溯到大脑某些区域的萎缩、细胞死亡和神经元连接不良。如果 PBM 能够通过促进神经发生来对抗这些影响，那么它作为治疗此类疾病的新方法将极具前景。

图 12.6 显示了诱导 TBI 后第 4 天损伤区域中的 *caspase*-3 表达情况。TBI 假治疗组在病变部位表达大量蛋白（$P < 0.001$，与假手术对照组相比），而激光治疗后则表现出其表达量显著下降的趋势；应用 1 次 tPBM 与 TBI 假治疗组相比，$P < 0.05$，应用 3 次 tPBM（每日一次）与 TBI 组相比，$P < 0.01$。这些发现表明，tPBM 可通过减少病灶区域的细胞凋亡而快速发挥细胞保护作用。此外，结果表明，在细胞凋亡的执行阶段，由于 tPBM 的作用，caspase 活性已经丧失。

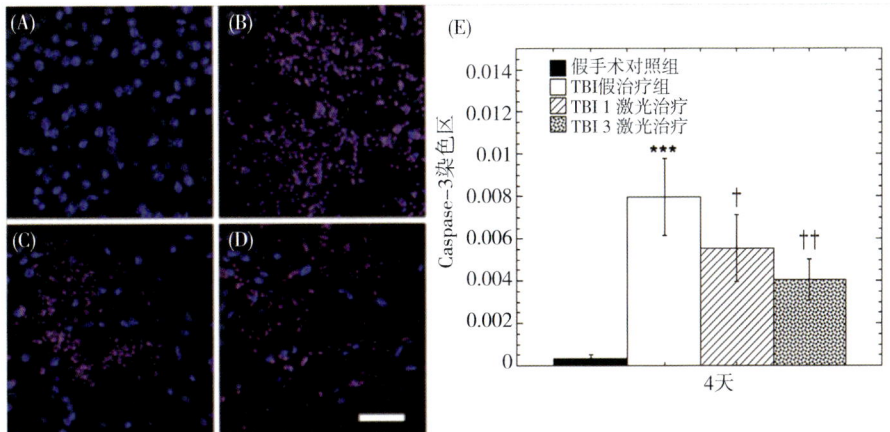

图 12.6　**TBI 后第 4 天，损伤周边皮层的 caspase-3 表达情况。**（A）假手术对照组；（B）TBI 假治疗组；（C）1×-tPBM 治疗组；（D）3×-tPBM 治疗组；（E）caspase-3 染色的定量分析。与假手术对照组相比，$^{***}P < 0.001$；与 TBI 假治疗组相比，$^{†}P < 0.05$；$^{††}P < 0.01$

为了检测神经发生，我们采用了 BrdU 和 NeuN 共染的双重标记技术，其中 BrdU 标记 DNA 已复制的新生成细胞；而 NeuN 是在突触整合前对分裂后成熟神经元的特异性标记（Sharp et al., 2002）。我们研究了小鼠大脑的两个区域：海马齿状回的颗粒下层和侧脑室的脑室下区（Brus et al., 2013; Kim et al., 2011）。这两个啮齿类动物大脑区域在 TBI 后（Zhang et al., 2013）和经过其他可能具有神经保护和神经再生作用的干预措施后（Acosta et al., 2010; Xiao et al., 2010）均会产生神经祖细胞。分析的两个时间点分别为诱导 TBI 后的第 7 天和第 28 天。应当注意的是，观察到的几乎所有 BrdU 阳性细胞均为黄色，表明为双重染色（BrdU+ NeuN），而不是绿色（单独的 BrdU 阳性），后者是新形成的神经胶质细胞的预期颜色。通过计算 BrdU 表达与 DAPI 染色（标记细胞核）的比率，对 BrdU-NeuN 双重染色细胞进行标准化处理。这是为了校正不同切片中可见细胞数量的差异。

我们的结果表明，在 TBI 后的第 7 天和第 28 天，海马齿状回（DG）中发生了一定程度的神经发生（图 12.7）。然而，在第 7 天，在 1×-tPBM 组与 TBI 假治疗组中（$P < 0.05$）、3×-tPBM 组与 TBI 假治疗组中（$P < 0.01$）、与假手术对照组相比（$P < 0.001$）中均观察到神经发生显著增加的趋势（$P < 0.05$）。请注意，在图 12.7D（3×-tPBM）中，双重染色细胞清晰可见，排列在颗粒细胞下层。在 TBI 后的第 28 天，DG 中 PBM 诱导的神经发生似乎比第 7 天时更少。

双皮质素（DCX）是一种与微管相关的蛋白质，在胚胎和成年皮层结构中的神经元前体细胞和未成熟神经元中表达。神经元前体细胞在分裂活跃时开始表达 DCX，而其神经元子细胞在细胞成熟为神经元的过程中继续表达 DCX 长达 2 ~ 3 周（von Bohlen Und Halbach, 2007）。图 12.8（A）显示了我们在两个时间点（第 7 天和第 28 天）检测到的神经源性 DG 和 SVZ 区域 DCX 表达的结果。图 12.8（A）给出了在第 7 天神经源性海马 DG 中与微管相关的神经元迁移蛋白（DCX）的表达图像和分析。在 TBI 后的第 7 天，DG 中仅由 TBI 单独引起的 DCX 染色适度增加（与假手术组相比 $P < 0.05$）。

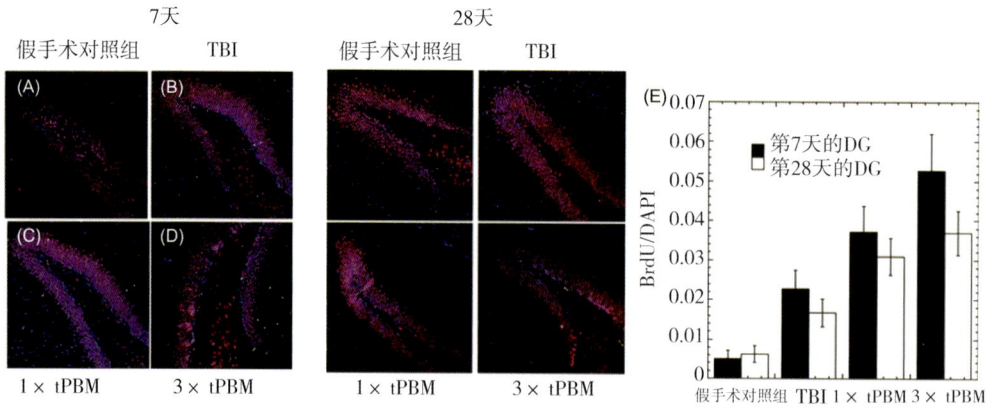

图 12.7　展示了在 PBM 治疗后的第 7 天和第 28 天，齿状回区域的神经发生情况

（A）假手术对照组；（B）TBI假治疗组；（C）1×:tPBM治疗组；（D）3×-tPBM治疗组；（E）神经祖细胞的定量分析。

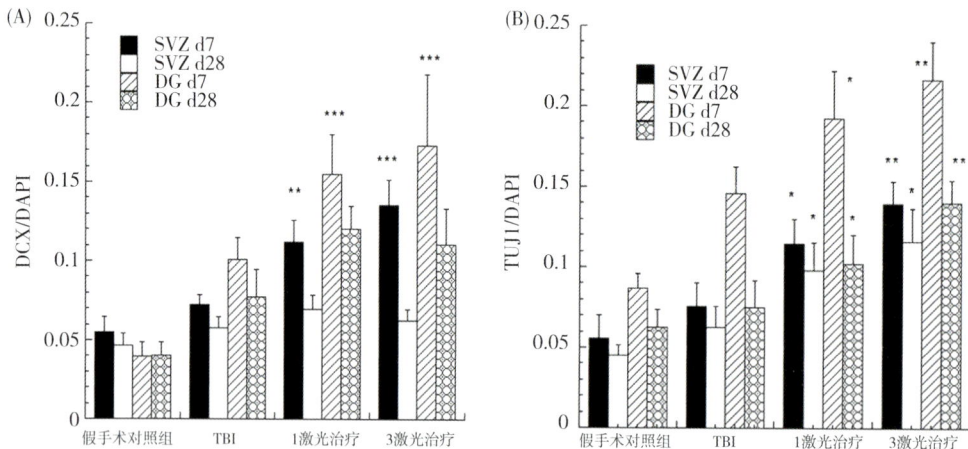

图 12.8　展示了在 7 天和 28 天时，不同脑区（脑室下区和齿状回）的双皮质素（Double-cortin，DCX）和 TUJ-1 的表达情况

（A）DCX/DAPI 比率；（B）TUJ-1/DAPI 比率。与假手术对照组相比，$^*P < 0.05$，$^{**}P < 0.01$，$^{***}P < 0.001$。

　　然而，与 TBI 假治疗组相比，在第 7 天，无论是 DG 还是 SVZ 区域，1×-tPBM 组和 3×-tPBM 组 DCX 的表达均显著增加（$P < 0.05$ 和 $P < 0.01$）。有趣的是，与 TBI 假治疗组小鼠相比，在第 7 天时间点，1×-tPBM 和 3×-tPBM 组 SVZ 区域的 DCX 水平也显著增加（$P < 0.001$）。然而，这种效果在第 28 天时间点时减弱，仅表现出非常微弱的表达，如图 12.8A 所示。在诱导 TBI 后，损伤部位的 DCX 表达在第 7 天和第 28 天均显著升高（$P < 0.001$，与假手术对照组相比），特别是在第 7 天时，1×-tPBM 组和 3×-tPBM 组的 DCX 水平相较于 TBI 假治疗组有所增加，其中第 7 天 3×-tPBM 组的 $P < 0.001$（与 TBI 假治疗组相比）。总体而言，DCX 表达细胞的显著增加可能表明迁移的神经祖细胞数量增加，以及 PBM 对迁移中神经祖细胞的保护作用。

　　TuJ-1 识别神经元特异性的Ⅲ类 β- 微管蛋白，该蛋白的表达被认为是神经元分化的早期分子事件，并广泛出现在各种神经元前体中（Memberg and Hall, 1995）。我们的 Tuj-1 染色结果（用于区分在突触整合前的不成熟的有丝分裂后神经元）如图 12.8B 所示。可以看出，TBI 假治疗组仅在第 7 天时 DG 区域的 Tuj-1 表达增加。然而，在大脑的 SVZ 和 DG 区域中，无论是第 7 天还是第 28 天，1×-tPBM 组和 3×-tPBM 组相较于 TBI 假治疗组均有 Tuj-1 表达的显著增加（分别为 $P < 0.05$ 和 $P < 0.01$）。可以看出，在 1× 和 3× 激光治疗组中，整个皮层神经发生期间产生的有丝分裂后 TuJ-1 阳性细胞数量庞大。3×-tPBM 似乎延长了成年神经干细胞的寿命，如神经源性海马 DG 中 TuJ-1 表达水平的显著增加所示，即使

在诱导 TBI 后第 28 天也是如此（$P < 0.01$，和 TBI 组相比）。在另一个神经发生热点——脑室下区（SVZ），3×-PBM 组在第 7 天有类似效果（$P < 0.01$，和 TBI 假治疗组相比），在第 28 天也有类似效果（$P < 0.05$，和 TBI 假治疗组相比），其中在第 28 天，只有 3×-tPBM 组显示出 TuJ-1 阳性神经祖细胞水平升高。

12.3.5　光生物调节可增加创伤性脑损伤小鼠脑源性神经营养因子和突触形成

PBM 刺激神经发生并改善神经元连接的一种方式是上调 BDNF（脑源性神经营养因子）。BDNF 是一种在神经系统中发现的蛋白质，有助于保护现有神经元并促进新形成的神经元和突触的生长。具体来说，它被认为可以调节树突结构，从而促进突触传递。BDNF 在调节 DG 和 SVZ 的神经发生方面发挥着关键作用，同时也是突触形成过程中的重要介质（Ambrogini et al., 2013）。突触素 -1 蛋白参与囊泡聚集、神经递质释放、轴突伸长和突触接触的维持。它通常被用作突触密度的标记物（Ferreira et al., 2011）。研究表明，脑源性神经营养因子参与突触素 -1 的合成（Vaynman et al., 2006）和磷酸化（Jovanovic et al., 1996, 2000）。一些通过多种机制增强 BDNF 相关信号传导的治疗方法已被证明能够恢复神经连接，从而促进神经可塑性变化，实现适应性神经修复，最终增强对 TBI 和创伤后应激障碍（PTSD）认知缺陷的修复（Kaplan et al., 2010）。Meng 等最近的一项研究表明，PBM 通过激活 ERK/CREB 通路上调脑源性神经营养因子，减少阿尔茨海默病（AD）小鼠的神经元丢失和树突萎缩（Meng et al., 2013）。另一项研究使用雄性 Wistar 大鼠，对它们施行右坐骨神经挤压损伤，并分别连续 7 天、14 天和 21 天每天用氦氖激光（准直氦氖激光，连续发射，波长：632.8nm，辐照度：$0.5mW/cm^2$，辐照时间：20 秒，通量：$10J/cm^2$）照射。在 PBM 治疗 14 天后，氦氖激光使神经生长因子和脑源性神经营养因子的 mRNA 表达增加，并在第 21 天达到峰值。此外，氦氖激光还降低了炎症标记物（诱导型一氧化氮合成酶 iNOS）的表达。这项研究为利用 PBM 进行神经再生开辟了新的可能性（Gomes et al., 2012）。BDNF 还与神经可塑性的改善有关，这在创伤性脑损伤和脑卒中患者中尤为重要（Wang et al., 2017）。

在我们的研究中，我们观察到适当的 PBM 方案（1 次或 3 次每日激光治疗）可以在 7 天和 28 天时使 SVZ 中 BDNF 的表达增加（图 12.9）。在 DG 和 SVZ 中，观察到 1×PBM 组和 3×PBM 组在第 7 天时 BDNF 表达增加，但在 28 天时没有增加。在损伤区域，BDNF 的表达没有变化。此外，我们的研究结果表明，在 28 天时，SVZ 中 BDNF 的表达显著降低，而在 28 天时，DG 中 BDNF 的表达完全消失。我们还观察到，在损伤区域和 SVZ 中，在 3×PBM 治疗 28 天后，突触素 -1 的表达增加（图 12.10）。然而，在 DG 中未观察到突触素 -1 的变化。1×PBM 治疗未能诱导突触素 -1 的表达。我们的研究结果支持了 BDNF 可能参与突触素产生的假设，因为突触素在第 28 天而非第 7 天增加，暗示第 7 天 BDNF 表达的增加可能刺激了突触素的合成。另一方面，损伤区域突触素增加而同一区域的 BDNF 没有增加，这可能是由于其他一些机制独立或与 BDNF 协同作用的结果。因此，我们有理由假设 PBM 诱导了一系列过程，最终导致神经发生和突触生成。突触生成是神经可塑性的核心过程之一，通过这一过程，大脑可以重塑自身，接管之前由受损区域执行的功能。此外，许多其他脑部疾病的特点是脑部通路异常，而神经可塑性可以修复这些异常（He et al., 2018）。

PBM 也被证明是一种有效的可用于操纵其他解剖部位干细胞的工具。如 Uri Oron 发现，将 PBM 输送到小鼠腿部以刺激骨髓（BM），可导致间充质干细胞（MSCs）增殖并使其归巢到缺血性心脏，这表明其在再生医学中的作用（Blatt et al., 2016; Tuby et al., 2011）。PBM 还可以刺激自体骨髓间充质干细胞，从而影响 AD 小鼠模型在进展阶段中的神经行为和 β- 淀粉样蛋白负荷（Farfara et al., 2015）。对野生型小鼠腿部进行 PBM 刺激后，其间充质干细胞向单核细胞系成熟的能力增强，对可溶性淀粉样蛋白 β（Aβ）的吞噬活性也增强。此外，从 4 个月大（AD 的进展期）开始，每周对 AD 小鼠骨髓进行 PBM 治疗，合计 2 个月，与假治疗组 AD 小鼠相比，认知能力和空间学习能力得到改善。组织学检查显示，脑 Aβ 负荷显著减轻（Oron and Oron, 2016）。

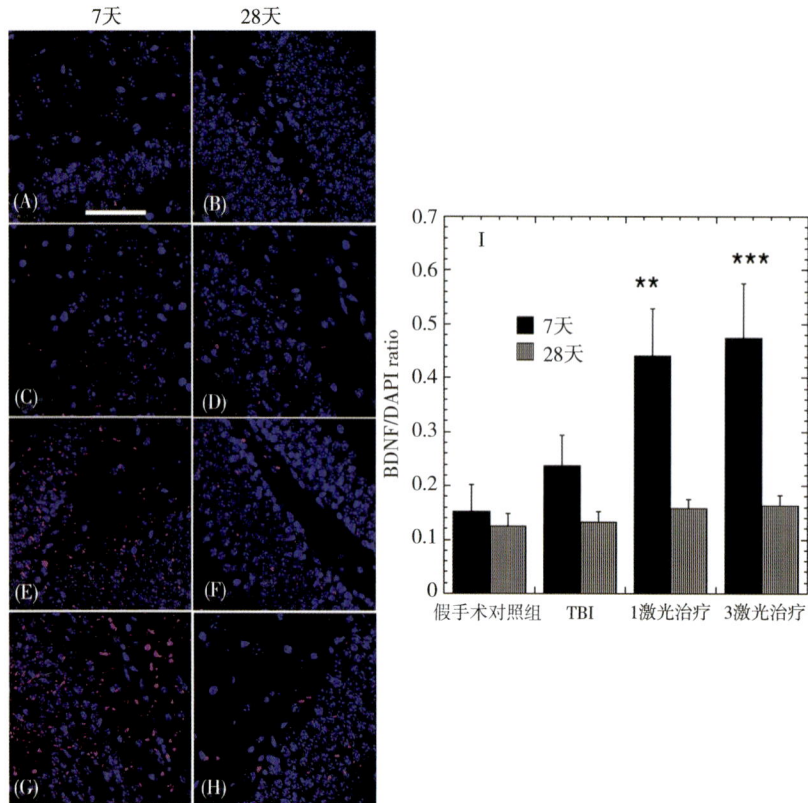

图 12.9　海马齿状回在第 7 天和第 28 天的 **BDNF** 表达。（A）和（B）为假手术对照组；（C）和（D）为 TBI 对照组；（E）和（F）为 1×:tPBM 组；（G）和（H）为 3×-tPBM 组；（I）为量化结果。$^*P < 0.05$；$^{**}P < 0.01$，与假手术对照组相比

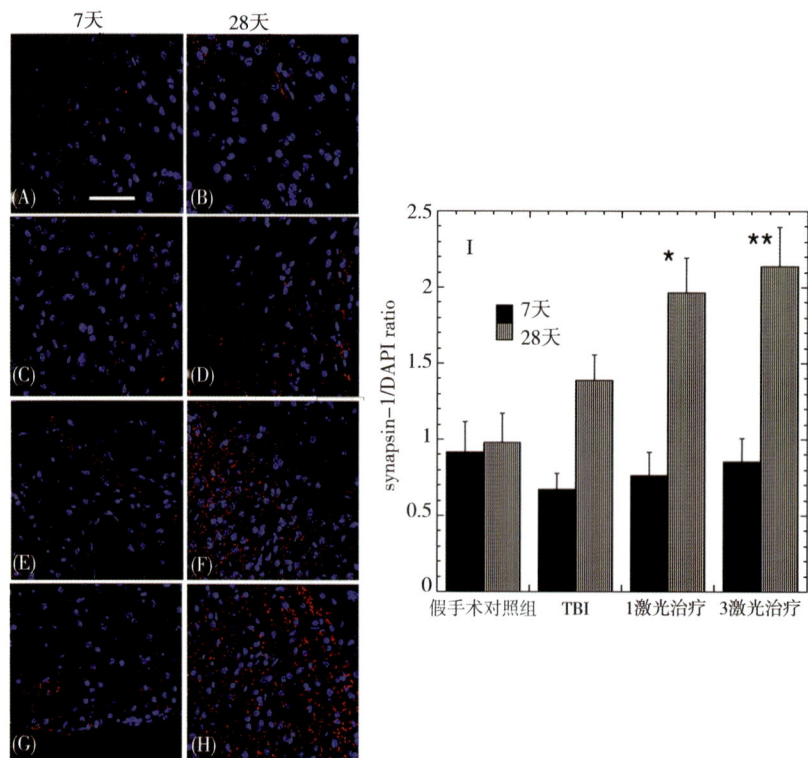

图 12.10　损伤周围皮层在第 7 天和第 28 天的突触素 -1（Synapsin-1）表达。（A）和（B）为假手术对照组；（C）和（D）为 TBI 对照组；（E）和（F）为 1×-PBM 组；（G）和（H）为 3×-tPBM 组；（I）为量化结果。$^*P < 0.05$；$^{**}P < 0.01$，与假手术组相比

总的来说，PBM 已被证明能够增加细胞迁移、分化、增殖和存活，而这些对于任何干细胞疗法取得成功都至关重要（Abrahamse and Hamblin, 2017）。在大脑中，PBM 具有激活神经干细胞的潜力，而一旦生物体成熟，神经干细胞通常会在复杂生物的大脑中处于休眠状态（Hennessy and Hamblin, 2017）。一旦激活，神经干细胞就可以促进受损组织的再生。PBM 还具有促进神经祖细胞增殖的能力，这些细胞的功能与神经干细胞相似，对神经发生有积极作用。

12.3.6　14 次每日光生物调节治疗问题的解决方案

我们之前的研究表明，将近红外激光经颅照射到小鼠头部，对减少急性重度 / 中度 TBI 的有害影响非常有效（Huang et al., 2012）。tPBM 不仅能够改善神经功能（NSS）（Wu et al., 2012; Ando et al., 2011），学习和记忆功能（MWM）（Xuan et al., 2014b），还能对与大脑修复相关的多个组织学标记产生有益影响（Xuan et al., 2014a,b）。我们比较了治疗的三种不同重复方案的效果：在脑损伤后 4 小时进行单次 PBM 治疗；在脑损伤后第 1 ~ 3 天进行每日 PBM 治疗；在脑损伤后第 1 ~ 14 天进行每日 PBM 治疗（Xuan et al., 2013）。我们认为，急性 TBI 患者不太可能只接受一次 PBM 治疗，因此希望了解重复治疗是否比一次治疗更好。为了做到这一点，我们将每次治疗的 PBM 剂量从 36J/cm² 的 810nm 激光〔我们此前已经证明，在 TBI 后 4 小时，这种单次治疗非常有效（Ando et al., 2011）〕降低为 18J/cm² 的 810nm 激光，辐照度为 25mW/cm²，所需时间不变（12 分钟）（Xuan et al., 2013）。在 PBM 的另一个应用（用于治疗大鼠膝关节炎）中，我们之前已经证明（Castano et al., 2007），在优化 PBM 方案时，照射时间是重要的参数。在比较 1 次、3 次和 14 次每日 PBM 应用的研究（Xuan et al., 2013）中，我们惊讶地发现，3 次 PBM 应用不仅明显优于单次 PBM 应用，而且优于连续 14 天的应用。但这是一个令人担忧的发现，如果不谨慎选择治疗参数确实有可能对大脑造成长期损害，那么 PBM 在急性 TBI 中的临床应用将更加困难。

在最终的研究中（Xuan et al., 2016），我们对接受三种不同治疗方案（1×、3× 和 14×-tPBM）的小鼠进行了长达 8 周的观察。我们发现，与未接受治疗的对照组相比，3×-tPBM 治疗在 4 周时改善了神经肌肉表现和认知功能，这种改善一直持续到 8 周。然而，当 PBM 重复 14 天（14×-tPBM）时，认知功能在 2 周时出现下降，直到第 4 周，NSS 才赶上未治疗的 TBI 组。然而，从第 4 周到第 8 周，14×-tPBM 组的改善速度相对较快。虽然 14×-tPBM 组没有赶上 3×-tPBM 组，但过度使用 14×-tPBM 的不利影响似乎是暂时的，而不是永久的（图 12.11）。因此，我们认为，使用 14×-tPBM 时，大脑中会发生两个过程。PBM 对大脑修复有积极作用，但同时，反应性胶质增生也会发生，这从 4 周时 GFAP 染色增加可以看出（图 12.12）。反应性胶质增生过程可能暂时抑制了正在进行的大脑修复过程。然而，反应性胶质增生只是暂时的，当它在第 5 ~ 8 周消退时，光刺激的大脑修复过程恢复，尽管不足以让 14×-tPBM 组赶上 3×-tPBM 组。我们已经证明，3×-tPBM 治疗以多种方式促进急性 TBI 小鼠的大脑修复。它诱导了 SVZ 和 DG 的神经发生，同时使 BDNF 的表达增加（均在第 1 周），并在第 4 周使损伤周围皮层的突触形成增加。

反应性星形胶质细胞增生是星形胶质细胞的一种生理反应，常见于许多脑部疾病，包括脑创伤、缺血性脑卒中和以神经炎症和神经退化为特征的疾病（Pekny and

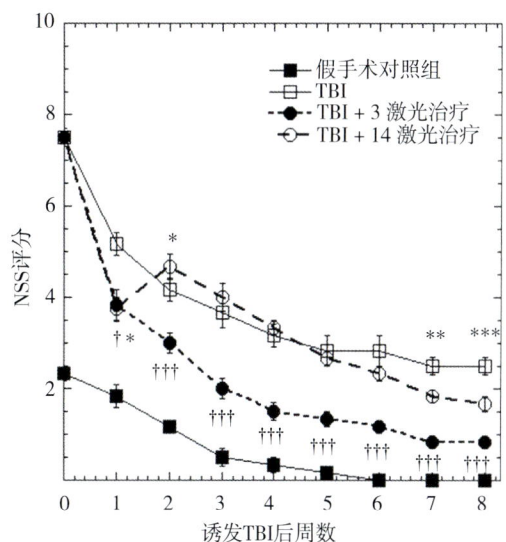

图 12.11　TBI 小鼠接受假治疗、3×-tPBM 或 14×-tPBM 治疗，并随访 8 周后的 NSS 评分。*P < 0.05; **P < 0.01

（Pekna, 2014）。胶质细胞与神经元积极互动，并分泌一系列接触依赖性信号影响突触发育和神经可塑性（Jones, 2015）。与正常的非反应性星形胶质细胞相比，反应型星形胶质细胞表现出许多基因表达的改变，并表现出不同的功能（Castejon, 2015）。表达增加的 GFAP 是反应性星形胶质细胞最常用的分子标记（Eng et al., 2000）。人们认为反应性胶质增生在脑创伤中可以起到某种"双刃剑"的作用（Pekny and Pekna, 2014）。有益的功能包括保护神经元免于死亡（Li et al., 2008）、清除活性氧（Dringen et al., 2015）、合成血管内皮生长因子以促进新血管的形成（Beck and Plate, 2009）以及限制白细胞浸润（Christopherson et al., 2005）。而另一方面，反应性胶质增生带来的有害影响包括限制突触再生（Wilhelmsson et al., 2004）、限制轴突再生（Overman et al., 2012）以及减少神经祖细胞的形成（Goldshmit et al., 2014）。鉴于文献表明反应性胶质增生会抑制我们之前在 TBI 小鼠中发现的受 tPBM 刺激的过程（神经发生和突触生成），我们的假设至少是合理的。

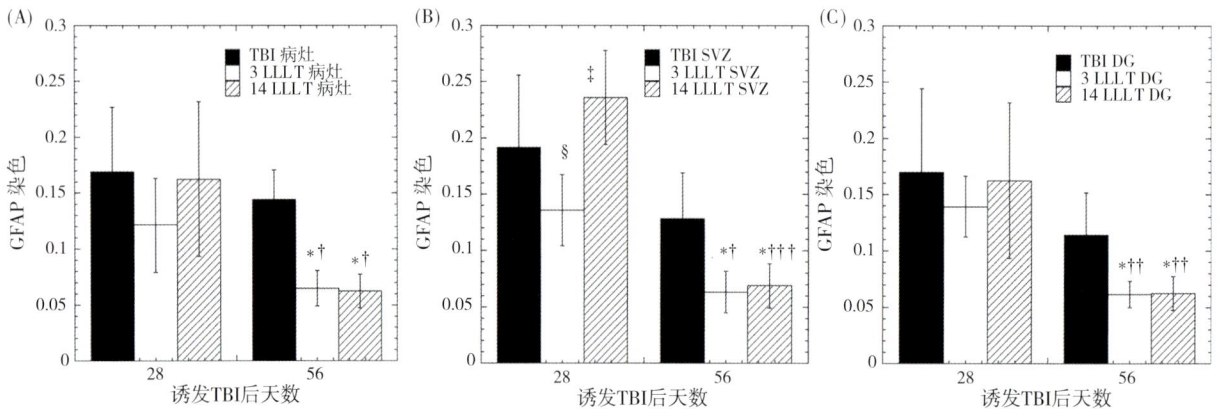

图 12.12　4 周或 8 周时，经假治疗、3×-tPBM 或 14×-tPBM 治疗的 TBI 小鼠不同脑区胶质纤维酸性蛋白（GFAP）的表达情况。（A）病灶周围皮层；（B）侧脑室下区；（C）齿状回。$*P < 0.05$，与 TBI 假治疗组相比；$^{†}P < 0.05$；$^{††}P < 0.01$；$^{†††}P < 0.001$，与相同治疗 28 天时相比；$^{§}P < 0.05$，与 28 天时假治疗的 TBI 组相比；$^{‡}P < 0.05$，与 28 天时接受 3 次治疗（3LLLT）的组相比

　　我们没有检测大脑切片中小胶质细胞活化的标记物，但事后看来，这应该是个不错的想法。Whalen 的研究小组（Khuman et al., 2012）发现，对 CCI-TBI 小鼠应用 tPBM（800nm）后，小鼠在 MWM 测试中的表现有所改善。重要的是，他们还发现，在脑损伤后 2 天的大脑切片中，离子化钙结合适配器分子 1（iba-1，被认为是活化小胶质细胞的最佳标记物）的表达在 PBM 作用下显著减少。

　　近年来，PBM 中的双相剂量反应［有时被称为 "Arndt-Schulz 定律"或"毒物兴奋效应"（Calabrese, 2013）］作为设计 PBM 研究中的真实且重要的因素，其重要性日益凸显（Huang et al., 2009; Huang et al., 2011）。这种双相剂量反应已经通过几个与 PBM 相关的关键参数得到了证实。Demidova-Rice 等（2007）在小鼠切除性伤口愈合模型中表明，在恒定的功率密度（辐照度）下，在 $2J/cm^2$ 的通量时达到峰值效果，较低（$1J/cm^2$）和较高（$10J/cm^2$）的通量则效果较差，而极高的通量（$50J/cm^2$）实际上会产生抑制作用。Oron 等发现（Oron et al., 2001），在减小心脏病发作后的梗死面积方面，在相同通量（$0.3J/cm^2$）下，以 $5mW/cm^2$ 的辐照度直接照射大鼠心脏比以较低辐照度（$2.5mW/cm^2$）或较高辐照度（$20mW/cm^2$）照射效果更好。如上所述，Xuan 等发现（Xuan et al., 2013）重复 3 次每日 tPBM（用于小鼠 TBI）比单次或重复 14 次更有效。然而，在本例中，剂量反应曲线（治疗次数）中超过最佳值的有害影响似乎并非完全由有益效果中涉及的相同机制过多所导致（过度刺激），而是可能由叠加在第一个机制（光刺激引起脑修复）之上的第二个不同机制（反应性胶质增生）所导致。

12.4　结论

越来越多的证据表明，tPBM 在各种 TBI 动物模型中均表现出显著疗效。这些动物模型大多为急性 TBI 模型，因为对慢性 TBI 模型的研究要少得多。因此，目前尚不确定 tPBM 在慢性 TBI 动物模型中的疗效。然而，在人类中情况完全不同，因为大多数临床研究都是针对那些遭受严重头部伤害的长期后果的患者（即使不是几十年前受伤，也可能是几年前受伤）（Naeser and Hamblin, 2015; Naeser et al., 2011, 2016）。

我们发现，小鼠大脑在接受 tPBM 治疗后出现了非常有益的修复效果，这使我们有理由对 PBM 在人类脑部疾病中的广泛应用持乐观态度。如果抑制 *caspase*-3、上调 BDNF、上调神经发生、刺激神经祖细胞迁移、刺激突触形成和神经可塑性可以证明是 tPBM 的作用，那么 tPBM 在人类中可能会有非常广泛的应用。精神疾病（重度抑郁障碍、自杀倾向、重度焦虑症、创伤后应激障碍、成瘾、失眠）、神经退行性疾病（阿尔茨海默病、帕金森病、肌萎缩性侧索硬化症、额颞叶痴呆、血管性痴呆、路易体痴呆、原发性进行性失语症、慢性创伤性脑病、克雅氏病 2 型、亨廷顿病）和神经发育障碍（孤独症谱系障碍和注意力缺陷多动障碍）都有可能受益于 tPBM。

原著参考文献

［1］Abrahamse, H., Hamblin, M.R., 2017. Photomedicine and Stem Cells. IOP Science Ebooks. (Morgan and Claypool Publishing), San Rafael, CA.

［2］Acosta, S., Jernberg, J., Sanberg, C.D., Sanberg, P.R., Small, B.J., Gemma, C., et al., 2010. NT-020, a natural therapeutic approach to optimize spatial memory performance and increase neural progenitor cell proliferation and decrease inflammation in the aged rat. Rejuvenation Res. 13 (5), 581-588.

［3］Ambrogini, P., Lattanzi, D., Ciuffoli, S., Betti, M., Fanelli, M., Cuppini, R., 2013. Physical exercise and environment exploration affect synaptogenesis in adult-generated neurons in the rat dentate gyrus: possible role of BDNF. Brain Res. 1534, 1-12.

［4］Anders, J.J., Moges, H., Wu, X., Erbele, I.D., Alberico, S.L., Saidu, E.K., et al., 2014. In vitro and in vivo optimization of infrared laser treatment for injured peripheral nerves. Lasers Surg. Med. 46 (1), 34-45.

［5］Ando, T., Xuan, W., Xu, T., Dai, T., Sharma, S.K., Kharkwal, G.B., et al., 2011. Comparison of therapeutic effects between pulsed and continuous wave 810-nm wavelength laser irradiation for traumatic brain injury in mice. PLoS One 6 (10), e26212-e26220.

［6］Beck, H., Plate, K.H., 2009. Angiogenesis after cerebral ischemia. Acta Neuropathol. 117, 481-496.

［7］Beukelaers, P., Vandenbosch, R., Caron, N., Nguyen, L., Moonen, G., Malgrange, B., 2012. Cycling or not cycling: cell cycle regulatory molecules and adult neurogenesis. Cell Mol. Life Sci. 69, 1493-1503.

［8］Blatt, A., Elbaz-Greener, G.A., Tuby, H., Maltz, L., Siman-Tov, Y., Ben-Aharon, G., et al., 2016. Low-level laser therapy to the bone marrow reduces scarring and improves heart function post-acute myocardial infarction in the pig. Photomed. Laser Surg. 34 (11), 516-524.

［9］Blennow, K., Brody, D.L., Kochanek, P.M., Levin, H., McKee, A., Ribbers, G.M., et al., 2016. Traumatic brain injuries. Nat. Rev. Dis. Primers 2, 16084.

［10］Bonfanti, L., Peretto, P., 2011. Adult neurogenesis in mammals - a theme with many variations. Eur. J. Neurosci. 34 (6), 930-950.

［11］Bovetti, S., Gribaudo, S., Puche, A.C., De Marchis, S., Fasolo, A., 2011. From progenitors to integrated neurons: role of neurotransmitters in adult olfactory neurogenesis. J. Chem. Neuroanat. 42 (4), 304-316.

［12］Brus, M., Keller, M., Levy, F., 2013. Temporal features of adult neurogenesis: differences and similarities across mammalian species. Front. Neurosci. 7, 135.

［13］Calabrese, E.J., 2013. Biphasic dose responses in biology, toxicology and medicine: accounting for their generalizability and quantitative features. Environ. Pollut. 182, 452-460.

［14］Castano, A.P., Dai, T., Yaroslavsky, I., Cohen, R., Apruzzese, W.A., Smotrich, M.H., et al., 2007. Low-level laser therapy for zymosan-induced arthritis in rats: importance of illumination time. Lasers Surg. Med. 39 (6), 543-550.

［15］Castejon, O.J., 2015. Biopathology of astrocytes in human traumatic and complicated brain injuries. Review and hypothesis. Folia Neuropathol. 53 (3), 173-192.

［16］Christopherson, K.S., Ullian, E.M., Stokes, C.C., Mullowney, C.E., Hell, J.W., Agah, A., et al., 2005. Thrombospondins are astrocyte-secreted proteins that promote CNS synaptogenesis. Cell 120 (3), 421-433.

［17］Demidova-Rice, T.N., Salomatina, E.V., Yaroslavsky, A.N., Herman, I.M., Hamblin, M.R., 2007. Low-level light stimulates excisional wound healing in mice. Lasers Surg. Med. 39 (9), 706-715.

［18］Dringen, R., Brandmann, M., Hohnholt, M.C., Blumrich, E.M., 2015. Glutathione-dependent detoxification processes in astrocytes. Neurochem. Res. 40, 2570-2582.

［19］Eng, L.F., Ghirnikar, R.S., Lee, Y.L., 2000. Glial fibrillary acidic protein: GFAP-thirty-one years (1969-2000). Neurochem. Res. 25 (9-10), 1439-1451.

［20］Farfara, D., Tuby, H., Trudler, D., Doron-Mandel, E., Maltz, L., Vassar, R.J., et al., 2015. Low-level laser therapy ameliorates disease progression in a mouse model of Alzheimer's disease. J. Mol. Neurosci. 55 (2), 430-436.

［21］Faul, M., Xu, L., Wald, M.M., Coronado, V., 2010. Traumatic Brain Injury in the United States: Emergency Department Visits, Hospitalizations and Deaths, 2002-2006. Centers for Disease Control and Prevention, National Center for Injury Prevention and Control, Atlanta, GA.

［22］Ferreira, A.F., Real, C.C., Rodrigues, A.C., Alves, A.S., Britto, L.R., 2011. Short-term, moderate exercise is capable of inducing structural, BDNFindependent hippocampal plasticity. Brain Res. 1425, 111-122.

［23］Goldshmit, Y., Frisca, F., Pinto, A.R., Pebay, A., Tang, J.K., Siegel, A.L., et al., 2014. Fgf2 improves functional recovery-decreasing gliosis and increasing radial glia and neural progenitor cells after spinal cord injury. Brain Behav. 4 (2), 187-200.

［24］Gomes, L.E., Dalmarco, E.M., Andre, E.S., 2012. The brain-derived neurotrophic factor, nerve growth factor, neurotrophin-3, and induced nitric oxide synthase expressions after low-level laser therapy in an axonotmesis experimental model. Photomed. Laser Surg. 30 (11), 642-647.

［25］Gupta, A., Dai, T., Hamblin, M.R., 2014. Effect of red and near-infrared wavelengths on low-level laser (light) therapy-induced healing of partialthickness dermal abrasion in mice. Lasers Med. Sci. 29, 257-265.

［26］Hamblin, M.R., 2016a. Shining light on the head: photobiomodulation for brain disorders. BBA Clin. 6, 113-124.

［27］Hamblin, M.R., 2016b. Photobiomodulation or low-level laser therapy. J. Biophotonics 9 (11-12), 1122-1124.

［28］Hanson, N.D., Owens, M.J., Nemeroff, C.B., 2011. Depression, antidepressants, and neurogenesis: a critical reappraisal. Neuropsychopharmacology 36 (13), 2589-2602.

［29］He, W., Fong, P.Y., Leung, T.W.H., Huang, Y.Z., 2018. Protocols of non-invasive brain stimulation for neuroplasticity induction. Neurosci. Lett. Available from: https://doi.org/10.1016/j.neulet.2018.02.045.

［30］Hennessy, M., Hamblin, M.R., 2017. Photobiomodulation and the brain: a new paradigm. J. Opt. 19 (1), 013003.

［31］Huang, Y.Y., Chen, A.C., Carroll, J.D., Hamblin, M.R., 2009. Biphasic dose response in low level light therapy. Dose Response 7 (4), 358-383.

［32］Huang, Y.Y., Sharma, S.K., Carroll, J.D., Hamblin, M.R., 2011. Biphasic dose response in low level light therapy - an update. Dose Response 9 (4), 602-618.

［33］Huang, Y.Y., Gupta, A., Vecchio, D., de Arce, V.J., Huang, S.F., Xuan, W., et al., 2012. Transcranial low level laser (light) therapy for traumatic brain injury. J. Biophotonics 5 (11-12), 827-837. Available from: https://doi.org/10.1002/jbio.201200077.

［34］Jones, O.D., 2015. Astrocyte-mediated metaplasticity in the hippocampus: help or hindrance? Neuroscience 309, 113-124.

［35］Jovanovic, J.N., Benfenati, F., Siow, Y.L., Sihra, T.S., Sanghera, J.S., Pelech, S.L., et al., 1996. Neurotrophins stimulate phosphorylation of synapsin I by MAP kinase and regulate synapsin I-actin interactions. Proc. Natl. Acad. Sci. U.S.A. 93 (8), 3679-3683.

［36］Jovanovic, J.N., Czernik, A.J., Fienberg, A.A., Greengard, P., Sihra, T.S., 2000. Synapsins as mediators of BDNF-enhanced neurotransmitter release. Nat. Neurosci. 3 (4), 323-329.

［37］Kamins, J., Giza, C.C., 2016. Concussion-mild traumatic brain injury: recoverable injury with potential for serious sequelae. Neurosurg. Clin. N. Am. 27 (4), 441-452.

［38］Kaplan, G.B., Vasterling, J.J., Vedak, P.C., 2010. Brain-derived neurotrophic factor in traumatic brain injury, post-traumatic stress disorder, and their comorbid conditions: role in pathogenesis and treatment. Behav. Pharmacol. 21 (5-6), 427-437.

[39] Karu, T.I., Pyatibrat, L.V., Afanasyeva, N.I., 2005. Cellular effects of low power laser therapy can be mediated by nitric oxide. Lasers Surg. Med. 36 (4), 307-314.

[40] Khuman, J., Zhang, J., Park, J., Carroll, J.D., Donahue, C., Whalen, M.J., 2012. Low-level laser light therapy improves cognitive deficits and inhibits microglial activation after controlled cortical impact in mice. J. Neurotrauma 29 (2), 408-417.

[41] Kim, E.J., Ables, J.L., Dickel, L.K., Eisch, A.J., Johnson, J.E., 2011. Ascl1 (Mash1) defines cells with long-term neurogenic potential in subgranular and subventricular zones in adult mouse brain. PLoS One 6 (3), e18472.

[42] Li, L., Lundkvist, A., Andersson, D., Wilhelmsson, U., Nagai, N., Pardo, A.C., et al., 2008. Protective role of reactive astrocytes in brain ischemia. J. Cereb. Blood Flow Metab. 28 (3), 468-481.

[43] Loane, D.J., Faden, A.I., 2010. Neuroprotection for traumatic brain injury: translational challenges and emerging therapeutic strategies. Trends Pharmacol. Sci. 31 (12), 596-604.

[44] Masiulis, I., Yun, S., Eisch, A.J., 2011. The interesting interplay between interneurons and adult hippocampal neurogenesis. Mol. Neurobiol. 44 (3), 287-302.

[45] McKee, A.C., Alosco, M.L., Huber, B.R., 2016. Repetitive head impacts and chronic traumatic encephalopathy. Neurosurg. Clin. N. Am. 27 (4), 529-535.

[46] Memberg, S.P., Hall, A.K., 1995. Dividing neuron precursors express neuron-specific tubulin. J. Neurobiol. 27 (1), 26-43.

[47] Meng, C., He, Z., Xing, D., 2013. Low-level laser therapy rescues dendrite atrophy via upregulating BDNF expression: implications for Alzheimer's disease. J. Neurosci. 33 (33), 13505-13517.

[48] Moreira, M.S., Velasco, I.T., Ferreira, L.S., Ariga, S.K., Barbeiro, D.F., Meneguzzo, D.T., et al., 2009. Effect of phototherapy with low intensity laser on local and systemic immunomodulation following focal brain damage in rat. J. Photochem. Photobiol. B 97 (3), 145-151.

[49] Moreira, M.S., Velasco, I.T., Ferreira, L.S., Ariga, S.K., Abatepaulo, F., Grinberg, L.T., et al., 2011. Effect of laser phototherapy on wound healing following cerebral ischemia by cryogenic injury. J. Photochem. Photobiol. B 105 (3), 207-215.

[50] Mu, Y., Gage, F.H., 2011. Adult hippocampal neurogenesis and its role in Alzheimer's disease. Mol. Neurodegener. 6, 85.

[51] Naeser, M.A., Hamblin, M.R., 2015. Traumatic brain injury: a major medical problem that could be treated using transcranial, red/near-infrared LED photobiomodulation. Photomed. Laser Surg. 33, 443-446.

[52] Naeser, M.A., Saltmarche, A., Krengel, M.H., Hamblin, M.R., Knight, J.A., 2011. Improved cognitive function after transcranial, light-emitting diode treatments in chronic, traumatic brain injury: two case reports. Photomed. Laser Surg. 29 (5), 351-358.

[53] Naeser, M.A., Martin, P.I., Ho, M.D., Krengel, M.H., Bogdanova, Y., Knight, J.A., et al., 2016. Transcranial, red/near-infrared light-emitting diode therapy to improve cognition in chronic traumatic brain injury. Photomed. Laser Surg. 34 (12), 610-626.

[54] Oron, A., Oron, U., 2016. Low-level laser therapy to the bone marrow ameliorates neurodegenerative disease progression in a mouse model of Alzheimer's Disease: a minireview. Photomed. Laser Surg. 34 (12), 627-630.

[55] Oron, U., Yaakobi, T., Oron, A., Hayam, G., Gepstein, L., Rubin, O., et al., 2001. Attenuation of infarct size in rats and dogs after myocardial infarction by low-energy laser irradiation. Lasers Surg. Med. 28 (3), 204-211.

[56] Oron, A., Oron, U., Streeter, J., de Taboada, L., Alexandrovich, A., Trembovler, V., et al., 2007. low-level laser therapy applied transcranially to mice following traumatic brain injury significantly reduces long-term neurological deficits. J. Neurotrauma 24 (4), 651-656.

[57] Oron, A., Oron, U., Streeter, J., De Taboada, L., Alexandrovich, A., Trembovler, V., et al., 2012. Near infrared transcranial laser therapy applied at various modes to mice following traumatic brain injury significantly reduces long-term neurological deficits. J. Neurotrauma 29 (2), 401-407.

[58] Overman, J.J., Clarkson, A.N., Wanner, I.B., Overman, W.T., Eckstein, I., Maguire, J.L., et al., 2012. A role for ephrin-A5 in axonal sprouting, recovery, and activity-dependent plasticity after stroke. Proc. Natl. Acad. Sci. U.S.A. 109 (33), E2230-E2239.

[59] Pekny, M., Pekna, M., 2014. Astrocyte reactivity and reactive astrogliosis: costs and benefits. Physiol. Rev. 94 (4), 1077-1098.

[60] Quirk, B.J., Torbey, M., Buchmann, E., Verma, S., Whelan, H.T., 2012. Near-infrared photobiomodulation in an animal

model of traumatic brain injury: improvements at the behavioral and biochemical levels. Photomed. Laser Surg. 30 (9), 523-529.

［61］Richardson, R.M., Sun, D., Bullock, M.R., 2007. Neurogenesis after traumatic brain injury. Neurosurg. Clin. N. Am. 18 (1), 169-181. xi.

［62］Safinia, C., Bershad, E.M., Clark, H.B., SantaCruz, K., Alakbarova, N., Suarez, J.I., et al., 2016. Chronic traumatic encephalopathy in athletes involved with high-impact sports. J. Vasc. Interv. Neurol. 9 (2), 34-48.

［63］Sharp, F.R., Liu, J., Bernabeu, R., 2002. Neurogenesis following brain ischemia. Brain Res. Dev. Brain Res. 134 (1-2), 23-30.

［64］Thunshelle, C., Hamblin, M.R., 2016. Transcranial low-level laser (light) therapy for brain injury. Photomed. Laser Surg. 34 (12), 587-598.

［65］Tuby, H., Maltz, L., Oron, U., 2011. Induction of autologous mesenchymal stem cells in the bone marrow by low-level laser therapy has profound beneficial effects on the infarcted rat heart. Lasers Surg. Med. 43 (5), 401-409.

［66］Vaynman, S.S., Ying, Z., Yin, D., Gomez-Pinilla, F., 2006. Exercise differentially regulates synaptic proteins associated to the function of BDNF. Brain Res. 1070 (1), 124-130.

［67］von Bohlen Und Halbach, O., 2007. Immunohistological markers for staging neurogenesis in adult hippocampus. Cell Tissue Res. 329 (3), 409-420.

［68］Wang, Y., Huang, Y.Y., Wang, Y., Lyu, P., Hamblin, M.R., 2017. Photobiomodulation of human adipose-derived stem cells using 810nm and 980nm lasers operates via different mechanisms of action. Biochim. Biophys. Acta 1861, 441-449.

［69］Wilhelmsson, U., Li, L., Pekna, M., Berthold, C.H., Blom, S., Eliasson, C., et al., 2004. Absence of glial fibrillary acidic protein and vimentin prevents hypertrophy of astrocytic processes and improves post-traumatic regeneration. J. Neurosci. 24 (21), 5016-5021.

［70］Wu, Q., Xuan, W., Ando, T., Xu, T., Huang, L., Huang, Y.Y., et al., 2012. Low-level laser therapy for closed-head traumatic brain injury in mice: effect of different wavelengths. Lasers Surg. Med. 44, 218-226.

［71］Xiao, X., Liu, Y., Qi, C., Qiu, F., Chen, X., Zhang, J., et al., 2010. Neuroprotection and enhanced neurogenesis by tetramethylpyrazine in adult rat brain after focal ischemia. Neurol. Res. 32 (5), 547-555.

［72］Xuan, W., Vatansever, F., Huang, L., Wu, Q., Xuan, Y., Dai, T., et al., 2013. Transcranial low-level laser therapy improves neurological performance in traumatic brain injury in mice: effect of treatment repetition regimen. PLoS One 8 (1), e53454.

［73］Xuan, W., Agrawal, T., Huang, L., Gupta, G.K., Hamblin, M.R., 2014a. Low-level laser therapy for traumatic brain injury in mice increases brain derived neurotrophic factor (BDNF) and synaptogenesis. J. Biophotonics 9999(9999).

［74］Xuan, W., Vatansever, F., Huang, L., Hamblin, M.R., 2014b. Transcranial low-level laser therapy enhances learning, memory, and neuroprogenitor cells after traumatic brain injury in mice. J. Biomed. Optics 19 (10), 108003.

［75］Xuan, W., Agrawal, T., Huang, L., Gupta, G.K., Hamblin, M.R., 2015. Low-level laser therapy for traumatic brain injury in mice increases brain derived neurotrophic factor (BDNF) and synaptogenesis. J. Biophotonics 8 (6), 502-511.

［76］Xuan, W., Huang, L., Hamblin, M.R., 2016. Repeated transcranial low-level laser therapy for traumatic brain injury in mice: biphasic dose response and long-term treatment outcome. J. Biophotonics 9 (11-12), 1263-1272.

［77］Zhang, C., Wu, H., Zhu, X., Wang, Y., Guo, J., 2011. Role of transcription factors in neurogenesis after cerebral ischemia. Rev. Neurosci. 22 (4), 457-465.

［78］Zhang, L., Yan, R., Zhang, Q., Wang, H., Kang, X., Li, J., et al., 2013. Survivin, a key component of the Wnt/beta-catenin signaling pathway, contributes to traumatic brain injury-induced adult neurogenesis in the mouse dentate gyrus. Int. J. Mol. Med. 32 (4), 867-875.

第 13 章　光生物调节与创伤性脑损伤小鼠模型中的线粒体

Mei X.Wu[1][2][3], Michael R. Hamblin[1][2][3]

1. 马萨诸塞总医院 Wellman 光医学中心，美国马萨诸塞州波士顿
2. 哈佛医学院皮肤科，美国马萨诸塞州波士顿
3. 哈佛 - 麻省理工学院健康科学与技术部，美国马萨诸塞州剑桥

13.1　引言

创伤性脑损伤（TBI）会导致脑部结构损伤和功能障碍，这是由原发性和继发性损伤共同导致的。原发性损伤是由事故中发生的冲击或爆炸瞬间造成的，而继发性脑损伤则随着时间的推移而发展，为预防和治疗提供了治疗窗口。继发性脑损伤是由一系列代谢、细胞和分子事件引起的，这些事件包括炎症、氧化应激、细胞钙稳态紊乱、血管通透性增加、线粒体功能障碍、谷氨酸兴奋毒性及细胞凋亡（Bramlett and Dietrich, 2007）等。缺氧及其对线粒体功能的不利影响可能在这一级联反应中起启动作用，并可能成为治疗或干预的目标（Longhi et al., 2007）。

尽管大脑仅占人体总重量的 2%，但其消耗了人体产生或摄入的氧气和葡萄糖的 20% 和 25%，因此是能量需求最大的器官之一。细胞能量（三磷酸腺苷，ATP）主要通过线粒体的氧化磷酸化产生。线粒体的正常功能对于脑细胞的存活和活动至关重要，即使大脑短暂缺氧或缺乏葡萄糖，也会在几分钟内对大脑功能造成不利影响，并在几分钟内对神经元造成不可挽回的损害（Budd, 1998）。大量回顾性研究和前瞻性临床试验的数据表明，脑缺氧是 TBI 后不良预后的早期预测指标（Chang et al., 2009; Oddo et al., 2011; Yan et al., 2014），因为线粒体呼吸链高效产生 ATP 的过程依赖于持续供氧。

13.2　创伤性脑损伤中的 IEX-1

即时早期反应基因（IEX-1）是一种即早基因，可由 X 线、紫外线辐射、表皮生长因子等生长因子、肿瘤促进性胆碱酯酶、肽类生长因子（如垂体腺苷酸环化酶激活肽）、类固醇激素（如 1α,25- 二羟基维生素 D3）诱导，也可在细胞分化期间被诱导（Schilling et al., 2001）。IEX-1 基因编码的蛋白质的预测分子量为 17，000 道尔顿。该蛋白质在翻译后通过糖基化进行修饰（Kondratyev et al., 1996）。

人们普遍认为，继发性脑损伤的发病机制涉及复杂的细胞和分子级联反应，与线粒体功能不足、血脑屏障破坏、神经炎症、氧化应激、细胞死亡等因素有关。由于 TBI 的发病机制复杂，尚无单一动物模型能够再现人类观察到的所有发病机制。IEX-1 在调控线粒体 F1F0-ATP 酶活性（Campanella et al., 2008）、防止细胞凋亡以及消除炎症方面发挥着关键作用。IEX-1 的缺失突变可增强凋亡（Shen et al., 2006）、降低 ATP 合酶活性（Shen et al., 2009），并延长小鼠模型中组织依赖性的炎症反应（Zhi et al., 2012）。此外，NF-κB 上调 IEX-1，而 IEX-1 反过来抑制 NF-κB 的激活，作为一种负反馈机制，有助于

炎症的消退（Zhang et al., 2002;Wu, 2003）。

为了深入了解线粒体功能不足在继发性脑损伤的发生和发展中可能发挥的作用，研究人员研究了 IEX-1 缺乏对继发性脑损伤发病机制的影响。我们发现，在轻度创伤性脑损伤（mTBI）后，IEX-1 基因敲除（KO）小鼠比野生型（WT）同窝小鼠更容易发生继发性脑损伤，这与广泛神经元细胞死亡、持续神经炎症与撞击部位及其周围脑组织严重缺损有关。值得注意的是，在 TBI 后 4 小时给予单次 PBM 可有效预防 IEX-1 基因缺失引起的继发性脑损伤。这一发现强调了线粒体在继发性脑损伤的发病机理和 PBM 的有效性中扮演的关键角色。

13.3　IEX-1 KO 小鼠无法从轻度创伤性脑损伤中完全恢复

为了模拟人类轻度脑创伤，我们建立了一个闭合头颅冲击模型，将无毛小鼠头部直接置于气动冲击装置下，冲击深度为 2.0mm。在脑创伤后 1 小时，通过神经严重程度评分（NSS）评估初始损伤的严重程度，得分在 4 ～ 6 的小鼠被纳入研究。对闭合头部的冲击使头皮受冲击部位造成轻微红斑［图 13.1（A）］，但与假手术对照组相比，对颅骨、大脑或血脑屏障没有造成任何明显结构性损伤［图 13.1（A）］。皮层表面或下面的皮层物质都没有急性出血的迹象［图 13.1（A）］，与人类轻度脑创伤类似。对这些小鼠神经行为的评估显示，WT 型小鼠的 NSS 从脑部创伤后 1 小时的 4.3±0.9 显著下降到第 14 天的 1.0±0.8，并在第 28 天持续下降到 0.3±0.5［图 13.1（B）］，表明大多数小鼠的神经功能已完全恢复。相比之下，虽然 IEX-1 KO 小鼠在脑部创伤后 1 小时的 NSS 值（4.9±1.0）与 WT 小鼠相似，但它们的恢复速度明显较慢，在 28 天的实验结束时，它们的 NSS 值仍然明显更高（2.1±1.0 vs. 0.3±0.5, $P < 0.001$）［图 13.1（B）］。

此外，WT 小鼠在受伤后的第一天或第二天体重仅略微短暂下降［图 13.1（C）］。在体重短暂下降后，

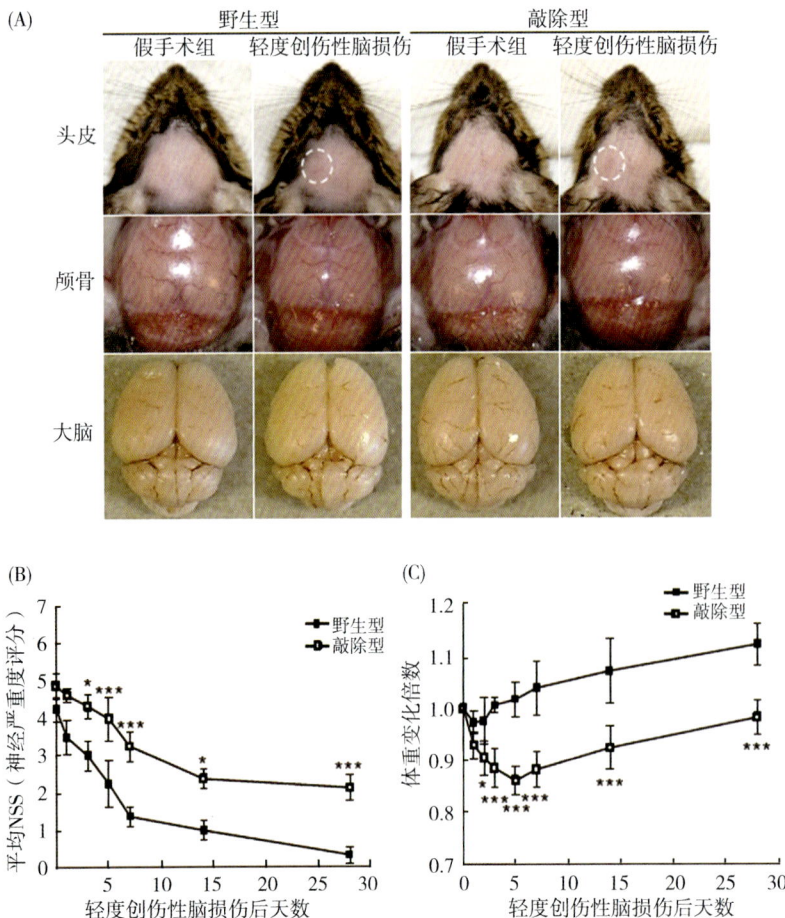

图 13.1　IEX-1 基因敲除小鼠在 mTBI 后无法完全恢复。（A）野生型和基因敲除小鼠轻度损伤和假损伤大脑的代表性照片。照片拍摄于轻度损伤后 6 小时，显示撞击头皮上的红斑（上图，白色虚线圈内），下方为正常颅骨（中图）和大脑（下图）；（B）轻度创伤性脑损伤后的神经严重程度评分（NSS）随时间的变化过程。在 mTBI 后 1 小时和指定天数评估野生型和基因敲除小鼠的 NSS，并表示为平均值 ± 标准误（SEM）；（C）受伤小鼠随时间变化的体重。通过监测指定天数后 mTBI 的小鼠体重来评估动物的健康状况，并表示为相对于损伤前水平的体重变化的平均值 ± 标准误，其中损伤前水平设为 1。$P < 0.05$，$^{**}P < 0.001$，表示 IEX-1 存在或不存在时的差异（每组 n=9 只小鼠）

动物在第三天开始恢复体重，并在第四天达到受伤前的水平，此后体重稳步增加，超过受伤前的水平。相比之下，IEX-1 KO 小鼠在受伤后的前 5 天体重急剧下降 [图 13.1（C）]。在 KO 小鼠达到最低体重后，它们在第 7 天才开始恢复体重，比 WT 小鼠晚了 4 天，此后体重逐渐增加，但直到实验结束，体重也从未达到受伤前的水平 [图 13.1（C）]。

13.4　IEX-1 KO 小鼠在轻度创伤性脑损伤后的组织学改变

在受伤后体重恢复不佳的同时，第 7 天，大脑的宏观形态在受影响的撞击部位开始出现明显的病变，随着时间的推移，这种病变在 KO 小鼠中加剧 [图 13.2（A）]。在第 14 天，病变扩大加深，在第 28 天形成了一个大瘢痕 [图 13.2（A）]。在整个实验期间，KO 小鼠脑损伤的明显加重与 WT 小鼠正常的大脑外观形成了鲜明的对比 [图 13.2（A）]。在整个研究过程中，低倍放大下 WT 小鼠撞击部位没有发现任何损伤 [图 13.2（B）上]。相比之下，KO 小鼠的损伤面积持续增大，第 1 天几乎看不到，但第 7 天清晰可见，第 14 天明显扩大，第 28 天从皮层向海马区迅速扩散，导致脑组织严重受损 [图 13.2（B）下]。从数量上看，平均病变面积（第 1 天相对于整个大脑的 0%）在第 7 天增加至 1.8%±1.2%，在第 14 天增加至 7.7%±1.3%，在第 28 天增加至 12.8%±4.0% [图 13.2（E）]。

在高倍放大下，无论是否表达 IEX-1，假手术组的大脑新皮层中健康的细胞核相对较大，核质中有几个可分辨的核仁 [图 13.2（C），下排第一幅图]。mTBI 后，在损伤后 1 天，挫伤部位下方均匀分布着大量坏死细胞（空心箭头），这些细胞的细胞核固缩并浓缩，且无论是否存在 IEX-1，均无明显区别 [图 13.2（C），第二幅图]。由于核浓缩，这些坏死细胞中无法再看到可分辨的核仁。WT 小鼠中的受损皮层细胞在损伤后第 7 天似乎已从损伤中恢复，证据是坏死细胞数量急剧减少，同时形态上与假手术组相似的细胞数量急剧增加 [图 13.2（C），第三幅图]。在 WT 小鼠的撞击部位，形态正常的细胞百分比从第 1 天的 3.1%±1.5% 增加至第 7 天的 61.2%±13.0%，再到第 14 天的 82.3%±11.5%，并在损伤后第 28 天达到 99.4%±0.4% [图 13.2（F）]；这明确表明脑细胞在损伤后具有强大的再生能力。与 WT 小鼠的显著恢复形成鲜明对比的是，IEX-1 KO 小鼠受损大脑中的细胞形态几乎没有恢复迹象 [图 13.2（C），第三至第五幅图下部]。相反，在实验过程中，KO 小鼠撞击区域的正常细胞百分比持续下降 [图 13.2（F）]。在撞击部位观察到由大量白细胞（实心箭头）浸润引起的神经炎症，并在 7 天内逐渐增多。在第 14 天和第 28 天，直接撞击区域的皮层组织部分或完全死亡（图 13.2，第四至第五幅图），且周围病变组织显示白细胞浸润。这些数据表明损伤向周围组织迅速扩散。

在撞击部位下方，海马区在创伤后 7 天开始出现细胞坏死，并随着时间的推移而增加，导致 KO 小鼠在 28 天后出现严重的海马损伤 [图 13.2（D），第五个下排]。如图 13.2G 所示，海马细胞坏死率从第 1 天的 0.3%±0.1% 上升至第 7 天的 10.2%±4.8%，7 天时为 10.2%±4.8%，14 天时为 17.4%±5.7%，在 mTBI 后第 28 天时甚至高达 50.1%±6.3%。与皮层区神经炎症的启动类似，我们还观察到海马区在白细胞浸润之前出现细胞坏死，这表明炎症可能已导致周围组织的细胞死亡。在 WT 小鼠的海马区没有细胞死亡或白细胞浸润，这证实损伤引起的细胞反应仅限于皮层区 [图 13.2（D），下排第五幅图]。这些结果均有力地表明，IEX-1 通过其防止细胞死亡、消除炎症或同时发挥这两种作用，在预防继发性脑损伤方面发挥着重要作用。

13.5　轻度创伤性脑损伤后的炎症反应

为了确认在缺乏 IEX-1 的情况下存在高水平的炎症反应，通过 qRT-PCR 对 mTBI 后不同时间从撞击部位取出的组织中的炎症介质进行了测定。在 mTBI 后 6 小时，WT 和 KO 皮层中 IL-1β、IL-6、CCL2、CXCL10 和 TNF-α 均出现上调 [图 13.3（A）]，这与之前的研究结果类似，即 TBI 可引发急性神经炎

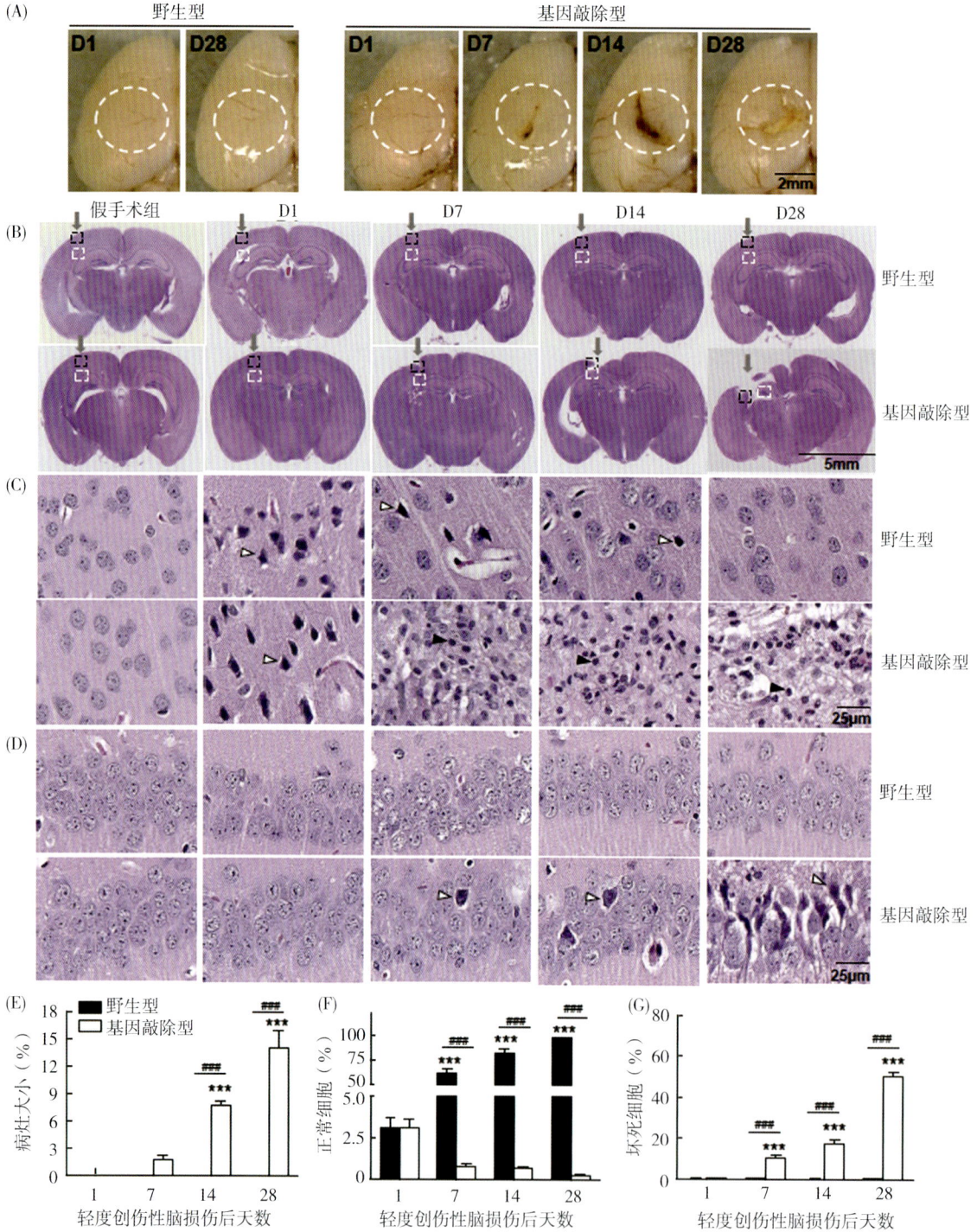

图13.2　轻度 TBI 后，IEX 基因敲除小鼠出现继发性脑损伤，而野生型小鼠未出现。（A）撞击部位，大脑左半球的宏观形态。注意，野生型大脑在创伤后第 1 天（D1）和第 28 天（D28）外观正常，但基因敲除大脑损伤随时间恶化，由白色虚线圈标记（B-D）mTBI 后指定天数，WT 和 KO 大脑经 H&E 染色的冠状切片的组织学检查；（B）切片中的撞击部位由箭头指出；受伤的新皮层在高亮黑色虚线方框内并放大显示于（C）；下方的海马由白色虚线方框勾勒并放大显示于（D）。空心箭头表示每个视野中的一个坏死细胞，实心箭头表示一个浸润的白细胞。图中所有数据均代表每组 6 只小鼠的情况；（B）切片中整个大脑切片的病变大小百分比通过 ImageJ 确定，并在（E）中表示为平均值 ± 标准误（每组 n=6 只小鼠）；（C）中的正常细胞或（D）中的坏死细胞相对于同一视野中计数的总细胞数的百分比，按照材料和方法中的详细说明确定，并分别显示于（F）和（G）。$***P < 0.001$，与第 1 天相比；$###P < 0.001$，表示 IEX-1 存在或不存在时的差异

症（Chiu et al., 2016）。与 WT 小鼠相比，KO 小鼠的 IL-6、CCL2、CXCL10 和 TNF-α 水平显著升高，这与图 13.2（C）中描述的 KO 小鼠大脑中更强烈的炎症反应相关。在受伤后 28 天，WT 小鼠中所有细胞因子和趋化因子均降至基线水平。然而，在受伤后 28 天，与受伤的 WT 小鼠皮层或假手术组小鼠皮层相比，受伤的 KO 小鼠皮层中测试的五种炎症介质中有四种仍然显著升高［图 13.3（A）］。值得注意的是，在假手术处理后 6 小时，IEX-1 KO 小鼠的 IL-1β 水平高于 WT 小鼠，IL-6 水平也略高于 WT 小鼠［图 13.3（A）］。假手术包括麻醉、脱毛以及将器械尖端的冲孔深度设置为 0mm 的假性冲击，会对小鼠造成一定压力，而 WT 小鼠可能比 IEX-1 KO 小鼠更能耐受这种压力。IEX-1 是一种应激诱导基因，在应对各种应激时会被上调，而基因缺失会削弱小鼠的应激管理能力（Wu, 2003）。为了支持这一假设，在未经治疗的 WT 和 KO 小鼠之间没有发现这些细胞因子的转录水平差异［图 13.3（A），naive 列］。尽管炎症细胞因子的转录增加，但假手术组小鼠大脑中没有白细胞浸润的证据［图 13.2（C）］，这表明假手术引起的炎（如果有的话）在这些小鼠中是短暂的。

在 mTBI 后 28 天，KO 小鼠 IL-6、CCL2、CXCL10 和 TNF-α 的水平仍未恢复到 WT 水平，这表明这些小鼠的炎症反应缓解能力受损。为了证实神经功能恶化（至少部分）可能归因于缺乏 IEX-1 引起的炎症反应升高，我们进行了额外的实验。在 mTBI 后 1 小时，向 WT 小鼠注射 4mg/kg 体重的 LPS［能够诱发轻度炎症反应（Qin et al., 2007）］。LPS 进一步使神经行为表现恶化，这种恶化在注射 LPS 后 1 小时就很明显，NSS 从 4.8±0.4 增加至 6.4±0.5［图 13.3（B），$P < 0.01$］。在受伤的 WT 小鼠中，NSS 的恶化效应持续了 3 天以上［第 3 天为 5.0±1.9 *vs*.1.8±0.5，$P < 0.001$，图 13.3（B）］，在第 7 天时有所缓解，但第二次注射 LPS 后可能会再次发作［图 13.3（B）］。在类似条件下，单独的 LPS 对未受伤的对照小鼠的神经功能没有显著影响［图 13.3（B）］。这些数据表明，神经炎症因 IEX-1 的缺失突变而加剧，导致白细胞浸润加剧，这可能会显著促进继发性脑损伤的发生和发展。

13.6　IEX-1 基因敲除小鼠创伤性脑损伤的经颅光生物调节

多项研究表明，PBM 对某些动物模型中的 TBI 和神经退行性疾病具有抗感染治疗作用（Hamblin, 2016a,b, 2018; Hennessy and Hamblin, 2017）。因此，我们研究了 PBM 是否可以预防由 IEX-1 缺乏引起的神经炎症，并保护小鼠免受继发性脑损伤。在 mTBI 后 4 小时，将 PBM（给定参数）非侵入性地施加到受伤区域的无毛头皮上。在 PBM 后 2 小时，通过 qRT-PCR 测量受伤组织中的炎性细胞因子和趋化因子的水平。无论 IEX-1 的表达如何，在 PBM 后，这些受伤小鼠体内的 IL-1β、IL-6、CCL2 和 CXCL10（但不包括 TNF-α）都大幅减少（图 13.4，左图）。尽管在 PBM 后，通过 t 检验分析，KO 小鼠中 CCL2 和 CXCL10 的表达水平似乎高于 WT 小鼠（数据未显示），但如果通过双因子方差分析检验差异，则没有统计学意义（图 13.4，左图）。与 PBM 后这些炎症介质减少形成鲜明对比的是，PBM 上调了 TNF-α，在 mTBI 后 6 小时，对 WT 小鼠（4.5 倍）比对 KO 小鼠（2.0 倍）的影响更明显（图 13.4，左图）。PBM 对 TNF-α 基因表达的不同影响导致 WT 和 KO 小鼠在光照后 TNF-α 水平相当。WT 和 KO 小鼠中 TNF-α 的高水平表达是暂时的，在 28 天后恢复到假手术组水平（图 13.4，右图）。除了 TNF-α、IL-1β、IL-6 和 CCL2（但不包括 CXCL10），在 PBM 照射 28 天后，WT 和 KO 小鼠体内的所有这些因子都降低到假手术组水平。与假手术对照组相比，CXCL10 在第 28 天仍然升高，WT 小鼠升高到约原来的 8 倍，KO 小鼠升高到约原来的 21 倍（图 13.4，右图，$P < 0.01$）

小鼠的 NSS 值大大降低［图 13.5（A）］，说明 PBM 介导的神经炎症抑制与神经功能改善明显相关。mTBI 后 1 小时，评估的初始 NSS 值在 IEX-1 存在与否的情况下相差不大［图 13.5（A）］。在 PBM 治疗组中，KO 小鼠的 NSS 明显低于假治疗处理组的 KO 小鼠［图 13.5（A）］。NSS 在第三天首次出现降低（$P < 0.05$），在第 7 天降低程度变得非常显著（$P < 0.001$），并持续到本研究期间的第 28 天。

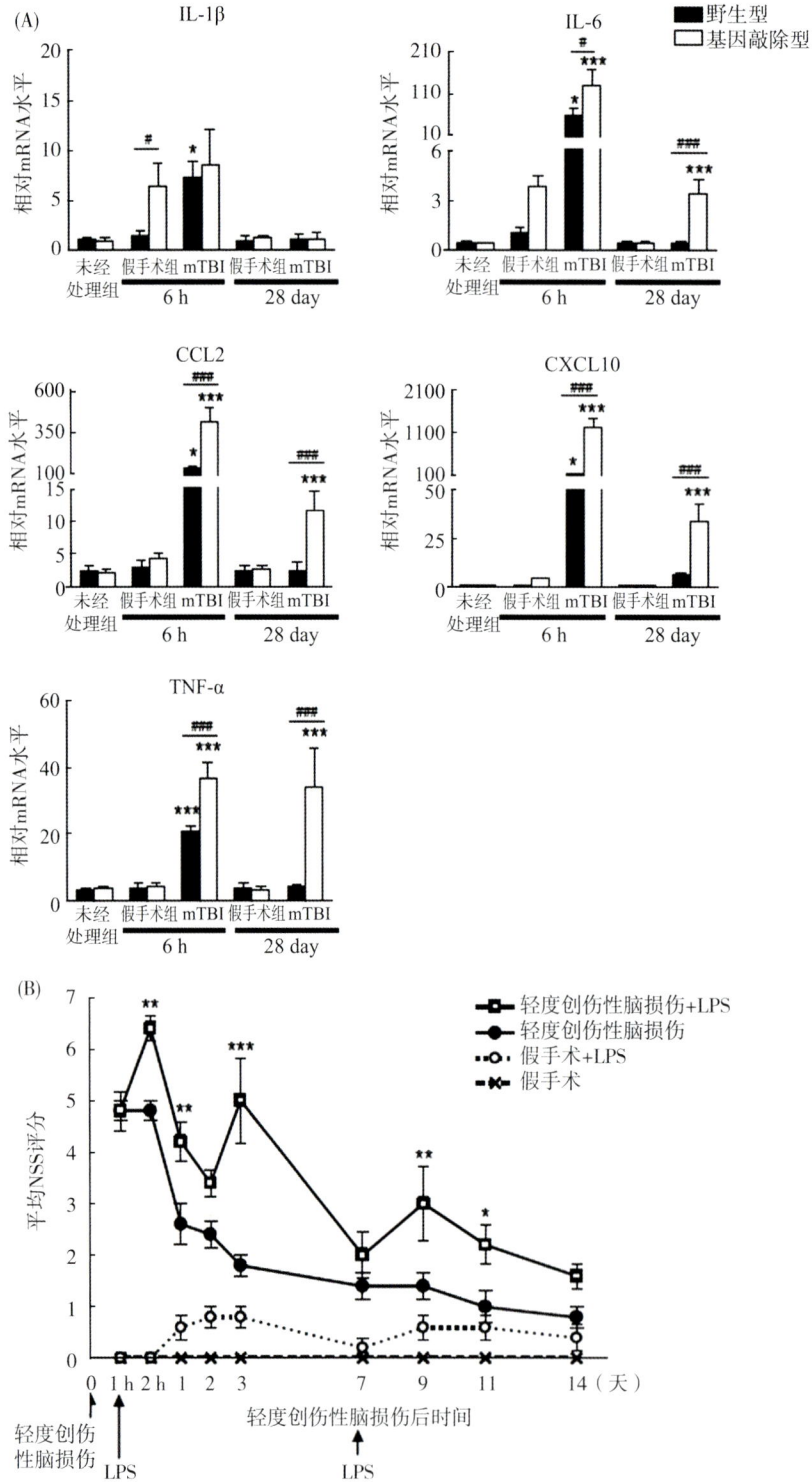

图 13.3　IEX-1 基因敲除的损伤大脑炎症反应加剧。（A）mTBI 后指定时间的促炎介质 qRT-PCR 分析。从受伤后 6 小时的受影响皮层或 28 天后的病灶周围区域分离总 RNA。通过 qRT-PCR 分析 IL-1β、IL-6、CCL2、CXCL10 和 TNF-α 的 mRNA 水平，并以 β- 肌动蛋白为内参进行校正。结果表示为平均值 ± 标准误（每组 *n*=5 只小鼠）。*P* < 0.05，*P* < 0.001，表示损伤大脑与假手术对照之间的差异；*#P* < 0.05，*###P* < 0.001，表示 IEX-1 存在或不存在时的差异；（B）脂多糖（LPS）对 mTBI 损伤诱导的神经行为的有害影响。在 mTBI 后 1 小时和 7 天，向 WT 小鼠腹腔注射 LPS。按照图 13.1B 所示评估 NSS。结果表示为平均值 ± 标准误（每组 *n*=5 只小鼠）。*P* < 0.05，*P* < 0.01，***P* < 0.001，表示 LPS 存在或不存在时的差异

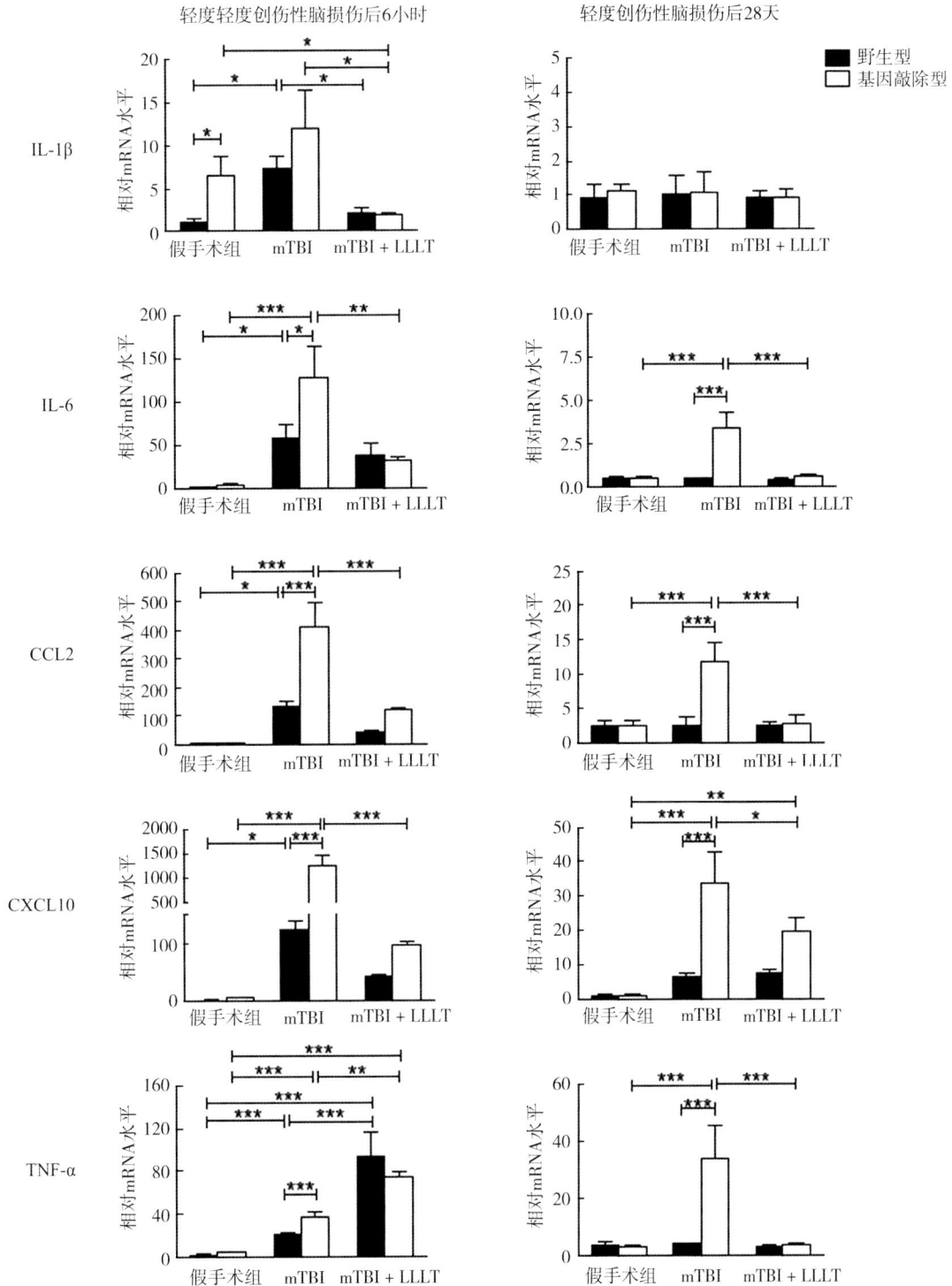

图13.4　tPBM 对各种炎症介质表达的不同影响。通过 qRT-PCR 分析促炎细胞因子和趋化因子，分析时间为 PBM 后 2 小时、mTBI 后 6 小时以及损伤后 28 天，如图 13.3A 所示。数据表示为平均值 ± 标准误（每组 n=5 只小鼠）。$^{*}P < 0.05$，$^{**}P < 0.01$，$^{***}P < 0.001$，当在相同动物背景和相同时间点，将 mTBI 组或 mTBI+PBM 组与假手术组进行比较时

这种恢复趋势与 WT 小鼠在没有 PBM 的情况下所呈现的趋势相当［图 13.5（A）］。这些 KO 小鼠的体重变化遵循类似的模式，通过 PBM 完全恢复正常到野生型水平［图 13.5（B）］。

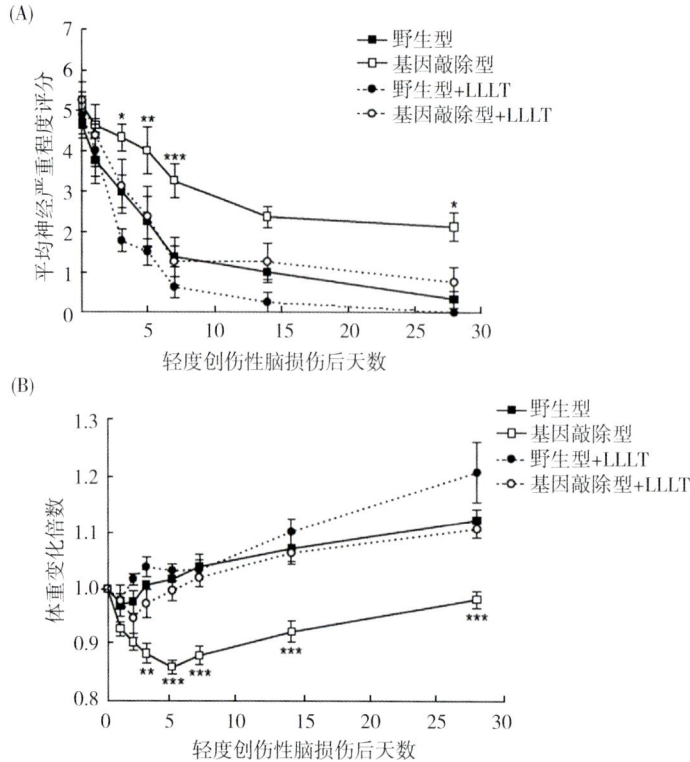

图 13.5　tPBM 显著改善 IEX-1 基因敲除小鼠的神经行为表现。（A）轻度创伤性脑损伤和 tPBM 后的 NSS 随时间变化的过程；（B）体重变化的倍数。测量 NSS 和相对体重变化，如图 13.1（B）和（C）所示，每组 9 只小鼠。$^*P < 0.05$，$^{**}P < 0.01$，$^{***}P < 0.001$，表示基因敲除小鼠中 PBM 应用与否时的差异

在组织学上，与未接受 PBM 治疗的小鼠相比，接受 PBM 治疗的 IEX-KO 小鼠在受伤后 28 天检查时，脑组织损失大幅减少［5.5%±2.5%vs12.6%±1.9%，$P < 0.01$，图 13.6（A）］。重要的是，PBM 可保护受伤小鼠的海马区。相反，如果不进行治疗，KO 小鼠的新皮层和海马区都会出现大量坏死细胞（空心箭头）和凋亡细胞（实心箭头）［图 13.6（B）］。大脑的海马区被认为对记忆和空间导航至关重要，这可能是接受 PBM 治疗的 KO 小鼠 NSS 下降的原因［图 13.5（A）］。此外，PBM 使神经炎症显著减轻，表现为 KO 小鼠撞击部位的淋巴细胞浸润减少［图 13.6（B），下图］和促炎介质表达降低（图 13.4）。

最后，我们证实了 PBM 能够使受伤的 WT 或 KO 小鼠的 ATP 生成量增加。如图 13.6C 所示，在 mTBI 后，皮层撞击部位检测到相对较高的 ATP 生成水平，而 WT 小鼠的 ATP 生成水平在 PBM 的作用下进一步升高。尽管在早期（6 小时）时间点未达到统计学显著性［图 13.6（C）］，但在 PBM 后 24 小时，ATP 的生成显著增加。与 WT 对照组相比，在受伤后 6 小时检测 ATP 时，缺乏 IEX-1 的假手术对照组和受伤大脑的 ATP 产量均减少［图 13.6（C），$P < 0.05$］。受伤后 24 小时，ATP 产量下降的情况更为明显［图 13.6（C），$P < 0.001$］。该结果证实，缺乏 IEX-1 会损害受伤大脑中的氧化磷酸化。与 WT 小鼠类似，PBM 也使 IEX-1 KO 小鼠受伤大脑的 ATP 生成量增加了，将 KO 小鼠在两个时间点的 ATP 产量提高到与未接受光生物调节的受伤 WT 大脑相当的水平［图 13.6（C）］。有趣的是，无论是否进行光生物调节或表达 IEX-1，这些小鼠中 ATP 的水平都与 NSS 呈负相关。在研究过程中，受伤后 6 小时测得的 ATP 水平与神经行为表现的改善之间存在高度统计学相关性，第 3 天的 R^2 为 0.9283（$P < 0.0001$），第 7 天的 R^2 为 0.9512（$P < 0.0001$），第 14 天的 R^2 为 0.8533（$P < 0.0001$），第 28 天的 R^2 为 0.7732

（$P < 0.001$）［图 13.6（D）］。同样，受伤后 24 小时测得的 ATP 水平与这些动物中降低的 NSS 也高度相关，第 3 天的 R^2 为 0.9271（$P < 0.0001$），第 7 天的 R^2 为 0.7165（$P < 0.001$），第 14 天的 R^2 为 0.8086（$P < 0.0001$），第 28 天的 R^2 为 0.6004（$P < 0.01$）（数据未显示）。这些观察结果表明，在 mTBI 后早期阶段产生足够的 ATP 与长期神经恢复之间存在因果关系。

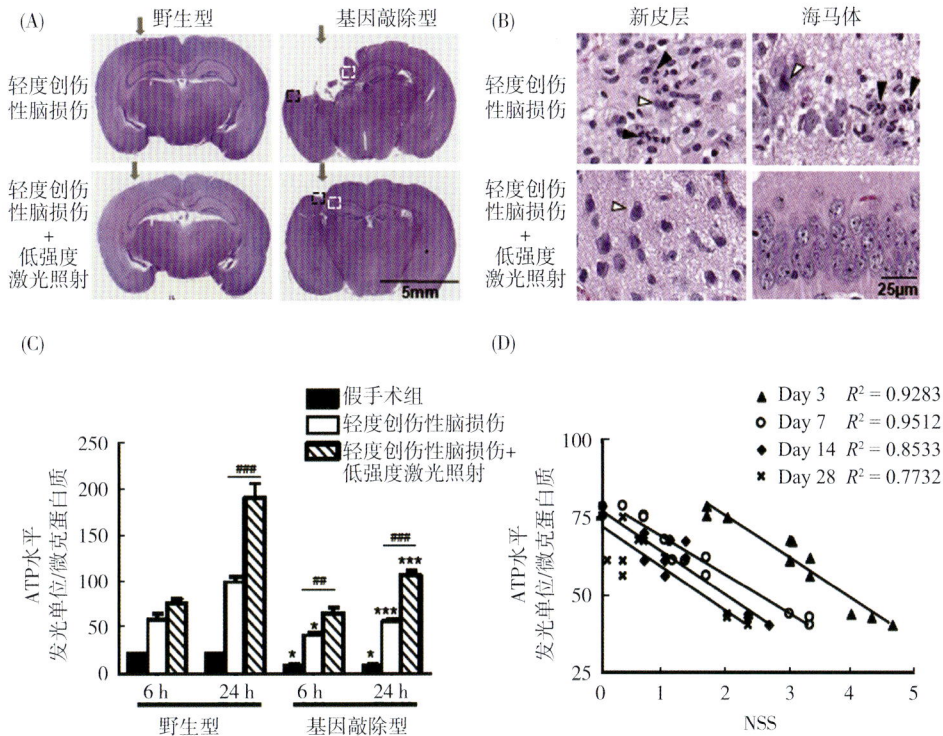

图 13.6 单次 tPBM 预防 IEX-1 缺陷引起的皮层组织损失。(A) WT 和 KO 小鼠 mTBI（上图）或受伤小鼠接受光生物调节（下图）后的代表性组织学冠状切片。切片制备于损伤后 28 天，箭头指示撞击部位。基因敲除小鼠新皮层（黑色虚线方框）和海马（白色虚线方框）的高倍放大显示于图（B）。代表性坏死细胞，具有固缩和凝聚的细胞核，用空心箭头标记；凋亡细胞，具有固缩和碎裂的细胞核，用实心箭头标记，分别显示于（B）。数据代表每组 6 只小鼠的情况（C 和 D）与存在 IEX-1 相比，不存在 IEX-1 时皮层 ATP 产生较低，但 PBM 后 ATP 产生较高，无论是否存在 IEX-1 表达；（C）WT 和 KO 小鼠在 mTBI 后 4 小时后接受 PBM。在 mTBI 后 6 小时和 24 小时，收集皮层裂解物用于 ATP 测量，并表达为平均值 ± 标准误（每组 n=6 只小鼠）。$P < 0.05$，$^{**}P < 0.001$，表示 IEX-1 存在或不存在时的差异；$^{##}P < 0.01$，$^{###}P < 0.001$，表示 PBM 存在或不存在时的差异。无论是否存在 IEX-1 表达，6 小时 ATP 水平与指定天数测量的 NSS 之间的相关性通过决定系数（R2）在（D）中分析。每个符号代表各组的数据，每组 12 只小鼠。在 12 只动物中，6 只动物在轻度创伤性脑损伤后 6 小时处死以测量 ATP，其余 6 只小鼠在指定天数监测神经功能

人们早已认识到，神经炎症对继发性脑损伤既有有益影响，也有不利影响。实验和临床研究均发现，抗炎或增强炎症的治疗均无法显著改善损伤（Finnie, 2013）。PBM 介导的炎症抑制可能是保护小鼠免受继发性脑损伤的关键因素之一（Khuman et al., 2012）。但是，目前尚不清楚这种保护作用是否是由于 PBM 在 TBI 早期阶段选择性上调 TNF-α 表达，同时抑制其他抗炎介质表达的结果。TNF-α 缺陷小鼠表现出早期功能改善，但在 TBI 后一段时间内未能完全恢复（Bermpohl et al., 2007），这提出了一个有趣的可能性，即 TNF-α 对脑损伤的影响还取决于其他促炎细胞因子的存在。如 TNF-α 被发现会协同增强 IL-1β 的神经毒性效应，因为这两种细胞因子具有许多相同的生理效应（Stahel et al., 2000）。因此，抑制 IL-1β，但上调 TNF-α，可能会使平衡向 TNF-α 更有效的一方倾斜。目前基于抗炎的治疗很难实现对炎症细胞因子产生选择性调节，这凸显了 PBM 在预防继发性脑损伤方面的独特能力。

13.7 光生物调节与代谢调节的结合

我们在 IEX-1 KO 大脑中证实了 ATP 合成与脑组织损失呈负相关（Zhang et al., 2014），这表明缺氧在继发性脑损伤中起着关键作用。因此，我们测试了经颅光生物调节剂（tPBM）与代谢调节剂（乳酸和丙酮酸）的组合（Dong et al., 2015）。PBM 能够改善缺氧细胞线粒体功能并促进 ATP 生成，这是其独特之处，也是其在 TBI 中发挥功效的潜在机制之一。此外，PBM 与脑能量代谢调节剂联合使用，能够增强 PBM 对受损大脑的治疗效果。这一发现具有重要的临床意义，因为 PBM 在目前 TBI 治疗中的治疗效果有限。

13.8 光生物调节促进神经元在体外低氧环境中的存活

由于缺氧与 TBI 患者的不良预后频繁相关，基于我们之前的结果（Zhang et al., 2014），我们研究了缺氧在引起继发性脑损伤中的作用，以及 PBM 对这种损伤的保护潜力。我们通过在培养基中加入氯化钴（$CoCl_2$）来使神经元 SH-SY5Y 细胞处于缺氧状态。这种缺氧模拟化合物诱导了缺氧，并且缺氧诱导因子 1-α（HIF1）的表达显著增加（数据未显示）（Piret et al., 2002）。用 150μM $CoCl_2$ 处理细胞 48 小时会导致近一半的细胞死亡（图 13.7A）。然而，当细胞在 $CoCl_2$ 孵育 2 小时后暴露于通量为 3 至 10J/cm² 的 PBM 时，细胞死亡显著减少。在较低的通量下，PBM 没有效果（图 13.7A）。当细胞在 $CoCl_2$ 添加后的 0 小时和 2 小时分别用 3J/cm² 的 PBM 照射，或在 0 小时、2 小时和 18 小时分别照射时，获得了更强的保护效果（图 13.7A）。PBM 对常规氧培养（对照）中的细胞存活率几乎没有影响。PBM 保护细胞免受缺氧诱导的细胞死亡的能力似乎与线粒体功能的改善有关。如图 13.7B 所示，缺氧培养的细胞产生的乳酸水平远高于对照组，这与从氧化磷酸化向糖酵解的代谢转变相一致。有趣的是，当细胞在 $CoCl_2$ 添加后的 0 小时、2 小时、18 小时和 24 小时时间点暴露于 PBM 时，乳酸产生减少到或低于对照水平，其中在 $CoCl_2$ 添加后 2 小时进行 PBM 照射的效果最强，而在 24 小时后的效果最弱（图 13.7B）。由于代谢转变，缺氧细胞的 ATP 产生水平极低（图 13.7C），并且活性氧（ROS）的产生显著增加（图 13.7D）。PBM 治疗部分缓解了由缺氧引起的线粒体功能受损，这体现在缺氧细胞中 ATP 水平以光剂量依赖的方式增加（图 13.7C）以及 ROS 生成受到抑制（图 13.7D）。值得注意的是，虽然 PBM 维持了线粒体活性和线粒体膜电位（ΔΨm）（图 13.7E），但它并没有改变 HIF1α 表达水平（数据未显示），这证实了线粒体是 PBM 的直接靶点。值得注意的是，PBM 仅在缺氧条件下改善了线粒体功能，而在常规氧培养中则没有效果，这与 PBM 普遍接受的细胞应激保护作用相一致。

13.9 光生物调节抑制缺氧诱导的细胞凋亡

细胞凋亡的特征是激活的 caspase-3，在 $CoCl_2$ 存在的情况下，激活的 caspase-3 水平明显更高。暴露于 PBM 后，激活的 caspase-3 显著减少（图 13.8A）。我们推测 PBM 使线粒体膜电位增加，从而防止细胞色素 c 泄漏，并减少 caspase-3 的活化和细胞凋亡。为了证实这一点，分别对细胞色素 c（绿色）和线粒体（Mitotracker 红色）进行了染色，在 $CoCl_2$ 孵育后，橙色的重叠部分减少，绿色和红色基本不重叠，表明细胞色素 c 从线粒体中释放出来（图 13.8B）。正如预期的那样，PBM 抑制了细胞色素 c 的泄漏，并帮助将细胞色素 c 保留在缺氧细胞中的线粒体内（图 13.8B）。为了进一步证实 PBM 防止细胞色素 c 从线粒体释放的能力，神经元被两种不同的诱导细胞凋亡的药物处理：ABT-737 和 PAC-1，它们分别作用于 Lampl（2007）细胞色素 c 释放的上游和下游。Annexin V 染色显示，在 24 小时处理后，ABT-737 诱导细胞死亡约 35%，但 PBM 处理后死亡显著减少（图 13.8C 和 D）。相比之下，PBM 对 PAC-1 诱导的细胞凋亡没有影响。这些结果与 PBM 通过防止细胞色素 c 泄漏维持线粒体膜电位和减少细胞凋亡的能力一致。

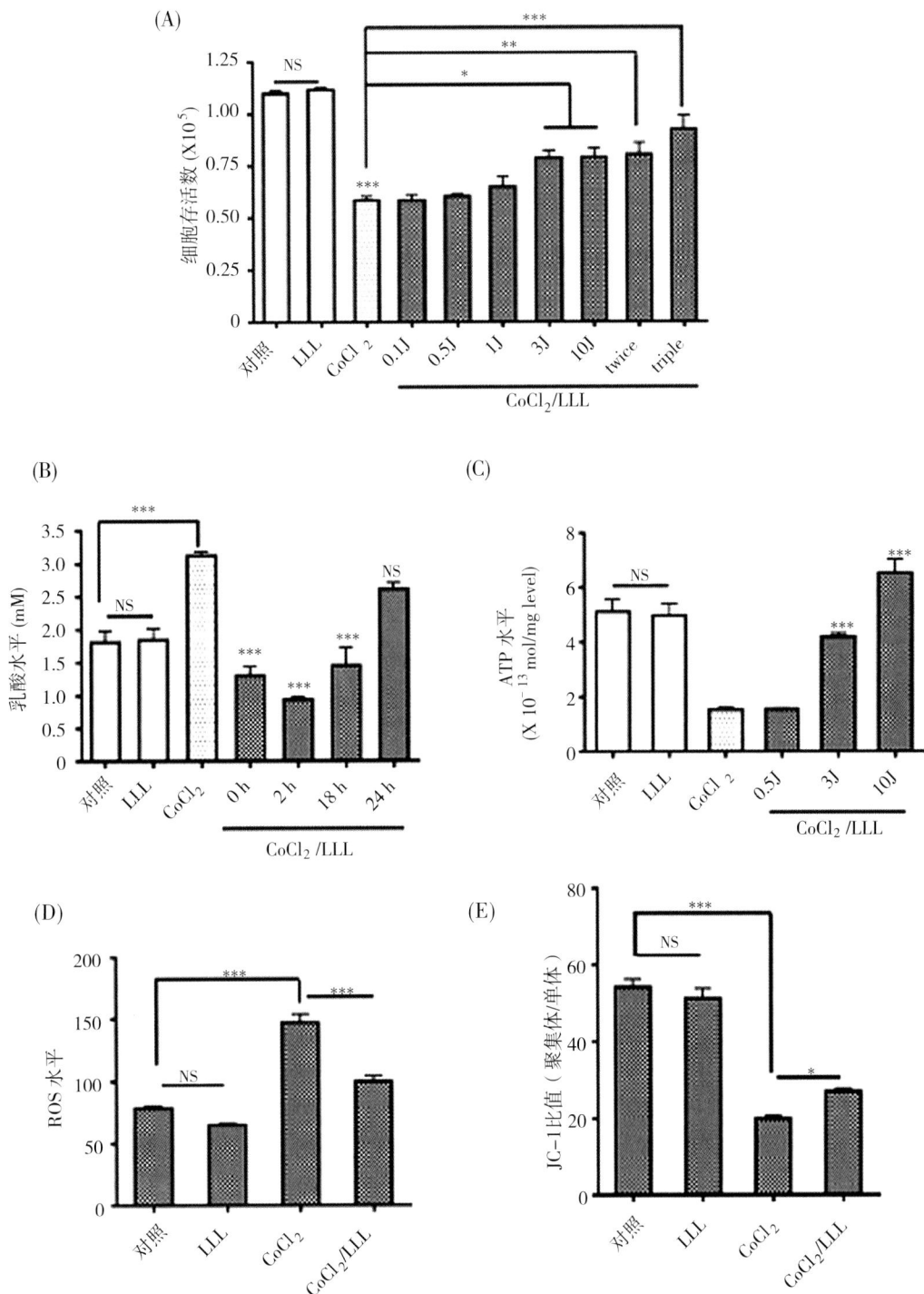

图 13.7 **PBM 在缺氧条件下维持线粒体功能。**（A）PBM 防止缺氧诱导的细胞死亡。SH-SY5Y 细胞用氯化钴（$CoCl_2$）处理 2 小时，然后按照指示剂量进行 PBM 照射：两次，在 $CoCl_2$ 孵育后 0 小时和 2 小时进行 PBM 治疗；三次，在 $CoCl_2$ 孵育后 0 小时、2 小时和 18 小时进行 PBM 治疗；（B）乳酸产生。用或不用 $CoCl_2$ 处理细胞，然后在 $CoCl_2$ 给药后指示时间用 $3J/cm^2$PBM 照射，并在 $CoCl_2$ 给药后 48 小时测量乳酸积累；（C）$CoCl_2$ 和光生物调节对 ATP 产生的影响。细胞接受 $CoCl_2$ 处理，然后进行指示剂量的光生物调节治疗。在 PBM 照射后 1 小时测量 ATP 水平；（D）活性氧（ROS）产生和（E）线粒体膜电位。在 $CoCl_2$ 添加后 4 小时或 PBM 处理后 2 小时进行测量。通过 JC-1 聚集体（红色）与单体（绿色）荧光的比率计算线粒体膜电位。所有结果均表示为平均值 ± 标准误。$n=8$；$^*P < 0.05$，$^{**}P < 0.01$，$^{***}P < 0.001$，NS 表示无显著性差异

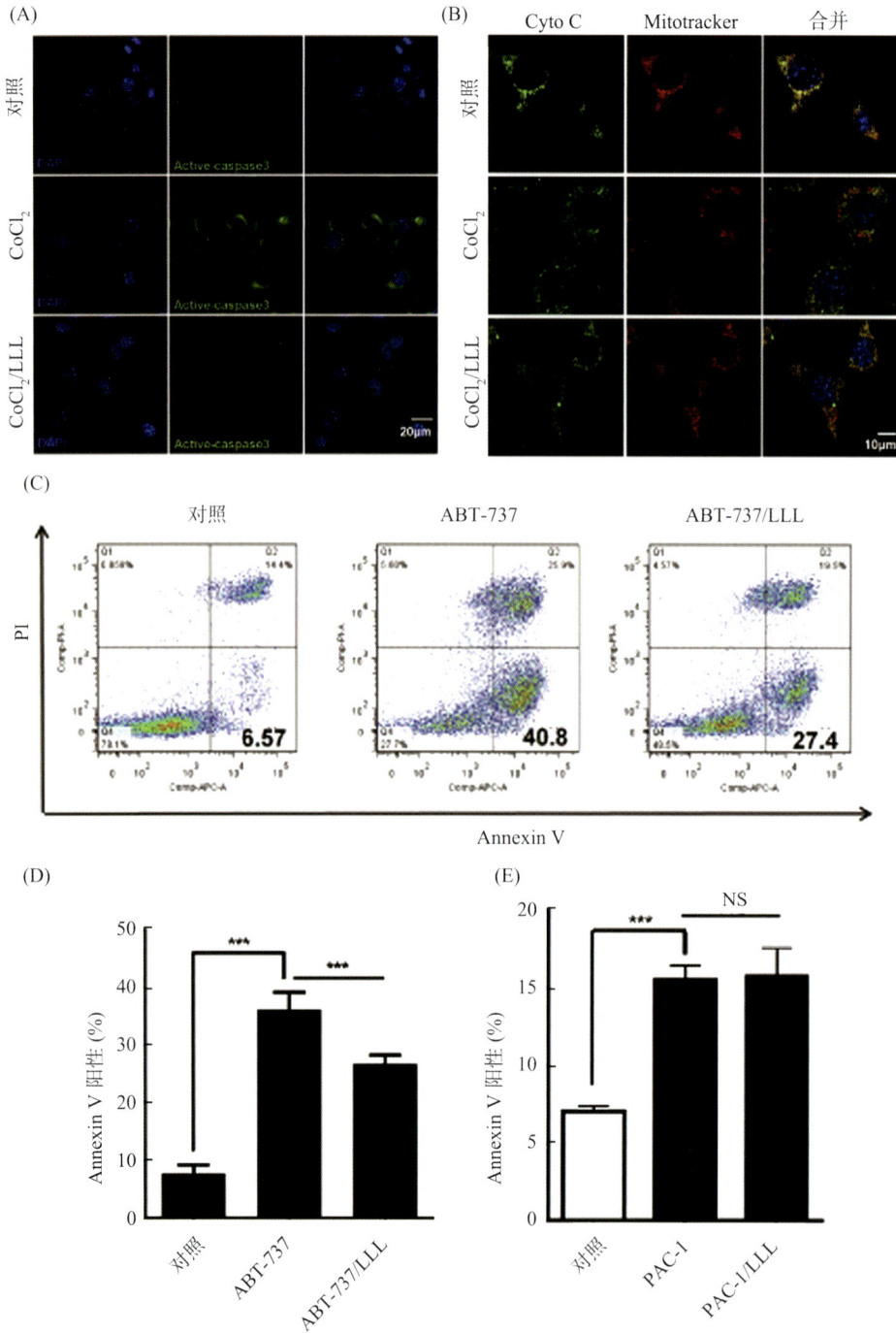

图 13.8　PBM 防止缺氧细胞中的细胞色素 c 泄漏。（A）活性 *caspase-3* 的代表性图像和（B）细胞色素 c 与线粒体的共定位。SH-SY5Y 细胞在完全培养基（对照）或含有 CoCl$_2$ 的培养基中培养 2 小时，之后用 3J/cm^{2}PBM 照射，如上文所述。通过特定抗体（绿色）鉴定 *caspase-3* 活化和细胞色素 c，细胞核用 DAPI（蓝色）标记，线粒体用 MitoTracker（红色）标记。在（B）中，细胞色素 c 与线粒体的共定位由橙色合并颜色指示，由绿色和红色产生。PBM 抑制由 ABT-737 诱导的凋亡（C 和 D），但不抑制由 PAC-1 诱导的凋亡（E）。SH-SY5Y 细胞单独用 ABT-737 处理或用 3J/cm^{2}PBM 照射处理（C 和 D）。细胞也用 PAC-1 单独处理或用 PBM 照射处理（E）。处理后的细胞在 24 小时用 Annexin-V 和 PI 染色，并通过流式细胞术分析。代表性流式细胞术图谱在（C）中给出。Annexin V 阳性且 PI 阴性的细胞为早期凋亡细胞。早期凋亡细胞的平均百分比 ± 标准误在（D）和（E）中表示。*n*=8；$^{***}P < 0.001$；NS 表示无显著性差异

13.10　缺氧会加速继发性脑损伤，但光生物调节可防止继发性脑损伤

包括大脑毛细血管在内的血管损伤会导致脑血流量（CBF）立即急剧下降，并持续数天（Lampl，2007）。我们发现，损伤发生后 3 小时，海马区许多小血管出现部分或完全损伤（图 13.9A）。平均而言，约三分之一的小血管出现不同程度的损伤，而在对照组海马区则未发现此类血管受损（图 13.9A）。可以想象，脑血流量减少会破坏大脑的氧气供应，导致缺氧。虽然这种病理情况已被广泛接受，但实验证据仍显不足。因此，我们制作了受伤缺氧的大脑模型，并比较了由此产生的组织学变化。为了选择缺氧诱导剂，我们用 CoCl₂ 或氧化酶处理 SH-SY5Y 细胞，并通过含有硝基（NO₂）的缺氧探针测量缺氧情况，其在缺氧细胞中可被还原，导致荧光探针的释放。氧化酶在细胞内外都能快速有效地消耗氧气，而 CoCl₂ 必须进入细胞才能发挥作用，但事实证明，在组织中很难做到这一点，而且作用也不充分，这与细胞的情况形成鲜明对比，因此，氧化酶被选用于后续研究（Gottschald et al.，2010）。如图 13.9B 所示，

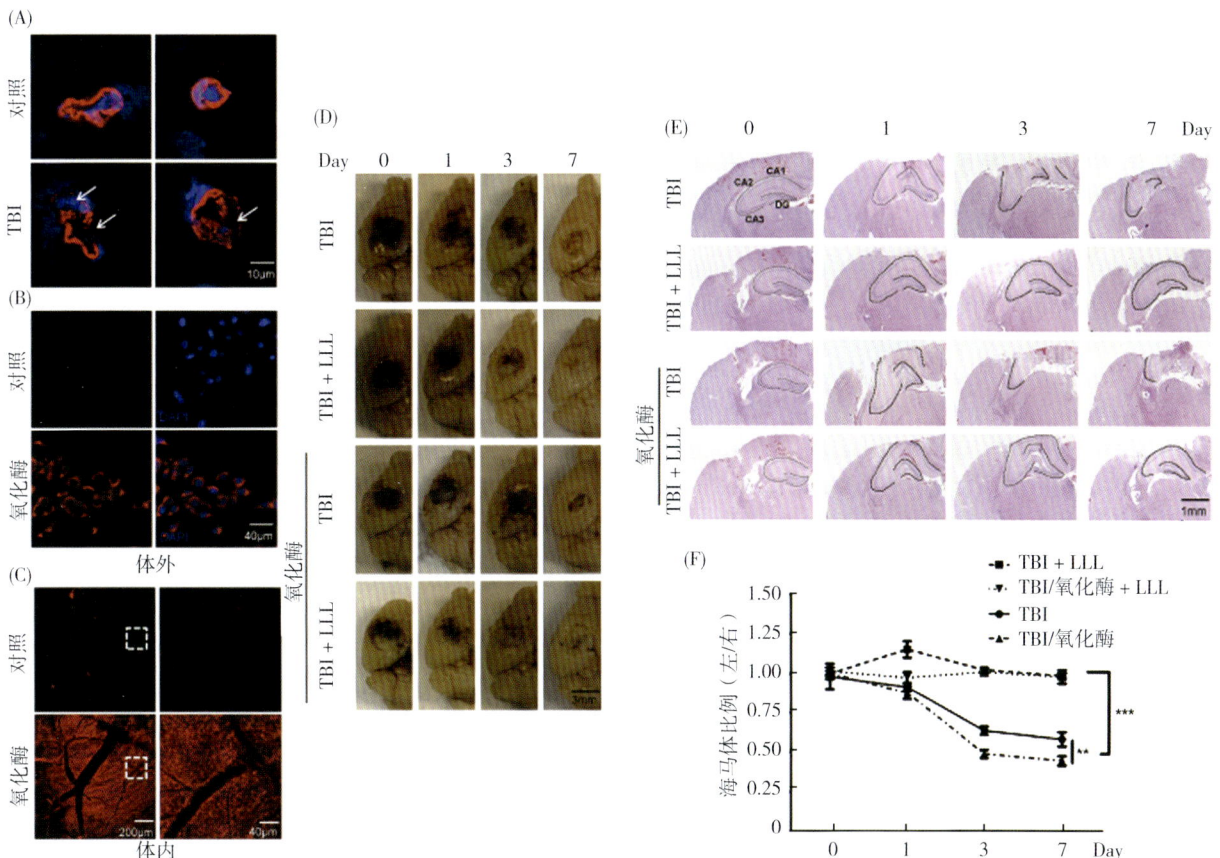

图 13.9　PBM 对因缺氧引起的继发性脑损伤具有保护作用。（A）TBI 会损伤海马体中的小血管。通过 α-肌动蛋白抗体（血管平滑肌的特异性标记物）来识别海马体中的血管。DAPI 染色显示血管壁中的细胞核，箭头指示血管中的损伤。（A）显示的是每组中的两个代表性小血管。在 SH-SY5Y 细胞（B）和受伤的大脑（C）中诱导缺氧。将 SH-SY5Y 细胞与氧化酶一起孵育 20 分钟，并用缺氧敏感探针染色。细胞质中产生的红色荧光证实，在几乎所有存在氧化酶的细胞中均发生了缺氧，但在对照组中未发生缺氧（B）。同样，在氧化酶处理的大脑的冠状切片中也检测到了强烈的缺氧探针，但在未处理的大脑中未检测到（C）。左图中由白色虚线方框突出显示的区域在右图中被放大；（D）在实验 7 天内，受撞击大脑的宏观形态。在受伤当天（第 0 天）以及受伤后第 1 天、第 3 天和第 7 天，分析了缺氧对受伤大脑的负面影响和 PBM 对受伤大脑的积极影响；（E）在 TBI 后指定天数对受伤大脑进行组织学检查。海马体由黑色虚线勾勒：DG，齿状回；CA，海马角；（E）中，同一只小鼠损伤侧与对侧的海马体比例通过 ImageJ 确定，并以均值 ± 标准误（SEM）的形式在（F）中表示

早在氧化酶孵育20分钟时，缺氧培养物中就可均匀、特异性地检测到缺氧。对于体内研究，通过滴入人工脑脊液（De Taboada et al., 2011），将氧化酶局部应用于大脑的体内损伤部位。氧化酶滴入20分钟后，将缺氧探针添加到损伤部位。颅窗用玻璃盖片封闭，并通过双光子共聚焦显微镜进行监测。在施用氧化酶的部位观察到了严重缺氧，而在对照组则没有，组织上呈现明亮的红色荧光（图13.9C）。从第1天开始，直至整个实验期间，外源性缺氧导致病变扩大和加深（图13.9D）。

从组织学上来说，用缺氧诱导剂造成的病变从皮层向海马区迅速扩散，最终导致海马齿状回在7天内几乎完全消失（图13.9E）。然而，在不含氧化酶的对照组中，病变主要局限于皮层内，只有海马体的一小部分表面受到影响，海马齿状回的大部分保持完整（图13.9E，上部）。PBM治疗抑制了病变的扩散，不仅完全保护了齿状回，而且保护了整个海马免受损伤，无论是否应用氧化酶，在存在氧化酶的情况下效果更明显。在PBM照射后，无论是否存在氧化酶，病变的进展都比未接受PBM治疗的对照组慢得多（图13.9D和E）。为了量化海马损伤的严重程度，我们将创伤侧海马的大小与对侧海马的大小进行了比较。与未受伤部位相比，海马体积在第3天明显减少，在第7天组织损失高达50%，在有氧化酶的情况下损失更大（图13.9F）。值得注意的是，无论是否存在氧化酶，PBM治疗都能完全防止海马组织的损失。值得注意的是，在PBM治疗后，由于水肿，受伤大脑的海马体积在第1天略有增加。其他三个组也出现了水肿，由于组内海马组织的损失，测量时水肿也被纳入质量。换言之，这些组中海马组织的损失被低估了。研究结果证实了缺氧对继发性脑损伤发病机制的不利影响，以及PBM能够预防由缺氧和其他原因引起的继发性脑损伤。

13.11 光生物调节与乳酸或丙酮酸结合可增强线粒体功能

为了增强PBM的治疗效果，我们将PBM与其他改善线粒体的代谢剂（如葡萄糖、乳酸和丙酮酸）结合使用，这些代谢剂都是线粒体三羧酸（TCA）循环的底物。这些底物与光生物调节相结合，能够在缺氧条件下进一步促进氧化能量代谢。如图13.10A所示，在常规氧培养中，三种底物均未提高ATP的产生，但在缺氧培养中，它们表现出不同的影响，其中乳酸对培养中ATP的产生影响更大。然而，当与PBM结合时，葡萄糖或丙酮酸在缺氧培养物中增加氧化磷酸化作用的效果比乳酸更强（图13.10A）。此外，PBM与葡萄糖、丙酮酸或乳酸的组合比任何单一方式都能更好地保护细胞免受缺氧诱导的死

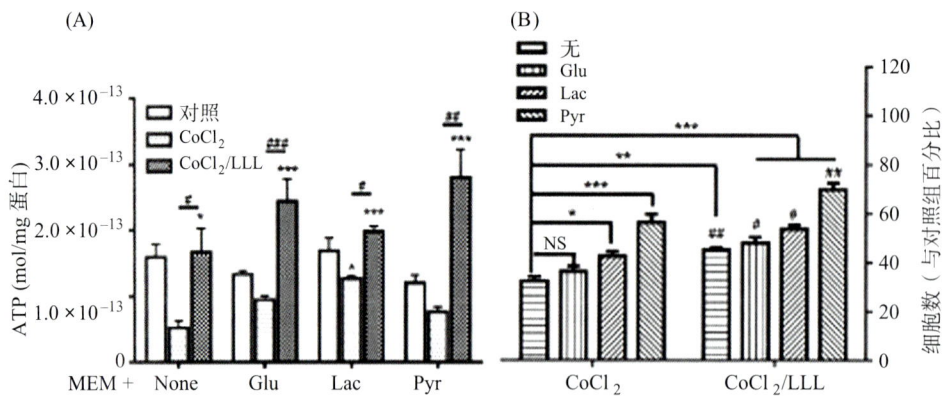

图13.10 PBM与乳酸、丙酮酸或葡萄糖的组合可改善缺氧细胞的线粒体功能。将 **SH-SY5Y** 细胞培养在单独的培养基中（无）或补充有葡萄糖（**Glu**）、丙酮酸（**Pyr**）或乳酸（**Lac**）的培养基中。在这些培养物中的一些中加入 $CoCl_2$，然后与 $CoCl_2$ 孵育2小时后，进行有无 PBM 照射的处理。在 PBM 处理1小时后测量ATP，并以蛋白质浓度校正后的 **obituary** 发光单位表示（**A**）。48小时后测定活细胞数量，并以单独培养基中培养的对照细胞的百分比表示（**B**）。注：$CoCl_2$ 使单独培养基中的对照细胞生长抑制超过50%。$^*P$，$^{**}P$，$^{***}P$ 分别为 < 0.05，< 0.01 或 < 0.001，与 $CoCl_2$ 未治疗组相比；$^\#P$，$^{\#\#}P$，$^{\#\#\#}P$ 分别为 < 0.05，< 0.01 或 < 0.001，表示在有无 PBM 的情况下的差异，$n=8$

亡。值得注意的是，在有丙酮酸的情况下，PBM 对细胞存活的影响比在有葡萄糖或乳酸的情况下更强（图 13.10B）。这些数据表明，在缺氧条件下，PBM 和能量代谢调节剂共同作用可以最大限度地提高 ATP 的产生和细胞存活（Dong et al., 2015）。

13.12　光生物调节和乳酸或丙酮酸共同保护海马组织及其功能

我们证明，乳酸或丙酮酸能比葡萄糖更有效地促进体外 PBM 介导的 ATP 生成（图 13.10）。这两种底物在受损大脑中的体内效果得到了进一步评估。受损部位组织严重受损，ATP 生成量比健康大脑少 75%，仅使用 PBM、乳酸或丙酮酸只能适度恢复受损程度（图 13.11A）。然而，PBM 与乳酸或丙酮酸联合使用可协同或叠加增加 ATP 的生成，使其达到受损脑的健康水平。在 ATP 生成减少的同时，受损大脑的 ROS 生成却显著增加，但 PBM 照射可有效抑制 ROS 生成（图 13.11B）。与对 ATP 生成的影响不同，PBM 与丙酮酸或乳酸的组合（图 13.11B）并未进一步抑制 ROS 生成。接下来，我们比较了单个或组合治疗后的形态学变化。组织学检查显示，TBI 后脑组织严重受损，并伴有大量脑组织丢失（图 13.11C，箭头）。单独使用 PBM、乳酸或丙酮酸治疗后，损伤得到了一定程度的修复，这从大体形态学（图 13.11C）测量的较轻脑组织丢失和损伤大小（图 13.11D）可以看出。相反，与任何非组合治疗相比，PBM 和乳酸或丙酮酸治疗可更快恢复且伴随更少的脑组织损失（图 13.11C 和 D）。TBI 小鼠在 TBI 后 7 天内用 PBM 加乳酸或丙酮酸治疗后完全康复，而其他组的小鼠皮层严重损伤仍然十分明显。此外，TBI 诱导的皮层损伤和炎症在 TBI 后 3 天内从皮层向海马区迅速扩散，导致未经治疗的对照组小鼠海马区出现严重的神经元死亡（白箭头）和炎症（黑箭头）（图 13.11E）。在类似条件下，乳酸或丙酮酸与 PBM 联合治疗可完全阻断病变向海马的扩散（图 13.11E），这与 PBM、乳酸或丙酮酸单独治疗只能起到轻微缓解作用（图 13.11E）形成鲜明对比。

大脑的海马区被认为对记忆和空间导航起到至关重要的作用。在最初脑损伤两周后，通过 Morris 水迷宫测试评估这些活动。在为期 6 天的测试中，未经治疗的小鼠需要很长时间才能找到隐藏的平台，而且经过几天的训练，小鼠的表现也没有明显改善，这表明其记忆和学习能力较差（图 13.11F），这与小鼠海马组织严重受损（图 13.11E）的情况一致。单独使用 PBM 并不能显著缩短大多数 TBI 小鼠的潜伏期。相比之下，联合治疗则可将 TBI 小鼠的认知能力完全恢复到正常水平（图 13.11F）。PBM 和代谢底物能够恢复小鼠的正常认知行为，这证实了它们对保护海马神经元免受脑损伤影响的积极作用。

13.13　结论

尽管临床前研究取得了可喜的成果，但潜在的 TBI 治疗方法尚未在临床试验中取得成功。迫切需要进一步研究，以阐明继发性脑损伤的潜在机制以及个体治疗的特殊性。我们之前的调查表明，由于 IEX-1 基因突变导致线粒体活性不足的小鼠容易出现继发性脑损伤（Zhang et al., 2014）。这一观察结果强调了线粒体活性在预防继发性脑损伤方面的作用，因为神经元是最易受氧影响的细胞类型之一。血管损伤，尤其是毛细血管损伤，经常发生在受伤的大脑部位，这会严重破坏供氧并降低脑血流量。脑血流量严重和（或）长期减少会导致缺氧和葡萄糖缺乏，从而引起脑缺氧和线粒体功能不足。回顾性研究和前瞻性临床试验的数据表明，脑缺氧程度高总是与 TBI 的不良后果有关。然而，TBI 后出现的异质性病理生理变化使得我们很难确定缺氧对继发性脑损伤的确切影响。TBI 小鼠全身缺氧会加重神经元死亡并扩大病变范围（Ishige et al., 1987），但尚不清楚模拟临床脑损伤的局部脑缺氧是否也会对 TBI 产生不利影响。这种新的 TBI 模型为缺氧对继发性脑损伤的不利影响提供了直接的实验证据。

缺氧对继发性脑损伤的不利影响的证实，进一步证明了线粒体功能在保护受损大脑免受继发性损伤方面的重要性。PBM 能够维持受损大脑中的线粒体功能，这可能是 PBM 在 TBI 治疗中发挥部分功效的

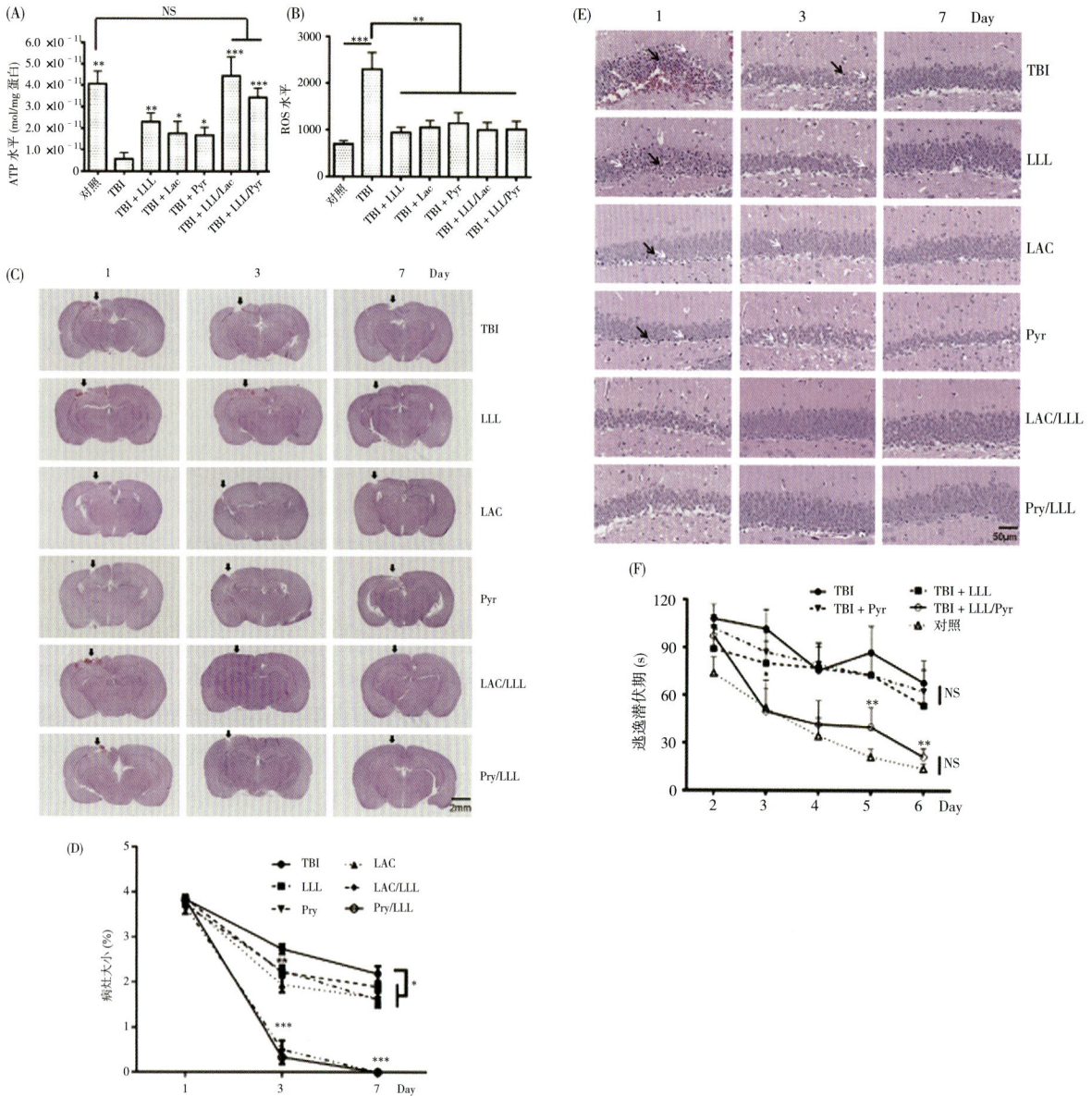

图 13.11　PBM 与乳酸或丙酮酸的组合可完全保护 TBI 中的海马体免受继发性损伤。受伤皮层中的 ATP（A）和 ROS（B）产生。在 TBI 后 5 小时，用指定的治疗方案测量皮层 ATP 和 ROS。与单一治疗相比，组合治疗可将受伤大脑中的皮层 ATP 产生水平充分提升至正常水平（A）。PBM 单独使用可强烈抑制 ROS 的产生，而与任何其他底物组合使用不会进一步增强这种抑制效果（B）；（C）受伤大脑的组织学检查。在 TBI 后 1 小时，给小鼠腹腔注射乳酸或丙酮酸，或在受伤后 4 小时进行 PBM 照射，或同时进行这两种处理。冠状视图显示，随着时间的推移，受伤部位周围的大脑组织逐渐死亡（箭头所指），但这种死亡可被组疗法 Lac/PBM 和 Pyr/PBM 有效预防，而单一疗法（PBM、Lac 或 Pyr）则无法预防，与未治疗的对照组（TBI）相比（C）。使用 ImageJ 对病灶大小进行定量分析，并将其表示为相对于整个大脑切片的平均百分比 ± 标准误（SEM）（D）。在高倍镜下分析海马体齿状回（DG）区域（E）。黑色箭头指示视野中的一个浸润白细胞，白色箭头指示一个坏死细胞。（F）组合疗法，而非单一疗法，可保护受伤小鼠的记忆和学习功能。小鼠经历 TBI 后，按照（C）中的指定治疗方案进行治疗。在初次脑损伤 2 周后，通过 Morris 水迷宫测试评估这些经历过 TBI 的小鼠的学习和记忆能力。在 6 天的测试期间，组合治疗组的小鼠到达平台的潜伏期缩短，而单一治疗组或未治疗组的小鼠则没有这种表现。数据以均值 ± 标准误（SEM）表示。对于（A 和 B），$n=8$；$^*P < 0.05$，$^{**}P < 0.01$，$^{***}P < 0.001$，与 TBI 组相比；对于（C 至 E），$n=9$；$^*P < 0.05$，$^{**}P < 0.01$，$^{***}P < 0.001$；NS，无显著差异

原因，这一点在本文中已经得到证实。缺氧会使细胞色素 c 从线粒体中的释放增加。细胞色素 c 从线粒体中释放后，会激活 Apaf-1、caspase-9 和 caspase-3，通过线粒体依赖的内在途径执行细胞凋亡。通过两种不同的诱导剂诱导细胞凋亡，我们发现 PBM 可以保护细胞免受 ABT-737 诱导的细胞凋亡，而 ABT-737 会破坏细胞色素 c 释放上游 Bcl-2 家族的抗凋亡功能，但不会影响直接激活 caspase-3 的 PAC-1。这一发现与 PBM 维持线粒体膜电位的能力相一致。这些研究揭示了 PBM 保护缺氧神经元免于凋亡并防止脑组织损失的机制。

脑细胞的主要能量来源是葡萄糖，它从血液中输送到大脑，并代谢为乳酸或丙酮酸。乳酸和丙酮酸可以进入线粒体，作为 TCA 循环和氧化磷酸化反应的底物（Belanger et al., 2011）。多年来，人们一直认为乳酸是无用的无氧代谢的最终产物，有时甚至是有害的。脑内乳酸升高与脑缺血损伤有关（Rehncrona et al., 1981）。然而，乳酸和丙酮酸可以轻松穿过血脑屏障并进入 TCA 循环（Schurr et al., 1988），是神经元优先于葡萄糖的氧化能量底物（Matsumoto et al., 1994）。外源性葡萄糖、乳酸和丙酮酸的益处已在一些 TBI 模型中得到证实（Moro et al., 2016; Shijo et al., 2015; Bouzat et al., 2014），但这些代谢底物仅能适度缩小损伤面积，在我们的模型中并未显示出任何明显的功能保护作用。但是，当乳酸或丙酮酸与 PBM 照射结合使用时，线粒体功能得到改善，无论是叠加还是协同作用，与单独使用 PBM、丙酮酸或乳酸相比，恢复更快，脑组织损失更少。最重要的是，联合治疗能够完全保护海马区免受损伤，而在对照组中，大脑皮层的损伤会扩散到下面的海马区。众所周知，海马区在巩固短期和长期记忆以及空间导航信息方面发挥着核心作用（Eichenbaum and Cohen, 1988）。尽管成年哺乳动物海马体中存在一些神经干细胞，它们能够分化成神经元、星形胶质细胞和少突胶质细胞，但细胞分化很难使海马体完全恢复功能，多项研究都证实了这一点（Rolando and Taylor, 2014）。海马体受损后，会出现严重的记忆丧失和难以建立新记忆的情况。因此，保护海马体免受二次损伤的能力非常重要。TBI 是一种复杂的疾病，目前的调查表明，联合治疗可能比单一治疗的效果更好。这一发现具有重要的临床意义，因为目前 TBI 的临床治疗效果有限。此外，众所周知，线粒体功能障碍与许多其他脑部疾病有关，如阿尔茨海默病、帕金森病、肌萎缩性侧索硬化症、精神分裂症等（Correia et al., 2010）。

原著参考文献

［1］Belanger, M., Allaman, I., Magistretti, P.J., 2011. Brain energy metabolism: focus on astrocyte-neuron metabolic cooperation. Cell Metab. 14 (6), 724-738.

［2］Bermpohl, D., You, Z., Lo, E.H., Kim, H.H., Whalen, M.J., 2007. TNF alpha and Fas mediate tissue damage and functional outcome after traumatic brain injury in mice. J. Cereb Blood Flow Metab. 27 (11), 1806-1818.

［3］Bouzat, P., Sala, N., Suys, T., Zerlauth, J.B., Marques-Vidal, P., Feihl, F., et al., 2014. Cerebral metabolic effects of exogenous lactate supplementation on the injured human brain. Intensive Care Med. 40 (3), 412-421.

［4］Bramlett, H.M., Dietrich, W.D., 2007. Progressive damage after brain and spinal cord injury: pathomechanisms and treatment strategies. Prog. Brain Res. 161, 125-141.

［5］Budd, S.L., 1998. Mechanisms of neuronal damage in brain hypoxia/ischemia: focus on the role of mitochondrial calcium accumulation. Pharmacol. Ther. 80 (2), 203-229.

［6］Campanella, M., Casswell, E., Chong, S., Farah, Z., Wieckowski, M.R., Abramov, A.Y., et al., 2008. Regulation of mitochondrial structure and function by the F1Fo-ATPase inhibitor protein, IF1. Cell. Metab. 8 (1), 13-25.

［7］Chang, J.J., Youn, T.S., Benson, D., Mattick, H., Andrade, N., Harper, C.R., et al., 2009. Physiologic and functional outcome correlates of brain tissue hypoxia in traumatic brain injury. Crit. Care Med. 37 (1), 283-290.

［8］Chiu, C.C., Liao, Y.E., Yang, L.Y., Wang, J.Y., Tweedie, D., Karnati, H.K., et al., 2016. Neuroinflammation in animal models of traumatic brain injury. J. Neurosci. Methods 272, 38-49.

［9］Correia, S.C., Carvalho, C., Cardoso, S., Santos, R.X., Santos, M.S., Oliveira, C.R., et al., 2010. Mitochondrial preconditioning: a potential neuroprotective strategy. Front. Aging Neurosci. 2.

［10］De Taboada, L., Yu, J., El-Amouri, S., Gattoni-Celli, S., Richieri, S., McCarthy, T., et al., 2011. Transcranial laser therapy attenuates amyloid-beta peptide neuropathology in amyloid-beta protein precursor transgenic mice. J. Alzheimers Dis. 23 (3), 521-535.

［11］Dong, T., Zhang, Q., Hamblin, M.R., Wu, M.X., 2015. Low-level light in combination with metabolic modulators for effective therapy of injured brain. J. Cereb. Blood Flow Metab.

［12］Eichenbaum, H., Cohen, N.J., 1988. Representation in the hippocampus: what do hippocampal neurons code? Trends Neurosci. 11 (6), 244-248.

［13］Finnie, J.W., 2013. Neuroinflammation: beneficial and detrimental effects after traumatic brain injury. Inflammopharmacology 21 (4), 309-320.

［14］Gottschald, O.R., Malec, V., Krasteva, G., Hasan, D., Kamlah, F., Herold, S., et al., 2010. TIAR and TIA-1 mRNA-binding proteins co-aggregate under conditions of rapid oxygen decline and extreme hypoxia and suppress the HIF-1alpha pathway. J. Mol. Cell Biol. 2 (6), 345-356.

［15］Hamblin, M.R., 2016a. Photobiomodulation and the brain - has the light dawned? The Biochemist 38 (6), 24-33.

［16］Hamblin, M.R., 2016b. Shining light on the head: Photobiomodulation for brain disorders. BBA Clin. 6, 113-124.

［17］Hamblin, M.R., 2018. Photobiomodulation for traumatic brain injury and stroke. J. Neurosci. Res. 96, 731-743.

［18］Hennessy, M., Hamblin, M.R., 2017. Photobiomodulation and the brain: a new paradigm. J. Opt. 19 (1), 013003.

［19］Ishige, N., Pitts, L.H., Berry, I., Carlson, S.G., Nishimura, M.C., Moseley, M.E., et al., 1987. The effect of hypoxia on traumatic head injury in rats: alterations in neurologic function, brain edema, and cerebral blood flow. J. Cereb. Blood Flow Metab. 7 (6), 759-767.

［20］Khuman, J., Zhang, J., Park, J., Carroll, J.D., Donahue, C., Whalen, M.J., 2012. Low-level laser light therapy improves cognitive deficits and inhibits microglial activation after controlled cortical impact in mice. J. Neurotrauma 29 (2), 408-417.

［21］Kondratyev, A.D., Chung, K.N., Jung, M.O., 1996. Identification and characterization of a radiation-inducible glycosylated human early-response gene. Cancer Res. 56 (7), 1498-1502.

［22］Lampl, Y., 2007. Laser treatment for stroke. Expert Rev. Neurother. 7 (8), 961-965.

［23］Longhi, L., Pagan, F., Valeriani, V., Magnoni, S., Zanier, E.R., Conte, V., et al., 2007. Monitoring brain tissue oxygen tension in brain-injured patients reveals hypoxic episodes in normal-appearing and in peri-focal tissue. Intensive Care Med. 33 (12), 2136-2142.

［24］Matsumoto, K., Yamada, K., Kohmura, E., Kinoshita, A., Hayakawa, T., 1994. Role of pyruvate in ischaemia-like conditions on cultured neurons. Neurol. Res. 16 (6), 460-464.

［25］Moro, N., Ghavim, S.S., Harris, N.G., Hovda, D.A., Sutton, R.L., 2016. Pyruvate treatment attenuates cerebral metabolic depression and neuronal loss after experimental traumatic brain injury. Brain Res. 1642, 270-277.

［26］Oddo, M., Levine, J.M., Mackenzie, L., Frangos, S., Feihl, F., Kasner, S.E., et al., 2011. Brain hypoxia is associated with short-term outcome after severe traumatic brain injury independently of intracranial hypertension and low cerebral perfusion pressure. Neurosurgery 69 (5), 1037-1045. discussion 45.

［27］Piret, J.P., Mottet, D., Raes, M., Michiels, C., 2002. CoCl$_2$, a chemical inducer of hypoxia-inducible factor-1, and hypoxia reduce apoptotic cell death in hepatoma cell line HepG2. Ann. N.Y. Acad. Sci. 973, 443-447.

［28］Qin, L., Wu, X., Block, M.L., Liu, Y., Breese, G.R., Hong, J.S., et al., 2007. Systemic LPS causes chronic neuroinflammation and progressive neurodegeneration. Glia 55 (5), 453-462.

［29］Rehncrona, S., Rosen, I., Siesjo, B.K., 1981. Brain lactic acidosis and ischemic cell damage: 1. Biochemistry and neurophysiology. J. Cereb. Blood Flow Metab. 1 (3), 297-311.

［30］Rolando, C., Taylor, V., 2014. Neural stem cell of the hippocampus: development, physiology regulation, and dysfunction in disease. Curr. Top. Dev. Biol. 107, 183-206.

［31］Schilling, D., Pittelkow, M.R., Kumar, R., 2001. IEX-1, an immediate early gene, increases the rate of apoptosis in keratinocytes. Oncogene 20 (55), 7992-7997.

［32］Schurr, A., West, C.A., Rigor, B.M., 1988. Lactate-supported synaptic function in the rat hippocampal slice preparation. Science 240 (4857), 1326-1328.

［33］Shen, L., Guo, J., Santos-Berrios, C., Wu, M.X., 2006. Distinct domains for anti- and pro-apoptotic activities of IEX-1. J. Biol. Chem. 281 (22), 15304-15311.

［34］Shen, L., Zhi, L., Hu, W., Wu, M.X., 2009. IEX-1 targets mitochondrial F1Fo-ATPase inhibitor for degradation. Cell Death

Differ. 16 (4), 603-612.

［35］Shijo, K., Ghavim, S., Harris, N.G., Hovda, D.A., Sutton, R.L., 2015. Glucose administration after traumatic brain injury exerts some benefits and no adverse effects on behavioral and histological outcomes. Brain Res. 1614, 94-104.

［36］Stahel, P.F., Shohami, E., Younis, F.M., Kariya, K., Otto, V.I., Lenzlinger, P.M., et al., 2000. Experimental closed head injury: analysis of neurological outcome, blood-brain barrier dysfunction, intracranial neutrophil infiltration, and neuronal cell death in mice deficient in genes for proinflammatory cytokines. J. Cereb. Blood Flow Metab. 20 (2), 369-380.

［37］Wu, M.X., 2003. Roles of the stress-induced gene IEX-1 in regulation of cell death and oncogenesis. Apoptosis 8 (1), 11-18.

［38］Yan, E.B., Satgunaseelan, L., Paul, E., Bye, N., Nguyen, P., Agyapomaa, D., et al., 2014. Post-traumatic hypoxia is associated with prolonged cerebral cytokine production, higher serum biomarker levels, and poor outcome in patients with severe traumatic brain injury. J. Neurotrauma 31 (7), 618-629.

［39］Zhang, Q., Zhou, C., Hamblin, M.R., Wu, M.X., 2014. Low-level laser therapy effectively prevents secondary brain injury induced by immediate early responsive gene X-1 deficiency. J. Cereb. Blood Flow Metab. 34, 1391-1401.

［40］Zhang, Y., Schlossman, S.F., Edwards, R.A., Ou, C.N., Gu, J., Wu, M.X., 2002. Impaired apoptosis, extended duration of immune responses, and a lupus-like autoimmune disease in IEX-1-transgenic mice. Proc. Natl. Acad. Sci. U.S.A. 99 (2), 878-883.

［41］Zhi, L., Ustyugova, I.V., Chen, X., Zhang, Q., Wu, M.X., 2012. Enhanced Th17 differentiation and aggravated arthritis in IEX-1-deficient mice by mitochondrial reactive oxygen species-mediated signaling. J. Immunol. 189 (4), 1639-1647.

第 14 章　光生物调节对抑郁障碍动物模型的治疗

Farzad Salehpour[1][2]，Javad Mahmoudi[1]，Saeed Sadigh-Eteghad[1] 和 Paolo Cassano[3][4][5]

1.神经科学研究中心，伊朗塔布里兹医科大学，伊朗塔布里兹

2. ProNeuroLIGHT LLC，美国亚利桑那州凤凰城

3.哈佛医学院精神病学系，美国马萨诸塞州波士顿

4.马萨诸塞总医院精神病学系抑郁症临床与研究项目，美国马萨诸塞州波士顿

5.马萨诸塞总医院精神病学系焦虑与创伤性压力障碍中心，美国马萨诸塞州波士顿

14.1　引言

近年来，光生物调节 PBM 作为一种创新且具有潜力的治疗方法出现在大众视野，可用于治疗多种神经和精神疾病（Salehpour et al., 2018b）。使用经颅照射法的脑 PBM，目前仍处于实验阶段，但在 PBM 专业中心已越来越常见（Rojas and Gonzalez-Lima, 2013）。在经颅 PBM 中，光子部分穿过头皮和颅骨，只有少量的光能到达皮层表面，但足以对细胞、神经生理产生治疗效果。细胞色素 c 氧化酶（COX）是 PBM 的主要光受体，也是线粒体电子传递链中的末端酶；其峰值吸收范围包括红光和近红外（NIR）光，波长为 600 ~ 880nm（Karu and Kolyakov, 2005）。然而，由于 NIR 光比可见光谱更容易穿透头骨，因此 800nm 以上的波长在经颅 PBM 研究中最为常用（Lapchak, 2012）。经颅 PBM 可增加抑郁障碍患者的局部脑血流量（CBF）（Schiffer et al., 2009），并增强健康受试者的脑能量代谢（Wang et al., 2017）。脑 ATP 水平的增加和局部 CBF 的增加可能有助于情绪障碍的恢复（Kato et al., 1992）。在本章中，我们总结了在各种抑郁障碍模型中测试经颅 PBM 抗抑郁作用的动物研究。

14.2　重度抑郁障碍

14.2.1　问题的严重程度

抑郁障碍一词既指几乎所有人在一生中的某个时期经历的短暂情绪状态，也指临床诊断的综合征，如重度抑郁障碍（MDD）。重度抑郁障碍是一种使人衰弱的疾病，包括情绪、睡眠、食欲、精力、认知和心理运动功能的异常（Fava and Kendler, 2000）。此外，MDD 患者通常会感到内疚、焦虑，反复出现死亡和自杀的念头（Nestler et al., 2002）。MDD 在全世界成年人口中的终生患病率为 16.2%，女性患病率是男性的两倍（Kessler et al., 2007）。此外，据估计，儿童中重度抑郁障碍的患病率为 2%，青少年中重度抑郁障碍的患病率为 4% ~ 8%（Costello et al., 2003）。众所周知，重度抑郁障碍会增加自杀的风险（Manji et al., 2001）。

14.2.2　重度抑郁障碍的病理生理学

关于 MDD 的神经生物学和病理生理学，下文将回顾一些相关的权威理论。

14.2.2.1　神经递质系统

单胺类神经递质系统被认为在 MDD 病理学中起着核心作用。单胺类神经递质系统［5- 羟色胺（5-

HT）、去甲肾上腺素（NE）和多巴胺（DA）] 在边缘系统、纹状体和前额叶皮层回路网络中的变化与 MDD 的情绪和认知表现有关（Manji et al., 2001）。大量证据表明，抑郁障碍患者血液、脑脊液（CSF）和死后脑组织中的血清素及其代谢物水平降低。神经元突触中血清素缺乏与多种神经行为功能障碍有关，例如情绪、睡眠和饮食变化；攻击行为和自杀企图（Jacobsen et al., 2012）。对神经元通路的研究还表明，NE 在执行功能（认知）、社会互动以及愉悦活动（如饮食和性爱）中的奖励和动机增强方面发挥着关键作用（Manji et al., 2001）。在抑郁障碍患者中，CSF 中 DA 代谢产物高香草酸水平较低与自杀行为风险增加有关（Roy et al., 1989）。兴趣或愉悦感降低（也称为快感缺失）是 MDD 的主要表现，与奖励系统功能障碍有关，特别是 DA 系统功能障碍（Der-Avakian and Markou, 2012）。抑郁障碍动物模型揭示了伏隔核中 DA 释放的改变（Di Chiara and Tanda, 1997）以及边缘区域中 DA 受体表达的改变（Dziedzicka-Wasylewska et al., 1997）。此外，抑郁障碍患者中观察到纹状体多巴胺能活性降低（Pruessner et al., 2004）。

研究表明，氨基酸神经递质、谷氨酸和氨基丁酸（GABA）失衡会导致神经过度激活或激活不足，并导致皮层和边缘结构中的神经元萎缩和胶质细胞丢失（Charney et al., 2013）。研究还表明，MDD 患者的血液、CSF 或脑组织中的谷氨酸水平发生了变化（Yüksel and Öngür, 2010）。使用质子磁共振波谱（MRS）的研究也表明，抑郁障碍患者不同脑区的 Glx（谷氨酸和谷氨酰胺的复合物）水平降低，包括背外侧、背内侧和腹内侧前额叶皮层（PFC）、前扣带回、杏仁核和海马（Yüksel and Öngür, 2010）。关于 GABA，抑郁障碍患者血浆、CSF 和脑内 GABA 水平均低于非抑郁障碍患者（Sanacora and Saricicek, 2007）。使用质子 MRS 的研究还发现抑郁障碍患者脑枕叶和额叶的 GABA 水平降低（Sanacora and Saricicek, 2007）。此外，在 MDD 患者中，背外侧前额叶皮层（dorsolateral PFC）中 GABA- 能中间神经元大量减少（Maciag et al., 2010），谷氨酸脱羧酶（一种合成 GABA 的关键酶）水平降低（Karolewicz et al., 2010）。

14.2.2.2　脑血流量（CBF）

CBF 与神经细胞代谢需求之间的耦合对于大脑的正常功能是必要的（Dirnagl et al., 1993）。对 MDD 患者的研究表明，PFC、边缘旁区、双侧颞区和前顶叶区域的 CBF 较低（Galynker et al., 1998）。这些局部血流异常可能与 MDD 患者脑能量代谢低下有关（Cassano et al., 2016; Moore et al., 1997; Moylan et al., 2013; Volz et al., 1998）。一氧化氮（NO）是一种无机气体神经递质，可调节脑血流（CBF）（Dirnagl et al., 1993; Selley, 2004; Toda et al., 2009），正如 Dirnagl 等（1993）所证明的那样，通过抑制一氧化氮合成酶（NOS）阻断 NO 的产生，可使大鼠的局部脑血流减少约 50%。鉴于其能够持续、强有力地维持血管舒张，且半衰期较短，NO 是连接局部 CBF 和神经活动的一种合适介质，具有较高的时空分辨率（Dirnagl et al., 1993）。Bernstein 等进行的研究表明，抑郁障碍患者下丘脑中 NOS 免疫阳性神经元数量明显减少（Bernstein et al., 1998）。NO 缺乏不但可能改变大脑灌注，而且预计会影响包括血管升压素、催产素和 CRH 在内的调节肽的释放，进而可能导致抑郁障碍等疾病（Bernstein et al., 1998; Purba et al., 1996; Raadsheer et al., 1995）。鉴于这些临床前和临床证据，我们可以推测，增加大脑 NO 含量是改善抑郁障碍症状的一种办法。

14.2.2.3　脑部生物能量学

根据神经影像学的研究结果，MDD 患者大脑中的葡萄糖消耗水平降低，而抗抑郁疗法能够逆转这些异常（Cassano et al., 2016）。线粒体在细胞的主要活动中发挥着重要作用，包括能量产生、代谢、细胞凋亡和细胞内信号传导（Tobe, 2013）。线粒体在能量生成中的作用对神经精神疾病具有重要意义，因为有大量文献记载，线粒体功能障碍与 MDD 中观察到的病理和行为变化有关。神经炎症中促炎细胞因子水平的升高可能会通过抑制线粒体呼吸链酶来破坏线粒体功能（Samavati et al., 2008; Stadler et al.,

1992; Zell et al., 1997）。此外，活性氧（ROS）的过度产生会通过氧化损伤线粒体的结构和酶成分来损害 ATP 的产生（Halliwell, 2006; Wagner et al., 1990）。Gardner 等（2003）首次检测到抑郁障碍患者线粒体中的生化异常；迄今为止，线粒体 ATP 生成（MAPRs）速率和线粒体呼吸链酶比率（NAD- 细胞色素 c 还原酶 /COX 和琥珀酸 - 细胞色素还原酶 /COX）均显著降低（Gardner et al., 2003）。在同一项研究中，研究者发现较低的 MAPRs 与 Karolinska 人格量表（KSP）中对躯体焦虑、"神经质"（恐惧症、强迫症、强迫行为或过度焦虑）和怀疑之间存在显著相关性，这表明患者易患精神心理疾病。此外，线粒体病患者中也报告了这些心身症状（Chinnery and Turnbull, 1997）。此外，线粒体功能受损会负向影响神经发生和细胞存活（Voloboueva and Giffard, 2011），最终导致 MDD 患者海马体重塑异常（Kempermann, 2002）。

14.2.2.4 氧化应激

神经元是最容易受到自由基过量或抗氧化清除系统缺陷影响的细胞之一。这种情况会导致氧化应激负担，从而显著影响神经元成分的功能，包括脂质、蛋白质和核酸（Moretti et al., 2012; Wang and Michaelis, 2010）。有证据表明，氧化应激可能在精神疾病（如精神分裂症、双相情感障碍、焦虑症和 MDD）的病理学中起着关键作用（Pandya et al., 2013）。研究表明，长期暴露于不可预测的压力下会导致啮齿动物出现抑郁样行为（Moretti et al., 2012），同时还会加剧大脑氧化应激（Fontella et al., 2005; Lucca et al., 2009）。似乎这种影响部分是通过氧化剂（脂质过氧化）与抗氧化剂［即总抗氧化能力和抗氧化酶水平，包括超氧化物歧化酶（SOD）、过氧化氢酶（CAT）和谷胱甘肽过氧化物酶（GPx）］之间的不平衡介导的（Fontella et al., 2005; Moretti et al., 2012）。在这方面，Moretti 等（2012）的研究表明，在反复不可预测的压力下，抗氧化剂疗法可有效改善小鼠的动机和行为，同时减轻海马和皮层中的氧化负担。评估 MDD 患者氧化应激状态的临床研究表明，与健康受试者相比，其血液中 SOD、CAT 和 GPx 水平较低，脂质过氧化水平较高（Bilici et al., 2001; Khanzode et al., 2003; Ozcan et al., 2004）。综上所述，氧化应激参数的变化似乎可能与 MDD 等应激相关疾病的发病机制有关。

14.2.2.5 神经炎症

有大量证据表明，炎症反应与 MDD 的病理生理学有关。抑郁障碍与神经炎症反应之间的相关性——抑郁障碍巨噬细胞理论——最早由 Smith（1991）提出。根据他的假设，巨噬细胞释放的细胞因子水平升高［特别是白细胞介素（IL）IL-1］可能伴有抑郁障碍发生。在大脑中，小胶质细胞通过产生促炎细胞因子［包括 IL-1β、IL-2、IL-6、干扰素 -γ（IFN-γ）和肿瘤坏死因子 -α（TNF-α）］来响应炎症信号（Dowlati et al., 2010; Kim et al., 2016）。这些细胞因子不仅促进炎症反应（KIMand Maes, 2003），还有助于记忆形成、突触可塑性、神经递质代谢和情绪控制（Du et al., 2008; Villanueva, 2013）。一般来说，细胞因子在大脑中的稳态浓度较低（Pitossi et al., 1997）；细胞因子失衡与免疫和心理变化有关（Anisman et al., 2002）。如连续四周的大鼠慢性应激会增加脑内促炎细胞因子（IL-1β、TNF-α 和 IL-6）的水平，同时降低抗炎细胞因子（TGF-β 和 IL-10）的水平，还会诱发抑郁样行为并减缓神经发生（You et al., 2011）。此外，全身注射脂多糖和（或）细胞因子（如 IL-1 和 TNF-α）可诱发持续性神经炎症，其特点是促炎细胞因子升高（Dunn et al., 2005; Kent et al., 1992; Qin et al., 2007）。神经炎症会导致啮齿动物出现厌食、食欲缺乏、探索和运动功能减退以及性能力和认知能力受损等疾病行为（Dunn et al., 2005; Krishnan and Nestler, 2008; Maes et al., 2009）。值得注意的是，促炎细胞因子和抗炎细胞因子失衡会导致脑部炎症，激活下丘脑 - 垂体 - 肾上腺轴，增加中枢单胺代谢，导致情绪失调（Licinio et al., 2007; Loftis et al., 2010）。

14.2.2.6 神经生长因子和神经发生

神经生长因子是一组小蛋白质，通过与特定的激酶受体结合来调节神经元的存活、成熟和分化。它们调节神经发生、突触可塑性和神经元修复，以及神经元连接的维持（Nasrolahi et al., 2018）。在这些因子中，胶质细胞衍生神经营养因子（GDNF）、神经生长因子（NGF）和脑源性神经营养因子（BDNF）在治疗 MDD 期间对神经发生的调节作用引起了广泛关注（Berry et al., 2012; Karege et al., 2002; Lin and Tseng, 2015）。

神经发生是一个动态且持续的过程，在环境刺激下发生，其特点是神经祖细胞分化并存活为新生的神经元（Haughey et al., 2002; Kim et al., 2008）。这些新生神经元与先前存在的神经元形成突触，并扩展神经元网络的功能连接（taupin, 2006）。压力是 MDD 的诱发因素，可下调海马神经发生（Sen et al., 2008），并导致海马的适应性改变和萎缩（Campbell et al., 2004; Malberg et al., 2000;Watanabe et al., 1992）。有趣的是，有报告称，应激动物（Watanabe et al., 1992）和抑郁障碍患者（Campbell et al., 2004; MacMaster and Kusumakar, 2004）的大脑海马体积都有所缩小。相比之下，抗抑郁疗法可能通过诱导神经营养因子表达和随后的神经发生来避免这种影响（Karege et al., 2002; Malberg et al., 2000; Sen et al., 2008; Taliaz et al., 2010）。临床研究显示，MDD 患者的 GDNF（Diniz et al., 2013）、NGF（Wiener et al., 2015）和 BDNF（Karege et al., 2002）水平低于健康受试者。除此之外，神经生长因子的减少也可能与 MDD 患者所表现出的运动迟缓、躁动和焦虑等症状有关（Karege et al., 2002）。值得注意的是，对啮齿动物进行的临床前研究表明，将 BDNF 注入包括中脑、海马或侧脑室在内的脑结构可产生抗抑郁作用（Duman and Monteggia, 2006; Sen et al., 2008）。Naumenko 等（2014）证实，脑内注射 NGF 能够改善对抗抑郁药敏感的昏睡小鼠的空间记忆障碍，但并未产生抗抑郁作用。这些发现表明，NGF 和 BDNF 在调节大脑可塑性变化以克服环境刺激方面发挥着重要作用（Berry et al., 2012）。

14.2.3　抑郁障碍动物模型和光生物调节研究

MDD 的精神综合征无法在动物模型中完全再现，但该综合征的某些方面已在啮齿动物身上得到模拟，并且在某些情况下，通过抗抑郁治疗得到了改善（Krishnan and Nestler, 2011）。神经科学和精神疾病研究中使用的动物模型应能对已知抗抑郁药引起的变化敏感，对所使用的特定动物物种具有选择性，并且应简单易复制（Porsolt et al., 1991）。

14.2.3.1　药理学模型

在动物研究中，有多种药物，如利血平、阿扑吗啡、育亨宾和可乐定，被用于抑郁障碍模型（Porsolt et al., 1991）。然而，利血平模型是用于此目的的最常用的药理方法。利血平是一种不可逆的囊泡单胺转运蛋白 2 抑制剂，可减少大脑中的单胺含量（Antkiewicz-Michaluk et al., 2014）。研究表明，急性（Huang et al., 2004）和慢性（Antkiewicz-Michaluk et al., 2014）利血平给药可再现动物抑郁障碍的行为特征。高剂量药物（6 或 8mg/kg）可在 24 ~ 48 小时内模拟疾病现象（Huang et al., 2004; Minor and Hanff, 2015），而低剂量（0.1 或 0.2mg/kg）在啮齿动物腹腔内注射 14 天后出现相同现象（Ikram and Haleem, 2017; Mohammed, 2016）。

Mohammed 进行的一项研究表明，PBM 对慢性利血平（0.2mg/kg i.p.，持续 14 天）抑郁模型具有有益作用。行为和电生理参数表明，PBM 可有效改善利血平引起的抑郁（Mohammed, 2016）。

14.2.3.2　束缚应激

抑郁障碍的心理模型是有效的模型，因为它们完全依赖于与生俱来的社会行为（Krishnan and Nestler, 2011）。这类抑郁障碍模型适用于慢性治疗，但不适用于急性治疗（Porsolt et al., 1991）。心理模型最重要的范例之一是束缚应激。在这种模型中，动物被限制在狭窄的管道、束缚器或笼子里，每天 15 分钟到 6 小时（Stepanichev et al., 2014）。该模型取决于每天的约束时间，诱导可能需要 2 周至 2 个月（Lee et al., 2013; Nagata et al., 2009）。最近，Xu 等（2017）证明，脑 PBM 疗法可有效改善小鼠在束缚应激（每天 2 小时，持续 2 周）模型中的抑郁样行为和受损的分子信号传导。

14.2.3.3　慢性轻度压力

压力条件被认为是人类情绪障碍发展的主要决定因素（Kendler et al., 1999）。同样，长期慢性压力事件或甚至一次性压力事件也可能导致啮齿动物出现特定的抑郁样行为变化（Stepanichev et al., 2014）。慢性轻度应激（CMS）模型包括在几周内以随机顺序出现的各种轻度不可预测的压力源（Willner, 2017）。压力源包括隔离和配对饲养、食物剥夺、暴露于空水瓶、寒冷应激、通宵频闪照明、45度倾斜的笼子、土壤垫料、白噪声、束缚和强迫游泳（Overstreet, 2012）。Salehpour 等（2016）的研究揭示了经颅 PBM 疗法对 CMS 诱导的（4周内不同应激情况）抑郁样行为具有保护作用。同样，Wu 等（2012）提供的另一项研究表明，NIR 激光可以改善慢性轻度应激（CMS）（8周内轻度、不可预测的应激）模型中的抑郁障碍症状。

14.2.3.4　转基因模型

在所有抑郁障碍模型中，遗传模型更适合研究其潜在机制。研究表明，Abelson 辅助整合位点-1（AHI1）基因的突变与神经发育和精神疾病有关（Ren et al., 2014）。有证据表明，条件性 Ahi1 基因敲除会导致小鼠出现抑郁样行为。这可能是由于 TrkB 信号通路失调所致（Xu et al., 2010）。在这方面，Xu 等（2017）表明经颅 PBM 可以改善上述抑郁障碍遗传模型的行为结果。

14.2.3.5　创伤性脑损伤引起的抑郁障碍

有证据表明，创伤性脑损伤（TBI）后出现创伤后应激障碍十分常见（Perez-Garcia et al., 2018）。此外，抑郁障碍是 TBI 后最常见的心理表现（Fleminger et al., 2003）。在 TBI 模型中，流体冲击、控制性皮质冲击、自由落体冲击和爆炸模型是在啮齿动物中广泛使用的创伤方法（Xiong et al., 2013）。虽然 TBI 引起的抑郁障碍在动物模型中尚未得到充分研究，但 Ando 等（2011）的研究表明，NIR PBM 可以改善由控制性皮质冲击装置引起的 TBI 模型中的抑郁样行为。

14.2.3.6　其他模型

不同抑郁障碍研究报告中数据存在一些不一致性，这可能是由压力模型的差异或在不同实验室中实现方式的不同所致。在 PBM 研究中，采用额外的抑郁障碍啮齿类动物模型，如社会压力、早期生活压力、习得性无助或恐惧条件反射等，可以进一步加深我们对抑郁障碍发病机理以及光生物调节潜在保护机制的理解。

14.2.4　抑郁障碍和光生物调节研究中使用的行为测试

14.2.4.1　强迫游泳测试

强迫游泳测试（Forced Swimming Test, FST）是一种用于评估抗抑郁药物、化合物以及旨在预防类似抑郁状态的方法的啮齿类动物临床前行为测试（Can et al., 2012a）。在该测试中，大鼠或小鼠被强迫在一个装满水且无法逃脱的窄筒中游泳。筒的直径和高度因动物种类而异。不同的研究报告了这种测试的一步或两步训练方法，但目前更常用的方法是一步测试法，测试时间持续 6 分钟至 10 分钟。在最初的剧烈运动期后，动物会呈现出一种特征性的静止姿势。在这种状态下，动物仅在必要时移动以保持头部露出水面，这被视为"行为绝望"。FST 中的静止时间是动物的抑郁指数（Castagné et al., 2010）。该测试在抑郁障碍和 PBM 研究中经常被使用，并且已经通过该任务记录了不同剂量和类型的低水平 NIR 光的抗抑郁效果（Mohammed, 2016; Salehpour et al., 2016; Wu et al., 2012）。

14.2.4.2　悬尾测试

悬尾测试（Tail Suspension Test, TST）是一种用于筛选小鼠潜在抗抑郁药物的行为测试（Mahmoudi et al. 2015）。该测试基于这样一个事实：通过尾巴短暂且无法逃避地悬挂动物，会导致其呈现出静止姿势，而抗抑郁药物通常会减少静止姿势的频率和持续时间（Cryan et al. 2005）。虽然复杂的给药方式可以提高 TST 中数据的质量，但一般来说，该测试过程仅需要一个悬挂杆和胶带（Can et al. 2012b）。该测试是一次性测试，测试时间通常为 6 分钟。作为行为测试，TST 已被 Xu 等（2017）和 Ando 等（2011）在 PBM 和抑郁障碍小鼠模型的研究中使用。

14.3　光生物调节疗法

14.3.1　光生物调节疗法简介

PBM 疗法，又称低强度激光 / 光疗法（LLLT），是一种引入的创新生物过程刺激疗法（Hamblin and Demidova, 2006）。PBM 疗法是指将细胞或组织暴露于波长范围为红光至 NIR（600 ~ 1200nm）的相干激光或非相干发光二极管（LED）的光中（Chung et al., 2012）。与医学上用于消融、切割和组织热凝固的其他光应用相比，PBM 疗法的光功率和能量密度较低（头皮表面的总辐照度为 700mW/cm²，通量为 0.04 ~ 120J/cm²）（Chung et al., 2012）。为了改善大脑功能，文献中已经使用了多种光传递方法，包括经颅（Rojas and Gonzalez-Lima, 2013）、颅内（Moro et al., 2014）和经鼻内照射方法（Saltmarche et al., 2017）。使用经颅照射法的脑 PBM 疗法是一种在特定环境下使用的新方法（Salehpour et al., 2018b）。在这种方法中，由于光子部分穿过头皮和头骨，足以产生治疗效果的特定光能量可以到达大脑皮层表面，在某些情况下甚至可以穿透大脑更深的结构（Morries et al., 2015）。PBM 疗法的潜在神经刺激益处已在各种临床前和临床研究中得到证实，包括在 TBI（Xuan et al., 2015）、缺血性脑卒中（Lee et al., 2017b）、阿尔茨海默病（AD）（Blivet et al., 2018）、帕金森病（PD）（Darlot et al., 2016）、衰老（Salehpour et al., 2017）、TBI（Naeser et al., 2014）、急性脑卒中（Zivin et al., 2009）、痴呆（Saltmarche et al., 2017）的患者和健康个体（Blanco et al., 2017）。此外，最近有研究显示，NIR PBM 疗法对精神疾病，特别是抑郁障碍和焦虑障碍具有有益作用（Cassano et al., 2015, 2016）。

14.3.2　光生物调节疗法机制

14.3.2.1　分子和细胞作用机制

在分子水平上，线粒体呼吸链的复合体 IV（COX）对红光 /NIR 光的吸收及其随后活性的增加被认为是 PBM 的主要机制（Hamblin, 2017b）。在病理条件下，不健康或缺氧的细胞可能含有更多的 NO，它会通过取代 COX 中的 O_2 部分来抑制线粒体呼吸。据推测，PBM 会导致 NO 从 COX 中的光解离，进而增加线粒体膜电位（MMP）、细胞内 Ca^{2+} 离子、质子梯度、O_2 消耗，并随后增加了 ATP 的产生（Hamblin and Demidova, 2006; Karu et al., 2005b）。在 ATP 合成过程中，O_2 分子作为电子传递链中的最终电子受体，被转化为水分子。部分被代谢的 O_2 会产生 ROS 作为天然副产物。PBM 后短暂的低强度线粒体 ROS 爆发作为氧化还原信号，启动了从线粒体到细胞核的逆向信号通路（de Freitas and Hamblin, 2016）。短暂且适度的 ROS 水平会激活包括 NF-κB 在内的多种转录因子，这些转录因子共同上调许多保护性基因，从而对细胞产生长期影响，包括增殖、存活和迁移（Song et al., 2003）。此外，NIR PBM 可以通过 ROS 介导的转化生长因子 β1（TGF-β1）信号通路的激活，促使宿主干细胞分化，从而促进组织再生（Arany et al., 2014）。

14.3.2.2　神经保护机制

14.3.2.2.1　脑血流

如上所述，NO 是一种广为人知的强效血管扩张剂，在 PBM 治疗期间可通过光电离过程从其在 COX 中的结合位点释放（Karu et al., 2005a）。PBM 治疗后脑灌注的变化与 NO 的释放和 CBF 的增加有关。临床前和临床研究表明，对大脑特定区域进行红光 / 近红外光照射可能会增加神经元的 NO 含量并改善局部 CBF（Lee et al., 2017a; Salgado et al., 2015; Uozumi et al., 2010）。研究表明，红光 LED 照射可通过调节 COX/NO 活性来显著增加 NO 合成（Ball et al., 2011）。动物研究表明，808nm 的经颅 NIR 照射可增加照射 / 非照射半球的脑血流量以及大鼠皮层 NO 含量（Uozumi et al., 2010）。此外，在小鼠脑缺血模型中，610nm LED 光预处理可导致脑血流量急剧增加（Lee et al., 2017a）。在临床研究方面，对处于植物人状态的患者进行双侧额叶经颅 LED 治疗（850nm），可增加其左前额叶的脑血流量（Nawashiro et al., 2012）。同样，一项针对 MDD 患者的研究表明，治疗后立即对前额进行经颅 LED 照射（810nm）可部分增加前额 CBF（Schiffer et al., 2009）。此外，有报告称，健康个体经颅 LED 治疗（627nm）后，左大脑中动脉和基底动脉的 CBF 增加（Salgado et al., 2015）。

14.3.2.2.2 脑生物能

神经组织富含线粒体，且高度依赖线粒体 ATP（Schwarz, 2013）。如前所述，红光 /NIR PBM 疗法的主要作用机制是通过提高线粒体酶活性和生物能功能来增加了 ATP 的产生。波长为 670nm 和 8nm 的 LED 光可显著提高培养的视觉皮层神经元线粒体 COX 的活性（Wong-Riley et al., 2005）。此外，用波长为 633nm 的 LED 灯照射大鼠头部，能够显著提高整个大脑（Rojas et al., 2008）以及特定脑区如前额叶皮层（PFC）（Rojas et al., 2012）和上丘脑（Rojas et al., 2008）的 COX 活性。同样，在小鼠 AD 模型中，长期 LED 治疗（670nm）后，新皮层和海马中的线粒体 COX 表达得以恢复（Purushothuman et al., 2014）。此外，LED 疗法（808nm）可显著提高前额叶皮层（Xu et al., 2017）和海马（Lu et al., 2017）内的 COX 活性。

在 ATP 含量方面，有报道称，808nm 经颅激光疗法可提高各种小鼠模型的大脑 ATP 水平，包括转基因（De Taboada et al., 2011）和 β 淀粉样蛋白（Aβ）诱导（Lu et al., 2017）的 AD 模型以及抑郁障碍模型（Xu et al., 2017）。直接照射 830nm 激光到未处理大鼠的顶叶皮层神经元，可增加 ATP/ADP 比值（Mochizuki-Oda et al., 2002）。此外，有研究表明，在兔子的栓塞性脑卒中模型中，808nm 经颅激光治疗，无论是连续波（CW）（Lapchak and Boitano, 2016）还是 100Hz 脉冲波（PW）（Lapchak andDe Taboada, 2010）模式，均可增加皮层 ATP 水平。此外，808nm 激光可显著改善未处理狗的大脑生物能量，由 MRS 进行评估（Mintzopoulos et al., 2017）。

由于红光 /NIR 光可刺激 COX 酶活性并加速电子转移速率，因此可以预计，在 PBM 治疗后，脑线粒体氧化磷酸化作用和 O_2 消耗量将增加。事实上，一项对未处理大鼠大脑的研究表明，经颅 LED 治疗（660nm）可增加 PFC 的 O_2 消耗量（Rojas et al., 2012）。此外，经颅激光治疗（808nm）可增加转基因 AD 小鼠全脑的耗氧量（De Taboada et al., 2011）。迄今为止，仅对健康受试者进行了有限的临床研究，以评估经颅近红外光 PBM 对脑代谢和血液供氧的影响。对右前额进行经颅激光照射（1064nm）可导致氧化型 COX 迅速增加，继而增加脑血流量、血容量和血氧饱和度（Wang et al., 2017）。同样，上述激光照射前额中央及右侧可改善左右前额叶皮层（PFC）的脑氧饱和度（Tian et al., 2016）。

14.3.2.2.3 神经元抗氧化防御

众所周知，线粒体是自由基的主要来源（ROS），ROS 的过量产生会损害线粒体功能，从而影响神经元组织（Bhat et al., 2015）。研究表明，PBM 的有益作用部分与线粒体 ROS 的适度产生有关（Chen et al., 2009）。人们认为，在 $10J/cm^2$ 的最佳通量（目标组织的能量密度）下吸收红光 /NIR 光会产生短暂的低水平线粒体 ROS 爆发，并伴有 MMP 升高（Sharma et al., 2011）。事实上，ROS 的生理水平在调节细胞存活和增殖相关的细胞信号通路中起着至关重要的作用（Sena and Chandel, 2012）。线粒体低强度 ROS 的产生使得线粒体与细胞质和（或）细胞核之间能够相互沟通，并通过诱导转录因子来影响基因表达（Zhang et al., 2001）。据推测，低剂量的 PBM 诱导的线粒体 ROS 可通过 ROS 介导的信号通路刺激抗氧化防御系统相关基因的表达（Song et al., 2003）。体外研究表明，PBM 在 Aβ（Yang et al., 2010）、H_2O_2（Huang et al., 2013）、$CoCl_2$（Dong et al., 2015; Huang et al., 2013）和鱼藤酮（Huang et al., 2013）诱导的几种神经毒性模型中具有抗氧化应激的神经保护作用。NIR PBM 的抗氧化特性在一些动物研究中得到了证实。一项针对睡眠剥夺小鼠模型的研究显示，在急性 810nm 激光治疗后，海马总抗氧化能力和抗氧化酶（如 SOD 和 GPx）的活性得到改善，ROS 和丙二醛含量降低（Salehpour et al., 2018a）。此外，在 660nm 激光照射后，NOS 同工酶（内皮型、神经元型和诱导型）的活性被抑制，这被认为是 PBM 的一种潜在机制，负责大鼠脑缺血模型中氧化应激调节（Leung et al., 2002）。

14.3.2.2.4　神经炎症

为了应对不同类型的神经元损伤，小胶质细胞会过度释放包括趋化因子、细胞因子（TNF-α 和几种 IL）、NO 和 ROS 在内的促炎性标记物。最近发现，红光 /NIR PBM 的一个优点是其明显的抗炎作用。多项研究表明，PBM 在各种脑部疾病动物模型中具有抗神经炎症作用。一项低温脑损伤大鼠模型研究表明，在损伤后 24 小时，直接照射病变部位的 660nm 或 780nm 激光可降低 IL-1β 水平。然而，这项研究发现，在上述两个时间点，使用上述激光进行 PBM 照射后，脑 TNF-α 水平没有变化（Moreira et al., 2009）。在闭合性颅脑损伤后 6 小时和 28 天这两个时间点，810nm 的经颅近红外激光可下调小鼠脑中某些促炎性趋化因子的表达，如 CC 趋化因子配体 2（CCL2）和 CXC 趋化因子配体 10（CXCL10）。然而，这项工作表明，在细胞因子表达方面，短期和长期的炎症反应截然不同。近红外激光在 6 小时降低了脑内 IL-1β 的水平，在 28 天降低了脑内 TNF-α 的水平，但在 6 小时增加了 TNF-α 的水平（Zhang et al., 2014）。使用 610nm 光的经颅 LED 疗法通过降低 IL-1β 和 IL-18 水平（缺血后 72 小时）调节小鼠因缺血引起的炎症反应（Lee et al., 2017b）。在脑卒中后 24 小时，用 610nm LED 光进行预处理，通过抑制皮层 TNF-α 和 IL-1β 的产生，也能抑制小鼠的神经炎症（Lee et al., 2016）。此外，每日经颅 808nm 激光照射，照射 7 天后，大鼠在脑卒中后 14 天抑制了皮层促炎细胞因子 TNF-α、IL-6 和 IL-18，并提高了抗炎细胞因子 IL-4 和 IL-10 水平（Yang et al., 2018）。

有学者提出，PBM 诱导的 NO、ROS、环状 AMP（cAMP）和 Ca^{2+} 的调节与红光 /NIR 光的抗炎作用有关（Hamblin, 2017a）。此外，NIR 激光可减少促炎细胞因子和随后的炎症反应，可能通过 cAMP 介导并抑制 NF-κB 信号通路（Chen et al., 2011）。综上所述，PBM 的抗神经炎症作用可能至少部分归因于其调节小胶质细胞活性的能力以及随后的炎症介质减少（Lee et al., 2017b; Yang et al., 2018）。

14.3.2.2.5　神经生长因子和神经发生

人们认为，BDNF 和 NGF 等神经生长因子的表达增强可能是引起海马神经发生和突触形成的原因（Telerman et al., 2011）。此外，脑内 BDNF 表达的改善有助于减少 MDD 患者海马和 PFC 的萎缩和细胞损失（Martinowich et al., 2007）。

迄今为止，在神经营养因子家族的多个成员中，最近的文献主要关注于 PBM 对 BDNF、NGF 和 GDNF 的刺激作用。PBM（632.8nm）已被证明能够诱导细胞内三磷酸肌醇（IP3）受体激活，从而释放细胞内 Ca^{2+} 并激活 ERK/CREB 通路，最终改善原代培养神经元中的 BDNF 表达（Yan et al., 2017）。使用上述波长的激光照射，通过激活经 Aβ 处理后神经元中的 ERK/CREB/BDNF 通路，也挽救了树突萎缩和神经元的存活（Meng et al., 2013）。在大鼠神经毒性模型中的一项研究表明，在枕叶皮层进行 670nm 经颅激光治疗后，BDNF 的表达得到显著改善（Ghanbari et al., 2017）。在 PD 猴模型中，使用 670nm 波长的颅内 LED 疗法也增加了大脑纹状体区域的 GDNF 表达（El Massri et al., 2017）。

此外，一些研究表明，PBM 可以促进神经发生和突触生成，并对神经祖细胞分化产生积极影响，从而减少脑损伤后的长期神经功能缺陷。在这方面，Xuan 等在一系列引人注目的小鼠 TBI 模型研究中表明，经颅 PBM（810nm）可显著促进神经发生，上调迁移性神经组细胞，以及齿状回（DG）和脑室下区（SVZ）区域的 BDNF，并刺激大脑皮层的突触生成和神经可塑性（Xuan et al., 2013, 2014, 2015, 2016）。此外，在大鼠脑卒中模型中的研究表明，经颅 PBM（808nm）可以诱导 SVZ 区域神经组细胞的神经发生和迁移（Oron et al., 2006），抑制脑卒中引起的树突和突触损伤，并增强皮层神经发生（Yang et al., 2018）。在 MDD 中，海马萎缩和 DG 神经发生缺陷已经得到证实（Campbell and MacQueen, 2004;

Mueller et al., 2010）。基于上述证据，可以推测 PBM 可能通过神经发生和突触形成从而有利于抑郁障碍患者大脑结构和功能的改善。

14.3.2.2.6 脑神经递质

如前所述，中枢神经系统中的三种主要单胺类神经递质（即 5- 羟色胺、DA 和 NE）之间的不平衡与 MDD 的病理生理学有关（Bressan and Crippa, 2005;Elhwuegi, 2004; Moret and Briley, 2011）。尽管目前还没有直接证据表明 PBM 疗法对抑郁障碍模型中神经递质的影响，但两项不同的研究观察到红色（632.8nm）激光照射后对某些脑神经递质的调节。Shu-Zhi 和 Li-Hua 的研究表明，对大鼠大脑进行低强度激光照射可减少尾状核中纹状体 DA、5- 羟色胺和谷氨酸的含量，并增加 GABA 的含量。此外，他们还发现，对额叶区域进行照射可减少 5- 羟色胺及其代谢物的含量，并增加天冬氨酸和 GABA 的含量（Shu-Zhi and Li-Hua, 1982）。红色激光照射后，大鼠纹状体和海马中的 5- 羟色胺和 GABA 增加，谷氨酸减少（Lombard et al., 1990）。此外，红光和 NIR 光（808 和 830nm）调节了大脑皮层和海马区域中不同氨基酸和神经递质的水平（Ahmed et al., 2008; Radwan et al., 2009）。脑 PBM 疗法可能会刺激神经元线粒体，从而促进 ATP 的产生，进而改善突触传递和神经递质。未来，需要进一步研究来测试这种疗法在调节与情绪障碍相关的神经递质方面的可行性。

14.3.3 光生物调节在抑郁动物模型中的转化研究

几项体内研究表明，经颅 NIR PBM 疗法对各种动物抑郁模型具有抗抑郁作用。本文介绍的 6 项研究关于小鼠（Ando et al., 2011; Xu et al., 2017）和大鼠（Mohammed, 2016; Salehpou et al., 2016; Tanaka et al., 2011; Wu et al., 2012）的抑郁研究描述了 PBM 疗法，其中 4 项报告了在动物抑郁模型中的有益效果，一项是在脑外伤后的抑郁模型中（Ando et al., 2011），另一项是在未受干预的动物中（Tanaka et al., 2011）。表 14.1 总结了使用经颅 PBM 疗法治疗的抑郁模型中的已发表动物研究。

2011 年，Tanaka 等将多波长红外光（600 ~ 1600nm）应用于未受处理的大鼠头部，并评估了其可能的抗抑郁和抗焦虑作用。连续 10 天照射后，如 FST 中移动时间的增加所示，抑郁样行为显著减少。无论是急性（单次照射）还是慢性（10 次照射）的红外光照射，都增加了海马体 Cornu Ammonis1 区（CA1）中 BrdU 阳性细胞的数量，这是神经发生的标记物。此外，通过高架十字迷宫（EPM）和明暗试验评估，慢性照射组大鼠的焦虑样行为明显减少。

2011 年，Ando 等首次尝试评估 NIR 激光（810nm，连续波和脉冲波，分别为 10Hz 或 100Hz 模式）对小鼠 TBI 后抑郁障碍的潜在抗抑郁益处。在头皮上给予 ≤ 2.2J/cm² (头皮上 36J/cm²) 的皮层通量进行单次治疗后，他们在创伤事件后 4 周时的神经行为表现结果显示，在减少 FST 和 TST 中的静止时间方面，10Hz 模式优于 100Hz 和连续波模式。

2012 年，Wu 等研究了 NIR 激光（810nm，100Hz 脉冲波模式）在大鼠 CMS 抑郁模型中的有益作用，并将 PBM 疗法与药物治疗的结果进行了比较。与 Ando 等（2011）的工作相比，他们使用了更高的通量（头皮上 120J/cm²）和更多的治疗次数（9 次）。根据他们的结果，NIR 激光的抗抑郁效果与氟西汀相当，表现为在治疗后 3 周的 FST 中抑郁样行为的显著改善，包括静止时间的减少和游泳时间的增加。

2016 年，Salehpour 等在基于不可预测的 CMS 的大鼠抑郁模型中，比较了使用 10Hz 脉冲波（PW）模式的两种不同波长（630nm 和 810nm）的经颅 PBM 疗法的抗抑郁效果与药物治疗的效果。他们的结果显示，在经过 12 次 PBM 疗法后，当每次疗法的皮层通量为 B1.2J/cm²，仅 810nm 激光具有与西酞普兰相似的抗抑郁作用，表现为在 FST 中游泳时间的增加和静止时间的减少。此外，630nm 激光降低了血清皮质醇水平，而 810nm 激光在实验结束时使体重增长。

2016 年，Mohammed 在大鼠药物性抑郁模型中使用了 804nm 的连续波（CW）激光，并在头皮上使用 6 个点进行 14 天的照射（每个点 38.4J/cm²）后，显著减少了 FST 中的静止时间，并调节了脑电图频谱。

表 14.1　关于在动物模型中使用经颅光生物调节疗法治疗重度抑郁障碍的报告

日期	模型	物种	光源	波长	治疗参数	治疗方法/照射部位	结果	参考文献
2011	没有诱导抑郁	大鼠	红外发射器	600-1600 nm	单次剂量，持续 3 分钟（急性）；多次剂量，每次每日 3 分钟，持续 10 次（慢性）	经颅照射；全头	慢性组抑郁样行为减少，表现为：强迫游泳测试（FST）中活动时间增加。慢性组焦虑样行为减少，表现为：高架十字迷宫（EPM）开放臂进入次数和停留时间增加；明暗箱测试（light/dark test）中明箱进入人次数和停留时间增加。急性和慢性组海马体 CA1 区 BrdU 阳性细胞数量增加，为神经发生的标志	Tanaka et al. (2011)
2011	TBI 后的抑郁	小鼠	激光，DioDent Micro 810，HOYA ConBio (Fremont, CA, USA)	810 nm	3.5 W，50 mW/cm², 36 J/cm², 连续波或 10 或 100 Hz 脉冲波（占空比 50%），单次照射 12 分钟	经皮照射	体重增加改善，第 4 周强迫游泳测试（FST）和悬尾测试（TST）中静止时间减少	Ando et al. (2011)
2012	慢性轻度应激（CMS）模型	大鼠	激光，PhotoThera 公司 (Carlsbad, CA, USA)	810 nm	350 mW，120 J/cm², 100 Hz 脉冲波，占空比：20%），每次照射 2 分钟，共 9 次	经颅照射；两眼和两耳之间区域（剃去毛发）的中线处	体重增加改善，第 3 周强迫游泳测试（FST）中静止时间减少，游泳时间增加	Wu et al. (2012)
2016	慢性轻度应激（CMS）模型	大鼠	激光，Mustang 2000 1 (Moscow, Russia)	630 or 810 nm	89 mW/cm² 和 562 mW/cm², 6 J/cm², 分别对应 630 nm 和 810 nm 的波长。10 Hz 脉冲波（占空比：50%），共 12 次	经颅照射；前额区域（剃去毛发）的中线处	体重增加改善，强迫游泳测试(FST)中不动时间减少、游泳时间增加，血皮质醇和葡萄糖水平降低	Salehpour et al. (2016)
2016	药理模型（利血平，0.2 mg/kg，腹腔注射）	大鼠	激光，Lasotronic 公司 (Zug, Switzerland)	804 nm	80 mW，640 mW/cm², 230 J/cm²（头皮上共 6 个区域），连续波，每次照射 6 分钟，共 14 次	经颅照射；颅骨上对称排列的 6 个点，每侧 3 个（剃去毛发）	强迫游泳测试（FST）中不动时间减少，游泳时间增加，调节了除 θ 波外所有所带的脑电图（EEG）	Mohammed (2016)
2017	空间限制模型，Ahi1 基因敲除(KO)模型	小鼠	激光，石英-硅光纤，深圳复哲科技有限公司 (Shenzhen, China)	808 nm	30 mW，23 mW/cm², 41.4 J/cm², 连续波，每次照射 30 分钟，共 28 次	经颅照射；头顶部（剃去毛发）	第 28 天，两种模型中强迫游泳测试（FST）和悬尾测试（TST）的静止时间均减少，前额叶皮层（PFC）中 ATP 合成增加，线粒体复合体IV活性提高，粒体复合体IV活性增强	Xu et al. (2017)

Ahi1 KO, Abelson helper integration site-1 knockout; ATP, adenosine triphosphate; BrdU, Bromodeoxyuridine; CA1, cornus ammonis; CMS, chronic mild stress; CW, continues wave; EPM, elevated plus maze;

EEG, electroencephalogram; FST, forced swimming test; NSS, neurological severity score; PW, pulsed wave; PFC, prefrontal cortex; TBI, traumatic brain injury; TST, tail suspension test.

此外，与 200mW 和 400mW 相比，在相同的照射时间内，80mW 的激光功率被认为是改善抑郁样症状的最佳治疗功率。鉴于此，FST 中低、中、高剂量激光照射对动物游泳活动的双相反应表明，最佳剂量（38.4J/cm^2）和最高剂量（190.8J/cm^2）的激光照射分别具有刺激作用和反向作用。

最后，2017 年，Xu 等（2017）在束缚应激和基因突变的小鼠抑郁模型中展示了 808nm 连续波（CW）激光的抗抑郁作用。虽然大脑 PFC、海马体和下丘脑区域的线粒体复合物 I 至 III 水平没有发生显著变化，但在使用每日头皮通量为 41.4J/cm^2 的激光照射 28 天后，观察到 ATP 合成显著增加，以及 PFC 区域内的线粒体复合物 IV 水平和活性增强。除了分子层面的见解外，他们的神经行为学发现还表明，在束缚应激模型治疗 28 天后和基因突变模型治疗 14 天后，FST 和 TST 中的抑郁样表现有所减少。

在动物抑郁模型的 PBM 治疗中，每次照射头皮表面的光通量值从 2.8J/cm^2 到 190.8J/cm^2 不等。看来，在啮齿类动物抑郁模型的经颅 PBM 治疗中，每次照射皮层表面的光通量在 1 ~ 2J/cm^2 的范围内足以产生有效的抗抑郁样益处。此外，就脉冲频率而言，与 CW 激光相比，PW 激光在 10Hz 至 100Hz 的频率范围内对 AD 小鼠模型中空间记忆的改善（De Taboada et al., 2011）和 TBI 小鼠模型的神经行为表现（Ando et al., 2011）具有有益效果。同样，Salehpour 等（2016）和 Ando 等（2011）在动物抑郁模型中的研究也揭示了脉冲光疗法的显著抗抑郁作用，特别是 10Hz PW 模式。

在大多数实验性经颅 PBM 研究中，动物头部的照射是在清醒且未麻醉的动物身上进行的。为了确保动物的稳定性，手动固定头部和使用束缚装置是两种常见的方法。在手动方法中，由于动物运动不可预测及其头部可能远离照射区域，部分照射光可能会浪费掉，且目标区域可能无法获得足够的剂量。此外，这两种稳定动物的方法都会给动物带来额外的压力，并可能成为精神病动物研究中的潜在混杂因素。因此，建议使用高功率激光器以减少照射时间，并在经颅 PBM 治疗期间尽量减少动物的额外压力。

14.4 结论与未来展望

过去十年来，经颅 PBM 疗法作为一种无创且安全的治疗抑郁障碍的方法，已在不同的动物模型中进行了研究，并且迄今为止，文献中仅报告了这种基于自然光疗法的极少数副作用。脑 PBM 疗法通过改善大脑代谢能力和血流、刺激神经发生和突触生成、调节神经递质以及通过神经病理条件下的抗炎和抗氧化信号传导来提供神经保护。

值得注意的是，与人体临床研究相比，抑郁障碍的啮齿类动物模型成本更低，且达到结果所需的时间和精力要少得多。因此，建议未来对 PBM 抗抑郁效果的体内研究也应采用其他抑郁模型，如社会压力、早期生活压力、习得性无助和恐惧条件反射等，因为这些模型可以为 PBM 的作用机制和治疗效果提供进一步的见解。

为了改善 MDD 患者的认知缺陷、功能结果和情绪障碍，潜在的策略包括将 PBM 与抗抑郁药物、代谢调节剂和其他常规治疗方法［如经颅磁刺激（TMS）、经颅直流电刺激（tDCS）、脑深部电刺激（DBS）和电休克疗法（ECT）］以及认知改善方法（如心理治疗、有氧运动和环境丰富化）相结合进行综合治疗。

鉴于脑 PBM 疗法在 MDD 中的有益效果，未来很可能会出现对其他抑郁性障碍或亚型的新探索，如难治性抑郁障碍、亚综合征性抑郁障碍、慢性 MDD、经前烦躁障碍、双相情感障碍性抑郁、破坏性情绪调节障碍和产后（或围生期）MDD 等。

原著参考文献

［1］Ahmed, N.A.E.H., Radwan, N.M., Ibrahim, K.M., Khedr, M.E., El Aziz, M.A., Khadrawy, Y.A., 2008. Effect of three different intensities of infrared laser energy on the levels of amino acid neurotransmitters in the cortex and hippocampus of rat brain. Photomed. Laser. Surg. 26, 479-488.

［2］Ando, T., Xuan, W., Xu, T., Dai, T., Sharma, S.K., Kharkwal, G.B., et al., 2011. Comparison of therapeutic effects between pulsed and continuous wave 810-nm wavelength laser irradiation for traumatic brain injury in mice. PLoS One 6, e26212.

［3］ Anisman, H., Hayley, S., Turrin, N., Merali, Z., 2002. Cytokines as a stressor: implications for depressive illness. Int. J. Neuropsychopharmacol. 5, 357-373.

［4］ Antkiewicz-Michaluk, L., Wa˛sik, A., Moˊzdˊzén, E., Románska, I., Michaluk, J., 2014. Antidepressant-like effect of tetrahydroisoquinoline amines in the animal model of depressive disorder induced by repeated administration of a low dose of reserpine: behavioral and neurochemical studies in the rat. Neurotox. Res. 26, 85-98.

［5］ Arany, P.R., Cho, A., Hunt, T.D., Sidhu, G., Shin, K., Hahm, E., et al., 2014. Photoactivation of endogenous latent transforming growth factor-β1 directs dental stem cell differentiation for regeneration. Sci. Transl. Med. 6, 238ra269.

［6］ Ball, K.A., Castello, P.R., Poyton, R.O., 2011. Low intensity light stimulates nitrite-dependent nitric oxide synthesis but not oxygen consumption by cytochrome c oxidase: implications for phototherapy. J. Photochem. Photobiol. B. 102, 182-191.

［7］ Bernstein, H.G., Stanarius, A., Baumann, B., Henning, H., Krell, D., Danos, P., et al., 1998. Nitric oxide synthase-containing neurons in the human hypothalamus: reduced number of immunoreactive cells in the paraventricular nucleus of depressive patients and schizophrenics. Neuroscience 83, 867-875.

［8］ Berry, A., Bindocci, E., Alleva, E., 2012. NGF, brain and behavioral plasticity. Neural. Plast. 2012, 784040.

［9］ Bhat, A.H., Dar, K.B., Anees, S., Zargar, M.A., Masood, A., Sofi, M.A., et al., 2015. Oxidative stress, mitochondrial dysfunction and neurodegenerative diseases; a mechanistic insight. Biomed. Pharmacother. 74, 101-110.

［10］ Bilici, M., Efe, H., Koroglu, M.A., Uydu, H.A., Bekaroglu, M., Deger, O., 2001. Antioxidative enzyme activities and lipid peroxidation in major depression: alterations by antidepressant treatments. J. Affect Disord. 64, 43-51.

［11］ Blanco, N.J., Maddox, W.T., Gonzalez-Lima, F., 2017. Improving executive function using transcranial infrared laser stimulation. J. Neuropsychol. 11, 14-25.

［12］ Blivet, G., Meunier, J., Roman, F.J., Touchon, J., 2018. Neuroprotective effect of a new photobiomodulation technique against Aβ 25-35 peptide-induced toxicity in mice: novel hypothesis for therapeutic approach of Alzheimer's disease suggested. Alzheimers. Dement. 4, 54-63.

［13］ Bressan, R.A., Crippa, J.A., 2005. The role of dopamine in reward and pleasure behaviour-review of data from preclinical research. Acta Psychiatr. Scand. 111, 14-21.

［14］ Campbell, S., MacQueen, G., 2004. The role of the hippocampus in the pathophysiology of major depression. J. Psych. Neurosci. 29, 417-426.

［15］ Campbell, S., Marriott, M., Nahmias, C., MacQueen, G.M., 2004. Lower hippocampal volume in patients suffering from depression: a meta-analysis. Am. J. Psych. 161, 598-607.

［16］ Can, A., Dao, D.T., Arad, M., Terrillion, C.E., Piantadosi, S.C., Gould, T.D., 2012a. The mouse forced swim test. J. Vis. Exp. Available from: https:// doi.org/10.3791/3638.

［17］ Can, A., Dao, D.T., Terrillion, C.E., Piantadosi, S.C., Bhat, S., Gould, T.D., 2012b. The tail suspension test. J. Vis. Exp. 59, e3769.

［18］ Cassano, P., Cusin, C., Mischoulon, D., Hamblin, M.R., De Taboada, L., Pisoni, A., et al., 2015. Near-infrared transcranial radiation for major depressive disorder: proof of concept study. Psychiatr. J. 2015, 352979.

［19］ Cassano, P., Petrie, S.R., Hamblin, M.R., Henderson, T.A., Iosifescu, D.V., 2016. Review of transcranial photobiomodulation for major depressive disorder: targeting brain metabolism, inflammation, oxidative stress, and neurogenesis. Neurophotonics 3, 031404.

［20］ Castagné, V., Moser, P., Roux, S., Porsolt, R.D., 2010. Rodent models of depression: forced swim and tail suspension behavioral despair tests in rats and mice. Curr. Protoc. Pharmacol. 5.8.1-5.8.14.

［21］ Charney, D.S., Buxbaum, J.D., Sklar, P., Nestler, E.J., 2013. Neurobiology of Mental Illness. Oxford University Press.

［22］ Chen, A.C.-H., Huang, Y.-Y., Arany, P.R., Hamblin, M.R., 2009. Role of reactive oxygen species in low level light therapy. Mechanisms for Low-Light Therapy IV. Int. Soc. Opt. Phot. 716502.

［23］ Chen, A.C.-H., Huang, Y.-Y., Sharma, S.K., Hamblin, M.R., 2011. Effects of 810-nm laser on murine bone-marrow-derived dendritic cells. Photomed. Laser. Surg. 29, 383-389.

［24］ Chinnery, P.F., Turnbull, D.M., 1997. Mitochondrial medicine. QJM: Monthly J. Assoc. Physic. 90, 657-667.

［25］ Chung, H., Dai, T., Sharma, S.K., Huang, Y.-Y., Carroll, J.D., Hamblin, M.R., 2012. The nuts and bolts of low-level laser (light) therapy. Ann. Biomed. Eng. 40, 516-533.

［26］ Costello, E.J., Mustillo, S., Erkanli, A., Keeler, G., Angold, A., 2003. Prevalence and development of psychiatric disorders in childhood and adolescence. Arch. Gen. Psych. 60, 837-844.

［27］Cryan, J.F., Mombereau, C., Vassout, A., 2005. The tail suspension test as a model for assessing antidepressant activity: review of pharmacological and genetic studies in mice. Neurosci. Biobehav. Rev. 29, 571-625.

［28］Darlot, F., Moro, C., Massri, N., Chabrol, C., Johnstone, D.M., Reinhart, F., et al., 2016. Near-infrared light is neuroprotective in a monkey model of Parkinson disease. Ann. Neurol. 79, 59-75.

［29］de Freitas, L.F., Hamblin, M.R., 2016. Proposed mechanisms of photobiomodulation or low-level light therapy. IEEE J. Sel. Top. Quantum Electron. 22, 348-364.

［30］De Taboada, L., Yu, J., El-Amouri, S., Gattoni-Celli, S., Richieri, S., McCarthy, T., et al., 2011. Transcranial laser therapy attenuates amyloid-β peptide neuropathology in amyloid-β protein precursor transgenic mice. J. Alzheimers. Dis. 23, 521-535.

［31］Der-Avakian, A., Markou, A., 2012. The neurobiology of anhedonia and other reward-related deficits. Trends Neurosci. 35, 68-77.

［32］Di Chiara, G., Tanda, G., 1997. Blunting of reactivity of dopamine transmission to palatable food: a biochemical marker of anhedonia in the CMS model? Psychopharmacology (Berl.) 134, 351-353.

［33］Diniz, B.S., Teixeira, A.L., Machado-Vieira, R., Talib, L.L., Gattaz, W.F., Forlenza, O.V., 2013. Reduced serum nerve growth factor in patients with late-life depression. Am. J. Geriat. Psych. 21, 493-496.

［34］Dirnagl, U., Lindauer, U., Villringer, A., 1993. Role of nitric oxide in the coupling of cerebral blood flow to neuronal activation in rats. Neurosci. Lett. 149, 43-46.

［35］Dong, T., Zhang, Q., Hamblin, M.R., Wu, M.X., 2015. Low-level light in combination with metabolic modulators for effective therapy of injured brain. J. Cereb. Blood. Flow. Metab. 35, 1435-1444.

［36］Dowlati, Y., Herrmann, N., Swardfager, W., Liu, H., Sham, L., Reim, E.K., et al., 2010. A meta-analysis of cytokines in major depression. Biol. Psych. 67, 446-457.

［37］Du, J., Creson, T.K., Wu, L.-J., Ren, M., Gray, N.A., Falke, C., et al., 2008. The role of hippocampal GluR1 and GluR2 receptors in manic-like behavior. J. Neurosci. 28, 68-79.

［38］Duman, R.S., Monteggia, L.M., 2006. A neurotrophic model for stress-related mood disorders. Biol. Psych. 59, 1116-1127.

［39］Dunn, A.J., Swiergiel, A.H., de Beaurepaire, R., 2005. Cytokines as mediators of depression: what can we learn from animal studies? Neurosci. Biobehav. Rev. 29, 891-909.

［40］Dziedzicka-Wasylewska, M., Willner, P., Papp, M., 1997. Changes in dopamine receptor mRNA expression following chronic mild stress and chronic antidepressant treatment. Behav. Pharmacol. 8, 607-618.

［41］El Massri, N., Lemgruber, A.P., Rowe, I.J., Moro, C., Torres, N., Reinhart, F., et al., 2017. Photobiomodulation-induced changes in a monkey model of Parkinson's disease: changes in tyrosine hydroxylase cells and GDNF expression in the striatum. Exp. Brain Res. 235, 1861-1874.

［42］Elhwuegi, A.S., 2004. Central monoamines and their role in major depression. Prog. Neuropsychopharmacol. Biol. Psychiatry 28, 435-451.

［43］Fava, M., Kendler, K.S., 2000. Major depressive disorder. Neuron 28, 335-341.

［44］Fleminger, S., Oliver, D.L., Williams, W.H., Evans, J., 2003. The neuropsychiatry of depression after brain injury. Neuropsychol. Rehabil. 13, 65-87.

［45］Fontella, F.U., Siqueira, I.R., Vasconcellos, A.P., Tabajara, A.S., Netto, C.A., Dalmaz, C., 2005. Repeated restraint stress induces oxidative damage in rat hippocampus. Neurochem. Res. 30, 105-111.

［46］Galynker, I.I., Cai, J., Ongseng, F., Finestone, H., Dutta, E., Serseni, D., 1998. Hypofrontality and negative symptoms in major depressive disorder. J. Nucl. Med. 39, 608-612.

［47］Gardner, A., Johansson, A., Wibom, R., Nennesmo, I., von Dobeln, U., Hagenfeldt, L., et al., 2003. Alterations of mitochondrial function and correlations with personality traits in selected major depressive disorder patients. J. Affect Disord. 76, 55-68.

［48］Ghanbari, A., Ghareghani, M., Zibara, K., Delaviz, H., Ebadi, E., Jahantab, M.H., 2017. Light-Emitting Diode (LED) therapy improves occipital cortex damage by decreasing apoptosis and increasing BDNF-expressing cells in methanol-induced toxicity in rats. Biomed. Pharmacother. 89, 1320-1330.

［49］Halliwell, B., 2006. Oxidative stress and neurodegeneration: where are we now? J. Neurochem. 97, 1634-1658.

［50］Hamblin, M.R., 2017a. Mechanisms and applications of the anti-inflammatory effects of photobiomodulation. AIMS

Biophys. 4, 337.

[51] Hamblin, M.R., 2017b. Mechanisms and mitochondrial redox signaling in photobiomodulation. Photochem. Photobiol. 94, 199-212.

[52] Hamblin, M.R., Demidova, T.N., 2006. Mechanisms of low level light therapy. Mechanisms for low-light therapy. Int. Soc. Opt. Photon. 614001.

[53] Haughey, N.J., Nath, A., Chan, S.L., Borchard, A.C., Rao, M.S., Mattson, M.P., 2002. Disruption of neurogenesis by amyloid beta-peptide, and perturbed neural progenitor cell homeostasis, in models of Alzheimer's disease. J. Neurochem. 83, 1509-1524.

[54] Huang, Q.-j, Jiang, H., Hao, X.-l, Minor, T.R., 2004. Brain IL-1beta was involved in reserpine-induced behavioral depression in rats. Acta Pharmacol. Sin. 25, 293-296.

[55] Huang, Y.Y., Nagata, K., Tedford, C.E., McCarthy, T., Hamblin, M.R., 2013. Low-level laser therapy (LLLT) reduces oxidative stress in primary cortical neurons in vitro. J. Biophoton. 6, 829-838.

[56] Ikram, H., Haleem, D.J., 2017. Repeated treatment with reserpine as a progressive animal model of depression. Pak. J. Pharm. Sci. 30, 897-902.

[57] Jacobsen, J.P., Medvedev, I.O., Caron, M.G., 2012. The 5-HT deficiency theory of depression: perspectives from a naturalistic 5-HT deficiency model, the tryptophan hydroxylase 2Arg439His knockin mouse. Phil. Trans. R Soc. B 367, 2444-2459.

[58] Karege, F., Perret, G., Bondolfi, G., Schwald, M., Bertschy, G., Aubry, J.M., 2002. Decreased serum brain-derived neurotrophic factor levels in major depressed patients. Psychiatry Res. 109, 143-148.

[59] Karolewicz, B., Maciag, D., O'Dwyer, G., Stockmeier, C.A., Feyissa, A.M., Rajkowska, G., 2010. Reduced level of glutamic acid decarboxylase-67 kDa in the prefrontal cortex in major depression. Int. J. Neuropsychopharmacol. 13, 411-420.

[60] Karu, T., Kolyakov, S., 2005. Exact action spectra for cellular responses relevant to phototherapy. Photomed. Laser Ther. 23, 355-361.

[61] Karu, T.I., Pyatibrat, L.V., Afanasyeva, N.I., 2005a. Cellular effects of low power laser therapy can be mediated by nitric oxide. Lasers Surg. Med. 36, 307-314.

[62] Karu, T.I., Pyatibrat, L.V., Kolyakov, S.F., Afanasyeva, N.I., 2005b. Absorption measurements of a cell monolayer relevant to phototherapy: reduction of cytochrome c oxidase under near IR radiation. J. Photochem. Photobiol. B. 81, 98-106.

[63] Kato, T., Takahashi, S., Shioiri, T., Inubushi, T., 1992. Brain phosphorous metabolism in depressive disorders detected by phosphorus-31 magnetic resonance spectroscopy. J. Affect Disord. 26, 223-230.

[64] Kempermann, G., 2002. Regulation of adult hippocampal neurogenesis - implications for novel theories of major depression. Bipolar. Disord. 4, 17-33.

[65] Kendler, K.S., Karkowski, L.M., Prescott, C.A., 1999. Causal relationship between stressful life events and the onset of major depression. Am. J. Psychiatry 156, 837-841.

[66] Kent, S., Bluthe, R.M., Kelley, K.W., Dantzer, R., 1992. Sickness behavior as a new target for drug development. Trends Pharmacol. Sci. 13, 24-28.

[67] Kessler, R.C., Angermeyer, M., Anthony, J.C., De Graaf, R., Demyttenaere, K., Gasquet, I., et al., 2007. Lifetime prevalence and age-of-onset distributions of mental disorders in the World Health Organization's World Mental Health Survey Initiative. World Psychiatry. 6, 168.

[68] Khanzode, S.D., Dakhale, G.N., Khanzode, S.S., Saoji, A., Palasodkar, R., 2003. Oxidative damage and major depression: the potential antioxidant action of selective serotonin re-uptake inhibitors. Redox Rep. Communicat. Free Rad. Res. 8, 365-370.

[69] Kim, S.J., Son, T.G., Park, H.R., Park, M., Kim, M.S., Kim, H.S., et al., 2008. Curcumin stimulates proliferation of embryonic neural progenitor cells and neurogenesis in the adult hippocampus. J. Biol. Chem. 283, 14497-14505.

[70] Kim, Y.K., Maes, M., 2003. The role of the cytokine network in psychological stress. Acta Neuropsychiatr. 15, 148-155.

[71] Kim, Y.K., Na, K.S., Myint, A.M., Leonard, B.E., 2016. The role of pro-inflammatory cytokines in neuroinflammation, neurogenesis and the neuroendocrine system in major depression. Prog. Neuropsychopharmacol. Biol. Psychiatry 64, 277-284.

[72] Krishnan, V., Nestler, E.J., 2008. The molecular neurobiology of depression. Nature 455, 894.

[73] Krishnan, V., Nestler, E.J., 2011. Animal models of depression: molecular perspectives. Molecular and Functional Models in

Neuropsychiatry. Springer, pp. 121-147.

[74] Lapchak, P.A., 2012. Transcranial near-infrared laser therapy applied to promote clinical recovery in acute and chronic neurodegenerative diseases. Expert. Rev. Med. Devices. 9, 71-83.

[75] Lapchak, P.A., Boitano, P.D., 2016. A novel method to promote behavioral improvement and enhance mitochondrial function following an embolic stroke. Brain Res. 1646, 125-131.

[76] Lapchak, P.A., De Taboada, L., 2010. Transcranial near infrared laser treatment (NILT) increases cortical adenosine-50-triphosphate (ATP) content following embolic strokes in rabbits. Brain Res. 1306, 100-105.

[77] Lee, B., Sur, B., Park, J., Kim, S.-H., Kwon, S., Yeom, M., et al., 2013. Chronic administration of baicalein decreases depression-like behavior induced by repeated restraint stress in rats. Korean J. Physiol. Pharmacol. 17, 393-403.

[78] Lee, H.I., Lee, S.-W., Kim, S.Y., Kim, N.G., Park, K.-J., Choi, B.T., et al., 2017a. Pretreatment with light-emitting diode therapy reduces ischemic brain injury in mice through endothelial nitric oxide synthase-dependent mechanisms. Biochem. Biophys. Res. Commun. 486, 945-950.

[79] Lee, H.I., Lee, S.W., Kim, N.G., Park, K.J., Choi, B.T., Shin, Y.I., et al., 2017b. Low-level light emitting diode (LED) therapy suppresses inflammasome-mediated brain damage in experimental ischemic stroke. J. Biophoton. 10, 1502-1513.

[80] Lee, H.I., Park, J.H., Park, M.Y., Kim, N.G., Park, K.-J., Choi, B.T., et al., 2016. Pre-conditioning with transcranial low-level light therapy reduces neuroinflammation and protects blood-brain barrier after focal cerebral ischemia in mice. Restor. Neurol. Neurosci. 34, 201-214.

[81] Leung, M.C., Lo, S.C., Siu, F.K., So, K.F., 2002. Treatment of experimentally induced transient cerebral ischemia with low energy laser inhibits nitric oxide synthase activity and up-regulates the expression of transforming growth factor-beta 1. Lasers Surg. Med. 31, 283-288.

[82] Licinio, J., Mastronardi, C., Wong, M.L., 2007. Pharmacogenomics of neuroimmune interactions in human psychiatric disorders. Exp. Physiol. 92, 807-811.

[83] Lin, P.Y., Tseng, P.T., 2015. Decreased glial cell line-derived neurotrophic factor levels in patients with depression: a meta-analytic study. J. Psychiatr. Res. 63, 20-27.

[84] Loftis, J.M., Huckans, M., Morasco, B.J., 2010. Neuroimmune mechanisms of cytokine-induced depression: current theories and novel treatment strategies. Neurobiol. Dis. 37, 519-533.

[85] Lombard, A., Rossetti, V., Cassone, M., Urciuoli, R., Rolfo, P., 1990. Neurotransmitter content and enzyme activity variations in rat brain following in vivo He-Ne laser irradiation. Proc. Round Table Basic Appl. Res. Photobiol. Photochem. 10-11.

[86] Lu, Y., Wang, R., Dong, Y., Tucker, D., Zhao, N., Ahmed, M.E., et al., 2017. Low-level laser therapy for beta amyloid toxicity in rat hippocampus. Neurobiol. Aging. 49, 165-182.

[87] Lucca, G., Comim, C.M., Valvassori, S.S., Reus, G.Z., Vuolo, F., Petronilho, F., et al., 2009. Effects of chronic mild stress on the oxidative parameters in the rat brain. Neurochem. Int. 54, 358-362.

[88] Maciag, D., Hughes, J., O'Dwyer, G., Pride, Y., Stockmeier, C.A., Sanacora, G., et al., 2010. Reduced density of calbindin immunoreactive GABAergic neurons in the occipital cortex in major depression: relevance to neuroimaging studies. Biol. Psychiatry 67, 465-470.

[89] MacMaster, F.P., Kusumakar, V., 2004. Hippocampal volume in early onset depression. BMC. Med. 2, 2.

[90] Maes, M., Yirmiya, R., Noraberg, J., Brene, S., Hibbeln, J., Perini, G., et al., 2009. The inflammatory & neurodegenerative (I&ND) hypothesis of depression: leads for future research and new drug developments in depression. Metab. Brain. Dis. 24, 27-53.

[91] Mahmoudi, J., Farhoudi, M., Talebi, M., Sabermarouf, B., Sadigh-Eteghad, S., 2015. Antidepressant-like effect of modafinil in mice: evidence for the involvement of the dopaminergic neurotransmission. Pharmacol. Rep. 67, 478-484.

[92] Malberg, J.E., Eisch, A.J., Nestler, E.J., Duman, R.S., 2000. Chronic antidepressant treatment increases neurogenesis in adult rat hippocampus. J. Neurosci. 20, 9104-9110.

[93] Manji, H.K., Drevets, W.C., Charney, D.S., 2001. The cellular neurobiology of depression. Nat. Med. 7, 541.

[94] Martinowich, K., Manji, H., Lu, B., 2007. New insights into BDNF function in depression and anxiety. Nat. Neurosci. 10, 1089.

[95] Meng, C., He, Z., Xing, D., 2013. Low-level laser therapy rescues dendrite atrophy via upregulating BDNF expression: implications for Alzheimer's disease. J. Neurosci. 33, 13505-13517.

［96］Minor, T.R., Hanff, T.C., 2015. Adenosine signaling in reserpine-induced depression in rats. Behav. Brain. Res. 286, 184-191.

［97］Mintzopoulos, D., Gillis, T.E., Tedford, C.E., Kaufman, M.J., 2017. Effects of near-infrared light on cerebral bioenergetics measured with phosphorus magnetic resonance spectroscopy. Photomed. Laser. Surg. 35, 395-400.

［98］Mochizuki-Oda, N., Kataoka, Y., Cui, Y., Yamada, H., Heya, M., Awazu, K., 2002. Effects of near-infra-red laser irradiation on adenosine triphosphate and adenosine diphosphate contents of rat brain tissue. Neurosci. Lett. 323, 207-210.

［99］Mohammed, H.S., 2016. Transcranial low-level infrared laser irradiation ameliorates depression induced by reserpine in rats. Lasers. Med. Sci. 31, 1651-1656.

［100］Moore, C.M., Christensen, J.D., Lafer, B., Fava, M., Renshaw, P.F., 1997. Lower levels of nucleoside triphosphate in the basal ganglia of depressed subjects: a phosphorous-31 magnetic resonance spectroscopy study. Am. J. Psychiatry 154, 116-118.

［101］Moreira, M.S., Velasco, I.T., Ferreira, L.S., Ariga, S.K.K., Barbeiro, D.F., Meneguzzo, D.T., et al., 2009. Effect of phototherapy with low intensity laser on local and systemic immunomodulation following focal brain damage in rat. J. Photochem. Photobiol. B. 97, 145-151.

［102］Moret, C., Briley, M., 2011. The importance of norepinephrine in depression. Neuropsychiatr. Dis. Treat. 7, 9-13.

［103］Moretti, M., Colla, A., de Oliveira Balen, G., dos Santos, D.B., Budni, J., de Freitas, A.E., et al., 2012. Ascorbic acid treatment, similarly to fluoxetine, reverses depressive-like behavior and brain oxidative damage induced by chronic unpredictable stress. J. Psychiatr. Res. 46, 331-340.

［104］Moro, C., Massri, N.E., Torres, N., Ratel, D., De Jaeger, X., Chabrol, C., et al., 2014. Photobiomodulation inside the brain: a novel method of applying near-infrared light intracranially and its impact on dopaminergic cell survival in MPTP-treated mice. J. Neurosurg. 120, 670-683.

［105］Morries, L.D., Cassano, P., Henderson, T.A., 2015. Treatments for traumatic brain injury with emphasis on transcranial near-infrared laser phototherapy. Neuropsychiatr. Dis. Treat. 11, 2159.

［106］Moylan, S., Maes, M., Wray, N.R., Berk, M., 2013. The neuroprogressive nature of major depressive disorder: pathways to disease evolution and resistance, and therapeutic implications. Mol. Psychiatry 18, 595-606.

［107］Mueller, S.G., Schuff, N., Yaffe, K., Madison, C., Miller, B., Weiner, M.W., 2010. Hippocampal atrophy patterns in mild cognitive impairment and Alzheimer's disease. Hum. Brain. Mapp. 31, 1339-1347.

［108］Naeser, M.A., Zafonte, R., Krengel, M.H., Martin, P.I., Frazier, J., Hamblin, M.R., et al., 2014. Significant improvements in cognitive performance post-transcranial, red/near-infrared light-emitting diode treatments in chronic, mild traumatic brain injury: open-protocol study. J. Neurotrauma 31, 1008-1017.

［109］Nagata, K., Nakashima-Kamimura, N., Mikami, T., Ohsawa, I., Ohta, S., 2009. Consumption of molecular hydrogen prevents the stress-induced impairments in hippocampus-dependent learning tasks during chronic physical restraint in mice. Neuropsychopharmacology 34, 501.

［110］Nasrolahi, A., Mahmoudi, J., Akbarzadeh, A., Karimipour, M., Sadigh-Eteghad, S., Salehi, R., et al., 2018. Neurotrophic factors hold promise for the future of Parkinson's disease treatment: is there a light at the end of the tunnel? Rev. Neurosci. 29, 475-489.

［111］Naumenko, V.S., Kondaurova, E.M., Bazovkina, D.V., Tsybko, A.S., Ilchibaeva, T.V., Khotskin, N.V., et al., 2014. Effect of GDNF on depressivelike behavior, spatial learning and key genes of the brain dopamine system in genetically predisposed to behavioral disorders mouse strains. Behav. Brain. Res. 274, 1-9.

［112］Nawashiro, H., Wada, K., Nakai, K., Sato, S., 2012. Focal increase in cerebral blood flow after treatment with near-infrared light to the forehead in a patient in a persistent vegetative state. Photomed. Laser. Surg. 30, 231-233.

［113］Nestler, E.J., Barrot, M., DiLeone, R.J., Eisch, A.J., Gold, S.J., Monteggia, L.M., 2002. Neurobiology of depression. Neuron 34, 13-25.

［114］Oron, A., Oron, U., Chen, J., Eilam, A., Zhang, C., Sadeh, M., et al., 2006. Low-level laser therapy applied transcranially to rats after induction of stroke significantly reduces long-term neurological deficits. Stroke 37, 2620-2624.

［115］Overstreet, D.H., 2012. Modeling depression in animal models. Psychiatr Disord. Springer, pp. 125-144.

［116］Ozcan, M.E., Gulec, M., Ozerol, E., Polat, R., Akyol, O., 2004. Antioxidant enzyme activities and oxidative stress in affective disorders. Int. Clin. Psychopharmacol. 19, 89-95.

［117］Pandya, C.D., Howell, K.R., Pillai, A., 2013. Antioxidants as potential therapeutics for neuropsychiatric disorders. Prog. Neuropsychopharmacol. Biol. Psychiatry 46, 214-223.

［118］Perez-Garcia, G., De Gasperi, R., Sosa, M.A.G., Perez, G.M., Otero-Pagan, A., Tschiffely, A., et al., 2018. PTSD-related behavioral traits in a rat model of blast-induced mTBI are reversed by the mGluR2/3 receptor antagonist BCI-838. eNeuro 5, ENEURO. 0357-0317.2018.

[119] Pitossi, F., del Rey, A., Kabiersch, A., Besedovsky, H., 1997. Induction of cytokine transcripts in the central nervous system and pituitary following peripheral administration of endotoxin to mice. J. Neurosci. Res. 48, 287-298.

[120] Porsolt, R., Lenegre, A., McArthur, R., 1991. Pharmacological models of depression. Animal Models in Psychopharmacology. Springer, pp. 137-159.

[121] Pruessner, J.C., Champagne, F., Meaney, M.J., Dagher, A., 2004. Dopamine release in response to a psychological stress in humans and its relationship to early life maternal care: a positron emission tomography study using [11C] raclopride. J. Neurosci. Nurs. 24, 2825-2831.

[122] Purba, J.S., Hoogendijk, W.J., Hofman, M.A., Swaab, D.F., 1996. Increased number of vasopressin- and oxytocin-expressing neurons in the paraventricular nucleus of the hypothalamus in depression. Arch. Gen. Psychiatry 53, 137-143.

[123] Purushothuman, S., Johnstone, D.M., Nandasena, C., Mitrofanis, J., Stone, J., 2014. Photobiomodulation with near infrared light mitigates Alzheimer's disease-related pathology in cerebral cortex-evidence from two transgenic mouse models. Alzheimers Res. Ther. 6, 2.

[124] Qin, L., Wu, X., Block, M.L., Liu, Y., Breese, G.R., Hong, J.S., et al., 2007. Systemic LPS causes chronic neuroinflammation and progressive neurodegeneration. Glia 55, 453-462.

[125] Raadsheer, F.C., van Heerikhuize, J.J., Lucassen, P.J., Hoogendijk, W.J., Tilders, F.J., Swaab, D.F., 1995. Corticotropin-releasing hormone mRNA levels in the paraventricular nucleus of patients with Alzheimer's disease and depression. Am. J. Psychiatry 152, 1372-1376.

[126] Radwan, N.M., Ahmed, N.A.E.H., Ibrahim, K.M., Khedr, M.E., Aziz, M.A., Khadrawy, Y.A., 2009. Effect of infrared laser irradiation on amino acid neurotransmitters in an epileptic animal model induced by pilocarpine. Photomed. Laser. Surg. 27, 401-409.

[127] Ren, L., Qian, X., Zhai, L., Sun, M., Miao, Z., Li, J., et al., 2014. Loss of Ahi1 impairs neurotransmitter release and causes depressive behaviors in mice. PLoS One 9, e93640.

[128] Rojas, J.C., Bruchey, A.K., Gonzalez-Lima, F., 2012. Low-level light therapy improves cortical metabolic capacity and memory retention. J. Alzheimers. Dis. 32, 741-752.

[129] Rojas, J.C., Gonzalez-Lima, F., 2013. Neurological and psychological applications of transcranial lasers and LEDs. Biochem. Pharmacol. 86, 447-457.

[130] Rojas, J.C., Lee, J., John, J.M., Gonzalez-Lima, F., 2008. Neuroprotective effects of near-infrared light in an in vivo model of mitochondrial optic neuropathy. J. Neurosci. 28, 13511-13521.

[131] Roy, A., De Jong, J., Linnoila, M., 1989. Cerebrospinal fluid monoamine metabolites and suicidal behavior in depressed patients: a 5-year follow-up study. Arch. Gen. Psychiatry 46, 609-612.

[132] Salehpour, F., Ahmadian, N., Rasta, S.H., Farhoudi, M., Karimi, P., Sadigh-Eteghad, S., 2017. Transcranial low-level laser therapy improves brain mitochondrial function and cognitive impairment in D-galactose-induced aging mice. Neurobiol. Aging. 58, 140-150.

[133] Salehpour, F., Farajdokht, F., Erfani, M., Sadigh-Eteghad, S., Shotorbani, S.S., Hamblin, M.R., et al., 2018a. Transcranial near-infrared photobiomodulation attenuates memory impairment and hippocampal oxidative stress in sleep-deprived mice. Brain Res. 1682, 36-43.

[134] Salehpour, F., Mahmoudi, J., Kamari, F., Sadigh-Eteghad, S., Rasta, S.H., Hamblin, M.R., 2018b. Brain photobiomodulation therapy: a narrative review. Mol. Neurobiol. 55, 6601-6636.

[135] Salehpour, F., Rasta, S.H., Mohaddes, G., Sadigh-Eteghad, S., Salarirad, S., 2016. Therapeutic effects of 10-Hz pulsed wave lasers in rat depression model: a comparison between near-infrared and red wavelengths. Lasers Surg. Med. 48, 695-705.

[136] Salgado, A.S., Zaˆngaro, R.A., Parreira, R.B., Kerppers, I.I., 2015. The effects of transcranial LED therapy (TCLT) on cerebral blood flow in the elderly women. Lasers. Med. Sci. 30, 339-346.

[137] Saltmarche, A.E., Naeser, M.A., Ho, K.F., Hamblin, M.R., Lim, L., 2017. Significant improvement in cognition in mild to moderately severe dementia cases treated with transcranial plus intranasal photobiomodulation: case series report. Photomed. Laser. Surg. 35, 432-441.

[138] Samavati, L., Lee, I., Mathes, I., Lottspeich, F., Huttemann, M., 2008. Tumor necrosis factor alpha inhibits oxidative phosphorylation through tyrosine phosphorylation at subunit I of cytochrome c oxidase. J. Biol. Chem. 283, 21134-21144.

［139］Sanacora, G., Saricicek, A., 2007. GABAergic contributions to the pathophysiology of depression and the mechanism of antidepressant action. CNS. Neurol. Disord. Drug. Targets. 6, 127-140.

［140］Schiffer, F., Johnston, A.L., Ravichandran, C., Polcari, A., Teicher, M.H., Webb, R.H., et al., 2009. Psychological benefits 2 and 4 weeks after a single treatment with near infrared light to the forehead: a pilot study of 10 patients with major depression and anxiety. Behav. Brain Funct. 5, 46.

［141］Schwarz, T.L., 2013. Mitochondrial trafficking in neurons. Cold Spring Harb. Perspect. Biol. 5, a011304.

［142］Selley, M.L., 2004. Increased (E)-4-hydroxy-2-nonenal and asymmetric dimethylarginine concentrations and decreased nitric oxide concentrations in the plasma of patients with major depression. J. Affect Disord. 80, 249-256.

［143］Sen, S., Duman, R., Sanacora, G., 2008. Serum BDNF, depression and anti-depressant medications: meta-analyses and implications. Biol. Psychiatry 64, 527-532.

［144］Sena, L.A., Chandel, N.S., 2012. Physiological roles of mitochondrial reactive oxygen species. Mol. Cell 48, 158-167.

［145］Sharma, S.K., Kharkwal, G.B., Sajo, M., Huang, Y.Y., De Taboada, L., McCarthy, T., et al., 2011. Dose response effects of 810 nm laser light on mouse primary cortical neurons. Lasers Surg. Med. 43, 851-859.

［146］Shu-Zhi, L., Li-Hua, W., 1982. Effects of a low power laser beam guided by optic fiber on rat brain striatal monoamines and amino acids. Neurosci. Lett. 32, 203-208.

［147］Smith, R.S., 1991. The macrophage theory of depression. Med. Hypotheses 35, 298-306.

［148］Song, S., Zhang, Y., Fong, C.-C., Tsang, C.-H., Yang, Z., Yang, M., 2003. cDNA microarray analysis of gene expression profiles in human fibroblast cells irradiated with red light. J. Invest. Dermatol. 120, 849-857.

［149］Stadler, J., Bentz, B.G., Harbrecht, B.G., Di Silvio, M., Curran, R.D., Billiar, T.R., et al., 1992. Tumor necrosis factor alpha inhibits hepatocyte mitochondrial respiration. Ann. Surg. 216, 539-546.

［150］Stepanichev, M., Dygalo, N.N., Grigoryan, G., Shishkina, G.T., Gulyaeva, N., 2014. Rodent models of depression: neurotrophic and neuroinflammatory biomarkers. Biomed. Res. Int. 2014, 932757.

［151］Taliaz, D., Stall, N., Dar, D.E., Zangen, A., 2010. Knockdown of brain-derived neurotrophic factor in specific brain sites precipitates behaviors associated with depression and reduces neurogenesis. Mol. Psychiatry 15, 80-92.

［152］Tanaka, Y., Akiyoshi, J., Kawahara, Y., Ishitobi, Y., Hatano, K., Hoaki, N., et al., 2011. Infrared radiation has potential antidepressant and anxiolytic effects in animal model of depression and anxiety. Brain Stimul. 4, 71-76.

［153］Taupin, P., 2006. Neurogenesis and the effect of antidepressants. Drug Target Insights 1, 13-17.

［154］Telerman, A., Lapter, S., Sharabi, A., Zinger, H., Mozes, E., 2011. Induction of hippocampal neurogenesis by a tolerogenic peptide that ameliorates lupus manifestations. J. Neuroimmunol. 232, 151-157.

［155］Tian, F., Hase, S.N., Gonzalez-Lima, F., Liu, H., 2016. Transcranial laser stimulation improves human cerebral oxygenation. Lasers Surg. Med. 48, 343-349.

［156］Tobe, E.H., 2013. Mitochondrial dysfunction, oxidative stress, and major depressive disorder. Neuropsychiatr. Dis. Treat. 9, 567-573.

［157］Toda, N., Ayajiki, K., Okamura, T., 2009. Cerebral blood flow regulation by nitric oxide in neurological disorders. Can. J. Physiol. Pharmacol. 87, 581-594.

［158］Uozumi, Y., Nawashiro, H., Sato, S., Kawauchi, S., Shima, K., Kikuchi, M., 2010. Targeted increase in cerebral blood flow by transcranial near-infrared laser irradiation. Lasers Surg. Med. 42, 566-576.

［159］Villanueva, R., 2013. Neurobiology of major depressive disorder. Neural. Plast. 2013, 873278.

［160］Voloboueva, L.A., Giffard, R.G., 2011. Inflammation, mitochondria, and the inhibition of adult neurogenesis. J. Neurosci. Res. 89, 1989-1996.

［161］Volz, H.P., Rzanny, R., Riehemann, S., May, S., Hegewald, H., Preussler, B., et al., 1998. 31P magnetic resonance spectroscopy in the frontal lobe of major depressed patients. Eur. Arch. Psychiatry Clin. Neurosci. 248, 289-295.

［162］Wagner, K.R., Kleinholz, M., Myers, R.E., 1990. Delayed decreases in specific brain mitochondrial electron transfer complex activities and cytochrome concentrations following anoxia/ischemia. J. Neurol. Sci. 100, 142-151.

［163］Wang, X., Michaelis, E.K., 2010. Selective neuronal vulnerability to oxidative stress in the brain. Front. Aging Neurosci. 2, 12.

［164］Wang, X., Tian, F., Reddy, D.D., Nalawade, S.S., Barrett, D.W., Gonzalez-Lima, F., et al., 2017. Up-regulation of cerebral cytochrome-c-oxidase and hemodynamics by transcranial infrared laser stimulation: a broadband near-infrared spectroscopy study. J. Cereb. Blood. Flow. Metab. 37, 3789-3802.

［165］Watanabe, Y., Gould, E., Cameron, H.A., Daniels, D.C., McEwen, B.S., 1992. Phenytoin prevents stress- and corticosterone-induced atrophy of CA3 pyramidal neurons. Hippocampus 2, 431-435.

［166］Wiener, C.D., de Mello Ferreira, S., Pedrotti Moreira, F., Bittencourt, G., de Oliveira, J.F., Lopez Molina, M., et al., 2015. Serum levels of nerve growth factor (NGF) in patients with major depression disorder and suicide risk. J. Affect Disord. 184, 245-248.

［167］Willner, P., 2017. The chronic mild stress (CMS) model of depression: history, evaluation and usage. Neurobiol. Stress 6, 78-93.

［168］Wong-Riley, M.T., Liang, H.L., Eells, J.T., Chance, B., Henry, M.M., Buchmann, E., et al., 2005. Photobiomodulation directly benefits primary neurons functionally inactivated by toxins role of cytochrome c oxidase. J. Biol. Chem. 280, 4761-4771.

［169］Wu, X., Alberico, S.L., Moges, H., De Taboada, L., Tedford, C.E., Anders, J.J., 2012. Pulsed light irradiation improves behavioral outcome in a rat model of chronic mild stress. Lasers Surg. Med. 44, 227-232.

［170］Xiong, Y., Mahmood, A., Chopp, M., 2013. Animal models of traumatic brain injury. Nat. Rev. Neurosci. 14, 128.

［171］Xu, X., Yang, H., Lin, Y.-F., Li, X., Cape, A., Ressler, K.J., et al., 2010. Neuronal Abelson helper integration site-1 (Ahi1) deficiency in mice alters TrkB signaling with a depressive phenotype. Proc. Natl. Acad. Sci. 107, 19126-19131.

［172］Xu, Z., Guo, X., Yang, Y., Tucker, D., Lu, Y., Xin, N., et al., 2017. Low-level laser irradiation improves depression-like behaviors in mice. Mol. Neurobiol. 54, 4551-4559.

［173］Xuan, W., Agrawal, T., Huang, L., Gupta, G.K., Hamblin, M.R., 2015. Low-level laser therapy for traumatic brain injury in mice increases brain derived neurotrophic factor (BDNF) and synaptogenesis. J. Biophoton. 8, 502-511.

［174］Xuan, W., Huang, L., Hamblin, M.R., 2016. Repeated transcranial low-level laser therapy for traumatic brain injury in mice: biphasic dose response and long-term treatment outcome. J. Biophoton. 9, 1263-1272.

［175］Xuan, W., Vatansever, F., Huang, L., Hamblin, M.R., 2014. Transcranial low-level laser therapy enhances learning, memory, and neuroprogenitor cells after traumatic brain injury in mice. J. Biomed. Opt. 19, 108003.

［176］Xuan, W., Vatansever, F., Huang, L., Wu, Q., Xuan, Y., Dai, T., et al., 2013. Transcranial low-level laser therapy improves neurological performance in traumatic brain injury in mice: effect of treatment repetition regimen. PLoS One 8, e53454.

［177］Yan, X., Liu, J., Zhang, Z., Li, W., Sun, S., Zhao, J., et al., 2017. Low-level laser irradiation modulates brain-derived neurotrophic factor mRNA transcription through calcium-dependent activation of the ERK/CREB pathway. Lasers. Med. Sci. 32, 169-180.

［178］Yang, L., Tucker, D., Dong, Y., Wu, C., Lu, Y., Li, Y., et al., 2018. Photobiomodulation therapy promotes neurogenesis by improving post-stroke local microenvironment and stimulating neuroprogenitor cells. Exp. Neurol. 299, 86-96.

［179］Yang, X., Askarova, S., Sheng, W., Chen, J., Sun, A.Y., Sun, G.Y., et al., 2010. Low energy laser light (632.8 nm) suppresses amyloid-β peptideinduced oxidative and inflammatory responses in astrocytes. Neuroscience 171, 859-868.

［180］You, Z., Luo, C., Zhang, W., Chen, Y., He, J., Zhao, Q., et al., 2011. Pro- and anti-inflammatory cytokines expression in rat's brain and spleen exposed to chronic mild stress: involvement in depression. Behav. Brain. Res. 225, 135-141.

［181］Yüksel, C., Öngür, D., 2010. Magnetic resonance spectroscopy studies of glutamate-related abnormalities in mood disorders. Biol. Psychiatry 68, 785-794.

［182］Zell, R., Geck, P., Werdan, K., Boekstegers, P., 1997. TNF-alpha and IL-1 alpha inhibit both pyruvate dehydrogenase activity and mitochondrial function in cardiomyocytes: evidence for primary impairment of mitochondrial function. Mol. Cell. Biochem. 177, 61-67.

［183］Zhang, Q., Zhou, C., Hamblin, M.R., Wu, M.X., 2014. Low-level laser therapy effectively prevents secondary brain injury induced by immediate early responsive gene X-1 deficiency. J. Cereb. Blood. Flow. Metab. 34, 1391-1401.

［184］Zhang, Z., Oliver, P., Lancaster Jr, J.R., Schwarzenberger, P.O., Joshi, M.S., et al., 2001. Reactive oxygen species mediate tumor necrosis factor alpha-converting, enzyme-dependent ectodomain shedding induced by phorbol myristate acetate. FASEB J. 15, 303-305.

［185］Zivin, J.A., Albers, G.W., Bornstein, N., Chippendale, T., Dahlof, B., Devlin, T., et al., 2009. Effectiveness and safety of transcranial laser therapy for acute ischemic stroke. Stroke 40, 1359-1364.

第 15 章 经颅光生物调节疗法治疗 β- 淀粉样蛋白前体转基因小鼠的阿尔茨海默病

Luis De Taboada[1] 和 Michael R. Hamblin[2 3]
1. LiteCure LLC 首席技术官，美国特拉华州纽卡斯尔
2. 马萨诸塞总医院 Wellman 光医学中心，美国马萨诸塞州波士顿
3. 哈佛医学院皮肤科，美国马萨诸塞州波士顿

15.1 引言

有证据表明，光生物调节 PBM 的主要线粒体发色团或光受体分子是细胞色素 c 氧化酶（CCO）（Wong-Riley et al., 2005; Karu, 2010）。细胞色素氧化酶复合物包含两个铜中心，即 Cu_A 和 Cu_B，其中 Cu_A 中心在氧化状态下具有 $800 \sim 830nm$ 的宽波长吸收峰。细胞色素氧化酶是细胞呼吸链中的末端酶，位于线粒体内膜。它通过将质子移动到内膜上，并通过氧化磷酸化作用驱动 ATP 的形成，在真核细胞的生物能学中发挥着核心作用（Tuner and Hode, 2002）。经颅光生物调节（tPBM）后，可能起到神经保护作用的一种机制是 ATP 生成增加（Lapchak and De Taboada, 2010），进而保护缺血半暗带受损组织。PBM 可以通过改变线粒体信号分子和上调抗凋亡蛋白（Bcl2 and survivin）来减少细胞凋亡，从而增强神经保护（Blivet et al., 2018）和神经恢复（Janzadeh et al., 2016）。由于阿尔茨海默病（AD）与线粒体功能障碍有关（Lynn et al., 2010），tPBM 可能是治疗 AD 的一种可行方法（Hamblin, 2016）。因此，我们推测 tPBM 的功效可能通过增强线粒体功能来实现（Trimmer et al., 2009）。

含有 β- 淀粉样蛋白（Aβ）的老年斑是 AD 神经病理学的标志之一，人们已经投入了大量精力去理解 Aβ 和含有 Aβ 的老年斑与 AD 病理生理学的关系（Harrington, 2012）。这些工作的大部分都集中在 Aβ 的生物合成以及影响其产生和沉积的因素上。Aβ 肽主要通过其前体 β- 淀粉样蛋白前体（AβPP）的内部蛋白水解作用产生，生成两种分别含有 40 个或 42 个氨基酸的肽（De Strooper and Annaert, 2000）。除了含有 Aβ 的老年斑外，神经原细胞骨架的各种改变也是 AD 神经病理学的显著特征。这些特征包括含有过度磷酸化 tau 蛋白的神经原纤维缠结、老年斑中存在的营养不良性神经突触以及突触的丧失和退化（Selkoe, 1999）。这些异常特征究竟是神经元死亡的结果还是原因，目前仍存在争议（Jack et al., 2016）。无论具体机制如何，这种神经元和突触的死亡和退化都会导致认知功能下降（De-Paula et al., 2012）。

早发性常染色体显性遗传 AD 与几个基因的突变直接相关：β- 淀粉样蛋白前体（AβPP）、早老素 1（PS1）或早老素 2（PS2）（Levy-Lahad et al., 1995; Li et al., 2000）。此外，还有一些风险基因，尤其是载脂蛋白 E4 等位基因，会改变晚发性 AD 的风险（Strittmatte et al., 1993）。因此，很明显，几个基因的突变或多态性可以导致相似的 AD 表型（Sancesario and Bernardini, 2018）。分泌酶作用于 APP，将其切割成三个片段。β- 分泌酶（BACE）和 γ- 分泌酶依次切割产生 AβP 肽片段，该片段聚集成称为斑块的团块。

如果 α- 分泌酶首先作用于 APP 而不是 BACE，则不会形成 β- 淀粉样蛋白，因为 α- 分泌酶识别的靶蛋白序列比 BACE 更靠近细胞表面。由 α/γ 切割序列形成的非致病性中间片段称为 P3（John, 2006）。此外，γ- 分泌酶（由 PS1 和 PS2 组成的复合物）切割跨膜域以释放 Aβ 肽和羧基末端片段（Weihofen et al., 2002）。这些酶中任何一个的功能改变都可能导致 Aβ 肽的产生增加，从而可能促进 AD 的发病。多项研究表明，APP 基因或早老素中的突变会导致 β- 分泌酶切割增加，并产生 Aβ1 ~ 40 和 Aβ1 ~ 42（Selkoe, 2001）。

转基因（Tg）小鼠过表达突变型家族性 AD APP 基因，有助于理解 AD 的病理机制，并支持淀粉样蛋白级联假说（Kokjohn and Roher, 2009）。尽管存在许多复杂的 APP 小鼠模型，但没有一种能够完全模拟 AD 的细胞和行为病理学。Tg 小鼠 AD 淀粉样变性的形态学相似性令人印象深刻，但 Tg 小鼠产生的 APP/Aβ 的基本生物物理和生化特性与人类存在显著差异。Tg 小鼠在大量 Aβ 负荷的情况下具有更强的恢复能力，提示对人类神经元有害的 Aβ 水平和蛋白质异构体对这些小鼠的毒性并不那么强。我们通过评估 tPBM 对降低 Aβ 肽水平和炎症标记物、阻止和逆转淀粉样沉积的影响，研究了 tPBM 在 hAPPwt 小鼠模型中的作用（Hook et al., 2009）。此外，我们还测试了 AD 治疗的关键目标，即行为改善（De Taboada et al., 2011）。

15.2　研究设计

本实验设计已在我们之前的文章中详细描述（De Taboada et al., 2011）。100 只 3 个月大的雄性 AβPP 转基因小鼠被随机分为 5 组。小鼠每周接受 3 次 tPBM 或假治疗，持续 6 个月。光学参数包括：光斑直径 3mm；激光波长 810nm；峰值辐射功率分别为 40mW、200mW 或 400mW；激光调制方式，连续波（CW）或脉冲波，脉冲波脉宽 2ms，频率为 100Hz。第一组为假治疗组，第二组为连续波（40mW），第三组为脉冲波（P1）40mW，第四组为脉冲波（P2）200mW，第五组为脉冲波（P3）400mW。小鼠在第 176 至 180 天之间在 Morris 水迷宫（MWM）中进行一次测试。第 180 天处死小鼠，取出大脑进行分析。通过免疫组织化学方法使用薄切片测量大脑中的淀粉样蛋白负荷，通过 ELISA 测量脑脊液（CSF）、血浆和大脑中 Aβ 肽和细胞因子的水平，通过荧光素 / 荧光素酶试验测量 ATP 水平，并使用 Clarke 电极通过线粒体组分测量耗氧量。

15.3　经颅光生物调节改善 Morris 水迷宫测量的认知功能

在研究 AD 小鼠模型的新治疗方法时，将认知功能测试纳入结果评估中非常重要，因为先前仅依赖淀粉样肽或斑块测量的研究并未转化为有效的临床治疗方法（Mehta et al., 2017）。

在本研究中，我们使用了 Morris 水迷宫（MWM），这可能是应用于啮齿类动物模型的最有效的空间记忆和学习行为测试（Edwards et al., 2014）。图 15.1 显示了通过 MWM 测量的认知表现的改善。两种 MWM 结局测量中都出现了相同的模式，其中 200mW 的脉冲光效果最好，40mW 和 400mW 的脉冲光效果较差，连续波光（CW）效果最差（但仍明显优于假治疗组）。P2 方案在目标象限停留时间（记忆）方面的改善令人印象深刻（增加了三倍）。

15.4　经颅光生物调节降低大脑中的淀粉样蛋白负荷并减少大脑、脑脊液和血浆中的 Aβ 肽水平

接下来，我们测量了如图 15.2 所示的大脑、脑脊液（CSF）和血浆中的淀粉样蛋白负荷和 Aβ 肽水平。这四个测量指标的模式相似，即 P2 < P1 ≅ P3 < CW <假治疗组。总的来说，大脑中的减少量大于脑脊液和血浆中的减少量。

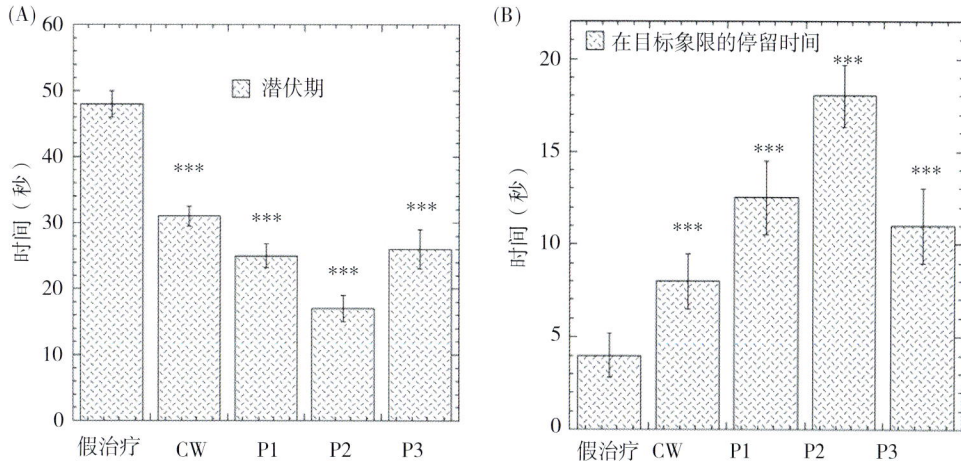

图 15.1　tPBM 对 Morris 水迷宫行为研究的影响。（A）tPBM 对 Morris 水迷宫潜伏期（秒）的影响；（B）tPBM 对 Morris 水迷宫目标象限停留时间（秒）的影响。平均值 ± 标准误（n=20），$^{***}P < 0.001$，$^{**}P < 0.01$，$^{*}P < 0.05$

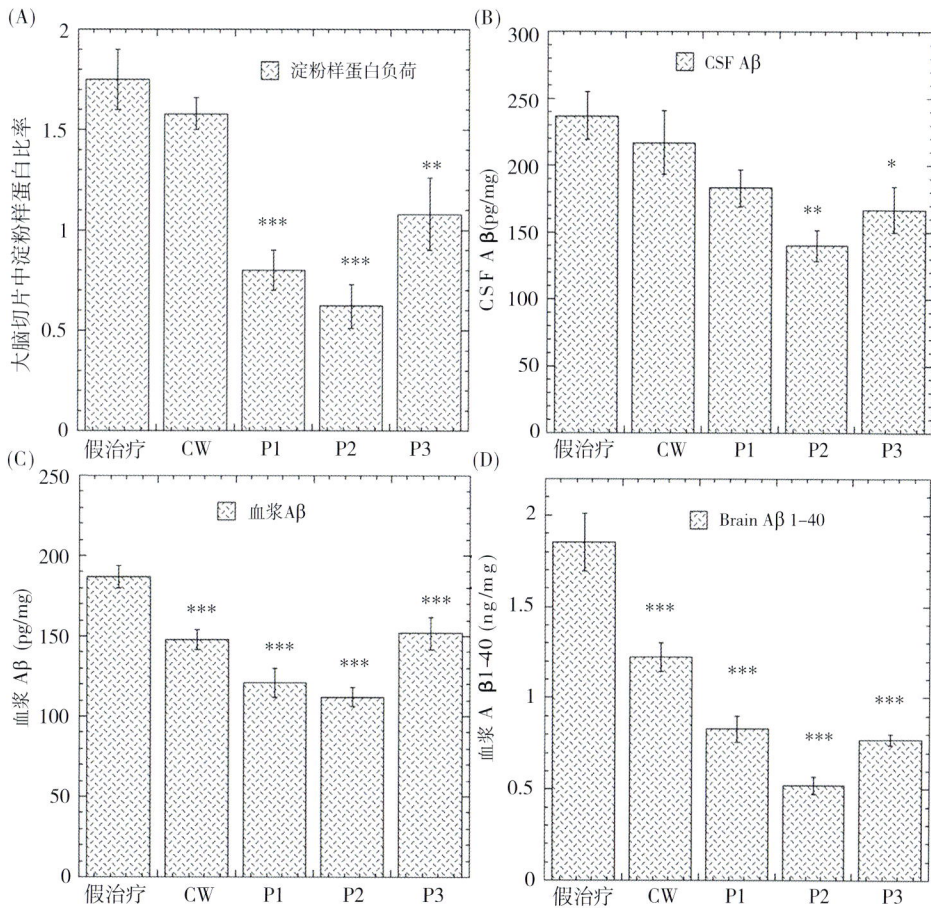

图 15.2　tPBM 对（A）脑内淀粉样蛋白负荷、（B）脑脊液中 Aβ 肽水平、（C）血浆中 Aβ 肽水平、（D）脑内 Aβ1 ~ 40 肽水平的影响。$^{***}P < 0.001$，$^{**}P < 0.01$，$^{*}P < 0.05$

15.5　经颅光生物调节减轻大脑中的炎症

神经炎症是 AD 的一个重要特征，也是任何潜在治疗方法都应该影响的方面，是疾病进展的标志性特征。这种炎症据推测是由未能清除累积的淀粉样斑块的活化小胶质细胞引起的（Cai et al., 2014）。我们通过 ELISA 测量了大脑样本中 3 种典型 M1 小胶质细胞炎症细胞因子（白细胞介素 -1β，IL-1β；肿瘤坏死因子 α，TNF-α；转化生长因子 β，TGFβ）的水平。结果如图 15.3 所示。可以看出，这三种细胞因子的模式非常相似。与同龄野生型对照组相比，转基因 AD 小鼠中的细胞因子水平大幅增加，CW tPBM 引起了细胞因子适度的降低，P1 和 P3 方案进一步降低了细胞因子水平，而在每种情况下，P2 方案都造成了最大的降低量。

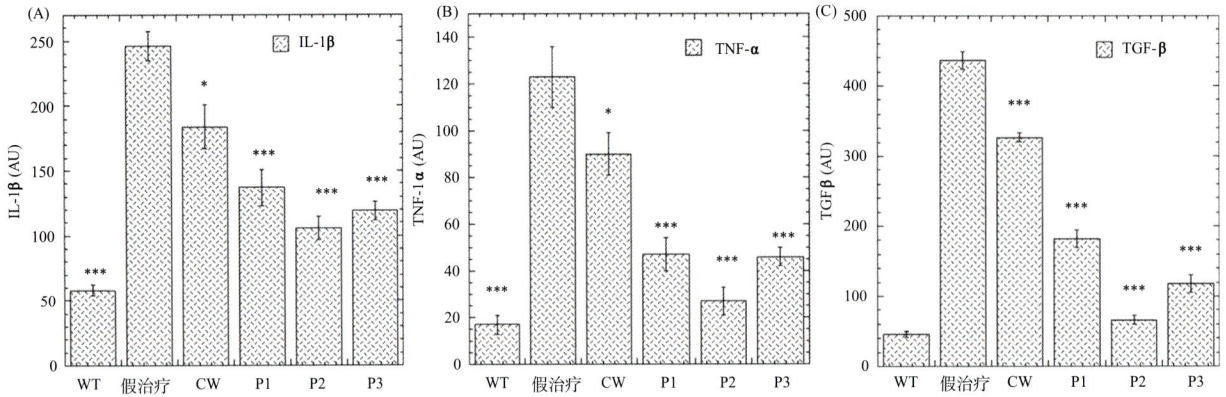

图 15.3　tPBM 对脑样本中（A）白细胞介素 -1β、（B）肿瘤坏死因子 α、（C）转化生长因子 β 的影响，通过 ELISA 测定。$^{***}P < 0.001$，$^{**}P < 0.01$，$^{*}P < 0.05$

　　Aβ 累积、活化的小胶质细胞和小胶质细胞炎症介质之间可以形成一个恶性循环，这进一步促进了 Aβ 沉积并加剧了神经炎症。由于 PBM 能够逆转小胶质细胞的活化表型，从 M1 型（产生细胞因子）转变为 M2 型（具有吞噬作用），因此这不仅可以减少 M1 型炎症细胞因子，还可以由 M2 型小胶质细胞清除累积的斑块。

15.6　经颅光生物调节改善大脑的线粒体功能

　　PBM 最早确立且最稳健的机制之一是使线粒体 ATP 合成增加（Pastore et al.，1996），并因此提高由于呼吸作用而产生的氧气消耗（Pastore et al.，1994）。鉴于 AD 大脑的一个公认的重要特征是线粒体功能障碍（Picone et al.，2014），在 tPBM 方案后测量 AD 小鼠大脑样本中的 ATP 和线粒体氧气消耗是有意义的。我们仅使用了 P2 tPBM 方案，因为到目前为止，我们已经确信这是最佳参数组合，结果如图 15.4 所示。

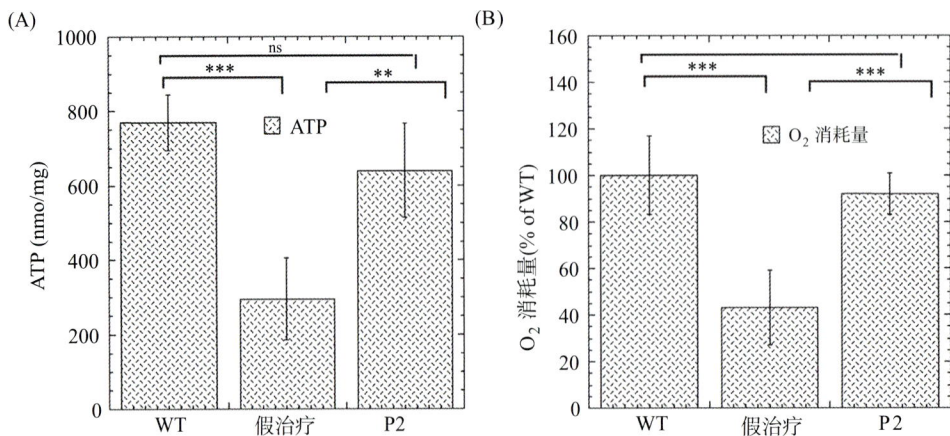

图 15.4　P2 tPBM 对（A）脑 ATP 含量和（B）脑线粒体氧消耗的影响。$^{***}P < 0.001$，$^{**}P < 0.01$，$^{*}P < 0.05$。ns 表示差异不显著

转基因小鼠的大脑 ATP 水平（仅为 WT 小鼠的三分之一）和线粒体氧气消耗（不到 WT 小鼠的一半）均显著降低。然而，在这两种情况下（大脑 ATP 和大脑线粒体氧气消耗），P2 tPBM 可以将水平恢复到很高的程度，以至于在 tPBM 治疗的 AD 小鼠和健康 WT 小鼠之间没有统计学上的显著差异。

15.7　讨论

本研究中一个有趣的结果是，一组特定的 tPBM 参数（即 P2）表现出了显著的优越性，该参数包括 200mW 峰值功率（40mW 平均辐射功率），以 100Hz 的频率进行脉冲放射。在 PBM 中，双相剂量反应是众所周知的（Huang et al., 2009, 2011），而本数据似乎就是这一点的显著例证。P2 剂量在 40mW 和 400mW 剂量中显著更优，呈现出典型的 Arndt-Schulz 曲线。此外，100Hz 脉冲且平均功率为 40mW 的 PBM 优于相同平均功率的连续波光。这一结果在一定程度上与 Ando 等的发现相吻合，他们发现对于小鼠的 TBI，使用 810nm 激光时，10Hz 的脉冲优于连续波光（Ando et al., 2011）。然而，Ando 等并未发现 100Hz 的优越性，而仅发现 10Hz 的优越性。Ando 的研究对象是患有 TBI 的小鼠，而本研究则使用了不同的 AD 小鼠。认知功能改善的有力证据，结合 Aβ 和淀粉样斑块负荷的生化测量，均表明 AD 可以通过 PBM 进行治疗。

15.8　结论

自本研究于 2011 年首次发表以来（De Taboada et al., 2011），已有几份初步研究描述了 PBM 对人类 AD 或痴呆症患者有益的案例研究。Saltmarche 等（2017）报告了一组病例，涉及五名轻度至中重度痴呆或可能患有 AD 者，其简易精神状态量表（mmSE）基线得分为 10 ～ 24 分。患者接受了 810nm、10Hz 脉冲 LED 设备治疗，该设备结合了经颅和经鼻内 PBM，针对默认模式网络（DMN、双侧内侧前额叶皮层、楔前叶 / 后扣带回、角回和海马体）的皮层节点进行了为期 12 周的积极治疗，随后是为期 4 周的未治疗随访期。在 PBM 治疗 12 周后，患者出现了显著改善（mmSE, $P < 0.003$; ADAS-cog, $P < 0.023$）。PBM 治疗后，患者功能增强、睡眠改善、易怒减少、焦虑减轻且不再迷路。

Berman 等（2017）进行了一项小型双盲、安慰剂对照的试点试验（$n=11$，其中 6 例为积极治疗组，3 例为对照组，2 例中途退出），评估了连续 28 天、每天 6 分钟的经颅 NIR PBM（使用 1060nm 至 1080nm LED）的效果。结果显示，执行功能［时钟绘图、即时回忆、实用动作记忆、视觉注意力和任务切换（Trails A & B）］得到改善，且 EEG 振幅和连接性指标有改善趋势。

Maksimovich（2011）采用了不同的方法。他报告了一系列年龄介于 34 ～ 79 岁的 46 名患者（平均年龄 65 岁）的病例，他们有 AD 病史，接受了血管内手术，通过经导管血管重建术和低能量经腔激光照射恢复了大脑的侧支和微血管循环。患者的积极结果表现为痴呆症状长期缓解，认知障碍减轻。

综上所述，本项小鼠研究与上述三项初步临床研究相结合，表明 PBM 可能确实是一种在预期"阿尔茨海默病大流行"（Trempe and Lewis, 2018）之前极具前景的治疗方法。

原著参考文献

［1］Ando, T., Xuan, W., Xu, T., Dai, T., Sharma, S.K., Kharkwal, G.B., et al., 2011. Comparison of therapeutic effects between pulsed and continuous wave 810-nm wavelength laser irradiation for traumatic brain injury in mice. PLoS One 6 (10), e26212.

［2］Berman, M.H., Halper, J.P., Nichols, T.W., Jarrett, H., Lundy, A., Huang, J.H., 2017. Photobiomodulation with near infrared light helmet in a pilot, placebo controlled clinical trial in dementia patients testing memory and cognition. J. Neurol. Neurosci. 8, 1.

［3］Blivet, G., Meunier, J., Roman, F.J., Touchon, J., 2018. Neuroprotective effect of a new photobiomodulation technique against

Abeta25-35 peptideinduced toxicity in mice: Novel hypothesis for therapeutic approach of Alzheimer's disease suggested. Alzheimers Dement. (N.Y.) 4, 54-63.

［4］ Cai, Z., Hussain, M.D., Yan, L.J., 2014. Microglia, neuroinflammation, and beta-amyloid protein in Alzheimer's disease. Int. J. Neurosci. 124 (5), 307-321.

［5］ De-Paula, V.J., Radanovic, M., Diniz, B.S., Forlenza, O.V., 2012. Alzheimer's disease. Subcell Biochem. 65, 329-352.

［6］ De Strooper, B., Annaert, W., 2000. Proteolytic processing and cell biological functions of the amyloid precursor protein. J. Cell Sci. 113 (Pt 11), 1857-1870.

［7］ De Taboada, L., Yu, J., El-Amouri, S., Gattoni-Celli, S., Richieri, S., McCarthy, T., et al., 2011. Transcranial laser therapy attenuates amyloid-beta peptide neuropathology in amyloid-beta protein precursor transgenic mice. J. Alzheimers Dis. 23 (3), 521-535.

［8］ Edwards, S.R., Hamlin, A.S., Marks, N., Coulson, E.J., Smith, M.T., 2014. Comparative studies using the Morris water maze to assess spatial memory deficits in two transgenic mouse models of Alzheimer's disease. Clin. Exp. Pharmacol. Physiol. 41 (10), 798-806.

［9］ Hamblin, M.R., 2016. Shining light on the head: photobiomodulation for brain disorders. BBA Clin. 6, 113-124.

［10］ Harrington, C.R., 2012. The molecular pathology of Alzheimer's disease. Neuroimaging Clin. N. Am. 22 (1), 11-22.

［11］ Hook, V.Y., Kindy, M., Reinheckel, T., Peters, C., Hook, G., 2009. Genetic cathepsin B deficiency reduces beta-amyloid in transgenic mice expressing human wild-type amyloid precursor protein. Biochem. Biophys. Res. Commun. 386 (2), 284-288.

［12］ Huang, Y.Y., Chen, A.C., Carroll, J.D., Hamblin, M.R., 2009. Biphasic dose response in low level light therapy. Dose Response 7 (4), 358-383.

［13］ Huang, Y.Y., Sharma, S.K., Carroll, J.D., Hamblin, M.R., 2011. Biphasic dose response in low level light therapy - an update. Dose Response 9 (4), 602-618.

［14］ Jack Jr, C.R., Knopman, D.S., Chetelat, G., Dickson, D., Fagan, A.M., et al., 2016. Suspected non-Alzheimer disease pathophysiology--concept and controversy. Nat. Rev. Neurol. 12 (2), 117-124.

［15］ Janzadeh, A., Nasirinezhad, F., Masoumipoor, M., Jameie, S.B., Hayat, P., 2016. Photobiomodulation therapy reduces apoptotic factors and increases glutathione levels in a neuropathic pain model. Lasers Med. Sci. 31 (9), 1863-1869.

［16］ John, V., 2006. Human beta-secretase (BACE) and BACE inhibitors: progress report. Curr. Top. Med. Chem. 6 (6), 569-578.

［17］ Karu, T.I., 2010. Multiple roles of cytochrome c oxidase in mammalian cells under action of red and IR-A radiation. IUBMB Life 62 (8), 607-610.

［18］ Kokjohn, T.A., Roher, A.E., 2009. Amyloid precursor protein transgenic mouse models and Alzheimer's disease: understanding the paradigms, limitations, and contributions. Alzheimers Dement. 5 (4), 340-347.

［19］ Lapchak, P.A., De Taboada, L., 2010. Transcranial near infrared laser treatment (NILT) increases cortical adenosine-50-triphosphate (ATP) content following embolic strokes in rabbits. Brain Res. 1306, 100-105.

［20］ Levy-Lahad, E., Wasco, W., Poorkaj, P., Romano, D.M., Oshima, J., Pettingell, W.H., et al., 1995. Candidate gene for the chromosome 1 familial Alzheimer's disease locus. Science 269 (5226), 973-977.

［21］ Lin, X., Koelsch, G., Wu, S., Downs, D., Dashti, A., Tang, J., 2000. Human aspartic protease memapsin 2 cleaves the beta-secretase site of betaamyloid precursor protein. Proc. Natl. Acad. Sci. U.S.A. 97 (4), 1456-1460.

［22］ Lynn, B.C., Wang, J., Markesbery, W.R., Lovell, M.A., 2010. Quantitative changes in the mitochondrial proteome from subjects with mild cognitive impairment, early stage, and late stage Alzheimer's disease. J. Alzheimers Dis. 19 (1), 325-339.

［23］ Maksimovich, I., 2011. Endovascular low-energy laser radiation effect on dyscirculatory angiopathy of Alzheimer's type in the treatment of Alzheimer's disease. Alzheimer's Dement. J. Alzheimer''s Assoc. 7, S791-S793.

［24］ Mehta, D., Jackson, R., Paul, G., Shi, J., Sabbagh, M., 2017. Why do trials for Alzheimer's disease drugs keep failing? A discontinued drug perspective for 2010-2015. Expert Opin. Investig. Drugs 26 (6), 735-739.

［25］ Pastore, D., Greco, M., Petragallo, V.A., Passarella, S., 1994. Increase in ,--H1/e- ratio of the cytochrome c oxidase reaction in mitochondria irradiated with helium-neon laser. Biochem. Mol. Biol. Int. 34 (4), 817-826.

［26］ Pastore, D., Di Martino, C., Bosco, G., Passarella, S., 1996. Stimulation of ATP synthesis via oxidative phosphorylation in wheat mitochondria irradiated with helium-neon laser. Biochem. Mol. Biol. Int. 39 (1), 149-157.

［27］ Picone, P., Nuzzo, D., Caruana, L., Scafidi, V., Di Carlo, M., 2014. Mitochondrial dysfunction: different routes to Alzheimer's disease therapy. Oxid. Med. Cell. Longev. 2014, 780179.

［28］ Saltmarche, A.E., Naeser, M.A., Ho, K.F., Hamblin, M.R., Lim, L., 2017. Significant improvement in cognition in mild to moderately severe dementia cases treated with transcranial plus intranasal photobiomodulation: case series report. Photomed. Laser Surg. 35 (8), 432-441.

［29］ Sancesario, G.M., Bernardini, S., 2018. Alzheimer's disease in the omics era. Clin. Biochem. 59, 9-16.

［30］ Selkoe, D.J., 1999. Translating cell biology into therapeutic advances in Alzheimer's disease. Nature 399 (6738 Suppl.), A23-A31.

［31］ Selkoe, D.J., 2001. Presenilin, Notch, and the genesis and treatment of Alzheimer's disease. Proc. Natl. Acad. Sci. U.S.A. 98 (20), 11039-11041.

［32］ Strittmatter, W.J., Saunders, A.M., Schmechel, D., Pericak-Vance, M., Enghild, J., Salvesen, G.S., et al., 1993. Apolipoprotein E: high-avidity binding to beta-amyloid and increased frequency of type 4 allele in late-onset familial Alzheimer disease. Proc. Natl. Acad. Sci. U.S.A. 90 (5), 1977-1981.

［33］ Trempe, C.L., Lewis, T.J., 2018. It's never too early or too late-end the epidemic of Alzheimer's by preventing or reversing causation from pre-birth to death. Front. Aging Neurosci. 10, 205.

［34］ Trimmer, P.A., Schwartz, K.M., Borland, M.K., De Taboada, L., Streeter, J., Oron, U., 2009. Reduced axonal transport in Parkinson's disease cybrid neurites is restored by light therapy. Mol. Neurodegener. 4, 26.

［35］ Tuner, J., Hode, L., 2002. Laser Therapy-Clinical Practice and Scientific Background. Prima Books, Grängesberg.

［36］ Weihofen, A., Binns, K., Lemberg, M.K., Ashman, K., Martoglio, B., 2002. Identification of signal peptide peptidase, a presenilin-type aspartic protease. Science 296 (5576), 2215-2218.

［37］ Wong-Riley, M.T., Liang, H.L., Eells, J.T., Chance, B., Henry, M.M., Buchmann, E., et al., 2005. Photobiomodulation directly benefits primary neurons functionally inactivated by toxins: role of cytochrome c oxidase. J. Biol. Chem. 280 (6), 4761-4771.

第16章　低强度激光疗法对骨髓的作用：神经退行性疾病的一种治疗新途径

Amir Oron[1] 和 Uri Oron[2]

1. 骨科手术科，卡普兰医疗中心，以色列雷霍沃特
2. 动物学系，乔治·S. 怀斯生命科学学院及萨戈尔神经科学学院，
以色列特拉维夫大学，特拉维夫

在损伤或缺血事件后，再生能力主要局限于非哺乳动物类，例如脊椎动物。比如，鱼类和原始两栖动物能够再生心脏、大脑和四肢等器官。而哺乳动物损伤后恢复器官的能力有限，尽管在肝脏和骨骼肌等器官中存在一定的恢复能力，但实际上几乎没有在心脏或大脑等器官发生缺血事件或损伤后进行再生的能力。如包括人类心脏在内的哺乳动物心脏，在受损或发生如心肌梗死（MI）等急性缺血事件后，几乎没有再生能力。这是由于心肌细胞增殖水平极低，且表达干细胞标记蛋白的细胞数量有限。近年来，基于干细胞的疗法被提出作为上述情况的潜在解决方案。基于细胞的器官修复疗法已经从基础科学研究迅速过渡到临床现实（Mummery et al., 2010）。但在干细胞疗法中使用细胞移植存在几个核心问题：由于将细胞植入心脏或血液循环后会发生大量细胞死亡，因此需要植入大量的干细胞。而另一个核心问题是必须在缺血器官中创建一个适宜细胞存活的环境。为了实现最佳的细胞移植，需要多个因素（如抑制炎症和凋亡、分泌细胞生长因子等）的配合。注射的细胞需要从循环血液中迁移到缺血区域。之后，它们可以保持活性并分泌生长因子，对缺血组织产生旁分泌作用（Gnecchi et al., 2005）。我们正在尝试通过一种新方法来解决上述干细胞治疗中的一些问题，即对富含干细胞和各种祖细胞的自体骨髓（BM）应用低强度激光疗法（LLLT），以诱导这些细胞对缺血器官或处于退化过程中的器官产生有益作用。我们最近还研究了 LLLT 对骨髓的作用是否对神经退行性疾病有益。骨髓干细胞具有在整个中枢神经系统内分化为实质性小胶质细胞的能力。也有学者提出，来源于血液的小胶质细胞（而非其常驻同类）具有通过细胞特异性吞噬机制来消除淀粉样沉积物的能力（Simard et al., 2006）。因此，确定诱导骨髓干细胞迁移到大脑的有效方法可能是阿尔茨海默病（AD）干细胞治疗中的关键步骤。因此，我们推测，在大脑神经元死亡严重的 AD 动物模型中，对后腿胫骨进行 LLLT，将通过激活骨髓源性小胶质细胞清除神经毒性 β- 淀粉样蛋白（Aβ）寡聚体和原纤维，以及诱导神经发生实现神经保护，从而产生两种主要的有益效果。本文回顾了 LLLT 刺激自体骨髓中的间充质干细胞（MSCs）和其他细胞，并增强其渗入大脑、清除 β- 淀粉样蛋白和改善认知能力的潜力。

AD 影响全球超过 1800 万人，其特征是记忆力逐渐减退、认知功能受损和人格改变。AD 的主要原因通常归因于 Aβ 的产生和积累，同时伴随神经原纤维缠结的形成，导致神经元死亡。这一过程主要影响海马体，而海马体对学习和记忆至关重要（Selkoe, 2004）。海马体中存在神经干细胞，这引发了人们对成体神经发生现象及其在海马体学习记忆功能中作用的浓厚兴趣（Morgan, 2007）。许多已知的影响海马体神经发生的因素都涉及 AD 的发病机制（Rodriguez and Verkhratsky, 2011）。由于神经发生是可激

活的，因此有学者推测，刺激这一过程或潜在地使用内源性募集或移植植入的干细胞，可能是治疗神经退行性疾病如 AD 的一种可能方法。先前的研究表明，脑细胞的来源可能是大脑脑室下区或海马体颗粒下层局部产生的。同时，也探讨了干细胞是否可以从大脑的外周区域如 BM 中衍生出来（Uccelli et al.，2008）。同一项研究还表明，在将这些细胞暴露于神经源性分化条件下后，它们的神经源性表型得到了表达，表明这可能是基于细胞的神经胶质细胞治疗的另一个来源。骨髓包含几种不同类型的多能细胞：造血干细胞、MSCs、内皮祖细胞、侧群细胞和多能成体干细胞。与其他干细胞一样，MSCs 具有由单个细胞进行多谱系分化的能力，并能在体内对受损组织进行功能重建。干细胞的一个特性是它们能够迁移到一个或多个适当的微环境（Devine et al.，2001）。某些干细胞能够离开其产生部位并在血液中循环，然后再重新定植于目标组织中。对于 MSCs 来说，归巢位点的性质及其在循环外周血中的动力学仍存在争议。然而，在输注后，已在多种组织中发现 MSCs，因此人们假设它们有能力归巢并调整其分化途径以适应不同的组织微环境（Liechty et al.，2000）。最近的研究表明，与假移植动物模型相比，将骨髓来源的 MSCs 移植到诱导型 AD 模型的大脑中降低了 Aβ 蛋白水平，并加速了小胶质细胞的活化。此外，有学者提出，血液来源的小胶质细胞样细胞能够通过细胞特异性吞噬机制消除淀粉样蛋白沉积（Simard et al.，2006）。

LLLT 已被发现对各种生物过程都具有光生物调节作用（Oron，2006；Karu，2007）。关于 LLLT 对大脑内过程的光生物调节作用，已有数项研究进行了探讨与研究。经颅应用的 LLLT 已被证明对大鼠、兔子和人类脑卒中后有益（Lapchak et al.，2004；Oron et al.，2006；Lampl et al.，2007）。此外，与未接受激光治疗的小鼠相比，对 AD 小鼠进行多次经颅 LLLT 治疗可改善其神经功能（De Taboada et al.，2011）。

关于 LLLT 对干细胞或祖细胞的光生物调节作用，目前研究尚不充分。低强度激光照射脂肪源性干细胞会降低其活性（Mevula et al.，2010）。激光照射正常人神经祖细胞可使这些细胞的 ATP 产生显著增加（Oron et al.，2007）。对大鼠心肌梗死后自体骨髓进行 LLLT 治疗，可使心肌梗死后瘢痕范围显著减少 79%，并在梗死区边界诱导心肌发生（Tuby et al.，2011，2013a,b）。这一现象部分可归因于激光诱导的骨髓间 MSCs 在更大程度上被动员至心脏梗死区。在最近的一项使用猪心肌梗死模型的研究中，发现对骨髓进行 LLLT 治疗可使瘢痕面积比未接受激光治疗的猪减少 68%（Blatt et al.，2016）。此外，在同一项研究中，接受激光治疗的猪的左心室射血分数显著高于未接受激光治疗的猪。

尝试使用 LLLT 诱导骨髓中所有细胞的原理是，单一类型的干细胞无法显著影响心肌梗死后或其他器官缺血性损伤后的复杂过程。最近的研究表明，巨噬细胞在缓解心肌梗死后瘢痕形成过程中起着至关重要的作用。因此，可以假设 LLLT 可能会同时诱导骨髓中各种类型的细胞，这些细胞在骨髓中增殖或被动员后，会在血液循环中产生数量的增加。这些细胞最终可能会在某些程度和特定条件下迁移到缺血或退化器官的缺血区。在最近的一项研究（Blatt et al.，2016）中，我们试图确定对骨髓进行 LLLT 是否可以激活有益的免疫反应，或在 AD 小鼠模型的进展阶段诱导干细胞迁移到大脑。

我们首先评估了激光处理的 MSCs 吞噬 Aβ 蛋白的能力。我们从骨髓中分离出 MSCs，然后以 1.3×10^6 细胞 /cm² 的浓度接种在 24 孔培养板中，培养 1 周。将培养的 MSCs 暴露于 Ga-Al-As 激光下 20 秒，辐照度为 50mW/cm²，以达到 1.0J/cm² 的通量。另一组含有 MSCs 的六孔板则进行假激光治疗（对照组），处理过程与上述相同，但不开启激光。激光处理组和对照组的 MSCs 在激光处理后留在培养箱中 3 天，然后继续培养至细胞汇合度达到 70%。为了评估对 Aβ 的吞噬作用，MSCs 细胞用抗 CD11b 抗体标记，并通过荧光激活细胞分选（FACS）分析 Aβ 被吞噬的百分比。

与未接受激光处理的细胞相比，接受激光处理的细胞对 Aβ（1 ～ 42）的吞噬作用显著（P=0.041）增加了 35%。此外，单核细胞来源细胞的 CD11b 活化标记物显著（$P < 0.0001$）增加了 10%。这些结果表明，对骨髓 MSC 具有吞噬活性的单核细胞或其他细胞类型进行激光照射，可以显著激活这些细胞，

从而增强它们摄取阿尔茨海默病（AD）小鼠大脑中积聚的 Aβ 蛋白的能力。事实上，研究发现巨噬细胞的吞噬能力在 LLLT 的应用下得到了调节（Gavish et al., 2008）。因此，在我们最近的研究中（Farfara et al., 2015），我们证明了应用 LLLT 后通过 CD11b 检测到的 MSC 中免疫细胞的活化显著增加。此外，我们还展示了 MSC 对可溶性神经毒性 Aβ 的吞噬反应增强，这有助于减少大脑中形成的有毒寡聚体。可以假设这些细胞可以在骨髓中被激活，迁移到循环血液中，然后渗入大脑并减少那里的淀粉样蛋白负荷。之前的研究表明，外周来源的单核细胞迁移可清除 AD 小鼠模型中的淀粉样蛋白负荷并改善认知功能（Simard et al., 2006）。此外，其他几项研究表明，激活外周单核细胞来源的巨噬细胞、骨髓来源的细胞和小胶质细胞在清除 AD 小鼠模型中的大脑淀粉样蛋白中发挥作用（Butovsky et al., 2007; Frenkel et al., 2008）。

在发现激光诱导的骨髓中 CD11b 阳性细胞在体外吞噬神经毒性可溶性 Aβ 的能力增强后，我们在阿尔茨海默病（AD）小鼠模型中进行了体内研究。在该小鼠模型中，使用了 5X FAD 转基因雄性小鼠（Tg6799）品系。5X FAD 小鼠从 2 个月大开始表现出淀粉样蛋白负荷。到 4 个月大时，该小鼠模型的特征是皮层开始出现高淀粉样蛋白负荷，并逐渐扩展到海马体。6 个月大时，小鼠在皮层和海马体中均表现出显著的淀粉样蛋白负荷。在本研究中，我们旨在研究 LLLT 在疾病进展阶段的效果。因此，对 4 个月大的 AD 小鼠每隔 10 天进行一次 LLLT 治疗，持续 2 个月（共 6 次治疗），对其骨髓进行照射。使用可调谐激光器（Ga-Al-As 激光器，波长 808nm），最大输出功率为 400mW。骨髓的 LLLT 操作如先前所述（Tuby et al., 2011）。激光束的辐照度为 $10mW/cm^2$，照射持续时间为 100 秒，以达到 $1.0J/cm^2$ 的通量。对照组小鼠接受与激光照射组相同的操作程序，但激光器未开启。小鼠分为三组：每隔 10 天接受 LLLT 治疗的 AD 小鼠；假治疗 AD 小鼠；以及与 AD 小鼠同品系的正常 WT 小鼠。在 6 个月大时，对小鼠进行行为和认知测试，然后处死小鼠，固定大脑并处理以评估大脑中的 β- 淀粉样蛋白负荷。使用了两项神经行为测试：物体识别测试（ORT）和情景恐惧条件反射测试（FCT）。物体识别测试（ORT）的重点在于受试对象在与新物体互动方面花费的时间。记忆能力通过新物体辨别指数来定义，即小鼠探索新物体的时间与探索熟悉物体时间的比例。在恐惧条件反射测试（FCT）中，雄性小鼠在测试前接受无条件电刺激训练。24 小时后，使用冻结帧自动评分系统对受试小鼠在 180 秒内的冻结行为（除呼吸运动外无其他任何活动）进行评分，以测量 FCT。神经行为测试后，使用冷冻切片机在 -20℃ 下将大脑（左半球）切成矢状切片，并进行组织学检查。使用刚果红染色和抗 Aβ 抗体对切片进行染色，并通过荧光显微镜观察以量化淀粉样蛋白沉积。海马 Aβ 负荷表示为整个海马区不溶性总 Aβ 与刚果红阳性区域的百分比。

ORT 的结果表明，将 LLLT 应用于 AD 小鼠的 BM 可显著提高其在新物体附近停留的时间比例，几乎达到 WT 小鼠的水平。野生型 6 月龄小鼠平均有 73%±4.11% 的时间停留在新物体附近。而在 6 月龄未接受激光治疗的 AD 小鼠组中，这一比例显著降低至 47.3%±5.6%，表明后者存在显著的记忆丧失。然而，接受激光治疗的 AD 小鼠在新物体附近停留的平均时间比例为 68.7%±3.1%，这表明多次将低强度激光疗法应用于 AD 小鼠的骨髓有助于恢复其记忆丧失。WT 小鼠与接受激光治疗的 AD 小鼠在新物体附近停留的时间上没有统计学差异。未接受激光治疗的 AD 小鼠的 FCT 结果显示其认知能力较差（11.6±4.6 秒），而 WT 小鼠的认知能力较强（71.1±4.6 秒）。与未接受激光治疗的 AD 小鼠相比，接受激光治疗的 AD 小鼠的冻结时间显著增加，达到 40.4±5.28 秒。这些结果表明，与未接受激光治疗的 AD 小鼠相比，接受激光治疗的 AD 小鼠的骨髓具有显著增强的认知能力和记忆恢复能力。此外，还发现接受 2 个月低强度激光疗法治疗的 AD 小鼠大脑中的淀粉样蛋白负荷与体外实验和行为测试结果相关。未接受激光治疗的 AD 小鼠海马区组织学检查显示 Aβ 负荷比例为 180±15，而接受激光治疗的 AD 小鼠与对照小鼠相比，Aβ 负荷显著降低了 68%（$P < 0.05$）。

因此，本研究（Farfara et al., 2015）已证明将 LLLT 应用于自体 BM 可诱导 MSC 向吞噬有毒 Aβ 的方向活化，从而在 AD 小鼠模型中改善认知功能。研究发现，在疾病晚期进展阶段开始治疗后的短时间内，LLLT 治疗显著降低了脑内淀粉样蛋白负荷。此外，与未治疗的 AD 小鼠相比，在 AD 疾病晚期和进展阶段，LLLT 治疗改善了治疗的 AD 小鼠的认知行为。这些结果也与 LLLT 经颅应用于 AD 小鼠的总体有益效果相关（De Taboada et al., 2011）。然而，在本研究中，激光的应用时间更短，LLLT 的应用频率也低于 De Taboada 等（2011）的研究。此外，本研究将 LLLT 应用于自体骨髓细胞，作为远离受损大脑的靶器官。

与对照小鼠相比，AD 小鼠模型中（6 个月时）的淀粉样蛋白负荷在 LLLT 治疗下显著降低。本研究中的行为测试结果与大脑中淀粉样蛋白负荷的减少相一致。它们表明，与未接受激光治疗的小鼠相比，接受激光治疗的小鼠的认知能力和记忆力显著提高。值得注意的是，在 ORT 中，在 4 ~ 6 个月龄期间多次接受 LLLT 治疗的 BM 的小鼠表现出了显著的改善，其认知能力达到了 WT 小鼠的水平。

本研究还具有临床意义。已有报道称，在动物实验和急性脑卒中后的人类双盲研究中，以与本研究相似的辐照度应用 LLLT 是安全的（Lampl et al., 2007）。此外，我们最近的研究表明，即使以更高的辐照度将 LLLT 应用于小鼠的骨髓，在其几乎整个生命周期内也不会引起各器官的组织学变化（Tuby et al., 2013a,b）。因此，可以假设，LLLT 在人类骨髓中的应用也是安全的。我们能够证明，即使在进展阶段才开始治疗，将 LLLT 应用于骨髓也能改善认知脑功能并减少 AD 小鼠脑中的斑块浓度，这一点具有重要意义。这表明 LLLT 可应用于更多 AD 患者，因为 AD 患者通常在进展阶段才被诊断出来。

本研究提出的新方法——用干细胞对梗死心脏进行细胞治疗，避免了需要分离干细胞、在体外培养并重新注入患者体内的过程。此外，该方法还避免了由于细胞植入 / 注射后细胞植入不足或细胞短期内死亡而导致的细胞大量损失。本研究中的方法还避免了培养自体干细胞、确定植入细胞的最佳数量以及确定最佳给药时间的问题。

综上所述，我们的结果表明，将 LLLT 应用于 AD 小鼠的自体骨髓是一种可诱导干细胞和免疫细胞的产生新方法，这些细胞随后被募集到大脑中，展示了患者自身启动器官再生反应的可能性，从而产生显著的益处。因此，LLLT 为治疗 AD 症状以及其他神经退行性疾病提供了一种潜在的治疗策略。

原著参考文献

［1］Blatt, A., Tuby, H., Maltz, L., Siman Tov, Y., Ben-Aharon, G., Kopel, L., et al., 2016. Low-level laser therapy to the bone marrow reduces scarring and improves heart function post myocardial infarction in the porcine model. Photomed. Laser Surg. 34, 516-524.

［2］Butovsky, O., Kunis, G., Koronyo-Hamaoui, M., Schwartz, M., 2007. Selective ablation of bone marrow-derived dendritic cells increases amyloid plaques in a mouse Alzheimer's disease model. Eur. J. Neurosci. 26 (2), 413-416.

［3］De Taboada, L., Yu, J., El-Amouri, S., et al., 2011. Transcranial laser therapy attenuates amyloid-beta peptide neuropathology in amyloid-beta protein precursor transgenic mice. J. Alzheimers Dis. 23 (3), 521-535.

［4］Devine, S.M., Bartholomew, A.M., Mahmudm, N., et al., 2001. Mesenchymal stem cells are capable of homing to the bone marrow of non-human primates following systemic infusion. Exp. Hematol. 29 (2), 244-255.

［5］Farfara, D., Tuby, H., Trudler, D., Doron, E., Maltz, L., Frenkel, D., et al., 2015. Low-level laser therapy ameliorates disease progression in a mouse model of Alzheimer's disease. J. Mol. Neurosci. 55, 430-436.

［6］Frenkel, D., Puckett, L., Petrovi, S.S., et al., 2008. A nasal proteosome adjuvant activates microglia and prevents amyloid deposition. Ann. Neurol. 53, 591-601.

［7］Gavish, L., Perez, L.S., Reissma, P., Gertz, S.D., 2008. Irradiation with 780 nm diode laser attenuates inflammatory cytokines but upregulates nitric oxide in lipopolysaccharide-stimulated macrophages: implications for the prevention of aneurysm progression. Lasers Surg. Med. 40 (5), 371-378.

［8］Gnecchi, M., He, H., Liang, O.D., Melo, L.G., Morello, F., Mu, H., et al., 2005. Paracrine action accounts for marked protection of ischemic heart by Akt-modified mesenchymal stem cells. Nat. Med. 367-368.

［9］ Karu, T., 2007. Ten Lectures on Basic Science of Laser Photherapy. Prima Books, Gragesberg.

［10］ Lampl, Y., Zivin, J.A., Fisher, M., et al., 2007. Infrared laser therapy for ischemic stroke: a new treatment strategy: results of the NeuroThera Effectiveness and Safety Trial-1 (NEST-1). Stroke 38 (6), 1843-1849.

［11］ Lapchak, P.A., Wei, J., Zivin, J.A., 2004. Transcranial infrared laser therapy improves clinical rating scores after embolic strokes in rabbits. Stroke 35 (8), 1985-1988.

［12］ Liechty, K., MacKenzie, W.T.C., Shaaban, A.F., et al., 2000. Human mesenchymal stem cells engraft and demonstrate site-specific differentiation after in utero transplantation in sheep. Nat. Med. 6 (11), 1282-1286.

［13］ Morgan, D., 2007. Amyloid, memory and neurogenesis. Exp. Neurol. 205 (2), 330-335.

［14］ Mummery, C.L., Davis, R.P., Krieger, J.E., 2010. Challenges in using stem cells for cardiac repair. Sci. Trans. Med. 2 (27), 1-5.

［15］ Mvula, B., Moore, T.J., Abrahamse, H., 2010. Effect of low-level laser irradiation and epidermal growth factor on adult human adipose-derived stem cells. Lasers Med. Sci. 25 (1), 33-39.

［16］ Oron, A., Oron, U., Chen, J., et al., 2006. Low-level laser therapy applied transcranially to rats after induction of stroke significantly reduces longterm neurological deficits. Stroke 37 (10), 2620-2624.

［17］ Oron, U., 2006. Photoengineering of tissue repair in skeletal and cardiac muscles. Photomed. Laser Surg. 24, 111-120.

［18］ Oron, U., Ilic, S., De Taboada, L., Streeter, J., 2007. Ga-As (808 nm) laser irradiation enhance ATP production in human neuronal cells in culture. Photomed. Laser Surg. 25 (3), 180-182.

［19］ Rodriguez, J.J., Verkhratsky, A., 2011. Neurogenesis in Alzheimer's disease. J. Anat. 219 (1), 78-89.

［20］ Selkoe, D.J., 2004. Cell biology of protein misfolding: the examples of Alzheimer's and Parkinson's diseases. Nat. Cell Biol. 6 (11), 1054-1061.

［21］ Simard, A.R., Soulet, D., Gowing, G., Julien, J.P., Rivest, S., 2006. Bone marrow-derived microglia play a critical role in restricting senile plaque formation in Alzheimer's disease. Neuron 49 (4), 489-502.

［22］ Tuby, H., Maltz, L., Oron, U., 2011. Induction of autologous mesenchymal stem cells in the bone marrow by low-level laser therapy has profound beneficial effects on the infarcted rat heart. Lasers Surg. Med. 43, 401-409.

［23］ Tuby, H., Yaakobi, T., Maltz, L., Delarea, Y., Sagi-Assif, O., Oron, U., 2013a. Effect of autologous mesenchymal stem cells induced by low level laser therapy on cardiogenesis in the infarcted area following myocardial infarction in rats. J. Biomed. Sci. Eng. 6, 24-31.

［24］ Tuby, H., Hertzberg, E., Maltz, L., Oron, U., 2013b. Long-term safety of low-level laser therapy at different power densities and single or multiple applications to the bone marrow in mice. Photomed. Laser Surg. 31 (6), 269-273.

［25］ Uccelli, A., Moretta, L., Pistoia, V., 2008. Mesenchymal stem cells in health and disease. Nat. Rev. Immunol. 8 (9), 726-736.

第 17 章　帕金森病动物模型中光生物调节诱导的细胞和行为变化的实验证据：向患者转化的模板

Nabil El Massri 和 John Mitrofanis

悉尼大学解剖学系，澳大利亚新南威尔士州悉尼

17.1　引言

目前，帕金森病患者的临床治疗方案虽然在治疗运动症状方面有效，但在神经保护、减缓或阻止疾病病理发展方面却收效甚微。在本章中，我们探讨了不同帕金森病动物模型中关于低强度光疗或光生物调节（$\lambda=600 \sim 1070nm$）引起的神经保护、胶质细胞增生减少、神经营养生长因子的表达、功能性脑活动变化以及行为改善等方面的实验证据。最后，我们将所有这些实验证据与向患者的转化联系起来。首先，我们先简要概述帕金森病、当前可用的治疗选项以及该疾病的各种动物模型。

17.2　帕金森病与动物模型

帕金森病是一种广为人知的运动障碍性疾病，其典型的主要症状包括静止性震颤、运动障碍、动作迟缓和铅管样强直（Bergman and Deuschl, 2002; Jankovic and Poewe, 2012）。这些症状在基底神经节受损后出现，基底神经节是一组位于前脑和脑干深处的核团，包括纹状体、苍白球、丘脑底核、黑质（致密部和网状部）、未定带和中脑被盖网状核（Rinne, 1993; Blandini et al., 2000; Bergman and Deuschl, 2002; 图 17.1）。基底神经节本身并不直接产生运动，但与额叶皮层的区域一起，在规划和（或）编程初级运动皮层的运动中起重要作用，随后脊髓可以更直接地控制躯体肌肉（Monchi et al., 2006; 图 17.1）。可以将基底神经节和上方的前额叶皮层视为运动背后的"大脑"，而初级运动皮层和脊髓则视为驱动运动的"肌肉"。

帕金森病的主要病理变化是中脑黑质致密部（SNc）及其纹状体末梢的神经元缺失（Rinne, 1993; Blandini et al., 2000; Bergman and Deuschl, 2002）。基底神经节回路中多巴胺的丧失随后会触发一些核团（特别是丘脑底核）的异常活动级联反应，表现为该疾病的典型临床症状（Blandini et al., 2000; Bergman and Deuschl, 2002; Jankovic and Poewe, 2012）。

导致黑质多巴胺能神经元丧失的因素尚不清楚，但其中一个核心因素与线粒体功能障碍有关（图 17.2; Fukae et al., 2007; Exner et al., 2012）。这种功能障碍与毒素暴露（如农药）有关，少数情况下也与缺陷基因（如 PINK1、α- 突触核蛋白、Parkin; Corti and Brice, 2013）有关。最近，一些学者提出帕金森病是由异常或错误折叠的蛋白质构象（如 α- 突触核蛋白）引起的，这些构象在大脑中自我传播，类似于朊粒（Brettschneider et al., 2015; Goedert, 2015）。

帕金森病的特点不仅是 SNc 的和纹状体末梢的多巴胺能神经元逐渐丧失，还伴随着大量胶质细胞增生，特别是星形胶质细胞和小胶质细胞这两种主要的胶质细胞类型（McGeer and McGeer, 1998, 2008; Barcia et al., 2003）。胶质细胞增生是胶质细胞对包括神经退行性病变在内的各种神经损伤形式作出的肥

大改变或增殖反应。历史上，胶质细胞增生一直被认为对神经元有毒害作用，因为它通过形成胶质瘢痕来抑制轴突再生，或分泌促炎细胞因子和其他神经毒性产物。但最近，胶质细胞增生也被认为是损伤后的有益的作用，例如释放神经保护剂，如胶质细胞源性神经营养因子（GDNF）。有毒和有益功能之间的关系是复杂的，它取决于一系列不同的因素和分子信号机制，并且似乎会随着损伤后时间的变化而变化（McGeer and McGeer, 1998, 2008; Barcia et al., 2003; Hamby and Sofroniew, 2010; Halliday and Stevens, 2011; Pekny et al., 2014; Pekny and Pekna, 2014; Verkhratsky et al., 2014; Burda et al., 2016）。

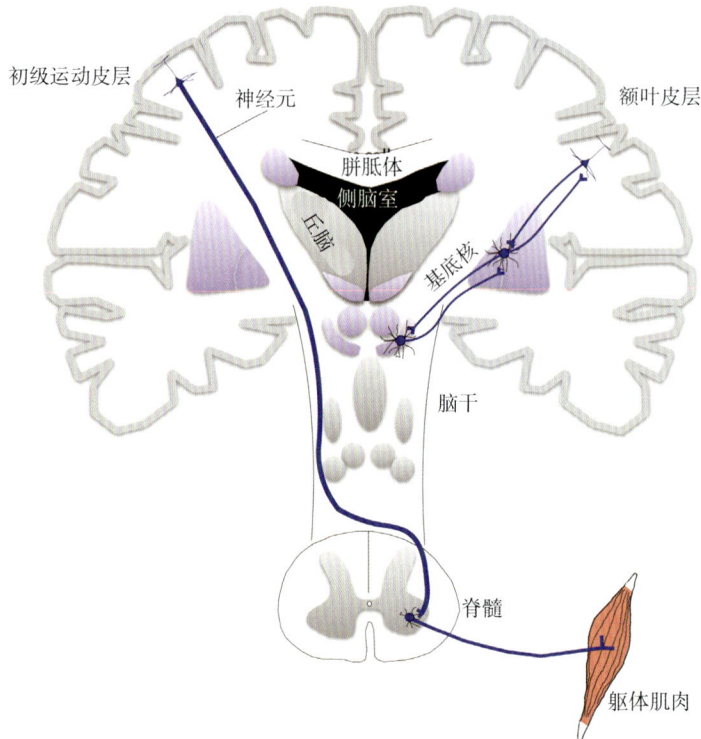

图 17.1 大脑和脊髓示意图，标出了主要神经中枢。紫色部分表示基底神经节核。帕金森病是由于基底神经节受损而引起的。基底神经节本身不产生运动，但与额叶皮层一起，在帮助初级运动皮层和脊髓规划和编程运动方面发挥作用，后者更直接地作用于躯体肌肉

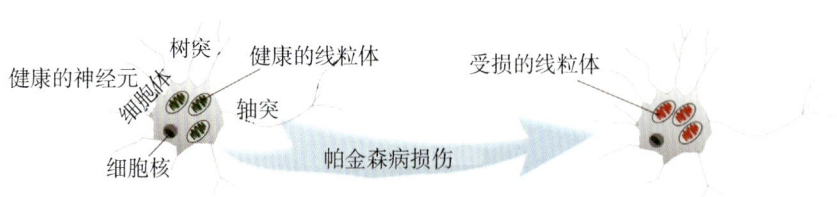

图 17.2 单个神经元的示意图，显示了其主要组成部分。帕金森病导致细胞死亡的原因尚不清楚，但似乎是由于线粒体功能障碍，可能是由于接触毒素（如农药）或少数情况下基因缺陷所致。最近，一些研究者提出，细胞损失可能是由于异常/错误折叠的蛋白质构象，并像朊粒一样在脑中自我传播（如 α- 突触核蛋白）

目前，帕金森病患者的治疗方法有多巴胺替代药物治疗，旨在替代系统中缺失的多巴胺。几年后，当药物治疗效果减弱时，患者会接受脑深部电刺激治疗，旨在纠正基底神经节核（如丘脑底核、未定带或苍白球）的异常活动（Benabid et al., 2009）。这两种治疗方法在治疗疾病症状方面都非常有效，至少在药物治疗的初期是这样，但它们的缺点是无法减缓或阻止疾病的进展。它们不具备疾病修饰作用或神经保护作用（Olanow et al., 2008; Jankovic and Poewe, 2012; Schapira et al., 2014）。因此，迫切需要开发

新的神经保护治疗方法来阻止疾病进展；而最近许多治疗方法均针对疾病状态下的受损线粒体，以帮助线粒体抵抗或抵消对帕金森病的损害（Chaturvedi and Beal，2008）。

多年来，学者们开发了多种不同类型的帕金森病动物模型，数量或许超过任何其他主要疾病（如阿尔茨海默病和精神分裂症）。这些模型大多是为了在小鼠到猴子等不同动物中引起黑质多巴胺能神经元的退化以产生运动和功能缺陷模型而开发的。此外，还有几种使用多巴胺能细胞培养的体外模型（Martˊınez-Morales and Liste，2012；Xicoy et al.，2017）。大致上，所有这些模型都属于毒素诱导型［如鱼藤酮、6-OHDA（6- 羟基多巴胺）、1- 甲基 -4- 苯基 -1,2,3,6- 四氢吡啶（MPTP）］或转基因型（如α- 突触核蛋白）模型（Schober，2004；Blandini and Armentero，2012；Blesa et al.，2012；Boveˊ and Perier，2012）。单独来看，这些模型都不能"完全"复制人类疾病状态，但综合起来考虑，它们可以提供比单独使用更有效的前景，特别是作为潜在治疗方法的测试（Torres et al.，2017）。

17.3　光生物调节

低强度光疗法或光生物调节（λ=600 ～ 1070nm）的有益效果，基于光子能够刺激神经元内化学变化的概念，即光能被转化为代谢能，随后影响神经元的内在功能和存活（Eells et al.，2004；Karu，2010；Rojas and Gonzalez-Lima，2011；Khan and Arany，2015；Hamblin，2016）。这一概念传统上一直受到许多临床医生和科学家的怀疑和"质疑"。然而，当考虑到所有植物都利用光能来驱动其许多细胞功能时，接受动物也利用光能就那么难吗？人体依靠太阳的光生活，它驱动着人体的视力和健康（如皮肤产生维生素 D），那么为什么不利用光能来促进细胞功能和作为细胞存活的手段呢？（Rojas and Gonzalez-Lima，2011；Mitrofanis，2017）

在过去的二十年左右的时间里，大量研究为人类提供了诸多发现，大幅消减了许多同行的疑虑和怀疑。尽管仍有许多有待发现的内容，也仍然有许多学者需要继续被说服，但这些研究为我们更清晰地展示了光生物调节在细胞和系统层面上的作用机制（Eells et al.，2004；Karu，2010；Rojas and Gonzalez-Lima，2011；Khan and Arany，2015；Hamblin，2016）。两种光生物调节的一般作用模式已被描述。首先是直接刺激（图 17.3），它依赖于光线直接刺激细胞。光线被位于光感受器分子内的发色团吸收。已发现的主要光受体——细胞色素 c 氧化酶在激活后会增强线粒体功能，包括呼吸链中的电子传递增加、线粒体膜电位、活性氧物质和腺苷三磷酸（ATP）能量的增加。这随后会激活细胞核中的多种转录因子，进而促进与许多有益的细胞特性相关的各种刺激性和保护性基因的表达，包括神经发生、突触形成、生长因子（如脑源性神经营养因子 BDNF）和胶质细胞源性神经营养因子（GDNF）的增加以及神经保护作用（Eells et al.，2004；Karu，2010；Rojas and Gonzalez-Lima，2011；Khan and Arany，2015；Hamblin，2016）。本质上，光线直接刺激增强了有助于细胞存活的内在机制，刺激神经元的内在补偿系统，以改善其整体存活率（Johnstone et al.，2016；Mitrofanis，2017）。应该注意的是，细胞色素 c 氧化酶是 600 ～ 700nm 和 760 ～ 940nm 的波长下的主要的发色团，但有迹象表明，可能还有其他发色团在其他波长下吸收光线。例如据报道，980nm 的光可以激活细胞膜上的温度门控离子通道，从而增加脂肪组织中的细胞内钙含量（Hamblin，2016）。

光生物调节的第二种作用模式是间接刺激（图 17.4）。这种刺激类型依赖于"中间介质"，如免疫系统和（或）干细胞系统（Tuby et al.，2011；Liebert et al.，2014；Johnstone et al.，2014，2016；Oron and Oron，2016；Mitrofanis，2017）。之前的多项研究表明，如果将光生物调节应用于身体的一个区域（如大腿；图 17.4 中的 A），则身体的另一部分（如大脑；图 17.4 中的 B）会出现恢复和有益效果。据推测，光生物调节会刺激循环中的免疫细胞和（或）干细胞（或其他分子），这些细胞随后会聚集到受损或受压迫的区域，通过减少促炎细胞因子和增加抗炎细胞因子来提供益处。目前尚不清楚使用"中间介质"的间接刺激是否也会激活与直接刺激相同的内在机制。

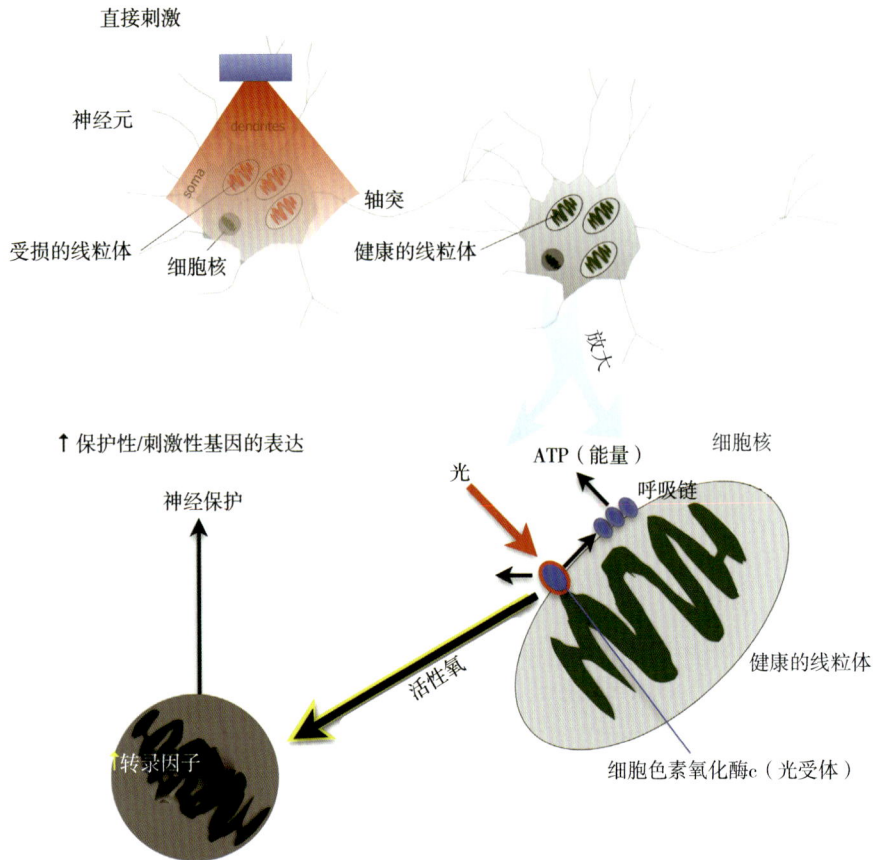

图17.3 总结了光生物调节直接刺激机制的主要特征。当直接作用于神经元时，光被位于光感受器分子内负责光吸收的发色团吸收。细胞色素 c 氧化酶是主要的感光体，它能够增加呼吸链中的电子转移、线粒体膜电位和三磷酸腺苷（ATP）能量。活性氧也会增加，从而激活细胞核中的转录因子，导致与神经保护相关的各种刺激和保护基因的表达增加

关键问题是，这两种作用模式中哪一种更重要呢？事实上，它们可能共同发挥作用，因为两者都有相应的证据。从距离上看，人们可能会认为，直接刺激直达源头，因此可能比间接刺激更有效、更稳定，因为间接刺激需要依赖其他系统（即中间介质）才能到达源头。这种对其他系统的依赖可能会导致整体有益效果减弱。事实上，确实有证据表明，虽然直接刺激和间接刺激都能产生有益效果，但直接刺激的效果比间接刺激更强（如 Johnstone et al., 2014）。

光生物调节的一个关键特征是，它能够以不同的方式影响处于不同健康状态的神经元，从根本上以促进其存活所需的方式改变细胞（Hamblin, 2016）。如在健康的神经元中，细胞色素 c 氧化酶对光的吸收会导致线粒体膜电位和活性氧增加。然而，在受损的神经元中，线粒体膜电位降低，线粒体功能异常产生的活性氧大量增加，对光的吸收会导致线粒体膜电位增加，活性氧减少。同样，健康神经元对光的典型反应是细胞内钙离子增加，而在已经含有过多钙离子的受损神经元中，例如在兴奋性毒性作用下，光会引起相反的反应。

总之，光生物调节已被证明对细胞功能和存活有明显影响，其主要通过线粒体膜上的发色团发挥作用，从而使 ATP 能量增加并激活各种刺激和保护基因。在帕金森病中，线粒体功能障碍是神经退行性病变的核心（目前尚无针对这种功能障碍的治疗方法），因此光生物调节疗法似乎是一种理想的帕金森病试验疗法。

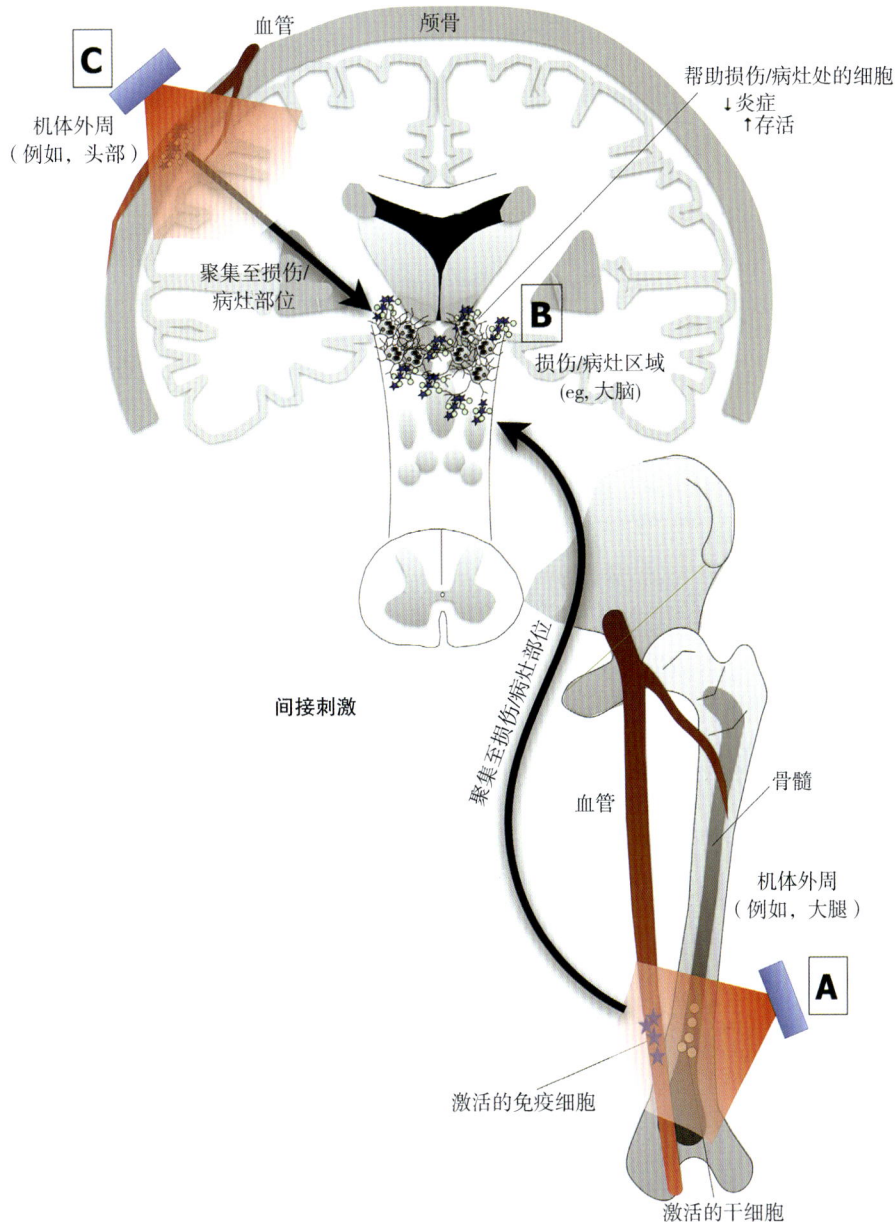

图 17.4　间接光生物调节机制主要特征示意图。当光线照射到身体的一个部位［例如大腿（**A**）或头部（**C**）］时，它可能通过循环中的中间介质（例如免疫细胞 / 干细胞）帮助另一个部位［例如大脑（**B**）］受损的细胞。光可能刺激这些循环细胞，它们会涌向受损区域，帮助神经元存活。这种方法可能是人类经颅光生物调节后激活头部血管中的循环细胞的手段

　　在接下来的章节中，我们将考虑光生物调节在各种帕金森病动物模型（从苍蝇到大鼠，从小鼠到猴子）中产生有益结果的实验证据。特别是，我们将探讨光生物调节是否具有神经保护、减少胶质增生、表达生长因子、恢复基底神经节正常功能活动和（或）改善运动行为并减少临床症状的能力。

17.4　神经保护

　　首次报告使用帕金森病模型的光生物调节作用具有神经保护效应的研究是在体外进行的（Liang et al., 2008; Ying et al., 2008）。这些研究表明，光生物调节（670nm）可减少体外暴露于帕金森病毒素鱼藤酮和 MPP⁺（1- 甲基 -4- 苯基吡啶离子）的大鼠纹状体和皮层神经元中的细胞死亡，增加 ATP 含量，并降低氧化应激水平。几年后，在经基因工程改造以过表达 α- 突触核蛋白的人神经祖细胞瘤神经元培养物

中，据报道光生物调节（810nm）提高了 MPP$^+$ 暴露后神经元的线粒体功能并减少了氧化应激（Trimmer et al., 2009）。此外，在携带帕金森病患者线粒体 DNA 的杂交神经元中，光生物调节后线粒体沿轴突的运动得到显著改善（Trimmer et al., 2009）。最近，还有一项体外研究探讨了光生物调节（808nm）对果蝇 pink-1 突变体和小鼠多巴胺能神经元的影响（Vos et al., 2013）。在这里，光生物调节修复了这些突变体中的主要系统性缺陷和线粒体缺陷。

继这些体外研究之后，研究人员对光生物调节的体内神经保护效应进行了探索。最初的体内研究是针对毒素诱导的帕金森病啮齿动物模型进行的。它们的主要研究重点是 SNc 的多巴胺能神经元，这些神经元通过表达酪氨酸羟化酶（TH）来识别，酪氨酸羟化酶是多巴胺生成中的限速酶（图 17.5）。在 MPTP 处理的小鼠（Shaw et al., 2010; Peoples et al., 2012; Moro et al., 2013, 2014; Johnstone et al., 2014; Reinhart et al., 2014, 2016, 2017; El Massri et al., 2016a）和 6-OHDA 损伤的大鼠（Reinhart et al., 2015）中，光生物调节（670nm 或 810nm）挽救了许多多巴胺能神经元免于死亡。此外，无论在治疗前、同时还是损伤后很久应用该疗法，结果都相似，这表明光生物调节既能使健康神经元具备抵抗后续损伤的能力，又能挽救受损神经元（Peoples et al., 2012; Reinhart et al., 2016）。神经元的挽救对于帕金森病的临床治疗尤为重要，因为患者在出现症状时已经有显著的神经元退化，因此治疗是在神经元退化之后进行的。这些研究大多使用了急性模型，生存期约一周（Shaw et al., 2010; Peoples et al., 2012; Moro et al., 2013, 2014; Johnstone et al., 2014; Reinhart et al., 2014, 2016, 2017; El Massri et al., 2016a），有些研究则使用了更慢性的模型，生存期超过一个月（Peoples et al., 2012）。此外，光生物调节的应用有两种方式，一种是使用手持设备在颅外进行（Shaw et al., 2010; Peoples et al., 2012; Moro et al., 2013; Johnstone et al., 2014; Reinhart et al., 2014, 2016, 2017; El Massri et al., 2016a），另一种是使用植入脑内的光纤在颅内进行（Moro et al., 2014; Reinhart et al., 2015）。在这两种啮齿类动物模型的应用方式中，神经保护的程度是相似的。

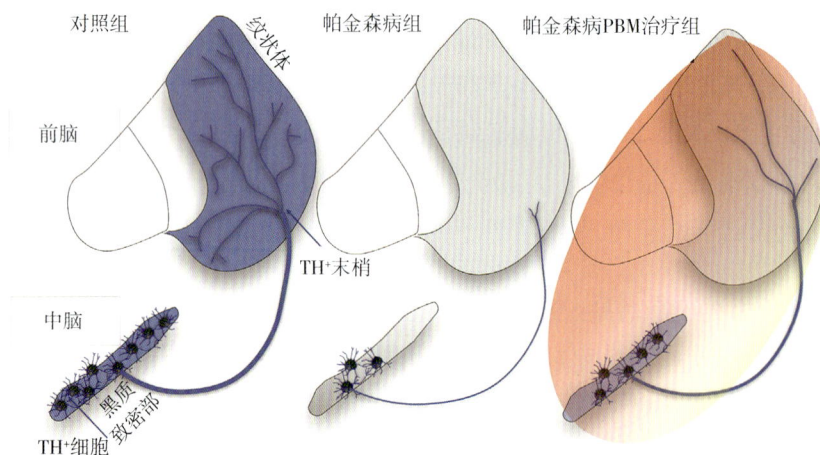

图 17.5　总结了光生物调节 PBM 治疗帕金森病动物与未治疗帕金森病动物、对照组动物相比，黑质致密部（SNc）和纹状体末梢多巴胺能［酪氨酸羟化酶（TH$^+$）］细胞及其神经保护的主要特征

这些在毒素诱导的啮齿类动物模型中取得的令人鼓舞的结果促使人们开发了毒素诱导的灵长类动物模型，以测试 670nm 光生物调节的神经保护作用（Darlot et al., 2016; Moro et al., 2016, 2017）。在这个生存期为三周左右的亚急性模型中，通过一系列 MPTP 注射诱导帕金森病，同时，一些动物在注射时还接受了颅内光生物调节治疗。在这一系列实验中，通过评估 SNc 中神经元的 TH 表达（即所谓的功能性神经保护）和尼氏染色（即所谓的真正神经保护）来确定神经元数量。与未接受治疗的动物相比，所有接受光生物调节治疗的 MPTP 猴子中，无论是 TH$^+$ 还是尼氏染色，都表明黑质神经元存活数量更多（Darlot et al., 2016）。这些研究还测试了不同剂量光生物调节的有效性。剂量反应效应十分明显，使用较低剂

量（25 ～ 35J; Darlot et al., 2016）治疗的动物显示出比使用较高剂量（125J；Moro et al., 2016）治疗的动物更强的神经保护作用。值得注意的是，尽管光源被植入脑内并因此直接应用于神经组织，但颅内设备引起的光生物调节并未显示出毒性证据（Darlot et al., 2016; Moro et al., 2016, 2017）。

此外，还探讨了光生物调节在转基因啮齿类动物模型中的神经保护作用。在 K369I 转基因小鼠额颞叶痴呆模型中，小鼠表现出帕金森症状，并且在 5 ～ 6 个月内 SNc 中的多巴胺能神经元（TH+）发生慢性和进行性退化。光生物调节（670nm）降低了氧化应激和 tau 蛋白的过度磷酸化，并增加了 SNc 中多巴胺能细胞的存活率（Purushothuman et al., 2013）。

此外，在 α- 突触核蛋白遗传性帕金森病大鼠模型中，也有光生物调节诱导神经保护的证据（Oueslati et al., 2015）。在该模型中，大鼠被注射了诱导 α- 突触核蛋白过表达的腺相关病毒，并每天接受光生物调节（808nm）治疗约 1 个月。与未治疗组相比，治疗组大鼠 SNc 中和纹状体的神经末梢的多巴胺能神经元（TH$^+$）数量更多。

综上所述，从毒素诱导的小鼠、大鼠和猴子模型到转基因果蝇、小鼠和大鼠模型，在广泛的帕金森病动物模型中，存在大量关于神经保护的实验证据。在这些包括急性和慢性在内的疾病模型中，光生物调节（670nm 和 808 ～ 810nm）均被报道在 SNc 和纹状体中提供了神经保护作用。

17.5　胶质增生

有证据表明，光生物调节不仅对受疾病影响的患病神经元有影响，还对肥大的胶质细胞有影响〔图 17.6（A）〕。先前的研究表明，光生物调节（670nm）影响小鼠 SNc 和纹状体内 MPTP 诱导的胶质增生（Johnstone et al., 2014; El Massri et al., 2016a）以及猴子 SNc 和纹状体内 MPTP 诱导的胶质增生（El Massri et al., 2016b），这两个区域都显示有明显的神经保护作用（Shaw et al., 2010; Darlot et al., 2016）。一般来说，光生物调节减少了胶质细胞的数量和大小，这两者都是其反应状态的衡量标准，特别是在纹状体（多巴胺能神经元的主要突触区）中（见第 17.2 节）。在小鼠和猴子中，光生物调节诱导的这些结果在星形胶质细胞中比在小胶质细胞中更显著，但这可能是由于所使用的 MPTP 模型的急性性质所致；在某个时间点，即模型实验存活期的时间线之外，小胶质细胞可能对光生物调节表现出更强的反应（Johnstone et al., 2014; El Massri et al., 2016a, b）。

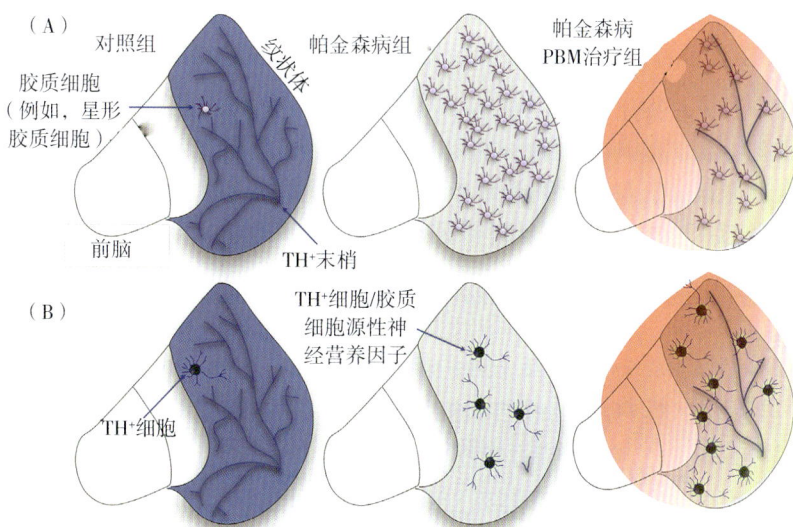

图 17.6　示意图总结了光生物调节 PBM 治疗帕金森病动物与未经治疗的帕金森病动物、对照组相比，纹状体中胶质细胞（A）特别是星形胶质细胞的减少以及 TH$^+$（酪氨酸羟化酶）细胞数量和胶质衍生神经营养因子（GDNF）表达（B）的增加。图中还显示了纹状体中 TH$^+$ 末梢分布情况

目前尚不清楚光生物调节诱导的总体胶质增生减少是由于光直接作用于胶质细胞还是由于神经保护的次级效应。如果光直接作用于胶质细胞，光生物调节可能会刺激这些细胞发挥神经保护作用，可能是通过触发各种固有的细胞机制，导致其分泌的抗炎因子增加，促炎因子减少（McGeer and McGeer, 2008）。这反过来会增加 SNc 和纹状体中多巴胺能神经元的终末存活率（El Massri et al., 2016b）。

总之，光生物调节会影响胶质细胞对帕金森病损伤的反应。无论这种影响是直接的还是神经保护的次级效应，都支持研究人员提出将胶质细胞作为光生物调节未来治疗靶点的可能性。

17.6 生长因子

光生物调节与神经组织中各种生长因子的表达有关。这些因子在受损神经元的再生中起重要作用。如关于基底神经节和帕金森病，先前的研究表明，GDNF（Gash et al., 2005; Orme et al., 2013）和 BDNF（Du et al., 1995）均使细胞培养和 SNc 中多巴胺能神经元的数量增加。此外，体内应用 GDNF 后，MPTP 损伤后纹状体中的 TH+ 细胞数量显著增加（Palfi et al., 2002; Sebastián et al., 2007）。

最近对 MPTP 处理的猴子模型的研究表明，光生物调节（670nm）促进了纹状体中 GDNF 的表达［图 17.6（B）］。据推测，这种表达具有双重作用。首先，有助于受损的多巴胺能传入纤维再生并建立新的突触联系；其次，在许多纹状体细胞中启动 TH 表达，这有助于 MPTP 损伤后纹状体中多巴胺水平的恢复（El Massri et al., 2017）。目前尚不清楚纹状体中光生物调节诱导的 GDNF 表达是否来源于神经元和（或）周围胶质细胞，特别是星形胶质细胞（Sandhu et al., 2009; d'Anglement de Tassigny et al., 2015）。

光生物调节还与创伤性脑损伤后 BDNF 表达增加有关（810nm; Xuan et al., 2013），以及胚胎大鼠中树突形态发生和神经连接性增加（633nm; Meng et al., 2013）有关。事实上，BDNF 和 GDNF 在注射病毒载体后被 6-OHDA 损伤的大鼠纹状体中表达，且这两种神经营养因子在改善行为和提供神经保护方面均有效（Sun et al., 2005）。

总之，有证据表明，光生物调节的有益作用至少部分可能是通过表达生长因子 GDNF 和 BDNF 介导的。这些因子可以促进多巴胺能表型的表达并具有营养作用，触发受损轴突的再生和突触形成。这些结果提出了一种新的治疗方向，即将光生物调节与生长因子结合起来开发一种潜在的治疗方法。

17.7 功能活动

为了了解实验模型中神经保护是否有"用武之地"，Shaw 等通过 MPTP 处理的小鼠模型检查了基底神经节某些核团中 Fos 表达的模式（Shaw et al., 2012）。Fos 蛋白在神经元受到刺激后由神经元释放（是神经元活动的一个公认指标）；免疫组化显示核内 Fos 表达越多，神经元激活程度越高。研究者检查了两个基底神经节核团，即未定带和丘脑底核，两者在帕金森病病例中均表现出过度活跃，因此是深部脑刺激的主要靶点（Plaha et al., 2006; Benabid et al., 2009）。在小鼠中，MPTP 诱导的 Fos 表达增加在光生物调节（670nm）后显著减少。这种减少并未完全达到对照水平，表明恢复是部分性的，并归因于 SNc 中多巴胺能神经元的神经保护（Shaw et al., 2012）。

除了这些 Fos 免疫组化实验外，Romeo 等（2017）还通过细胞外电生理记录显示，光生物调节（710nm）导致 SNc 中多巴胺能神经元的自发放电率大幅增加，并且放电模式从轻微不规则转变为爆发模式。此外，先前沉默的神经元被光生物调节激活。因此，当直接应用时，光生物调节可以显著改变神经元的放电模式。

总之，光生物调节可以至少部分恢复帕金森病损伤后基底神经节未定带和丘脑底核的异常功能活动。这种功能活动的改变可能是由于光生物调节不仅改变了 SNc 中多巴胺能神经元的活性，还保护了许多神经元免受毒性损伤。光生物调节诱导的基底神经节功能改变可能是下一节中描述的改善运动行为的基础。

17.8 行为

继基底神经节神经元功能活动改善之后,先前的一些研究表明,光生物调节在多种帕金森病动物模型的运动行为上产生了明显的改善作用。在 MPTP 处理的小鼠模型中,开放场行为测试显示,光生物调节(670nm 和 810nm)改善了多种运动参数,如移动性和速度(Whelan et al., 2008; Moro et al., 2013; Reinhart et al., 2014, 2016, 2017)。此外,在转基因 α- 突触核蛋白小鼠模型中,据报道光生物调节(670nm)延迟了疾病进展并减轻了疾病表型的严重程度(Quirk et al., 2012)。在 6-OHDA 损伤的偏侧帕金森病大鼠模型中,光生物调节(670nm)后阿扑吗啡诱导的旋转行为显著减少(Reinhart et al., 2015)。还有证据表明,光生物调节可以挽救 pink-1 突变果蝇的飞行缺陷(Vos et al., 2013)。

也许光生物调节后运动行为改善的最有力证据来自 MPTP 处理的亚急性猴子帕金森病模型(Darlot et al., 2016;见上文)。在该模型中,使用了一种改良的 Schneider 临床评估量表,该量表测量了一系列参数,从震颤到运动障碍,从一般活动到僵硬(Ashkan et al., 2007; Wallace et al., 2007)。通过这种临床评估,所有接受光生物调节治疗(670nm)的 MPTP 猴子与未治疗猴子相比,临床症状均有所减轻。此外,所有接受治疗的猴子在开放场行为测试中均表现出更多的运动活动。这些临床症状和运动改善在光生物调节短期(5 天)治疗后的三周内仍然明显(见上文),表明治疗效果持久且不仅限于治疗期间(Darlot et al., 2016)。在 MPTP 处理的小鼠模型中也报道了类似的效果,其中光生物调节的有益效果在最后一次治疗后数天仍然明显(Reinhart et al., 2016)。

总之,有明确的迹象表明,从果蝇到啮齿动物再到猴子,光生物调节在多种帕金森病动物模型中改善了运动行为;在猴子模型中,疾病的临床症状也明显减少(其中许多症状是人类患者中的常见症状)。这些改善可能反映了基底神经节功能活动的变化,这是由光生物调节对 SNc 中多巴胺能神经元的神经保护作用产生的(见上文)。

17.9 向患者转化

我们已经概述了从许多关于不同帕金森病动物模型的实验研究中得出的光生物调节对细胞和行为的多种有益结果。尽管存在大量实验证据,但一些同事仍对光生物调节在患者中的潜在疗效持怀疑态度。如许多神经科医生会认为 670nm 红光设备更适合用作圣诞树上的装饰品,而不是探索它们对患者的影响(引自 Catherine Hamilton; https://redlightsonthebrain.blog)。对一些人来说,将这些实验证据全部转化为临床应用存在重大问题。在我们看来,这些"问题"涉及以下几点。

首先,如上所述,光在神经元中引起化学和代谢变化的概念似乎很难被一些同事接受或理解。这些同事比较容易接受一种物质(例如药物)可以通过一系列受体引起变化的概念。沿着这个思路,人们应该认为光生物调节的工作原理类似,即它也有受体(即发色团),当被激活时,会触发一系列有利于细胞存活的内在细胞活动(Karu, 2013)。光生物调节确实能改变神经元活动,并且在神经元受损时使其免受损伤的"确凿"科学证据已经无可辩驳。

其次,通常情况下,关于帕金森病动物模型的任何结果都会受到很多质疑,理由是没有模型能完全模拟人类状况。特别是,没有模型能完全反映神经病理学(如路易小体)、慢性进展性(如神经元缓慢且持续的退化)、退化部位(如脑干中不同递质细胞群),以及人类疾病的临床症状和体征(如没有模型能有效再现静止性震颤)。此外,人类的大多数病例都是特发性的(原因不明),而动物模型则全部是通过毒素或基因突变"诱导"的(Schober, 2004; Olanow et al., 2008; Blandini and Armentero, 2012; Blesa et al., 2012; Bové and Perier, 2012; Jankovic and Poewe, 2012; Schapira et al., 2014; Torres et al., 2017)。尽管存在这些疑虑,但许多动物模型在许多方面确实"做对了"。如它们可以在病理的主要区域（即 SNc 和纹状体）产生神经元丢失，在基底神经节核团（如下丘脑核）中产生类似的异常活动模式，再现许多主要临床症状（特别是在非人类灵长类动物中，如僵硬和运动障碍），最后，它们还能复制退化的慢性进行性特征。如果在一系列模型（即毒素诱导型和转基因型）中试验药物并收集数据，则可以更全面地了解人类状况（Torres et al., 2017）。这样的实验数据至少值得作为向人类转化的模板来考虑。光生物调节已在多种帕金森病动物模型中进行了测试，包括毒素诱导的小鼠、大鼠和猴子模型，以及转基因果蝇、小鼠和大鼠模型。在所有模型中，无论是急性模型还是慢性模型，光生物调节都提供了神经保护，恢复了功能活动，改善了运动行为，减少了临床症状，减少了胶质增生，并诱导了营养生长因子的表达。

最后，如果考虑经颅途径，则会出现穿透性问题，即外部光线如何穿透头发（在大多数情况下）、皮肤、骨骼、硬脑膜和被大量脑组织覆盖的脑干深处的主要病理区域。这是一个非常值得思考的问题，因为大多数研究都指出，光线通过身体组织只能穿透 20 ~ 30mm，而脑干位于颅骨表面下方约 80 ~ 100mm 处（Johnstone et al., 2016; Hamblin, 2016; Mitrofanis, 2017）。而对这个问题的回应是，其实它不必穿透那么远的距离。光生物调节可能通过间接刺激影响脑干细胞的存活，例如使用循环中的中间介质，如免疫系统或干细胞系统〔见上文；图 17.4（C）〕。光生物调节只需要到达颅骨的许多血管，而这些血管肯定在外部设备的可及范围内〔图 17.4（C）〕。应该注意的是，如果考虑采用颅内方法，则不会出现穿透性问题，因为光生物调节是通过植入脑干内的光纤设备直接传递到神经元上的（Darlot et al., 2016）。

总之，有大量有力的论据可以消除一些研究人员对帕金森病患者使用光生物调节疗法的怀疑和质疑。光生物调节疗法从实验到临床的转化是有充分依据的，所以当然值得考虑。

17.10 结论

光生物调节已成为多种帕金森病动物模型中的有效神经保护剂，包括毒素诱导型和（或）转基因果蝇、啮齿动物和猴子模型。在这些动物模型中，光生物调节均产生了有益的结果，例如从神经保护到功能和行为的改善，从减少胶质增生到营养生长因子的表达。动物模型中的这些实验证据非常充分，应作为向临床转化的模板。

原著参考文献

［1］Ashkan, K., Wallace, B.A., Mitrofanis, J., Pollo, C., Brard, P.-Y., Fagret, D., et al., 2007. SPECT imaging, immunohistochemical and behavioural correlations in the primate models of Parkinson's disease. Parkinsonism Relat. Disord. 13, 266-275. Available from: https://doi.org/10.1016/j. parkreldis.2006.10.009.

［2］Barcia, C., Barreiro, A.F., Poza, M., Herrero, M.-T., 2003. Parkinson's disease and inflammatory changes. Neurotox. Res. 5, 411-417. Available from: https://doi.org/10.1007/BF03033170.

［3］Benabid, A.L., Chabardes, S., Mitrofanis, J., Pollak, P., 2009. Deep brain stimulation of the subthalamic nucleus for the treatment of Parkinson's disease. Lancet Neurol. 8, 67-81. Available from: https://doi.org/10.1016/S1474-4422(08)70291-6.

［4］Bergman, H., Deuschl, G., 2002. Pathophysiology of Parkinson's disease: from clinical neurology to basic neuroscience and back. Mov. Disord. 17 (Suppl. 3), S28-S40.

［5］Blandini, F., Armentero, M.-T., 2012. Animal models of Parkinson's disease. FEBS J. 279, 1156-1166. Available from: https://doi.org/10.1111/ j.1742-4658.2012.08491.x.

［6］Blandini, F., Nappi, G., Tassorelli, C., Martignoni, E., 2000. Functional changes of the basal ganglia circuitry in Parkinson's disease. Prog. Neurobiol. 62, 63-88.

［7］Blesa, J., Phani, S., Jackson-Lewis, V., Przedborski, S., 2012. Classic and new animal models of Parkinson's disease. J. Biomed. Biotechnol. 2012, 845618. Available from: https://doi.org/10.1155/2012/845618.

［8］Bové, J., Perier, C., 2012. Neurotoxin-based models of Parkinson's disease. Neuroscience 211, 51-76. Available from: https://doi.org/10.1016/j. neuroscience.2011.10.057.

［9］ Brettschneider, J., Tredici, K.D., Lee, V.M.-Y., Trojanowski, J.Q., 2015. Spreading of pathology in neurodegenerative diseases: a focus on human studies. Nat. Rev. Neurosci. 16, 109-120. Available from: https://doi.org/10.1038/nrn3887.

［10］ Burda, J.E., Bernstein, A.M., Sofroniew, M.V., 2016. Astrocyte roles in traumatic brain injury. Exp. Neurol. 275 (Pt 3), 305-315. Available from: https://doi.org/10.1016/j.expneurol.2015.03.020.

［11］ Chaturvedi, R.K., Beal, M.F., 2008. Mitochondrial approaches for neuroprotection. Ann. N.Y. Acad. Sci. 1147, 395-412. Available from: https://doi. org/10.1196/annals.1427.027.

［12］ Corti, O., Brice, A., 2013. Mitochondrial quality control turns out to be the principal suspect in parkin and PINK1-related autosomal recessive Parkinson's disease. Curr. Opin. Neurobiol. 23, 100-108. Available from: https://doi.org/10.1016/j.conb.2012.11.002.

［13］ d'Anglemont de Tassigny, X., Pascual, A., López-Barneo, J., 2015. GDNF-based therapies, GDNF-producing interneurons, and trophic support of the dopaminergic nigrostriatal pathway. Implications for Parkinson's disease. Front. Neuroanat 9, 10. Available from: https://doi.org/10.3389/ fnana.2015.00010.

［14］ Darlot, F., Moro, C., El Massri, N., Chabrol, C., Johnstone, D.M., Reinhart, F., et al., 2016. Near-infrared light is neuroprotective in a monkey model of Parkinson disease. Ann. Neurol. 79, 59-75. Available from: https://doi.org/10.1002/ ana.24542.

［15］ Du, X., Stull, N.D., Iacovitti, L., 1995. Brain-derived neurotrophic factor works coordinately with partner molecules to initiate tyrosine hydroxylase expression in striatal neurons. Brain Res. 680, 229-233.

［16］ Eells, J.T., Wong-Riley, M.T.T., VerHoeve, J., Henry, M., Buchman, E.V., Kane, M.P., et al., 2004. Mitochondrial signal transduction in accelerated wound and retinal healing by near-infrared light therapy. Mitochondrion 4, 559-567. Available from: https://doi.org/10.1016/j.mito.2004.07.033.

［17］ El Massri, N., Johnstone, D.M., Peoples, C.L., Moro, C., Reinhart, F., Torres, N., et al., 2016a. The effect of different doses of near infrared light on dopaminergic cell survival and gliosis in MPTP-treated mice. Int. J. Neurosci. 126, 76-87. Available from: https://doi.org/10.3109/ 00207454.2014.994063.

［18］ El Massri, N., Moro, C., Torres, N., Darlot, F., Agay, D., Chabrol, C., et al., 2016b. Near-infrared light treatment reduces astrogliosis in MPTP-treated monkeys. Exp. Brain Res. 1-8. Available from: https://doi.org/10.1007/s00221-016-4720-7.

［19］ El Massri, N., Lemgruber, A.P., Rowe, I.J., Moro, C., Torres, N., Reinhart, F., et al., 2017. Photobiomodulation-induced changes in a monkey model of Parkinson's disease: changes in tyrosine hydroxylase cells and GDNF expression in the striatum. Exp. Brain Res. 1-14. Available from: https://doi.org/10.1007/s00221-017-4937-0.

［20］ Exner, N., Lutz, A.K., Haass, C., Winklhofer, K.F., 2012. Mitochondrial dysfunction in Parkinson's disease: molecular mechanisms and pathophysiological consequences. EMBO J. 31, 3038-3062. Available from: https://doi.org/10.1038/ emboj.2012.170.

［21］ Fukae, J., Mizuno, Y., Hattori, N., 2007. Mitochondrial dysfunction in Parkinson's disease. Mitochondrion 7, 58-62. Available from: https://doi.org/ 10.1016/j.mito.2006.12.002.

［22］ Gash, D.M., Zhang, Z., Ai, Y., Grondin, R., Coffey, R., Gerhardt, G.A., 2005. Trophic factor distribution predicts functional recovery in parkinsonian monkeys. Ann. Neurol. 58, 224-233. Available from: https://doi.org/10.1002/ana.20549.

［23］ Goedert, M., 2015. Alzheimer's and Parkinson's diseases: the prion concept in relation to assembled Aβ, tau, and α-synuclein. Science 349, 1255555. Available from: https://doi.org/10.1126/science.1255555.

［24］ Halliday, G.M., Stevens, C.H., 2011. Glia: initiators and progressors of pathology in Parkinson's disease. Mov. Disord. 26, 6-17. Available from: https://doi.org/10.1002/mds.23455.

［25］ Hamblin, M.R., 2016. Shining light on the head: photobiomodulation for brain disorders. BBA Clin. 6, 113-124. Available from: https://doi.org/ 10.1016/j.bbacli.2016.09.002.

［26］ Hamby, M.E., Sofroniew, M.V., 2010. Reactive astrocytes as therapeutic targets for CNS disorders. Neurotherapeutics 7, 494-506. Available from: https://doi.org/10.1016/j.nurt.2010.07.003.

［27］ Jankovic, J., Poewe, W., 2012. Therapies in Parkinson's disease. Curr. Opin. Neurol. 25, 433-447. Available from: https://doi.org/10.1097/ WCO.0b013e3283542fc2.

［28］ Johnstone, D.M., El Massri, N., Moro, C., Spana, S., Wang, X.S., Torres, N., et al., 2014. Indirect application of near infrared light induces neuroprotection in a mouse model of parkinsonism - an abscopal neuroprotective effect. Neuroscience 274, 93-101. Available from: https://doi.org/ 10.1016/j.neuroscience.2014.05.023.

［29］ Johnstone, D.M., Moro, C., Stone, J., Benabid, A.-L., Mitrofanis, J., 2016. Turning on lights to stop neurodegeneration:

the potential of near infrared light therapy in Alzheimer's and Parkinson's disease. Front. Neurosci 9, 500. Available from: https://doi.org/10.3389/fnins.2015.00500.

［30］Karu, T., 2010. Mitochondrial mechanisms of photobiomodulation in context of new data about multiple roles of ATP. Photomed. Laser Surg. 28, 159-160. Available from: https://doi.org/10.1089/pho.2010.2789.

［31］Karu, T., 2013. Is it time to consider photobiomodulation as a drug equivalent? Photomed. Laser Surg. 31, 189-191. Available from: https://doi.org/ 10.1089/pho.2013.3510.

［32］Khan, I., Arany, P., 2015. Biophysical approaches for oral wound healing: emphasis on photobiomodulation. Adv. Wound Care (New Rochelle) 4, 724-737. Available from: https://doi.org/10.1089/wound.2014.0623.

［33］Liang, H.L., Whelan, H.T., Eells, J.T., Wong-Riley, M.T.T., 2008. Near-infrared light via light-emitting diode treatment is therapeutic against rotenone-and 1-methyl-4-phenylpyridinium ion-induced neurotoxicity. Neuroscience 153, 963-974. Available from: https://doi.org/10.1016/j. neuroscience.2008.03.042.

［34］Liebert, A., Bicknell, B., Adams, R., 2014. Protein conformational modulation by photons: a mechanism for laser treatment effects. Med. Hypotheses YMEHY 7445. Available from: https://doi.org/10.1016/j.mehy.2013.12.009.

［35］Martínez-Morales, P.L., Liste, I., 2012. Stem cells as in vitro model of Parkinson's disease. Stem Cells Int. 2012, 980941. Available from: https://doi. org/10.1155/2012/980941.

［36］McGeer, P.L., McGeer, E.G., 1998. Glial cell reactions in neurodegenerative diseases: pathophysiology and therapeutic interventions. Alzheimer Dis. Assoc. Disord. 12 (Suppl. 2), S1-S6.

［37］McGeer, P.L., McGeer, E.G., 2008. Glial reactions in Parkinson's disease. Mov. Disord. 23, 474-483. Available from: https:// doi.org/10.1002/mds.21751.

［38］Meng, C., He, Z., Xing, D., 2013. Low-level laser therapy rescues dendrite atrophy via upregulating BDNF expression: implications for Alzheimer's disease. J. Neurosci. 33, 13505-13517. Available from: https://doi.org/10.1523/ JNEUROSCI.0918-13.2013.

［39］Mitrofanis, J., 2017. Why and how does light therapy offer neuroprotection in Parkinson's disease? Neural. Regen. Res. 12, 574-575.

［40］Monchi, O., Petrides, M., Strafella, A.P., Worsley, K.J., Doyon, J., 2006. Functional role of the basal ganglia in the planning and execution of actions. Ann. Neurol. 59, 257-264.

［41］Moro, C., Torres, N., El Massri, N., Ratel, D., Johnstone, D.M., Stone, J., et al., 2013. Photobiomodulation preserves behaviour and midbrain dopaminergic cells from MPTP toxicity: evidence from two mouse strains. BMC Neurosci. 14, 40. Available from: https://doi.org/10.1186/1471-2202-14-40.

［42］Moro, C., El Massri, N., Torres, N., Ratel, D., De Jaeger, X., Chabrol, C., et al., 2014. Photobiomodulation inside the brain: a novel method of applying near-infrared light intracranially and its impact on dopaminergic cell survival in MPTP-treated mice. J. Neurosurg. 120, 670-683. Available from: https://doi.org/10.3171/2013.9.JNS13423.

［43］Moro, C., El Massri, N., Darlot, F., Torres, N., Chabrol, C., Agay, D., et al., 2016. Effects of a higher dose of near-infrared light on clinical signs and neuroprotection in a monkey model of Parkinson's disease. Brain Res. 1648 (Part A), 19-26. Available from: https://doi.org/10.1016/j. brainres.2016.07.005.

［44］Moro, C., Torres, N., Arvanitakis, K., Cullen, K., Chabrol, C., Agay, D., et al., 2017. No evidence for toxicity after long-term photobiomodulation in normal non-human primates. Exp. Brain Res. 235, 3081-3092. Available from: https://doi. org/10.1007/s00221-017-5048-7.

［45］Olanow, C.W., Kieburtz, K., Schapira, A.H.V., 2008. Why have we failed to achieve neuroprotection in Parkinson's disease? Ann. Neurol. 64(Suppl. 2), S101-110. Available from: https://doi.org/10.1002/ana.21461.

［46］Orme, R.P., Bhangal, M.S., Fricker, R.A., 2013. Calcitriol imparts neuroprotection in vitro to midbrain dopaminergic neurons by upregulating GDNF expression. PLoS One 8. Available from: https://doi.org/10.1371/journal.pone.0062040.

［47］Oron, A., Oron, U., 2016. Low-level laser therapy to the bone marrow ameliorates neurodegenerative disease progression in a mouse model of Alzheimer's Disease: a minireview. Photomed. Laser Surg. 34, 627-630. Available from: https://doi. org/10.1089/pho.2015.4072.

［48］Oueslati, A., Lovisa, B., Perrin, J., Wagnie`res, G., van den Bergh, H., Tardy, Y., et al., 2015. Photobiomodulation suppresses alpha-synuclein-induced toxicity in an AAV-based rat genetic model of Parkinson's disease. PLoS One 10, e0140880. Available from: https://doi.org/10.1371/journal. pone.0140880.

［49］Palfi, S., Leventhal, L., Chu, Y., Ma, S.Y., Emborg, M., Bakay, R., et al., 2002. Lentivirally delivered glial cell line-derived neurotrophic factor increases the number of striatal dopaminergic neurons in primate models of nigrostriatal degeneration. J. Neurosci. 22, 4942-4954.

［50］Pekny, M., Pekna, M., 2014. Astrocyte reactivity and reactive astrogliosis: costs and benefits. Physiol. Rev. 94, 1077-1098. Available from: https:// doi.org/10.1152/physrev.00041.2013.

［51］Pekny, M., Wilhelmsson, U., Pekna, M., 2014. The dual role of astrocyte activation and reactive gliosis. Neurosci. Lett. 565, 30-38. Available from: https://doi.org/10.1016/j.neulet.2013.12.071.

［52］Peoples, C., Shaw, V.E., Stone, J., Jeffery, G., Baker, G.E., Mitrofanis, J., 2012. Survival of dopaminergic amacrine cells after near-infrared light treatment in MPTP-treated mice. ISRN Neurol. 2012, 850150. Available from: https://doi.org/10.5402/2012/850150.

［53］Plaha, P., Ben-Shlomo, Y., Patel, N.K., Gill, S.S., 2006. Stimulation of the caudal zona incerta is superior to stimulation of the subthalamic nucleus in improving contralateral parkinsonism. Brain 129, 1732-1747. Available from: https://doi.org/10.1093/brain/awl127.

［54］Purushothuman, S., Nandasena, C., Johnstone, D.M., Stone, J., Mitrofanis, J., 2013. The impact of near-infrared light on dopaminergic cell survival in a transgenic mouse model of parkinsonism. Brain Res. 1535, 61-70. Available from: https://doi.org/10.1016/j.brainres.2013.08.047.

［55］Quirk, B.J., Desmet, K.D., Henry, M., Buchmann, E., Wong-Riley, M., Eells, J.T., et al., 2012. Therapeutic effect of near infrared (NIR) light on Parkinson's disease models. Front. Biosci. (Elite Ed.) 4, 818-823. Available from: https://doi.org/22201916.

［56］Reinhart, F., Massri, N.E., Darlot, F., Torres, N., Johnstone, D.M., Chabrol, C., et al., 2014. 810nm near-infrared light offers neuroprotection and improves locomotor activity in MPTP-treated mice. Neurosci. Res. Available from: https://doi.org/10.1016/j.neures.2014.11.005.

［57］Reinhart, F., El Massri, N., Darlot, F., Moro, C., Costecalde, T., Peoples, C.L., et al., 2015. Evidence for improved behaviour and neuroprotection after intracranial application of near infrared light in a hemi-parkinsonian rat model. J Neurosurg 27, 1-13. PMID: 26613166.

［58］Reinhart, F., El Massri, N., Johnstone, D.M., Stone, J., Mitrofanis, J., Benabid, A.-L., et al., 2016. Near-infrared light (670 nm) reduces MPTPinduced parkinsonism within a broad therapeutic time window. Exp. Brain Res. Available from: https://doi.org/10.1007/s00221-016-4578-8.

［59］Reinhart, F., Massri, N.E., Torres, N., Chabrol, C., Molet, J., Johnstone, D.M., et al., 2017. The behavioural and neuroprotective outcomes when 670 nm and 810 nm near infrared light are applied together in MPTP-treated mice. Neurosci. Res. Available from: https://doi.org/10.1016/j. neures.2016.11.006. PMID: 27871905.

［60］Rinne, J.O., 1993. Nigral degeneration in Parkinson's disease. Mov. Disord 8 (Suppl. 1), S31-S35.

［61］Rojas, J., Gonzalez-Lima, F., 2011. Low-level light therapy of the eye and brain. Eye Brain 3, 49-67.

［62］Romeo, S., Vitale, F., Viaggi, C., di Marco, S., Aloisi, G., Fasciani, I., et al., 2017. Fluorescent light induces neurodegeneration in the rodent nigrostriatal system but near infrared LED light does not. Brain Res. 1662, 87-101. Available from: https://doi.org/10.1016/j.brainres.2017.02.026.

［63］Sandhu, J.K., Gardaneh, M., Iwasiow, R., Lanthier, P., Gangaraju, S., Ribecco-Lutkiewicz, M., et al., 2009. Astrocyte-secreted GDNF and glutathione antioxidant system protect neurons against 6OHDA cytotoxicity. Neurobiol. Dis. 33, 405-414. Available from: https://doi.org/10.1016/j. nbd.2008.11.016.

［64］Schapira, A.H.V., Olanow, C.W., Greenamyre, J.T., Bezard, E., 2014. Slowing of neurodegeneration in Parkinson's disease and Huntington's disease: future therapeutic perspectives. Lancet 384, 545-555. Available from: https://doi.org/10.1016/S0140-6736(14)61010-2.

［65］Schober, A., 2004. Classic toxin-induced animal models of Parkinson's disease: 6-OHDA and MPTP. Cell Tissue Res. 318, 215-224. Available from: https://doi.org/10.1007/s00441-004-0938-y.

［66］Sebastián, W.S., Guillén, J., Manrique, M., Belzunegui, S., Ciordia, E., Izal-Azcárate, A., et al., 2007. Modification of the number and phenotype of striatal dopaminergic cells by carotid body graft. Brain 130, 1306-1316. Available from: https://doi.org/10.1093/brain/awm061.

［67］Shaw, V.E., Spana, S., Ashkan, K., Benabid, A.-L., Stone, J., Baker, G.E., et al., 2010. Neuroprotection of midbrain dopaminergic cells in MPTPtreated mice after near-infrared light treatment. J. Comp. Neurol. 518, 25-40. Available from: https://doi.org/10.1002/cne.22207.

［68］ Shaw, V.E., Peoples, C., Spana, S., Ashkan, K., Benabid, A.-L., Stone, J., et al., 2012. Patterns of cell activity in the subthalamic region associated with the neuroprotective action of near-infrared light treatment in MPTP-treated mice. Parkinsons Dis. 2012, 296875. Available from: https://doi. org/10.1155/2012/296875.

［69］ Sun, M., Kong, L., Wang, X., Lu, X., Gao, Q., Geller, A.I., 2005. Comparison of the capability of GDNF, BDNF, or both, to protect nigrostriatal neurons in a rat model of Parkinson's disease. Brain Res. 1052, 119-129. Available from: https://doi. org/10.1016/j.brainres.2005.05.072.

［70］ Torres, N., Molet, J., Moro, C., Mitrofanis, J., Benabid, A.L., 2017. Neuroprotective surgical strategies in Parkinson's Disease: role of preclinical data. Int. J. Mol. Sci. 18. Available from: https://doi.org/10.3390/ijms18102190.

［71］ Trimmer, P.A., Schwartz, K.M., Borland, M.K., De Taboada, L., Streeter, J., Oron, U., 2009. Reduced axonal transport in Parkinson's disease cybrid neurites is restored by light therapy. Mol. Neurodegener. 4, 26. Available from: https://doi. org/10.1186/1750-1326-4-26.

［72］ Tuby, H., Maltz, L., Oron, U., 2011. Induction of autologous mesenchymal stem cells in the bone marrow by low-level laser therapy has profound beneficial effects on the infarcted rat heart. Lasers Surg. Med. 43, 401-409. Available from: https://doi. org/10.1002/lsm.21063.

［73］ Verkhratsky, A., Parpura, V., Pekna, M., Pekny, M., Sofroniew, M., 2014. Glia in the pathogenesis of neurodegenerative diseases. Biochem. Soc. Trans. 42, 1291-1301. Available from: https://doi.org/10.1042/BST20140107.

［74］ Vos, M., Lovisa, B., Geens, A., Morais, V.A., Wagnie`res, G., van den Bergh, H., et al., 2013. Near-infrared 808 nm light boosts complex IVdependent respiration and rescues a Parkinson-related pink1 model. PLoS One 8 (e78562). Available from: https://doi.org/10.1371/journal. pone.0078562.

［75］ Wallace, B.A., Ashkan, K., Heise, C.E., Foote, K.D., Torres, N., Mitrofanis, J., et al., 2007. Survival of midbrain dopaminergic cells after lesion or deep brain stimulation of the subthalamic nucleus in MPTP-treated monkeys. Brain 130, 2129-2145. Available from: https://doi.org/10.1093/ brain/awm137.

［76］ Whelan, H.T., DeSmet, K.D., Buchmann, E.V., Henry, M.M., Wong-Riley, M., Eells, J.T., et al., 2008. Harnessing the cell's own ability to repair and prevent neurodegenerative disease. SPIE Newsroom 24, 1-3.

［77］ Xicoy, H., Wieringa, B., Martens, G.J.M., 2017. The SH-SY5Y cell line in Parkinson's disease research: a systematic review. Mol. Neurodegener. 12, 10. Available from: https://doi.org/10.1186/s13024-017-0149-0.

［78］ Xuan, W., Vatansever, F., Huang, L., Wu, Q., Xuan, Y., Dai, T., et al., 2013. Transcranial low-level laser therapy improves neurological performance in traumatic brain injury in mice: effect of treatment repetition regimen. PLoS One 8, e53454. Available from: https://doi.org/10.1371/journal. pone.0053454.

［79］ Ying, R., Liang, H.L., Whelan, H.T., Eells, J.T., Wong-Riley, M.T.T., 2008. Pretreatment with near-infrared light via light-emitting diode provides added benefit against rotenone- and MPP1-induced neurotoxicity. Brain Res. 1243, 167-173. Available from: https://doi.org/10.1016/ j.brainres.2008.09.057.

Further reading

［80］ Sonnier, L., Pen, G.L., Hartmann, A., Bizot, J.-C., Trovero, F., Krebs, M.-O., et al., 2007. Progressive loss of dopaminergic neurons in the ventral midbrain of adult mice heterozygote for Engrailed1. J. Neurosci. 27, 1063-1071. Available from: https://doi.org/10.1523/JNEUROSCI.4583-06.2007.

第 18 章　近红外低强度激光刺激对神经元兴奋性的影响

Ljubica M. Konstantinović[1,2] 和 Saša R. Filipović[3]

1. 贝尔格莱德大学医学院康复系，塞尔维亚贝尔格莱德
2. "Dr Miroslav Zotović" 康复诊所，塞尔维亚贝尔格莱德
3. 贝尔格莱德大学医学研究所，塞尔维亚贝尔格莱德

18.1　引言

研究表明，使用红光、近红外（NIR）光和红外（IR）光的低强度激光（LLL）照射可在分子、细胞和组织水平上产生变化，这些生理效应被称为光生物调节作用 PBM。在光谱的红色和 NIR 部分（650 ~ 1200nm）存在一个"光学窗口"，该窗口内光对组织的穿透性最大，而热效应并不高。由于这些特性，NIR LLL 在脑 PBM 中的应用备受关注（Salehpour et al., 2018）。

众所周知，细胞色素 c 氧化酶（CCO）中的发色团会吸收红色至 NIR 波长（600 ~ 1200nm）的光，并刺激线粒体代谢，表现为线粒体膜电位升高、耗氧量增加、活性氧（ROS）产生以及三磷酸腺苷（ATP）增加（Karu et al., 1995; Mochizuki-Oda et al., 2002; Wong-Riley et al., 2005; de Freitas and Hamblin, 2016）。这种对 CCO 活性刺激的分子机制可能是一氧化氮（NO）的光解离，NO 与 CCO 中的血红素或铜中心结合，从而起到抑制作用（Karu et al., 2005; Lane, 2006）。此外，对于波长更长的 NIR LLL（如 940nm 及以上），另一种可能的发色团是水。在敏感蛋白质（如门控离子通道）内或表面形成的水簇的振动能量略有增加，可能就足以扰乱蛋白质的三级结构，从而打开通道并允许细胞内钙水平的调节（Damodaran, 2015）。此外，细胞内信号分子如钙离子、ROS 和氧化还原敏感的转录因子（如 NF-kB）的变化也被认为介导了光的作用。它们引起转录变化，导致细胞保护性基因产物（如抗氧化酶、热激蛋白和抗凋亡蛋白）的上调，这些产物在细胞中发挥重要作用。NF-kB 激活后上调最显著的基因之一是抗氧化线粒体超氧化物歧化酶（Chen et al., 2011）。

总体而言，已发现 NIR LLL 可增强细胞能量代谢和其他重要的细胞保护功能。这导致了其在促进伤口愈合和治疗炎症方面的广泛应用；其在减少缺血性神经损伤方面的应用也引起了相当多的关注（Hashmi et al., 2010）。然而，上述代谢和其他变化也可能影响神经组织的兴奋性，这可能为 NIR LLL 在神经调节中的应用开辟了道路。

18.2　神经元兴奋性——实验结果

神经元兴奋性可以根据详细程度的不同而定义，即神经细胞或神经回路对刺激的准备程度。刺激通常以动作电位（AP）的形式响应，即神经细胞膜电荷（极化）的瞬时变化。APs 可以在单个神经细胞水平上单独测量，也可以作为复合动作电位（CAP）或诱发电位（EP）的总和在神经元集群或神经回路水平上测量。此外，中枢神经系统神经回路的反应也可以在肌肉收缩（使用肌电图）等外周输出水平上进行测量。

18.2.1 对周围神经的影响

NIR LLL 对神经元电生理特征的影响已在周围神经水平上进行了广泛研究，主要关注疼痛控制方面的效果（Chow et al., 2011）。这些研究主要在动物（如大鼠、小鼠、猫、狗、兔子、豚鼠）中进行，在人体中进行的程度较低。由于研究重点是疼痛，因此主要结果变量是传导速度（CV），而一些研究还评估了 CAP 和躯体感觉 / 疼痛 EP。神经元兴奋性本身在周围神经研究中很少成为主题。

在动物研究中，NIR LLL 以多种方式应用：经皮照射、原位暴露神经、分离神经或神经细胞培养（如 Tsuchiya et al., 1993, 1994; Wakabayashi et al., 1993；Mezawa et al., 1988）。一般来说，无论是以脉冲模式还是连续波模式应用 LLL，CV 减慢、CAP 振幅降低以及上行神经结构（如同侧背根、三叉神经核）神经元放电抑制都是一致的发现。这些效应似乎是剂量依赖性的，因为随着 LLL 照射时间的延长，效应更强。

在人体研究中，LLL 几乎都是通过经皮方式应用的。与动物研究相比，结果的一致性较差。一般来说，不同周围神经（如腓肠神经、正中神经和桡神经）上应用的连续波 LLL（红色 780nm 和 NIR 820 ~ 830nm）均显示出传导速度减慢，这与波长和 LLL 参数（即强度、持续时间）无关（如 Baxter et al., 1993, 1994; Kramer and Sandrin, 1993；Lowe et al., 1994; Hadian and Moghagdam, 2003）。相比之下，脉冲 LLL 显示出可变效应，并且似乎高度依赖于照射参数（波长、脉冲频率、持续时间、强度）。如在不同频率（7Hz、9Hz、12Hz、73Hz、5kHz）和不同能量剂量的脉冲 830nm LLL 照射下，正中神经或腓肠神经的传导速度并未减慢（Lowe et al., 1995; Walsh et al., 2000）。另外，脉冲（73Hz）波长更长（904nm）的 LLL 照射浅表桡神经 120 秒时显示传导速度减慢，但照射仅 20 秒时则未显示减慢（Greathouse et al., 1985）。此外，即使使用较高脉冲频率（1500Hz）的 830nm LLL（140mW，5.1J/cm^2）照射腓肠神经也会减慢传导速度；然而，在不同能量剂量（30mW，2.55J/cm^2；400mW，7.65J/cm^2）下照射时则显示未减慢（Cambier et al., 2000）。

综上所述，NIR LLL 照射周围神经似乎主要产生抑制效应，主要影响神经传导速度。然而，结果并非总是一致的，并可能取决于 LLL 刺激参数。不幸的是，周围神经元的兴奋性并不是研究的主要目标，因此对该主题的了解仍然很少。

18.2.2 对大脑的影响

周围神经研究的结果很难直接应用于研究 LLL 对中枢神经系统可能的影响。这不仅仅是因为神经元兴奋性本身在中枢神经结构中几乎未被研究过，还因为中枢神经结构的复杂性要高得多。中枢神经系统由形态、代谢和功能特征各异的多种神经细胞组成。此外，这些细胞并非孤立工作，而是作为复杂功能网络的一部分，彼此间存在大量相互作用。此外，大脑皮层作为大脑光生物调节唯一可接触的结构，脑回和脑沟之间形成了形态复杂的相互作用，这使精确理解激光光束的影响变得更加困难。

只有少数研究调查了经颅激光刺激（TLS）对电生理的影响，且这些研究均在人体上进行。

在我们的研究中（Konstantinović et al., 2013），我们评估了脉冲模式（3kHz）NIR LLL（NIR LLL，905nm，辐照度 50mW/cm^2，总剂量 15J/cm^2）在初级运动皮层（M1）上应用 5 分钟对 M1 兴奋性的影响。通过经颅磁刺激（TMS）在同一 M1 区域诱发手部肌肉的运动诱发电位（MEPs）幅度变化来测量 M1 兴奋性的变化（图 18.1）。TLS 导致 M1 兴奋性受到抑制（即与基线相比，MEP 幅度降低），持续时间长达 30 分钟。TLS 后 10 ~ 20 分钟内抑制效果最为明显。在超过 70% 的受试者中，MEP 幅度在 30 分钟的大部分时间内均低于基线水平。

TLS 在 TLS 后前 10 分钟内诱导的兴奋性降低与基线阈值［引发静息状态下运动诱发电位（MEP）的经颅磁刺激（TMS）强度，即静息运动阈值 -RMT］呈负相关。鉴于 RMT 与线圈到皮层表面的距离成正比（McConnell et al., 2001; Stokes et al., 2007），具有较高 RMT 的受试者 TLS 诱导的 MEP 抑制较小，这可以用同样的方式解释：具有较高 RMT 的受试者激光二极管到皮层表面的距离较大，可能导致 TLS

效应较小。

(A)

(B)

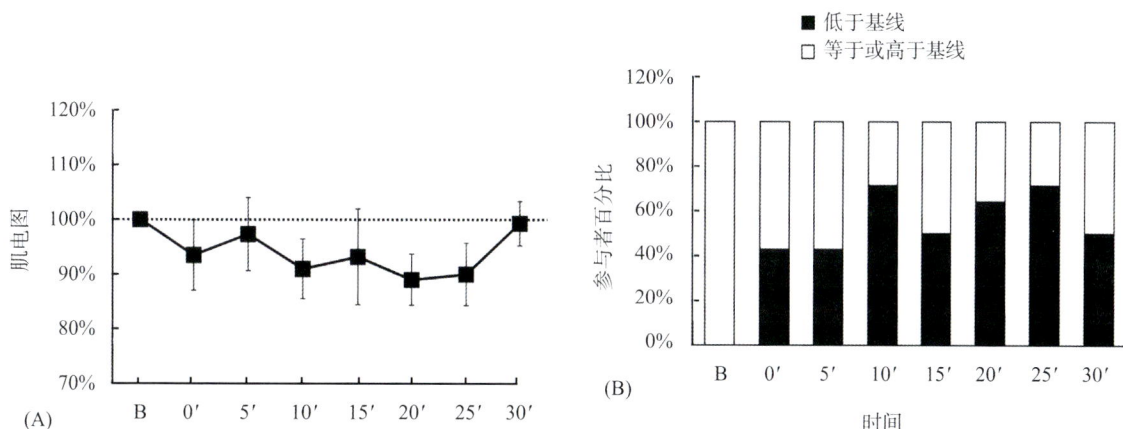

图 18.1　（A）NIR LLL 照射后，每 5 分钟测量一次的平均运动诱发电位（MEP）振幅（以基线的百分比表示［B］）；垂直线表示标准误差（SE）；（B）在每个时间点，MEP 振幅达到或超过基线（白色条）的参与者百分比与 MEP 振幅低于基线（黑色条）的参与者百分比进行对比

在研究的扩展部分，我们试图观察 TLS 抑制效应是否具有剂量依赖性（未发表数据）。为此，我们招募了四名在 TLS 后未出现 MEP 抑制的受试者。我们还试图招募几名 MEP 抑制较弱但 RMT 非常高的受试者，但遗憾的是只招募到了一名。通过将 NIR LLL 的脉冲频率从 3kHz 提高到 5kHz，我们在相同的刺激时间内传递了更多能量。在所有受试者中，经更强 TLS 刺激后的 MEP 幅度均小于研究第一部分的结果（图 18.2）。差异很显著。更重要的是，所有四名最初无反应的受试者在 TLS 后 30 分钟的大部分时间内均出现了明显的抑制。结果表明，TLS 效应具有剂量依赖性。

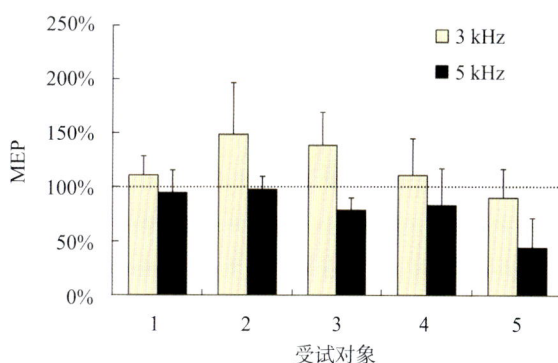

Chaieb 等（2015）使用 810nm 连续波发散激光束（皮肤表面辐照度为 500mW/cm^2，导致皮层辐照度小于 5mW/cm^2，总能量为 ≤ 1J）照射 10min，基本证实

图 18.2　两种 LLL 强度下，平均 LLL 后相对 MEP 大小（相对于基线）的比较。主要实验中的前四名受试者是非反应者，但在应用更高强度的 LLL 时成为反应者。第五名受试者的相对 rMT 较高，在主要实验中是反应者，但在附加试验中，其 MEP 大小受到了更明显的抑制

了我们关于 TLS 后 M1 兴奋性降低、持续时间长达 30 分钟的研究结果。值得注意的是，脉冲模式和连续激光对神经组织的作用模式可能存在差异。此外，他们使用成对脉冲 TMS 更详细地测试了 M1 的内在抑制和促进作用。成对脉冲刺激涉及通过同一线圈给予的条件刺激（CS）和测试刺激（TS），并将条件 TS 后的 MEP 幅度与仅由 TS 产生的 MEP 幅度（作为参考基线）进行比较（Kujirai et al., 1993）。CS 通常低于诱发 MEP 的阈值，而 TS 的强度在单独应用时会产生稳定的 MEP 反应。在 1 ~ 6ms 的短刺激间隔（ISI）内，TS 的 MEP 降低，即短潜伏期皮层内抑制（SICI），而在 6 ~ 30ms 的 ISI 内，与基线相比，TS 的 MEP 增大，即皮层内促进（ICF）。Chaieb 等（2015）发现，TLS 后立即出现 SICI 增加（即条件 TS 的 MEP 更小）和 ICF 减少（即条件 TS 的 MEP 增幅更小），但在 30 分钟后未出现此现象。相比之下，使用类似方法但在更长 ISI（50 ~ 200 ms）下评估的长潜伏期皮层内抑制（LICI）（Valls-Sole et al., 1992）未受 TLS 影响。SICI 和 ICF 是局限于刺激区域的现象。观察到的变化可以用 TLS 靶向神经元细胞对去极化的抵抗力增加来解释。相比之下，

LICI 依赖于更广泛的传播网络，其中一部分可能未受 TLS 影响。

Nawashiro 等（2017）使用连续波 810nm 二极管激光（辐照度 204 ～ 236mW/cm^2，光通量 55 ～ 63J/cm^2）在背外侧前额叶皮层上照射 4.5 分钟，结果显示，在 6 名受试者中，激光探头正下方的功能磁共振成像（fMRI）血氧水平依赖反应一致增加。鉴于刺激持续时间和 fMRI 采集时间，研究者认为观察到的血流变化是由神经元激活增加而非激光诱导的 NO 释放引起的。此外，对于大多数受试者，在同侧顶叶区域也观察到了信号增强。这可能表明，除了局部反应外，TLS 还激活了额顶网络。网络激活将进一步证明观察到的 TLS 诱导的 fMRI 变化是由神经元激活引起的，而非激光诱导的局部 NO 和其他体液因子的释放。

此外，在一项关于动物大脑 LLL 刺激的研究中，使用脉冲（50 ～ 200Hz）IR（1875nm）光直接照射大鼠体感皮层（辐射暴露量从 0.01 ～ 0.55J/cm^2），同时研究了局部血流变化（作为代谢激活的指标）以及来自靶向区域的单个单位电生理记录（Cayce et al., 2011）。他们发现，随着激光重复率的加快和辐射暴露量的增加，刺激皮层区域的代谢激活增加。然而，单个单位记录显示，在光照结束后 1.5 ～ 2.0 秒内，神经元放电次数显著减少。

18.3 可能机制

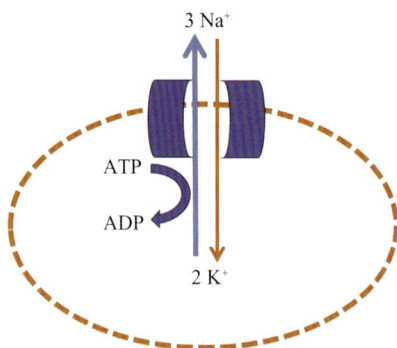

图 18.3　钠钾泵示意图

细胞膜两侧的电压差，即膜电位，是神经元兴奋性的核心决定因素。静息或静止状态下的膜电位称为静息膜电位（RMP），由选择性膜通透性维持，这种通透性使膜两侧产生离子梯度。离子梯度的产生是一个主动的能量依赖过程，这一过程依赖于膜结合的酶系统——Na$^+$/K$^+$-ATP 酶，也称为钠钾泵（Na$^+$/K$^+$ 泵）。这是一种广泛表达的膜蛋白，通过消耗一个 ATP 分子作为能量来源，将三个 Na$^+$ 离子泵出细胞，同时将两个 K$^+$ 离子泵入细胞（图 18.3）。此外，Na$^+$/K$^+$-ATP 酶还具有不依赖离子泵的受体功能，影响蛋白质相互作用、蛋白质 / 脂质激酶、细胞内 Ca^{2+} 振荡和 ROS 生成（Cui and Xie, 2017）。跨膜 Na$^+$ 和 K$^+$ 梯度的维持支持神经元的兴奋性，同时也通过控制 K$^+$/Ca^{2+} 交换体和电压门控钙通道的活动来调节细胞内 Ca^{2+}。

当可兴奋细胞（如神经元）受到适当刺激而激活时，膜电位会发生短暂的逆转，即产生 AP（Bean, 2007）。这些膜电位变化的产生和传播是神经系统编码和传输信息的本质。这一过程的机制是电压门控钠离子和钾离子通道的开放和关闭（Hodgkin and Huxley, 1952）。电压门控通道对膜电位的微小变化敏感。通道的生物物理特性，包括激活和失活电压范围及特性，可通过各种信使系统的磷酸化进行调节。钠离子通道在去极化时打开，允许 Na$^+$ 进入，从而在 AP 的初始快速上升阶段驱动膜电位变正。然而，它们很快失活，允许钾离子通道在 AP 的第二个下降阶段恢复膜电位至静息水平（Armstrong and Hille, 1998）。为了维持和恢复离子梯度，细胞中需要足够的氧气来通过氧化磷酸化产生足够的 ATP。特别是大脑神经膜需要大量的氧气，据估计，神经元质膜上的 Na$^+$/K$^+$-ATP 酶消耗了大脑供应能量的 50% 以上。为了满足这一需求，皮层和皮层下组织富含线粒体，这些线粒体提供必要的 ATP 来支持轴突运输并维持膜的稳定性和兴奋性。

已知维持膜电位（神经元兴奋性的主要因素）所涉及的能量和细胞代谢的几种机制也是 NIR LLL 的靶点（图 18.4）。来自外周神经和经颅脑 LLL 刺激研究的实验数据支持这一假设。

在大鼠隐神经上应用 830nm（60mW，6 ～ 15 秒，0.9J/cm^2）的经皮连续 LLL 照射，可增加 Na$^+$/K$^+$-ATP 酶的活性（Kudoh, 1989）。此外，一些研究观察到 ATP 水平升高，随后神经膜超极化，进而导致

LLL 照射后 AP 的幅度增加（Nissan et al., 1986；Rochkind et al., 1986）。

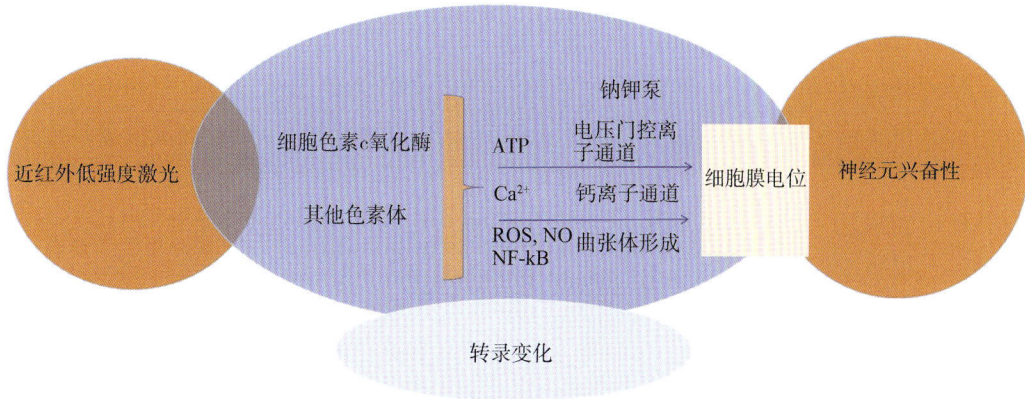

图 18.4　NIR LLL 与神经元兴奋性之间可能存在的相互作用机制

我们之前的研究表明，在兔脑干解剖投影的上颈椎区域应用 904nm（5kHz，$3J/cm^2$）的经颅脉冲 NIR LLL 照射，可使皮层和脑干组织的钠泵底物摄取率显著增加，并增加对 ATP 的亲和力，这一效应在正常兔子和因遭受爆炸伤而间接神经创伤的兔子中均存在。此外，在受损脑干中，超氧化物歧化酶和谷胱甘肽还原酶的活性也显著增加（Konstantinović, 1997）。所有这些经颅 LLL 照射后受爆炸伤的兔子的变化均体现了受试动物得到更好的恢复（图 18.5）。结果表明，NIR LLL 通过上调钠泵和增加抗氧化防御，激活了稳态机制，从而调节了爆炸引起的脑干生化紊乱，进而对神经元的兴奋性和脑干的功能产生了积极的调节作用。

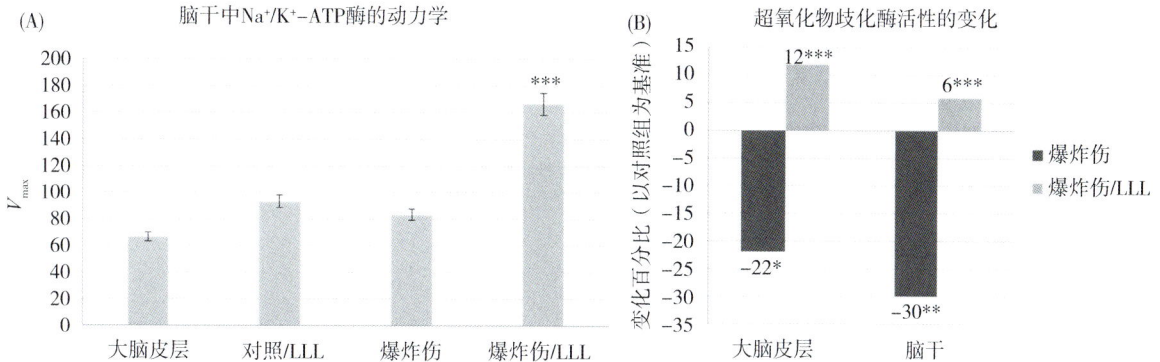

图 18.5　我们对经颅 NIR LLL 激光对爆炸伤兔子的影响进行的实验结果（Konstantinović, 1997）。（A）通过孔雀石绿试验和 Linewear Burk 法进行的额外酶动力学分析测量脑干中 Na^+/K^+-ATP 酶的动力学变化，结果显示在 LLL 后钠泵的底物再摄取增加，在爆炸伤动物中尤为明显；（B）通过分光光度法测得的超氧化物歧化酶（SOD）活性显示为两组爆炸受伤兔子与相应对照组相比的百分比变化——结果显示 LLL 逆转了爆炸引起的脑干和皮层 SOD 减少。统计显著性分别用 *、** 和 *** 表示，*$P < 0.05$、**$P < 0.01$ 和 ***$P < 0.001$

最近，有证据表明，兔子大脑皮层的皮层通量（能量密度）与 ATP 含量之间存在直接关系（Lapchak and De Taboada, 2010）。在 $0.9J/cm^2$ 的皮层能量密度下，连续模式 NIR LLL（808nm）照射两分钟可使皮层 ATP 含量较对照未处理兔增加 22.5%，而在脉冲模式（100Hz）下，$4.5J/cm^2$ 和 $31.5J/cm^2$ 的剂量分别使皮层 ATP 含量增加 41% 和 77%。然而，LLL 照射剂量与代谢变化之间的关系似乎不是线性的，而是呈现出双相反应模式——在较低水平时，LLL 能显著增加 ATP 和线粒体膜电位，但随着照射剂量的增加，这种效应被逆转，导致两种代谢变量均受到抑制（Huang et al., 2011）。

虽然乍一看这似乎有些矛盾，但如果考虑到膜电位维持的生理机制，那么 NIR LLL 增加神经元能量代谢但跨颅应用时却抑制兴奋性的发现是可以理解的。如前所述，维持 RMP 是一个对能量需求高的过程。可以假设，细胞内能量来源的增加促进了 Na^+/K^+-ATP 酶和其他膜电位维持机制的活动，从而使膜电位对外部诱导的变化（如用于评估 M1 兴奋性的 TMS 脉冲）更具抵抗力。

此外，皮层神经细胞并非孤立工作，而是与邻近的神经元以及远处但功能相关的神经元进行丰富的相互作用。因此，单个皮层神经元的兴奋性不仅是其内在特性和状态的结果，也是所有其他相连神经元传来的冲动净效应的结果。此外，经颅脑 LLL 照射永远无法精确聚焦到单个神经元上。照射/刺激总是作用在具有各种功能相互作用的神经元簇上。在通过 TMS 评估 M1 兴奋性的情况下，输出变量（肌肉抽搐）是由来自大脑皮层锥体细胞的动作电位直接产生的。然而，TMS 通常不会直接影响 M1 中的锥体细胞，而是通过具有调节锥体细胞 RMP 和兴奋性作用的皮层小中间神经元网络来发挥其影响。在这种情况下，抑制性中间神经元（Markram et al., 2004）尤为重要，因为 TMS 研究中观察到的 M1 抑制可能是由 LLL 诱导的抑制性中间神经元激活增加所致。抑制性中间神经元占据更表浅的皮层，因此暴露在能够穿透头皮结构并到达皮层表面的 LLL 照射中。

18.4　未来发展方向

关于 NIR LLL 对神经元特别是中枢神经系统兴奋性的影响，仍有许多问题尚未解决。迄今为止的结果表明，LLL 照射对神经元兴奋性的影响是显而易见的，并且与照射参数相关。这种影响的机制似乎与 LLL 对细胞代谢的影响有关。未来，需要进一步研究细胞代谢与神经元兴奋性之间的相互作用，以及不同 LLL 参数的不同效应。此外，还需要更深入地了解 LLL 照射对皮层微观和宏观回路的影响。

原著参考文献

［1］Armstrong, C.M., Hille, B., 1998. Voltage-gated ion channels and electrical excitability. Neuron 20, 371-380.

［2］Baxter, G.D., Allen, A.J., Bell, J., Ravey, J., Diamantopoulos, C., 1993. Effects of 830 nm continuous wave laser diode irradiation on median nerve function in normal subjects. Laser Surg. Med. 13, 597-604.

［3］Baxter, G.C., Walsh, D.M., Allen, J.M., Lowe, A.S., Bell, A.J., 1994. Effects of low intensity infrared laser irradiation upon conduction in the human median nerve in vivo. Exp. Physiol. 79, 227-234.

［4］Bean, B.P., 2007. The action potential in mammalian central neurons. Nat. Rev. Neurosci. 8, 451-465.

［5］Cambier, D., Blom, K., Witvrouw, E., Ollevier, G., De Muynck, M., Vanderstraeten, G., 2000. The influence of low intensity infrared laser irradiation on conduction characteristics of peripheral nerve: a randomised, controlled, double blind study on the sural nerve. Lasers Med. Sci. 15, 195-200.

［6］Cayce, J.M., Friedman, R.M., Jansen, E.D., Mahavaden-Jansen, A., Roe, A.W., 2011. Pulsed infrared light alters neural activity in rat somatosensory cortex in vivo. NeuroImage 57 (1), 155-166. Available from: https://doi.org/10.1016/j.neuroimage.2011.03.084.

［7］Chaieb, L., Antal, A., Masurat, F., Paulus, W., 2015. Neuroplastic effects of transcranial near-infrared stimulation (tNIRS) on the motor cortex. Front. Behav. Neurosci. 9, 147. Available from: https://doi.org/10.3389/fnbeh.2015.00147.

［8］Chen, A.C., Arany, P.R., Huang, Y.Y., Tomkinson, E.M., Sharma, S.K., Kharkwal, G.B., et al., 2011. Low-level laser therapy activates NF-kB via generation of reactive oxygen species in mouse embryonic fibroblasts. PLoS One 6, e22453.

［9］Chow, R., Armati, P., Laakso, E.L., Bjordal, J.M., Baxter, G.D., 2011. Inhibitory effects of laser irradiation on peripheral mammalian nerves and relevance to analgesic effects: a systematic review. Photomed. Laser Surg. 29, 365-381.

［10］Cui, X., Xie, Z., 2017. Protein interaction and Na/K-ATPase-mediated signal transduction. Molecules 22, 990.

［11］Damodaran, S., 2015. Water at biological phase boundaries: its role in interfacial activation of enzymes and metabolic pathways. Subcell. Biochem. 71, 233-261.

［12］De Freitas, L.F., Hamblin, M.R., 2016. Proposed mechanisms of photobiomodulation or low-level light therapy. IEEE J. Sel. Top. Quantum Electron. 22, 7000417.

［13］Greathouse, D.G., Currier, D.P., Gilmore, R.L., 1985. Effects of clinical infrared laser on superficial radial nerve conduction.

Phys. Ther. 65, 1184-1187.

[14] Hadian, M., Moghagdam, B., 2003. The effects of low power laser on electrophysiological parameters of sural nerve in normal subjects: a comparison between 670 and 780 nm wavelengths. Acta Med. Iran 41, 138-142.

[15] Hashmi, J.T., Huang, Y.Y., Osmani, B.Z., Sharma, S.K., Naeser, M.A., Hamblin, M.R., 2010. Role of low-level laser therapy in neurorehabilitation. PM R 2 (12Suppl. 2), S292-S305. Available from: https://doi.org/10.1016/j.pmrj.2010.10.013.

[16] Hodgkin, A.L., Huxley, A.F., 1952. A quantitative description of membrane current and its application to conduction and excitation in nerve. J. Physiol. 117, 500-544.

[17] Huang, Y.Y., Sharma, S.K., Carroll, J., Hamblin, M.R., 2011. Biphasic dose response in low level light therapy - an update. Dose Response 9, 602-618.

[18] Karu, T., Pyatibrat, L., Kalendo, G., 1995. Irradiation with He-Ne laser increases ATP level in cells cultivated in vitro. J. Photochem. Photobiol. B 27, 219-223.

[19] Karu, T.I., Pyatibrat, L.V., Afanasyeva, N.I., 2005. Cellular effects of low power laser therapy can be mediated by nitric oxide. Lasers Surg. Med. 36, 307-314.

[20] Kramer, J.F., Sandrin, M., 1993. Effect of low-power laser and white light on sensory conduction rate of the superficial radial nerve. Physiother. Canada 45, 165-170.

[21] Konstantinović, L.M., 1997. The Mechanism of Effects of Low-Power Laser of Various Wavelengths on Indirect Neurotrauma (Ph.D. thesis), Military Medical Academy, Belgrade.

[22] Konstantinović, L.M., Jelić, M.B., Jeremić, A., Stevanović, V.B., Milanović, S.D., Filipović, S.R., 2013. Transcranial application of near-infrared lowlevel laser can modulate cortical excitability. Lasers Surg. Med. 45 (10), 648-653. Available from: https://doi.org/10.1002/lsm.22190.

[23] Kudoh, C., Inomata, K., Okajima, K., Motegi, M., Ohshiro, T., 1989. Effects of 830nm Gallium Aluminium Garsenide diode laser radiation on rat saphenous nerve sodium-potassium-adenosine riphosphatase activity: a possible pain attenuation mechanism examined. Laser. Ther. 1, 63-67.

[24] Kujirai, T., Caramia, M.D., Rothwell, J.C., Day, B., Thompson, P.D., Ferbert, A., et al., 1993. Cortico cortical inhibition in human motor cortex. J. Physiol. 471, 501-519. Available from: https://doi.org/10.1113/jphysiol.1993.sp019912.

[25] Lane, N., 2006. Cell biology: power games. Nature 443, 901-903.

[26] Lapchak, P.A., De Taboada, L., 2010. Transcranial near infrared laser treatment (NILT) increases cortical adenosine-50-triphosphate (ATP) content following embolic strokes in rabbits. Brain Res. 1306, 100-105.

[27] Lowe, A., Baxter, G., Walsh, D., Allen, J., 1994. Effect of low intensity laser (830 nm) irradiation on skin temperature and antidromic conduction latencies in the human median nerve: relevance of radiant exposure. Lasers Surg. Med. 14, 40-46.

[28] Lowe, A., Baxter, G., Walsh, D., Allen, J., 1995. The relevance of pulse repetition rate and radiant exposure to the neurophysiological effects of lowintensity laser (820 nm/pulsed wave) irradiation upon skin temperature and antidromic conduction latencies in the human median nerve. Lasers Med. Sci. 10, 253-259.

[29] Markram, H., Toledo-Rodriguez, M., Wang, Y., Gupta, A., Silberberg, G., Wu, C., 2004. Interneurons of the neocortical inhibitory system. Nat. Rev. Neurosci. 10, 793-807.

[30] McConnell, K.A., Nahas, Z., Shastri, A., Lorberbaum, J.P., Kozel, F.A., Bohning, D.E., et al., 2001. The transcranial magnetic stimulation motor threshold depends on the distance from coil to underlying cortex: a replication in healthy adults comparing two methods of assessing the distance to cortex. Biol. Psychiatry 49, 454-459.

[31] Mezawa, S., Iwata, K., Naito, K., Kamogawa, H., 1988. The possible analgesic effect of soft-laser irradiation on heat nociceptors in the cat tongue. Arch. Oral Biol. 33, 693-694.

[32] Mochizuki-Oda, N., Kataoka, Y., Cui, Y., Yamada, H., Heya, M., Awazu, K., 2002. Effects of near-infra-red laser irradiation on adenosine triphosphate and adenosine diphosphate contents of rat brain tissue. Neurosci. Lett. 323, 207-210.

[33] Nawashiro, H., Sato, S., Kawauchi, S., Takeuchi, S., Nagatani, K., Yoshihara, N., et al., 2017. Blood-oxygen-level-dependent (BOLD) functional magnetic resonance imaging (fMRI) during transcranial near-infrared laser irradiation. Brain Stimul. 6, 1136-1138. Available from: https://doi.org/ 10.1016/j.brs.2017.08.010.

[34] Nissan, M., Rochkind, S., Razon, N., Bartal, A., 1986. HeNe laser irradiation delivered transcutaneously: its effect on the sciatic nerve of rats. Lasers Surg. Med. 6, 435-438.

[35] Rochkind, S., Nissan, M., Razon, N., Schwartz, M., Bartal, A., 1986. Electrophysiological effect of HeNe laser on normal and injured sciatic nerve in the rat. Acta Neurochir. (Wien) 83, 125-130.

［36］Salehpour, F., Mahmoudi, J., Kamari, F., Sadigh-Eteghad, S., Rasta, S.H., Hamblin, M.R., 2018. Brain photobiomodulation therapy: a narrative review. Mol. Neurobiol. [Epub ahead of print] . Available from: https://doi.org/10.1007/s12035-017-0852-4.

［37］Stokes, M.G., Chambers, C.D., Gould, I.C., English, T., McNaught, E., McDonald, O., et al., 2007. Distance-adjusted motor threshold for transcranial magnetic stimulation. Clin. Neurophysiol. 118, 1617-1625.

［38］Tsuchiya, K., Kawatani, M., Takeshige, C., Sato, T., Matsumoto, I., 1993. Diode laser irradiation selectively diminishes slow component of axonal volleys to dorsal roots from the saphenous nerve in the rat. Neurosci. Lett. 161, 65-68.

［39］Tsuchiya, K., Kawatani, M., Takeshige, C., Matsumoto, I., 1994. Laser irradiation abates neuronal responses to nociceptive stimulation of rat-paw skin. Brain Res. Bull. 34, 369-374.

［40］Valls-Sole, J., Pascual-Leone, A., Wassermann, E.M., Hallett, M., 1992. Human motor evoked responses to paired transcranial magnetic stimuli. Electroencephalogr. Clin. Neurophysiol. 85, 355-364.

［41］Wakabayashi, H., Hamba, M., Matsumoto, K., Tachibana, H., 1993. Effect of irradiation by semiconductor laser on responses evoked in trigeminal caudal neurons by tooth pulp stimulation. Lasers Surg. Med. 13, 605-610.

［42］Walsh, D., Baxter, G., Allen, J., 2000. Lack of effect of pulsed low-intensity infrared (820 nm) laser irradiation on nerve conduction in the human superficial radial nerve. Lasers Surg. Med. 26, 485-490.

［43］Wong-Riley, M.T., Liang, H.L., Eells, J.T., Chance, B., Henry, M.M., Buchmann, E., et al., 2005. Photobiomodulation directly benefits primary neurons functionally inactivated by toxins: role of cytochrome c oxidase. J. Biol. Chem. 280, 4761-4771.

第 19 章　光生物调节在多发性硬化症动物模型中的应用

M.A. Tolentino 和 J.A. Lyons

威斯康星大学密尔沃基分校健康科学学院，美国威斯康星州密尔沃基

19.1　引言

光生物调节疗法 PBMT）是一种利用 600～1100nm 范围内的可见光和近红外光（VIS/NIR）进行治疗的方法，显示出对治疗慢性炎症（Whelan et al., 2003; Dutta et al., 2006; Dutta and Trapp, 2007）、视网膜疾病（Albarracin et al., 2011; Eells et al., 2003）和神经退行性疾病［包括帕金森病（Willisand Turner, 2007）、阿尔茨海默病（Grillo et al., 2013）和脑卒中（Lampl et al., 2007）］的巨大治疗潜力。作为一种自身免疫性脱髓鞘疾病并伴有神经退行性病变，PBMT 在治疗多发性硬化症（MS）方面可能成为一种有效的对抗慢性衰弱性疾病的治疗策略。实验性自身免疫性脑脊髓炎（EAE）是研究 MS 的主要动物模型。与 MS 类似，EAE 也是一种自身免疫性脱髓鞘疾病，并伴有神经退行性病变。因此，EAE 模型为研究 PBMT 对 MS 的治疗潜力提供了一个独特的模型，同时也是一个理解 PBMT 观察到的临床效果的作用机制的模型系统。

19.2　实验性自身免疫性脑脊髓炎与多发性硬化症

多发性硬化症（MS）是一种慢性自身免疫性神经退行性疾病，影响着美国约 40 万人和全球约 250 万人（MS Overview, 2015; Browne et al., 2014）。该病局限于中枢神经系统（CNS）的髓鞘组织，包括大脑、视神经和脊髓；其特点是髓鞘、轴突和神经元的破坏，导致中枢神经系统向周围神经系统传递神经冲动的中断（MS Overview, 2015）。MS 的症状和体征在疾病过程中多变且不可预测，可能包括焦虑、肠道问题、抑郁、疼痛、麻木、性功能障碍、眼球震颤、僵硬、震颤、失去平衡、共济失调、肌肉无力和瘫痪（MS Overview, 2015）。尽管 MS 通常不会致命，但它会使预期寿命缩短 7 年至 14 年（Scalfari et al., 2013）。

MS 患者通常在诊断时表现为一种复发缓解型（RRMS）疾病。RRMS 的特点是症状的突然出现（称为发作、复发或恶化），这些症状持续数天或数月，然后消失很长时间（数月或数年，缓解期）。患者在诊断后 5 至 10 年内通常会发展为活动受限，称为继发性进行性 MS。另一种更罕见的 MS 形式影响约 10% 的 MS 患者，称为原发性进行性 MS，其特点是神经功能持续下降，没有复发或缓解阶段。目前批准的治疗策略对 RRMS 是有效和有益的。然而，目前尚无有效的治疗策略来阻止疾病进展。

MS 的发病机制尚不完全清楚，且是多因素的。与疾病发作和发病机制相关的因素包括出生地、种族、环境、感染因子以及遗传和表观遗传因素（Marrie, 2004）。当前的观点将 MS 描述为由促炎、髓鞘反应型 CD4⁺ T 细胞介导的自身免疫性疾病，特别是在 RRMS 中（Steinman, 2014）。在整个疾病过程中，线粒体功能障碍和活性氧（ROS）及活性氮（RNS）的作用也得到了认可（Steinman and Zamvil, 2016）。自身免疫反应和线粒体功能障碍共同作用，导致与 MS 相关的长期残疾。当前的治疗策略有效地针对免疫反应，但不提供必要的神经保护来防止疾病进展。因此，重要的是要关注治疗神经退行性病变、改善线粒体功能障碍、减少轴突损伤和促进髓鞘再生的治疗方法的发展。

实验性自身免疫性脑脊髓炎（EAE）是研究 MS 的主要动物模型。通过对易感物种和品系接种髓鞘蛋白（即抗原），动物会表现出类似 MS 的临床体征，包括肌肉无力和逐渐加重的瘫痪。当前的研究通常利用接种髓鞘碱性蛋白（MBP）、髓鞘少突胶质细胞糖蛋白（MOG）或髓鞘蛋白脂蛋白（PLP）的纯系小鼠。EAE 中最常用的两种小鼠品系是 SJL 小鼠（表现为复发缓解型疾病过程）和 C57BL/6 小鼠（表现为慢性疾病过程）。SJL 小鼠被视为早期 MS 的模型，而 C57BL/6 小鼠被视为晚期疾病的模型（表 19.1）。

表 19.1　各种小鼠株中的实验性自身免疫性脑脊髓炎

小鼠株	诱导 EAE 的抗原	病程
SJL	MBP PLP MOG	复发-缓解型 严重程度／免疫后第X天
C57BL/6	MOG	严重程度／免疫后第X天

EAE 在组织病理学上也与 MS 相似，其特征是激活的 T 细胞、B 细胞和巨噬细胞从外周单核细胞浸润到 CNS，形成典型的脱髓鞘病变或斑块，与病理学相关。常驻星形胶质细胞和小胶质细胞也有助于揭示病变形成和疾病发展机制。MS 和 EAE 在临床、组织病理学和机制上的相似性使 EAE 模型成为研究 MS 疾病发病机制和 MS 治疗新策略的价值工具（Croxford et al., 2011）。

EAE/MS 的发病机制：EAE 和 MS 被描述为由针对髓鞘蛋白（如 MBP、PLP、MOG）的 $CD4^+$ T 辅助（Th）细胞介导的自身免疫性疾病（Steinman, 2014; Steinman and Zamvil, 2016; Croxford et al., 2011）。这一说法基于 EAE 模型中的被动转移研究：在将从小鼠体内分离出的激活的、髓鞘反应性的 $CD4^+$ T 细胞被动转移到未接种的小鼠体内后，会诱导疾病发生（Stromnes and Goverman, 2006; Fritz and Zhao, 1996; Mannara et al., 2012）。

EAE/MS 的发病机制始于外周未成熟的髓鞘反应性 $CD4^+$ T 细胞的激活（Miljkovic and Spasojevic, 2013）。在 EAE 模型中，细胞启动是由髓鞘蛋白在佐剂中的免疫接种引发的。MS 患者免疫启动的机制尚不清楚，但已提出了多种机制，包括：分子模拟（Wucherpfennig and Strominger, 1995; Wucherpfennig, 2001; Berer and Krishnamoorthy, 2014）、旁观者激活（Berer and Krishnamoorthy, 2014）以及在 CNS 内产生新表位随后释放到外周（Casaccia-Bonnefil et al., 2008）。T 细胞在外周淋巴结中被激活，一旦激活，便迁移到 CNS，穿过血脑屏障进入 CNS。在 CNS 中，自身反应性 T 细胞被常驻小胶质细胞和浸润的巨噬细胞重新激活，从而放大 CNS 内的炎性浸润，为脱髓鞘过程奠定基础，导致少突胶质细胞丢失、轴突变性和临床疾病进展（Miljkovic and Spasojevic, 2013; Goverman, 2009）。

EAE/MS 病理机制中，PBMT 可能会针对促炎免疫反应起作用，该反应负责疾病的发作和传播。$CD4^+$ T 辅助（Th）细胞根据其激活条件的不同，在表型上分化为多种促炎、抗炎和调节性细胞群（Zhu et al., 2010; Luckheeram et al., 2012）（图 19.1）。分泌 IFN-γ 和白细胞介素（IL-2）的促炎 Th1 细胞以及分泌 IL-17 和 IL-23 的 Th17 细胞被认为是 EAE/MS 的致病因素。如果没有 Th1 和 Th17 细胞向 CNS 的浸润，EAE/MS 就不会发生（Yednock et al., 1992; Johnson, 2007）。相反，分泌 IL-4、IL-5 和 IL-13 的抗炎 Th2 细胞以及分泌 IL-10 和转化生长因子 -β 的调节性 T 细胞（Treg）对疾病具有保护作用。先前的研究表明，MS 患者的 Treg 细胞数量减少且功能受损，这被认为是疾病发作的一个促成因素（Viglietta et al.,

2004; Kumar et al., 2006）。诱导 Th2 反应和（或）功能性 Treg 细胞的存在将抑制促炎 Th1 和 Th17 细胞，从而保护机体免受活动性疾病的影响（Mondal et al., 2012; Kohm et al., 2003; McGeachy et al., 2005）。事实上，PBMT 对慢性炎症的缓解与通过 VIS/NIR 下调促炎细胞因子和上调抗炎细胞因子有关（LIMet al., 2008, 2009; Choi et al., 2012; Cheong et al., 2012; Muili et al., 2012, 2013）。

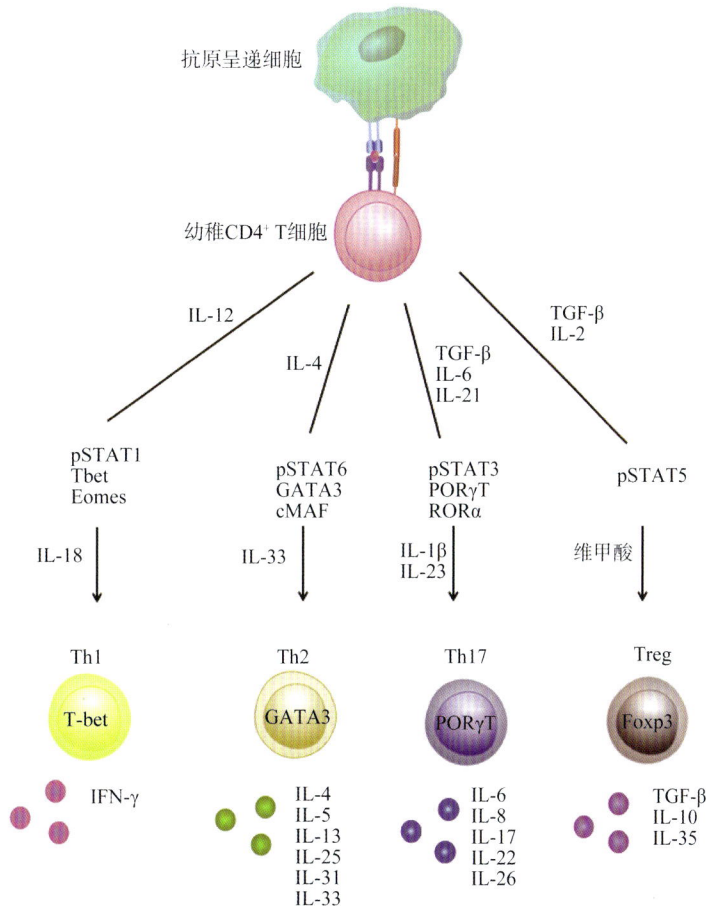

图 19.1 展示了 **CD4+ Th** 亚群的分化过程。**CD4+ Th** 细胞通过分泌细胞因子来控制免疫细胞的分化和激活，这些细胞因子进而引导免疫反应朝向促炎或抗炎方向发展。在激活之前，**CD4+ Th** 细胞处于多能前体状态。特定 **Th** 细胞亚群的分化受到分泌因子的存在以及随后转录因子通路的激活的调控。部分光生物调节的治疗效果正是通过调节这些转录因子通路来实现的

在 MS 和 EAE 中，亚硝化和氧化应激以及线粒体功能障碍：多种 ROS 和 RNS 来源共同导致与 EAE/MS 病理相关的氧化/亚硝化应激。小胶质细胞活化在包括 MS 在内的中枢神经系统病理中很常见，导致通过 iNOS 产生的 NO 增加。体外实验表明，小胶质细胞的活化和高水平的 NO 产生导致共培养神经元中细胞呼吸受到抑制（ATP 耗竭），导致神经元释放谷氨酸，并通过兴奋性毒性导致细胞死亡（Bal-Price and Brown, 2001; Trabace and Kendrick, 2000; McNaught and Brown, 1998）。

轴突富含线粒体，以支持神经信号传导的能量需求（Su et al., 2009）。健康的髓鞘结构通过将线粒体隔离到轴突的髓鞘部分来保护它们免受氧化应激的影响。另外，对信号传导至关重要的离子通道集中在小而未髓鞘化的 Ranvier 节点上。然而，随着脱髓鞘的发生，线粒体和离子通道会沿轴突分布，破坏神经传导并使轴突暴露于有毒的 ROS/RNS（De Stefano et al., 1998; Gonen et al., 2000; Fu et al., 1998; Khan et al., 2005）。脱髓鞘的一个后果是轴突横断和随后的轴突变性，这与长期残疾相关（Trapp et al., 1999）。与之前认为轴突丢失仅限于疾病后期阶段的观点相反，磁共振分光光度法和成像研究表明，轴

突变性在疾病早期即已存在，且与活动性炎症无关（Steinman and Zamvil，2016）。

关于 MS 的研究表明，线粒体功能障碍和 ROS 及 RNS 的产生对疾病的病理和进展有贡献。由炎症反应产生的 ROS 导致活动性慢性 MS 斑块中线粒体 DNA（mtDNA）的氧化损伤（Lu et al.，2000）。mtDNA 的氧化损伤与呼吸链复合物 I（NADH 脱氢酶）活性降低和复合物 IV（细胞色素 c 氧化酶，CCO）活性增加相关（Lu et al.，2000）。对 MS 患者死后运动皮层样本的微阵列分析显示，26 个线粒体基因的转录减少，以及呼吸链复合物 I 和 III 的活性降低。有趣的是，线粒体基因表达的减少仅出现在神经元中。这些结果表明，脱髓鞘轴突中的线粒体功能障碍导致 ATP 产生减少，并参与 MS 永久性残疾的进展（Dutta et al.，2006；De Stefano et al.，1998；Gonen et al.，2000；Fu et al.，1998；Khan et al.，2005）。

使用 EAE 模型的研究表明，在免疫细胞浸润组织之前，接种小鼠的中枢神经系统中存在由于线粒体功能障碍导致的氧化应激。通过用完全弗氏佐剂中的脊髓匀浆乳液免疫 DBA/1J 小鼠来诱导 EAE。在免疫接种三天后，即出现临床症状之前，将小鼠安乐死并收集视神经、视网膜、大脑和脊髓（Qi et al.，2006）。通过硝基化蛋白的存在来评估组织样本中的 ROS 活性。所有从用自身抗原致敏的小鼠获得的样本中均检测到硝基化蛋白，而从对照组小鼠收集的组织中未检测到。进一步分析显示，包括热激蛋白 70、NADH 脱氢酶（复合物 I）、CCO（复合物 IV）和甘油醛 -3- 磷酸脱氢酶在内的线粒体蛋白通常会被硝基化（Qi et al.，2006）。这些研究者进一步证明，在疾病早期阶段，即在免疫细胞浸润 CNS 之前，在 CNS 内预防氧化应激可防止 EAE 的发生（Qi et al.，2006，2007）。因此，在 MS 疾病过程的早期阶段针对线粒体功能障碍和氧化应激使用 PBMT 可能对预防疾病进展产生深远影响。

19.3　光生物调节疗法治疗实验性自身免疫性脑脊髓炎 / 多发性硬化症

光生物调节疗法（PBMT）正成为治疗慢性炎症（Eells et al.，2004；Arany et al.，2007；Whelan et al.，2003）和神经退行性疾病 [包括帕金森病（Johnstone et al.，2014；Shaw et al.，2010）、阿尔茨海默病（Grillo et al.，2013）、脑卒中（Lampl et al.，2007）和视网膜疾病（Albarracin et al.，2011；Eells et al.，2006，2008）] 的一种可行治疗策略。目前的假设认为，光生物调节是由线粒体中存在的光受体细胞色素 c 氧化酶（CCO）吸收 VIS/NIR 光后诱导的，以改善线粒体功能并启动信号传导以介导基因转录；最终导致下调促炎介质、上调抗炎因子，并改善上述疾病的临床症状（Eells et al.，2004；Chen et al.，2011；Chung et al.，2011）。如上所述，MS 和 EAE 模型的病理是由于促炎因子和线粒体功能障碍共同作用的结果。因此，可以假设 PBMT 对 MS 的治疗是有效的，而 EAE 模型是一个测试这一假设的理想系统。

PBMT 在 EAE 模型中的疗效：我们的实验室是首个证明 PBMT 在 EAE 模型中有效的实验室（Muili et al.，2012，2013）。在 C57BL/6 小鼠中使用髓鞘少突胶质细胞糖蛋白（MOG），肽 35-55（MOG 35-55）诱导的慢性疾病模型中，我们证明了与假治疗组（束缚应激）动物相比，使用 670nm LED 阵列（5J/cm²，0.028W），通过抑制 [图 19.2（A）] 和双重治疗 [图 19.2（B）] 方案的 PBMT 诱导的临床改善作用。我们的结论随后得到了其他学者的支持（Goncalves et al.，2015）。这些研究者使用发射 660nm（0.03W，10J/cm²，连续波，0.06cm² 光束面积）或 904nm（0.07W，3J/cm²，脉冲光束）（60ns 脉冲，0.1cm² 光束面积）的激光器，在 C57BL/6 小鼠的 EAE 模型中采用抑制方案，证明了临床改善效果。

如上所述，促炎和抗炎细胞因子的平衡是 EAE 疾病过程的有力调节剂。随着治疗小鼠疾病临床症状的改善，我们预计会出现促炎细胞因子的减少和抗炎细胞因子的上调。事实上，在接受 PBMT 的小鼠的淋巴结细胞和脊髓中检测到了这种炎症反应的变化，无论是通过抑制方案（图 19.3）还是双重治疗方案（图 19.4）。接受 PBMT 的小鼠表现出促炎介质的产生减少，包括干扰素 -γ 和肿瘤坏死因子 -α[图 19.3（A）和（B）以及图 19.4（A）和（B）]，以及抗炎细胞因子 IL-4 和 IL-10 的产生增加 [图 19.3（C）和（D）以及图 19.4（C）和（D）]（Muili et al.，2012）。

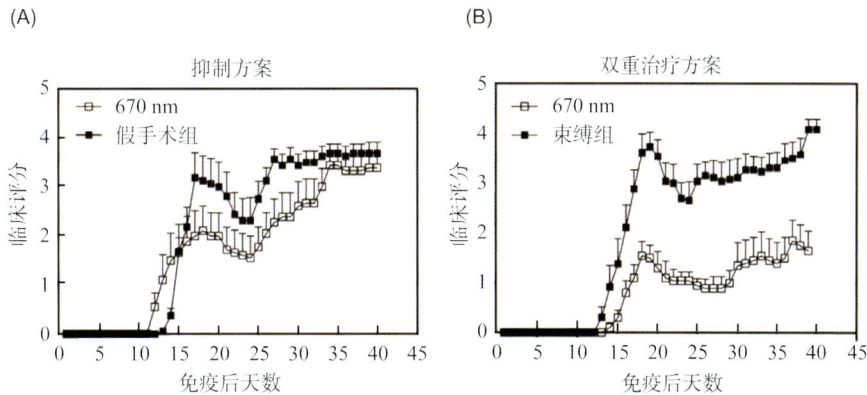

图 19.2　670nm 光生物调节可降低 EAE 小鼠的临床评分。C57BL/6 小鼠接种 MOG35-55 诱导 EAE，然后接受 670nm LED 阵列（5J/cm², 0.028W）或未接受光照治疗的假治疗（束缚）处理。（A）抑制方案：小鼠在免疫后第二天开始在背部接受 670nm 光照，持续 10 天。与假治疗组相比，急性发作期间的临床评分降低。（B）双重治疗方案：从疾病发作当天开始，进行 7 天的光疗，然后休息 7 天，再治疗 7 天。该治疗方案在整个实验过程中产生了持续的临床改善效果（Muili et al., 2012）

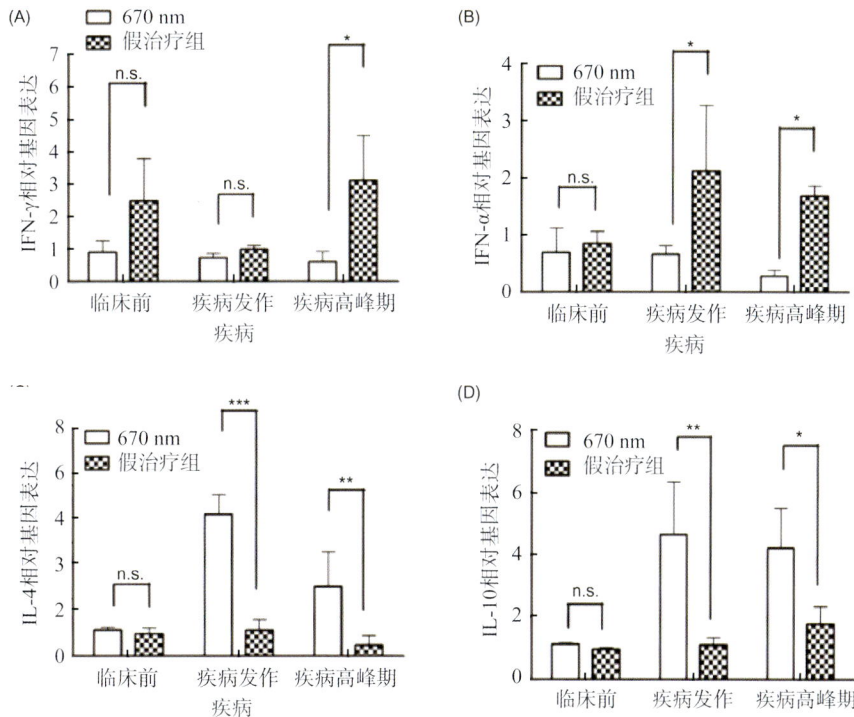

图 19.3　抑制治疗方案在 EAE 过程中调节中枢神经系统的细胞因子产生。在实验过程中，从接受抑制方案治疗的 EAE 小鼠身上分离出脊髓组织。通过定量聚合酶链反应（QPCR）确定细胞因子基因表达的变化。与假治疗组小鼠相比，促炎性细胞因子 IFN-γ（A）和 TNF-α（B）显著下调。与假治疗组小鼠相比，抗炎细胞因子 IL-4（C）和 IL-10（D）显著上调。*P < 0.05，**P < 0.01，***P < 0.0001, n.s. 表示无显著差异（Muili et al., 2012）

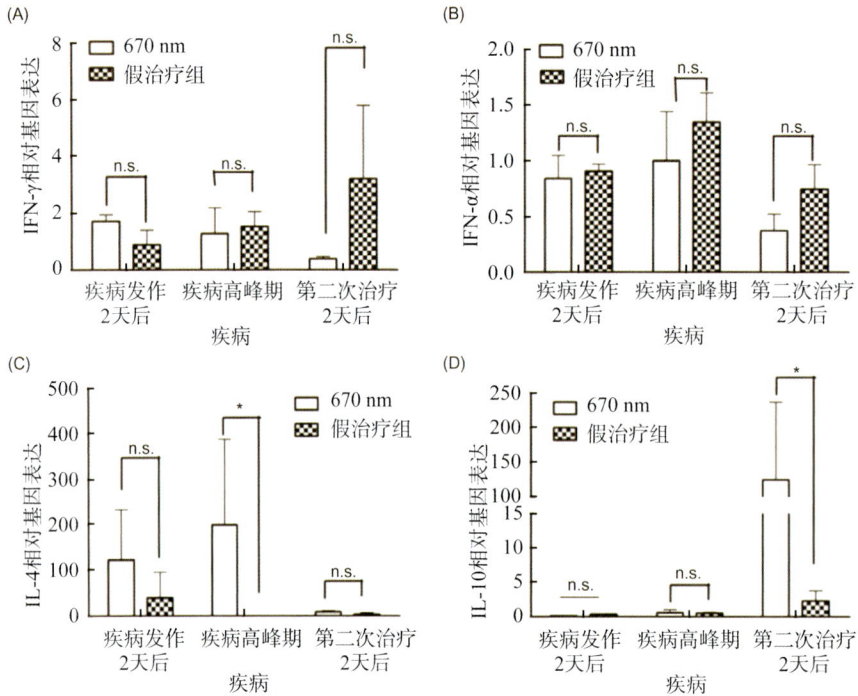

图 19.4　双重治疗方案在 EAE 病程中调节中枢神经系统的细胞因子产生。在 EAE 病程中，从接受双重治疗方案的小鼠身上分离出脊髓组织。通过定量聚合酶链反应（QPCR）确定细胞因子基因表达的变化。与假治疗组小鼠相比，促炎性细胞因子（A）IFN-γ 和（B）TNF-α 在实验过程中的任何时间点均未显示出显著变化。与假治疗组小鼠相比，抗炎细胞因子（C）IL-4 和（D）IL-10 在疾病高峰和慢性阶段分别显著上调。*$P < 0.05$, **$P < 0.01$, ***$P < 0.0001$, n.s. 表示无显著差异（Muili et al., 2012）

　　PBMT 引起的亚硝化 - 氧化应激和抗氧化机制的转变有望改善 EAE 模型的临床症状。与免疫反应类似，在接受 PBMT 治疗的小鼠中，淋巴结细胞的一氧化氮（NO）产量减少［图 19.5（A）］，脊髓中诱导型一氧化氮合酶（iNOS）的表达也减少［图 19.5（B）］（Muili et al., 2013）。iNOS 是一种一氧化氮合酶（NOS）亚型，负责在促炎免疫反应期间产生大量的一氧化氮（NO），并对 EAE/MS 的病理有贡献。对抗氧化剂生成的评估表明，在接受 PBMT 的小鼠的脊髓和淋巴结中，超氧化物歧化酶［SOD2；图 19.6（A 和 B）］和过氧化物还原酶［PRDX6；图 19.6（C 和 D）］的亚型表达增加（图 19.6）。根据促氧化剂与抗氧化剂介质的这种变化，我们预测 PBMT 对 MS 的治疗效果非常重要，我们还注意到，接受治疗的小鼠的 CNS 免于细胞凋亡（图 19.7）（Muili et al., 2013）。

　　将 PBMT 转化为 MS 临床实践的考虑因素：MS 的临床过程和致病机制具有异质性（Steinman, 2014; Steinman and Zamvil, 2016; Sospedra and Martin, 2005）。如免疫反应在 MS 复发缓解型疾病过程中的作用已被证明（Steinman, 2014）。正如我们和其他学者所说，PBMT 部分通过影响免疫反应、调节已知对 MS 发病有贡献的细胞因子的表达来发挥作用。同样，NO 在 MS 和其他疾病的病理过程中既具有有益作用又具有致病作用。iNOS 和 NO 在 EAE/MS 病理中的作用已被证明（Dutta et al., 2006; Dutta and Trapp, 2007; Steinman and Zamvil, 2016; Qi et al., 2006, 2007; Cross et al., 1996, 2006）。然而，NO 是 T 细胞激活的重要下调因子，对于下调免疫反应（Cross et al., 2006）和细胞生理中的信号传导分子至关重要，并且与 PBMT 的作用机制有关（Chen et al., 2011）。因此，当 PBMT 被用于 MS 的临床治疗时，应谨慎行事。

　　在将 PBMT 应用于 MS 时，参数的选择也需要仔细考虑。PBMT 的双相剂量反应曲线已得到广泛认可（Huang et al., 2011），但 PBMT 界对剂量的定义仍存在争议（Chung et al., 2011）。PBMT 在多发性硬化症临床应用中的治疗方案和波长选择也值得仔细考虑。我们和 Goncalves 等发表的研究成果证明

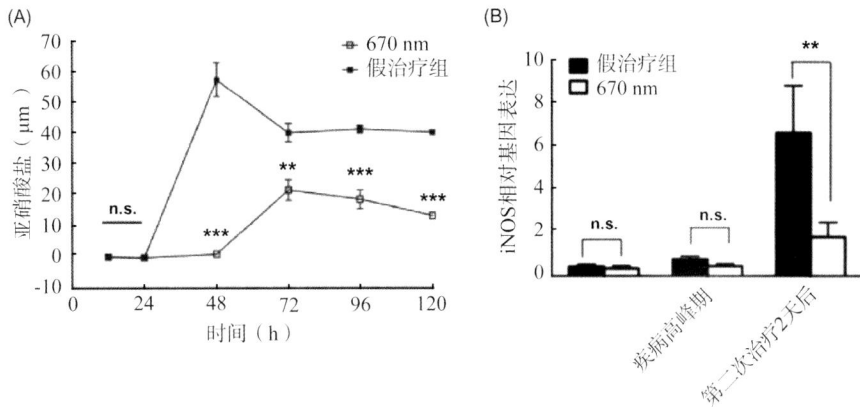

图 19.5　670nm 光生物调节可调节 EAE 模型中体内和体外的亚硝基应激。（A）免疫接种 10 天后（dpi），从 MOG35-55 免疫 C57BL/6 小鼠中分离出外周淋巴结，然后在含有 MOG35-55 的细胞悬液中培养。细胞每 24 小时接受一次 670nm 光照射，总共 120 小时。未接受光照的细胞用作对照（假治疗组）。在整个实验过程中，每隔 24 小时通过 Griess 反应测定法测量上清液中的亚硝酸盐水平。与对照组相比，670nm 处理可显著降低亚硝酸盐水平。**$P < 0.01$,***$P < 0.0001$，双因素方差分析。（B）MOG35-55 免疫 C57BL/6 小鼠接受双重处理方案或假治疗处理（对照组）。在实验过程中收集脊髓，以测量 iNOS 基因表达的变化。在疾病的慢性阶段，双重治疗方案可显著降低 iNOS 的表达。**$P < 0.05$,通过双向方差分析（Muili et al., 2013）

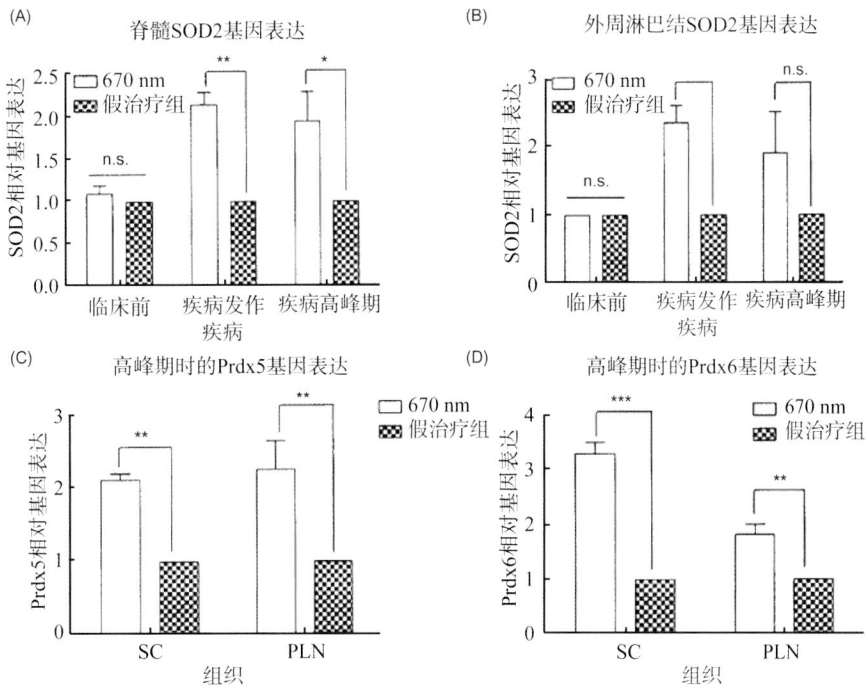

图 19.6　670nm 的光生物调节可上调 EAE 小鼠体内的抗氧化剂 SOD2、Prdx5 和 Prdx6。在实验过程中，从接受抑制方案的 MOG35-55 免疫 C57BL/6 小鼠身上分离出脊髓和周围淋巴结。在疾病发作和高峰期间，（A）脊髓和（B）外周淋巴结中的 SOD2 显著上调；（C）Prdx5 和（D）Prdx6 在疾病高峰期间在脊髓和外周淋巴结中显著上调。*$P < 0.05$,**$P < 0.01$,***$P < 0.001$，双因素方差分析

了治疗方案选择对临床的影响。在我们的已发表工作中，我们证明了从免疫接种当天开始，每天一次全身照射 670nm 光（5J/cm², 0.028W; LED 光源），持续 10 天（即临床症状开始出现的那一天），可改善 C57BL/6 小鼠 EAE 的急性发作（Muili et al., 2012）。然而，在疾病高峰期（免疫后 15 天）延长相同剂量

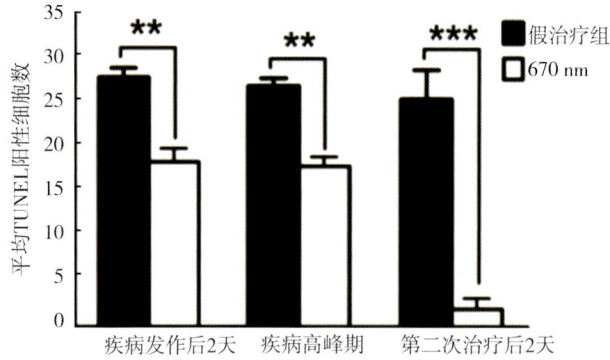

图 19.7　670nm 的光生物调节可减少 EAE 小鼠的细胞凋亡。EAE 是通过 C57BL/6 小鼠对 MOG35-55 免疫诱导的。免疫小鼠接受双重治疗方案或假治疗方案。在实验过程中分离脊髓组织以评估细胞凋亡。PBMT 减少了经 TUNEL 染色法染色的脊髓切片中的凋亡细胞数量。在整个实验过程中，凋亡细胞的数量与对照组相比有所减少。*P < 0.05, **P < 0.01, ***P < 0.001，n.s.，通过双因素方差分析结果不显著（Muili et al., 2013）

的治疗会削弱临床效果，事实上还会加剧这些小鼠的急性发作（图 19.8）。我们的初步数据表明，在某些情况下，更长的光波可能会加剧急性发作。相反，Goncalves 等证明了从免疫开始到持续 30 天，通过激光向多个区域（0.03W、10J/cm²、连续波、0.06cm² 光束区域）照射 660nm 光的临床疗效。了解在应用 PBMT 时所采用的不同方案所导致的结果的差异，对于避免 MS 患者应用 PBMT 时病情恶化非常重要。

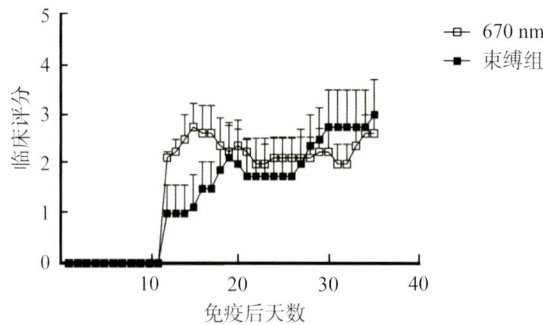

图 19.8　在临床疾病诱导期间给予 PBMT，并在急性发作的疾病高峰期持续给予 PBMT，可加重临床疾病。C57BL/6 小鼠接种 MOG35-55 诱导 EAE，然后接受 670nm LED 阵列（5J/cm², 0.028W）或无光治疗（假治疗；束缚组）。治疗从免疫接种后的第二天开始，持续 15 天，直到急性发作的高峰期

19.4　结论和未来方向

　　PBMT 是治疗 MS 的一种有前途的治疗策略。EAE 模型中的数据证明了 PBMT 的治疗潜力，并提供了保护机制的证据。鉴于目前有许多被认为是治疗标准的治疗药物可用于治疗 RRMS，但这些药物不能提供持久的疗效，且副作用明显，因此有必要考虑将 PBMT 作为辅助疗法。目前的治疗药物主要具有免疫调节作用。PBMT 虽然具有相同的免疫调节作用，但对氧化应激和神经保护的额外改善可以提高多发性硬化症患者的疗效。PBMT 还可以有效缓解 MS 的症状，包括视神经炎和肌肉疲劳（Leal-Junior, 2015; Larkin-Kaiser et al., 2015, 2016）。仔细考虑治疗参数，包括剂量、波长和应用，将有助于将 PBMT 作为治疗 MS 的标准疗法。

原著参考文献

　[1] Albarracin, R., Eells, J., Valter, K., 2011. Photobiomodulation protects the retina from light-induced photoreceptor

degeneration. Invest. Ophthalmol. Vis. Sci. 52 (6), 3582-3592.

［2］Arany, P.R., et al., 2007. Activation of latent TGF-beta1 levels in laser-enhanced oral wound healing. Wound Repair Regen. 15, 866-874.

［3］Bal-Price, A., Brown, G.C., 2001. Inflammatory neurodegeneration mediated by nitric oxide from activated glia-inhibiting neuronal respiration, causing glutamate release and excitotoxicity. J. Neurosci. 21 (17), 6480-6491.

［4］Berer, K., Krishnamoorthy, G., 2014. Microbial view of central nervous system autoimmunity. FEBS Lett. 588 (22), 4207-4213.

［5］Browne, P., et al., 2014. Atlas of Multiple Sclerosis 2013: a growing global problem with widespread inequity. Neurology 83 (11), 1022-1024.

［6］Casaccia-Bonnefil, P., Pandozy, G., Mastronardi, F., 2008. Evaluating epigenetic landmarks in the brain of multiple sclerosis patients: a contribution to the current debate on disease pathogenesis. Prog. Neurobiol. 86 (4), 368-378.

［7］Chen, A.C., et al., 2011. Low-level laser therapy activates NF-kB via generation of reactive oxygen species in mouse embryonic fibroblasts. PLoS One 6 (7), e22453.

［8］Cheong, K.A., et al., 2012. Irradiation of light emitting diode at 850nm inhibits T cell-induced cytokine expression. J. Dermatol. Sci. 65 (1), 27-37.

［9］Choi, H., et al., 2012. Inflammatory cytokines are suppressed by light-emitting diode irradiation of P. gingivalis LPS-treated human gingival fibroblasts: inflammatory cytokine changes by LED irradiation. Lasers Med. Sci. 27 (2), 459-467.

［10］Chung, H., et al., 2011. The nuts and bolts of low-level laser (light) therapy. Ann. Biomed. Eng. 40 (2), 516-533.

［11］Cross, A.H., et al., 1996. Inducible nitric oxide synthase gene expression and enzyme activity correlate with disease activity in adoptively-transferred murine EAE. J. Neuroimmunol. 71, 145-153.

［12］Cross, A.H., Ramsbottom, M.J., Lyons, J.-A., 2006. NOS2 regulates cytokine production and VLA-4 expression in experimental autoimmune encephalomyelitis. J. Neuroimmunol. 173 (1-2), 79-86.

［13］Croxford, A.L., Kurschus, F.C., Waisman, A., 2011. Mouse models for multiple sclerosis: historical facts and future implications. Biochim. Biophys. Acta 1812 (2), 177-183.

［14］De Stefano, N., et al., 1998. Axonal damage correlates with disability in patients with relapsing-remitting multiple sclerosis. Results of a longitudinal magnetic resonance spectroscopy study. Brain 121 (Pt 8), 1469-1477.

［15］Dutta, R., Trapp, B.D., 2007. Pathogenesis of axonal and neuronal damage in multiple sclerosis. Neurology 68 (22 Suppl. 3), S22-S31. discussion S43-S54.

［16］Dutta, R., et al., 2006. Mitochondrial dysfunction as a cause of axonal degeneration in multiple sclerosis patients. Ann. Neurol. 59 (3), 478-489.

［17］Eells, J.T., et al., 2003. Therapeutic photobiomodulation for methanol-induced retinal toxicity. Proc. Natl. Acad. Sci. U.S.A. 100 (6), 3439-3444.

［18］Eells, J.T., et al., 2004. Mitochondrial signal transduction in accelerated wound and retinal healing by near-infrared light therapy. Mitochondrion 4, 559-567.

［19］Eells, J.T., et al., 2006. Near-infrared light therapy for retinitis pigmentosa. Invest. Ophthalmol. Vision Sci. 47, p. E-Abstract 1022.

［20］Eells, J.T., et al., 2008. Photobiomodulation in the treateatment of retinal injury and retinal degenerative diseases. In: Tata, D., Waynant, R.W. (Eds.), Light Activated Tissue Regeneration and Therapy. Springer Publishing, New York, pp. 39-51.

［21］Fritz, R.B., Zhao, M.L., 1996. Active and passive experimental autoimmune encephalomyelitis in strain 129/J (H-2b) mice. J. Neurosci. Res. 45 (4), 471-474.

［22］Fu, L., et al., 1998. Imaging axonal damage of normal-appearing white matter in multiple sclerosis. Brain 121 (Pt 1), 103-113.

［23］Goncalves, E., et al., 2015. Low-level laser therapy ameliorates disease progression in a mouse model of multiple sclerosis. Autoimmunity 49 (2), 132-142.

［24］Gonen, O., et al., 2000. Total brain N-acetylaspartate: a new measure of disease load in MS. Neurology 54 (1), 15-19.

［25］Goverman, J., 2009. Autoimmune T cell responses in the central nervous system. Nat. Rev. Immunol. 9 (6), 393-407.

［26］Grillo, S.L., et al., 2013. Non-invasive infra-red therapy (1072 nm) reduces beta-amyloid protein levels in the brain of an Alzheimer's disease mouse model, TASTPM. J. Photochem. Photobiol. B 123, 13-22.

［27］Huang, Y.-Y., et al., 2011. Biphasic dose response in low level light therapy--an update. Dose Reponse 9, 602-618.

［28］ Johnson, K.P., 2007. Natalizumab (Tysabri) treatment for relapsing multiple sclerosis. Neurologist 13 (4), 182-187.

［29］ Johnstone, D., et al., 2014. Indirect application of near infrared light induces neuroprotection in a mouse model of Parkinsonism - an abscopal neuroprotective effect. Neuroscience 74, 93-101.

［30］ Khan, O., et al., 2005. Axonal metabolic recovery and potential neuroprotective effect of glatiramer acetate in relapsing-remitting multiple sclerosis. Mult. Scler. 11 (6), 646-651.

［31］ Kohm, A.P., Carpentier, P.A., Miller, S.D., 2003. Regulation of experimental autoimmune encephalomyelitis (EAE) by CD41CD251 regulatory T cells. Novartis Found. Symp. 252, 45-52. discussion 52-54, 106-114.

［32］ Kumar, M., et al., 2006. CD41CD251FoxP31 T lymphocytes fail to suppress myelin basic protein-induced proliferation in patients with multiple sclerosis. J. Neuroimmunol. 180 (1-2), 178-184.

［33］ Lampl, Y., et al., 2007. Infrared laser therapy for ischemic stroke: a new treatment strategy results of the NeuroThera effectiveness and Safety Trial-1 (NEST-1). Stroke 38 (6), 1843-1849.

［34］ Larkin-Kaiser, K.A., et al., 2015. Near-infrared light therapy to attenuate strength loss after strenuous resistance exercise. J. Athl. Train. 50 (1), 45-50.

［35］ Larkin-Kaiser, K.A., et al., 2016. Photobiomodulation delays the onset of skeletal muscle fatigue in a dose-dependent manner. Lasers Med. Sci. 31 (7), 1325-1332.

［36］ Leal-Junior, E.C.P., 2015. Photobiomodulation therapy in skeletal muscle: from exercise performance to muscular dystrophies. Photomed. Laser Surg. 33 (2), 53-54.

［37］ Lim, J.H., et al., 2008. The effects of daily irradiation with polychromatic visible polarized light on human lymphocyte populations. Photomed. Laser Surg. 26 (4), 361-366.

［38］ Lim, J.H., et al., 2009. The effects of light-emitting diode irradiation at 610 nm and 710 nm on murine T-cell subset populations. Photomed. Laser Surg. 27 (5), 813-818.

［39］ Lu, F., et al., 2000. Oxidative damage to mitochondrial DNA and activity of mitochondrial enzymes in chronic active lesions of multiple sclerosis. J. Neurol. Sci. 177 (2), 95-103.

［40］ Luckheeram, R., et al., 2012. CD41T Cells: differentiation and functions. Clin. Dev. Immunol. 2012.

［41］ MS Overview. Multiple Sclerosis Association of America, Update June 15, 2015. http://www.mymsaa.org/about-ms/overview/#TypesofMS.

［42］ Mannara, F., et al., 2012. Passive experimental autoimmune encephalomyelitis in C57BL/6 with MOG: evidence of involvement of B cells. PLoS One 7 (12), e52361.

［43］ Marrie, R.A., 2004. Environmental risk factors in multiple sclerosis aetiology. Lancet Neurol. 3 (12), 709-718.

［44］ McGeachy, M.J., Stephens, L.A., Anderton, S.M., 2005. Natural recovery and protection from autoimmune encephalomyelitis: contribution of CD41CD251 regulatory cells within the central nervous system. J. Immunol. 175 (5), 3025-3032.

［45］ McNaught, K.S., Brown, G.C., 1998. Nitric oxide causes glutamate release from brain synaptosomes. J. Neurochem. 70 (4), 1541-1546.

［46］ Miljkovic, D., Spasojevic, I., 2013. Multiple sclerosis: molecular mechanisms and therapeutic opportunities. Antioxid. Redox Signal. 19 (18), 2286-2334.

［47］ Mondal, S., et al., 2012. Protection of Tregs, suppression of Th1 and Th17 cells, and amelioration of experimental allergic encephalomyelitis by a physically-modified saline. PLoS One 7 (12), e51869.

［48］ Muili, K.A., et al., 2012. Amelioration of experimental autoimmune encephalomyelitis in C57BL/6 mice by photobiomodulation induced by 670 nm light. PLoS One 7 (1), e30655.

［49］ Muili, K.A., et al., 2013. Photobiomodulation induced by 670 nm light ameliorates MOG35-55 induced EAE in female C57BL/6 mice: a role for remediation of nitrosative stress. PLoS One 8 (6), e67358.

［50］ Qi, X., et al., 2006. Mitochondrial protein nitration primes neurodegeneration in experimental autoimmune encephalomyelitis. J. Biol. Chem. 281 (42), 31950-31962.

［51］ Qi, X., et al., 2007. Suppression of mitochondrial oxidative stress provides long-term neuroprotection in Experimental Autoimmune Encephalomyelitis. Invest. Ophthalmol. Vision Sci. 48, 681-691.

［52］ Scalfari, A., et al., 2013. Mortality in patients with multiple sclerosis. Neurology 81 (2), 184-192.

［53］ Shaw, V.E., et al., 2010. Neuroprotection of midbrain dopaminergic cells in MPTP-treated mice after near-infrared light treatment. J. Comp. Neurol. 518, 25-40.

[54] Sospedra, M., Martin, R., 2005. Immunology of multiple sclerosis. Annu. Rev. Immunol. 23, 683-747.

[55] Steinman, L., 2014. Immunology of relapse and remission in multiple sclerosis. Annu. Rev. Immunol. 32, 257-281.

[56] Steinman, L., Zamvil, S.S., 2016. Beginning of the end of two-stage theory purporting that inflammation then degeneration explains pathogenesis of progressive multiple sclerosis. Curr. Opin. Neurol. 29 (3), 340-344.

[57] Stromnes, I.M., Goverman, J.M., 2006. Passive induction of experimental allergic encephalomyelitis. Nat. Protocols 1, 1952-1960.

[58] Su, K.G., et al., 2009. Axonal degeneration in multiple sclerosis: the mitochondrial hypothesis. Curr. Neurol. Neurosci. Rep. 9 (5), 411-417.

[59] Trabace, L., Kendrick, K.M., 2000. Nitric oxide can differentially modulate striatal neurotransmitter concentrations via soluble guanylate cyclase and peroxynitrite formation. J. Neurochem. 75 (4), 1664-1674.

[60] Trapp, B.D., Ransohoff, R., Rudick, R., 1999. Axonal pathology in multiple sclerosis: relationship to neurologic disability. Curr. Opin. Neurol. 12 (3), 295-302.

[61] Viglietta, V., et al., 2004. Loss of functional suppression by CD41CD251 regulatory T cells in patients with multiple sclerosis. J. Exp. Med. 199 (7), 971-979.

[62] Whelan, H.T., et al., 2003. Effect of NASA light-emitting diode irradiation on molecular changes for wound healing in diabetic mice. J. Clin. Laser Med. Surg. 21 (2), 67-74.

[63] Willis, G.L., Turner, E.J.D., 2007. Primary and secondary features of Parkinson's disease improve with strategic exposure to bright light: a case series study. Chronobiol. Int. 24 (3), 521-537.

[64] Wucherpfennig, K.W., 2001. Mechanisms for the induction of autoimmunity by infectious agents. J. Clin. Invest. 108 (8), 1097-1104.

[65] Wucherpfennig, K.W., Strominger, J.L., 1995. Molecular mimicry in T cell-mediated autoimmunity: viral peptides activate human T cell clones specific for myelin basic protein. Cell 80 (5), 695-705.

[66] Yednock, T.A., et al., 1992. Prevention of experimental autoimmune encephalomyelitis by antibodies against a4b1integrin. Nature 356, 63-66.

[67] Zhu, J., Yamane, H., Paul, W., 2010. Differentiation of effector CD4 T cell populations. Annu. Rev. Immunol. 28, 445-489.

第 20 章　光生物调节与肝性脑病：实验模型与临床特征

Natalia Arias[1][2], Juan Díaz González[3][4], Alberto Martín Pernía[3][4] 和 Jorge L. Arias[2][5]

1. 英国伦敦国王学院精神病学、心理学与神经科学研究所基础与临床神经科学系
2. 西班牙阿斯图里亚斯神经科学研究所（INEUROPA），奥维耶多
3. 西班牙奥维耶多大学电子技术领域，希洪
4. 西班牙工业创新电子学小组，希洪
5. 西班牙奥维耶多大学神经科学实验室心理学系，阿斯图里亚斯

20.1　引言

我们正值光生物调节（PBM，亦称低强度激光疗法）发明 50 周年之际。该疗法由 Endre Mester 于 20 世纪 60 年代中期提出（1967 年），其原理是利用激光发出的红光照射来刺激伤口愈合和头发生长。这标志着基于激光生物刺激的新研究领域的开始，旨在探索未来的治疗方法。激光生物刺激能够在不伤害患者或造成严重损伤的情况下触及身体深处，这为应用一种成本更低的技术开辟了道路，因为激光可以集成到更简单的设备中。

然而，当研究人员试图确定可能支持这种 PBM 技术应用的机制时，遇到了一些问题。在这方面，Wong-Rilley 等（2001）在培养的大鼠视皮层神经元中应用了波长介于 670 ~ 830nm 的红光，这些波长被认为是最有效的。他们的结果表明，在激活细胞色素 c 氧化酶（CCO）方面取得了最佳效果。这些体外培养研究测量对不同波长的反应，在假设 CCO 是光作用的对象的前提下，验证获得 CCO 活性最大性能所需的功率（Wong-Rilley et al., 2005）。

将 CCO 视为 PBM 的目标分子的原因是它作为主要的发色团，在线粒体内吸收入射光（Eells et al., 2003）。CCO 也被称为呼吸链的复合体Ⅳ，位于线粒体内膜上。这是一个复杂的分子，由 13 个单独的蛋白质亚基组成，包含两个不同的铜（Cu）中心和两个血红素中心，这些中心可以被还原或氧化，从而将四个质子转移到氧分子上形成两个水分子，并产生 ATP 分子（Karu and Kolyakov, 2005; Wong-Rilley et al., 2005）。根据 Pastore 等（2000）的研究，我们知道在体外条件下，这种分子在 633nm 激光照射下被刺激，但更准确地说，基于 Cu 的还原，发生在 620 ~ 760nm，而氧化则发生在 680 ~ 825nm（Henderson and Morries, 2015）。然而，对于需要使用 PBM 深入大脑等区域的临床应用，确实需要深穿透光。为此，我们不仅需要穿透头发、皮肤和骨骼，还需要穿透脑膜和血管，这些结构周围充满了包括血液和水在内的大量液体。所有这些结构都会吸收或分散光线，因此它们的穿透性会根据结构的不同而变化。因此，真正的细胞作用机制仍然是一种推测，人们认为这种机制不仅是由于 CCO 的激活，还由于抑制性一氧化氮的光解离，它可以与 CCO 酶的铜和血红素中心结合，从而增加线粒体膜电位（Yu et al., 2015）。然而，也可能涉及其他机制（Caterina and Pang, 2016; Hamblin, 2018; Poyton and Ball, 2011）。据报道，PBM 的主要作用是为呼吸链中的电子提供能量，但由于酶途径的激活，会产生一系列可能的反应，这些反应会影响代谢能力、有丝分裂和修复信号的基因表达、细胞骨架处理和蛋白质表达及转运（González-Lima et al., 2014; Salehpour et al., 2018）。

　　为了解决这个问题，我们开发了一个测试平台，用于测量激光通过不同结构后的功率密度（辐照度）。所使用的激光功率计是 ThorLabs 的 PM160。通过使用这个测试平台，可以确定穿透不同测试结构的光功率百分比（图 20.1）。使用该装置可以测量通过大鼠头部不同结构的光功率。研究了不同波长的几种激光，我们观察到，随着波长的降低，穿透性并未提高；最大穿透性约为 700nm，在 1000nm 处达到峰值，Giacci 等（2014）也发现了这一点。但最重要的发现是，颅骨、皮肤和头发吸收的光（图 20.2）与将激光直接照射在大脑上时（图 20.3）的穿透模式相同。

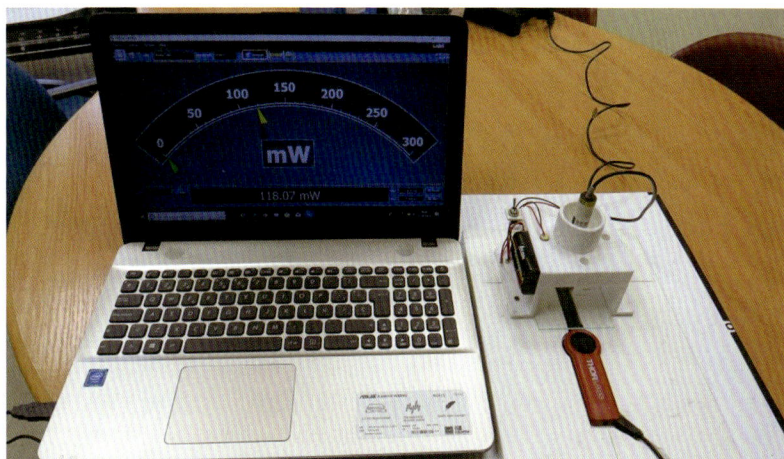

图 20.1　用于测量光功率密度的测试台

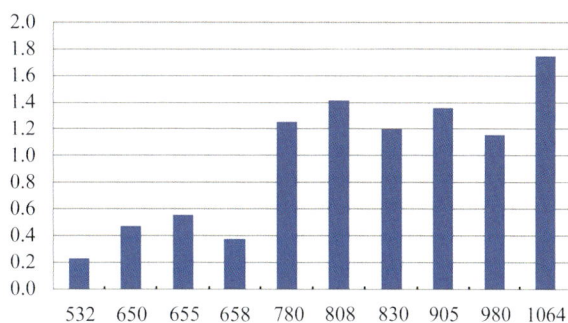

图 20.2　穿透毛发、皮肤和骨骼后测量的光功率百分比与所用激光波长的函数关系

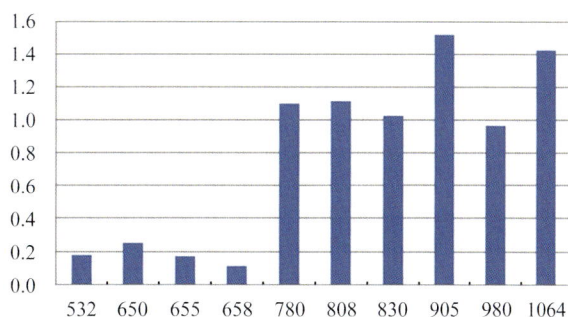

图 20.3　穿透大脑后测量的光功率百分比与所用激光波长的函数关系

　　我们想知道为了引起大脑深处的刺激或抑制（在我们的案例中为伏隔核，即纹状体的腹侧区域），这些光剂量的实际穿透力需要达到多少。此外，正如 Hamblin（2018）所述，如何达到能够触发线粒体

膜电位的准确强度 $3J/cm^2$。关于这一点，我们提议不仅应用特定波长的激光，还可以结合一系列激光来刺激大鼠头部的大面积区域。也许，使用这种方法，我们能够增加大脑深处如伏隔核等区域的活性。

20.2　肝性脑病

肝性脑病（HE）是一种由肝功能不全和（或）门体分流引起的神经精神疾病。HE 表现为一系列广泛的神经或精神异常，从亚临床改变到昏迷不等（Vilstrup et al., 2014）。因此，HE 表现的变异性使其难以诊断、治疗或管理，尤其是在早期阶段。尽管如此，由这种疾病引起的脑功能障碍是可逆的，这使得 HE 成为临床医生、药理学家和研究人员的研究热点。

HE 的发病机制尚未明确，但多种因素被认为是疾病发生和发展的原因。多年来，人们一直关注氨水平的升高（Felipo and Butterworth, 2002），而最近，炎症（Jalan et al., 2004）和氧化应激（Bosoi and Rose, 2013）等其他因素也受到了更多的关注。

20.2.1　氨的贡献

氨是含氮化合物代谢过程中普遍存在的副产物，已在多种代谢紊乱中观察到其积累（Burton, 2000）。胃肠道是氨产生的主要来源，主要有两种方式：

（1）直接方式：氨由饮食蛋白质和循环中谷氨酰胺的代谢在谷氨酰胺酶的作用下分解产生；

（2）间接方式：通过肠道微生物群对尿素和摄入食物的作用产生。

然而，在肝硬化患者中，氨的产生和清除之间的生理平衡在多个层面上被打乱，导致高氨血症。肝硬化患者的肠道中尿素酶活性细菌增多，导致含氮产物增加（Hansen and Vilstrup, 1985）。此外，肾脏会降解谷氨酰胺（将 70% 的氨分泌到尿液中）。当肝脏无法清除产生的氨时，其他器官（如大脑和肌肉）能够通过谷氨酰胺合成来解毒（Rose, 2012）。与此相关的一个问题是这些患者常合并肌少症（肌肉量减少），这有助于高氨血症和 HE 的发展。

氨在高浓度下是一种神经毒素。大多数氨以离子形式（NH_4^+）存在，并通过钾通道穿过生物膜。由于氨能透过血脑屏障，因此大脑中的氨浓度很容易达到毒性水平。氨通过各种机制干扰大脑功能，其中一些机制包括诱导氧化应激和亚硝化应激，进而导致线粒体功能障碍和脑能量衰竭。这种脑能量代谢改变在急性和慢性 HE 以及其他高氨血症疾病中已被观察到，突出了氨在其耗竭中的作用，这涉及糖酵解、三羧酸循环（TCA）和电子传递链（ETC）的变化。

20.2.1.1　糖酵解速率

有研究表明（Dienel and Hertz, 2001），在大脑激活期间，约 85% 的葡萄糖消耗由星形胶质细胞中的有氧糖酵解引发，这一过程由谷氨酸的积累和转化为谷氨酰胺所触发。众所周知，在 HE 条件下，星形胶质细胞和神经元之间的谷氨酸/谷氨酰胺平衡会发生改变。脑细胞之间这种转运的作用是代谢通过星形胶质细胞从神经元释放的谷氨酸，防止神经元过度兴奋（Cooper, 2001）。然而，已有文献记载，细胞外谷氨酸的增加与严重的 HE 相关（Oria et al., 2012）。

据此可以预计，在 HE 中，糖酵解速率会增加，而在高氨血症条件下增加更为明显（Rama Rao and norenberg, 2012; 图 20.4）。在这方面，Ratnakumari 和 Murthy（1992, 1993）在动物高氨血症模型中显示，大脑中的糖酵解中间产物水平以及参与糖酵解的酶活性均有所增加，包括磷酸果糖激酶、醛缩酶、甘油醛-3-磷酸脱氢酶和丙酮酸激酶等关键酶。此外，在先天性慢性高氨血症的小鼠模型中，也证明了大脑糖酵解速率的增加（Ratnakumari et al., 1992）。

因此，丙酮酸的增加应该伴随着 TCA 循环运行率的提高。然而，这种情况并未在 HE 和高氨血症中发生；过量的糖酵解丙酮酸似乎没有进入 TCA 循环，而是转化为乳酸（Rama Rao and norenberg, 2012）。

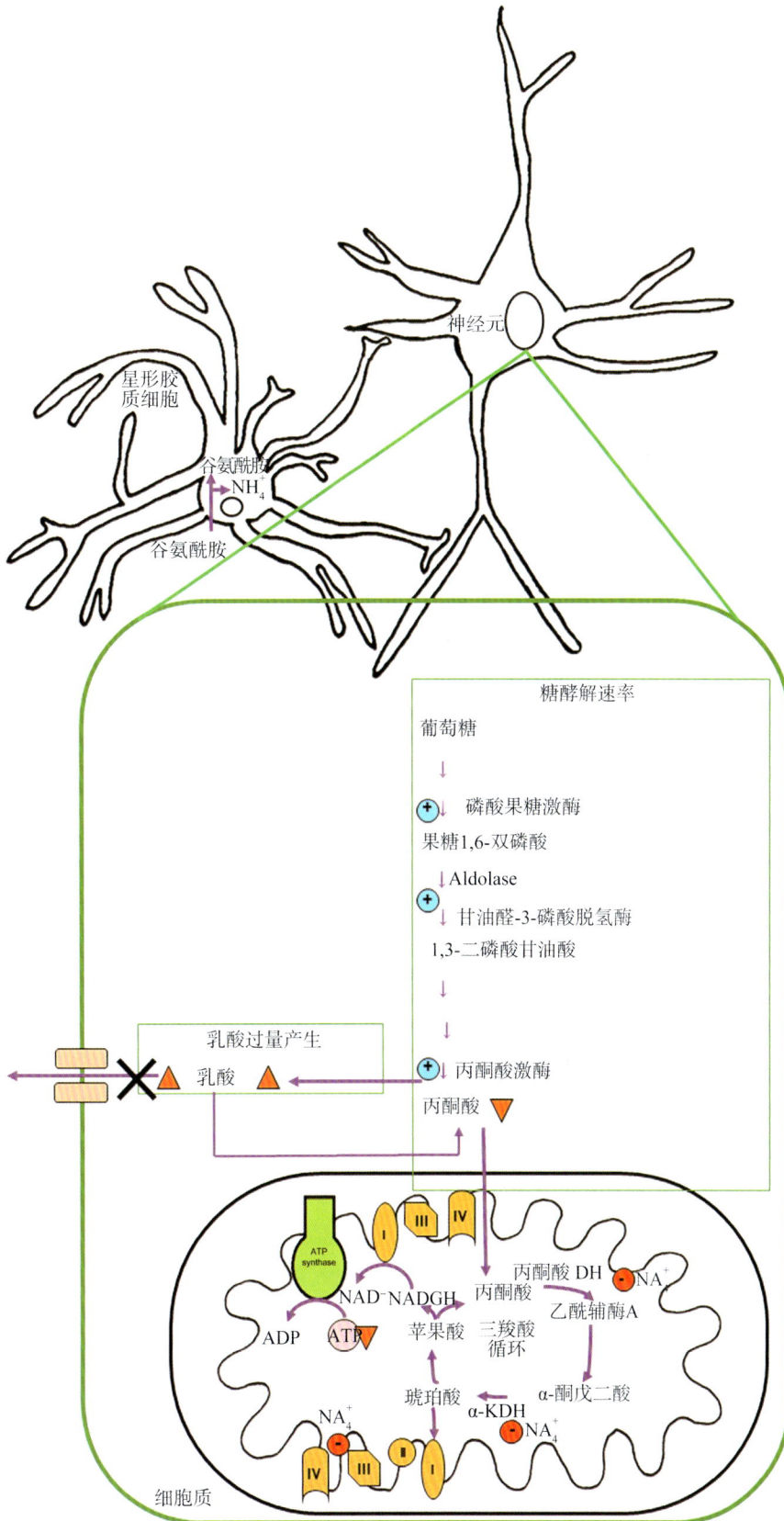

图 20.4 示意图表示 HE 中主要的线粒体功能障碍。图中强调了氨在糖酵解、TCA 和氧化磷酸化中的抑制作用。氨进入细胞后，不仅会抑制上述过程的关键酶，甚至会导致能量（ATP）耗竭

20.2.1.2　乳酸过度产生

乳酸的摄取占葡萄糖氧化率的25%。然而，在HE条件下，局部乳酸的释放增加，而其摄取减少（Dienel and Hertz, 2001）。这种局部乳酸的增加无法被清除来维持细胞内氧化还原状态，因此在HE患者中表现为血液和脑乳酸水平升高（Walsh et al., 1999）。

重要的是要指出，发生乳酸的积累而不是丙酮酸转化为进入TCA循环的乙酰辅酶A（Acetyl-CoA），似乎是由于氨对丙酮酸脱氢酶（PDH）的抑制作用所致，PDH是介导这一反应的酶（Zwingmann et al., 2003）。

乳酸浓度增加的直接后果是丙酮酸水平降低，同时由于还原当量（NAD和NADH）的可用性降低，TCA循环和ETC的运行速率也会发生变化（图20.4）。总体而言，这将对后续ATP的生成产生负面影响（图20.4）。

20.2.1.3　三羧酸循环危机

除了抑制PDH外，已有研究表明氨还抑制其他酶，如α-酮戊二酸脱氢酶（α-KGDH）（Lai and Cooper, 1991）或异柠檬酸脱氢酶（Zwingmann et al., 2003），这两种酶都是三羧酸循环酶。α-KGDH的抑制导致α-KG代谢产物耗竭，这与在HE（急性和慢性）大鼠模型中发现的α-KG水平降低相一致（Zwingmann et al., 2003）。

α-KGDH的这种抑制以及随后α-KG水平的降低可能会深刻影响三羧酸循环的运行速率，进而影响电子传递链。综上所述，α-KGDH活性的降低（三羧酸循环中的限速酶）可能对急性和慢性HE中的脑生物能学产生不利影响（图20.4）。然而，其他研究表明，在门-腔静脉分流术大鼠（另一种慢性HE模型）中，α-KG水平似乎没有改变（Hawkins and Mans, 1990），并且在HE患者的大脑中，α-KGDH活性也未改变（Lavoie et al., 1987），这增加了对HE条件下TCA循环失败解释的不确定性。

20.2.1.4　氧化磷酸化失败

氧化磷酸化是通过电子传递链（ETC）使ADP磷酸化生成ATP的过程，这一过程以三羧酸循环的前体为原料。为了产生能量（ATP），需要将NAD和NADH等还原当量从细胞质转移到线粒体，这一过程通过苹果酸-天冬氨酸穿梭实现（Ratnakumari and Murthy, 1989）。

急性氨中毒大鼠（Kosenko et al., 1997）：与这些发现一致的是，复合物（Ⅱ、Ⅲ和Ⅳ）中的ETC酶已被证明被还原（Qureshi et al., 1998; Rao et al., 1997）。此外，在最小HE大鼠中观察到了基于CCO（复合体Ⅳ）活性的脑代谢活动变化（Arias et al., 2015）。

关于这一点，有必要强调的是，在多个HE模型中，大脑中存在关于电子传递链改变的区域差异以及突触和非突触线粒体之间的差异。与此一致，在正常大鼠的大脑皮层中，氨对状态Ⅲ呼吸的抑制作用更强（McKhann and Tower, 1961）。此外，在急性HE动物模型中，小脑和大脑皮层的线粒体呼吸链复合体（Ⅰ、Ⅲ和Ⅳ）也受到抑制（Boer et al., 2009）。此外，在慢性高氨血症小鼠模型中，突触体中其他电子传递链酶（复合体Ⅱ和Ⅲ）的减少程度比非突触线粒体更为显著（Qureshi et al., 1998）。

由于HE对电子传递链（ETC）中各种复合物的影响，预计高能代谢产物如ATP会发生改变。事实上，在输入氨的门-腔静脉分流术后大鼠的大脑中（Hindfelt et al., 1977）、急性高氨血症（McCandless and Schenker, 1981）以及HE的慢性动物模型中，如门-腔静脉分流术（Astore and Boicelli, 2000）和慢性高氨血症（Rao et al., 1997），均发现了ATP水平降低的情况。根据这些结果，氨似乎在HE条件下导致能量减少的过程中起着重要作用。

20.2.2　氧化/亚硝化应激的贡献

由于氨在HE发展中的重要作用，以及氨对线粒体能量产生的重要影响，许多旨在降低外周器官高氨血症的药物治疗都通过潜在改变氨产生和解毒所涉及的代谢过程来实现。然而，约10%的显著性脑病患者氨水平正常（Stahl, 1963），这表明其他因素可能参与 HE 的发病机制。

20.2.2.1　内毒素血症和炎症

最近在 HE 患者中报告了肠道细菌过度生长和微生物种群变化的存在（Rai et al., 2015）。这些因素可能导致细菌易位增加和循环中内毒素（内毒素血症）的释放（HakaNSSon and Molin, 2011）。这些细菌产物会导致免疫反应的激活和系统性炎症，从而可能促进 HE 的发展（Tranah et al., 2013）。此外，在人类中的证据表明，系统性炎症与氨在肝硬化患者中 HE 症状的加剧中具有协同作用（Wright et al., 2007）。

系统性炎症是肠 - 肝 - 脑轴的基础，该轴涉及系统性促炎分子在脑中的直接影响（Butterworth, 2013）。脑炎症也被证实有助于 HE 的诱导（Butterworth, 2011），而 Shawcross 等（2004）的研究表明，促炎细胞因子和 NO（系统性炎症）等炎症介质会加剧 HE 患者的神经心理影响。

20.2.2.2　氧化 / 亚硝化应激

有大量证据支持氧化 / 亚硝化应激在 HE 发病机制中的重要作用。在培养的星形胶质细胞和体内大鼠脑中的研究表明，氨和炎性细胞因子（以及其他因素）诱导活性氧（ROS）和 NO 等活性氮物质的产生（Schliess et al., 2006）。此外，在暴露于毫摩尔浓度的氨后，在慢性 HE 大鼠模型的体外脑组织中观察到 NOS- I 和 NOS- II 亚型的表达增加（Schliess et al., 2002）。

此外，研究表明，大脑中氧化应激的诱导需要一定浓度的氨阈值（> 500μM）（Bosoi and Rose, 2013; Gorg et al., 2008）。此外，HE 和高氨血症中一氧化氮（NO）的增加（Jekabsone et al., 2003; Rao, 2002），已证明其能抑制细胞色素 c 氧化酶（CCO）（Bolan~os et al., 1994）。

氧化 / 亚硝化应激与脑能量代谢紊乱之间的另一个关键致病联系似乎是线粒体膜通透性转换（mPT）。这种 mPT 导致线粒体膜电位的改变，不仅会导致电子传递链无法泵出质子，甚至无法移动代谢物，还会损害氧化磷酸化，增加 ROS 水平，最终降低 ATP 水平（Bustamante et al., 2011）。此外，其他研究表明，氧化 / 亚硝化应激也可能是 mPT 的结果（Votyakova and Reynolds, 2005; Zorov et al., 2006）。

众所周知，mPT 的产生是 Ca^{2+} 依赖性的（Kobayashi et al., 2003）。在这方面，培养细胞的研究表明，氨水平升高的一个重要影响是 Ca^{2+} 水平的升高（Norenberg et al., 2008）。事实上，添加钙螯合剂有效地减轻了氨诱导的线粒体损伤（Norenberg et al., 2008）。

在这方面，Albrecht 和 Norenberg（2006）提出，一旦氨进入大脑，就会被星形胶质细胞清除并转化为谷氨酰胺。谷氨酰胺的积累已在 HE 患者中得到证实（Bjerring et al., 2008）。谷氨酰胺随后被星形胶质细胞线粒体摄取并转化回谷氨酸，氨是引发 mPT 的原因（Witt et al., 2017）。

增加的谷氨酸与氨、mPT 的生成以及 ETC 的改变导致 ATP 水平降低，最终导致脑代谢活动降低，这将影响 HE 患者的认知功能。在硫代乙酰胺诱导的动物模型中，已证明与对照组相比，大脑 ATP 水平降低了 32%（Rama Rao and norenberg, 2012）。此外，流式细胞术分析显示，胆管结扎大鼠（慢性 HE 模型）线粒体膜显著去极化，并且无法维持线粒体内膜的质子梯度（Dhanda et al., 2018）。Bustamante 等（2011）还报告了在患有轻微 HE 的动物海马体中线粒体膜电位的崩溃。

最后，另一个重要的发现是增加的 mPT 导致出现一个非特异性的"巨型通道"，该通道对小于 1.5kDa 的溶质具有通透性（Zoratti and Szabo, 1995）。Bustamante 等（2011）已证明，在轻微 HE 的动物模型中，有 15% 的细胞色素 c 氧化酶被释放。这一结果将解释为什么在 HE 动物模型中，通过细胞色素 c 氧化酶组织化学测定法测量到的脑代谢活动会降低（Arias et al., 2016）。

PBM 通过光刺激 CCO 活性，已被证明可以增强培养神经元的代谢能力（Rojas et al., 2012）。基于其对能量代谢的影响，有学者提出 PBM 也会影响大脑能量代谢，并可能调节高级认知功能。

20.3　光生物调节对肝性脑病的治疗

在本章中，我们已经表明线粒体功能障碍在 HE 的病因中起着关键作用，这涉及糖酵解减少、TCA、糖酵解和氧化磷酸化的改变，最终导致细胞产生过多的 ROS，诱导 mPT 导致线粒体膜电位丧失，CCO 释放到细胞质中，并最终减少 ATP 的产生（Salehpour et al., 2018）。为了解释 PBM 如何通过潜在机制对能量代谢产生有益影响，主要假设关注于 PBM 激发 CCO 和解离 NO 与酶的能力。正如我们之前讨论的（亚硝化应激抑制 ETC），NO 的解离将恢复线粒体膜电位和质子梯度，从而改善 ETC 功能并 ATP 的产生增加（Hamblin, 2008）。第二个假设是 PBM（红光照射）可以抑制 NOS 亚型异构体（Leung et al., 2002）并增加抗氧化功能（Lu et al., 2017），从而避免长期和高水平 NO 细胞暴露的神经毒性作用，这两个假设是互补的。

同时，PBM 影响 ROS 的产生并增加细胞内 Ca^{2+}（Salehpour et al., 2018）。首先，在 HE 中会出现 ROS 的过度产生，这涉及通过激活 NF-κB 导致促炎细胞因子水平的增加（Gloire et al., 2006）。在这种情况下，PBM 抑制 NF-κB 信号通路，减少炎症过程（Chen et al., 2011; Hamblin, 2017）。几项研究表明，PBM 在脑损伤（Moreira et al., 2009; Zhang et al., 2014）和缺血后（Lee et al., 2017）动物模型中具有抗炎作用。其次，Ca^{2+} 是一种多功能的第二信使（Lavi et al., 2003; Lan et al., 2012），通过 PKA、MAPK 和 CaMKs 参与转录调控（Fields et al., 2005）。此外，细胞内 Ca^{2+} 的增加可以启动 Ras/ERK 级联反应（Rosen et al., 1994），对细胞产生长期影响，这表明某些原癌基因可能被表达。

此外，几项研究表明，在动物模型中，HE 与大脑代谢降低相关（Arias et al., 2012, 2013, 2015）。在这方面，PBM 似乎很有希望，因为它有可能在非行为条件下，在动物体内给药 24 小时后使 CCO 的表达增加（Morries et al., 2015; Rojas et al., 2012）。此外，这一结果还突出了 PBM 改善神经元代谢能力的潜力。

此外，我们想强调的是，应进一步研究分布式干预和大规模干预之间的差异效应。这些结果将有助于理解剂量方案的重要性，以便在 HE 患者的治疗干预中取得良好的效果。事实上，这种剂量分级已经在体外和体内进行了测试，并已证明对预防神经元变性非常有效。此外，研究还表明，在神经毒性代谢病变发生前给予预防性剂量的 PBM 分次给药方案对预防神经退行性病变也有效（Isomura et al., 2004; Zhuo et al., 2014）。还有学者提出，光生物调节对大脑的影响将增强已经建立的内在网络（Kringelbach et al., 2011; Xiao et al., 2015）。我们认为，特定波长弱光下的 PBM 可以促进参与网络改变的皮层和皮层下区域的 CCO 活性。然后，PBM 可以恢复这些大脑网络的正常功能，并可能缓解 HE 的病理状况（Kanzaki et al., 2013; LIMet al., 2011; Lubart et al., 2006）。

另一个重要方面是尝试了解 PBM 在学习条件下的区域大脑效应。众所周知，PBM 可能到达所有大脑区域，但它是否会选择性地增强那些由于任务依赖性激活而具有较高能量需求的区域？这种效应可能与之前证实的事实有关，即当混合价态酶状态存在时，CCO 对光的吸收最大化，而混合价态酶状态更可能出现在呼吸链电子流（Rojas et al., 2012）较高的情况下。反过来，这种状态预计会在能量消耗增加的情况下出现（如在特定任务中激活神经元网络时）。在这方面，Arias 等（2016）表明，与对照组动物相比，接受 PBM 治疗的 MHE 动物的行为得到了改善。因此，PBM 不仅能够提高酶活性、减轻压力，甚至有望改善认知能力。

致谢

本研究得到了阿斯图里亚斯公国 GRUPIN14-088 项目、西班牙科学与创新部（MICINN）PSI2015-73111-EXP 和 PSI2017-83893-R 项目的资助。

原著参考文献

［1］Albrecht, J., Norenberg, M.D., 2006. Glutamine: a Trojan horse in ammonia neurotoxicity. Hepatology 44, 788-794.

［2］Arias, N., Méndez, M., Arias, J., Arias, J.L., 2012. Brain metabolism and spatial memory are affected by portal hypertension. Metab. Brain Dis. 27, 183-191.

［3］Arias, N., Méndez, M., Fidalgo, C., Aller, M.A., Arias, J., Arias, J.L., 2013. Mapping metabolic brain activity in three models of hepatic encephalopathy. Int. J. Hypertens. 390872, 1-7.

［4］Arias, N., Méndez, M., Gómez-Lázaro, E., Azpiroz, A., Arias, J.L., 2015. Main target of minimal hepatic encephalopathy: morphophysiological, inflammatory and metabolic view. Physiol. Behav. 149, 247-254.

［5］Arias, N., Méndez, M., Arias, J.L., 2016. Low-light-level therapy as a treatment for minimal hepatic encephalopathy: behavioural and brain assessment. Lasers Med. Sci. 31, 1717-1726.

［6］Astore, D., Boicelli, C.A., 2000. Hyperammonemia and chronic hepatic encephalopathy: an in vivo PMRS study of the rat brain. MAGMA 10, 160-166.

［7］Bjerring, P.N., Hauerberg, J., Frederiksen, H.J., Jorgensen, L., Hansen, B.A., Tofteng, F., et al., 2008. Cerebral glutamine concentration and lactatepyruvate ratio in patients with acute liver failure. Neurocrit. Care 9, 3-7.

［8］Boer, L.A., Panatto, J.P., Fagundes, D.A., Bassani, C., Jeremias, I.C., Daufenbach, J.F., et al., 2009. Inhibition of mitochondrial respiratory chain in the brain of rats after hepatic failure induced by carbon tetrachloride is reversed by antioxidants. Brain Res. Bull. 80, 75-78.

［9］Bolaños, J.P., Peuchen, S., Heales, S.J., Land, J.M., Clark, J.B., 1994. Nitric oxide-mediated inhibition of the mitochondrial respiratory chain in cultured astrocytes. J. Neurochem. 63, 910-916.

［10］Bosoi, C.R., Rose, C.F., 2013. Oxidative stress: a systemic factor implicated in the pathogenesis of hepatic encephalopathy. Metab. Brain Dis. 28, 175-178.

［11］Burton, B.K., 2000. Urea cycle disorders. Clin. Liver Dis. 4, 815-830.

［12］Bustamante, J., Lores-Arnaiz, S., Tallis, S., Roselló, D.M., Lago, N., Lemberg, A., et al., 2011. Mitochondrial dysfunction as a mediator of hippocampal apoptosis in a model of hepatic encephalopathy. Mol. Cell Biochem. 354, 231-240.

［13］Butterworth, R.F., 2011. Neuroinflammation in acute liver failure: mechanisms and novel therapeutic targets. Neurochem. Int. 59, 830-836.

［14］Butterworth, R.F., 2013. The liver-brain axis in liver failure: neuroinflammation and encephalopathy. Nat. Rev. Gastroenterol. Hepatol. 10, 522-528.

［15］Caterina, M.J., Pang, Z., 2016. TRP chanels in skin biology and pathophysiology. Pharmaceuticals (Basel) 9, 77.

［16］Chen, A.C., Arany, P.R., Huang, Y.Y., Tomkinson, E.M., Sharma, S.K., Kharkwal, G.B., 2011. Low-level laser therapy activates nf-kb via generation of reactive oxygen species in mouse embryonic fibroblasts. PLoS One 6, e22453.

［17］Cooper, A.J., 2001. Role of glutamine in cerebral nitrogen metabolism and ammonia neurotoxicity. Ment. Retard. Dev. Disabil. Res. Rev. 7, 280-286.

［18］Dhanda, S., Sunkaria, A., Halder, A., Sandhir, R., 2018. Mitochondrial dysfunctions contribute to energy deficits in rodent model of hepatic encephalopathy. Metab. Brain Dis. 33, 209-223.

［19］Dienel, G.A., Hertz, L., 2001. Glucose and lactate metabolism during brain activation. J. Neurosci. Res. 66, 824-838.

［20］Eells, J.T., Henry, M.M., Summerfelt, P., Wong-Riley, M.T., Buchmann, E.V., Kane, M., et al., 2003. Therapeutic photobiomodulation for metanolinduced retinal toxicity. Proc. Natl. Acad. Sci. U.S.A. 100, 3439-3444.

［21］Felipo, V., Butterworth, R.F., 2002. Neurobiology of ammonia. Prog. Neurobiol. 67, 259-279.

［22］Fields, R.D., Lee, P.R., Cohen, J.E., 2005. Temporal integration of intracellular Ca21 signaling networks in regulating gene expression by action potentials. Cell Calcium 37, 433-442.

［23］Giacci, M.K., Wheeler, L., Lovett, S., Dishington, E., Majda, B., Bartlett, C.A., et al., 2014. Differential effects of 670 and 830 nm red near infrared irradiation therapy: a comparative study of optic nerve injury, retinal degeneration, traumatic brain and spinal cord injury. PLoS One 9, e104565.

［24］Gloire, G., Legrand-Poels, S., Piette, J., 2006. NF-κB activation by reactive oxygen species: fifteen years later. Biochem. Pharmacol. 72, 1493-1505.

［25］González-Lima, F., Barksdale, B.R., Rojas, J.C., 2014. Mitochondrial respiration as a target for neuroprotection and cognitive enhancement. Biochem. Pharmacol. 88, 584-593.

［26］ Gorg, B., Qvartskhava, N., Keitel, V., Bidmon, H.J., Selbach, O., Schliess, F., et al., 2008. Ammonia induces RNA oxidation in cultured astrocytes and brain in vivo. Hepatology 48, 567-579.

［27］ Hakansson, A., Molin, G., 2011. Gut microbiota and inflammation. Nutrients 3, 637-682.

［28］ Hamblin, M.R., 2008. The role of nitric oxide in low level light therapy. Biomedical Optics (BiOS). Int. Soc. Optics Photonics 6846, 684602-684611.

［29］ Hamblin, M.R., 2017. Mechanisms and applications of the anti-inflammatory effects of photobiomodulation. AIMS Biophys. 4, 337-361.

［30］ Hamblin, M.R., 2018. Mechanisms and mitochondrial redox signaling in photobiomodulation. J. Photochem. Photobiol. 94, 199-212.

［31］ Hansen, B.A., Vilstrup, H., 1985. Increased intestinal hydrolysis of urea in patients with alcoholic cirrhosis. Scand. J. Gastroenterol. 20, 346-350.

［32］ Hawkins, R.A., Mans, A.M., 1990. Cerebral function in hepatic encephalopathy. Adv. Exp. Med. Biol. 272, 1-22.

［33］ Henderson, T.A., Morries, L.D., 2015. Near-infrared photonic energy penetration: can infrared phototherapy effectively reach the human brain? Neuropsychiatr. Dis. Treat. 11, 2191-2208.

［34］ Hindfelt, B., Plum, F., Duffy, T.E., 1977. Effect of acute ammonia intoxication on cerebral metabolism in rats with portacaval shunts. J. Clin. Invest. 59, 386-396.

［35］ Isomura, H., Fujie, K., Shibata, K., Inoue, N., Iizuka, T., Takebe, G., et al., 2004. Bone metabolism and oxidative stress in postmenopausal rats with iron overload. Toxicology 197, 93-100.

［36］ Jalan, R., Olde Damink, S.W., Hayes, P.C., Deutz, N.E., Lee, A., 2004. Pathogenesis of intracranial hypertension in acute liver failure: inflammation, ammonia and cerebral blood flow. J. Hepatol. 41, 613-620.

［37］ Jekabsone, A., Ivanoviene, L., Brown, G.C., Borutaite, V., 2003. Nitric oxide and calcium together inactivate mitochondrial complex I and induce cytochrome c release. J. Mol. Cell Cardiol. 35, 803-809.

［38］ Kanzaki, H., Shinohara, F., Kajiya, M., Kodama, T., 2013. The Keap1/Nrf2 protein axis plays a role in osteoclast differentiation by regulating intracellular reactive oxygen species signaling. J. Biol. Chem. 288, 23009-23020.

［39］ Karu, T.I., Kolyakov, S.F., 2005. Exact action spectra for cellular responses relevant to phototherapy. Photomed. Laser Surg. 23, 355-361.

［40］ Kobayashi, T., Kuroda, S., Tada, M., Houkin, K., Iwasaki, Y., Abe, H., 2003. Calcium-induced mitochondrial swelling and cytochrome c release in the brain: its biochemical characteristics and implication in ischemic neuronal injury. Brain Res. 960, 62-70.

［41］ Kosenko, E., Felipo, V., Montoliu, C., Grisolia, S., Kaminsky, Y., 1997. Effects of acute hyperammonemia in vivo on oxidative metabolism in nonsynaptic rat brain mitochondria. Metab. Brain Dis. 12, 69-82.

［42］ Kringelbach, M.L., Green, A.L., Aziz, T.Z., 2011. Balancing the brain: resting state networks and deep brain stimulation. Front. Integr. Neurosci. 5, 8.

［43］ Lai, J.C., Cooper, A.J., 1991. Neurotoxicity of ammonia and fatty acids: differential inhibition of mitochondrial dehydrogenases by ammonia and fatty acyl coenzyme A derivatives. Neurochem. Res. 16, 795-803.

［44］ Lan, C.C., Wu, S.B., Wu, C.S., Shen, Y.C., Chiang, T.Y., Wei, Y.H., et al., 2012. Induction of primitive pigment cell differentiation by visible light (helium-neon laser): a photoacceptor-specific response not replicable by UVB irradiation. J. Mol. Med. (Berl.) 90, 321-330.

［45］ Lavi, R., Shainberg, A., Friedmann, H., Shneyvays, V., Rickover, O., Eichler, M., et al., 2003. Low energy visible light induces reactive oxygen species generation and stimulates an increase of intracellular calcium concentration in cardiac cells. J. Biol. Chem. 278, 40917-40922.

［46］ Lavoie, J., Giguere, J.F., Layrargues, G.P., Butterworth, R.F., 1987. Activities of neuronal and astrocytic marker enzymes in autopsied brain tissue from patients with hepatic encephalopathy. Metab. Brain Dis. 2, 283-290.

［47］ Lee, H.I., Lee, S.W., Kim, N.G., Park, K.J., Choi, B.T., Shin, Y.I., et al., 2017. Low-level light emitting diode (LED) therapy suppresses inflammasome-mediated brain damage in experimental ischemic stroke. J. Biophotonics 10, 1502-1513.

［48］ Leung, M.C., Lo, S.C., Siu, F.K., So, K.F., 2002. Treatment of experimentally induced transient cerebral ischemia with low energy laser inhibits nitric oxide synthase activity and up-regulates the expression of transforming growth factor-beta 1. Lasers Surg. Med. 31, 283-288.

［49］ Lim, W.B., Kim, J.S., Ko, Y.J., Kwon, H., Kim, S.W., Min, H.K., et al., 2011. Effects of 635nm light-emitting diode irradiation on angiogenesis in CoCl(2)-exposed HUVECs. Lasers Surg. Med. 43, 344-352.

［50］Lu, Y., Wang, R., Dong, Y., Tucker, D., Zhao, N., Ahmed, M.E., et al., 2017. Low-level laser therapy for beta amyloid toxicity in rat hippocampus. Neurobiol. Aging 49, 165-182.

［51］Lubart, R., Lavi, R., Friedmann, H., Rochkind, S., 2006. Photochemistry and photobiology of light absorption by living cells. Photomed. Laser Surg. 24, 179-185.

［52］McCandless, D.W., Schenker, S., 1981. Effect of acute ammonia intoxication on energy stores in the cerebral reticular activating system. Exp. Brain Res. 44, 325-330.

［53］McKhann, G.M., Tower, D.B., 1961. Ammonia toxicity and cerebral oxidative metabolism. Am. J. Physiol. 200, 420-424.

［54］Moreira, M.S., Velasco, I.T., Ferreira, L.S., Ariga, S.K.K., Barbeiro, D.F., Meneguzzo, D.T., et al., 2009. Effect of phototherapy with low intensity laser on local and systemic immunomodulation following focal brain damage in rat. J. Photochem. Photobiol. B Biol. 97, 145-151.

［55］Morries, L.D., Cassano, P., Henderson, T.A., 2015. Treatments for traumatic brain injury with emphasis on transcranial near-infrared laser phototherapy. Neuropsychiatr. Dis. Treat. 11, 2159-2175.

［56］Norenberg, M.D., Rao, K.V.R., Jayakumar, A.R., 2008. Signaling factors in the mechanism of ammonia neurotoxicity. Metab. Brain Dis. 24, 103-117.

［57］Oria, M., Romero-Giménez, J., Arranz, J.A., Riudor, E., Raguer, N., Córdoba, J., 2012. Ornithine phenylacetate prevents disturbances of motorevoked potentials induced by intestinal blood in rats with portacaval anastomosis. J. Hepatol. 56, 109-114.

［58］Pastore, D., Greco, M., Passarella, S., 2000. Specific helium-neon laser sensitivity of the purified cytochrome c oxidase. Int. J. Radiat. Biol. 76, 863-870.

［59］Poyton, R.O., Ball, K.A., 2011. Therapeutic photobiomodulation: nitric oxide and a novel function of mitochondrial cytochrome c oxidase. Discov. Med. 11, 154-159.

［60］Qureshi, K., Rao, K.V., Qureshi, I.A., 1998. Differential inhibition by hyperammonemia of the electron transport chain enzymes in synaptosomes and non-synaptic mitochondria in ornithine transcarbamylase-deficient spf-mice: restoration by acetyl-L-carnitine. Neurochem. Res. 23, 855-861.

［61］Rai, R., Saraswat, V.A., Dhiman, R.K., 2015. Gut microbiota: its role in hepatic encephalopathy. J. Clin. Exp. Hepatol. 5, S29-S36.

［62］Rama Rao, K.V., Norenberg, M.D., 2012. Brain energy metabolism and mitochondrial dysfunction in acute and chronic hepatic encephalopathy. Neurochem. Int. 60, 697-706.

［63］Rao, K.V., Mawal, Y.R., Qureshi, I.A., 1997. Progressive decrease of cerebral cytochrome C oxidase activity in sparse-fur mice: role of acetyl-L-carnitine in restoring the ammonia-induced cerebral energy depletion. Neurosci. Lett. 224, 83-86.

［64］Rao, V.L., 2002. Nitric oxide in hepatic encephalopathy and hyperammonemia. Neurochem. Int. 41, 161-170.

［65］Ratnakumari, L., Murthy, C.R., 1989. Activities of pyruvate dehydrogenase, enzymes of citric acid cycle, and aminotransferases in the subcellular fractions of cerebral cortex in normal and hyperammonemic rats. Neurochem. Res. 14, 221-228.

［66］Ratnakumari, L., Murthy, C.R., 1992. In vitro and in vivo effects of ammonia on glucose metabolism in the astrocytes of rat cerebral cortex. Neurosci. Lett. 148 (1-2), 85-88.

［67］Ratnakumari, L., Murthy, C.R., 1993. Response of rat cerebral glycolytic enzymes to hyperammonemic states. Neurosci. Lett. 161, 37-40.

［68］Ratnakumari, L., Qureshi, I.A., Butterworth, R.F., 1992. Effects of congenital hyperammonemia on the cerebral and hepatic levels of the intermediates of energy metabolism in spf mice. Biochem. Biophys. Res. Commun. 184, 746-751.

［69］Rojas, J.C., Bruchey, A.K., Gonzalez-Lima, F., 2012. Low-level light therapy improves cortical metabolic capacity and memory retention. J. Alzheimers Dis. 32, 741-752.

［70］Rose, C.F., 2012. Ammonia-lowering strategies for the treatment of hepatic encephalopathy. Clin. Pharmacol. Ther. 92, 321-331.

［71］Rosen, L.B., Ginty, D.D., Weber, M.J., Greenberg, M.E., 1994. Membrane depolarization and calcium influx stimulate MEK and MAP kinase via activation of Ras. Neuron 12, 1207-1221.

［72］Salehpour, F., Mahmoudi, J., Kamari, F., Sadigh-Eteghad, S., Rasta, S.H., Hamblin, M.R., 2018. Brain Photobiomodulation therapy: a narrative review. Mol. Neurobiol. Available from: https://doi.org/10.1007/s12035-017-0852-4.

［73］ Schliess, F., Görg, B., Fischer, R., Desjardins, P., Bidmon, H.J., Herrmann, A., et al., 2002. Ammonia induces MK-801-sensitive nitration and phosphorylation of protein tyrosine residues in rat astrocytes. FASEB J. 16, 739-741.

［74］ Schliess, F., Gorg, B., Haussinger, D., 2006. Pathogenetic interplay between osmotic and oxidative stress: the hepatic encephalopathy paradigm. Biol. Chem. 387, 1363-1370.

［75］ Shawcross, D.L., Davies, N.A., Williams, R., Jalan, R., 2004. Systemic inflammatory response exacerbates the neuropsychological effects of induced hyperammonemia in cirrhosis. J. Hepatol. 40, 247-254.

［76］ Stahl, J., 1963. Studies of the blood ammonia in liver disease. Its diagnostic, prognostic, and therapeutic significance. Ann. Intern. Med. 58, 1-24.

［77］ Tranah, T.H., Vijay, G.K., Ryan, J.M., Shawcross, D.L., 2013. Systemic inflammation and ammonia in hepatic encephalopathy. Met. Brain Dis. 28, 1-5.

［78］ Vilstrup, H., Amodio, P., Bajaj, J., Cordoba, J., Ferenci, P., Mullen, K.D., et al., 2014. Hepatic encephalopathy in chronic liver disease: 2014 Practice Guideline by the American Association for the Study of Liver Diseases and the European Association for the Study of the Liver. Hepatology 60, 715-735.

［79］ Votyakova, T.V., Reynolds, I.J., 2005. Ca21-induced permeabilization promotes free radical release from rat brain mitochondria with partially inhibited complex I. J. Neurochem. 93, 526-537.

［80］ Walsh, T.S., McLellan, S., Mackenzie, S.J., Lee, A., 1999. Hyperlactatemia and pulmonary lactate production in patients with fulminant hepatic failure. Chest 116, 471-476.

［81］ Witt, A.M., Larsen, F.S., Bjerring, P.N., 2017. Accumulation of lactate in the rat brain during hyperammonaemia is not associated with impaired mitochondrial respiratory capacity. Metab. Brain Dis. 32, 461-470.

［82］ Wong-Rilley, M.T., Bai, X., Buchmann, E., Whelan, H.T., 2001. Light-emitting diode treatment reversers the effect of TTX on cytochrome oxidase in neurons. Neuroreport 12, 3033-3037.

［83］ Wong-Rilley, M.T., Liang, H.L., Eells, J.T., Chance, B., Henry, M.M., Buchmann, E., et al., 2005. Photobiomodulation direcctly benefits primary neurons functionally inactivated by toxins: role of cytochrome c oxidase. J. Biol. Chem. 280, 4761-4771.

［84］ Wright, G., Davies, N.A., Shawcross, D.L., Hodges, S.J., Zwingmann, C., Brooks, H.F., et al., 2007. Endotoxemia produces coma and brain swelling in bile duct ligated rats. Hepatology 45, 1517-1526.

［85］ Xiao, H., Yang, Y., Xi, J.H., Chen, Z.Q., 2015. Structural and functional connectivity in traumatic brain injury. Neural. Regen. Res. 10, 2062-2071.

［86］ Yu, Z., Liu, N., Zhao, J., Li, Y., McCarthy, T.J., Tedford, C.E., et al., 2015. Near infrared radiation rescues mitocondrial dysfunction in cortical neurons after oxygen-glucose deprivation. Metab. Brain Dis. 30, 491-496.

［87］ Zhang, Q., Zhou, C., Hamblin, M.R., Wu, M.X., 2014. Low-level laser therapy effectively prevents secondary brain injury induced by immediate early responsive gene X-1 deficiency. J. Cereb. Blood Flow Metab. 34, 1391-1401.

［88］ Zhuo, Y., Gauthier, J.Y., Black, W.C., Percival, M.D., Duong, L.T., 2014. Inhibition of bone resorption by the cathepsin K inhibitor odanacatib is fully reversible. Bone 67, 269-280.

［89］ Zoratti, M., Szabo, I., 1995. The mitochondrial permeability transition. Biochim. Biophys. Acta 1241, 139-176.

［90］ Zorov, D.B., Juhaszova, M., Sollott, S.J., 2006. Mitochondrial ROS-induced ROS release: an update and review. Biochim. Biophys. Acta 1757, 509-517.

［91］ Zwingmann, C., Chatauret, N., Leibfritz, D., Butterworth, R.F., 2003. Selective increase of brain lactate synthesis in experimental acute liver failure: results of a [H-C] nuclear magnetic resonance study. Hepatology 37, 420-428.

Further reading

［92］ Skowronska, M., Zielínska, M., Wójcik-Stanaszek, L., Ruszkiewicz, J., Milatovic, D., Aschner, M., et al., 2012. Ammonia increases paracellular permeability of rat brain endothelial cells by a mechanism encompassing oxidative/nitrosative stress and activation of matrix metalloproteinases. J. Neurochem. 121, 125-134.

第 21 章　视网膜损伤疾病动物模型中的光生物调节

Janis T. Eells

威斯康星大学密尔沃基分校生物医学科学系，美国威斯康星州密尔沃基

21.1　引言

视网膜是位于眼球后部内表面的神经感觉组织。它由多个细胞层组成，包括对光有反应的感觉神经元（感光细胞）和执行图像处理初始阶段的复杂神经回路（Kolb, 2003; Sung and Chuang, 2010）（图 21.1）。视网膜图像处理通过涉及五类细胞的回路进行：感光细胞、双极细胞、无长突细胞、水平细胞和神经节细胞。这些过程共同放大、提取和压缩信号，以保留相关信息，然后通过形成视神经（ON）的神经节细胞的轴突传输到中脑和丘脑。

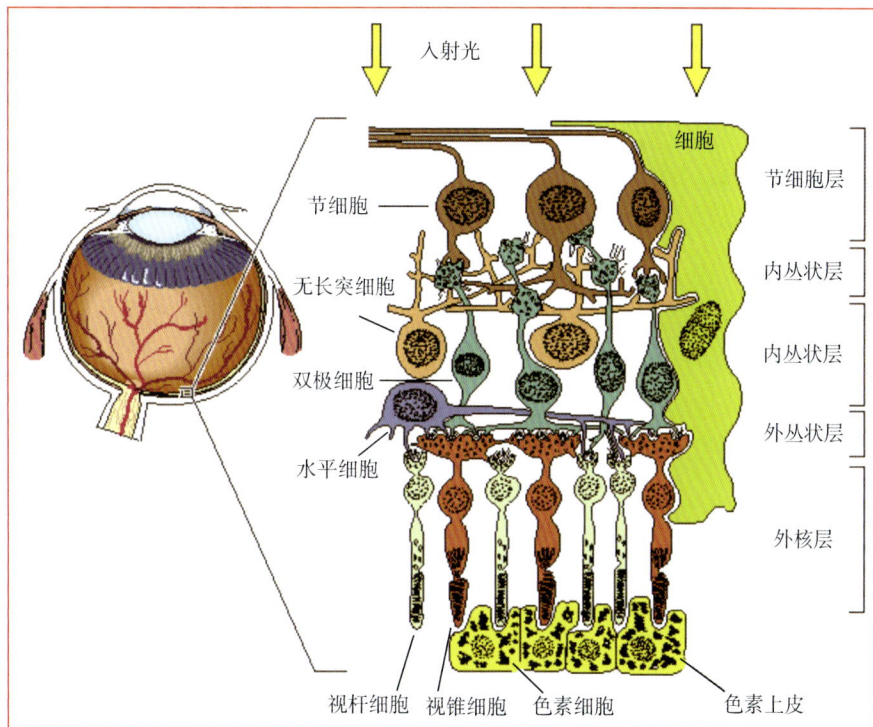

图 21.1　人类视网膜结构

视网膜是人体内生物能量代谢最活跃的组织之一。视网膜内层包括视网膜神经节细胞（RGCs），其代谢率与所有中枢神经系统（CNS）神经元相关。感光层耗氧率更高几倍。视网膜内的视杆和视锥感光细胞富含线粒体，集中在其内节。这些线粒体为驱动暗电流的离子泵提供所需的 ATP。光对暗电流的调节是视觉的开端（Kolb, 2003; Sung and Chuang, 2010; Yu and Cringle, 2005）。因此，感光细胞每克组织重量消耗的氧气比人体内任何细胞都要多，这使视网膜成为人体内耗氧量最高的组织之一（Yu and

Cringle, 2005）。感光细胞内节强烈的氧化磷酸化作用，加上外节高浓度的多不饱和脂肪酸，使视网膜容易受到氧化应激和脂质过氧化作用的影响（Winkler, 1981）。此外，视网膜中的光敏剂在暴露于可见光时会导致氧化应激增加（Jarrett and Boulton, 2012）。通常情况下，内源性抗氧化剂和修复系统会最大程度地减少氧化损伤。随着年龄的增长和（或）视网膜疾病出现，线粒体功能障碍和氧化损伤增加。视网膜神经元和非神经元成分的线粒体功能障碍和氧化损伤与多种视网膜损伤和变性有关（Eells et al., 2016; Gouras et al., 2016; Fisher and Ferrington, 2018）（图 21.2）。

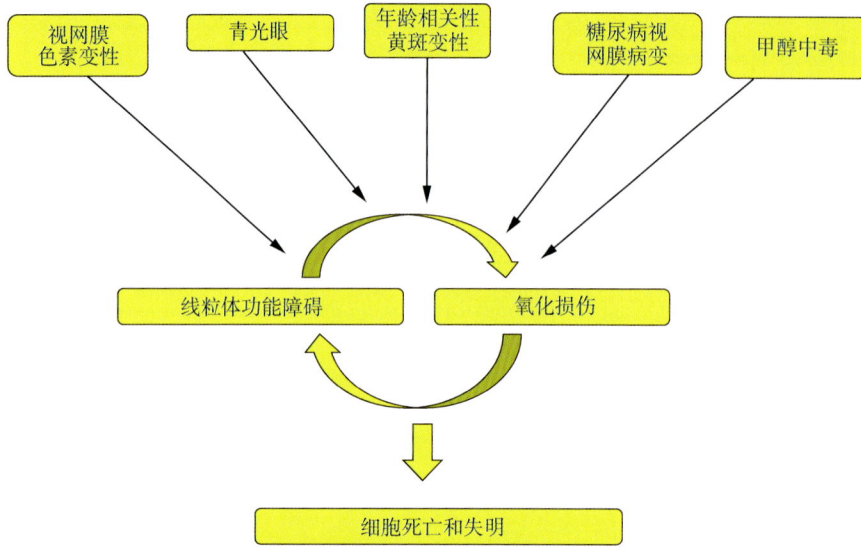

图 21.2　线粒体功能障碍在视网膜损伤和疾病中起着重要作用

线粒体的修复和氧化应激的缓解对视网膜的长期存活至关重要。因此，旨在改善线粒体完整性和功能并减少氧化应激的治疗策略在治疗视网膜疾病方面具有相当大的潜力。使用低强度远红至近红外（FR/NIR）光的治疗已被证明能够作用于线粒体介导的信号通路，从而保持线粒体功能、减轻氧化应激、刺激细胞保护因子的产生并防止神经元死亡（Eells et al., 2004; Chung et al., 2012）（图 21.3）。FR/NIR 光子可以穿透大脑、视网膜和视神经，这种疗法通常被称为光生物调节 PBM，在治疗视网膜老化、损伤和退行性疾病方面具有疗效（Fitzgerald et al., 2013; Geneva, 2016）。本章重点介绍在视网膜损伤和疾病的动物模型中使用 FR/NIR 光进行光生物调节的研究。

21.2　甲醇中毒

Eells 等（2003）使用已建立的视网膜线粒体毒性模型——甲醇中毒模型，首次报道了体外 FR 光对线粒体生物能的作用与体内视网膜保护之间的直接联系。甲醇中毒后，甲醇氧化产生的甲酸积累会对视网膜和视神经造成毒性损伤，导致失明（Eells et al., 2003）。急性甲醇中毒会导致摄入后 72 小时内组织内甲酸浓度升高、代谢性酸中毒和视觉毒性（Seme et al., 1999）。甲酸是甲醇中毒的有毒代谢产物。甲酸通过与氰化物和叠氮化物结合的相同位点，可逆地抑制线粒体关键酶细胞色素 c 氧化酶（CCO）（Seme et al., 1999; Eells et al., 2003; Wong-Riley et al., 2005）。研究人员进行了相关研究，以验证以下假设：在啮齿动物的甲醇中毒模型中，使用发光二极管（LED）阵列的 670nm PBM 可以保护视网膜免受甲醇衍生的甲酸的毒性作用，并改善甲醇中毒后视网膜功能的恢复。这些研究以视网膜电图作为视网膜功能的敏感指标，在甲醇中毒后 5 小时、25 小时和 50 小时进行的三次短暂 670nm LED 治疗（每次 160 秒，25mW/cm^2，在眼球表面产生 4J/cm^2 的通量）（Spectralife，Quantum Devices Inc.，Barneveld，WI）减弱了甲醇衍生的甲酸对视网膜的毒性作用。研究者记录了在甲醇中毒期间，670nm 光疗对甲醇引起的视网膜功能障碍的显著保护作用，以及甲醇中毒后视网膜功能的恢复。670nm 光还能保护视网膜免受甲醇衍生的甲酸引起的组织病理变化。这些发现首次将 FR/NIR 的光对线粒体氧化代谢的体外作用与视网膜的体内保护联系起来。此外，这些研究首次表明 FR/NIR PBM 可能具有治疗视网膜损伤和疾病的潜力。

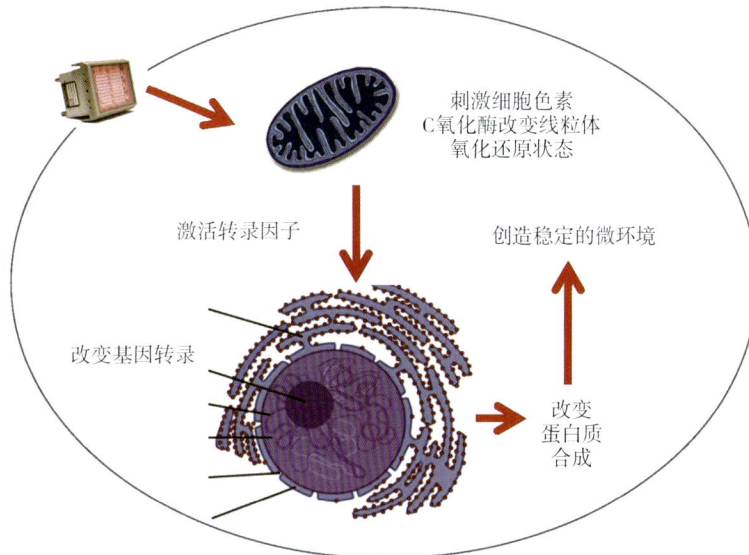

图 21.3　远红外 / 近红外光刺激线粒体细胞色素 c 氧化酶，激活细胞内保护通路

21.3　强光引起的视网膜损伤

视网膜损伤的另一种方式是过度暴露于强光下，这会导致感光细胞受损和死亡（Grimm and Reme, 2013）。感光细胞外节的光氧化产生的氧化损伤被广泛认为是光诱导视网膜损伤（LD）的初始事件（Demontis et al., 2002）。光损伤引起的病变以感光细胞死亡、视网膜色素上皮（RPE）细胞损伤、Müller 细胞胶质化和外限膜破裂为特征（Hao et al., 2002）。除了这些结构变化，还会诱发炎症状态，其特点是活化的小胶质细胞侵入外层视网膜（Levine et al., 2014）。这种渐进性退化已被用于模拟以研究导致退化区域扩张的许多因素，类似于在年龄相关性黄斑变性（AMD）中观察到的变化（Rutar et al., 2010, 2011, 2012）。

多个研究小组（Qu et al., 2010; Albarracin et al., 2011; Albarracin and VAlter, 2012a,b）证实了光生物调节对 LD 的保护作用。Albarracin 等（2011）首次表明，在强光照射之前、期间或之后使用 670nm 光（9J/cm²）可减轻 LD 的有害影响。根据视网膜电图（ERG）反应和形态学测量，PBM 保护了感光细胞的功能。这种保护作用包括减少感光细胞死亡和视网膜炎症应激生物标记物，以及减少小胶质细胞和巨噬细胞的侵袭（Albarracin and VAlter, 2012a,b）。与 LD 期间或 LD 后的治疗相比，用 670nm 光进行预处理被证明对 LD 最有效。然而，LD 后接受 PBM 治疗的动物在暴露后 1 个月也恢复了感光细胞功能。PBM 还降低了视网膜细胞应激反应和炎症。PBM 减轻了 Müller 胶质细胞中应激标记物——酸性成纤维细胞蛋白（GFAP）的上调，并降低了小胶质细胞的活化。

在分子层面，LD 会导致光感受器外节脂质过氧化增加，进而造成形态和功能损伤（Organisciak and VAughan, 2010）。光损伤引起的氧化应激还会增加内源性抗氧化剂的基因表达。Natoli 等（2010）利用 DNA 微阵列分析，探索了 FR/NIR 预处理对光损伤大鼠视网膜的神经保护作用。他们发现，在光损伤视网膜中，参与炎症和细胞死亡途径的基因表达被 670nm 光下调。在这项研究中，实验组通过 670nm 光预处理（眼部照射 9J/cm²，每天 1 次，持续 5 天）免受光损伤（1000lux，持续 24 小时）。对 14 个选定基因进行定量实时 PCR 分析，以验证微阵列结果。光损伤导致 175 个实体（基因和非编码 RNA，ncRNA）的调控超出了标准水平（与对照组相比，$P < 0.05$，倍数变化 > 2）。670nm 光预处理使这些受光损伤调控的 175 个实体中的 126 个表达低于标准。此外，670nm 光改变了 67 个不受光损伤调控的实体。受光损伤调控的实体中，已知基因占很大比例（$> 90\%$）。相比之下，在 670nm 光发挥其神经保护作用所调控的实体中，非编码 RNA 占主导地位（62%）。本研究中鉴定出的表达变化最大的基因之一是 Ccl2，这是一种强效趋化因子，参与单核细胞、T 细胞和树突状细胞向组织损伤部位的募集。这种趋化因子家族也与 AMD 的发病机制有关。

Müller 胶质细胞在维持感光细胞和其他视网膜元素的正常功能中起着重要作用。Albarracin 和 Valter（2012a,b）使用强光诱导的大鼠视网膜变性模型研究了 670nm 红光预处理对 Müller 细胞的影响。使用 Müller 细胞特异性标记物评估这种细胞类型在七天后的结构和功能变化。使用 RT-qPCR 和免疫组织化学分别评估基因（Edn2、LIF、TNF-α）和蛋白质（S100β、Vimentin、LIF、iNOS、GS、Cyclin-D1）水平及定位的变化。670nm 光预处理减轻了强光诱导的 Müller 细胞特异性标记物在结构、应激、代谢和炎症方面的表达变化。因此，PBM 预处理可能通过调节 Müller 细胞在维持视网膜稳态中的作用，促进视网膜免受光诱导损伤的神经保护作用。

在两项独立的研究中，PBM 已被证明可下调眼部 TNF-α（一种关键的促炎细胞因子）。Albarracin 和 Valter 使用 PCR 报告了用 670nm PBM 预处理的 LD 大鼠视网膜中 TNF-α 基因表达减少（Albarracin and VAlter, 2012a,b）。在第二项研究中，Kokkinopoulos 等（2013）表明，670nm 照射降低了老年小鼠视网膜中的 TNF-α 免疫反应性。他们还发现，外层视网膜中 IBA-1 阳性巨噬细胞的聚集减少，Bruch 膜中 C3b 和 C3d 的免疫反应性也降低，所有这些变化都与 PBM 下调炎症反应一致。

补体激活与 AMD 的发病机制相关（Zipfel et al., 2010）。补体激活也发生在 LD 之后（Rutar et al., 2011, 2012）。670nm 光预处理（9J/cm²）减少了 LD 后视网膜中补体成分和受体的表达（Rutar et al., 2010）。此外，在 670nm 光处理后，视网膜中表达 C-3 的小胶质细胞/巨噬细胞的募集减少，同时氧化损伤的生物标记物 4-羟基壬烯醛（4-HNE）也减少。这些发现表明，670nm 光预处理减轻了感光细胞的氧化损伤并减少了炎症，这可能减少了补体级联的激活，从而保护了感光细胞。

21.4 糖尿病视网膜病变

糖尿病视网膜病变是糖尿病的一种常见长期并发症。这种视网膜病变的特点是血管和神经元受损，严重时可导致视力丧失（Rao and Dlouhy, 2012; Saliba et al., 2015）。尽管糖尿病视网膜病变的发病机制尚不完全清楚，但已证明降低高血糖水平对糖尿病视网膜病变的发生和发展具有积极作用。然而，在许多患者中，维持血糖控制是困难的，因此需要采取有效的治疗方法来抑制视网膜病变（Stewart, 2016）。

TIMKern 实验室广泛研究了 PBM 在糖尿病视网膜病变中的治疗潜力（Tang et al., 2013）。研究了 670nm 光治疗（240 秒，25mW/cm²，6J/cm²）对体内和体外与糖尿病视网膜病变发展相关的病理变化的影响。在链脲佐菌素（STZ）糖尿病大鼠中，670nm PBM 减轻了糖尿病引起的视网膜功能异常，并减少了 RGC 死亡。PBM 还降低了视网膜超氧化物生成，并抑制了糖尿病引起的 ERG、超氧化物生成、白细胞停滞以及 MnSOD 和 ICAM-1 表达异常。在类似糖尿病的高浓度葡萄糖（30mm）中孵育的培养视网膜细胞中，PBM 减轻了氧化应激，降低了炎症生物标记物的表达，并改善了 RGC5（永生视网膜神经节细胞）和 661W（永生光感受器样细胞）细胞的存活率。研究者得出结论，670nm PBM 是一种简单的辅助治疗，可阻止糖尿病视网膜病变的发展。

在另一系列研究中，Kern 实验室（Saliba et al., 2015）测试了 670nm PBM 作为干预疗法，在重度色素沉着（C57Bl/6J）的情况下，是否对另一种物种（小鼠）产生有益影响。他们的模型系统包括用抗氧化酶抑制剂血红素加氧酶 1（HO-1）治疗的糖尿病小鼠。然后，这些小鼠被暴露在 670nm 光线下，但眼被遮挡，避免直接暴露在光线下。用 670nm 光治疗的小鼠表现出神经元和血管方面的有益效果，并且这种效果至少部分是通过全身性途径实现的。

21.5　视网膜色素变性

视网膜色素变性（RP）是一组以光感受器退化为共同特征的致盲性视网膜疾病，通常与单基因突变相关（Wang et al., 2005）。大量研究提供了关于这些退化的遗传基础的大量信息，并且之前的多项研究提供了证据，表明在许多形式的视网膜营养不良中，线粒体氧化损伤是光感受器死亡的一个重要步骤（Campochiaro et al., 2015）。

在 RP 的啮齿类动物模型 P23H 大鼠中研究了 670nm PBM 的治疗效果和作用机制（Kirk et al., 2013）。在人类疾病的这种啮齿类动物模型中，转基因是视紫红质基因，经过工程改造以模拟导致北美常见的常染色体显性 RP 的突变。在光感受器发育的关键时期（p10-p25），每天对 P23H 大鼠幼崽进行一次 670nm LED 阵列治疗（每次治疗 180 秒，50mW/cm^2；通量 9J/cm^2）（Quantum Devices Inc.，Barneveld，WI）。假治疗组大鼠被束缚但未暴露于 670nm 光。在第一系列研究中，大鼠在出生后第 16 天至第 20 天接受治疗。通过评估线粒体功能、氧化应激和细胞死亡来确定 p22 时视网膜的状态。在第二系列研究中，大鼠幼崽从 p10 治疗至 p25。通过 ERG 测量光感受器功能和通过光谱域光学相干断层扫描测量视网膜形态来评估 p30 时的视网膜状态。670nm 光治疗增加了视网膜线粒体细胞色素氧化酶活性。670nm 光治疗还减轻了光感受器细胞损失并改善了光感受器功能。这些数据表明，PBM 通过增强线粒体生物能保护发育中的 P23H 视网膜中的光感受器。

21.6　衰老和年龄相关性黄斑变性

AMD 是全球老年人中不可治愈性失明的主要原因（Ehrlich et al., 2008）。AMD 中的视力丧失在很大程度上是由于 RPE 功能的年龄依赖性损害。尽管 AMD 的发病机制尚未完全阐明，但有大量证据表明线粒体功能障碍、氧化应激和炎症在其发病和发展中起着重要作用（Beckman and Ames, 1998; Gouras et al., 2016）。除了线粒体功能障碍和氧化应激外，炎症也是视网膜老化和 AMD 的共同特征。伦敦大学学院眼科研究所的 Glen Jeffery 实验室研究了 670nm 光对小鼠模型中视网膜老化和 AMD 的影响。他们表明，在老年小鼠视网膜中，剂量范围从 4 ~ 7J/cm^2 的 670nm 光治疗可增加线粒体膜电位并减少视网膜炎症（Kokkinopoulos et al., 2013）。

其他研究调查了 PBM 在 AMD 小鼠模型（补体因子 H 基因敲除小鼠，*Cfh*$^{-/-}$）中的作用（Begum et al., 2013）。在该模型中，视网膜炎症和 Aβ 沉积导致视网膜功能丧失。在这些研究中，670nm PBM 是通过安装在动物笼侧面的 LED 阵列进行的（每天 2 次，每次 360 秒，剂量为 7.2J/cm^2），而不是直接聚焦在视网膜上。接受 PBM 治疗的动物中，一种调节氧化磷酸化反应的重要线粒体酶 CCO 显著增加。同时，外层视网膜的炎症标记物补体成分 C3 以及视网膜压力的关键生物标记物纤连蛋白和 GFAP 均出现下调。研究者得出结论，即使通过环境 LED 阵列进行短暂照射，670nm PBM 也能有效减少视网膜炎症，其原因可能是小鼠的 CCO 激活，而小鼠的基因型与 50% 的老年性黄斑变性患者的基因型相似。此处揭示的疗效支持了目前针对 AMD 患者进行的 670nm 早期临床试验。

Calaza 等（2015）的研究通过检测正常衰老眼和补体因子 H 基因敲除小鼠（*Cfh*$^{-/-}$）眼中的 ATP 浓度，测试了衰老、视网膜 ATP 和补体系统多态性之间的联系。*Cfh*$^{-/-}$ 小鼠是广泛使用的 AMD 小鼠模型（Coffey et al., 2007）。研究者观察到，在衰老的 *Cfh*$^{-/-}$ 小鼠中，视网膜 ATP 过早下降，同时线粒体热激蛋白 Hsp60 的表达也发生变化。670nm PBM（每天 90 秒，40mW/cm^2，持续 5 天；每次治疗 3.6J/cm^2）纠正了 Cfh2/2 小鼠的 ATP 下降，并改变了 Hsp60 的标记模式。*Cfh⁻/⁻* 小鼠视网膜 ATP 浓度的下降发生在眼部炎症和感光细胞功能障碍等表型出现之前。这些发现表明，在 12 个月时，该小鼠模型中出现的炎症、Aβ 沉积和视网膜功能下降可能与线粒体生物能减少有关，而 PBM 可以纠正这种情况。

21.7　早产儿视网膜病变

早产儿视网膜病变（ROP）是一种发育中的视网膜疾病，也是早产儿补充氧气治疗中一种严重的视力威胁并发症（Flynn et al., 1991）。ROP 是一种分两个阶段的疾病，由发育中的视网膜正常氧气环境破坏引起的视网膜血管异常发育所致。在第一阶段，全身氧浓度高于子宫内水平，抑制了视网膜血管系统的发育。随后在第二阶段，当新生儿开始呼吸正常空气时，视网膜缺氧和缺氧刺激因子释放会刺激新生血管形成（Flynn et al., 1991）。

目前，针对 ROP 的治疗干预包括针对疾病血管生成方面的激光光凝或低温冷冻疗法。这些干预具有侵入性、成本高且仅部分有效。Natoli 等（2013）研究了 670nm 光在两种成熟的氧诱导性视网膜病变（OIR）啮齿动物模型（高氧暴露小鼠和高氧暴露大鼠）中的治疗效果。这些 OIR 模型利用了正常视网膜血管化在啮齿动物中发生在子宫外的事实，从而复制了早产儿视网膜血管系统发育不完整的情况。

动物在暴露于高氧环境期间（小鼠 p7-p17，大鼠 p0-p18）每天接受一次剂量为 9J/cm² （50mW/cm²，180 秒）的 670nm LED 阵列光治疗。PBM 在两种模型中均保护了视网膜免受高氧的影响。PBM 减少了血管闭塞、新生血管形成和视网膜出血。PBM 还保留了视网膜血管分支结构并减少了神经元细胞死亡。此外，研究者在大鼠模型中观察到，PBM 降低了肺部病的发生率，表明具有全身益处。尽管 670nm PBM 保护 OIR 中视网膜血管的机制尚不清楚，但我们推测 670nm 光可激活线粒体代谢，从而促进疾病高氧阶段中多余氧气的消耗。他们进一步推测，PBM 可保护视网膜胶质细胞并减少氧化应激。

21.8　视神经损伤

通过玻璃体内注射鱼藤酮抑制线粒体复合物 I 可诱导视神经损伤（Zhang et al., 2002）。使用这种有毒视神经病变的啮齿类动物模型，Rojas 等（2008）报告了 633nm 光的神经保护作用。色素性大鼠接受了单次双侧玻璃体内注射鱼藤酮或鱼藤酮加不同剂量的 633nm 光治疗（每次 3.6J/cm²，持续 3 或 6 天）。通过行为测试、组织学和神经化学评估治疗效果。与载体处理的对照组相比，鱼藤酮导致视觉功能下降。行为障碍与视网膜和视觉通路代谢活性降低、视网膜神经纤维层厚度和神经节细胞层细胞密度降低相关。在鱼藤酮注射后，这些变化可以通过剂量依赖的方式给予光照治疗得到预防（最有效的总剂量是鱼藤酮注射后每天一次给予 633nm 光，持续 6 天，每次 3.6J/cm²）。接受光疗的受试者的全脑细胞色素氧化酶和超氧化物歧化酶活性也以剂量依赖性方式增加，表明 PBM 具有体内经颅效应。在全脑膜分离物中，PBM 阻止了鱼藤酮诱导的细胞呼吸减少。结果表明，PBM 可以有效预防鱼藤酮的神经毒性作用，表明对与线粒体功能障碍相关的神经退行性疾病具有治疗益处。

另一种视神经损伤模型涉及通过部分横断视神经来检查继发性变性（Fitzgerald et al., 2010）。中枢神经系统的创伤性损伤通常伴有继发性退化的扩散性损害，导致神经元和功能的进一步丧失。在这种继发性退化模型中，腹侧视神经胶质细胞轴突虽然在最初的背侧损伤中幸免于难，但它们容易受到氧化应激介导的继发性退化的影响（Fitzgerald et al., 2010, 2013; Cummins et al., 2013）。Fitzgerald 等（2010）使用这种局部损伤模型证明，PBM（WARP10 LED 阵列，670nm）可减轻视神经中易发生继发性退化的区域的氧化应激。通过视动性眼球震颤和 Y 迷宫模式辨别任务评估，670nm 光治疗也使视觉功能恢复正常，从而证明 670nm 光可减轻氧化应激，改善创伤性损伤后中枢神经系统的功能。

21.9　青光眼

青光眼是造成全球不可逆失明的主要原因（Weinreb et al., 2014）。它与 RGC 退化导致视神经（ON）损伤和视野丧失有关（Weinreb et al., 2014）。目前，眼内压（IOP）是青光眼唯一可改变的危险因素，但即使在良好控制的 IOP 下，患者仍可能继续出现 RGC 和视力丧失（Coleman and Kodjebacheva, 2009）。对因眼压升高而患青光眼的啮齿动物模型的研究表明，通过瞳孔作用的 670nm 光可以减轻因缺血引起的负面影响（Del Olmo-Aguado et al., 2016）。眼压升高会导致视网膜缺血，并导致包括 GFAP、HO-1 和 mTORC1 在内的应激蛋白表达增加，最终导致 RGC 细胞死亡。670nm 光治疗（165mW/cm^2）可显著减轻这些缺血带来的负面影响。我们得出结论，短时间作用于视网膜的 670nm 低光通量足以减轻高眼压对大鼠视网膜的损害。

21.10　结论和未来方向

综上所述，这些在视网膜损伤和疾病实验模型中的研究表明，FR/NIR PBM 可改善线粒体功能、减少氧化应激并调节炎症介质，从而减少细胞凋亡并保护视网膜。此外，越来越多的临床研究也支持 FR/NIR PBM 在治疗 AMD 和糖尿病视网膜病变中的治疗效果（Tang et al., 2014; Merry et al., 2017）。有必要开展进一步研究，以确定 PBM 对人类视网膜的影响，并确定将这种新型疗法应用于复杂疾病的安全方案。

致谢

研究者感谢以下机构的支持：美国国立卫生研究院（R43-EY025892，P30-EY01931）、美国国防高级研究计划局（N66001-01-1-8969，N66001-03-1-8906）、防盲基金会（T-PC-0604-0256，TA-NE-0606-0348-UWI，TA-NP-0709-0465-UWI）、国际视网膜研究基金会以及 Fight for Sight 组织。

原著参考文献

［1］Albarracin, R., Valter, K., 2012a. 670 nm red light preconditioning supports Muller cell function: evidence from the white light-induced damage model in the rat retina. Photochem. Photobiol. 88 (6), 1418-1427.

［2］Albarracin, R.S., Valter, K., 2012b. Treatment with 670-nm light protects the cone photoreceptors from white light-induced degeneration. Adv. Exp. Med. Biol. 723, 121-128.

［3］Albarracin, R., Eells, J., Valter, K., 2011. Photobiomodulation protects the retina from light-induced photoreceptor degeneration. Invest. Ophthalmol. Vis. Sci. 52, 3582-3592.

［4］Beckman, K.B., Ames, B.N., 1998. The free radical theory of aging matures. Physiol. Rev. 78 (2), 547-581.

［5］Begum, R., Pwoner, M.P., Hudson, N., Hogg, C., Jeffery, G., 2013. Treatment with 670 nm light up regulates cytochrome c oxidase expression and reduces inflammation in an age-related macular degeneration model. PLoS One 8, e57828.

［6］Calaza, K.C., Kam, J.H., Hogg, C., Jeffery, G., 2015. Mitochondrial decline precedes phenotype development in the complement factor H mouse model of retinal degeneration but can be corrected by near infrared light. Neurobiol. Aging 36 (10), 2869-2876.

［7］Campochiaro, P.A., Strauss, R.W., Lu, L., Hafiz, G., Wolfson, Y., Shah, S.M., et al., 2015. Is there excess oxidative stress and damage in eyes of patients with retinitis pigmentosa? Antioxid. Redox Signal. 23 (7), 643-648.

［8］Chung, H., Dai, T., Sharma, S.K., Huang, Y.Y., Carroll, J.D., Hamblin, M.R., 2012. The nuts and bolts of low-level laser (light) therapy. Ann. Biomed. Eng. 40 (2), 516-533.

［9］Coffey, P.J., Gias, C., McDermott, C.J., Lundh, P., Pickering, M.C., Sethi, C., et al., 2007. Complement factor H deficiency in aged mice causes retinal abnormalities and visual dysfunction. Proc. Natl. Acad. Sci. U.S.A. 104 (42), 16651-16656.

［10］Coleman, A.L., Kodjebacheva, G., 2009. Risk factors for glaucoma needing more attention. Ophthalmol. J. 3, 38-42.

［11］Cummins, N., Bartlett, C.A., Archer, M., Bartlett, E., Hemmi, J.M., Harvey, A.R., et al., 2013. Changes to mitochondrial ultrastructure in optic nerve vulnerable to secondary degeneration in vivo are limited by irradiation at 670 nm. BMC Neurosci. 14, 98.

［12］Del Olmo-Aguado, S., Nunez-Alvarez, C., Osborne, N., 2016. Red light of the visual spectrum attenuates cell death in culture and retinal ganglion cell death in situ. Acta Ophthalmol. e481.

［13］Demontis, G.C., Longoni, B., Marchiafava, P.L., 2002. Molecular steps involved in light-induced oxidative damage to retinal rods. Invest. Ophthalmol. Vis. Sci. 43 (7), 2421-2427.

［14］Eells, J.T., Henry, M.M., Summerfelt, P., Wong-Riley, M.T., Buchmann, E.V., Kane, M., et al., 2003. Therapeutic photobiomodulation for methanolinduced retinal toxicity. Proc. Natl. Acad. Sci. U.S.A. 100 (6), 3439-3444.

［15］Eells, J.T., Wong-Riley, M.T., VerHoeve, J., Henry, M., Buchman, E.V., Kane, M.P., et al., 2004. Mitochondrial signal transduction in accelerated wound and retinal healing by near-infrared light therapy. Mitochondrion 4 (5-6), 559-567.

［16］Eells, J.T., Gopalakrishnan, S., Valter, K., 2016. Near-infrared photobiomodulation in retinal injury and disease. Adv. Exp. Med. Biol. 854, 437-441.

［17］Ehrlich, R., Harris, A., Kheradiya, N.S., Winston, D.M., Ciulla, T.A., Wirostko, B., 2008. Age-related macular degeneration and the aging eye. Clin. Interv. Aging 3 (3), 473-482.

［18］Fisher, C.R., Ferrington, D.A., 2018. Perspective in AMD pathobiology: a bioenergetic crisis in the RPE. Invest. Ophthalmol. Vis. Sci. 59, 41-47.

［19］Fitzgerald, M., Bartlett, C.A., Payne, S.C., Hart, N.S., Rodger, J., Harvey, A.R., et al., 2010. Near infrared light reduces oxidative stress and preserves function in CNS tissue vulnerable to secondary degeneration following partial transection of the optic nerve. J. Neurotrauma 27 (11), 2107-2119.

［20］Fitzgerald, M., Hodgetts, S., VanDenHeuvel, C., Natoli, R., Hart, N.S., Valter, K., et al., 2013. Red/near-infrared irradiation therapy for treatment of central nervous system injuries and disorders. Rev. Neurosci. 24 (2), 205-226.

［21］Flynn, J.T., Bancalari, E., Snyder, E.S., Goldberg, R.N., Feuer, W., Cassady, J., et al., 1991. A cohort study of transcutaneous oxygen tension and the incidence and severity of retinopathy of prematurity. Trans. Am. Ophthalmol. Soc. 89, 77-92. discussion 92-95.

［22］Geneva, I.I., 2016. Photobiomodulation for the treatment of retinal diseases: a review. Int. J. Ophthalmol. 9 (1), 145-152.

［23］Gouras, P., Ivert, L., Neuringer, M., Nagasaki, T., 2016. Mitochondrial elongation in the macular RPE of aging monkeys, evidence of metabolic stress. Graefes Arch. Clin. Exp. Ophthalmol. 254 (6), 1221-1227.

［24］Grimm, C., Reme, C.E., 2013. Light damage as a model of retinal degeneration. Methods Mol. Biol. 935, 87-97.

［25］Hao, W., Wenzel, A., Obin, M.S., Chen, C.K., Brill, E., Krasnoperova, N.V., et al., 2002. Evidence for two apoptotic pathways in light-induced retinal degeneration. Nat. Genet. 32, 254-260.

［26］Jarrett, S.G., Boulton, M.E., 2012. Consequences of oxidative stress in age-related macular degeneration. Mol. Aspects Med. 33 (4), 399-417.

［27］Kirk, D.K., Gopalakrishnan, S., Schmitt, H., Abroe, B., Stoehr, M., Dubis, A., et al., 2013. Photobiomodulation reduces photoreceptor death and regulates cytoprotection in early states of P23H retinal dystrophy. In: Proc. SPIE BIOS, San Francisco, USA, SPIE.

［28］Kokkinopoulos, I., Colman, A., Hogg, C., Heckenlively, J., Jeffery, G., 2013. Age-related retinal inflammation is reduced by 670 nm light via increased mitochondrial membrane potential. Neurobiol. Aging 34 (2), 602-609.

［29］Kolb, H., 2003. How the retina works. Am. Sci. 91, 28-35.

［30］Levine, E.S., Zam, A., Pechko, A., Wang, X., Fitzgerald, P., Pugh, E.N., et al., 2014. Rapid light-induced activation of retinal microglia in mice lacking Arrestin-1. Vision Res 102, 71-79.

［31］Merry, G.F., Munk, M.R., Dotson, R.S., Walker, M.G., Devenyi, R.G., 2017. Photobiomodulation reduces drusen volume and improves visual acuity and contrast sensitivity in dry age-related macular degeneration. Acta Ophthalmol. 95, 270-277.

［32］Natoli, R., Zhu, Y., Valter, K., Bisti, S., Eells, J., Stone, J., 2010. Gene and noncoding RNA regulation underlying photoreceptor protection: microarray study of dietary antioxidant saffron and photobiomodulation in rat retina. Mol. Vis. 16, 1801-1822.

［33］Natoli, R., Valter, K., Barbosa, M., Dahlstrom, J., Rutar, M., Kent, A., et al., 2013. 670nm photobiomodulation as a novel protection against retinopathy of prematurity: evidence from oxygen induced retinopathy models. PLoS One 8 (8), e72135.

［34］Organisciak, D.T., Vaughan, D.K., 2010. Retinal light damage: mechanisms and protection. Prog. Retin. Eye Res. 29, 113-

134.

[35] Qu, C., Cao, W., Fan, Y., Lin, Y., 2010. Near-infrared light protect the photoreceptor from light-induced damage in rats. Adv. Exp. Med. Biol. 664, 365-374.

[36] Rao, R.C., Dlouhy, B.J., 2012. Diabetic retinopathy. N. Engl. J. Med. 367 (2), 184.

[37] Rojas, J.C., Lee, J., John, J.M., Gonzalez-Lima, F., 2008. Neuroprotective effects of near-infrared light in an in vivo model of mitochondrial optic neuropathy. J. Neurosci. 28 (50), 13511-13521.

[38] Rutar, M., Provis, J.M., Valter, K., 2010. Brief exposure to damaging light causes focal recruitment of macrophages, and long-term destabilization of photoreceptors in the albino rat retina. Curr. Eye Res. 35 (7), 631-643.

[39] Rutar, M., Natoli, R., Valter, K., Provis, J.M., 2011. Early focal expression of the chemokine Ccl2 by Muller cells during exposure to damageinducing bright continuous light. Invest. Ophthalmol. Vis. Sci. 52 (5), 2379-2388.

[40] Rutar, M., Natoli, R., Albarracin, R., Valter, K., Provis, J., 2012. 670-nm light treatment reduces complement propagation following retinal degeneration. J. Neuroinflammation 9, 257.

[41] Saliba, A., Du, Y., Liu, H., Patel, S., Roberts, R., Berkowitz, B.A., et al., 2015. Photobiomodulation mitigates diabetes-induced retinopathy by direct and indirect mechanisms: evidence from intervention studies in pigmented mice. PLoS One 10 (10), e0139003.

[42] Seme, M.T., Summerfelt, P., Henry, M.M., Neitz, J., Eells, J.T., 1999. Formate-induced inhibition of photoreceptor function in methanol intoxication. J. Pharmacol. Exp. Ther. 289 (1), 361-370.

[43] Sung, C.-H., Chuang, J.-Z., 2010. The cell biology of vision. J. Cell Biol. 190, 953-963.

[44] Stewart, M.W., 2016. Treatment of diabetic retinopathy: recent advances and unresolved challenges. World J. Diabetes 7 (16), 333-341.

[45] Tang, J., Du, Y., Lee, C.A., Talahalli, R., Eells, J.T., Kern, T.S., 2013. Low-intensity far-red light inhibits early lesions that contribute to diabetic retinopathy: in vivo and in vitro. Invest. Ophthalmol. Vis. Sci. 54 (5), 3681-3690.

[46] Tang, J., Herda, A.A., Kern, T.S., 2014. Photobiomodulation in the treatment of patients with non-center-involving diabetic macular oedema. Br. J Ophthalmol. 98 (8), 1013-1015.

[47] Wang, D.Y., Chan, W.M., Tam, P.O., Baum, L., Lam, D.S., Chong, K.K., et al., 2005. Gene mutations in retinitis pigmentosa and their clinical implications. Clin. Chim. Acta 351 (1-2), 5-16.

[48] Weinreb, R.N., Aung, T., Medeiros, F.A., 2014. The pathophysiology and treatment of glaucoma: a review. JAMA 311 (18), 1901-1911.

[49] Winkler, B.S., 1981. Glycolytic and oxidative metabolism in relation to retinal function. J. Gen. Physiol. 77 (6), 667-692.

[50] Wong-Riley, M.T., Liang, H.L., Eells, J.T., Chance, B., Henry, M.M., Buchmann, E., et al., 2005. Photobiomodulation directly benefits primary neurons functionally inactivated by toxins: role of cytochrome c oxidase. J. Biol. Chem. 280 (6), 4761-4771.

[51] Yu, D.Y., Cringle, S.J., 2005. Retinal degeneration and local oxygen metabolism. Exp. Eye Res. 80 (6), 745-751.

[52] Zhang, X., Jones, D., Gonzalez-Lima, F., 2002. Mouse model of optic neuropathy caused by mitochondrial complex I dysfunction. Neurosci. Lett. 326 (2), 97-100.

[53] Zipfel, P.F., Lauer, N., Skerka, C., 2010. The role of complement in AMD. Adv. Exp. Med. Biol. 703, 9-24.

延伸阅读

[54] Barja, G., 2002. Rate of generation of oxidative stress-related damage and animal longevity. Free Radic. Biol. Med. 33 (9), 1167-1172.

[55] Hartnett, M.E., Lane, R.H., 2013. Effects of oxygen on the development and severity of retinopathy of prematurity. J. AAPOS 17 (3), 229-234.

[56] Huang, Y.Y., Sharma, S.K., Carroll, J., Hamblin, M.R., 2011. Biphasic dose response in low level light therapy - an update. Dose Response 9 (4), 602-618.

[57] Jackson, G.R., Owsley, C., 2003. Visual dysfunction, neurodegenerative diseases, and aging. Neurol. Clin. 21 (3), 709-728.

[58] Johnstone, D., Massri, N., Moro, C., et al., 2014. Indirect application of near infrared light induces neuroprotection in a mouse model of parkinsonism—an abscopal neuro-protective effect. Neuroscience 274, 93-101.

[59] Karu, T., 2010. Mitochondrial mechanisms of photobiomodulation in context of new data about multiple roles of ATP. Photomed. Laser Surg. 28 (2), 159-160.

［60］Wang, X., Tian, F., Soni, S.S., Gonzalez-Lima, F., Liu, H., 2016. Interplay between up-regulation of cytochrome-c-oxidase and hemoglobin oxygenation induced by near-infrared laser. Sci. Rep. 6, 30540.

［61］Zhang, R., Mio, Y., Pratt, P.F., Lohr, N., Warltier, D.C., Whelan, H.T., et al., 2009. Near infrared light protects cardiomyocytes from hypoxia and reoxygenation injury by a nitric oxide dependent mechanism. J. Mol. Cell Cardiol. 46 (1), 4-14.

第 22 章　经颅光生物调节疗法在疼痛治疗中的应用：动物模型、剂量测定、机制及前景

Marcelo Victor Pires de Sousa[1], Nathali Cordeiro Pinto[2] 和 ELISAbeth Mateus Yoshimura[3]

1. Bright Photomedicine 有限公司，巴西圣保罗
2. Bright Photomedicine 有限公司理疗部门，巴西圣保罗
3. 圣保罗大学物理研究所辐射剂量与医学物理实验室，巴西圣保罗

22.1　引言

本章总结了一些临床前研究，这些研究证明了经颅光生物调节疗法（TPT）治疗疼痛的重要性。本章描述了镇痛作用的证据、关于疼痛神经科学和神经生理学的转化研究、经颅光照射的剂量测定、TPT 的机制和作用，并讨论了其对人类健康的影响和这一领域的未来前景。

原则上，光生物调节疗法（PBMT）可以通过两种截然不同的机制来缓解疼痛：

（1）光可以直接与神经元相互作用；

（2）光具有抗炎作用，从而产生镇痛效果。

在第一种机制中，使用相对较高能量密度的 PBMT，通常通过神经调节产生直接的镇痛效果。在第二种方法中，具有适当波长和通量的光激活信号通路，导致一系列代谢效应并减少炎症标记物（如前列腺素和白介素）的水平。这些炎症标记物会刺激 C 纤维，对它们的抑制会导致疼痛减轻。通常，PBMT 直接应用于疼痛区域，暂时抑制小直径神经纤维（Aδ 和 C）的轴突运输；然而，我们将证明在多种情况下，经颅照射可能更有效且更合适。

光生物调节 PBM 疗法在临床疼痛缓解中的有效性已在多项文献综述和系统研究中得到证实：慢性颈痛（Karu, 2014）、肌腱炎（Chow et al., 2009）、慢性韧带损伤（Bjordal et al., 2008）、下背痛（Bjordal et al., 2003; Yousefi-Nooraie et al., 2008）和肌筋膜疼痛（Kingsley et al., 2014）。对于缓解临床疼痛，常用的波长位于红色区域（λ=632.8nm 和 670nm）和近红外区域（NIR，λ=780nm、810 ~ 830nm、904nm）（Karu, 2014）。当 PBM 的目标细胞是神经元时，该过程可称为光神经调节。以中枢神经系统（CNS）为目标的光神经调节会改变伤害感受介质的释放，从而减少疼痛。

光神经调节会产生三种反应：神经化学反应、神经生物学反应和大脑网络调节；所有这些反应都可能产生镇痛效果。在研究这些反应时，TPT 的临床前模型非常有用。神经化学 TPT 效应是由光照过程中光子吸收引发的酶促反应；通常，它可以在体内和体外得到证明。神经生物学 TPT 效应包括受光照刺激后在体内发生的持续时间较长的生物学事件。其中一些事件可能需要几分钟、几小时或几天才能发生，而整个生物体的环境可能包括激活所有可能的神经生物学事件。大脑网络效应是神经化学和神经生物学与功能性神经解剖网络相互作用而产生的高阶神经生理学结果，包括代谢能量需求高的认知过程。

使用 TPT 对脑功能进行非侵入性调节是一种新颖且具有吸引力的神经治疗概念，具有许多潜在应用（Pires de Sousa et al., 2018）。这种 PBM 的剂量测定是一个挑战，因为目标组织（大脑）位于皮肤、颅

骨和其他组织下方。因此，剂量测定和照射参数的选择比应用于身体其他部位的 PBMT 更为关键。具体来说，为了实现从一只动物到另一只动物再到人类的转化，必须考虑光子轨迹中组织的大小、形状和光学特性，以选择合适的照射参数。为了进行 TPT，基于组织中的光学窗口，使用红至近红外波长的单色光比通常的 PBM 更为有效。因此，正确选择辐照度（mW/cm^2）、总能量（J）、面积（cm^2）和曝光时间（s）对于以安全且非热能的方式调节大脑功能而言更为关键。

TPT 是一种有前景的非侵入性神经保护方法，可用于治疗疼痛（尽管存在上述困难），并有望进入临床试验。此外，TPT 作为非侵入性治疗脑损伤或脑部疾病的方法取得了显著效果，这为将其用作镇痛方法带来信心。TPT 可改善大鼠（Masoumipoor et al., 2014）和人类（Alayat et al., 2014）脑卒中后的运动恢复；它可显著缩短创伤性脑损伤（TBIs）的恢复时间（Navratil and Dylevsky, 1997），且几乎没有副作用（Walker, 1983）。TPT 对中枢神经系统退行性疾病的治疗效果令人鼓舞，例如家族性肌萎缩性侧索硬化症（Jimbo et al., 1998）、帕金森病（Cambier et al., 2000）和阿尔茨海默病（Lampl, 2007）。

除了最近发现 TPT 对许多脑部疾病有积极疗效外，神经活动调节和神经递质释放与疼痛缓解之间的关联也为我们提供了证据，使我们推测 TPT 可以调节与疼痛刺激感知相关的脑部活动。在本报告中，我们量化了 TPT 对小鼠几种疼痛模型的疼痛缓解和光神经调节的生化标记。

本章还讨论了 TPT 在疼痛治疗中的未来方向——理论、生化、临床前研究、临床试验及其对全球未来健康的影响。

22.2　疼痛——人类健康的主要问题

慢性疼痛是患者向医疗专业人员报告的最常见症状之一，尤其是老年患者（Reid et al., 2015）。慢性疼痛的患病率随成人年龄的增长而增加，在第七个 10 年达到高峰（Macfarlane, 2016）（图 22.1）。在美国全国范围内对老年人的调查中，52.8% 的受访者报告在前一个月内经历了令人烦恼的疼痛（Reid et al., 2015）。在欧洲、亚洲、澳大利亚和发展中国家进行的研究中也报告了类似的结果（Reid et al., 2015）。2011 年，大约 1 亿美国成年人在遭受疼痛带来的痛苦，每年造成的费用约为 6000 亿美元（Worley, 2016）。

过去十年来，用于慢性疼痛患者管理的处方药使用量大幅增加（Martel et al., 2015）。除了阿片类药物外，同时开具其他几种镇痛药和非镇痛药的情况也非常普遍，包括抗抑郁药、抗焦虑药/镇静剂、抗癫痫药、肌肉松弛剂和非甾体抗炎药（NSAIDs）（Martel et al., 2015）。

尽管这些药物每种都可能对疼痛治疗有益，但众所周知，多种药物的组合可能导致多种不良副作用，包括恶心、头晕、头痛、便秘和虚弱（Martel et al., 2015）。非故意服用过量乙酰氨基酚导致的中毒是肝毒性的重要原因，而 NSAIDs 具有已确定的胃肠道、心血管和肾脏风险，且这些风险随年龄增长而增加（Reid et al., 2015）。阿片类药物是现有的最强效的镇痛药，但由于其副作用，其用于缓解慢性疼痛仍存在争议（Furlan et al., 2006）。它们产生的身体耐受性（伴随相关的戒断反应和成瘾的可能性）以及监管机构不批准所引发的焦虑，使患者越来越不愿意使用阿片类药物（Furlan et al., 2006）。研究表明，由于无法耐受副作用（包括便秘、精神状态改变和恶心），48% 的患者停用了阿片类药物（Reid et al., 2015）。

这些药物的副作用在临床环境中经常出现，并引发了一个复杂的疼痛管理问题（Martel et al., 2015）。虽然患者和临床医生都在等待更有效的镇痛药问世，但许多患者仍在接受无效治疗或无法获得适当治疗（Worley, 2016）。这些患者所遭受的痛苦继续导致更高的医疗费用、巨大的生产力损失和生活质量的显著降低（Worley, 2016; Martel et al., 2015）。

Global
Both sexes, 50-69 years, 2017, YLDs

缺血性心脏病　脑卒中　背痛　Neonatal　TB　URI
乳腺癌　其他肌肉骨骼疾病　颈痛
高血压性心脏病　其他心血管疾病　RHD　心房颤动　前列腺癌　骨关节炎　类风湿性关节炎　痛风　腹泻　Iron　FB Tremal Cysticer
抑郁症　精神分裂症　Oth Ment　慢性阻塞性肺疾病　哮喘　Cirrhosis　听力问题　人类免疫缺陷病毒　Iodine
其他呼吸系统疾病　ILD　Upper Digest　Parkinson's　失明　跌倒　Rosf Inj
头痛
焦虑　双相情感障碍　Epilepsy　MS　新气
孤独症谱系障碍　糖尿病　慢性肾脏病　药物滥用　酒精　Mech　Fire
先天性的　妇科疾病　Hemog　皮炎　Skin Fung　Oth Skin　Oth Unint　暴力
口腔的　泌尿的　Endocrine　银屑病　疝疮

Annal% change 1990 to 2017 YLDs/100,000
-3%
-2%
-1%
0%
1%
2%
3%

IHME

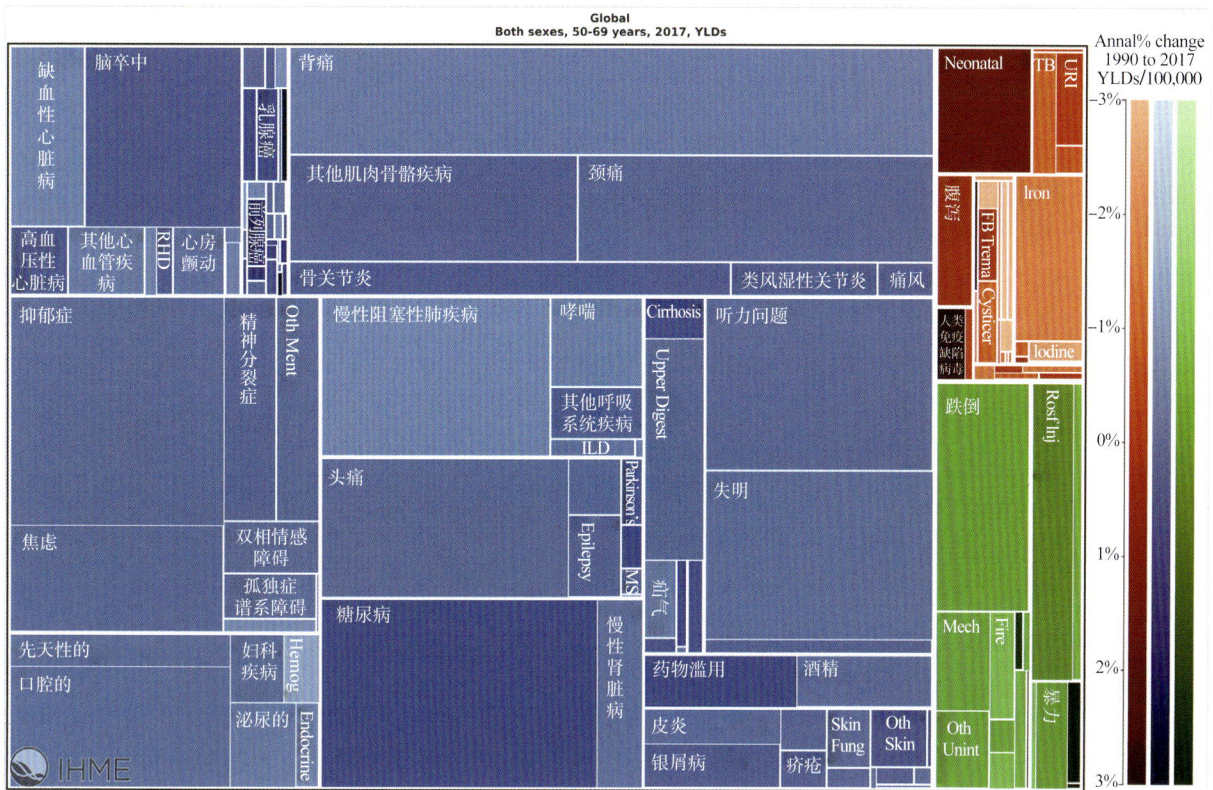

图 22.1　全球疾病负担的数据可视化。此图表表示 2017 年全球 50 至 69 岁男性和女性的伤残造成的健康寿命损失年（YLD）。图表面积与每种疾病的 YLD 成正比。蓝色、红色和绿色分别代表非传染性疾病、传染性疾病和伤害。读者如有兴趣，可访问卫生计量与评估研究所的网站（https://vizhub.healthdata.org/gbd-compare）；疼痛是超过 25% 健康寿命损失年（YLD）的直接原因，此外，许多其他原因，如跌倒、抑郁和糖尿病，也与疼痛密切相关

22.3　经颅光生物调节疗法——疼痛的多学科解决方案

鉴于年龄增长会增加不良反应的风险，因此仔细监测药物的毒性和疗效至关重要。强烈推荐采用多学科方法——强调药物和非药物治疗相结合的方案（Makris et al., 2014）。

因此，非药物治疗是任何综合疼痛管理计划的重要组成部分，但许多患者却难以获得这些治疗。NIR 被用于治疗多种疾病，如肌肉疼痛、伤口、神经性疼痛和头痛，且无明显副作用（Cassano et al., 2016）。最近，使用 TPT 作为治疗脑损伤或疾病（如抑郁症、焦虑症、认知障碍和卒中后运动功能恢复）的非侵入性治疗手段取得了显著成果。TPT 使用安全且患者耐受性良好。此外，Pires de Sousa 等（2016）展示了使用经颅 NIR 进行光神经调节在抑制小鼠痛觉方面的有效性（Pires de Sousa et al., 2016）。

由于疼痛的主观评价以及社会和个人性质的多种相互作用对个体疼痛感知的影响，使用动物模型来评估慢性疼痛治疗效果至关重要。因此，动物模型为 PBM 作为对抗疼痛的一种辅助工具提供了坚实的基础。

22.4　光神经调节：转化研究中的剂量测定、机制和治疗

PBMT，以前称为低强度激光疗法（LLLT），是一种无创且无副作用的治疗方法，已被证明具有包括缓解疼痛在内的多种有益治疗效果。当 PBM 作用于神经元时，可称为光神经调节。当 PBM 透过颅骨进行时，则称为经颅 PBM。

22.4.1 剂量测定

TPT 的临床效果很大程度上取决于对穿过颅骨并在特定组织靶点被吸收的光子的精确量化（Lampl et al., 2007; Desmet et al., 2006; Byrnes et al., 2005; Oron et al., 2001; Detaboada et al., 2006; Ilic et al., 2006; Lapchak and Araujo, 2007）。为了全面了解经颅照射后光在脑内的分布及其影响,需考虑一系列理论、计算、临床前和临床因素。本节的第一部分将讨论光子到达大脑的路径，第二部分将讨论光子在大脑内的路径。

22.4.1.1 动物和人类的经颅光穿透

红光和 NIR 光可以穿透人类和动物的头皮、颅骨和部分脑组织（Detaboada et al., 2006; Ilic et al., 2006; Lapchak et al., 2004; Zhang et al., 2000; Mochizuki-Oda et al., 2002）。激光（800nm，功率密度范围为 200 ~ 700mW/cm²，通过光纤耦合）用于确定光子穿透头骨的分布情况与功率密度的关系（图 22.2）。这些测量是在三种动物种类的颅骨和人类颅骨上进行的，评估了穿透颅骨的光子百分比。数据分别代表了穿透小鼠、大鼠、兔子和人类的干燥颅骨的光子穿透曲线。

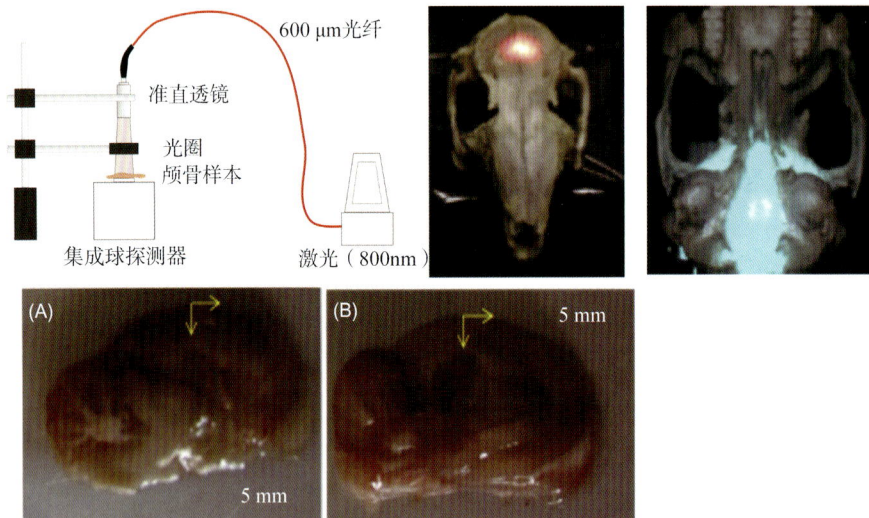

图 22.2 左上：测量不同物种头骨透光性的实验装置示意图。右上：新西兰白兔颅骨表面的激光追踪直径。在大多数研究中，我们测量了前囟处头骨的穿透率。下方（A 和 B）：大脑经矢状切面分割，形成两个 2.0mm 厚的切片。右上图引自 Lapchak, P.A., Butte, P., Rajput, P.S., 2016. Difficult path to treating acute ischemic stroke patients wth transcranial near-infrared LAser therapy，载于 Handbook of Low-Level LAser Therapy. Pan Stanford, pp. 777-7（6（Lapchak et al., 2016）。。下方（A 和 B）引自 Sousa, M.V., Prates, R., Kato, I.T., Sabino, C.P., Suzuki, L.C., Ribeiro, M.S., et al., 2012b. LAser scattering by transcranial rat brain illumination. In: Biophotonics: Photonic Solutions for Better Health Care Ⅲ, vol. 8427. International Society for Optics and Photonics, p. 842728.

22.4.1.2 大脑的光学特性

大脑是 PBM 的一个特别复杂的目标，因为其位置、解剖结构、生理机能以及组织的异质性、代谢性和功能各不相同。神经组织是 TPT 最常见的目标区域，因为其表浅且代谢最高，因此预计对 PBM 的神经刺激具有更高的敏感性。此外，光子穿透组织是 TPT 的一个关键方面。

与头皮接触的发光二极管（LED）阵列是 TPT 中常见的光源，这种模式与激光相比需要更高的透射率（Hamblin and Marcelo de Sousa, 2016）。LED 头盔装置和阵列可根据人体工程学设计，以舒适地贴合整个头部。相比之下，某些应用需要在大脑内的特定个体结构中实现光子的局部吸收。这可能对增强功能障碍神经网络中特定节点的细胞功能有益，因为这些节点的连通性可能会因广泛照射而受损。

光强度在穿透生物组织时会因光子的吸收和散射而降低。这种衰减可以大致通过比尔 - 朗伯定律进行建模，因此，在计算大脑内部所需的光子穿透量时，必须考虑头皮、骨骼、硬脑膜、大脑皮层以及更深层大脑区域的光学特性（Hamblin and Marcelo de Sousa, 2016）。

因此，必须选择更适合生物组织给定光学特性的光参数。波长是最重要的参数，必须使用红光到 NIR 波长以实现更高的穿透性。在 630 ~ 800nm 波长范围内的光子即使在相对透明度较低的组织层（如皮肤、结缔组织、肌肉、骨骼和脊髓）中也能穿透至 28mm。颅骨在红光到 NIR 光谱范围内表现出吸收特性。使用人体标本有助于估计光透过颅骨的透射率（Jacques, 2013）。大约 2% 的近红外光（激光，1064nm，250mW/cm^2，60J/cm^2）能够穿透成人眶上额骨。此外，组织厚度和血管化程度会降低光的穿透性，但在人类和其他小动物中，使用红光和 NIR 光时，仍足以在大脑内进行 PBM（Zhang et al., 2000）。

大脑独特的光学特性对于经颅刺激的靶点和照射部位至关重要。已有文献记录整个大鼠大脑（从背侧到腹侧表面）的透射率高达 8.5%（Mochizuki-Oda et al., 2002）。然而，白质会散射大部分入射光子，导致穿透深度较浅（Lapchak and Araujo, 2007）。灰质的透射率大约是白质的两倍。通量和辐照度也是影响剂量反应的重要参数。这些参数的潜在组合数量众多，这意味着找到诱发镇痛效应的正确组合是需要通过计算的。因此，应在算法中得出在所需深度和目标组织处所需的通量。

Sousa 等（2013）使用了两台二极管激光器（808nm 和 660nm）和一台高分辨率相机（1470 万像素，56 像素 /mm）来测量成年大鼠（Rattus NO vergicus）脑切片的相对透射率。此外，通过测量大鼠大脑不同区域（海马、小脑、额叶皮层和海马冠状面）的 90° 散射光，可以量化总衰减（Sousa et al., 2012b）。通过比较 NIR 光和红光产生的图像，可以发现 NIR 光比红光穿透更深。这表明 NIR PBM 对于大脑更深层部分更为有用。在图片中，组织边界和大脑内部衰减的差异清晰可见。

对光强分布的分析清楚地表明，不同脑组织的光学特性存在很大差异。例如，皮肤散射相对较高，而骨骼散射较低。还观察到，在照射点处，透射率随颅骨厚度的增加而呈指数下降。在大脑表面，散射率和反射率较高，表明该组织与骨骼的光学特性存在很大差异。远离大脑表面时，光衰减近似呈指数关系：

$$I(z) = I_0 e^{-\mu_t z}$$

因此，可以通过以下方式获得总衰减系数（μt）：

$$\mu_t = -\frac{\ln\left(\dfrac{I(z)}{I_0}\right)}{z}$$

其中，z 是散射光子的深度，$I（z）$ 是该点的散射强度。大脑的每个区域都有特定的光学特性，因此具有不同的衰减系数。通过比较分布图，我们发现每个点（海马体、小脑和前额叶皮层）在矢状切面中的指数系数存在差异；在海马体中，每个方向（矢状面和冠状面）也存在差异；对于红光和 NIR 光，可以清楚地看到红光对所有这些大脑亚结构有更强的衰减（图 22.3）。

22.4.2　机理分析

PBM 在外周神经系统（PNS）中减轻疼痛的机制得到了以下研究的支持：

（1）突触中乙酰胆碱酯酶活性增加（Pires de Sousa, 2016）（乙酰胆碱酯酶可降解伤害性神经递质乙酰胆碱）；

（2）血清素合成增加（Safavi et al., 2008）和 β- 内啡肽合成增加（Ribeiro et al., 2012）（这些是与疼痛缓解相关的神经递质）；

（3）暂时抑制缓激肽（一种炎症过程中存在的物质）引起的动作电位（Rochkind, 2009）；

（4）抑制（Na$^+$/K$^+$-ATP 酶 Barbosa et al., 2008）（Na$^+$/K$^+$-ATP 酶负责维持神经元的静息膜电位）。神经在连续激光照射（λ=830nm）下，传导速度降低，潜伏期延长（Sousa et al., 2012a）。

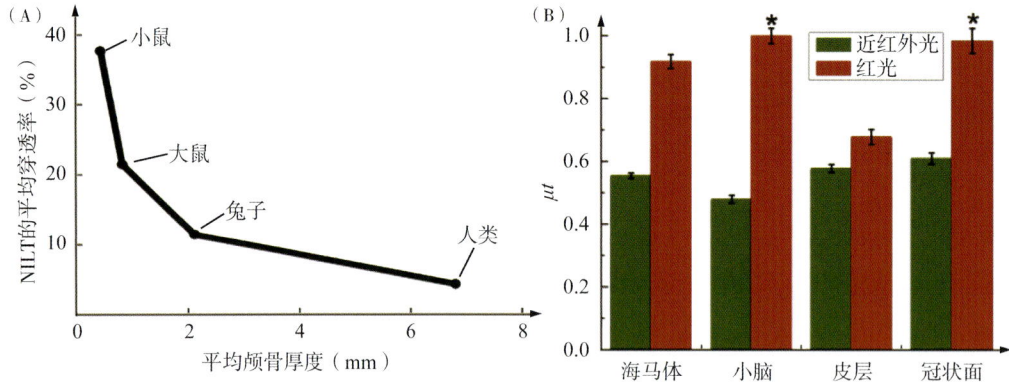

图 22.3 （A）光穿透率与平均颅骨厚度间的函数关系。从左到右依次为小鼠、大鼠、兔子和人的颅骨，测量位置为所有物种的囟门。该图显示了穿透率与厚度之间的非线性关系。（B）不同大脑部位中红光和 NIR 波长的光衰减。小脑和海马体（冠状面）对红光的衰减在统计学上相等（*）

左图：引自 Lapchak, P.A., Butte, P., Rajput, P.S., 2016. Difficult path to treating acute ischemic stroke patients with transcranial near-infrared Laser therapy. In: Handbook of Low-LevelLAser Therapy. Pan Stanford, pp. 777-79（（Lapchak et al., 2016）。
右图：引自 Sousa, M.V., Prates, R., Kato, I.T., Sabino, C.P., Suzuki, L.C., Ribeiro, M.S., et al., 2012b.LAser scattering by transcranial rat brain illumination. In: Biophotonics: Photonic Solutions for Better Health Care Ⅲ, vol. 8427. International Society for Optics and Photonics, p. 842728.

红光和 NIR 光的主要光感受器是线粒体。由于皮层神经元富含线粒体，因此脑细胞很可能非常适合对光疗作出反应。线粒体细胞色素 c 氧化酶（CCO）对光子的吸收导致电子传输增加，进而增加腺苷三磷酸（ATP）、环磷酸腺苷（AMP）、NO、ROS 和 Ca^{2+} 的产生，从而增强细胞能量供应并刺激信号转导。这些生化变化带来促进细胞增殖、伤口愈合、减轻炎症和抑制疼痛等医学益处。当靶细胞是神经元时，该过程可称为光神经调节。

ATP 是一种非常重要的分子，因为它是细胞中的直接能量来源，由线粒体在氧化磷酸化过程中合成。多项关于培养细胞和分离线粒体的研究表明，红光和 NIR 低强度光对线粒体生理学和增加 ATP 合成的能力有影响。增加 ATP 的量可能间接地负责介导镇痛过程，因为它可导致前列腺酸性磷酸酶（PAP）等内源性镇痛药的产生和释放。

神经组织可能的作用机制如下：PBM 可诱导培养神经元大量神经突起的萌发和生长，以及神经膜细胞的增殖。此外，PBM 可能通过改变线粒体氧化代谢和引导神经元生长锥来促进神经元损伤后的恢复，这可能是由于与细胞质蛋白的相互作用，特别是由于在轴突前沿的肌动蛋白聚合增强。

Chow 等（2007）描述了在背根神经节（DRG）中，应用 PBM 后，背角神经元活动发生变化，中小口径神经元的细胞应激增加。另一种被提出的抑制痛觉机制是微管细胞骨架中曲张体的形成。Chow 等提出，吸收光子的神经元中产生了暂时的结构变化，这些变化被称为曲张体，涉及线粒体的聚集和微管的破坏。它们与线粒体膜电位的降低和小直径纤维中轴突运输的阻断有关。

TPT 立即引起未成熟大鼠大脑皮层的耗氧量呈剂量依赖性增加。Anders 等（2014）通过原位猝灭氧合作用测定，发现通量分别为 1 和 $5J/cm^2$ 时，局部氧浓度分别降低了 5%±1% 和 15.8%±2%。此外，细胞色素氧化酶的光神经调节不仅引起耗氧量的增加，还释放了一氧化氮（NO）（Takhtfooladi and Sharifi, 2015）。这些原发的 PBM 神经化学效应可以在体外观察到，而大量的次级神经生物学效应仅在体内发生。TPT 的一个重要神经生物学效应是增加大脑 ATP 的产生，这是通过刺激 CCO 增加线粒体氧化磷酸化过程来实现的（Rochkind et al., 2009）。即使在光暴露后 24 小时，也观察到前额叶皮层 CCO 活性的增加等神经生物学效应。与未治疗的对照组相比，接受 $10.9J/cm^2$ 治疗的患者 CCO 活性高出 13%。有趣的是，更高的 LLLT 剂量（21.6J/cm^2 和 32.9J/cm^2）效果较差，显示出 PBM 典型的双相剂量 - 反应曲线（Anders et al., 2014）。通过全脑水平的 CCO 活性和细胞质和线粒体超氧化物歧化酶活性，观察到 TPT 的神经生物学效应的剂量 - 反应（SeraflMet al., 2012）。

22.4.3　治疗效果

PBM 疗法在神经修复和神经功能恢复方面的治疗益处已在多种神经损伤中得到证实（Anders et al., 2014）。PBM 疗法对改善神经元线粒体代谢（ATP 合成）、Wallerian 变性后损伤（逆行性减少）、减轻炎症和水肿、增加轴突长度和髓鞘再生率以及增加轴突和神经膜细胞数量等方面有着充分的证据。如 PBM 疗法导致促炎细胞因子如 IL-1β、IL-6、IL-10、COX-2、IFN-γ 的表达减少，而抗炎细胞因子如 IL-2、IL-4、IL-13 的表达增加。这些细胞集体效应导致体感和运动损伤后的功能性恢复显著。此外，还注意到 PBM 疗法通过血管舒张和血管生成改善了受损组织的微循环和灌注。此外，已知 PBM 疗法可降低引起疼痛的（痛觉）神经肽（如 P 物质）的水平，并降低神经元复合动作电位的传导速度和（或）幅度。总之，PBM 直接调节神经病理性疼痛反应。

神经生长因子（NGF）在促进轴突过程的再生和生长、促进感觉神经元的存活和逆转髓鞘变性方面发挥作用。血管内皮生长因子（VEGF）是一种强效的血管生成生长因子，在神经膜细胞增殖和改善神经修复和运动功能方面也发挥重要作用。PBM 可通过抑制炎症诱导的 TNF-α、IL-1b 和 HIF-1a 积累来控制糖尿病小鼠的神经病理性疼痛，并可提高受损神经中 VEGF 和 NGF 的水平。因此，功能恢复和神经再生得到改善。在外周神经损伤的动物中，PBM 疗法可防止小胶质细胞表达促炎表型标记物的增加，并导致向保护性抗炎 M2 表型的转变（Anders et al., 2014）。

Janzadeh 等（2016）研究了 PBMT（660nm）在慢性压迫性损伤（CCI）模型中对神经病理性疼痛的影响，为期 2 周。CCI 导致疼痛阈值降低，而 2 周的 PBMT 显著提高了机械和热阈值，降低了 P2X3 的表达，并增加了 bcl2 的表达；然而，PBM 对 Bax 的表达没有影响。尽管 PBMT 使 ROS 的产生增加，但它也增加了如谷胱甘肽等抗氧化剂的产生。Bcl2 的增加是细胞存活的另一种线粒体保护机制，疼痛缓解和 P2X3 表达的降低证实了这一点。

TPT 与任何神经组织学或行为方面的不良反应无关。使用 TPT 刺激大脑的临床前数据支持其安全性。只有当能量通量比产生有益效应的能量通量高出 100 倍时，才会诱发不良行为效应，但即使高剂量的不良效应也可以通过间歇性能量脉冲来减弱（Ilic et al., 2006）。

22.4.4　神经系统的光照治疗：外周与中枢

具有适当参数的光线（包括波长、通量、强度、时间和其他剂量成分）可激活信号通路和炎症标记物（如前列腺素和白细胞介素）。这些炎症标记物可刺激 C 纤维，抑制它们可减轻疼痛。使用相对高通量的 PBM 治疗通常可产生镇痛效果。通常将光照射到疼痛区域，可暂时抑制小直径神经纤维（Aδ 和 C）的轴突运输。

最近的研究表明，光辐射可用于刺激神经元。随着激发神经反应的紧凑型光源的发展，已经证明光辐射刺激具有空间选择性。光神经调节减轻疼痛可能通过多种机制发生，中枢神经系统和周围神经的光神经调节可能存在根本差异。此外，体内和体外有效光神经调节所需的光能可能不同。

PNS 中通过 PBM 减轻疼痛的机制得到了以下报告的支持：

（1）突触中乙酰胆碱酯酶活性增加（乙酰胆碱酯酶降解伤害性神经递质乙酰胆碱）；

（2）5- 羟色胺和 β- 内啡肽合成增加（这些神经递质与缓解疼痛有关）；

（3）暂时抑制缓激肽（一种炎症反应中存在的物质）引起的动作电位；

（4）抑制 Na$^+$/K$^+$-ATP 酶（Na$^+$/K$^+$-ATP 酶负责维持神经元的静息膜电位）的表达。在持续接受近红外激光（λ=830nm）照射的神经中，传输速度降低，潜伏期延长。

最近，人们发现经颅激光疗法（TLT）作为脑损伤或疾病的无创治疗方法取得了显著效果。TLT 改善了大鼠和人类脑卒中后的运动恢复，显著缩短了创伤性脑损伤（TBI）的恢复时间，且几乎没有副作用的证据。Sousa 等（2018）研究表明，用 810nm NIR 激光照射小鼠背部，可使其后爪的疼痛阈值可逆性增加，最高可达 3 倍，PBM 后 2～3 小时达到峰值（Pires de Sousa et al., 2018）。PBM 后 24 小时，疼痛阈值恢复到基础值。观察发现存在剂量反应，6J/cm^2 和 30J/cm^2 的剂量有效，而 1.2J/cm^2 的剂量无效。照射头部、颈部和同侧爪也有效，但与照射腹部、尾巴或对侧爪不同。PBM 的镇静作用没有产生耐受性，因为连续一周每天重复治疗时，其效果相同。PBM 后 3 小时，DRG 的免疫荧光显示 mGluR1 水平降低，PAP 和微管蛋白阳性曲张体增加。这些数据表明，PBM 对 DRG 的作用可在慢性周围性疼痛患者身上进行测试。

CNS 已使用各种标记物来监测镇痛效果。谷氨酸是一种存在于中枢神经系统的兴奋性神经递质，与突触可塑性、细胞死亡和慢性疼痛有关。谷氨酸与离子型谷氨酸受体（NMDA、AMPA）和 mGluR（G蛋白偶联）结合，降低突触传递的兴奋阈值。细胞外环境中游离谷氨酸的浓度和突触上 mGluR 的数量决定了兴奋性刺激的程度。如果谷氨酸浓度过高，可能会产生毒性。当脊髓背角中的谷氨酸浓度增加时，AMPA 受体被激活，并迅速使该区域神经元的膜去极化。因此，触发疼痛信号向更高级神经元传递的阈值会降低。当 NMDA 受体被谷氨酸激活时，刺激反应的强度会增强，并诱发长时程增强，使机体处于痛觉过敏状态。清除突触区域的谷氨酸对于维持神经元对不同刺激的反应能力至关重要。

前列腺酸性磷酸酶（PAP）是一种酶，其跨膜异构体是伤害性刺激的标记物。PAP 主要存在于 C 型伤害感受器的非肽类传入纤维中，可以使细胞外 AMP 去磷酸化生成腺苷，并下调痛觉。PAP 的镇痛作用只有在存在 A1 型腺苷受体时才会发生。A1 型受体在 PNS 和 CNS 的伤害感受纤维中高表达，可促进抑制钙离子内流并减少谷氨酸释放。因此，PAP 可调节与热刺激和机械刺激相关的伤害性反应。当 PAP 浓度较高时，表明伤害性信号传导减少。因此，在评估伤害感受和慢性疼痛模型的研究中，PAP 是镇痛的重要标记物。

Pires de Sousa 等（2016）所述的实验表明，使用经颅近红外光（λ=808nm）进行光神经调节可有效抑制小鼠的伤害感受。对小鼠疼痛阈值的评估表明，光神经抑制疼痛是一个暂时且可逆的过程，经颅激光照射后 2～3 小时达到峰值，约 24 小时后恢复基础值。其他伤害感受测试表明，由于中枢神经系统中的光神经调节，动物身体各部分（前爪、后爪和尾巴）对各种刺激（如机械压力、寒冷、热量和炎症）引起的疼痛均有所减轻。本文（Pires de Sousa et al., 2016）证明了 TLT 的有效性，即通过激光照射大脑皮层来减轻由各种类型刺激引起的全身疼痛感觉。光神经调节与伤害感受相关的神经标记物的证据支持了这一结果。

光神经调节的有效性取决于所使用的剂量，并且经颅照射的效果需要一些时间才能显现，正如 Sousa 的研究所证明的那样。不同通量的 PBM 可显著减轻疼痛性功能障碍，如神经病引起的疼痛，其作用机制是刺激 β- 内啡肽的释放，β- 内啡肽是一种负责镇痛的神经递质。De Andrade 等（2017）证明，作用于小鼠坐骨神经中的 IR 光（808nm）对减轻和控制神经性疼痛具有积极作用。他们还指出，20J/cm^2 和 40J/cm^2 等较高通量的光更有效，此外还能刺激产生更多的 β- 内啡肽（de Andrade et al., 2017）。

22.5 谷氨酸受体、前列腺酸性磷酸酶和腺苷三磷酸的光神经调节

Sousa 等对 TPT 在小鼠疼痛模型中的效果进行了广泛研究。TPT 使用二极管激光器（810nm，1cm^2，300mW/cm^2，连续波）进行，该激光器配备一根与小鼠头皮接触的光纤。参数设置考虑了皮层和颅骨层对光线的衰减，如 Pires de Sousa 所述（Pires de Sousa et al., 2018）。根据通量和相应的照射时间对实验组进行分类和命名。因此，GL24、GL120 和 GC 组分别在 24 秒内接受了 7.2J/cm^2 的照射，在

120 秒内接受了 36J/cm² 的照射，在 120 秒内接受了假照射。每组由 15 只动物组成：5 只用于量化疼痛阈值；5 只用于疼痛测试（冷、热、福尔马林）；5 只用于 ATP 定量、免疫荧光染色和 H&E 染色。

22.5.1　疼痛行为评估

接受 TPT 治疗的小鼠疼痛阈值增加，而对照组的小鼠疼痛阈值保持不变。激光照射的治疗效果不会立即显现，但会随着时间的推移而增强，直到达到最大效果（疼痛阈值比基线高 3 倍），在 TPT 后 3 小时达到最大效果（图 22.4）。

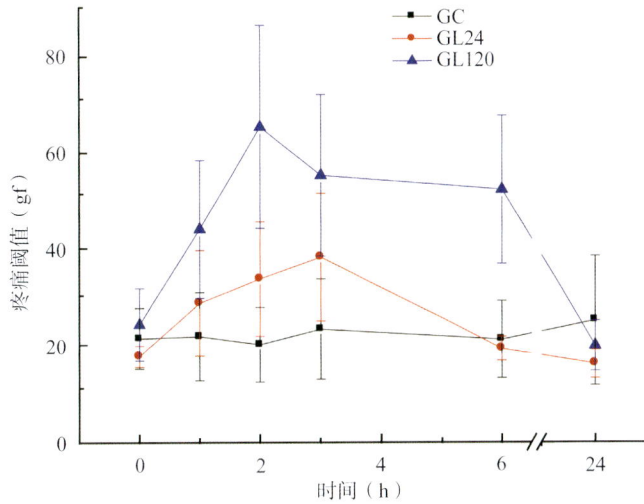

图 22.4　对照组（假照射）和接受 7.2 或 36J 经颅照射的患者在照射前以及照射后 1h、2h、3h、6h、24 h 的平均疼痛阈值和标准差（SD）。最大平均阈值出现在照射后 2 ～ 3h 之间。24h 后，所有组的疼痛阈值均恢复到基线水平

TPT 使小鼠对低温暴露（冷板疼痛模型）做出反应的潜伏期延长（从 30 秒延长到 161 秒），表明其对冷诱发疼痛的耐受性大大提高。在高温反应（使用辐射热的甩尾疼痛模型）中，测量到类似的结果，潜伏期从 4.1 秒增加至 30.1 秒。TPT 在急性期和持续期分别使炎症疼痛（福尔马林注射模型）降低为原来的 1/3 和 1/30（图 22.5）。

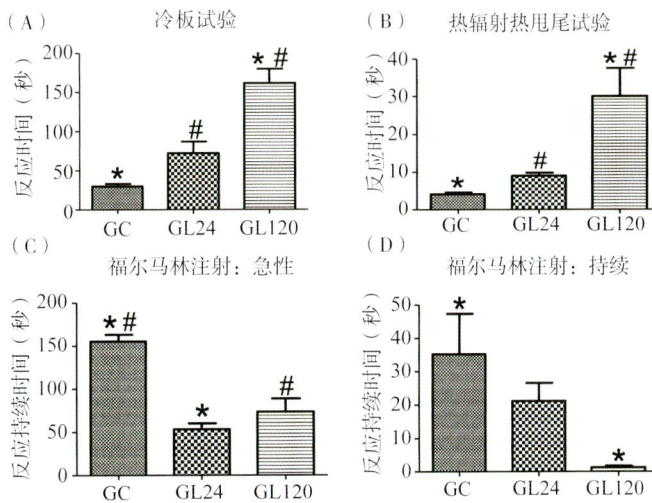

图 22.5　疼痛感知测试各组（$n=5$）的平均值和标准差（SD）：（A）小鼠对足部低温刺激的反应时间；（B）小鼠对尾部高温刺激的反应时间；（C）福尔马林注射后急性期小鼠保持炎症爪子抬起的时间；（D）福尔马林注射后持续期小鼠保持炎症爪子抬起的时间。符号 * 和 # 表示统计学上有差异的组对，$P < 0.05$

22.5.2　镇痛效果的神经化学和神经生物学证据

通过共聚焦显微镜捕获的免疫荧光图像用于量化神经标记物。TPT 使 ATP 浓度增加了 90%，使机体能够产生更多的 PAP（内源性镇痛药），但对微管蛋白（细胞骨架）无形态学影响。TPT 还减少了代谢型谷氨酸受体，导致由于动作电位频率降低而减少了伤害性刺激的传导（图 22.6）。

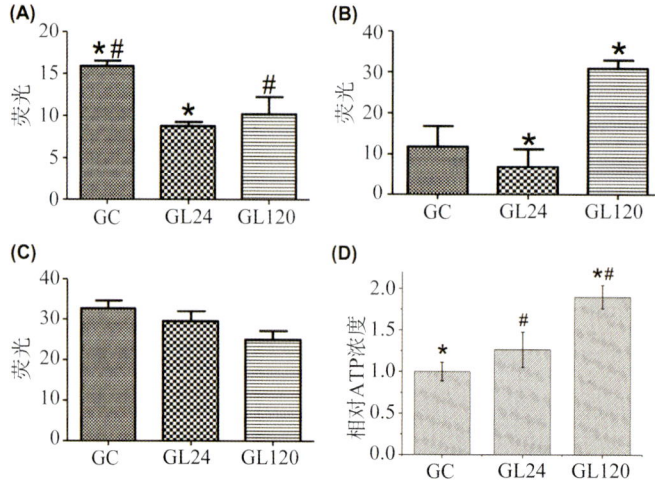

图 22.6　各组（$n=5$）神经标记物荧光强度和相对 ATP 浓度的平均值和标准差（SD）：（A）谷氨酸，（B）PAP，（C）微管蛋白，（D）ATP。符号 * 和 # 表示统计学上有差异的组对，$P < 0.05$

这项研究证明了 TPT 能够有效减轻各种刺激引起的全身疼痛。对大脑皮层特别是躯体感觉皮层的激光照射，得到了与疼痛感觉相关的神经标记物表达的光神经调节证据的支持。

抑制疼痛感觉的机制可以通过光子吸收引发的生化变化来解释。增加 ATP 的量也可能间接导致内源性镇痛药 PAP 释放的增加，因为 PAP 的合成需要足够的能量。内源性镇痛药 PAP 的增加量可以减少疼痛信号；此外，疼痛受体（mGluR）数量的减少也加强了这种镇痛途径。显然，光神经调节的有效性取决于剂量，并且需要一段时间才能发生。

22.6　经颅光生物调节疗法在疼痛治疗中的未来方向

本节介绍了一些 TPT 未来在疼痛治疗中的方向——理论、生化、临床前研究、临床试验及其对未来全球健康的影响。这种迷人的新型疼痛干预方法（TPT）具有广泛的应用范围，因为它改善了线粒体呼吸并以非侵入性方式刺激神经网络。TPT 改善大脑线粒体呼吸的证据如上所述，并构成了一个有前景的神经治疗原则，但仍需克服一些挑战。

不同波长光子能量的经颅穿透深度应通过软件进行精确计算。应精确理解神经化学反应，以预测所引发的神经生物学效应，从而只产生预期的结果，而不会产生副作用。对脑网络的影响很重要，可以带来有益的结果，另外，重要的是要避免任何可能的不良影响。

大多数使用动物测试转化方法的临床前研究依赖于小鼠或大鼠，但如上所述，必须注意将小动物剂量转换为人类剂量。TPT 的临床试验必须制定特殊协议，以考虑光生物调节的复杂性。需要关注辐射（或光）与组织之间的相互作用，类似于放射学；以及类似于药理学的总体剂量测定。

22.7　结论

光神经调节已应用于人类脑卒中、TBI、神经退行性疾病、抑郁症的治疗，甚至用于增强健康成年人的脑认知功能。据观察，在脑表面施加低功率光足以获得有益效果，且不会造成任何脑部发热或损害。

经颅 PBM（与经颅光诊断相同）面临的一个主要困难是无法在保持表面低强度的同时将光线传递到中枢神经系统的深层区域。尽管如此，我们相信经颅光神经调节作为一种治疗人类和动物各种疼痛的补充方式，将会得到进一步的研究和发展。我们相信，这一章涵盖的动物模型研究可以为许多关于经颅光神经调节治疗疼痛的科学、转化和临床研究提供理论和实验基础，从而解决当今紧迫的医疗问题。

原著参考文献

［1］Alayat, M.S.M., et al., 2014. Long-term effect of high-intensity laser therapy in the treatment of patients with chronic low back pain: a randomized blinded placebo-controlled trial. Lasers Med. Sci. 29, 1065-1073.

［2］Anders, J.J., Moges, H., Wu, X., Erbele, I.D., Alberico, S.L., Saidu, E.K., et al., 2014. In vitro and in vivo optimization of infrared laser treatment for injured peripheral nerves. Lasers Surg. Med. 46 (1), 34-45.

［3］Barbosa, A.M., Villaverde, A.B., Guimaraes-Souza, L., Ribeiro, W., Cogo, J.C., Zamuner, S.R., 2008. Effect of low-level laser therapy in the inflammatory response induced by Bothrops jararacussu snake venom. Toxicon 51 (7), 1236-1244.

［4］Bjordal, J.M., et al., 2003. A systematic review of low level laser therapy with location-specific doses for pain from chronic joint disorders. Aust. J. Physiother. 49, 107-116.

［5］Bjordal, J.M., et al., 2008. A systematic review with procedural assessments and meta-analysis of low level laser therapy in lateral elbow tendinopathy (tennis elbow). BMC Musculoskeletal Disord. 9, 75.

［6］Byrnes, K.R., Waynant, R.W., Ilev, I.K., Wu, X., Barna, L., Smith, K., et al., 2005. Light promotes regeneration and functional recovery and alters the immune response after spinal cord injury. Lasers Surg. Med. 36 (3), 171-185.

［7］Cambier, D., et al., 2000. The influence of low intensity infrared laser irradiation on conduction characteristics of peripheral nerve: a randomised, controlled, double blind study on the sural nerve. Lasers Med. Sci. 15, 195-200.

［8］Cassano, P., Petrie, S.R., Hamblin, M.R., Henderson, T.A., Iosifescuh, D.V., 2016. Review of transcranial photobiomodulation for major depressive disorder: targeting brain metabolism, inflammation, oxidative stress, and neurogenesis. Neurophotonics 3 (3), 031404.

［9］Chow, R.T., et al., 2007. 830 nm laser irradiation induces varicosity formation, reduces mitochondrial membrane potential and blocks fast axonal flow in small and medium diameter rat dorsal root ganglion neurons: implications for the analgesic effects of 830 nm laser. J. Peripher. Nerv. Syst. 12, 28-39.

［10］Chow, R.T., et al., 2009. Efficacy of low-level laser therapy in the management of neck pain: a systematic review and meta-analysis of randomised placebo or active-treatment controlled trials. Lancet 374, 1897-1908.

［11］de Andrade, A.L.M., Bossini, P.S., do Canto De Souza, A.L.M., Sanchez, A.D., Parizotto, N.A., 2017. Effect of photobiomodulation therapy (808 nm) in the control of neuropathic pain in mice. Lasers Med. Sci. 32 (4), 865-872.

［12］Desmet, K.D., Paz, D.A., Corry, J.J., Eells, J.T., Wong-Riley, M.T., Henry, M.M., et al., 2006. Clinical and experimental applications of NIR-LED photobiomodulation. Photomed. Laser Surg. 24 (2), 121-128.

［13］Detaboada, L., Ilic, S., Leichliter-Martha, S., Oron, U., Oron, A., Streeter, J., 2006. Transcranial application of low-energy laser irradiation improves neurological deficits in rats following acute stroke. Lasers Surg. Med. 38 (1), 70-73.

［14］Furlan, A.D., Sandoval, J.A., Mailis-Gagnon, A., Tunks, E., 2006. Opioids for chronic noncancer pain: a meta-analysis of effectiveness and side effects. CMAJ 174 (11), 1589-1594.

［15］Hamblin, M.R., Pires de Sousa, M.V., Agrawal, T. (Eds.), 2016. Handbook of Low-Level Laser Therapy. CRC Press.

［16］Ilic, S., Leichliter, S., Streeter, J., Oron, A., DeTaboada, L., Oron, U., 2006. Effects of power densities, continuous and pulse frequencies, and number of sessions of low-level laser therapy on intact rat brain. Photomed. Laser Surg. 24 (4), 458-466.

［17］Jacques, S.L., 2013. Optical properties of biological tissues: a review. Phys. Med. Biol. 58 (11), R37.

［18］Janzadeh, A., Nasirinezhad, F., Masoumipoor, M., Jameie, S.B., Hayat, P., 2016. Photobiomodulation therapy reduces apoptotic factors and increases glutathione levels in a neuropathic pain model. Lasers Med. Sci. 31 (9), 1863-1869.

［19］Jimbo, K., et al., 1998. Suppressive effects of low-power laser irradiation on bradykinin evoked action potentials in cultured murine dorsal root ganglion cells. Neurosci. Lett. 240, 93-96.

［20］Karu, T.I., 2014. Cellular and molecular mechanisms of photobiomodulation (low-power laser therapy). IEEE J. Sel. Top. Quantum Electron. 20, 143-148.

［21］Kingsley, J.D., et al., 2014. Low-level laser therapy as a treatment for chronic pain. Front. Physiol. 5.

［22］Lampl, Y., 2007. Laser treatment for stroke. Expert Rev. Neurother. 7, 961-965.

［23］Lampl, Y., Zivin, J.A., Fisher, M., Lew, R., Welin, L., Dahlof, B., et al., 2007. Infrared laser therapy for ischemic stroke: a new treatment strategy: results of the NeuroThera Effectiveness and Safety Trial-1 (NEST-1). Stroke 38 (6), 1843-1849.

［24］Lapchak, P.A., Araujo, D.M., 2007. Advances in ischemic stroke treatment: neuroprotective and combination therapies. Expert Opin. Emerg. Drugs 12 (1), 97-112.

［25］Lapchak, P.A., Wei, J., Zivin, J.A., 2004. Transcranial infrared laser therapy improves clinical rating scores after embolic strokes in rabbits. Stroke 35 (8), 1985-1988.

［26］Lapchak, P.A., Butte, P., Rajput, P.S., 2016. Difficult path to treating acute ischemic stroke patients with transcranial near-infrared laser therapy. Handbook of Low-Level Laser Therapy. Pan Stanford, pp. 777-796.

［27］Macfarlane, G.J., 2016. The epidemiology of chronic pain. Pain 157, 2158-2159.

［28］Makris, U.E., Abrams, R.C., Gurland, B., Reid, M.C., 2014. Management of persistent pain in the older patient a clinical review. JAMA 312 (8), 825-836.

［29］Martel, M.O., Finan, P.H., Dolman, A.J., Subramanian, S., Edwards, R.R., Wasan, A.D., et al., 2015. Self-reports of medication side effects and painrelated activity interference in patients with chronic pain: a longitudinal cohort study. Pain 156 (6), 1092-1100.

［30］Masoumipoor, M., et al., 2014. Effects of 660 nm low level laser therapy on neuropathic pain relief following chronic constriction injury in rat sciatic nerve. Arch. Neurosci. 1, 76-81.

［31］Mochizuki-Oda, N., Kataoka, Y., Cui, Y., Yamada, H., Heya, M., Awazu, K., 2002. Effects of near-infra-red laser irradiation on adenosine triphosphate and adenosine diphosphate contents of rat brain tissue. Neurosci. Lett. 323 (3), 207-210.

［32］Navratil, L., Dylevsky, I., 1997. Mechanisms of the analgesic effect of therapeutic lasers in vivo. Laser Ther. 9, 33-39.

［33］Oron, U., Yaakobi, T., Oron, A., Mordechovitz, D., Shofti, R., Hayam, G., et al., 2001. Low-energy laser irradiation reduces formation of scar tissue after myocardial infarction in rats and dogs. Circulation 103 (2), 296-301.

［34］Pires de Sousa, M.V., 2016. Chapter 1 What is low-level laser (light) therapy? Handbook of Low-Level Laser Therapy. Pan Stanford Publishing Pte. Ltd, pp. 1-16.

［35］Pires de Sousa, M.V., Ferraresi, C., Kawakubo, M., Kaippert, B., Yoshimura, E.M., Hamblin, M.R., 2016. Transcranial low-level laser therapy (810 nm) temporarily inhibits peripheral nociception: photoneuromodulation of glutamate receptors, prostatic acid phophatase, and adenosine triphosphate. Neurophotonics 3 (1), 015003.

［36］Pires de Sousa, M.V., Kawakubo, M., Ferraresi, C., Kaippert, B., Yoshimura, E.M., Hamblin, M.R., 2018. Pain management using photobiomodulation: mechanisms, location, and repeatability quantified by pain threshold and neural biomarkers in mice. J. Biophotonics. 11, e201700370.

［37］Reid, M.C., Eccleston, C., Pillemer, K., 2015. Management of chronic pain in older adults. BMJ 350, h532.

［38］Ribeiro, D.A., Paiotti, A.P., Medalha, C.C., 2012. Dual role of cyclooxygenase-2 during tissue repair induced by low level laser therapy: an intriguing issue. J. Cosmet. Laser Ther. 14 (4), 184-188.

［39］Rochkind, S., 2009. Phototherapy in peripheral nerve regeneration: from basic science to clinical study. Neurosurg. Focus 26 (2), E8.

［40］Rochkind, S., Geuna, S., Shainberg, A., 2009. Phototherapy in peripheral nerve injury: effects on muscle preservation and nerve regeneration. Int. Rev. Neurobiol. 87, 445-464.

［41］Safavi, S.M., Kazemi, B., Esmaeili, M., Fallah, A., Modarresi, A., Mir, M., 2008. Effects of low-level He-Ne laser irradiation on the gene expression of IL-1beta, TNF-alpha, IFN-gamma, TGF-beta, bFGF, and PDGF in rat's gingiva. Lasers Med. Sci. 23 (3), 331-335.

［42］Serafim, K.G., Ramos Sde, P., de Lima, F.M., Carandina, M., Ferrari, O., Dias, I.F., et al., 2012. Effects of 940 nm light-emitting diode (led) on sciatic nerve regeneration in rats. Lasers Med. Sci. 27 (1), 113-119.

［43］Sousa, M.V., Prates, R., Kato, I.T., Sabino, C.P., Suzuki, L.C., Ribeiro, M.S., et al., 2012a. Laser scattering by transcranial rat brain illumination.

［44］SPIE Photonics Europe. International Society for Optics and Photonics.

［45］Sousa, M.V., Prates, R., Kato, I.T., Sabino, C.P., Suzuki, L.C., Ribeiro, M.S., et al., 2012b. Laser scattering by transcranial rat brain illumination, Biophotonics: Photonic Solutions for Better Health Care III, vol. 8427. International Society for Optics and Photonics, p. 842728.

［46］Sousa, M.V., Prates, R., Kato, I.T., Sabino, C.P., Yoshimura, T.M., Suzuki, L.C., et al., March 2013. Inhomogeneity in optical properties of rat brain: a study for LLLT dosimetry, Mechanisms for Low-Light Therapy VIII, vol. 8569. International

Society for Optics and Photonics, p. 856905.

[47] Takhtfooladi, M.A., Sharifi, D., 2015. A comparative study of red and blue light-emitting diodes and low-level laser in regeneration of the transected sciatic nerve after an end to end neurorrhaphy in rabbits. Lasers Med. Sci. 30 (9), 2319-2324.

[48] Walker, J., 1983. Relief from chronic pain by low power laser irradiation. Neurosci. Lett. 43, 339-344.

[49] Worley, S.L., 2016. New directions in the treatment of chronic pain. National pain strategy will guide prevention, management, and research. P T 41 (2), 107-114.

[50] Yousefi-Nooraie, R., et al., 2008. Low Level Laser Therapy for Nonspecific Low-Back Pain. John Wiley & Sons, Inc., Hoboken, NJ.

[51] Zhang, Q., Ma, H., Nioka, S., Chance, B., 2000. Study of near infrared technology for intracranial hematoma detection. J. Biomed. Opt. 5 (2), 206-213.

第三部分
临床研究

第 23 章　经颅近红外激光治疗急性缺血性脑卒中的挑战

Paul A.LApchak

Neurocore LLC，美国加利福尼亚州波莫纳

23.1　引言

　　光生物调节作用 PBM 是一种可能有效促进细胞保护和修复脑卒中损伤大脑的方法（Lapchak, 2010a；Naeser and Hamblin, 2011）。由于波长特异性（Anders et al., 1993；Castro-e-Silva et al., 2003；Mochizuki-Oda et al., 2002），大脑接受 800 ~ 830nm 范围内的近红外（NIR）光照射时可能达到最佳治疗效果（Desmet et al., 2006; Nissan et al., 1986；Byrnes et al., 2005; Oron et al., 2001; Ad and Oron, 2001; De Taboada et al., 2006; Ilic et al., 2006; Lampl et al., 2007; Lapchak and Araujo, 2007）。然而，最近的研究发现，多种波长和治疗模式对多种疾病均能产生有益效果（Chung et al., 2012; Huang et al., 2009, 2012; Naeser et al., 2011; Xuan et al., 2014, 2016; Thunshelle and Hamblin, 2016; Hamblin, 2016; Tatmatsu-Rocha et al., 2016; Fernandes et al., 2015）。PBM 的光子能量主要位于电磁光谱的近红外范围内，属于非电离辐射，不具有紫外线（UV）通常带来的危害。此外，在短时间的光子传输过程中，NIR PBM 产生的热活动很少。有研究表明，特定 NIR 波长（即 800 ~ 830nm）的照射可以穿透头皮、颅骨和脑组织（Zhang et al., 2000; De Taboada et al., 2006; Ilic et al., 2006; Lapchak et al., 2004），但穿透能力可能是有限的（Lapchak et al., 2015）。

　　PBM 直接影响线粒体代谢和功能（Eells, 2003; Agrawal et al., 2014; Chung et al., 2012; Ferraresi et al., 2015; Hamblin, 2010, 2016; Naeser and Hamblin, 2011; Thunshelle and Hamblin, 2016; Wu et al., 2010），这一过程主要通过经颅激光治疗（TLT）的主要线粒体发色团——细胞色素 c 氧化酶（COX）（Eells, 2003; Desmet et al., 2006; Karu, 2010; Drochioiu, 2010）复合物实现（Agrawal et al., 2014; Chung et al., 2012; Ferraresi et al., 2015; Hamblin, 2010, 2016; Naeser and Hamblin, 2011; Thunshelle and Hamblin, 2016; Wu et al., 2010），该复合物位于线粒体内膜上。COX 是一个包含两个铜中心 Cu_A 和 Cu_B 的酶复合物。Cu_A 中心具有一个宽吸收峰，最大吸收波长为 830nm。808nm 的 TLT 可刺激 COX 活性，并通过氧化磷酸化驱动 ATP 形成来调节细胞生物能量学（Lapchak and De Taboada, 2010; Huang et al., 2009; Lapchak and Boitano, 2016a）。Uozumi 等（2010）的一项重要观察结果显示，TLT 诱导的一氧化氮合酶活性与一氧化氮（NO）产生之间存在正相关关系，这可能反映为脑血流量（CBF）的增强。最近，Wang 等（2017）证明了激光刺激与大脑血流动力学之间的关系。综上所述，TLT 可通过增强线粒体功能和增加脑卒中损伤大脑的血流量来发挥细胞保护作用。这些应是 TLT 治疗伴有线粒体功能障碍和 CBF 减少的卒中的优势。

23.2　NeuroThera 有效性和安全性试验（NEST）：从经颅激光治疗的有效到 NEST 的无效

　　图 23.1 提供了 NeuroThera 有效性和安全性试验（NEST）的临床试验中改良 Rankin 量表（mRS）结果的直接比较。

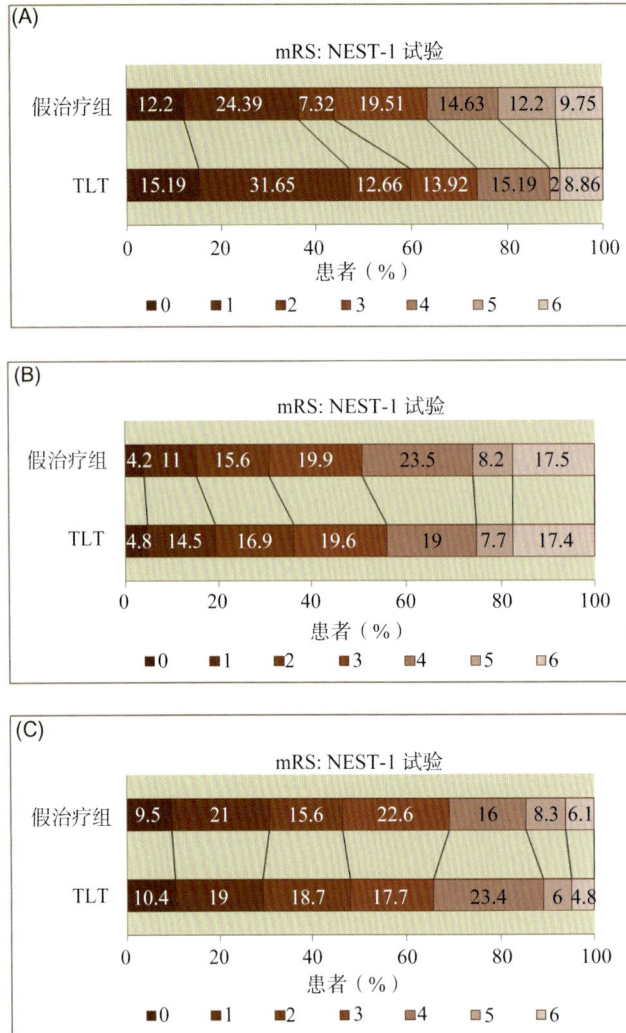

图 23.1 在（A）NEST-1、（B）NEST-2 和（C）NEST-3 中接受 TLT 的患者的 mRS 评分的直接比较。数据以 mRS 评分 0～6（6定义为死亡）和 0～2（定义为对每个试验中 100% 的患者有效）表示。假治疗组为未开启 TLT 的组，TLT 组为积极治疗组。NEST-1 和 NEST-3 中的 mRS 数据分别摘自 Lampl et al.（2007）和 Hacke et al.（2014），NEST-2 中的 mRS 数据则是根据 Zivin 等（2009）发表的可用数据重建的

23.2.1 NeuroThera 有效性和安全性试验 –1

NEST-1 是一项前瞻性、双盲、有偏倚的随机（2∶1）临床试验，研究了 120 名 40～85 岁（平均 68.5～70.2 岁）患者的 TLT 治疗。患者在接受 TLT 治疗前需剃头以露出头皮，因为研究中使用的 TLT 波长无法有效穿透头发。患者在缺血性卒中发作后 24 小时内接受治疗，其美国国立卫生研究院卒中量表（NIHSS）的基线评分为 7～22 分（Lampl et al., 2007）（平均时间为 ≤16 小时）。主要标准化终点由卒中临床试验中的 NIHSS 和 mRS 定义（Turcato et al., 2017; Chang et al., 2017; Naess et al., 2016; Dubuc et al., 2015; Kwah and Diong, 2014; Sartor et al., 2013; Leira et al., 2013; Berthier et al., 2013; Olavarria et al., 2011; Nilanont et al., 2010）。

NEST-1 中使用的特定终点标准如下：

（1）NIHSS：本研究采用了三类 NIHSS 评分值。这三类 NIHSS 分层分别为 7～10 分、11～15 分和 16～22 分。由于 NIHSS 量表并非等距量表，因此采用这些分类来减少潜在的异质性。NIHSS 结局被简化为二分类 NIH 结局，其中成功治疗可通过两种方式衡量：一是 90 天 NIHSS 评分为 0～1 分，二

是从基线到 90 天评分降低（变化）9 分或以上。

（2）mRS：对 90 天 mRS 结局也采用了两种测量方式：第一种是使用标准的七分类有序形式，对 0 ~ 6 分 mRS 量表（完整 mRS）上的全部评分分布进行分析；而另一种则是使用二分类 mRS，其中 0 ~ 2 分被视为阳性或成功结局，3 ~ 6 分则被视为阴性或治疗失败。

与单次应用即可涵盖整个大脑并实现持续行为改善的兔子栓塞性卒中研究不同（Lapchak and Boitano, 2016b; Lapchak, 2010a, 2012; Lapchak and De Taboada, 2010; Lapchak et al., 2004, 2008），在人类实验中，由于大脑和颅骨的大小差异，探头被应用于剃光头上的 20 个预定的等间距点，每个点持续 2 分钟，功率密度为 10mW/cm^2，估计通量为 1.2J/cm^2。据报道，这种治疗设计使得治疗能够覆盖整个大脑皮层，并允许有限的光子穿透多个脑区。

NEST-1 研究的结果令人相当鼓舞，如表 23.1 和图 23.1 所示。根据 NIHSS 和 mRS 的前瞻性评估，积极接受 TLT 的治疗组中取得成功结局的患者数量多于对照组。在这项神经保护临床试验中，Lampl 等（2007）报告称，与完全随机分配的假治疗组（其中激光设备并未"开启"，但探头仍放置于激光颅骨上的所有 20 个位置）相比，接受 TLT 治疗的患者 90 天时 NIHSS 和 mRS 的改善程度更大（P=0.021）（表 23.1）。

表 23.1　NEST-1 试验的纳入和结局

| 组别 | 分组 - 双盲和随机 | |
| | NEST-1 试验（Lampl et al., 2007） | |
	安慰剂组（41 人）	TLT 治疗组（79 人）
年龄范围	40 ~ 85 岁（平均 68.5 岁）	40 ~ 85 岁（平均 70.2 岁）
性别	26 男性 15 女性	43 男性 36 女性
治疗时间（TT）（小时：分钟）	4:05 ~ 23:22（平均 16:20）	2:00 ~ 23:56（平均 16:56）
脑卒中严重程度		
• NIHSS	（平均 10 分）	（平均 11 分）
脑卒中结局		
• NIHSS	51%	70%
• 按严重程度分层		P=.048
• 按治疗时间分层		P=.035
• mRS		
• 二分类结局		P=.043
• 按治疗时间分层		P=.034
• 全部		P=.026
• 按治疗时间分层		P=.020
死亡率	9.8%	8.9%
严重不良事件	36.6%	25.3%

对本研究中有限数据（已控制年龄、性别、治疗时间以及基线 NIHSS 入组评分）进行逻辑回归分析显示，超过 1/3（实际上为 38%）的 TLT 患者 NIHSS 最终评分改善了 9 分或更多或达到 0 ~ 1 分。对于 mRS 的二分类结局（0 ~ 2 分 vs. 3 ~ 6 分），60% 的 TLT 治疗患者获得了积极结局（P=0.034 ~ 0.043），且 TLT 治疗安全。

两组治疗期间的死亡率和严重不良事件发生率无显著差异。尽管该临床试验最初设计为一项 TLT 安全性研究，但从此试验中观察到的疗效仍然具有重要意义。

23.2.2　NeuroThera 有效性和安全性试验 –2

NEST-1 试验促进了 NEST-2 试验的快速入组，以在更大的卒中患者群体中研究经颅激光疗法（TLT）的疗效；这项Ⅲ期试验在 660 名卒中患者中进行（Zivin et al., 2009）。该试验的方案与 NEST-1 试验相似，但主要终点指标为改良 Rankin 量表（mRS）。由于总体分析的结果不明确，因此还使用了 NIHSS 进行额外分析，以进行分层并最终确定显著性（即根据入组基线对结果进行分层）。NEST-2 试验中使用的 mRS 终点指标通过二分 mRS 评分量表评估主要疗效结局，该评分在 TLT 治疗后 90 天进行，其中 mRS 评分为 0 ~ 2 分视为疗效成功，mRS 评分为 3 ~ 6 分视为失败或无疗效。

令人惊讶的是，NEST-2 试验对所有入组患者的疗效未达到统计学显著性（$P=0.094$）（表 23.2 和图 23.1），因此该试验并未被视为阳性结果。鉴于 NEST-1 试验的结果，这一发现相当出乎意料。然而，事后分析表明，它仅对入组时 NIHSS 评分为 7 ~ 15 分的急性缺血性卒中（AIS）患者在 90 天时的表现有中度改善作用。对于这一特定患者群体，该结果确实达到了统计学显著性（$P=0.044$）。因此，通过预设的亚组分析，研究发现 NIHSS 评分为 7 ~ 15 分的亚组受益于 TLT，但基线 NIHSS 评分较高的患者并未得到改善；这可能是由于脑损伤严重且缺乏可挽救的半暗带所致。

表 23.2　NEST-2 试验的纳入和结局

组别	分组 - 双盲和随机	
	NEST-2 试验（Zivin et al., 2009）	
	安慰剂组（327 人）	TLT 治疗组（331 人）
年龄范围	42 ~ 92 岁（平均 71.5 岁）	19 ~ 92 岁（平均 61.2 岁）
性别	189 男性 138 女性	183 男性 148 女性
治疗时间（TT）（小时：分钟）	2:30 ~ 23:54（平均 14:43）	2:42 ~ 23:54（平均 14:38）
脑卒中严重程度 • NIHSS	（平均 13.2 分）	（平均 13.1 分）
脑卒中结局 • NIHSS 　• 按严重程度分层 　• 按治疗时间分层	30.9%	36.3% $P=0.094$ （NIHSS 7-15, $P=0.044$）
死亡率	17.5%	17.4%
严重不良事件	41.8%	37.8%

23.2.3　NeuroThera 有效性和安全性试验 –3

文献中报道的 NEST-3 临床试验设计与 NEST-2 临床试验相似（见表 23.2）（Hacke et al., 2014）。该试验计划在脑卒中发生后 24 小时内入组 1000 名患者，基线 NIHSS 评分为 7 ~ 17 分，这是 NEST-1 和 NEST-2 亚组（Lampl et al., 2007; Zivin et al., 2009）中观察到 TLT 有益效果的趋势范围，但在 NEST-2 试验中，对于基线 NIHSS 评分超过 16 分的卒中患者，TLT 并未带来益处。但该试验存在很多问题（见 Hacke et al., 2014），最终只有 630 名患者被随机分配到两组中（表 23.3 和图 23.1）。

NEST-3 试验设计的奇特之处在于，它并未纳入接受标准治疗（即卒中发生后 3 ~ 4.5 小时内使用组织型纤溶酶原激活剂 tPA）的患者，因为指导委员会研究者选择的治疗时间窗为 4.5 ~ 24 小时，超出了 tPA 有效给药的时间范围。此外，由于该试验是在 2010 年至 2012 年间进行的，因此排除了现在已获批准的先进取栓术或血栓切除术的研究，这些血管内方法可有效清除大血管闭塞患者的血栓。最近的一系列试验（Berkhemer et al., 2015; Goyal et al., 2015; Campbell et al., 2015; Jovin et al., 2015; Saver et al., 2015;

Rebello et al., 2016; Lapchak, 2015b）已证明，这种方法在特定患者群体中是有益的。

NEST-3 试验的结果令患者和卒中界大失所望，但这或许也在意料之中。Hacke 等（2014）在报告研究结果的脑卒中论文中有一句不祥之兆。研究者指出，"用于光照的 20 个颅骨位点中，只有少数可能毗邻半暗带组织……这需要一定程度的可信度。"因此，在第 3 次试验后，开发者和研究者甚至质疑了他们自己对卒中患者"颅骨"和"大脑"进行 20 点治疗的理由。此外，尝试对人体大脑进行经颅 PBM 还存在其他重大问题，这将在第 23.4 节中进行讨论。

表 23.3　NEST-3 试验的纳入和结局

组别	分组 - 双盲和随机	
	NEST-3 试验（Hacke et al., 2014）	
	接受治疗者（630 人）	
	安慰剂组（327 人）	TLT 治疗组（331 人）
年龄范围	65+11 岁（平均 65 岁）	66+10 岁（平均 66 岁）
性别	199 男性 117 女性	198 男性 116 女性
治疗时间（TT）（小时：分钟）	预设组别＜ 8h，＜ 8～16h，＜ 16～24h	
脑卒中严重程度		
• NIHSS	（平均 10 分）	（平均 10 分）
脑卒中结局		
• mRS 0，2	46.1%	48.1%
• mRS 3，6	46.9%	47.1%
死亡率	6.1%	4.8%
严重不良事件	28.0%	20.9%

23.3　栓塞性脑卒中兔模型中的转化性脑卒中研究

已在新西兰白兔中广泛研究和测试了 TLT，使用的是兔小型血栓栓塞性卒中模型（RSCEM）（Lapchak et al., 2004），遵循当前脑卒中治疗研究和开发的研究指南（Lapchak, 2013, 2017; Lapchak et al., 2013; Landis et al., 2012）。在 TLT 的初步开发过程中，使用了 RSCEM，因为它与传统的转化性研究中使用的缺血模型相比具有多重优势。这些包括：

● 使用非自体血凝块进行栓塞。这很重要，因为同行评审的论文中尚未报道过因在大脑中动脉中放置缝合线而导致人类脑卒中的病例。

● 栓塞或凝血块推入大脑是在无麻醉的情况下发生的，这避免了联合疗法效果的可能性。

● 纳入脑卒中受试者的异质性人群和定义明确的临床相关行为终点（Lapchak, 2010b, 2011, 2015a; Turner et al., 2011; Lapchak and Boitano, 2017; Lyden and Lapchak, 2012）（另见 Zivin and Grotta, 1990; Zivin et al., 1985）。

23.3.1　临床前疗效

基于临床功能的转化研究，TLT 已被证明是一种促进脑卒中后神经元功能的有效方法。这种改善行为的新方法首先在 RSCEM 中得到证明（Lapchak et al., 2004），其中使用了连续波光模式的 TLT（辐照度为 7.5mW/cm^2，固定皮层通量为 0.9J/cm^2），这与 NEST-1 至 NEST-3 中使用的类似（Lapchak, 2010a; Lapchak and De Taboada, 2010; Lapchak et al., 2007; De Taboada et al., 2011; Lapchak and Boitano, 2016a）。

最初证明 PBM 疗效的研究显示，在栓塞后经颅应用 TLT 是有效的（Lapchak et al., 2004），但这项数据与颅骨厚度有关，这在原始文章中并未讨论（见第 23.4 节）。栓塞兔中的治疗时间窗较宽（最长 6 小时），但短于 NEST 临床试验中使用的时间窗（最长 24 小时）。当 TLT 引发行为改善时，这种效果在单次 TLT 治疗后可持续长达 21 天（Lapchak et al., 2004, 2007）。

23.4　NeuroThera 有效性和安全性试验出了什么问题？

尽管在 NEST-1 和 NEST-2 试验的一个亚组中观察到了低功率密度 CW TLT 的统计学显著疗效，但没有证据表明 TLT 曾被优化用于人体。光子穿过头骨的传输特性多年来一直是一个争论不休的话题，现在仍然是一个重要的研究领域。

初步的传输研究经验包括 TLT 穿透兔颅骨和大脑的情况。Lapchak 等（2004）的研究表明，"薄"颅骨允许穿透深度达到 25 ~ 30mm，如果将 TLT 放置在中线后侧的皮肤表面，其穿透将覆盖大部分大脑。然而，另一项使用颅骨较薄的大鼠的研究（De Taboada et al., 2006）表明，大鼠大脑皮层的辐照度估计会从 $10mW/cm^2$（$1.2J/cm^2$）下降到距皮层表面 18mm 深处的约 $7.5\,\mu W/cm^2$（$0.9mJ/cm^2$）。

尽管上述已发表论文中描述的研究表明，800nm CW TLT 可以穿透大鼠和兔的颅骨和大脑（Zhang et al., 2000; De Taboada et al., 2006; Ilic et al., 2006; Lapchak et al., 2004），但最近一项系统的多物种研究强调，在用于临床卒中研究的功率密度下，激光穿透厚重的人类颅骨的能力不足（Lapchak et al., 2015; Tedford et al., 2015）。该领域的一些研究人员也强调了激光穿透力下降的问题（Yaroslavsky et al., 2002; Pitzschke et al., 2015a,b）。

在 NEST-2 试验的发表文章中，研究者们还指出，CW TLT（$10mW/cm^2$；$1.2J/cm^2$）仅能穿透大脑至约 20mm 的深度（Zivin et al., 2009）。由于探头是手动放置在 20 个预设位置，因此 CW TLT 可能无法充分覆盖皮层下的所有结构。读者应注意，这一点甚至在 NEST-3 临床试验论文中也有记载（Hacke et al., 2014）。Wan 等（1981）和 Naeser 等（2011）也对此进行了讨论。研究者们通过数学计算得出，施加于头部的通量为 $8J/cm^2$ 时，只有 2% ~ 3% 的光子能穿透距离头皮表面 1cm 的位置，只有 0.2% ~ 0.3% 的光子能到达 2cm 的深度。因此，CW 光子对人脑重要深度的整体穿透几乎可以忽略不计。Lapchak 等（Lapchak et al., 2015）进行的多物种颅骨穿透研究记录了一项研究中小鼠、大鼠、兔子和人类颅骨的穿透率按顺序大幅下降。使用三种动物物种的颅骨，当波长为 800nm，表面功率密度为 $700mW/cm^2$ 时，随着在前囟处测量的颅骨厚度从小鼠的 0.44mm 增加至大鼠的 0.83mm，再增加至兔子的 2.11mm，TLT 的穿透率从 40.10%（小鼠）降低到 21.24%（大鼠），再降低到 11.36%（兔子）。此外，在平均厚度为 5.91mm 至 7.19mm 的人类颅骨中，只有 4.18% ~ 4.24% 的光子能通过颅骨传输。

因此，回顾这三项研究时，NEST 试验未能显示出显著的疗效，这或许并不令人惊讶。研究者们掌握了光子传输的知识，但并未优化 TLT 治疗方案，以确保光子能够以可重现的方式传递到所有将因缺血而受损的皮层和皮层下结构。

23.5　结论与评述：经颅激光疗法是否应进一步考虑作为治疗脑卒中的方法？

大量来自研究者的临床前数据表明，TLT 对大脑具有真正的效果，可促进神经退行性疾病模型中的行为恢复（Thunshelle and Hamblin, 2016; Hamblin, 2016; Ando et al., 2013; Huang et al., 2012; Lapchak et al., 2017; Lapchak, 2010a, 2012）。但由于 808nm CW TLT 明显无法有效穿透人类颅骨，因此需要采用新型方法来应用光子以修复受损的脑组织。

大多数临床前脑卒中研究在卒中后 5 分钟至 6 小时内使用了一次 CW TLT 治疗，数据显示这种治疗方案可促进长达 21 天的长期行为恢复（Lapchak et al., 2004）。然而，NEST 临床试验也在脑卒中后 24

小时内使用了一次连续波治疗，并使用标准化的卒中量表来衡量 90 天终点时的疗效。这些选择的理由和科学依据还没有明确的文献记载，因为使用单剂量延长测量行为或临床终点并没有临床前的依据。

下一项 TLT 研究的设计理念需要解决以下问题：

● TLT 治疗方式：连续波或脉冲模式（改善穿透性？）。

● TLT 治疗方式：单次或重复（频率）。

● TLT 与标准护理疗法结合：rt-PA 和（或）取栓术（再灌注疗法具有神经保护、增强 NO 和 CBF 的功效）。

● 基线入组：临床量表（NIHSS 和（或）mRS）和可挽救的半暗带［Alberta 卒中项目早期 CT 评分（ASPECTS）（Liebeskind et al., 2014; Pexman et al., 2001）］。

● 研究终点：临床量表（NIHSS 和（或）mRS）和（或）半暗带 / 梗死面积。

因此，尽管应进一步探索 TLT 在脑卒中治疗中的应用，但需要根据临床前和转化数据制定一项设计合理的试验和光子应用方法。

原著参考文献

［1］Ad, N., Oron, U., 2001. Impact of low level laser irradiation on infarct size in the rat following myocardial infarction. Int. J. Cardiol. 80, 109-116.

［2］Agrawal, T., Gupta, G.K., Rai, V., Carroll, J.D., Hamblin, M.R., 2014. Pre-conditioning with low-level laser (light) therapy: light before the storm. Dose Response 12, 619-649.

［3］Anders, J.J., Borke, R.C., Woolery, S.K., VAN De merwe, W.P., 1993. Low power laser irradiation alters the rate of regeneration of the rat facial nerve. Lasers Surg. Med. 13, 72-82.

［4］Ando, T., Sato, S., Kobayashi, H., Nawashiro, H., Ashida, H., Hamblin, M.R., et al., 2013. Low-level laser therapy for spinal cord injury in rats: effects of polarization. J. Biomed. Opt. 18, 098002.

［5］Berkhemer, O.A., Fransen, P.S.S., Beumer, D., et al., 2015. A randomized trial of intraarterial treatment for acute ischemic stroke. N. Engl. J. Med. 372, 11-20.

［6］Berthier, E., Decavel, P., Vuillier, F., Verlut, C., Moulin, T., DE Bustos medeiros, E., 2013. Reliability of NIHSS by telemedicine in non-neurologists. Int. J. Stroke 8, E11.

［7］Byrnes, K.R., Waynant, R.W., Ilev, I.K., Wu, X., Barna, L., Smith, K., et al., 2005. Light promotes regeneration and functional recovery and alters the immune response after spinal cord injury. Lasers Surg. Med. 36, 171-185.

［8］Castro-e-Silva JR., O., Zucoloto, S., Marcassa, L.G., Marcassa, J., Kurachi, C., Melo, C.A., et al., 2003. Spectral response for laser enhancement in hepatic regeneration for hepatectomized rats. Lasers Surg. Med. 32, 50-53.

［9］Campbell, B.C., Mitchell, P.J., Kleinig, T.J., Dewey, H.M., Churilov, L., Yassi, N., et al., 2015. Endovascular therapy for ischemic stroke with perfusion-imaging selection. N. Engl. J. Med. 372, 1009-1018.

［10］Chang, W.H., Sohn, M.K., Lee, J., Kim, D.Y., Lee, S.G., Shin, Y.I., et al., 2017. Long-term functional outcomes of patients with very mild stroke: does a NIHSS score of 0 mean no disability? An interim analysis of the KOSCO study. Disabil. Rehabil. 39, 904-910.

［11］Chung, H., Dai, T., Sharma, S.K., Huang, Y.Y., Carroll, J.D., Hamblin, M.R., 2012. The nuts and bolts of low-level laser (light) therapy. Ann. Biomed. Eng. 40, 516-533.

［12］De Taboada, L., Ilic, S., Leichliter-Martha, S., Oron, U., Oron, A., Streeter, J., 2006. Transcranial application of low-energy laser irradiation improves neurological deficits in rats following acute stroke. Lasers Surg. Med. 38, 70-73.

［13］De Taboada, L., Yu, J., El-Amouri, S., Gattoni-Celli, S., Richier, I.S., Mccarth, Y.T., et al., 2011. Transcranial laser therapy attenuates amyloid-β peptide neuropathology in amyloid-β protein precursor transgenic mice. J. Alzheimer's Dis. 23, 521-535.

［14］Desmet, K.D., Paz, D.A., Corry, J.J., Eells, J.T., Wong-Riley, M.T., Henry, M.M., et al., 2006. Clinical and experimental applications of NIR-LED photobiomodulation. Photomed. Laser Surg. 24, 121-128.

［15］Drochioiu, G., 2010. Laser-induced ATP formation: mechanism and consequences. Photomed. Laser Surg. 28, 573-574.

［16］Dubuc, V., Choi, P., Hill, M.D., Coutts, S.B., 2015. Can 90-day NIHSS be used for outcome assessment in TIA and minor stroke studies? Cerebrovasc. Dis. 40, 97-98.

[17] Eells, J.T., 2003. Therapeutic photobiomodulation for methanol-induced retinal toxicity. Proc. Natl. Acad. Sci. U.S.A. 100, 3439.

[18] Fernandes, K.P., Souza, N.H., Mesquita-Ferrari, R.A., Silva dde, F., Rocha, L.A., Alves, A.N., et al., 2015. Photobiomodulation with 660-nm and 780-nm laser on activated J774 macrophage-like cells: effect on M1 inflammatory markers. J. Photochem. Photobiol. B 153, 344-351.

[19] Ferraresi, C., Kaippert, B., Avci, P., Huang, Y.Y., De sousa, M.V., Bagnato, V.S., et al., 2015. Low-level laser (light) therapy increases mitochondrial membrane potential and ATP synthesis in C2C12 myotubes with a peak response at 3-6 h. Photochem. Photobiol. 91, 411-416.

[20] Goyal, M., Demchuk, A.M., Menon, B.K., Eesa, M., Rempel, J.L., Thornton, J., et al., 2015. Randomized assessment of rapid endovascular treatment of ischemic stroke. N. Engl. J. Med. 372, 1019-1030.

[21] Hacke, W., Schellinger, P.D., Albers, G.W., Bornstein, N.M., Dahlof, B.L., Fulton, R., et al., 2014. Transcranial laser therapy in acute stroke treatment: results of Neurothera Effectiveness and Safety Trial 3, a Phase III Clinical End Point Device Trial. Stroke 45, 3187-3193.

[22] Hamblin, M.R., 2010. Introduction to experimental and clinical studies using low-level laser (light) therapy (LLLT). Lasers Surg. Med. 42, 447-449.

[23] Hamblin, M.R., 2016. Photobiomodulation or low-level laser therapy. J. Biophotonics 9, 1122-1124.

[24] Huang, Y.Y., Chen, A.C., Carroll, J.D., Hamblin, M.R., 2009. Biphasic dose response in low level light therapy. Dose Response 7, 358-383.

[25] Huang, Y.Y., Gupta, A., Vecchio, D., De arce, V.J., Huang, S.F., Xuan, W., et al., 2012. Transcranial low level laser (light) therapy for traumatic brain injury. J. Biophotonics 5, 827-837.

[26] Ilic, S., Leichliter, S., Streeter, J., Oron, A., De Taboada, L., Oron, U., 2006. Effects of power densities, continuous and pulse frequencies, and number of sessions of low-level laser therapy on intact rat brain. Photomed. Laser Surg. 24, 458-466.

[27] Jovin, T.G., Chamorro, A., Cobo, E., De miquel, M.A., Molina, C.A., Rovira, A., et al., 2015. Thrombectomy withi 8 hours after symptom onset in ischemic stroke. N. Engl. J. Med. 372, 2296-2306.

[28] Karu, T., 2010. Mitochondrial mechanisms of photobiomodulation in context of new data about multiple roles of ATP. Photomed. Laser Surg. 28, 159-160.

[29] Kwah, L.K., Diong, J., 2014. National Institutes of Health Stroke Scale (NIHSS). J. Physiother. 60, 61.

[30] Lampl, Y., Zivin, J.A., Fisher, M., Lew, R., Welin, L., Dahlof, B., et al., 2007. Infrared laser therapy for ischemic stroke: a new treatment strategy: results of the NeuroThera effectiveness and safety trial-1 (NEST-1). Stroke 38, 1843-1849.

[31] Landis, S.C., Amara, S.G., Asadullah, K., Austin, C.P., Blumenstein, R., Bradley, E.W., et al., 2012. A call for transparent reporting to optimize the predictive value of preclinical research. Nature 490, 187-191.

[32] Lapchak, P.A., 2010a. Taking a light approach to treating acute ischemic stroke patients: transcranial near-infrared laser therapy translational science. Ann. Med. 42, 576-586.

[33] Lapchak, P.A., 2010b. Translational stroke research using a rabbit embolic stroke model: a correlative analysis hypothesis for novel therapy development. Transl. Stroke Res. 1, 96-107.

[34] Lapchak, P.A., 2011. A clinically relevant rabbit embolic stroke model for acute ischemic stroke therapy development: mechanisms & targets. In: Lapchak, P.A., Zhang, J.H. (Eds.), Translational Stroke Research: From Target Selection to Clinical Trials. Springer, USA.

[35] Lapchak, P.A., 2012. Transcranial near-infrared laser therapy applied to promote clinical recovery in acute and chronic neurodegenerative diseases. Expert Rev. Med. Devices 9, 71-83.

[36] Lapchak, P.A., 2013. Recommendations and practices to optimize stroke therapy: developing effective translational research programs. Stroke 44, 841-843.

[37] Lapchak, P.A., 2015a. A cost-effective rabbit embolic stroke bioassay: insight into the development of acute ischemic stroke therapy. Transl. Stroke Res. 6, 99-103.

[38] Lapchak, P.A., 2015b. Critical early thrombolytic and endovascular reperfusion therapy for acute ischemic stroke victims: a call for adjunct neuroprotection. Transl. Stroke Res. 6, 345-354.

[39] Lapchak, P.A., 2017. Translational stroke research opportunities and a strategy to develop effective cytoprotection. Transl. Stroke. Res. 8, 318-321.

［40］Lapchak, P.A., Araujo, D.M., 2007. Advances in ischemic stroke treatment: neuroprotective and combination therapies. Expert Opin. Emerg. Drugs 12, 97-112.

［41］Lapchak, P.A., Boitano, P.D., 2016a. A novel method to promote behavioral improvement and enhance mitochondrial function following an embolic stroke. Brain Res 1646, 125-131.

［42］Lapchak, P.A., Boitano, P.D., 2016b. Transcranial near-infrared laser therapy for stroke: how to recover from futility in the NEST-3 clinical trial. Acta Neurochir. Suppl. 121, 7-12.

［43］Lapchak, P.A., Boitano, P.D., 2017. Reflections on neuroprotection research and the path toward clinical success. In: Lapchak, P.A., Zhang, J.H. (Eds.), Neuroprotective Therapy for Stroke and Ischemic Disease. Springer International Publishing, Cham.

［44］Lapchak, P.A., De Taboada, L., 2010. Transcranial near infrared laser treatment (NILT) increases cortical adenosine-50-triphosphate (ATP) content following embolic strokes in rabbits. Brain Res. 1306, 100-105.

［45］Lapchak, P.A., Wei, J., Zivin, J.A., 2004. Transcranial infrared laser therapy improves clinical rating scores after embolic strokes in rabbits. Stroke 35, 1985-1988.

［46］Lapchak, P.A., Salgado, K.F., Chao, C.H., Zivin, J.A., 2007. Transcranial near-infrared light therapy improves motor function following embolic strokes in rabbits: an extended therapeutic window study using continuous and pulse frequency delivery modes. Neuroscience 148, 907-914.

［47］Lapchak, P.A., Han, M.K., Salgado, K.F., Streeter, J., Zivin, J.A., 2008. Safety profile of transcranial near-infrared laser therapy administered in combination with thrombolytic therapy to embolized rabbits. Stroke 39, 3073-3078.

［48］Lapchak, P.A., Zhang, J.H., Noble-Haeusslein, L.J., 2013. RIGOR guidelines: escalating STAIR and STEPS for effective translational research. Transl. Stroke Res. 4, 279-285.

［49］Lapchak, P.A., Boitano, P.D., Butte, P.V., Fisher, D.J., Holscher, T., Ley, E.J., et al., 2015. Transcranial Near-Infrared Laser Transmission (NILT) Profiles (800 nm): systematic comparison in four common research species. PLoS One 10, e0127580.

［50］Lapchak, P.A., Butte, P., Rajput, P.S., 2017. Difficult path to treating acute ischemic stroke patients with transcranial near-infrared laser therapy. In: Hamblin, M.R., De sousa, M.V.P., Agrawal, T. (Eds.), Handbook of Low-Level Laser Therapy. Pan Stanford Publishing Pte, Great Britain.

［51］Leira, E.C., Coffey, C.S., Jorge, R.E., Morton, S.M., Froehler, M.T., Davis, P.H., et al., 2013. The NIHSS supplementary motor scale: a valid tool for multidisciplinary recovery trials. Cerebrovasc. Dis. 36, 69-73.

［52］Liebeskind, D.S., Jahan, R., Nogueira, R.G., Jovin, T.G., Lutsep, H.L., Saver, J.L., et al., 2014. Serial Alberta Stroke Program early CT score from baseline to 24 hours in Solitaire Flow Restoration with the Intention for Thrombectomy study: a novel surrogate end point for revascularization in acute stroke. Stroke 45, 723-727.

［53］Lyden, P., Lapchak, P., 2012. Sisyphus and translational stroke research. Sci. Transl. Med. 4, 156ps20.

［54］Mochizuki-Oda, N., Kataoka, Y., Cui, Y., Yamada, H., Heya, M., Awazu, K., 2002. Effects of near-infra-red laser irradiation on adenosine triphosphate and adenosine diphosphate contents of rat brain tissue. Neurosci. Lett. 323, 207-210.

［55］Naeser, M.A., Hamblin, M.R., 2011. Potential for transcranial laser or LED therapy to treat stroke, traumatic brain injury, and neurodegenerative disease. Photomed. Laser Surg. 29, 443-446.

［56］Naeser, M.A., Saltmarche, A., Krengel, M.H., Hamblin, M.R., Knight, J.A., 2011. Improved cognitive function after transcranial, light-emitting diode treatments in chronic, traumatic brain injury: two case reports. Photomed. Laser Surg. 29, 351-358.

［57］Naess, H., Kurtz, M., Thomassen, L., Waje-Andreassen, U., 2016. Serial NIHSS scores in patients with acute cerebral infarction. Acta Neurol. Scand. 133, 415-420.

［58］Nilanont, Y., Komoltri, C., Saposnik, G., Cote, R., Di legge, S., Jin, Y., et al., 2010. The Canadian Neurological Scale and the NIHSS: development and validation of a simple conversion model. Cerebrovasc. Dis. 30, 120-126.

［59］Nissan, M., Rochkind, S., Razon, N., Bartal, A., 1986. HeNe laser irradiation delivered transcutaneously: its effect on the sciatic nerve of rats. Lasers Surg. Med. 6, 435-438.

［60］Olavarria, V.V., Delgado, I., Hoppe, A., Brunser, A., Carcamo, D., Diaz-Tapia, V., et al., 2011. Validity of the NIHSS in predicting arterial occlusion in cerebral infarction is time-dependent. Neurology 76, 62-68.

［61］Oron, U., Yaakobi, T., Oron, A., Mordechovitz, D., Shofti, R., Hayam, G., et al., 2001. Low-energy laser irradiation reduces formation of scar tissue after myocardial infarction in rats and dogs. Circulation 103, 296-301.

［62］Pexman, J.H., Barber, P.A., Hill, M.D., Sevick, R.J., Demchuk, A.M., Hudon, M.E., et al., 2001. Use of the Alberta Stroke

Program Early CT Score.

［63］ (ASPECTS) for assessing CT scans in patients with acute stroke. AJNR Am. J. Neuroradiol. 22, 1534-1542.

［64］ Pitzschke, A., Lovisa, B., Seydoux, O., Haenggi, M., Oertel, M.F., Zellweger, M., et al., 2015a. Optical properties of rabbit brain in the red and nearinfrared:

［65］ changes observed under in vivo, postmortem, frozen, and formalin-fixated conditions. J. Biomed. Opt. 20, 25006.

［66］ Pitzschke, A., Lovisa, B., Seydoux, O., Zellweger, M., Pfleiderer, M., Tardy, Y., et al., 2015b. Red and NIR light dosimetry in the human deep brain.

［67］ Phys. Med. Biol. 60, 2921-2937.

［68］ Rebello, L.C., Haussen, D.C., Grossberg, J.A., Belagaje, S., Lima, A., Anderson, A., et al., 2016. Early endovascular treatment in intravenous tissue plasminogen activator-ineligible patients. Stroke 47, 1131-1134.

［69］ Sartor, E.A., Albright, K., Boehme, A.K., Morales, M.M., Shaban, A., Grotta, J.C., et al., 2013. The NIHSS score and its components can predict cortical stroke. J. Neurol. Disord. Stroke 2, 1026.

［70］ Saver, J.L., Goyal, M., Bonafe, A., Diener, H.C., Levy, E.I., Pereira, V.M., et al., 2015. Stent-retriever thrombectomy after intravenous t-PA vs. t-PA alone in stroke. N. Engl. J. Med. 372, 2285-2295.

［71］ Tatmatsu-Rocha, J.C., Ferraresi, C., Hamblin, M.R., Damasceno maia, F., Do nascimento, N.R., Driusso, P., et al., 2016. Low-level laser therapy 904nm) can increase collagen and reduce oxidative and nitrosative stress in diabetic wounded mouse skin. J. Photochem. Photobiol. B 164, 96-102.

［72］ Tedford, C.E., Delapp, S., Jacques, S., Anders, J., 2015. Quantitative analysis of transcranial and intraparenchymal light penetration in human cadaver brain tissue. Lasers Surg. Med. 47, 312-322.

［73］ Thunshelle, C., Hamblin, M.R., 2016. Transcranial low-level laser (light) therapy for brain injury. Photomed. Laser Surg. 34, 587-598.

［74］ Turcato, G., Cervellin, G., Cappellari, M., Bonora, A., Zannoni, M., Bovi, P., et al., 2017. Early function decline after ischemic stroke can be predicted by a nomogram based on age, use of thrombolysis, RDW and NIHSS score at admission. J. Thromb. Thrombolysis 43, 394-400.

［75］ Turner, R., Jickling, G., Sharp, F., 2011. Are underlying assumptions of current animal models of human stroke correct: from STAIRS to high hurdles? Transl. Stroke Res. 2, 138-143.

［76］ Uozumi, Y., Nawashiro, H., Sato, S., Kawauchi, S., Shima, K., Kikuchi, M., 2010. Targeted increase in cerebral blood flow by transcranial nearinfrared laser irradiation. Lasers Surg. Med. 42, 566-576.

［77］ Wan, S., Parrish, J.A., Anderson, R.R., Madden, M., 1981. Transmittance of nonionizing radiation in human tissues. Photochem. Photobiol. 34, 679-681.

［78］ Wang, X., Tian, F., Reddy, D.D., Nalawade, S.S., Barrett, D.W., Gonzalez-Lima, F., et al., 2017. Up-regulation of cerebral cytochrome-c-oxidase and hemodynamics by transcranial infrared laser stimulation: a broadband near-infrared spectroscopy study. J. Cereb. Blood Flow Metab. 37, 3789-3802.

［79］ Wu, Q., Huang, Y.-Y., Dhital, S., Sharma, S.K., Chen, A.C.-H., Whalen, M.J., et al., 2010. Low level laser therapy for traumatic brain injury. SPIE Proc. 7552, 755206-1-8.

［80］ Xuan, W., Vatansever, F., Huang, L., Hamblin, M.R., 2014. Transcranial low-level laser therapy enhances learning, memory, and neuroprogenitor cells after traumatic brain injury in mice. J. Biomed. Opt. 19, 108003.

［81］ Xuan, W., Huang, L., Hamblin, M.R., 2016. Repeated transcranial low-level laser therapy for traumatic brain injury in mice: biphasic dose response and long-term treatment outcome. J. Biophotonics 9, 1263-1272.

［82］ Yaroslavsky, A.N., Schulze, P.C., Yaroslavsky, I.V., Schober, R., Ulrich, F., Schwarzmaier, H.J., 2002. Optical properties of selected native and coagulated human brain tissues in vitro in the visible and near infrared spectral range. Phys. Med. Biol. 47, 2059-2073.

［83］ Zhang, Q., Ma, H., Nioka, S., Chance, B., 2000. Study of near infrared technology for intracranial hematoma detection. J. Biomed. Opt. 5, 206-213.

［84］ Zivin, J.A., Grotta, J.C., 1990. Animal stroke models. They are relevant to human disease. Stroke 21, 981-983.

［85］ Zivin, J.A., Fisher, M., Degirolami, U., Hemenway, C.C., Stashak, J.A., 1985. Tissue plasminogen activator reduces neurological damage after cerebral embolism. Science 230, 1289.

［86］ Zivin, J.A., Albers, G.W., Bornstein, N., Chippendale, T., Dahlof, B., Devlin, T., et al., 2009. Effectiveness and safety of transcranial laser therapy for acute ischemic stroke. Stroke 40, 1359-1364.

第 24 章 光生物调节作用对创伤性脑损伤的影响：拟进行的临床评估

Sherry Fox[1] 和 Victoria Campbell[2]

1. BioCare Systems 公司，美国科罗拉多州帕克；科罗拉多州生物科学协会，美国科罗拉多州丹佛；国家激光疗法协会，美国马里兰州巴尔的摩；LumiWave 近红外疗法设备，"Operation Stand Tall Against TBI" 非营利组织，美国科罗拉多州卡尔汉

2. RaVive Health 公司，"Operation Stand Tall Against TBI" 非营利组织，美国科罗拉多州卡尔汉；国家社会工作者协会，美国华盛顿特区；美国心理学会，美国华盛顿特区；坎贝尔脑外伤治疗法

24.1 引言

脑震荡或轻度创伤性脑损伤（mTBI）已成为当今体育和军事领域的头条问题。据退役军人事务部统计，2000 年至 2012 年间，有超过 25 万名服役人员遭受了创伤性脑损伤（TBI）（Gerberding and Binder, 2015）。mTBI 是由脑部突然受到的震荡性冲击事件引起的。所造成的损伤包括神经元突触连接断裂、神经元凋亡、微出血和缺血。临床表现包括认知障碍、情绪障碍、头痛、睡眠模式紊乱和行为不当（Tanielian and Jaycox, 2008）。已证实脑震荡和 mTBI 会使脑部血流减少（Bonne, 2003; Maugans et al., 2012）。研究表明，血流与脑部功能之间存在相关性；血流受阻会降低脑部的运作能力（Villringer and Dirnagle, 1995）。据估计，10% ~ 30% 的震荡患者会出现长期症状，这被称为震荡后综合征（PCS）。一些 PCS 患者的震荡区域在单光子发射计算机断层扫描（SPECT）下显示为持续的低灌注状态（Agrawal et al., 2005）。这种低灌注状态可能会通过使细胞缺乏葡萄糖和氧气来阻碍神经元功能，从而影响线粒体功能和细胞呼吸作用。

一项独立研究"近红外光疗法对健康受试者脑部状态的急性影响"详细指出，脑震荡的诊断是神经学家面临的主要挑战之一（Grover et al., 2017）。

该研究表明，定量脑电图（qEEG）已被证明是基于几个可测量因素诊断脑震荡 /mTBI 的可行工具。这些测量因素包括 P300 脑速、反应时间和振幅。振幅是神经细胞电压水平的度量。从头皮测量的健康功能细胞的典型振幅范围可为 10 至 100 微伏（μV）。P300 是事件相关电位（ERP）的 EEG 成分，在决策过程中被激发。该信号通常用作决策过程中认知功能的度量。

反应时间是脑部对刺激反应速度的整体度量，并反映了脑部在给定时间内的反应效率。随着时间的推移或治疗，这些测量指标的改善可能表明脑部状态发生变化，这有利于脑震荡损伤的修复（Duff, 2004）。

24.2 定义与统计——创伤性脑损伤

TBI 可定义为由外部机械力导致的脑部功能障碍（Savitsky et al., 2016）。《诊断与统计手册》（DSM）第五版（5）将 TBI 及其神经精神类相关疾病归类为神经认知障碍（NCDs）框架内［American Psychiatric Association（APA），2013］。据 APA 所述，NCDs 是对该框架内除谵妄外的所有病症的诊断标准进行的"重新命名和重构"（APA, 2013）。NCDs 是指个体认知功能受损，且并非由先天性或早期发育性原因引起（APA, 2013）。在 DSM-5 中，对 TBI 及其相关的神经精神并发症，如情绪扭曲、焦虑、思维和冲动问题、药物使用/滥用障碍以及一系列人格问题（Zuckerman et al., 2017）进行了详尽考虑（Wortzel and Arciniegas, 2014）。DSM-5 还提供了与将伤害事件诊断为 TBI 的相关标准（APA, 2013）。

以下是 DSM-5 中轻度 NCD 的具体诊断标准：

（1）基于以下一点，证明在一个或多个认知领域（复杂注意力、执行功能、学习和记忆、语言、感知运动或社会认知）中，认知水平较先前水平有适度下降：

a. 个体、知情者或临床医生担心认知功能已显著下降；

b. 认知表现明显受损，最好通过标准化神经心理学测试进行证明，或在缺乏该测试的情况下，通过其他量化临床评估进行证明。

（2）认知缺陷不妨碍日常生活的独立性（但可能需要付出更多努力、采取补偿策略或进行适应性调整）。

（3）认知障碍并不仅仅发生在谵妄的背景下。

（4）其他精神障碍不能更好地解释认知缺陷（如重度抑郁障碍、精神分裂症）（APA, 2013）。

以下是 DSM-5 中重度 NCD 的具体诊断标准：

（1）基于以下一点，证明在一个或多个认知领域（复杂注意力、执行功能、学习和记忆、语言、感知运动或社会认知）中，认知水平从先前水平显著下降：

a. 个体、知情者或临床医生担心认知功能已显著下降；

b. 认知表现明显受损，最好通过标准化神经心理学测试进行证明，或在缺乏该测试的情况下，通过其他量化临床评估进行证明。

（2）认知缺陷妨碍日常生活的独立性（即至少需要协助完成复杂日常生活的工具性活动）。

（3）认知缺陷并非仅在谵妄情况下出现。

（4）其他精神障碍不能更好地解释认知缺陷（如重度抑郁障碍、精神分裂症）（APA, 2013）。

最后，以下是因 TBI 导致的重度或轻度 NCD 的具体诊断标准：

（1）符合重度或轻度 NCD 的标准。

（2）有 TBI 的证据，即头部受到撞击或其他导致脑部在颅骨内快速移动或位移的机制，并伴有以下一项或多项症状：

a. 意识丧失。

b. 创伤后遗忘。

c. 方向迷失和意识混乱。

d. 神经学体征（如神经影像学显示损伤；新发癫痫发作；原有癫痫发作障碍明显恶化；视野缺损；嗅觉丧失；偏瘫）。

（3）NCD 在 TBI 发生后或恢复意识后立即出现，并持续至急性损伤后（APA, 2013）。

TBI 的官方诊断标准中包含一个评级量表，该量表根据变量将 TBI 分类为轻度、中度、重度或穿透性（Carlozzi et al., 2015）。

TBI 的体征和症状因人而异，且每次受伤的情况也不同。最常见的体征和症状包括：

持续不退的头痛或颈部疼痛；

记忆、集中注意力或决策困难；

思维、说话、行动或阅读缓慢；

迷路或容易感到失去方向；

一直感到疲倦，没有精力或动力；

情绪变化（无缘无故地感到愤怒）；

睡眠模式改变（睡眠过多或过少）；

头晕、眩晕或失去平衡；

呕吐感（恶心）；

对光线、声音或干扰的敏感度增加；

视力模糊或眼睛容易疲劳；

嗅觉或味觉丧失；以及

耳鸣（Kristman et al., 2014）。

儿童 TBI 的体征和症状与上述列表相似但不仅限于这些。经历过 TBI 事件的儿童常出现的体征和症状包括：

疲倦或倦怠；

易怒或脾气暴躁（无法停止哭泣或无法被安慰）；

饮食变化；

玩耍方式改变；

在学校表现不同；

对最喜欢的玩具或活动失去兴趣；

丧失新技能，如厕训练；

失去平衡或步态不稳；

或呕吐（Babcock et al., 2013）。

24.3　发展方面

在探讨 TBI 事件后可能的发展方向和分支时，必须考虑损伤发生的年龄以及损伤的严重程度。一项研究检查了四个年龄组儿童的预后，以探索一个年龄组的儿童与另一个年龄组的儿童相比，是否能够在损伤发生时根据其年龄表现出更大的恢复能力（Garcia et al., 2015）。最初，假设是较年轻的年龄组儿童将表现出较差的恢复结果；而实际上，研究发现的是，中等年龄组的儿童表现出了最差的结果。研究人员假设其与大脑损伤时大脑发育和认知发育的关键重要时期相对应（Garcia et al., 2015）。

根据研究提供的信息，以及从发展的角度来看，大脑在事件发生后自然恢复的能力在很大程度上取决于个人的年龄和损伤的严重程度；为童年时期因 TBI 导致的持续发育挑战提供干预措施十分重要。

24.4　生理构成

从生理学的角度来看，TBI 是由外围机械力引起的非退行性、非先天性脑损伤，可能导致一系列脑功能的永久性或暂时性损害，并且可能包括意识状态的减弱或改变（Narotam et al., 2014）。其与 TBI 结果可能改变的生理成分相关，并且在视觉能力方面，患者可能会遭受部分或全部视力丧失、眼肌无力或复视、视力模糊、距离判断困难、眼球震颤或畏光（Petraglia et al., 2014）。

从听觉角度来看，当某人经历可能导致 TBI 的创伤性事件时，他们也可能需遭受生理缺陷，如听力下降或丧失、耳鸣或对声音敏感度增加（Astafiev et al., 2016）。患者的嗅觉和味觉也可能减弱（Astafiev et al., 2016）。

最后，从生理学角度来看，患者可能会经历癫痫发作、身体瘫痪或痉挛、慢性疼痛、肠道和膀胱控制问题、睡眠问题、体力下降、体温调节困难和潜在的月经问题（Astafiev et al., 2016）。这并不是与 TBI 发生相关的生理学方面的详尽清单，因为所有创伤性脑损伤都是不同的，并且损伤对患者的影响也是个体化的。

24.5 心理表现

与 TBI 相关的心理表现不仅影响患者，还影响患者的支持系统。TBI 的行为和情感后果可能包括个性改变、愤怒和沮丧问题、情绪困扰、社交关系困难和执行功能困难（Bolzenius et al., 2015）。

当患者发生 TBI 时，面临的挑战之一是其被认为是一种看不见、但是其影响却是深远的损伤。家人常对亲人发生的个性改变感到困惑；一夜之间，患者可能从外向、活跃的人变成孤僻的人，甚至可能产生自杀意念。对于患者来说，无法管理他们的沮丧和愤怒，加上耐心和容忍度普遍降低，可能会加剧损伤。

情绪困扰可表现为抑郁或焦虑症状，这些症状通常会在 TBI 后出现（Andruszkow et al., 2014）。情绪变化可能直接源于大脑受损的区域以及损伤后发生的后续变化（Rosenberg et al., 2015）。还必须考虑到，情绪困扰可能导致诸如适应 TBI 后认知和行为挑战的问题（Lengenfelder et al., 2015）。从情感方面来看，焦虑可能表现为一般的紧张或不安，如恐慌症（Rosenberg et al., 2015）。

24.6 社会学影响

TBI 后的社会交流和社交关系的影响是一个需要概念化的领域。这一挑战领域可能会成为患者恢复的障碍，进一步加重患者支持渠道中存在的关系压力。社会交流需要多种具有协作性质的技能。这些技能包括语言和非语言能力、社交交流、开始和结束对话、选择和改变对话主题、轮流发言、请求澄清、保持眼神交流、以适当的语速说话以及使用手势等（Togher et al., 2016）。

TBI 患者可能会在有效的人际交往技能方面遇到问题，以及理解社交关系中出现的细微差别方面的困难（Togher et al., 2016）。如经历过 TBI 的患者可能对社交规范的敏感度降低，对他人情绪的敏感度也降低（Neumann et al., 2014）。

与 TBI 相关且可能阻碍社交交流的认知挑战包括：注意力和集中力问题、记忆力问题、执行功能问题和社交认知障碍（Gordon and Duff, 2016）。

24.7 原因

TBI 的发生有几种方式。这种损伤最常见的原因是头部或身体受到打击或震动（Couch and Stewart, 2015）；然而，物体穿透颅骨也可能导致 TBI（Couch and Stewart, 2015）。

准确评估 TBI 的发病率是一项艰巨的任务。美国疾病控制和预防中心（CDC）报告称，美国每年约有 150 万人遭受 TBI 折磨；大约 5 万人每年死于 TBI，约有 8.5 万人幸存下来但伴有长期残疾（Ma et al., 2014）。总体而言，TBI 的原因各不相同且性质多样，最常见的导致 TBI 的事件是车祸、跌倒和枪伤（Roozenbeek et al., 2013）。TBI 的原因可能与个人所处的环境有关。如军人更可能因爆炸或跌倒而导致 TBI，而平民因爆炸导致 TBI 的可能性较小，而因机动车事故导致 TBI 的可能性较大。

在探索与 TBI 相关的损伤机制时，必须考虑不同类型的脑损伤：开放性颅脑损伤、闭合性颅脑损伤、减速性损伤、化学或毒性损伤、缺氧、肿瘤、感染和脑卒中（Bramlett and Dietrich, 2015）。

24.8　治疗方法

在探索目前可用于治疗创伤性脑损伤的方法时，令人遗憾的是目前没有现有的治疗方法可以治愈这种疾病。普遍的做法，即专业领域内的当前标准，是医务人员治疗由此状况引起的行为和情绪问题（Bergersen et al., 2017）。行为管理策略是治疗 TBI 的常规方法，结合解决压力和愤怒管理困难的技术（Bergersen et al., 2017）。在为遭受 TBI 折磨的个人构建支持系统时，情绪负担是另一个需要考虑的因素。情绪负担是可衡量的成本，它反映了照顾 TBI 患者的亲人可能对患者支持系统产生的影响；处理自控力、冲动性及潜在判断力不足等个人问题的技巧，例如从患者角度出发，对脑损伤后发生的变化进行自我认知（McMillan and Wood, 2017）。除了治疗行为和症状外，以下方面作为治疗选项也正在进行探索。

24.9　最常见的推荐治疗方法

TBI 患者的治疗选择目前十分有限。以下是一些更受欢迎的替代疗法，用于治疗创伤后应激障碍（PTSD）和 TBI。其中一些得到了大量临床证据的支持，而其他一些则目前缺乏严谨的科学证据。治疗 TBI 需要解决的不仅是身体上的伤害，还有心理上的影响。可以将大脑想象成计算机的硬件，当这个机制受伤或损坏时，它就无法有效地运行所提供的新"软件"（技能或心理干预）。

高压氧疗法，也称为高压氧治疗，是在高于大气压的水平下使用氧气进行治疗。所需的设备包括一个可能是刚性或柔性结构的高压舱，以及一种输送 100% 氧气的方法。

经颅磁刺激（TMS）是一种无创方法，用于小区域刺激大脑。在 TMS 过程中，将磁场发生器或线圈放置在接受治疗的人的头部附近。线圈通过电磁感应在大脑正下方的区域产生微小电流。

高性能神经反馈是一种脉冲式、低强度的电流，可有效减少焦虑、抑郁、TBI、PTSD、成瘾和注意力缺陷障碍的症状。

颅电刺激疗法是一种无创性脑刺激形式，它通过在人的头部施加小的脉冲电流来治疗各种疾病，如焦虑、抑郁和失眠。

生物反馈是利用相关仪器提供有关相同系统活动的信息，从而使人更加了解自身的多种生理功能，目标是能够随意操控这些功能。一些可控制的过程包括脑电波、肌肉张力、皮肤电导、心率和疼痛感知。

在管理此类损伤的即时和长期后果时，通常会使用药理干预；临床医生有许多药理选择，包括精神兴奋剂、抗抑郁药、抗帕金森病药物和抗惊厥药。

光生物调节作用 PBM 是治疗技术中的一种，它们采用低强度激光或发光二极管光来缓解疼痛或愈合伤口。

作为 PBM 的一种形式，近红外（NIR）光具有加速组织修复和再生的特定机制。主要作用是释放来自血管内皮和血红蛋白的一氧化氮（NO）。NO 是一种强效的血管扩张剂，可增加流向组织的血液和淋巴液（Wecksler et al., 2004）。

这可以加速受损组织的愈合并恢复组织的营养环境。此外，NIR 光触发了 ATP 的产生。这是运行细胞功能（包括修复和修复信号传导）的直接能量来源。

也有证据表明，NIR 能够触发干细胞信号传导机制。在伤口愈合中的临床观察显示，近红外光使细胞增殖和建模阶段的速度加快。与未处理的组织修复相比，观察到的瘢痕最小化，这表明该过程比未处理组织中的修复过程更高效、更有序。

加州大学伯克利分校的一些令人印象深刻的研究表明了细胞信号传导在干细胞植入中的作用。研究人员发现，老年小鼠的愈合瘢痕比年轻小鼠多。研究人员通过皮肤将基因相同的老年小鼠和年轻小鼠连接起来。这样，动物们就共享了一个共同的血液循环，从而可以交换化学信号。当给两只小鼠都造成肌肉损伤时，老年小鼠的愈合瘢痕与年轻小鼠一样少。我们认为 NIR 光可能在触发这些干细胞信号传导信使方面发挥作用（Grover et al., 2017）。

我们认为，TBI 最有前途的新兴治疗选择是使用 NIR 光疗法的 PBM，已证明这可以刺激受损外周组织的血流（Radegran and Saltin, 1999）。将这种治疗应用于改善神经组织血流是从这种观察到的作用机制中得出的自然推论。最近对 TBI 患者的研究表明，NIR 光疗法可能改善脑震荡后的症状。体外研究的结果结合人体临床研究显示，治疗后血流改善并可能出现神经再生（Grover et al., 2017）。几项研究表明，NIR 光波长可穿透颅骨组织达到显著深度。一项研究表明，800nm NIR 光的半衰期对应于光子在距离上超过 4cm 的迁移（Chance et al., 1988）。

在另一项使用相位分辨光学光谱仪对成人和新生儿头部进行光程长度测量的研究中，研究人员测量了 NIR 光的平均路径长度，分别为 26.48cm 和 19.96cm。最近的人体案例研究表明，NIR 光有助于急性脑震荡和慢性创伤性脑损伤的愈合。一些受试者报告称，治疗后出现了持续长达三天的抗焦虑效果，这表明 NIR 光可能引起了某种变化（Campbell, 2014）。

24.10　结果

NIR 光作为 mTBI 的潜在治疗方式显示出极大的前景。阐明 NIR 光对神经组织的作用机制是优化治疗方案的重要步骤。一个可能的相关机制是 NIR 对神经元能量代谢的刺激作用，至少对于功能不佳的组织而言是如此。最初显示低电压读数的受试者中，振幅的改善表明 NIR 光可能刺激了细胞呼吸激活，从而导致脑电状态发生变化，有利于反应时间的改善。有证据表明，NIR 光对健康的细胞和组织没有影响。这与治疗有症状的 mTBI 是一致的。简而言之，证据表明，NIR 光在大脑中的作用机制是通过增加血流量、协助燃料和氧气的输送、增加引流从而降低肿胀、清除蛋白质和毒素，以及最终通过刺激脑细胞再生和恢复大脑功能来发挥作用。除了揭示在急性环境中 NIR 光对健康组织反应时间的影响机制外，下一步建议是测量已确诊的 mTBI 患者接受长期 NIR 光治疗的效果，以确定刺激不健康组织恢复正常功能的模型是否在临床环境中同样有效。

24.11　讨论

脑震荡会引发一系列复杂的代谢事件，导致精细的神经元稳态平衡受到干扰。从神经毒性开始，初始线粒体功能障碍引起的能量代谢紊乱似乎是大多数脑震荡后体征和症状的主要生化解释（Signoretti et al., 2011）。脑外伤的直接后果是神经递质的突然、无差别释放和离子流的失控，导致钾泵和钙泵活动增加以恢复膜电位。这导致葡萄糖需求显著增加以管理泵活动。同时，在急性脑震荡的情况下，受损区域的脑血流量会显著减少，最多可达 10 天。这加剧了大脑动员葡萄糖和清除离子的能力，导致代谢抑制，限制了线粒体功能并导致钙积累，进而加速细胞死亡。PCS 描述的是由初始 mTBI 事件引起的一系列慢性症状。脑血流量与神经活动相关（Ances, 2004）。目前，已经证明 NIR 能刺激一氧化氮的释放，一氧化氮是一种强效的内源性血管舒张剂，可增加血流量；而且已证明在没有热效应的情况下，使用激光输送 NIR 光时会发生这种情况（Lohr et al., 2009）。似乎还有其他机制在起作用。Karu（1989）表明，NIR 光被细胞呼吸链的组分吸收，引起激活，导致线粒体和细胞质氧化还原状态的变化。已证明 NIR 范围内的辐射可通过影响在细胞膜上的钙通道而引发反应。这进而影响膜通透性和离子转运（Karu, 1989）。这表明 NIR 光可能对脑震荡的神经组织产生影响。实际上，Ca^{2+} 波在突触和细胞外过程中很突出，这些过程会影响通过 EEG 测量的相干神经元放电（Ingber et al., 2014）。此外，Lapchak 和 De Taboada（2010）证明，在兔模型中，经颅 NIR 光治疗通过线粒体中的细胞色素 c 氧化酶光受体使 ATP 含量增加。

这进而可以为脑细胞电活动提供能量（Lapchak and De Taboada, 2010）。研究人员注意到，光疗对功能不佳的细胞影响最为显著，而对正常功能的细胞影响很小，甚至没有影响。如光疗似乎能刺激营养性溃疡的皮肤愈合，而对正常愈合的伤口影响则微乎其微。这意味着正常功能的细胞不会因 NIR 光而加速其活动，而是保持在其正常功能状态。然而，如果细胞的功能低于最佳水平，那么 NIR 光会刺激其恢复到最佳功能状态。其被认为是通过已经提到的细胞呼吸链刺激来实现的，最终导致 Ca^{2+} 波改变，进而影响环核苷酸的水平，从而调节 DNA 和 RNA 合成以及随后的细胞增殖。在本研究中，正常范围振幅的受试者在一次 NIR 光治疗后几乎没有效果。然而，亚正常振幅的受试者在治疗后振幅发生了相当大的变化。我们认为，通过对细胞呼吸链的生物刺激，急性激活功能欠佳的细胞中的神经元能量代谢，再加上增加的血流量带来额外的葡萄糖和氧气，可以解释这一发现。

24.12　TBI 治疗的未来临床试验

在 FDA 工作人员的一篇出版物中，我们发现以下内容：

为支持创伤性脑损伤终点指标开发（TED）倡议，FDA 专员的研究员项目将重点组建一个跨中心和跨机构的主题专家团队，该团队将有助于推动采用针对脑疾病特定的开放数据标准的方法，从而提高 TBI 临床试验的质量、效率和成本效益。TBI 是一个重大的医学问题。在美国，每年至少有 170 万人遭受 TBI 折磨；它是美国所有与伤害相关的死亡中三分之一的促成因素。在军队中，TBI 是现役军人中最常见伤害和残疾原因之一。研究人员一直在积极寻找更好的方法来诊断和治疗 TBI，但目前我们还没有治疗 TBI 的"疗法"，甚至没有很好的方法来诊断其是否发生或其严重程度。因此，FDA 尚未批准任何用于治疗轻度和中度 TBI 患者的治疗药物、医疗器械或诊断工具。其根本原因在于缺乏可用于支持这些产品批准所需临床试验的科学和共识驱动的终点指标。TED 倡议由国会指令性医学研究计划（CDMRP）资助，将在未来五年内获得 1800 万美元，其唯一目标是开发这些终点指标，并确保这些终点指标与 FDA 达成一致。

TBI 研究的终点可能以多种形式实现，包括临床结局评估、以患者为中心的结局、成像和血液生物标记物。美国 FDA 拥有许多可用工具，包括药物开发工具和医疗器械开发工具，有助于促进这些潜在终点的资格认证。FDA 还与研究和临床界合作，开发设计更好的临床研究，以便开发新的医疗产品（Manley et al., 2017）。

24.13　结论

总之，TBI 是一种在各种环境和人群中普遍存在的伤害。迄今为止，许多研究已经探索了诊断这种疾病的最佳方法。然而，只有少数几项非常小的研究调查了 PBM 治疗 TBI 或类似慢性脑病状态的有效性。到目前为止，还没有足够的数据提供确凿的证据来支持一种基于经验的、同时治愈心灵和身体治疗方法。我们认为，目前人们对这个问题有很深的认识，诊断技术的进步也有所改善，但在确定性的解决方案方面几乎没有取得进展。如上所述，FDA 尚未批准任何专门用于诊断或治疗 TBI 的独立医疗产品。要解决这个问题，前面的路还很长。

原著参考文献

［1］Agrawal, D., Gowda, N.K., Bal, C.S., Pant, M., Mahapatra, A.K., 2005. Is medial temporal injury responsible for pediatric postconcussion syndrome?

［2］A prospective controlled study with single-photon emission computerized tomography. J. Neurosurg. 102 (2 Suppl.), 167-171.

［3］ American Psychiatric Association, 2013. Diagnostic and Statistical Manual of Mental Disorders, fifth ed. American Psychiatric Publishing, Arlington, VA.

［4］ Andruszkow, H., Deniz, E., Urner, J., Probst, C., Grün, O., Lohse, R., et al., 2014. Physical and psychological long-term outcome after traumatic brain injury in children and adult patients. Health Qual. Life Outcomes 12 (1), 26.

［5］ Ances, B.M., 2004. Coupling of changes in cerebral blood flow with neural activity: what must initially dip must come back up. J. Cereb. Blood Flow Metab. 24, 1-6.

［6］ Astafiev, S.V., Zinn, K.L., Shulman, G.L., Corbetta, M., 2016. Exploring the physiological correlates of chronic mild traumatic brain injury symptoms. NeuroImage 11, 10-19.

［7］ Babcock, L., Byczkowski, T., Wade, S.L., Ho, M., Mookerjee, S., Bazarian, J.J., 2013. Predicting postconcussion syndrome after mild traumatic brain injury in children and adolescents who present to the emergency department. JAMA Pediatr. 167 (2), 156-161.

［8］ Bergersen, K., Halvorsen, J.Ø., Tryti, E.A., Taylor, S.I., Olsen, A., 2017. A systematic literature review of psychotherapeutic treatment of prolonged symptoms after mild traumatic brain injury. Brain Inj. 31, 279-289.

［9］ Bolzenius, J.D., Roskos, P.T., Salminen, L.E., Paul, R.H., Bucholz, R.D., 2015. Cognitive and self-reported psychological outcomes of blast-induced mild traumatic brain injury in veterans: a preliminary study. Appl. Neuropsychol. 22 (2), 79-87.

［10］ Bonne, O., 2003. Cerebral blood flow in chronic symptomatic mild traumatic brain injury. Psychiatry Res. 124, 141-152.

［11］ Bramlett, H.M., Dietrich, W.D., 2015. Long-term consequences of traumatic brain injury: current status of potential mechanisms of injury and neurological outcomes. J. Neurotrauma 32 (23), 1834-1848.

［12］ Campbell, V. (2014, October 15). [personal interview [S.Fox].

［13］ Carlozzi, N.E., Kirsch, N.L., Kisala, P.A., Tulsky, D.S., 2015. An examination of the Wechsler Adult Intelligence Scales, (WAIS-IV) in individuals with complicated mild, moderate and Severe traumatic brain injury (TBI). Clin. Neuropsychol. 29 (1), 21-37.

［14］ Chance, B., Leigh, J.S., Miyake, H., Smith, D.S., Nioka, S., Greenfeld, R., et al., 1988. Comparison of time-resolved and unresolved measurements of deoxyhemoglobin in brain. Proc. Natl. Acad. Sci. U.S.A. 85, 4971-4975.

［15］ Couch, J., Stewart, K., 2015. Definition of and comparison of the "Headache Problem" in veterans of the Iraq (OIF) and Afghanistan (OEF) wars with and without traumatic brain injury (TBI) using parameters of headache frequency and intensity. Neurology 84 (14 Suppl.), P1.314.

［16］ Duff, J., 2004. The usefulness of quantitative EEG (QEEG) and Neurotherapy in the assessment and treatment of postconcussion syndrome. Clin. EEG Neurosci. 35, 198-209.

［17］ Garcia, D., Hungerford, G.M., Bagner, D.M., 2015. Topical review: negative behavioral and cognitive outcomes following traumatic brain injury in early childhood. J. Pediatr. Psychol. 40 (4), 391-397.

［18］ Gerberding, J.L., Binder, S., 2015. Report to Congress on Mild Traumatic Brain Injury in the United States: Steps to Prevent a Serious Public Health Problem. National Center for Injury Protection & Control; Division of Unintentional Injury Prevention, Atlanta, GA.

［19］ Gordon, R.G., Duff, M.C., 2016. Incorporating principles of the collaborative contextualized intervention approach with the empirical study of learning and communication in traumatic brain injury. Aphasiology 30 (12), 1461-1482.

［20］ Grover, F., Weston, J., Weston, M., 2017. Acute effects of near-infrared light therapy on brain state in healthy subjects as quantified by qEEG measures. Photomed. Laser Surg. 35 (3), 136-141.

［21］ Ingber, L., Pappalepore, M., Stesiak, R.R., 2014. Electroencephalographic field influence on calcium momentum waves. J. Theor. Biol. 343, 138-153.

［22］ Karu, T., 1989. Laser Biostimulation: a photobiological phenomenon. J. Photochem. Photobiol. 3, 638-640.

［23］ Kristman, V.L., Borg, J., Godbolt, A.K., Salmi, L.R., Cancelliere, C., Carroll, L.J., et al., 2014. Methodological issues and research recommendations for prognosis after mild traumatic brain injury: results of the International Collaboration on Mild Traumatic Brain Injury Prognosis. Arch. Phys. Med. Rehabil. 95 (3), S265-S277.

［24］ Lapchak, P.A., De Taboada, L., 2010. Transcranial near infrared laser treatment (NILT) increases cortical adenosine-5c-triphosphate (ATP) content following embolic strokes in rabbits. Brain Res. 1306, 100-105.

［25］ Lengenfelder, J., Arjunan, A., Chiaravalloti, N., Smith, A., DeLuca, J., 2015. Assessing frontal behavioral syndromes and cognitive functions in traumatic brain injury. Appl. Neuropsychol. 22 (1), 7-15.

［26］ Lohr, N.L., Keszler, A., Pratt, P., Bienengraber, M., Warltier, D.C., Hogg, N., 2009. Enhancement of nitric oxide release from nitrosyl hemoglobin and nitrosyl myoglobin by red/near infrared radiation: potential role in cardioprotection. J. Mol. Cell Cardiol. 47, 256-263.

[27] Ma, V.Y., Chan, L., Carruthers, K.J., 2014. Incidence, prevalence, costs, and impact on disability of common conditions requiring rehabilitation in the United States: stroke, spinal cord injury, traumatic brain injury, multiple sclerosis, osteoarthritis, rheumatoid arthritis, limb loss, and back pain. Arch. Phys. Med. Rehabil. 95 (5), 986-995.

[28] Manley, G.T., MacDonald, C.L., Markowitz, A., Stephenson, D., Robbins, A., Gardner, R.C., et al., 2017. The traumatic brain injury endpoints development (TED) initiative: progress on a public-private regulatory collaboration to accelerate diagnosis and treatment traumatic brain injury. Neurotrauma 34 (19), 2721-2730.

[29] Maugans, T.A., Farley, C., Altaye, M., Leach, J., Cecil, K.M., 2012. Pediatric sports-related concussion produces cerebral blood flow alterations. Pediatrics 129, 2606-2612.

[30] McMillan, T.M., Wood, R.L. (Eds.), 2017. Neurobehavioural Disability and Social Handicap Following Traumatic Brain Injury. Psychology Press.

[31] Narotam, P.K., Morrison, J.F., Schmidt, M.D., Nathoo, N., 2014. Physiological complexity of acute traumatic brain injury in patients treated with a brain oxygen protocol: utility of symbolic regression in predictive modeling of a dynamical system. J. Neurotrauma 31 (7), 630-641.

[32] Neumann, D., Zupan, B., Malec, J.F., Hammond, F., 2014. Relationships between alexithymia, affect recognition, and empathy after traumatic brain injury. J. Head Trauma Rehabil. 29 (1), E18-E27.

[33] Petraglia, A.L., Dashnaw, M.L., Turner, R.C., Bailes, J.E., 2014. Models of mild traumatic brain injury: translation of physiological and anatomic injury. Neurosurgery 75, S34-S49.

[34] Radegran, G., Saltin, B., 1999. Nitric oxide in the regulation of vasomotor tone in human skeletal muscle. Am. J. Physiol. 276, H1951-H1960.

[35] Rosenberg, H., Dethier, M., Kessels, R.P., Westbrook, R.F., McDonald, S., 2015. Emotion perception after moderate-severe traumatic brain injury: the valence effect and the role of working memory, processing speed, and nonverbal reasoning. Neuropsychology 29 (4), 509.

[36] Roozenbeek, B., Maas, A.I., Menon, D.K., 2013. Changing patterns in the epidemiology of traumatic brain injury. Nat. Rev. Neurol. 9 (4), 231-236.

[37] Savitsky, B., Givon, A., Rozenfeld, M., Radomislensky, I., Peleg, K., 2016. Traumatic brain injury: it is all about definition. Brain Inj. 30 (10), 1194-1200.

[38] Signoretti, S., Lazzarino, G., Tavazzi, B., Vagnozzi, R., 2011. The pathophysiology of concussion. Phys. Med. Rehabil 3 (10 Suppl 2), S359-S368.

[39] Tanielian, T., Jaycox, L.H., 2008. Invisible Wounds of War: Psychological and Cognitive Injuries, Their Consequences, and Services to Assist Recovery. Rand Corp., Santa Monica, CA, pp. 13-14, ISBN 978-0-8330-4454-9.

[40] Togher, L., McDonald, S., Tate, R., Rietdijk, R., Power, E., 2016. The effectiveness of social communication partner training for adults with severe chronic TBI and their families using a measure of perceived communication ability. NeuroRehabilitation 38 (3), 243-255.

[41] Villringer, A., Dirnagle, U., 1995. Coupling of brain activity and cerebral blood flow: basis of functional neuroimaging. Cerebrovasc. Brain Metab. Rev. 7, 240-276.

[42] Wecksler, S., Mikhailovsky, A., Ford, P.C., 2004. Photochemical production of nitric oxide via two-photon excitation with NIR light. J. Am. Chem. Soc. 126, 13566-13567.

[43] Wortzel, H.S., Arciniegas, D.B., 2014. The DSM-5 approach to the evaluation of traumatic brain injury and its neuropsychiatric sequelae. NeuroRehabilitation 34 (4), 613-623.

[44] Zuckerman, A., Ram, O., Ifergane, G., Matar, M.A., Sagi, R., Ostfeld, I., et al., 2017. Controlled low-pressure blast-wave exposure causes distinct behavioral and morphological responses modeling mild traumatic brain injury, post-traumatic stress disorder, and comorbid mild traumatic brain injury-post-traumatic stress disorder. J. Neurotrauma 34 (1), 145-164.

第 25 章 经颅红光 / 近红外光发光二极管疗法治疗慢性创伤性脑损伤和脑卒中后失语症：临床研究

Margaret A. Naeser[1 2],Paula I. Martin[1 2],Michael D. Ho[1],Maxine H. Krengel[1 2],Yelena Bogdanova[1 3],Jeffrey A. Knight[1 3 4],Andrea Fedoruk[1],Michael R. Hamblin[5 6 7] 和 Bang-Bon Koo[8]

1. 波士顿退伍军人医疗系统，美国马萨诸塞州波士顿
2. 波士顿大学医学院神经病学系，美国马萨诸塞州波士顿
3. 波士顿大学医学院精神病学系，美国马萨诸塞州波士顿
4. 国家创伤后应激障碍中心——行为科学部，波士顿退伍军人医疗系统，美国马萨诸塞州波士顿
5. 马萨诸塞总医院 Wellman 光医学中心，美国马萨诸塞州波士顿
6. 哈佛医学院皮肤科，美国马萨诸塞州波士顿
7. 哈佛 - 麻省理工学院健康科学与技术部，美国马萨诸塞州剑桥
8. 波士顿大学医学院解剖与神经生物学系生物影像信息学实验室，美国马萨诸塞州波士顿

25.1 创伤性脑损伤

25.1.1 创伤性脑损伤简介

创伤性脑损伤（TBI）是全球范围内的一个重大医疗问题，在美国，每分钟就有 3 人发生 TBI（Faul et al., 2013）。每年约有 170 万患者接受评估，超过 500 万美国人因 TBI 而致残。每年的费用在 600 亿至 765 亿美元之间（Faul et al., 2013）。闭合性轻度 TBI（mTBI）最为常见（占 75%），其中 5% ~ 22% 的病例会出现持续性认知功能障碍。mTBI 与意识丧失（LOC）30 分钟或更短时间相关（包括无 LOC），并伴随一段时间的精神状态改变，这可能包括创伤后遗忘症——记忆缺失或持续 24 小时的混乱。

25.1.2 与运动相关的创伤性脑损伤

与运动相关的 mTBI 引起的认知功能障碍日益受到关注，包括儿童在内的男性和女性都是如此（McCrea et al., 2003）。过去 10 年间，高中体育运动中脑震荡的诊断率逐年上升，增幅达 16.5%（Lincoln et al., 2011）。每次连续的脑震荡都会产生累积效应（Cantu, 2006; McAllister et al., 2012），包括恢复期延长以及再次受伤的风险逐渐增加（Guskiewicz et al., 2003; Wall et al., 2006）。据观察，在参加过接触对抗性运动的大学生运动员中，有 24% 的人在季后的语言学习得分低于预期（相比之下，在非接触对抗性运动中，只有 3.6% 的人得分低于预期）；头部受到的撞击次数越多，在 IMPACT 测试中的反应时间就越慢（McAllister et al., 2012）。在大学橄榄球运动员中，进攻内锋位置的运动员受伤风险最高（Baugh et al., 2015）。

25.1.3　士兵和退伍军人中的创伤性脑损伤

在"持久自由行动""伊拉克自由行动"（OEF/OIF）中，从伊拉克和阿富汗返回的士兵最常见的损伤是闭合性头部爆炸伤（Hoge et al., 2008; Warden, 2006）。其认知后遗症、恢复和康复越来越受到人们的关注（Bogdanova and Verfaellie, 2012）。估计有高达 320 000 人带着 TBI 返回（Lew et al., 2008; Tanielian and Jaycox, 2008）。创伤后应激障碍（PTSD）也是经历过 mTBI 的 OEF/OIF 士兵的一个主要问题（Vasterling et al., 2009）。据估计，28% 的被诊断为 mTBI 的人也会出现 PTSD 的临床症状。已观察到爆炸型 / 复合型 mTBI 暴露与临床 PTSD 症状水平之间存在剂量 - 反应梯度（Kontos et al., 2013）。军队中并发 PTSD 和抑郁的 mTBI 发生率高于平民（Schneiderman et al., 2008）。

25.1.4　磁共振成像扫描显示弥漫性轴索损伤和白质异常

在大多数闭合性头部 mTBI 病例中，CT 扫描或结构性磁共振成像（MRI）上均未出现局灶性病变（Mittl et al., 1994; Provenzale, 2010; VAn Boven et al., 2009）。然而，30% 的结构性扫描无异常的病例在使用扩散张量成像（DTI）MRI 扫描时显示白质异常（Bazarian et al., 2007）。

弥漫性轴索损伤（DAI）或创伤性轴索损伤已被认为是闭合性头部 mTBI 的主要后果之一（Medana and Esiri, 2003）。DAI 是由于剪切、拉伸和（或）角力作用于轴突和小血管而产生的（Johnson et al., 2013a; Mendez et al., 2005; Smith et al., 2003）。额叶，包括内侧和外侧前额叶皮层区域，在 mTBI 后尤其容易受到损伤，此时会发生线性和角性、加速 / 减速效应——如机动车事故（MVA）中的挥鞭样损伤、冲击性爆炸力，甚至是对头部的直接撞击（Goldstein et al., 2012; Laplaca and Prado, 2010; McDonald et al., 2002）。这会导致轴突运输受损、轴突局部肿胀，并在数小时后可能导致轴突断裂（Hurley et al., 2004）。所有严重程度的 TBI 都可能导致一定程度的轴突损伤（Kraus et al., 2007）。功能上，互联性的减少或丧失会产生 TBI 后观察到的认知、情感和行为问题（Niogi and Mukherjee, 2010）。

25.1.5　创伤性脑损伤后神经退行性疾病的发展

白质退化和炎症可能在仅发生一次 TBI 后的数年内仍然存在（Johnson et al., 2013a,b）。TBI 后小胶质细胞活性增加可能会长期存在（Gentleman et al., 2004; Ramlackhansingh et al., 2011）；持续的神经炎症可能是 TBI 与包括阿尔茨海默病（AD）在内的神经退行性疾病发展之间的机理联系。受损的轴突可能是 AD 相关蛋白淀粉样蛋白 -β 的来源（Johnson et al., 2010; Tran et al., 2011）。

慢性创伤性脑病（CTE），一种与 tau 蛋白相关的进行性神经退行性疾病，其部分发展原因来自反复的头部撞击（McKee et al., 2009, 2010）。其症状包括认知功能障碍、进行性易怒、自杀意念和痴呆。它可能在头部创伤发生多年后才出现。在伊拉克和阿富汗遭受爆炸伤害的美军退伍军人中有 CTE 的记录（Goldstein et al., 2012）。

25.1.6　创伤性脑损伤中的功能性脑成像

自 1999 年以来，在功能神经成像研究中已观察到 mTBI 病例在执行认知任务时神经激活发生了改变（McAllister et al., 1999）。虽然 mTBI 病例在工作记忆（WM）任务中的准确率在 mTBI 后 1 个月与健康成年人相比没有差异，但 mTBI 病例的双额叶和双顶叶激活更为广泛，即使在 WM 负荷的初始水平也是如此。这种异常高激活的模式甚至在 mTBI 后 1 年仍然存在（McAllister et al., 2002, 2006）。虽然 mTBI 病例在 1 年后的随访中没有表现出明显的脑震荡后症状（PCS），但与健康成年人相比，他们的反应速度仍然略慢。

25.1.7　静息态功能性连接磁共振成像在创伤性脑损伤中的应用

使用不同类型的 fMRI 扫描——如对健康成年人进行静息态功能连接磁共振成像（rs-fcMRI）扫描，已显示出特定的神经网络，这些网络在受试者安静躺在磁共振扫描仪中且没有外部任务相关刺激时，以广泛但时间上协调的方式（非常低的频率振荡，例如 0.01 ～ 0.08Hz）运作（Raichle et al., 2001）。这些固有网络之一，即默认模式网络（DMN），由内侧前额叶皮层（mPFC）、楔前叶和后扣带回皮层（precu/pCC）、下外侧顶叶皮层（角回区域的部分）以及内侧颞叶 / 海马体（Greicius et al., 2009）组成。在注意力要求高的任务中，正常人的 DMN（尤其是 precu/PCC）会快速且高度反应性地失活，而外侧额顶叶、背侧注意网络则会同时激活。在 mTBI 病例中，已观察到 DMN 异常（无法失活）（Bonnelle et al., 2011; Johnson et al., 2012; Mayer et al., 2011）。

在注意力相关和认知任务中，对正常大脑功能至关重要的另外两个内在网络也出现了异常。第一个是突显网络（SN）（Bonnelle et al., 2012）。SN 控制着 DMN，由前岛叶（AI）、前辅助运动区（preSMA）和背侧前扣带回皮层（dACC）区域组成。SN 对于正常的执行功能和抑制功能至关重要（Beckmann et al., 2005; Seeley et al., 2007; Sridharan et al., 2008）。SN 的前部皮层（preSMAs 和 dACC）促进 DMN 后部（precun/PCC）的抑制性控制（失活），尤其是在需要抑制和快速切换才能成功的任务中。SN 在传达改变行为的需要上扮演重要角色（Menon and Uddin, 2010）。第二个额外的 rs-fcMRI 网络是中央执行网络（CEN）。该网络由背外侧前额叶皮层（DLPFC）区域和下顶叶沟（Laird et al., 2011; Menon, 2011）组成。顾名思义，CEN 对于执行功能尤为重要，包括对时间信息的认知处理、WM、处理速度、推理、解决问题、计划和执行、任务灵活性和多任务处理。

25.1.8 创伤性脑损伤后认知功能障碍

mTBI 患者最常见的症状是注意力 / 集中力和 WM（即记忆信息并根据传入材料处理信息的能力）方面的问题（Levin et al., 2013; Stuss et al., 1985）。在受伤后 6 个月，已发现执行功能指标可以预测轻度和中度 TBI 患者脑震荡后综合征的持续时间（Hartikainen et al., 2010）。mTBI 最严重的后遗症之一是尝试重建家庭和工作关系的失败（Chew and Zafonte, 2009）。然而，由于损伤的弥漫性，没有一个单一的行为结果指标能够完全说明 TBI 结果的多维度影响（Zafonte et al., 2009）。

25.1.9 创伤性脑损伤后睡眠障碍

TBI 后除了认知和心理社会问题外，还存在睡眠问题（Bloomfield et al., 2010; Bryan, 2013; Ruff et al., 2009）。据估计，53% 的 TBI 患者存在睡眠障碍（Mathias and Alvaro, 2012）。睡眠问题可能会加剧 TBI 的症状（Ouellet et al., 2015），增加 TBI 后的神经精神症状（抑郁、焦虑）（Rao et al., 2014），并干扰康复治疗（Gilbert et al., 2015）。尽管目前正在研究 TBI 相关睡眠问题的病因，但研究表明神经生物学因素，特别是参与睡眠 / 觉醒调节的神经回路功能受损（Saper et al., 2001; Faraguna et al., 2008）是导致睡眠问题的重要原因。在众多因素中，睡眠不佳会破坏代谢物正常且必要的清除，包括清醒时中枢神经系统内积累的 β- 淀粉样蛋白和其他潜在的神经毒性废物（Xie et al., 2013）。

25.1.10 创伤性脑损伤的药理学治疗

针对 TBI 的药物治疗试验大多未取得成功（Narayan et al., 2002; Zafonte et al., 2009）。对于中度和重度 TBI 引起的全身和颅内变化，目前已有一些药物干预措施，但对认知障碍的药物治疗却鲜有系统的对照研究（Lee et al., 2005）。有一项针对中度、重度和复杂 mTBI 的大型临床试验（COBRIT）使用了胞磷胆碱这种药剂（Zafonte et al., 2009）。胞磷胆碱是一种神经保护剂，此前在某些次要指标上显示出对脑卒中和较小规模的 TBI 研究有一定的疗效。2012 年，COBRIT 研究的结果显示，与安慰剂相比，使用胞磷胆碱 90 天并未改善功能和认知状态（Zafonte et al., 2012）。

目前，尚无针对 mTBI 继发性损伤或预防与 mTBI 相关的认知和行为问题的药物治疗方法（Kan et al., 2012; Loane and Faden, 2010）。需要进一步的研究来检查胆碱酯酶抑制剂的作用，有初步证据表明，胆碱酯酶抑制剂能改善注意力障碍，但在记忆治疗方面的效果不一（Chew and Zafonte, 2009）。关于执行功能障碍，无法得出药物干预可以改善 TBI 后状况的结论（Lee et al., 2005）。

McAllister 等（2011b）研究了多巴胺 D2 受体激动剂溴隐亭对健康对照组和 mTBI 患者的 WM 表现的影响。溴隐亭可以改善健康对照组的工作记忆表现，但对 mTBI 患者无效。成像显示，mTBI 患者无法激活与工作记忆任务相关的特定感兴趣区域。这些结果表明，mTBI 患者对多巴胺的反应可能发生了改变。在另一项研究中，McAllister 等（2011a）发现了相反的效果，使用 α-2 肾上腺素受体激动剂胍法辛，发现胍法辛可选择性改善 mTBI 患者的工作记忆表现，但对健康对照组无效。在 mTBI 组中，观察到与 WM 任务相关的特定感兴趣区域内激活增加。这种药物可能是一种很有前途的药理制剂，可用于测试有关 mTBI 后认知功能障碍神经机制的假设。

25.1.11 创伤性脑损伤的认知康复疗法

对目前改善 TBI 后执行功能的认知和行为治疗效果的审查显示，认知康复的疗效证据有限（Boelen et al., 2011; Cicerone et al., 2011）。执行功能障碍仍然是康复过程中的一个挑战（Cicerone et al., 2006）。针对 TBI 患者的行为治疗方法试图通过利用残余的脑部能力来最大限度地提高患者的行为功能，但受损的非功能性脑细胞可能会限制其成功的可能性。需要直接针对受损脑细胞进行治疗，以改善调节注意力、执行功能、记忆、情绪和行为的基础大脑系统（包括 DMN、SN 和 CEN 等网络中的功能性连接）的功能。目前，还缺乏改善 TBI 患者认知能力的有效治疗方法，退伍军人和非退伍军人都迫切需要这些治疗方法。经颅红光 /NIR PBM T 是一种很有前景的临床研究方法，可以满足这些需求。

25.2 光生物调节治疗慢性创伤性脑损伤

25.2.1 在家中进行经颅发光二极管治疗，改善慢性轻度创伤性脑损伤患者的认知能力 – 病例报告

Naeser 等（2011）描述了两例慢性 mTBI 病例，这些患者在接受红光 /NIR 经颅发光二极管（tLED）的（tPBM）后，认知能力得到改善。LED 被应用于前额和头皮区域，包括中线以及双侧的前额、颞部、顶部和枕部区域。每个红光 /NIR LED 集束头（MedX Health, Toronto）直径为 5.35cm，功率为 500mW，包含 61 个二极管（9 个为 633nm，52 个是 870nm）。功率密度为 22.2mW/cm^2，每个 LED 集束头向头皮施加 13J/cm^2 的连续波能量，持续 9 分钟 45 秒（估计向大脑皮层表面施加 0.4J/cm^2 的能量）。

患者 1（59 岁，女性，网页设计教授）在一次 MVA 造成的闭合性轻度 TBI 7 年后开始接受 tLED 治疗。接受 tLED 治疗前，她的持续注意力（电脑工作）只能维持 20 分钟。经过 8 周的 tLED 治疗后，她在电脑上的持续注意力提高到了 3 小时。她报告说，如果停止治疗超过 2 周，她的状况就会退化。

患者 2（52 岁，女性，高级退役军官）有闭合性头部 mTBI 病史（运动 / 军事，以及最近从秋千上摔到水泥地上）。核磁共振脑部结构扫描显示，她的额顶叶中度萎缩，与她的年龄不符。在接受治疗前，她曾有 5 个月的医疗残疾。每晚在家接受 tLED 治疗 4 个月后，她的医疗残疾消失；她重新回到一家国际技术咨询公司担任全职执行顾问。接受 tLED 治疗 9 个月后进行的神经心理学（NP）测试表明，她的记忆力（+2SD）和执行功能（抑制、抑制准确性）（+1SD）均有显著改善，创伤后应激障碍也有所减轻。患者 2 报告说，如果停止治疗超过一周，她的病情就会倒退。这两名患者都在家中继续使用 tLED 治疗至少 5 年；没有出现任何不良事件或负面副作用。患者 1 已失去随访机会，患者 2 仍在继续接受家庭治疗。

25.2.2 经颅发光二极管治疗改善慢性轻度创伤性脑损伤患者的认知能力 – 开放方案、分组研究

Naeser 等（2014）对更多的慢性 mTBI 患者进行了一项开放方案试点研究，以考察在采用系统治疗方案时，使用与上述相同的红光 /NIR LED 集束头（MedX Health，多伦多）的经颅发光二极管是否能够改善认知能力。11 名患有非穿透性脑损伤和持续性认知功能障碍的慢性 mTBI 患者（26 ~ 62 岁，6 名男性）接受了 18 次门诊治疗（周一、周三、周五，共 6 周），治疗时间从 mTBI（MV 或运动相关伤害；1 名患者为简易爆炸装置爆炸伤）后 10 个月到 8 年不等。其中四人有多次脑震荡病史。每个 LED 集束头（直径 5.35cm，功率 500mW，22.2mW/cm^2）在 11 个头皮位置各照射 9 分 45 秒（13J/cm^2，CW）。LEDs 被

放置在中线从前到后的发际线上，以及双侧额部、顶部和颞部区域。同时使用六个 LED 集束头，并用柔软的尼龙帽固定。每位受试者都在躺椅上接受治疗。有关 LED 的具体位置，请参见 Naeser 等（2014）的研究。这些位置覆盖了位于 DMN、SN 和 CEN 的皮层节点。根据假设，这些位置将使 ATP 增加并改善这些皮层区域的局部脑血流量（rCBF）。在进行 tLED 治疗之前以及 18 次 tLED 治疗后的 1 周、1 个月和 2 个月时进行了 NP 测试。

25.2.3　结果

在执行功能的 Stroop（色词干扰）试验 3 抑制（$P=0.004$）、Stroop 试验 4 抑制切换（$P=0.003$）、加利福尼亚语言学习测试（CVLT）Ⅱ交替版本总试验 1 ~ 5（$P=0.003$）以及 CVLT-Ⅱ长延迟（20 分钟）自由回忆（$P=0.006$）中，tLED 随时间变化的治疗效果呈显著线性趋势（见图 25.1）。参与者报告说，他们的睡眠质量有所提高，PTSD 症状也有所减少（如果有的话）（见图 25.2）。参与者及其家人报告社交、人际和职业能力得到提升。

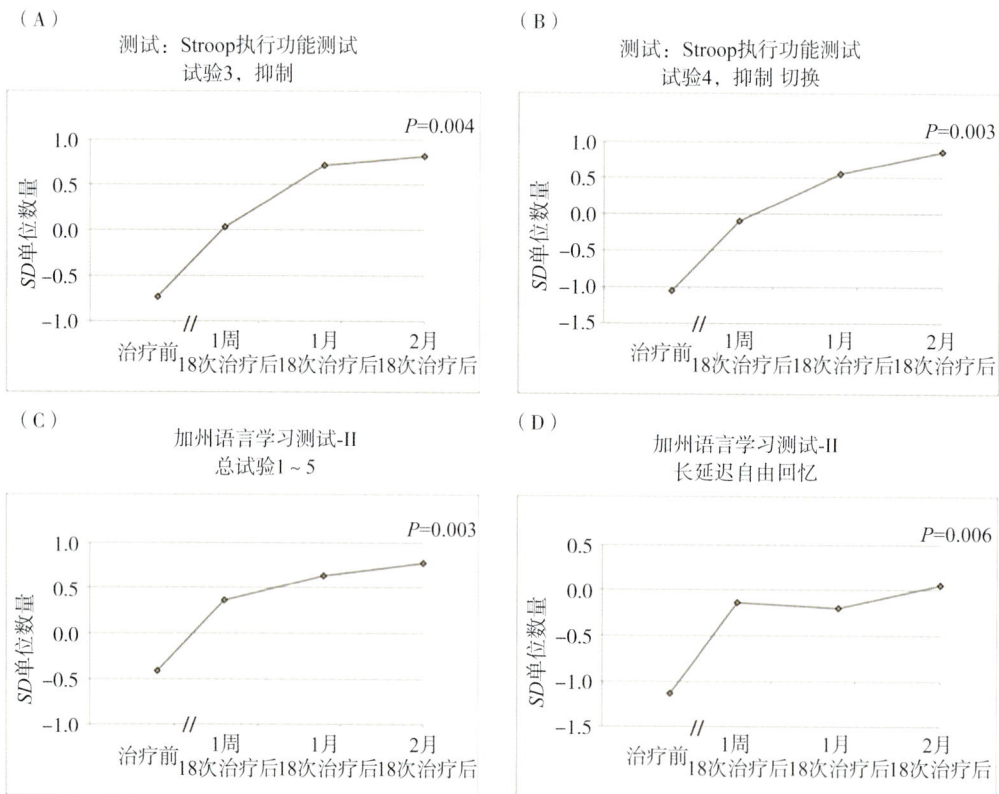

图 25.1　显示经颅 LED 治疗对 mTBI 的影响随时间呈显著线性趋势的图表：（A）Stroop（色词干扰测试）对执行功能的影响：试验 3，抑制（$P=0.004$）；（B）Stroop，试验 4 抑制切换（$P=0.003$）；（C）加利福尼亚语言学习测试（CVLT-Ⅱ），总试验 1 ~ 5（$P=0.003$）；以及（D）CVLT-Ⅱ，长延迟（20 分钟）自由回忆（$P=0.006$）

引自 Naeser, M.A., Zafonte, R., Krengel, M.H., Martin, P.I., Frazier,J., Hamblin, M.R., et al.Significant improvements in cognitive performance post-transcranial, red/near-infrared light-emitting diode treatments in chronic, mild traumatic brain injury: openprotocol study.J Neurotrauma, 2014, 1（11）: 1008-1017.

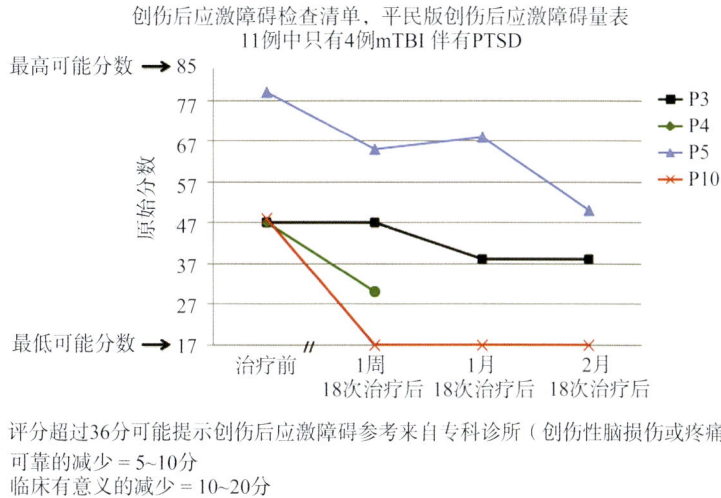

创伤后应激障碍检查清单，平民版创伤后应激障碍量表
11例中只有4例mTBI 伴有PTSD

评分超过36分可能提示创伤后应激障碍参考来自专科诊所（创伤性脑损伤或疼痛）
可靠的减少 = 5~10分
临床有意义的减少 = 10~20分

图 25.2　在 Naeser 等（2014）的研究中，接受治疗的 11 例 mTBI 病例中有 4 例同时患有创伤后应激障碍（PTSD）。在接受经颅红 / 近红外 LED 治疗后，所有 4 个病例的 PTSD 症状都出现了有临床意义或可靠的改善

引自 Naeser M.A., Martin P.I., Ho M.D., Krengel M.H., Bogdanova Y., KnightJ.A., et al., Transcranial, Red/near-infrared lightemitting di（de（LED）therapy for chronic, traumatic brain injury, Photomed.LAser Surg, 2016, 34（12）: 610-626.

25.3　正在进行的创伤性脑损伤光生物调节研究

25.3.1　经颅发光二极管治疗以改善轻度创伤性脑损伤患者的认知能力和睡眠质量

Bogdonova 等（2014）研究了在波士顿 VA 医疗保健系统接受治疗的慢性中度 TBI 患者中，tLED 治疗对认知功能和睡眠的影响。两名中度 TBI 和持续性认知功能障碍（在至少两项执行功能和记忆的 NP 测试中，有一项低于平均值至少 2 个 SD, 或至少两项低于平均值 1 个 SD）的患者（一男一女）接受了 18 次 tLED 治疗（每周一、三、五，持续 6 周，治疗之间至少间隔 48 小时）。在接受 tLED 治疗后 1 周，与治疗前相比，两名患者的睡眠质量都有显著提高，平均每晚增加 1 小时（通过 Actigraphy 测量）。患者 1 在执行功能、语言记忆和睡眠效率方面也有所改善；而患者 2 在 PTSD（PCL-M）和抑郁障碍方面有所改善。没有报告任何不良事件（见图 25.3 ~ 图 25.6）。

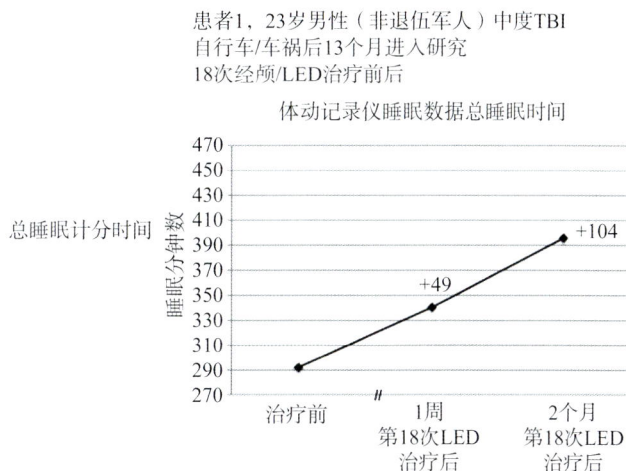

患者1，23岁男性（非退伍军人）中度TBI
自行车/车祸后13个月进入研究
18次经颅/LED治疗前后

体动记录仪睡眠数据总睡眠时间

图 25.3　经颅红 /NIR LED 治疗 18 次后，睡眠时间增加了约 1 小时。在每个时间点全天佩戴 Actigraphy 手表 1 周。这名中度 TBI 的患者在执行功能和语言记忆方面也有所改善

引自Bogdanova, Y., Martin, P.I., Ho, M.D., Krengel, M.H., Ho, V.T., Yee, M.K., Knight,J.A., Hamblin, M.R., Naeser, M.A. LEDtherapy improves sleep and cognition in chronic moderate TBI: pilot case studies. Abstract. Archives of Physical Medicine and Rehabilitation, 2014, 9（10）, e77. doi:10.1016/j.apmr. 2014. 07. 247, With permission from Elsevier.

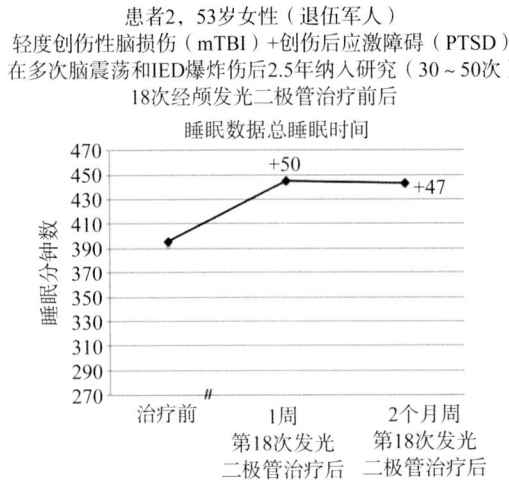

图25.4　经颅红/NIR LED治疗18次后，睡眠时间增加了约1小时。在每个时间点全天候佩戴Actigraphy手表1周。经颅红光/NIR LED治疗后，该受试者的PTSD和抑郁症状也有所减轻，见图25.5和25.6

引自 Bogdanova, Y., Martin, P.I., Ho, M.D., Krengel, M.H., Ho, V.T., Yee, M.K., Knight,J. A., Hamblin, M.R., Naeser, M.A. LED therapy improves sleep and cognition in chronic moderate TBI: pilot case studies. Abstract. Archives of Physical Medicine and Rehabilitation, 2014, 95(10), e77. doi:10.1016/j.apmr.2014. 07. 247, With permission from Elsevier.

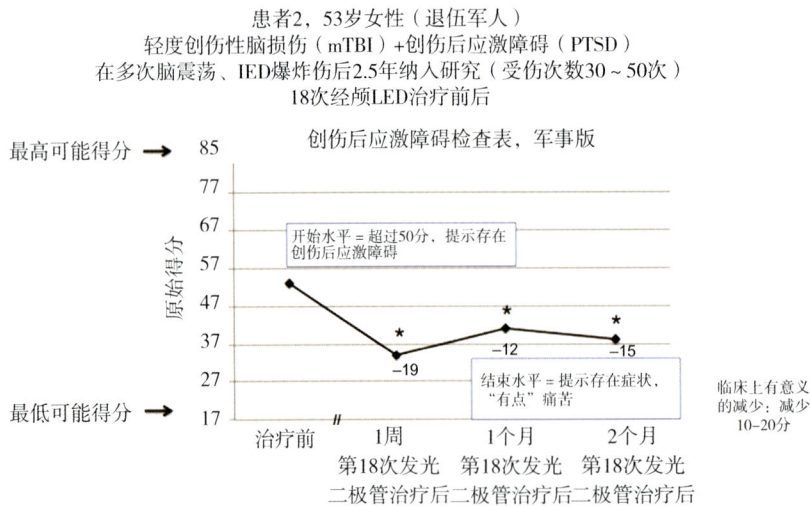

图25.5　经颅红光/NIR LED治疗18次后，PTSD症状减轻。与治疗前相比，经颅红光/NIR LED治疗后1周和2个月时PTSD症状的减少具有临床意义

引自 Bogdanova, Y., Martin, P.I., Ho, M.D., Krengel, M.H., Ho, V.T., Yee, M.K., Knight,J.A., Hamblin, M.R., Naeser, M.A. LED therapy improves sleep and cognition in chronic moderate TBI: pilot case studies. Abstract. Archives of Physical Medicine and Rehabilitation, 2014, 9（10）, e77. doi:10.1016/j.apmr.2014.07.247,With permission from Elsevier.

患者2，53岁女性（退伍军人）
轻度创伤性脑损伤（mTBI）+创伤后应激障碍（PTSD）
在多次脑震荡、IED爆炸伤后2.5年纳入研究（受伤次数30~50次）
18次经颅LED治疗前后

贝克抑郁量表第二版

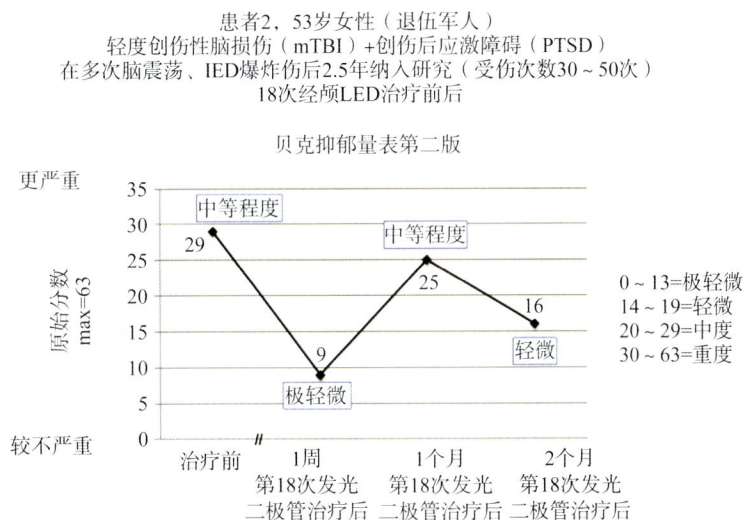

图 25.6　患有 PTSD 的 mTBI 女性退伍军人在接受 18 次经颅红光 /NIR LED 治疗后，抑郁程度有所减轻。经颅红光 /NIR LED 治疗前，抑郁程度被评为中度。第 18 次治疗后 1 周，抑郁程度被评为轻度。虽然在第 18 次 tLED 治疗后 1 个月，抑郁程度恢复到中度，但在最后一次 tLED 治疗后 2 个月，抑郁程度仅被评为轻度。如果她能使用 LED 设备进行家庭治疗，结果可能会更加一致

引自 Bogdanova, Y., Martin, P.I., Ho, M.D., Krengel, M.H., Ho, V.T., Yee, M.K., Knight, J. A., Hamblin, M.R., Naeser, M.A. LEDtherapy improves sleep and cognition in chronic moderate TBI: pilot case studies. Abstract. Archives of Physical Medicine and Rehabilitation, 2014, 95(10)：e77. doi:10.1016/j.apmr.2014.07.247, With permission from Elsevier.

25.3.2　仅使用鼻内发光二极管治疗改善认知能力和睡眠质量

在波士顿 VA 医疗保健系统（Naeser 实验室，个人观察）启动了一项试点开放方案研究，该项目仅使用鼻内发光二极管（iLED）对具有慢性认知功能障碍的 mTBI 参与者进行治疗。同时使用两个小二极管（每个鼻孔夹一个），持续 25 分钟。每个鼻内二极管的参数如下（Vielight，多伦多）：

（1）红光 633nm 鼻内二极管：功率为 8mW（CW）；光斑大小为 $1cm^2$；辐照度为 $8mW/cm^2$；估计在 25 分钟内对黏膜施加的通量为 $12J/cm^2$［见图 25.7（A）］；

（2）近红外 810nm 鼻内二极管：10Hz 频率脉冲，功率为 14.2mW；光斑大小为 $1cm^2$；辐照度为 $14.2mW/cm^2$；估计在 25 分钟内对黏膜施加的通量为 $10.65J/cm^2$。这两种 iLED 都是非侵入性、无痛且非热性的。它们各自使用一节 1.4V 的 AA 电池供电。

我们假设近红外光可能间接影响海马体皮层区域。嗅球与海马体区域之间存在连接；据推测，iLED 发出的近红外光可能会到达嗅球。红光可以改善血液流变学（Mi et al., 2004），并通过增加褪黑素来改善睡眠（Zhao et al., 2012）。参与者每周接受 3 次治疗，持续 6 周；治疗间隔 48 小时。iLED 治疗前后的测试与接受 tLED 治疗的 mTBI 病例的时间安排相同（Naeser et al., 2016）。

一名有四次运动性脑震荡史（两次滑雪板运动和两次曲棍球运动）的 mTBI 参与者（24 岁女性）接受了 iLED 系列治疗。iLED 系列治疗后的结果与我们的 tLED 研究结果相似（Naeser et al., 2011, 2014, 2016; Naeser and Hamblin, 2011）。在 iLED 第 18 次治疗后 1 周、6 周和 12 周，执行功能［图 25.7（B）］、语言记忆［图 25.7（C）和（D）］、注意力和语言流畅性方面均取得了显著改善。在第 18 次 iLED 治疗后一周，参与者的平均总睡眠时间每晚增加了 61 分钟（图 25.8），睡眠效率（总睡眠时间 / 总卧床时间）提高了 11%。iLED 治疗 12 周后，她的睡眠效率比治疗前提高了 5%，而且她报告说不再需要服用之前经常服用的任何助眠药物。如果她有机会在家自行使用 iLED 治疗，她的睡眠参数可能会继续改善。治疗没有产生任何副作用或并发症。

患者3，24岁女性（非退伍军人）轻度TBI（创伤性脑损伤）
TBI后3年，4次运动相关脑震荡（滑雪板：曲棍球）
18次仅采用鼻内（红光和近红外光）LED治疗前后，周一、周三、周五，一共六周：

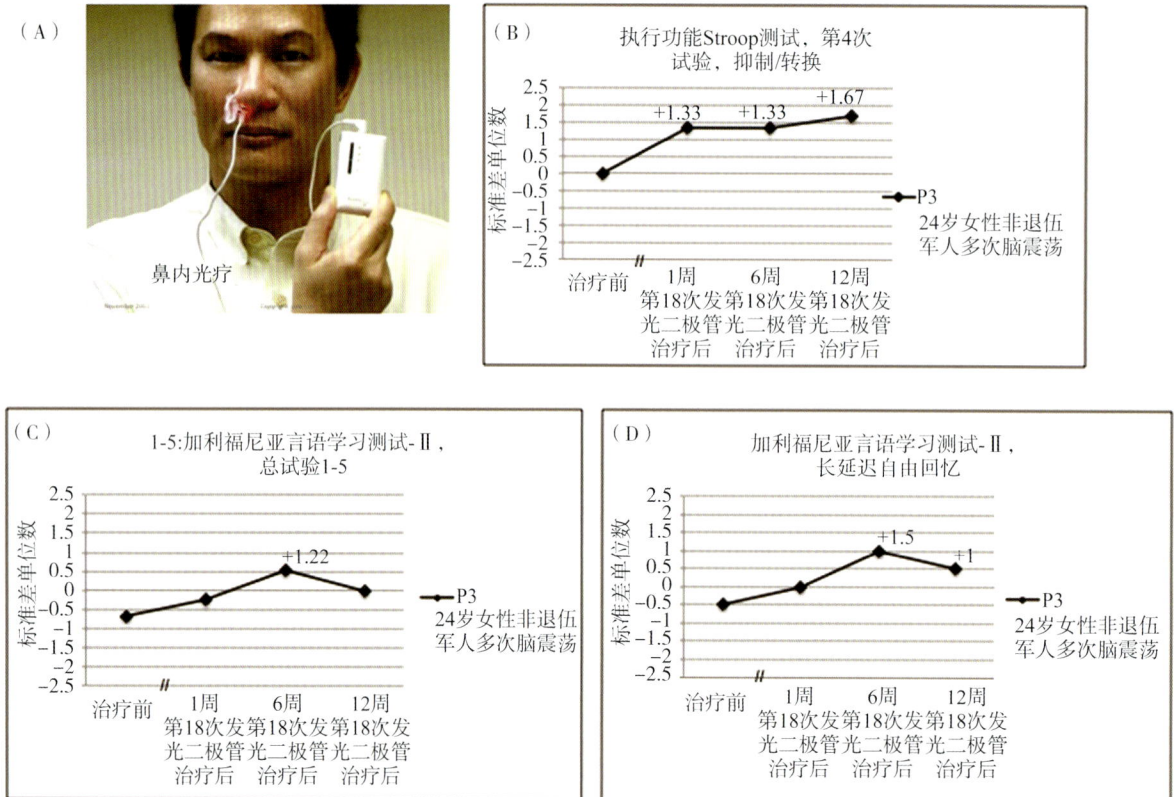

图 25.7　**(A)** 图中显示的是 Vielight 公司的鼻内单侧二极管 LED 设备，633nm 红光。她还接受了鼻内单侧二极管 LED 治疗，NIR 波长 810nm，脉冲频率 10Hz。**(B-D)** 图表显示，这名 24 岁的女性在接受了第 18 次鼻内 LED 治疗后，执行功能和语言记忆有所改善，她曾有过 **4 次 mTBI**（滑雪板和曲棍球）的病史。在接受第 **18 次 LED** 鼻内治疗后的 1 周、6 周和（或）**12 周**，这些测试的改善幅度均达到或超过 **+1SD**

引自 Naeser M. A., Martin P.I., Ho M.D., Krengel M.H., Bogdanova Y., Knight J.A., et al., Transcranial, Red/near-infrared light-emitting diod(LED)therapy for chronic, traumatic brain injury, Photomed.LAser Surg, 2016, 3（12）: 610-626.

25.4　讨论：光生物调节作用在创伤性脑损伤中的应用

上述开放性 tLED 研究旨在改善慢性 mTBI 患者的认知能力，在 tLED 治疗后主要发现执行功能、语言学习和记忆得到显著改善。在 Naeser 等（2014）的研究中，这些患者在 tLED 治疗前经历了持续 10 个月至 8 年的认知功能障碍。与 mTBI 病例一样，这 11 例病例（Naeser et al., 2014）中存在异质性，其中 4 例有多次脑震荡史。下文将分别讨论这些发现，并介绍与 tLED 后有益效应相关的可能机制。

25.4.1　执行功能与静息态功能连接磁共振成像网络（默认模式网络和突显网络）的关系

在执行功能领域（Stroop 色词干扰测试，试验 4，抑制切换，Stroop 任务中最难的部分），mTBI 病例的初始水平存在差异。如 9 例中的 5 例（56%）中，tLED 治疗前的水平至少比平均值低 1 个 SD；而 9 例中 4 例的初始水平为平均值（根据年龄和教育程度调整后的标准）进入。Stroop 试验 4 中初始水平低于平均值的 5 个病例，在 tLED 治疗后 2 个月提高了 1 ~ 4.5 个 SD。

在 Bonnelle 等（2012）的研究中，在使用静息态功能连接磁共振成像（rs-fcMRI）、功能磁共振成像（fMRI）和扩散张量成像（DTI）研究的大量 TBI 病例中，也观察到了 Stroop 测试抑制切换性能的差

患者3, 24岁女性（非退伍军人）轻度TBI（创伤性脑损伤）
TBI后3年，4次运动相关脑震荡（滑雪板：曲棍球）
18次仅采用鼻内（红光和近红外光）LED治疗前后，周一、周三、周五，一共六周：

睡眠数据
总睡眠时间

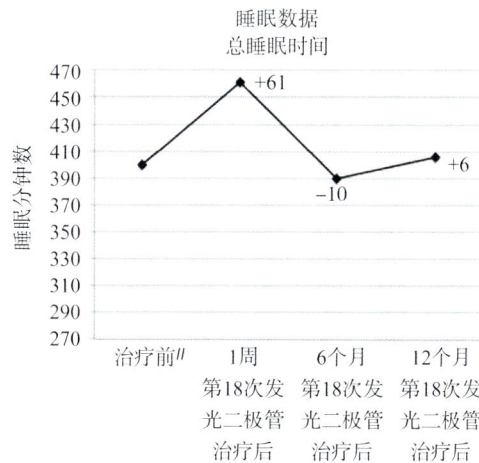

图 25.8　经过 18 次鼻内红 /**NIR LED** 治疗后，睡眠时间增加了约 1 小时。在每个时间点，全天候佩戴 **Actigraphy** 手表 1 周。在鼻内治疗后的 1 周内，睡眠时间有所增加（但在最后一次鼻内治疗后的 6 周和 12 周内，睡眠时间没有持续增加）。不过，在最后一次鼻内治疗后的 12 周，她可以停用所有睡眠药物。应考虑为该患者提供更多的 **LED** 家庭鼻内治疗，以继续改善睡眠状况

引自 Naeser M.A., Martin P.I., Ho M.D., Krengel M.H., Bogdanova Y., KnightJ.A., et al., Transcranial, Red/near-infrared light-emitting diode (LED) therapy for chronic, traumatic brain injury, Photomed.LAser Surg, 2016, 34(12):610-626.

异。在 Bonnelle 等（2012）的研究中，研究人员通过 rs-fcMRI、fMRI 和 DTI 对大量 TBI 病例进行了研究，并观察到他们在 Stroop 测试抑制和切换方面的表现存在的差异。在该研究中 46 例中的 20 例（43%）在停止信号反应任务（SSRT）中表现不佳，反应抑制较慢（SSRT 反应时间较长）。在"禁止（NO GO）"条件下反应时间较慢的病例被观察到无法关闭 DMN，尤其是 precu/PCC 部分。DMN 内的其他部分，包括 mPFC 和左侧海马体，也被观察到关闭（失活）程度较低。在其他涉及 TBI 病例的研究中，也观察到在需要快速转移注意力和抑制力的认知任务中，DMN 未能正确地停用（失活）（Bonnelle et al., 2011; Mayer et al., 2011）。

然而，Bonnelle 等（2012）的研究也观察到 TBI 病例中 SN 的异常；特别是在那些在 SSRT 期间未能关闭 precu/PCC 的病例中。SN 由 AI、preSMA 和 dACC 组成，负责调节 DMN 的活动。如这些研究者观察到，在 SSRT 期间未能关闭 precu/PCC，这预示着 SN 中白质损伤的程度——也就是说，在这些 TBI 病例中，连接右 AI 与 preSMA 和 dACC 的 SN 束在 DTI 扫描中观察到的分数各向异性（FA）值明显较低。他们观察到，在停止过程中，右 AI-preSMA/dACC 束 FA 与 precu/PCC 激活量之间存在显著线性相关性（$r = -0.472$，$P < 0.0005$）。此外，与本研究结果最相关的是，他们在 Stroop 测试（Delis et al., 2004）中观察到，"右 AI-preSMA/dACC 束内的 FA（经年龄和全脑白质损伤校正）与抑制 / 切换 vs. 组合颜色命名和单词阅读对比得分之间存在显著相关（Spearman 单尾 $r=-0.265$，$P=0.029$，$n=52$）"。SN 与任何其他 NP 测量结果均不相关。

因此，至少在 Naeser 等（2014）研究的那 5 例 mTBI 病例中，他们纳入研究的 Stroop 抑制切换分数低于平均值，但 tLED 治疗后也提高了至少 1 ～ 4.5 个 SD，这可能是因为放置在颅外（特别是中线位置）的 LED 集束头中的红光 / 近红外光影响了 SN 和（或）DMN 内的一些节点，从而改善了这些皮层节点的功能以及这些节点之间的连接。稍后将讨论 tLED 治疗后可能的潜在机制和生理变化，例如 DMN 或

SN 中缺氧/受损细胞的 ATP 增加；或局部 rCBF 的增加。这些细胞变化可能有助于 tLED 后执行功能（Stroop 试验 4，抑制切换）的行为改善。

我们实验室的经颅 LED 和 fMRI 研究观察到，在 18 次经颅红色/近红外 LED 治疗后，慢性左半球脑卒中患者的目标皮层区域在 fMRI 扫描中出现了局部激活增强（Naeser et al., 2012）。因此，我们对脑卒中患者的研究结果表明，LED 放置位置可能对 LED 放置位置下方的区域产生局部影响。尽管我们没有对慢性脑创伤患者进行 rs-fcMRI 或与任务相关的 fMRI 研究，但特定的 LED 放置位置可能对 SN 和 DMN 内的特定皮层节点产生有益的局部影响。

25.4.2 在创伤性脑损伤病例中，特定的经颅发光二极管位置可能会影响显著网络和默认模式网络的特定部分

可能治疗 SN 内特定节点的 tLED 放置位置包括：

（1）tLED 放置在面部中线，位于额头和前发际线的正上方，可能针对 SN 内的左右 dACC 节点；

（2）tLED 放置在头部的头顶中线，可能也针对 SN 内的左右 preSMA 节点；

（3）位于左右太阳穴区域的 tLED 可能已经到达 SN 内的 AI。

然而，由于前岛叶的深度较大，这一点尚不清楚。

可能治疗 DMN 内特定节点的特定 LED 位置包括以下内容：

（1）位于面部中线、额头正上方和前发际线正中央的 tLED 可能针对 DMN 内的左右 mPFC 节点；

（2）头皮中线上的 tLED 位置，位于枕骨外侧隆突上方（距离顶点一半的位置），可能针对左右楔前叶区域，即 DMN 的 precu/PCC 节点的一部分；

（3）每个耳朵后上方位置的 tLED，可能针对左右下顶叶沟（角回区域），也是 DMN 中的节点。

中央执行网络（CEN）中适当的激活增加对于改善执行功能、Stroop 测试（试验 4，抑制切换）的行为也很重要。然而，CEN 的激活增加只能在 precun/PCC 的激活适当减少时才会发生。

25.4.3 语言学习和记忆与静息态功能连接磁共振成像（中央执行网络）的关系

CVLT 是一项语言 WM 任务，任务相关的 fMRI 激活增加与 DLPFC 和（或）额顶区有关（Smith and Jonides, 1998; Curtis and D'Esposito, 2003）。在 rs-fcMRI 上，WM 与 CEN 相关（Beckmann et al., 2005）。CEN 是一个额顶叶系统，主要由 DLPFC 和后顶叶皮层（PPC）组成。除 WM 外，CEN 对计划、决策和注意力控制等高级认知功能也很重要。在进行诸如 CVLT 等 WM 任务时，CEN 应被激活，然而 DMN 则应失活，两个网络之间应协调地来回切换。

在 Naeser 等（2014）的研究中，所有三个在 CVLT 总试验 1～5 中初始得分低于平均值至少 1 个 SD 的病例，在 tLED 后 2 个月时都提高了 1～2 个 SD。此外，在 CVLT 的长延迟自由回忆中，7 个病例中有 5 个病例的初始得分比平均值低至少 1 个 SD，但在 tLED 后 2 个月，他们的得分提高了 1～3.5 个 SD。

25.4.4 经颅发光二极管的特定放置可能会影响创伤性脑损伤病例中枢执行网络的特定部分

尽管本试验研究中没有进行 rs-fcMRI，或特定任务的 fMRI 研究，但特定的 tLED 放置可能对 CEN 内的特定节点产生了有益的、局部的影响。这些因素包括：

（1）紧靠左右前发际线后方的 tLED 放置点可能针对的是 DLPFC 区域；

（2）位于两耳后方和上方的 tLED 放置点可能针对的是下顶叶皮层/PPC（角回）区域。这些额顶叶 LED 放置区域都代表了 CEN 中的节点。

两名患者在 TLED 治疗后 2 个月的 Stroop 试验 4 抑制切换测试中没有表现出任何变化（患者 7，患者 9），但在 CVLT 测试中均有改善，如在总试验 1～5 中提高了 1.5 个 SD；长延迟自由回忆提高 1 个 SD。因此，Naeser 等（2014）研究中的每位患者（无论入组时的严重程度如何）在 Stroop 试验 4 抑制

切换测试（大多数病例，9 人中有 7 人）或 CVLT 测试（7 人在 CVLT 长延迟自由回忆中有所改善）中都至少提高了 1 个 SD。患者 7 和患者 9 在 Stroop 试验 4 的抑制切换测试中没有进步，但在 CVLT 测试（例如总试验 1 ~ 5）和长延迟自由回忆测试中却有至少 1 个 SD 的进步。患者 7 和患者 9 受到过多次脑震荡，这两个 mTBI 患者的白质通路和功能连接模式的破坏可能存在很大差异。

25.4.5　抑郁障碍

在 tLED 治疗后 1 周的测试中，抑郁障碍有显著变化的趋势（$P=0.045$），但在 tLED 治疗后 2 个月并未观察到总体线性效应。仅有 5 例中度或重度抑郁障碍患者参与了本研究。这 5 例患者中的 4 例的抑郁程度在 tLED 治疗后 1 周出现初步减轻（但在 tLED 治疗后 1 个月或 2 个月未出现总体持续变化），这与 Schiffer 等（2009）研究的 10 例重度抑郁障碍患者的结果相似，在该研究中，对左右前额区域进行单次近红外 tLED 治疗后 2 周，抑郁程度显著减轻，但在 tLED 治疗后 4 周，评分恢复至基线。然而，在 Schiffer 等（2009）和 Naeser 等（2014）的研究中，大多数治疗后的抑郁评分都没有恢复到治疗前的水平。一些研究表明，重度抑郁障碍患者的海马区神经发生下调（Hanson et al., 2011）。tLED（或 iLED）通过海马上调神经发生的潜在作用需要进一步研究。然而，我们的数据以及 Schiffer 等（2009）的数据表明，持续不断的 tLED 治疗似乎是持续减轻抑郁所必需的。

25.4.6　创伤后应激障碍与内在网络、默认模式网络和突显网络的关系

在患有 mTBI 和 PTSD（或有 mTBI 无 PTSD）的退伍军人中观察到反应抑制受损（Swick et al., 2012）。与对照组相比，这两组患者在 NoGo 试验中的错误更多。在 Naeser 等（2014）的研究中，4 例 mTBI 患者在 tLED 治疗前 PCL-C 评分提示可能患有 PTSD，其中 3 例在 tLED 治疗前 Stroop 测试试验 4（抑制切换）的评分也至少低 2 个 SD（患者 4，5，10）（第 4 个病例：患者 3 以平均分入组）所有这 4 例患者都报告说，在接受 tLED 治疗后，他们的 PTSD 症状都有了"可靠的减轻"或"有临床意义的减轻"（图 25.2），并且这 4 例患者在 tLED 治疗后的 Stroop 试验 4 抑制切换得分都提高了 1 ~ 2 个 SD。因此，改善抑制也可能对 tLED 治疗后的 PTSD 水平产生有益影响。

在对 PTSD 患者的研究中，也有关于 DMN 异常的报道（Daniels et al., 2010; Sripada et al., 2012）。Sripada 等观察到"DMN 内部（DMN 种子与其他 DMN 区域之间）的功能连接性降低，包括 ACC/vmPFC；而 SN 内部（岛叶种子与其他 SN 区域之间）的连接性增加，包括杏仁核。"此外，跨网络连接也有所增加，DMN 种子与包括脑岛在内的 SN 区域的连接性增强；SN 种子与包括海马在内的 DMN 区域的连接性增强。他们的研究结果表明，"即使在无任务条件下，PTSD 中对威胁敏感的回路也占主导地位。服务于显著性检测的大规模网络与内部集中思维之间的失衡可能与 PTSD 的病理生理学有关。"因此，接受 tLED 治疗的 4 名参与者，其治疗节点包括 DMN 和 SN 内的节点，他们 PTSD 症状减轻，可能是由于这两个重要的内在网络之间的调节更好。为了进一步研究 PTSD 症状的减轻与 LED 位置之间的潜在关系，有必要在 tLED 治疗前后进行 rs-fcMRI 研究。

Menon（2011）提出了"精神病理学中异常显著性映射和认知功能障碍的三重网络模型"，该模型既存在于精神疾病中，也存在于神经疾病中。这三个大规模脑网络分别是 DMN、SN 和 CEN。Naeser 等（2014）对慢性 mTBI 病例进行的 tLED 研究结果表明，这三个网络在接受 tLED 治疗前可能都是异常的，但在接受一系列 18 次 tLED 治疗后，其功能得到了调节，这些治疗可能针对这三个网络中的每一个节点。Stevens 等（2012）研究了 30 例 mTBI 病例（伤后 13 ~ 136 天）中的 12 个独立静息状态网络，观察到每个脑网络的功能连接都出现异常，包括视觉处理、运动、边缘以及许多被认为是执行认知基础的回路；有些连接减少，有些连接增加。"PCS 的严重程度与几乎所有已确定的大脑网络中的异常区域连接有关，尤其是前扣带回"。因此，最重要的 tLED 放置区域之一可能是位于面部中线、前发际线和前额中央的 LED 放置区域，其目标可能是 SN 的 dACC 和 DMN 的 mPFC。针对楔前叶的 LED 放置区域

和针对 DLPFC 区域（CEN）的 LED 放置区域也是最重要的放置区域之一。

25.4.7 内在神经网络内皮层节点之间的弱连接

几项针对 TBI 患者的 rs-fcMRI 研究表明，内在神经网络在受伤后仍然存在，但其连接较弱（Marquez de la Plata et al., 2011; Nakamura et al., 2009; Zhang et al., 2012）。一些异常或弱的功能连接可能会持续数月甚至数年（Slobounov et al., 2012）。Menon（2011）指出，网络节点内和节点间薄弱的解剖连接会影响核心网络的动态互动，所有这些都会导致精神和神经行为异常。

25.4.8 经颅红 / 近红外发光二极管治疗的机制和细胞效应

尽管经颅发光二极管（tLED）治疗后认知功能改善所涉及的具体机制和细胞效应尚不完全清楚，但以下列出了一些可能的机制：

（1）可能使 ATP 增加，特别是在构成大规模内在网络（DMN、SN、CEN）的细胞中，这些网络对能量的需求一直很大。ATP 的增加将改善这些缺氧 / 受损细胞的细胞呼吸、氧合和功能。

（2）在头皮 LED 集束头放置位置下方的皮层表面区域，血管扩张 / rCBF 增加。先前使用经颅 NIR LED 治疗急性 TBI 的动物研究（Khuman et al., 2012）表明，线粒体是主要靶点，其中细胞色素 c 氧化酶吸收光后释放出结合的一氧化氮（扩散到细胞外，促进局部血管扩张）。先前的两项人类研究表明，在 LED 放置位置下方的皮层中，rCBF 有所增加（Schiffer et al., 2009; Nawashiro et al., 2012）。

（3）可能使抗氧化酶增加。红光 /NIR 诱导对氧化还原敏感的转录因子，如核因子 -kaPPAB，可促进基因转录（Chen et al., 2011）。强效抗氧化剂线粒体超氧化物歧化酶是 NF-kB 激活后上调最显著的基因之一（Sompol et al., 2006）。LED/PBM 后另一个高度上调的基因是热激蛋白 70，这是一种分子伴侣，可防止蛋白质分子错误折叠和不必要的蛋白质聚集，特别是在 DNA 的端粒处（Zhang et al., 1994）。

（4）tLED 治疗后可能使炎症减少。红光 /NIR 光可减少炎症（Rojas and Gonzalez-Lima, 2011）。Khuman 等（2012）的研究表明，经颅 NIRPBM 疗法在治疗小鼠急性 TBI 时具有抗炎作用，可抑制小胶质细胞的激活。许多报告表明，红光 /NIR 光可降低多种动物模型以及体外实验中的 COX-2 表达水平，并使前列腺素减少（Khuman et al., 2012; Aimbire et al., 2005）。

（5）在波士顿 VA 医疗保健系统的试点研究中，我们使用 Actiwatch 系统定量观察到睡眠时间可能会增加。在接受 tLED 治疗或仅接受 iLED 治疗的 TBI 病例中观察到睡眠质量得到了改善（Naeser et al., 2016; Bogdanova et al., 2017）。

（6）最重要的一个方面可能是 tLEDPBM 可能通过刺激神经发生和突触形成来改善大脑功能。这些观念基于使用 tPBM 治疗小鼠急性重度 TBI 的小型动物研究（Xuan et al., 2014a,b）。人类成人神经发生的两个关键部位包括侧脑室的脑室下区和海马齿状回的颗粒下层（Erikssonet al., 1998）。"神经发生在成年哺乳动物大脑中持续存在，可受到生长因子和环境富集等生理因素以及缺血等病理过程的刺激……"（Jin et al, 2006）

25.5 光生物调节作用改善由左半球脑卒中引起的慢性失语症患者的语言能力

25.5.1 脑卒中失语症

失语症是一种由于大脑损伤导致的语言障碍，主要是左半球（LH）的损伤；脑卒中、创伤、肿瘤或神经退行性疾病等。在绝大多数情况下，不论右利手和左利手患者，左半球损伤都会导致失语症（Naeser and Borod, 1986）。在失语症中，患者的口语、书面语言以及两者的沟通能力都会受到影响（Goodglass, 1993）。失语症进一步被定义为"一种多模态障碍，表现为听觉理解、阅读、口语表达和书写等多方面的损害……但不能由痴呆、感觉丧失或运动功能障碍来解释"（Rosenbek et al., 1989）。

当失语症由脑卒中引起时，通常是由于左大脑中动脉灌注的皮层和皮层下结构广泛受损（Fama and

Turkeltaub, 2014），但也可能扩展到左侧大脑前动脉或大脑后动脉灌注的大脑结构。病灶大小并不总是影响语言恢复预后的因素（Lazar et al., 2008），而病灶位置则至关重要。如位于左侧脑室边缘的较小深层白质病灶通常与严重的言语输出受限相关，而这些白质病变的范围可预测语言恢复的潜力（如短语长度等）（Naeser et al., 1989; Naeser and Palumbo, 1994）。然而，在慢性 Wernicke 失语症病例（Naeser and Palumbo, 1994）和命名性失语症病例（Kertesz, 1979）中，病变大小与命名图片的一般能力有关。

在脑卒中发作后的慢性阶段（大于 6 个月），50% ~ 60% 的失语症病例存在沟通障碍（Pedersen et al., 2004）。在慢性失语症患者中，经过各种治疗后语言能力的改善与病灶周围和剩余 LH 区域的新的激活有关（Leger et al., 2002; Martin et al., 2009; Meinzer et al., 2008; Small et al., 1998）。事实上，Heiss 和 Thiel（2006）认为，为了更好地实现长期恢复，右半球（RH）的募集（激活）可能不如恢复 LH 网络有效。

然而，当 LH 语言区域受到大量损伤时，RH 可能在一些恢复方面发挥支持作用（Fernandez et al., 2004）；在一些研究中，观察到在言语语言治疗后 RH 出现新的激活（Cherney and Small, 2006; Crosson et al., 2005; Marcotte and Ansaldo, 2010）。

在脑卒中后的慢性阶段，RH 嘴部相关的下额叶以及运动 / 感觉区域过度激活与语言表达能力差、犹豫不决、语法不流畅有关（Naeser et al., 2004; Postman-Caucheteux et al., 2010; Rosen et al., 2000）。我们对慢性非流利性失语症病例进行的重复经颅磁刺激（rTMS）研究观察到，在抑制 RH 的 Boca 区（右额下回三角部）的一部分后，命名图片和短语长度能力显著改善（Naeser et al., 2005）。rTMS 前后的功能磁共振成像研究显示，经颅磁刺激后，RH 额叶区域的激活减少，而 LH 病灶周围区域的激活增加（Martin et al., 2009）。

LH 病灶周围语言区（与 RH 同源语言区相比）对脑卒中失语症恢复的相对贡献最近已在综述中进行了讨论（Fama and Turkeltaub, 2014; Shah et al., 2013）。最近的研究结果继续支持左半球病灶周围区域在恢复中有更好的作用。在脑卒中后的慢性阶段（1 年或更长时间），更好的语言恢复与 LH 区域的 fMRI 激活模式相关，包括左额叶和顶叶区域的激活增加，双侧小脑激活，以及 RH 上颞叶区域的激活减少。语言恢复能力差的脑卒中患者 RH 激活增加（Saur et al., 2006; Szaflarski et al., 2013）。虽然大多数研究都支持 LH 激活的增加对失语症的恢复有益，但 RH 中的一些区域也可能对失语症的恢复有帮助。然而，关于 RH 的作用知之甚少，需要进行更多的研究（Shah et al., 2013）。

无论失语症的恢复主要是由 LH 病灶周围区域介导，还是由 RH 语言同源区域（或两者共同）介导，上述研究都表明，在慢性脑卒中后失语症中，大脑的重新组织和语言改善是极具潜力的（Crosson et al., 2009; Price and Crinion, 2005）。

25.5.2　在慢性脑卒中患者中治疗失语症时，头皮上特定发光二极管放置区域的重要性

Naeser 等（2012）进行了一项使用 tLED 治疗非流利性失语症的试点研究。两名右利手、慢性、非流利性失语症患者，均因单一左半球脑卒中接受治疗（患者 1，67 岁男性，脑卒中后 18 年；患者 2，59 岁男性，脑卒中后 12 年）。他们每人都单独接受了两次相同 LED 治疗方法。

在接受 LED 治疗之前，每位患者都接受了三次语言能力的入组基线测试，分别是波士顿失语诊断检查（BDAE）（Goodglass and Kaplan, 1983）和费城命名测试（PNT）（Roach et al., 1996）。每位患者在完成 LED 治疗后的 1 ~ 2 周也进行测试，并在最后一次 LED 治疗后的 1 ~ 2 个月再次进行测试。显著变化的定义为与入组时基线值相比 ±2SD。

结构性 MRI 扫描显示 LH 病灶位置与非流利失语症相符，尽管患者 2 主要为皮层下病灶（Naeser et al., 1989; Naeser and Palumbo, 1994）。对于患者 1，在每次 tLED 治疗前后（第一次为双侧；第二次仅为左半球，如下所述）都进行了命名任务的 fMRI 扫描（3T 飞利浦 Achieva）。使用了 Martin 等（2005）的血流动力学延迟法。

MedX Health 公司（多伦多）的 LED 集束头（FDA 批准的无重大风险设备）被应用于头部。每个 LED 集束头直径为 5.35cm（9 个红光，633nm 二极管；52 个近红外光，870nm 二极管）；面积为 22.48cm^2；500mW；功率密度为 22.2mW/cm^2；脉冲波频率为 146Hz（占空比，80%）。每位失语症患者首先接受双侧 LED 放置治疗，使用与上述慢性 TBI 病例相同的 tLED 放置位点（Naeser et al., 2014）。两个月后，每位患者仅接受左半球 tLED 治疗。

25.5.3 双侧经颅发光二极管治疗法

对以下中线 / 中矢状面区域以及左侧和右侧皮层区域进行治疗：额极（将 LED 置于前额，中心位于眉毛上方，但低于前发际线）；下额叶回（IFG）；和前颞叶（太阳穴区域）；中额叶回（MFG）（位于瞳孔线上，紧靠前发际线后方）；颞上回（STG）（紧靠耳尖上方）；下顶叶区域（耳尖后上方）；下感觉 - 运动（S-M）皮层，嘴部区域（紧靠用于 MFG 的 LED 位置后方）；以及中线（前发际线到后发际线的位置），包括前扣带回皮层和腹内侧前额叶皮层（位于前发际线中央）；辅助运动区（SMAs）（靠近顶点）；以及楔前叶区（位于枕骨隆突上方，朝向顶点的一半位置），与枕骨隆突下方交替进行，每次治疗时交替。

同时应用六个直径为 5.35cm 的 LED 集束头（先 A 组，然后 B 组），通量为 13J/cm^2（每组 12 分钟 11 秒，146Hz，脉冲波）。估计有 0.4J/cm^2 的能量到达大脑皮层。LED 治疗是非侵入性的、无痛的、无热量的。患者在躺椅上接受治疗。LED 集束头用软尼龙弹性帽固定。每位患者接受 18 次 tLED 治疗（周一、周三、周五），持续 6 周，然后进行后测试。

25.5.4 仅左半球经颅发光二极管治疗方法

使用了上述双侧 tLED 治疗方法中列出的一些相同的 LED 放置区域，但 LED 集束头仅放置在左半球区域。没有治疗中线区域，包括没有在左右 SMA（靠近顶点）放置 LED 集束头。头部右侧没有放置 LED。

然而，使用了相同的 LED 设备，但以 39J/cm^2（36 分钟 33 秒，脉冲波 146Hz）的通量应用于左半球的放置位点（头部左侧）。估计有 1.2J/cm^2 的能量到达大脑皮层。每位患者接受 18 次 tLED 治疗（周一、周三、周五），持续 6 周，然后进行后测试。

25.5.5 结果

出乎意料的是，在双侧 LED 治疗后，患者 1 对物体图片命名的能力显著降低，而患者 2 则没有显著变化。相反，在单侧 LHLED 治疗后，每位脑卒中患者的图片命名能力都有明显提高。在 PNT 中，患者 1 的得分从基线时的 25.33 分（SD=1.53）提高到治疗后 1 个月的 29 分。患者 2 在 PNT 上的得分几乎翻了一番，从基线时的 5 分（SD=2）提高到治疗后 1 周的 9 分。

在每次 tLED 治疗系列之后，命名任务的 fMRI 扫描的变化与患者 1 的图片命名能力变化相同。双侧 LED 治疗后，双侧激活增加，包括左侧病灶周围 S-M 区、嘴部区域、左侧和右侧 SMA 以及右侧额颞顶区。右侧额叶和 SMA 的高激活与失语症患者的命名能力差和语言恢复不良有关（Martin et al., 2009; Karbe et al., 1998; Weiduschat et al., 2011）。患者 1 在接受双侧 LED 治疗 1 个月后，图片命名能力明显下降。

相反，在仅对单侧 LH 进行 LED 治疗后，患者 1 的命名任务的 fMRI 扫描（尤其是在 LED 治疗后 2 周）显示，仅同侧病灶（用 LED 治疗的一侧）和左侧 SMA（尽管没有直接治疗左侧 SMA 区域本身）的激活增加。众所周知，LH 语言网络与左侧 SMA 之间存在联系。LH 的激活包括左侧病灶周围区域、S-M 嘴部区域以及左侧 SMA。右侧额叶、颞叶、顶叶对侧区域或右侧 SMA 的激活很少或没有激活；在单侧 LH 的 LED 治疗中，这些 RH 区域没有接受 LED 治疗。左侧 SMA 的激活（以及右侧 SMA 的无激活）可能与患者 1 单侧 LHLED 治疗后出现的命名能力的显著提高有关（Martin et al., 2009; Karbe et al., 1998; Weiduschat et al., 2011）。

tLED 治疗似乎针对的是颅外 LED 放置位点下方的局部皮层神经网络。采用适当波长、通量（J/cm^2）和辐照度（mW/cm^2）的经颅 LED 疗法具有调节大脑可塑性和促进脑卒中以及其他中枢神经系统疾病恢复的潜力。Naeser 等的研究（2012）的研究首次报道了头皮应用红光 / 近红外光 LED 治疗脑卒中后的半球效应。

在第二种 tLED 治疗（头部左侧，仅治疗 LH）后，两位脑卒中患者的图片命名能力都有显著提高；患者 1 显示出 LH 病灶周围的激活。因此，这些数据表明，对于伴有失语症的左半球脑卒中患者，为了获得有益效果，tLED 应仅应用于头部左侧。治疗急性或慢性脑卒中患者的一般建议是，仅使用与脑卒中发生的大脑半球同侧的 tLED 放置位点；而不是对侧或双侧。

如果 tPBM 不同时治疗头部的左右两侧（无论脑卒中发生在哪个半球），而是仅限于治疗头部的同侧，那么 NEST-1 和 NEST-2 试验中使用 tPBM 治疗急性脑卒中患者的结果可能会更好（Stemer et al., 2010 年）。我们仅在头部左侧（左侧脑卒中同侧）放置发光二极管后取得了更好的语言效果，这与上文回顾的 fMRI 研究结果相吻合，在这些研究中，左侧激活增加（而非右侧激活）的慢性失语症患者的语言恢复效果更好（Saur et al., 2006; Szaflarski et al., 2013）。尽管 PhotoThera 研究使用了单一的方法来衡量整体脑卒中严重程度，即 tPBM 前和 tPBM 后的 NIH 脑卒中严重程度量表，但同样的理念也适用于脑卒中整体恢复，即如果 tPBM 仅应用于患侧，则很可能会产生更好的整体效果。我们后来对失语症的左侧脑卒中患者进行的研究观察到，如果除了左侧脑卒中的发光二极管位置外，还增加两个 DMN 的中线皮层节点，如位于中线高发际线处的 mPFC；位于中线顶点与枕骨隆突之间的楔前叶；以及如果使用 26J/cm^2，而不是 13J/cm^2（Ho et al., 2016），患者的命名能力会更好。需要更多研究来研究 tPBM 放置位点的短期和长期效应。

25.5.6 光生物调节治疗原发性进行性失语症（一种神经退行性疾病）

Naeser 等（2012）还报告了 tLED 治疗一位患有神经退行性疾病——原发性进行性失语症（PPA）的患者的效果。PPA 患者在确诊前至少会出现 2 年的失语症状（但未发生脑卒中）；认知 / 记忆障碍仅在后期出现。命名障碍是 PPA 三种变体（非流利型、少词型和语义型）的共同缺陷（Kirshner, 2010）。

PPA 的病因通常与额颞叶变性（FTLD）有关（Grossman, 2010）。FTLD 的患病率估计为 2.7 ~ 15.0/10 万人。FTLD 是 65 岁以下人群中第二常见的痴呆症（仅次于阿尔茨海默病），也是工业化国家中第四常见的痴呆症（Reilly et al., 2010）。20% ~ 40% 的 FTLD 病例伴有 PPA（Grossman, 2010）。平均发病年龄为 50 多岁，但报告的发病年龄范围很广（20 ~ 82 岁）。生存期约为 7 年（范围为 2 ~ 8 年以上）。预后差异很大，没有性别偏好，也没有已知的环境风险因素（Rosso et al., 2003）。目前没有已知的治疗 PPA 的方法（Rosso et al., 2003; Gorno-Tempini et al., 2011; Mesulam, 2007）。

PPA 的三种变体（nfv、lv、语义型）都与大脑特定语言相关区域的皮层变薄有关，主要是在 LH-如下额叶（nfv）、后颞顶叶（lv）或前颞叶（语义型）（Gorno-Tempini et al., 2011; Sapolsky et al., 2010）。关于 PPA 变体的组织病理学基础，目前尚无定论（Grossman, 2010）。PPA 通常与三类病理之一相关：tau 阳性免疫反应，在 nfv 型 PPA 中更为常见；淀粉样斑块和神经原纤维缠结，在 lv 型 PPA 中更为常见；或额颞叶变性 - 泛素免疫反应（FTLD-U），在语义型 PPA 中更为常见（Forman et al., 2006; Lipton et al., 2004; Mann et al., 1993）。

一名被诊断为 lvPPA（类似于 Wernicke 失语症和传导性失语症）的 PPA 患者接受了 tLED 治疗，使用的是上述相同的 LED 设备。这名女性患者只接受了双侧 LED 放置（左侧和右侧，以及从前发际线到后发际线的整个中线 / 中矢状线放置，包括顶点、双侧 SMA）。她每周接受三次治疗（周一、周二、周五），共持续 6 周。

双侧 LED 系列治疗后，句子水平听觉理解能力（BDAE）在 tLED 治疗后 1 周有显著提高（但在

tLED 治疗后 1 个月和 2 个月没有提高）。图片命名能力在任何时候都没有受损。在接受 tLED 治疗后，她的命名任务的 fMRI 扫描显示左右外侧裂周区激活增加（但 SMA 没有）。在 tLED 治疗后 1 周的 fMRI 扫描中，她注意到左侧颞顶叶激活增加。这些区域在该病例的结构性核磁共振扫描中显示出明显的皮层变薄；与她的失语症（Wernicke's/ 传导性流利失语症）相符（见图 25.9）。新的左侧颞顶叶激活可能与她在 tLED 治疗后 1 周的句子水平听觉理解能力显著提高有关。但在 1 个月和 2 个月的后续语言测试中，这种改善并没有出现。此外，在 tLED 治疗后 1 周的命名任务 fMRI 扫描中出现的左侧颞顶叶激活增加，在 1 个月和 2 个月的后续 fMRI 扫描中已不复存在。听觉理解能力的提高和颞顶叶激活的增强在 LED 治疗后 1 周的 fMRI 扫描中出现，但在 LED 治疗后 1 个月和 2 个月的 fMRI 扫描中却没有继续出现，这种情况表明这一过程可能与神经退行性疾病的进展性质有关。像这样的病例需要持续的 tLED 治疗，最好是在家里进行，尤其是只对 LH、中线 mPFC 和楔前叶（DMN 的中线节点）进行治疗。

　　总之，在接受 tLED 治疗 1 周后，这名 lvPPA 患者的句子听觉理解能力有了明显改善，同时她的皮

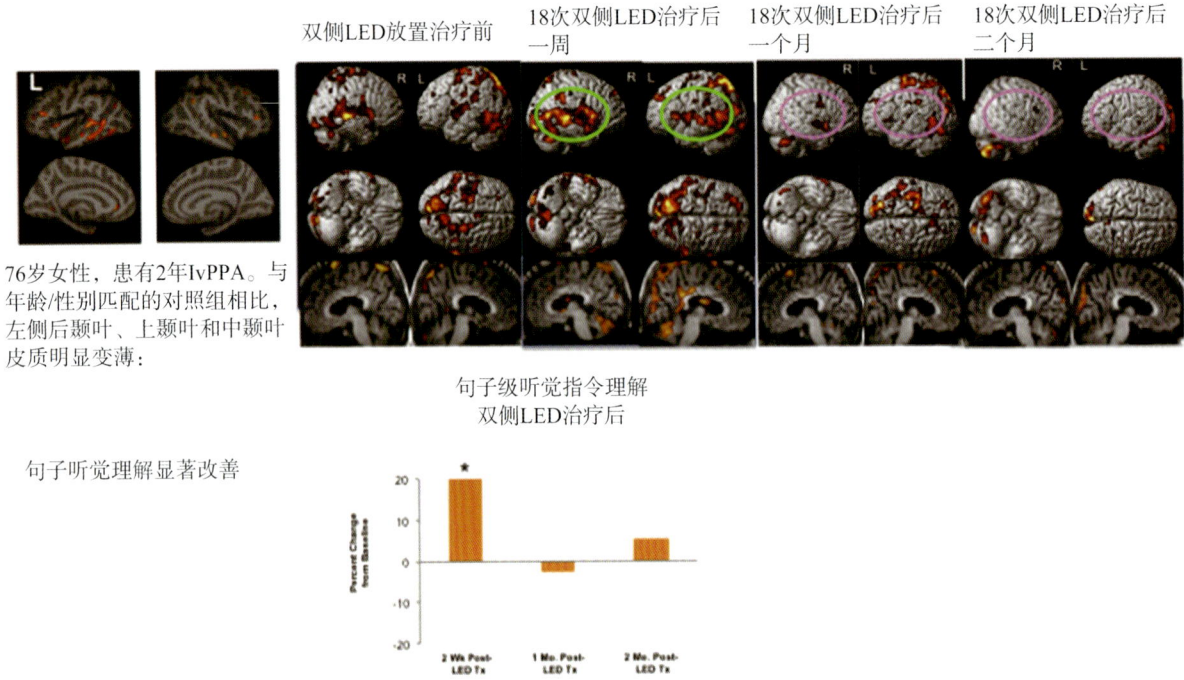

76岁女性，患有2年lvPPA。与年龄/性别匹配的对照组相比，左侧后颞叶、上颞叶和中颞叶皮质明显变薄：

句子听觉理解显著改善

图 25.9　原发性进行性失语症（PPA）患者的语言数据和 fMRI 扫描，该患者接受 18 次 tLED 治疗，双侧放置 LED，13J/cm^2，脉冲波，146Hz，每次放置 10 分钟，11 个位置。这些与我们最初对 TBI 患者使用的 LED 放置位置相同（Naeser et al., 2014）。在测试后 1 周的时间点上，该 PPA 病例的句子听觉理解能力有了明显改善。然而，在 1 个月和 2 个月后，这种有利影响已经消失。在命名任务的 fMRI 上，在第 18 次 LED 治疗后 1 周，她的左右颞叶最初显示出激活增加（绿色圆圈）。然而，在 1 个月和 2 个月时，左右颞叶的激活没有增加，fMRI 扫描上激活增加的效果已经消失（粉红色圆圈）。她的语言问题与渐进性神经退行性疾病（如 PPA）有关。她的左颞叶可能存在 β- 淀粉样蛋白沉积，皮层严重变薄（见图左上角红色皮层萎缩区域）。如果初步观察到病情有所改善，进行性神经退行性疾病的患者很可能需要继续接受 LED 家庭治疗，也许是终身治疗。请参阅下文关于在退役的职业足球运动员 1 号身上使用经颅和鼻内 LED 家庭治疗的部分。在他的病例中，经过 3 个月的家用 LED 治疗后，病情再次得到明显改善。10 个月后，他仍在继续接受 LED 家庭治疗，据说效果不错。如果只在左半球（以及 DMN 的两个中线皮层节点 - 内侧前额叶皮层和楔前叶皮层）放置 LED，这位 PPA 患者的情况可能会更好

引自 Naeser, M.A., Ho, M., Martin, P.I., Treglia, E., Krengel, M.H., Hamblin, M.R., et al.ImprovedLAnguage after scalp application of red/near-infrared light-emitting diodes: pilot study supporting a new noninvasive treatment for chronic aphasia. Procedia Soc Behav Sci, 2012, 61,138-139.

层明显变薄的颞顶叶区的 LH 激活也有所增强。这些结果表明，应该对 PPA 病例进行更多的 tLED 研究，但是，tLED 应仅置于 LH（加上两个中线 DMN 位置，即内侧前额叶和楔前叶），而且 tLED 治疗可能需要一直持续下去。目标是尽可能长时间地改善 PPA 病例的语言和生活质量。这些 tLED 治疗可在家中进行（Naeser et al., 2011）。

25.6　光生物调节对可能患有的慢性创伤性脑病变的作用

一项病例研究（Martin et al., 2018）涉及一名已退休的职业足球运动员（65 岁，中锋；大学期间 700多次拦截；数千次亚脑震荡撞击），拥有运动生理学博士学位，有 4 ~ 10 年的认知能力下降和情绪失控病史。治疗方案如下：

（1）诊室内 tLED 治疗系列：6 周（每周三次），使用 500mW（MedX Health）红光 / NIR LED集束头（633nm/870nm），每个 LED 位点 26J/cm^2，放置位置与之前 TBI 研究中的相同（Naeser et al., 2014; Naeser et al., 2016）；

（2）12 周无 tLED 治疗；

（3）12 周居家 LED 治疗，使用 NIR tLEDs 和 iLED（Vielight Neuro Gamma，40Hz 脉冲），仅治疗 DMN 的皮层节点区域，如双侧、内侧前额叶、楔前叶、角回和海马区。NIR 二极管功率为25 ~ 100mW，通量为 15 ~ 60J/cm^2，外加一个额外的 8mW、633nm 红光鼻内（CW）单侧 LED。

在诊所接受 LED 系列治疗后 1 周的后续测试显示，5 项神经心理学（NP）测试中有 2 项达到 +2SD（+1SD，9 项）；1 个月后，有 3 项测试达到 +2SD（+1SD，12 项）；但 2 个月后，仅有 1 项测试达到 +2SD（+1SD，5 项）。在情绪失控方面观察到了相同的模式——如创伤后应激障碍（PTSD）PCL-C 量表评分，治疗前为 58 分，1 周和 1 个月后分别改善至 25 分和 32 分，但 2 个月后为 47 分；抑郁障碍方面，贝克抑郁量表评分，治疗前为 24 分，1 周和 1 个月后分别改善至 1 分和 0 分，但 2 个月后为 9 分。在 3 个月的无治疗期后，他开始在家中使用上述近红外 LED 设备（神经 γ 波）和一个额外的红色鼻内二极管进行治疗。

经过 3 个月的居家 LED 治疗后，与基线相比再次出现了显著改善，在六项测试中有两项达到 +2个 SD 的改善（+1SD，10）；PTSD（PCL-C）评分降低至 23；且无抑郁障碍症状。该足球运动员的 rs-fcMRI 扫描显示了平行变化，即在诊室内 LED 治疗和居家 LED 治疗后功能连接性增加，但在无治疗 3个月后功能连接性降低。本病例中无治疗后的衰退与进行性神经退行性疾病患者的观察结果相似，如上述 PPA 患者（Naeser et al., 2012）；以及使用 tLED 加 iLED 治疗的五例痴呆病例（Saltmarche et al., 2017）。这种模式在最初的 mTBI 病例中并未观察到，其 tLED 治疗后的改善保持稳定，甚至在 tLED 治疗后 2 个月进一步改善（Naeser et al., 2014, 2016）（见图 25.1）。那些患有进行性神经退行性疾病的患者可能需要继续进行居家 LED 治疗，以保持之前的疗效。

另一名已退休的职业足球运动员（57 岁，角卫）也接受了诊室内 tLED 治疗。他使用 Thor 头盔进行治疗，治疗计划与第一名足球运动员相同。他在 tLED 治疗后 1 周和 1 个月时的改善与第一名足球运动员相似，认知能力提高，情绪失控减少，抑郁障碍状况减轻。此外，他在 tLED 治疗后 1 个月时能够停止使用两种麻醉镇痛药。他还出现了耳鸣减轻和前庭功能改善的情况。目前他正在家中进行与第一名足球运动员相似的 tLED 治疗。

25.7　结论

鉴于这些令人鼓舞的结果，似乎有必要进行随机、安慰剂对照的研究，以进一步探讨其在慢性TBI、脑卒中后失语症以及可能患有 CTE 的运动员中的应用。如果这些行为学结果得到重复验证，并且有支持性的 MRI 研究结果，那么或许可以将红 /NIR tLED 疗法和（或）iLEDs 应用于其他患者群体（如轻度认知障碍、痴呆 /AD），尤其是在进行性神经退行性疾病的早期阶段。此外，如果能在 TBI 后更早地进行治疗，预防长期认知功能障碍或许也成为一种可能。

原著参考文献

[1] Aimbire, F., Albertine, R., de Magalhaes, R.G., Lopes-Martins, R.A., Castro-Faria-Neto, H.C., Zangaro, R.A., et al., 2005. Effect of LLLT Ga-Al-As (685 nm) on LPS-induced inflammation of the airway and lung in the rat. Lasers Med. Sci. 20 (1), 11-20.

[2] Baugh, C.M., Kiernan, P.T., Kroshus, E., Daneshvar, D.H., Montenigro, P.H., McKee, A.C., et al., 2015. Frequency of head-impact-related outcomes by position in NCAA Division I Collegiate Football Players. J. Neurotrauma 32 (5), 314-326.

[3] Bazarian, J.J., Zhong, J., Blyth, B., Zhu, T., Kavcic, V., Peterson, D., 2007. Diffusion tensor imaging detects clinically important axonal damage after mild traumatic brain injury: a pilot study. J. Neurotrauma 24 (9), 1447-1459.

[4] Beckmann, C.F., DeLuca, M., Devlin, J.T., Smith, S.M., 2005. Investigations into resting-state connectivity using independent component analysis. Phil. Trans. R. Soc. Lond. Series B, Biol. Sci. 360 (1457), 1001-1013.

[5] Bloomfield, I.L., Espie, C.A., Evans, J.J., 2010. Do sleep difficulties exacerbate deficits in sustained attention following traumatic brain injury? J. Int. Neuropsychol. Soc. 16 (1), 17-25.

[6] Boelen, D.H., Spikman, J.M., Fasotti, L., 2011. Rehabilitation of executive disorders after brain injury: are interventions effective? J. Neuropsychol. 5 (Pt 1), 73-113.

[7] Bogdanova, Y., Verfaellie, M., 2012. Cognitive sequelae of blast-induced traumatic brain injury: recovery and rehabilitation. Neuropsychol. Rev. 22 (1), 4-20.

[8] Bogdanova, Y., Ho, V.T., Martin, P.I., Ho, M.D., Yee, M.K., Hamblin, M.R., et al., 2017. Treatment for cognitive dysfunction and sleep in chronic TBI: randomized controlled pilot trial. Abstract. Arch. Phys. Med. Rehabil. 98 (10), e122-e123.

[9] Bogdanova, Y., Martin, P.I., Ho, M.D., Krengel, M.H., Ho, V.T., Yee, M.K., et al., 2014. LED therapy improves sleep and cognition in chronic moderate TBI: pilot case studies. Abstract. Arch. Phys. Med. Rehabil. 95 (10), e77. Available from: https://doi.org/10.1016/j.apmr.2014.07.247.

[10] Bonnelle, V., Leech, R., Kinnunen, K.M., Ham, T.E., Beckmann, C.F., De Boissezon, X., et al., 2011. Default mode network connectivity predicts sustained attention deficits after traumatic brain injury. J. Neurosci. 31 (38), 13442-13451.

[11] Bonnelle, V., Ham, T.E., Leech, R., Kinnunen, K.M., Mehta, M.A., Greenwood, R.J., et al., 2012. Salience network integrity predicts default mode network function after traumatic brain injury. Proc. Natl. Acad. Sci. U.S.A. 109 (12), 4690-4695.

[12] Bryan, C.J., 2013. Repetitive traumatic brain injury (or concussion) increases severity of sleep disturbance among deployed military personnel. Sleep 36 (6), 941-946.

[13] Cantu, R.C., 2006. Concussion classification: ongoing controversy. In: Slobounov, S., Sebastianelli, W. (Eds.), Foundations of Sports-Related Brain Injuries. Springer Science and Business Media, Inc., New York, NY.

[14] Chen, A.C., Arany, P.R., Huang, Y.Y., Tomkinson, E.M., Sharma, S.K., Kharkwal, G.B., et al., 2011. Low-level laser therapy activates NF-kB via generation of reactive oxygen species in mouse embryonic fibroblasts. PLoS One 6 (7), e22453.

[15] Cherney, L.R., Small, S.L., 2006. Task-dependent changes in brain activation following therapy for nonfluent aphasia: discussion of two individual cases. J. Int. Neuropsychol. Soc. 12 (6), 828-842.

[16] Chew, E., Zafonte, R.D., 2009. Pharmacological management of neurobehavioral disorders following traumatic brain injury—a state-of-the-art review. J. Rehabil. Res. Dev. 46 (6), 851-879.

[17] Cicerone, K., Levin, H., Malec, J., Stuss, D., Whyte, J., 2006. Cognitive rehabilitation interventions for executive function: moving from bench to bedside in patients with traumatic brain injury. J. Cogn. Neurosci. 18 (7), 1212-1222.

[18] Cicerone, K.D., Langenbahn, D.M., Braden, C., Malec, J.F., Kalmar, K., Fraas, M., et al., 2011. Evidence-based cognitive rehabilitation: updated review of the literature from 2003 through 2008. Arch. Phys. Med. Rehabil. 92 (4), 519-530.

[19] Crosson, B., Moore, A.B., Gopinath, K., White, K.D., Wierenga, C.E., Gaiefsky, M.E., et al., 2005. Role of the right and left hemispheres in recovery of function during treatment of intention in aphasia. J. Cogn. Neurosci. 17 (3), 392-406.

[20] Crosson, B., Moore, A.B., McGregor, K.M., Chang, Y.L., Benjamin, M., Gopinath, K., et al., 2009. Regional changes in word-production laterality after a naming treatment designed to produce a rightward shift in frontal activity. Brain Lang. 111 (2), 73-85.

［21］Curtis, C.E., D'Esposito, M., 2003. Persistent activity in the prefrontal cortex during working memory. Trends Cogn. Sci. 7 (9), 415-423.

［22］Daniels, J.K., McFarlane, A.C., Bluhm, R.L., Moores, K.A., Clark, C.R., Shaw, M.E., et al., 2010. Switching between executive and default mode networks in posttraumatic stress disorder: alterations in functional connectivity. J. Psychiatry Neurosci. 35 (4), 258-266.

［23］Delis, D.C., Kramer, J.H., Kaplan, E., Holdnack, J., 2004. Reliability and validity of the Delis-Kaplan Executive Function System: an update. J. Int. Neuropsychol. Soc. 10 (2), 301-303.

［24］Eriksson, P.S., Perfilieva, E., Bjork-Eriksson, T., Alborn, A.M., Nordborg, C., Peterson, D.A., et al., 1998. Neurogenesis in the adult human hippocampus. Nat. Med. 4 (11), 1313-1317.

［25］Fama, M.E., Turkeltaub, P.E., 2014. Treatment of poststroke aphasia: current practice and new directions. Semin. Neurol. 34 (5), 504-513.

［26］Faraguna, U., Vyazovskiy, V.V., Nelson, A.B., Tononi, G., Cirelli, C., 2008. A causal role for brain-derived neurotrophic factor in the homeostatic regulation of sleep. J. Neurosci. 28 (15), 4088-4095.

［27］Faul, M., Xu, L., Wald, M.M., Coronado, V.G., 2013. Traumatic Brain Injury in the United States: Emergency Department Visits, Hospitalizations, and Deaths. CDC, Atlanta, GA [updated March 27, 2013]. Available from: http://www.cdc.gov/traumaticbraininjury/statistics.html.

［28］Fernandez, B., Cardebat, D., Demonet, J.F., Joseph, P.A., Mazaux, J.M., Barat, M., et al., 2004. Functional MRI follow-up study of language processes in healthy subjects and during recovery in a case of aphasia. Stroke 35 (9), 2171-2176.

［29］Forman, M.S., Farmer, J., Johnson, J.K., Clark, C.M., Arnold, S.E., Coslett, H.B., et al., 2006. Frontotemporal dementia: clinicopathological correlations. Ann. Neurol. 59 (6), 952-962.

［30］Gentleman, S.M., Leclercq, P.D., Moyes, L., Graham, D.I., Smith, C., Griffin, W.S., et al., 2004. Long-term intracerebral inflammatory response after traumatic brain injury. Forensic Sci. Int. 146 (2-3), 97-104.

［31］Gilbert, K.S., Kark, S.M., Gehrman, P., Bogdanova, Y., 2015. Sleep disturbances, TBI and PTSD: implications for treatment and recovery. Clin. Psychol. Rev. 40, 195-212.

［32］Goldstein, L.E., Fisher, A.M., Tagge, C.A., Zhang, X.L., Velisek, L., Sullivan, J.A., et al., 2012. Chronic traumatic encephalopathy in blast-exposed military veterans and a blast neurotrauma mouse model. Sci. Transl. Med. 4 (134), 134ra60.

［33］Goodglass, H., 1993. Understanding Aphasia. Academic Press, San Diego.

［34］Goodglass, H., Kaplan, E., 1983. Assessment of Aphasia and Related Disorders. Lea and Febiger, Philadelphia.

［35］Gorno-Tempini, M.L., Hillis, A.E., Weintraub, S., Kertesz, A., Mendez, M., Cappa, S.F., et al., 2011. Classification of primary progressive aphasia and its variants. Neurology 76 (11), 1006-1014.

［36］Greicius, M.D., Supekar, K., Menon, V., Dougherty, R.F., 2009. Resting-state functional connectivity reflects structural connectivity in the default mode network. Cereb. Cortex 19 (1), 72-78.

［37］Grossman, M., 2010. Primary progressive aphasia: clinicopathological correlations. Nat. Rev. Neurol. 6 (2), 88-97.

［38］Guskiewicz, K.M., McCrea, M., Marshall, S.W., Cantu, R.C., Randolph, C., Barr, W., et al., 2003. Cumulative effects associated with recurrent concussion in collegiate football players: the NCAA Concussion Study. JAMA 290 (19), 2549-2555.

［39］Hanson, N.D., Owens, M.J., Nemeroff, C.B., 2011. Depression, antidepressants, and neurogenesis: a critical reappraisal. Neuropsychopharmacology 36 (13), 2589-2602.

［40］Hartikainen, K.M., Waljas, M., Isoviita, T., Dastidar, P., Liimatainen, S., Solbakk, A.K., et al., 2010. Persistent symptoms in mild to moderate traumatic brain injury associated with executive dysfunction. J. Clin. Exp. Neuropsychol. 32 (7), 767-774.

［41］Heiss, W.D., Thiel, A., 2006. A proposed regional hierarchy in recovery of post-stroke aphasia. Brain Lang. 98 (1), 118-123.

［42］Ho, M., Martin, P., Yee, M., Koo, B., Baker, E., Hamblin, M., 2016. Increased functional connectivity in default mode network associated with application of transcranial, light-emitting diodes to treat chronic aphasia: case series. J. Int. Neuropsychol. Soc. 22, 229.

［43］Hoge, C.W., McGurk, D., Thomas, J.L., Cox, A.L., Engel, C.C., Castro, C.A., 2008. Mild traumatic brain injury in U.S. Soldiers returning from Iraq. N. Engl. J. Med. 358 (5), 453-463.

［44］Hurley, R.A., McGowan, J.C., Arfanakis, K., Taber, K.H., 2004. Traumatic axonal injury: novel insights into evolution and identification. J. Neuropsychiatry Clin. Neurosci. 16 (1), 1-7.

［45］Jin, K., Wang, X., Xie, L., Mao, X.O., Zhu, W., Wang, Y., et al., 2006. Evidence for stroke-induced neurogenesis in the human brain. Proc. Natl. Acad. Sci. U.S.A. 103 (35), 13198-13202.

[46] Johnson, B., Zhang, K., Gay, M., Horovitz, S., Hallett, M., Sebastianelli, W., et al., 2012. Alteration of brain default network in subacute phase of injury in concussed individuals: resting-state fMRI study. Neuroimage 59 (1), 511-518.

[47] Johnson, V.E., Stewart, W., Smith, D.H., 2010. Traumatic brain injury and amyloid-beta pathology: a link to Alzheimer's disease? Nat. Rev. Neurosci. 11 (5), 361-370.

[48] Johnson V.E., Stewart W., Smith D.H. Axonal pathology in traumatic brain injury. Exp. Neurol. 2013a 246 35-43.

[49] Johnson, V.E., Stewart, J.E., Begbie, F.D., Trojanowski, J.Q., Smith, D.H., Stewart, W., 2013b. Inflammation and white matter degeneration persist for years after a single traumatic brain injury. Brain 136 (Pt 1), 28-42.

[50] Kan, E.M., Ling, E.A., Lu, J., 2012. Microenvironment changes in mild traumatic brain injury. Brain Res. Bull. 87 (4-5), 359-372.

[51] Karbe, H., Thiel, A., Weber-Luxenburger, G., Herholz, K., Kessler, J., Heiss, W.D., 1998. Brain plasticity in poststroke aphasia: what is the contribution of the right hemisphere? Brain Lang. 64 (2), 215-230.

[52] Kertesz, A., 1979. Aphasia and Associated Disorders: Taxonomy, Localization and Recovery. Grune and Stratton, New York.

[53] Khuman, J., Zhang, J., Park, J., Carroll, J.D., Donahue, C., Whalen, M.J., 2012. Low-level laser light therapy improves cognitive deficits and inhibits microglial activation after controlled cortical impact in mice. J. Neurotrauma 29 (2), 408-417.

[54] Kirshner, H.S., 2010. Frontotemporal dementia and primary progressive aphasia: an update. Curr. Neurol. Neurosci. Rep. 10 (6), 504-511.

[55] Kontos, A.P., Kotwal, R.S., Elbin, R.J., Lutz, R.H., Forsten, R.D., Benson, P.J., et al., 2013. Residual effects of combat-related mild traumatic brain injury. J. Neurotrauma 30 (8), 680-686.

[56] Kraus, M.F., Susmaras, T., Caughlin, B.P., Walker, C.J., Sweeney, J.A., Little, D.M., 2007. White matter integrity and cognition in chronic traumatic brain injury: a diffusion tensor imaging study. Brain 130 (Pt 10), 2508-2519.

[57] Laird, A.R., Fox, P.M., Eickhoff, S.B., Turner, J.A., Ray, K.L., McKay, D.R., et al., 2011. Behavioral interpretations of intrinsic connectivity networks. J. Cogn. Neurosci. 23 (12), 4022-4037.

[58] Laplaca, M.C., Prado, G.R., 2010. Neural mechanobiology and neuronal vulnerability to traumatic loading. J. Biomech. 43 (1), 71-78.

[59] Lazar, R.M., Speizer, A.E., Festa, J.R., Krakauer, J.W., Marshall, R.S., 2008. Variability in language recovery after first-time stroke. J. Neurol. Neurosurg. Psychiatry 79 (5), 530-534.

[60] Lee, H., Kim, S.W., Kim, J.M., Shin, I.S., Yang, S.J., Yoon, J.S., 2005. Comparing effects of methylphenidate, sertraline and placebo on neuropsychiatric sequelae in patients with traumatic brain injury. Human Psychopharmacol. 20 (2), 97-104.

[61] Leger, A., Demonet, J.F., Ruff, S., Aithamon, B., Touyeras, B., Puel, M., et al., 2002. Neural substrates of spoken language rehabilitation in an aphasic patient: an fMRI study. Neuroimage 17 (1), 174-183.

[62] Levin, H.S., Li, X., McCauley, S.R., Hanten, G., Wilde, E.A., Swank, P., 2013. Neuropsychological outcome of mTBI: a principal component analysis approach. J. Neurotrauma 30 (8), 625-632.

[63] Lew, H.L., Vanderploeg, R.D., Moore, D.F., Schwab, K., Friedman, L., Yesavage, J., et al., 2008. Overlap of mild TBI and mental health conditions in returning OIF/OEF service members and veterans. J. Rehabil. Res. Dev. 45 (3), xi-xvi.

[64] Lincoln, A.E., Caswell, S.V., Almquist, J.L., Dunn, R.E., Norris, J.B., Hinton, R.Y., 2011. Trends in concussion incidence in high school sports: a prospective 11-year study. Am. J. Sports Med. 39 (5), 958-963.

[65] Lipton, A.M., White 3rd, C.L., Bigio, E.H., 2004. Frontotemporal lobar degeneration with motor neuron disease-type inclusions predominates in 76 cases of frontotemporal degeneration. Acta Neuropathol. 108 (5), 379-385.

[66] Loane, D.J., Faden, A.I., 2010. Neuroprotection for traumatic brain injury: translational challenges and emerging therapeutic strategies. Trends Pharmacol. Sci. 31 (12), 596-604.

[67] Mann, D.M., South, P.W., Snowden, J.S., Neary, D., 1993. Dementia of frontal lobe type: neuropathology and immunohistochemistry. J. Neurol. Neurosurg. Psychiatry 56 (6), 605-614.

[68] Marcotte, K., Ansaldo, A.I., 2010. The neural correlates of semantic feature analysis in chronic aphasia: discordant patterns according to the etiology. Semin. Speech Lang. 31 (1), 52-63.

[69] Marquez de la Plata, C.D., Garces, J., Shokri Kojori, E., Grinnan, J., Krishnan, K., Pidikiti, R., et al., 2011. Deficits in functional connectivity of hippocampal and frontal lobe circuits after traumatic axonal injury. Arch. Neurol. 68 (1), 74-84.

[70] Martin, P., Ho, M., Bogdanova, Y., Krengel, M., Knight, J., Hamblin, M.R., et al., 2018. LED therapy improves functional connectivity and cognition in professional football player with TBI: Case study (Abstract). Arch. Phys. Med. Rehabil. 99 (10),

e104-e105.

［71］Martin, P.I., Naeser, M.A., Doron, K.W., Bogdan, A., Baker, E.H., Kurland, J., et al., 2005. Overt naming in aphasia studied with a functional MRI hemodynamic delay design. Neuroimage 28 (1), 194-204.

［72］Martin, P.I., Naeser, M.A., Ho, M., Doron, K.W., Kurland, J., Kaplan, J., et al., 2009. Overt naming fMRI pre- and post-TMS: two nonfluent aphasia patients, with and without improved naming post-TMS. Brain Lang. 111 (1), 20-35.

［73］Mathias, J.L., Alvaro, P.K., 2012. Prevalence of sleep disturbances, disorders, and problems following traumatic brain injury: a meta-analysis. Sleep Med. 13 (7), 898-905.

［74］Mayer, A.R., Mannell, M.V., Ling, J., Gasparovic, C., Yeo, R.A., 2011. Functional connectivity in mild traumatic brain injury. Human Brain Map. 32 (11), 1825-1835.

［75］McAllister, T.W., Saykin, A.J., Flashman, L.A., Sparling, M.B., Johnson, S.C., Guerin, S.J., et al., 1999. Brain activation during working memory 1 month after mild traumatic brain injury: a functional MRI study. Neurology 53 (6), 1300-1308.

［76］McAllister, T.W., Sparling, M.B., Flashman, L.A., McDonald, B.C., Wishart, H., Saykin, A.J., 2002. Working memory activatio patterns one month and one year after mild traumatic brain injury: a longitudinal fMRI study [abstract P51]. J. Neuropsychiatry Clin. Neurosci. 14 (93), 116.

［77］McAllister, T.W., Flashman, L.A., McDonald, B.C., Saykin, A.J., 2006. Mechanisms of working memory dysfunction after mild and moderate TBI: evidence from functional MRI and neurogenetics. J. Neurotrauma 23 (10), 1450-1467.

［78］McAllister, T.W., McDonald, B.C., Flashman, L.A., Ferrell, R.B., Tosteson, T.D., Yanofsky, N.N., et al., 2011a. Alpha-2 adrenergic challenge with guanfacine one month after mild traumatic brain injury: altered working memory and BOLD response. Int. J. Psychophysiol. 82 (1), 107-114.

［79］McAllister, T.W., Flashman, L.A., McDonald, B.C., Ferrell, R.B., Tosteson, T.D., Yanofsky, N.N., et al., 2011b. Dopaminergic challenge with bromocriptine one month after mild traumatic brain injury: altered working memory and BOLD response. J. Neuropsychiatry Clin. Neurosci. 23 (3), 277-286.

［80］McAllister, T.W., Flashman, L.A., Maerlender, A., Greenwald, R.M., Beckwith, J.G., Tosteson, T.D., et al., 2012. Cognitive effects of one season of head impacts in a cohort of collegiate contact sport athletes. Neurology 78 (22), 1777-1784.

［81］McCrea, M., Guskiewicz, K.M., Marshall, S.W., Barr, W., Randolph, C., Cantu, R.C., et al., 2003. Acute effects and recovery time following concussion in collegiate football players: the NCAA Concussion Study. JAMA 290 (19), 2556-2563.

［82］McDonald, B.C., Flashman, L.A., Saykin, A.J., 2002. Executive dysfunction following traumatic brain injury: neural substrates and treatment strategies. NeuroRehabilitation 17 (4), 333-344.

［83］McKee, A.C., Cantu, R.C., Nowinski, C.J., Hedley-Whyte, E.T., Gavett, B.E., Budson, A.E., et al., 2009. Chronic traumatic encephalopathy in athletes: progressive tauopathy after repetitive head injury. J. Neuropathol. Exp. Neurol. 68 (7), 709-735.

［84］McKee, A.C., Gavett, B.E., Stern, R.A., Nowinski, C.J., Cantu, R.C., Kowall, N.W., et al., 2010. TDP-43 proteinopathy and motor neuron disease in chronic traumatic encephalopathy. J. Neuropathol. Exp. Neurol. 69 (9), 918-929.

［85］Medana, I.M., Esiri, M.M., 2003. Axonal damage: a key predictor of outcome in human CNS diseases. Brain 126 (Pt 3), 515-530.

［86］Meinzer, M., Flaisch, T., Breitenstein, C., Wienbruch, C., Elbert, T., Rockstroh, B., 2008. Functional re-recruitment of dysfunctional brain areas predicts language recovery in chronic aphasia. Neuroimage 39 (4), 2038-2046.

［87］Mendez, C.V., Hurley, R.A., Lassonde, M., Zhang, L., Taber, K.H., 2005. Mild traumatic brain injury: neuroimaging of sports-related concussion. J. Neuropsychiatry Clin. Neurosci. 17 (3), 297-303.

［88］Menon, V., 2011. Large-scale brain networks and psychopathology: a unifying triple network model. Trends Cogn. Sci. 15 (10), 483-506.

［89］Menon, V., Uddin, L.Q., 2010. Saliency, switching, attention and control: a network model of insula function. Brain Struct. Funct. 214 (5-6), 655-667.

［90］Mesulam, M.M., 2007. Primary progressive aphasia: a 25-year retrospective. Alzheimer Dis. Assoc. Disord. 21 (4), S8-S11.

［91］Mi, X.Q., Chen, J.Y., Liang, Z.J., Zhou, L.W., 2004. In vitro effects of helium-neon laser irradiation on human blood: blood viscosity and deformability of erythrocytes. Photomed. Laser Surg. 22 (6), 477-482.

［92］Mittl, R.L., Grossman, R.I., Hiehle, J.F., Hurst, R.W., Kauder, D.R., Gennarelli, T.A., et al., 1994. Prevalence of MR evidence of diffuse axonal injury in patients with mild head injury and normal head CT findings. AJNR Am. J. Neuroradiol. 15 (8), 1583-1589.

［93］Monson, C.M., Gradus, J.L., Young-Xu, Y., et al., 2008. Change in posttraumatic stress disorder symptoms: do clinicians and patients agree? Psychol.

[94] Assess. 20 (2), 131-138. Available from: https://doi.org/10.1037/1040-3590.20.2.131. PMID: 18557690.

[95] Naeser, M.A., Borod, J.C., 1986. Aphasia in left-handers: lesion site, lesion side, and hemispheric asymmetries on CT. Neurology 36 (4), 471-488.

[96] Naeser, M.A., Hamblin, M.R., 2011. Potential for transcranial laser or LED therapy to treat stroke, traumatic brain injury, and neurodegenerative disease. Photomed. Laser Surg. 29 (7), 443-446.

[97] Naeser, M.A., Palumbo, C.L., 1994. Neuroimaging and language recovery in stroke. J. Clin. Neurophysiol. 11 (2), 150-174.

[98] Naeser, M.A., Palumbo, C.L., Helm-Estabrooks, N., Stiassny-Eder, D., Albert, M.L., 1989. Severe nonfluency in aphasia. Role of the medial subcallosal fasciculus and other white matter pathways in recovery of spontaneous speech. Brain 112 (Pt 1), 1-38.

[99] Naeser, M.A., Martin, P.I., Baker, E.H., Hodge, S.M., Sczerzenie, S.E., Nicholas, M., et al., 2004. Overt propositional speech in chronic nonfluent aphasia studied with the dynamic susceptibility contrast fMRI method. Neuroimage 22 (1), 29-41.

[100] Naeser, M.A., Martin, P.I., Nicholas, M., Baker, E.H., Seekins, H., Kobayashi, M., et al., 2005. Improved picture naming in chronic aphasia after TMS to part of right Broca's area: an open-protocol study. Brain Lang. 93 (1), 95-105.

[101] Naeser, M.A., Saltmarche, A., Krengel, M.H., Hamblin, M.R., Knight, J.A., 2011. Improved cognitive function after transcranial, light-emitting diode treatments in chronic, traumatic brain injury: two case reports. Photomed. Laser Surg. 29 (5), 351-358.

[102] Naeser, M.A., Ho, M., Martin, P.I., Treglia, E., Krengel, M.H., Hamblin, M.R., et al., 2012. Improved language after scalp application of red/nearinfrared light-emitting diodes: pilot study supporting a new, noninvasive treatment for chronic aphasia. Procedia Soc. Behav. Sci. 61, 138-139.

[103] Naeser, M.A., Zafonte, R., Krengel, M.H., Martin, P.I., Frazier, J., Hamblin, M.R., et al., 2014. Significant improvements in cognitive performance post-transcranial, red/near-infrared light-emitting diode treatments in chronic, mild traumatic brain injury: open-protocol study. J. Neurotrauma 31 (11), 1008-1017.

[104] Naeser, M.A., Martin, P.I., Ho, M.D., Krengel, M.H., Bogdanova, Y., Knight, J.A., et al., 2016. Transcranial, Red/near-infrared light-emitting diode (LED) therapy for chronic, traumatic brain injury. Photomed. Laser Surg. 34 (12), 610-626.

[105] Nakamura, T., Hillary, F.G., Biswal, B.B., 2009. Resting network plasticity following brain injury. PLoS One 4 (12), e8220.

[106] Narayan, R.K., Michel, M.E., Ansell, B., Baethmann, A., Biegon, A., Bracken, M.B., et al., 2002. Clinical trials in head injury. J. Neurotrauma 19 (5), 503-557.

[107] Nawashiro, H., Wada, K., Nakai, K., Sato, S., 2012. Focal increase in cerebral blood flow after treatment with near-infrared light to the forehead in a patient in a persistent vegetative state. Photomed. Laser Surg. 30 (4), 231-233.

[108] Niogi, S.N., Mukherjee, P., 2010. Diffusion tensor imaging of mild traumatic brain injury. J. Head Trauma Rehabil. 25 (4), 241-255.

[109] Ouellet, M.C., Beaulieu-Bonneau, S., Morin, C.M., 2015. Sleep-wake disturbances after traumatic brain injury. Lancet Neurology 14 (7), 746-757.

[110] Pedersen, P.M., Vinter, K., Olsen, T.S., 2004. Aphasia after stroke: type, severity and prognosis. The Copenhagen aphasia study. Cerebrovasc. Dis. 17 (1), 35-43.

[111] Postman-Caucheteux, W.A., Birn, R.M., Pursley, R.H., Butman, J.A., Solomon, J.M., Picchioni, D., et al., 2010. Single-trial fMRI shows contralesional activity linked to overt naming errors in chronic aphasic patients. J. Cogn. Neurosci. 22 (6), 1299-1318.

[112] Price, C.J., Crinion, J., 2005. The latest on functional imaging studies of aphasic stroke. Curr. Opin. Neurol. 18 (4), 429-434.

[113] Provenzale, J.M., 2010. Imaging of traumatic brain injury: a review of the recent medical literature. AJR Am. J. Roentgenol. 194 (1), 16-19.

[114] Raichle, M.E., MacLeod, A.M., Snyder, A.Z., Powers, W.J., Gusnard, D.A., Shulman, G.L., 2001. A default mode of brain function. Proc. Natl. Acad. Sci. U.S.A. 98 (2), 676-682.

[115] Ramlackhansingh, A.F., Brooks, D.J., Greenwood, R.J., Bose, S.K., Turkheimer, F.E., Kinnunen, K.M., et al., 2011. Inflammation after trauma: microglial activation and traumatic brain injury. Ann. Neurol. 70 (3), 374-383.

[116] Rao, V., McCann, U., Han, D., Bergey, A., Smith, M.T., 2014. Does acute TBI-related sleep disturbance predict subsequent neuropsychiatric disturbances? Brain Inj. 28 (1), 20-26.

〔117〕Reilly, J., Rodriguez, A.D., Lamy, M., Neils-Strunjas, J., 2010. Cognition, language, and clinical pathological features of non-Alzheimer's dementias: an overview. J. Commun. Disord. 43 (5), 438-452.

〔118〕Roach, A., Schwartz, M.F., Martin, N., Grewal, R.S., Brecher, A., 1996. The Philadelphia Naming Test: scoring and rationale. Clin. Aphasiol. 24, 121-133.

〔119〕Rojas, J.C., Gonzalez-Lima, F., 2011. Low-level light therapy of the eye and brain. Eye Brain 3, 49-67.

〔120〕Rosen, H.J., Petersen, S.E., Linenweber, M.R., Snyder, A.Z., White, D.A., Chapman, L., et al., 2000. Neural correlates of recovery from aphasia after damage to left inferior frontal cortex. Neurology 55 (12), 1883-1894.

〔121〕Rosenbek, J.C., LaPointe, L.L., Wertz, R.T., 1989. Aphasia: A Clinical Approach. PRO-ED, Austin, TX.

〔122〕Rosso, S.M., Donker Kaat, L., Baks, T., Joosse, M., de Koning, I., Pijnenburg, Y., et al., 2003. Frontotemporal dementia in The Netherlands: patient characteristics and prevalence estimates from a population-based study. Brain 126 (Pt 9), 2016-2022.

〔123〕Ruff, R.L., Ruff, S.S., Wang, X.F., 2009. Improving sleep: initial headache treatment in OIF/OEF veterans with blast-induced mild traumatic brain injury. J. Rehabil. Res. Dev. 46 (9), 1071-1084.

〔124〕Saltmarche, A.E., Naeser, M.A., Ho, K.F., Hamblin, M.R., Lim, L., 2017. Significant improvement in cognition in mild to moderately severe dementia cases treated with transcranial plus intranasal photobiomodulation: case series report. Photomed. Laser Surg. 35 (8), 432-441.

〔125〕Saper, C.B., Chou, T.C., Scammell, T.E., 2001. The sleep switch: hypothalamic control of sleep and wakefulness. Trends Neurosci. 24 (12), 726-731.

〔126〕Sapolsky, D., Bakkour, A., Negreira, A., Nalipinski, P., Weintraub, S., Mesulam, M.M., et al., 2010. Cortical neuroanatomic correlates of symptom severity in primary progressive aphasia. Neurology 75 (4), 358-366.

〔127〕Saur, D., Lange, R., Baumgaertner, A., Schraknepper, V., Willmes, K., Rijntjes, M., et al., 2006. Dynamics of language reorganization after stroke. Brain 129 (Pt 6), 1371-1384.

〔128〕Schiffer, F., Johnston, A.L., Ravichandran, C., Polcari, A., Teicher, M.H., Webb, R.H., et al., 2009. Psychological benefits 2 and 4 weeks after a single treatment with near infrared light to the forehead: a pilot study of 10 patients with major depression and anxiety. Behav. Brain Funct. 5, 46.

〔129〕Schneiderman, A.I., Braver, E.R., Kang, H.K., 2008. Understanding sequelae of injury mechanisms and mild traumatic brain injury incurred during the conflicts in Iraq and Afghanistan: persistent postconcussive symptoms and posttraumatic stress disorder. Am. J. Epidemiol. 167 (12), 1446-1452.

〔130〕Seeley, W.W., Menon, V., Schatzberg, A.F., Keller, J., Glover, G.H., Kenna, H., et al., 2007. Dissociable intrinsic connectivity networks for salience processing and executive control. J. Neurosci. 27 (9), 2349-2356.

〔131〕Shah, P.P., Szaflarski, J.P., Allendorfer, J., Hamilton, R.H., 2013. Induction of neuroplasticity and recovery in post-stroke aphasia by non-invasive brain stimulation. Front. Human Neurosci. 7, 888.

〔132〕Slobounov, S., Gay, M., Johnson, B., Zhang, K., 2012. Concussion in athletics: ongoing clinical and brain imaging research controversies. Brain Imaging Behav. 6 (2), 224-243.

〔133〕Small, S.L., Flores, D.K., Noll, D.C., 1998. Different neural circuits subserve reading before and after therapy for acquired dyslexia. Brain Lang. 62 (2), 298-308.

〔134〕Smith, D.H., Meaney, D.F., Shull, W.H., 2003. Diffuse axonal injury in head trauma. J. Head Trauma Rehabil. 18 (4), 307-316.

〔135〕Smith, E.E., Jonides, J., 1998. Neuroimaging analyses of human working memory. Proc. Natl. Acad. Sci. U.S.A. 95 (20), 12061-12068.

〔136〕Sompol, P., Xu, Y., Ittarat, W., Daosukho, C., Clair, D.S., 2006. NF-kappaB-Associated MnSOD induction protects against beta-amyloid-induced neuronal apoptosis. J. Mol. Neurosci. 29 (3), 279-288.

〔137〕Sridharan, D., Levitin, D.J., Menon, V., 2008. A critical role for the right fronto-insular cortex in switching between central-executive and defaultmode networks. Proc. Natl. Acad. Sci. U.S.A. 105 (34), 12569-12574.

〔138〕Sripada, R.K., King, A.P., Welsh, R.C., Garfinkel, S.N., Wang, X., Sripada, C.S., et al., 2012. Neural dysregulation in posttraumatic stress disorder: evidence for disrupted equilibrium between salience and default mode brain networks. Psychosom. Med. 74 (9), 904-911.

〔139〕Stemer, A.B., Huisa, B.N., Zivin, J.A., 2010. The evolution of transcranial laser therapy for acute ischemic stroke, including a pooled analysis of NEST-1 and NEST-2. Curr. Cardiol. Rep. 12 (1), 29-33.

［140］Stevens, M.C., Lovejoy, D., Kim, J., Oakes, H., Kureshi, I., Witt, S.T., 2012. Multiple resting state network functional connectivity abnormalities in mild traumatic brain injury. Brain Imaging Behav. 6 (2), 293-318.

［141］Stuss, D.T., Ely, P., Hugenholtz, H., Richard, M.T., LaRochelle, S., Poirier, C.A., et al., 1985. Subtle neuropsychological deficits in patients with good recovery after closed head injury. Neurosurgery 17 (1), 41-47.

［142］Swick, D., Honzel, N., Larsen, J., Ashley, V., Justus, T., 2012. Impaired response inhibition in veterans with post-traumatic stress disorder and mild traumatic brain injury. J. Int. Neuropsychol. Soc. 18 (5), 917-926.

［143］Szaflarski, J.P., Allendorfer, J.B., Banks, C., Vannest, J., Holland, S.K., 2013. Recovered vs. not-recovered from post-stroke aphasia: the contributions from the dominant and non-dominant hemispheres. Restor. Neurol. Neurosci. 31 (4), 347-360.

［144］Tanielian, T., Jaycox, L.H. (Eds.), 2008. Invisible Wounds of War: Psychological and Cognitive Injuries, Their Consequences, and Services to Assist Recovery. RAND Corporation, Santa Monica, CA.

［145］Tran, H.T., LaFerla, F.M., Holtzman, D.M., Brody, D.L., 2011. Controlled cortical impact traumatic brain injury in 3xTg-AD mice causes acute intraaxonal amyloid-beta accumulation and independently accelerates the development of tau abnormalities. J. Neurosci. 31 (26), 9513-9525.

［146］Van Boven, R.W., Harrington, G.S., Hackney, D.B., Ebel, A., Gauger, G., Bremner, J.D., et al., 2009. Advances in neuroimaging of traumatic brain injury and posttraumatic stress disorder. J. Rehabil. Res. Dev. 46 (6), 717-757.

［147］Vasterling, J.J., Verfaellie, M., Sullivan, K.D., 2009. Mild traumatic brain injury and posttraumatic stress disorder in returning veterans: perspectives from cognitive neuroscience. Clin. Psychol. Rev. 29 (8), 674-684.

［148］Wall, S.E., Williams, W.H., Cartwright-Hatton, S., Kelly, T.P., Murray, J., Murray, M., et al., 2006. Neuropsychological dysfunction following repeat concussions in jockeys. J. Neurol. Neurosurg. Psychiatry 77 (4), 518-520.

［149］Warden, D., 2006. Military TBI during the Iraq and Afghanistan wars. J. Head Trauma Rehabil. 21 (5), 398-402.

［150］Weiduschat, N., Thiel, A., Rubi-Fessen, I., Hartmann, A., Kessler, J., Merl, P., et al., 2011. Effects of repetitive transcranial magnetic stimulation in aphasic stroke: a randomized controlled pilot study. Stroke 42 (2), 409-415.

［151］Xie, L., Kang, H., Xu, Q., Chen, M.J., Liao, Y., Thiyagarajan, M., et al., 2013. Sleep drives metabolite clearance from the adult brain. Science 342 (6156), 373-377.

［152］Xuan, W., Agrawal, T., Huang, L., Gupta, G.K., Hamblin, M.R., 2014a. Low-level laser therapy for traumatic brain injury in mice increases brain derived neurotrophic factor (BDNF) and synaptogenesis. J. Biophotonics 9999, 9999.

［153］Xuan, W., Vatansever, F., Huang, L., Hamblin, M.R., 2014b. Transcranial low-level laser therapy enhances learning, memory, and neuroprogenitor cells after traumatic brain injury in mice. J. Biomed. Opt. 19 (10), 108003.

［154］Zafonte, R., Friedewald, W.T., Lee, S.M., Levin, B., Diaz-Arrastia, R., Ansel, B., et al., 2009. The citicoline brain injury treatment (COBRIT) trial: design and methods. J. Neurotrauma 26 (12), 2207-2216.

［155］Zafonte, R., Hammond, F., Dennison, A., Chew, E., 2009. Pharmacotherapy to enhance arousal: what is known and what is not. Prog. Brain Res. 177, 293-316.

［156］Zafonte, R.D., Bagiella, E., Ansel, B.M., Novack, T.A., Friedewald, W.T., Hesdorffer, D.C., et al., 2012. Effect of citicoline on functional and cognitive status among patients with traumatic brain injury: Citicoline Brain Injury Treatment Trial (COBRIT). JAMA 308 (19), 1993-2000.

［157］Zhang, K., Johnson, B., Gay, M., Horovitz, S.G., Hallett, M., Sebastianelli, W., et al., 2012. Default mode network in concussed individuals in response to the YMCA physical stress test. J. Neurotrauma 29 (5), 756-765.

［158］Zhang, Y.H., Takahashi, K., Jiang, G.Z., Zhang, X.M., Kawai, M., Fukada, M., et al., 1994. In vivo production of heat shock protein in mouse peritoneal macrophages by administration of lipopolysaccharide. Infect Immun. 62 (10), 4140-4144.

［159］Zhao, J., Tian, Y., Nie, J., Xu, J., Liu, D., 2012. Red light and the sleep quality and endurance performance of Chinese female basketball players. J. Athlet. Training 47 (6), 673-678.

第 26 章　光生物调节作用作为改善创伤性脑损伤患者认知和功能结局的潜在治疗策略

Thomas J. Covey[1]，David W. Shucard[1]，Melissa Meynadasy[1]，
Thomas Mang[2] 和 Praveen R. Arany[3]

1. 布法罗大学雅各布斯医学院与生物医学科学学院神经内科认知与
行为神经科学分部，美国纽约州布法罗
2. 布法罗大学牙医学院口腔与颌面外科系，美国纽约州布法罗
3. 布法罗大学牙科学院口腔生物学与生物医学工程系，美国纽约州布法罗

26.1　引言

创伤性脑损伤（TBI）可由头部钝器击伤、穿透性头部损伤或加速/减速力（即挥鞭样伤）导致。常见于汽车事故、意外跌倒、运动相关伤害、身体暴力和军事人员的战区伤害。Faul 等（2010）估计，美国每年有 170 万例 TBI 病例，而国际上 TBI 的发病率估计更高（Roozenbeek et al., 2013）。在 TBI 的急性/原发性阶段，即头部/大脑受到直接物理损伤后的即刻，可能出现包括意识丧失或改变、唤醒障碍、定向障碍或混淆、记忆障碍（包括对事件本身的记忆丧失；Marr and Coronado, 2004; 另见 Arciniegas, 2011 的综述）。TBI 中继发性症状的发展取决于脑损伤的初始严重程度、脑损伤是局部的还是弥漫性的，以及病理过程的发展。继发性症状包括情感、社交、职业和认知问题等方面（Mechtler et al., 2014）。由于与 TBI 相关的神经病理学的异质性，不同患者的受损严重程度和受影响的神经领域存在很大差异。

确定 TBI 的严重程度通常需要一种多维度的方法，包括临床评估、认知测试和神经成像。格拉斯哥昏迷量表（GCS）是一种临床测量工具，用于评估头部损伤患者的神经严重程度（Langfitt, 1978; Teasdale and Jennet, 1974）。该量表根据患者睁眼情况、言语和运动反应进行评分。GCS 作为一种临床划分工具，将患者分为轻度、中度或重度 TBI（GCS 评分分别为 13 分或以上、9～12 分、8 分或以下）。在中度和重度 TBI 中，继发性神经/认知症状和残疾可能持续很长时间（即超过六个月），多个领域的认知受损也很常见，包括高级认知领域，如智力功能和推理能力（Dikmen et al., 2009）。相比之下，在轻度至中度 TBI 中，主要的认知障碍和残疾通常在初次损伤后的几个月内恢复（综述见 Rabinowitz and Levin, 2014）。然而，即使在轻度 TBI 中，也可能存在持续存在的细微认知障碍，特别是在认知储备相对较低的患者中，认知储备（部分）是个体在面对脑损伤时大脑的代偿能力（Oldenburg et al., 2015）。病前认知储备可能是影响 TBI 患者认知结局差异的重要因素。

尽管 TBI 中存在神经病理学的异质性，但头部损伤患者中常见的影响在认知领域和大脑区域方面存在一些共性。在执行功能、注意力、工作记忆、处理速度以及新学习和长期记忆方面普遍存在缺陷（Kinnunen et al., 2011; McDonald et al., 2002; Rabinowitz and Levin, 2014）。轻度和中度 TBI 中的认知障碍与抑郁症状有关，这是 TBI 常见的神经精神后遗症之一（Rapaport et al., 2005）。认知障碍也是 TBI

患者结局的预测因素（Benedictus et al., 2010）。因此，与 TBI 相关的认知缺陷可能对个人的生活产生重大影响。因此，确定能够改善 TBI 认知结局的潜在治疗方法至关重要。在过去的十年中，越来越多的证据表明，光生物调节作用 PBM 疗法可以有效地应用于 TBI 患者。本综述将总结和讨论这些证据，重点关注 PBM 干预措施改善 TBI 患者认知结局的潜力。

目前已经开发出了多种治疗方法，可能潜在地改善与 TBI 相关的认知缺陷。临床医生采用基于证据的指南和改进的治疗方案，已经改善了 TBI 患者的总体结局（Carpenter et al., 2015），但死亡率没有下降，而且总体上，随着寿命的延长和全球机动车数量的增加，TBI 的发病率似乎也有所上升（Roozenbeek et al., 2013）。关于 TBI 后的认知功能障碍，药物干预的总体结果喜忧参半（Gruenbaum et al., 2016），一些证据表明，多巴胺能药物（Writerand Schillerstrom, 2009）和多奈哌齐（胆碱酯酶抑制剂，Rees et al., 2007）可能对治疗认知问题有一定前景。以往的综述指出，总体而言，药物干预对于与 TBI 相关的继发性损伤的应用可能有限（Naeser and Hamblin, 2015; Zhang et al., 2014）。认知康复训练可能使一些 TBI 患者受益，但结果也不尽相同（Carney et al., 1999; Cicerone et al., 2011; Morries et al., 2015）。此外，认知和行为康复策略可能主要依赖于利用剩余的认知资源来补偿被破坏的大脑功能。然而，这种治疗的有效性可能有一个上限，因为它并不侧重于恢复受损大脑区域的功能（Naeser and Hamblin, 2015）。也有学者认为，运动可能对 TBI 患者的认知表现有积极影响，但再次强调，这方面的研究结果喜忧参半，需要更严格的方法学研究来了解运动对 TBI 患者认知结局的影响程度（Morris et al., 2016）。

非侵入性脑部刺激疗法正逐渐成为 TBI 患者潜在可行的治疗选择。这些方法包括经颅磁刺激（TMS）、经颅直流电刺激（tDCS）和 PBM（Demirtas-Tatlided et al., 2012; Villamar et al., 2012）。TMS 和 tDCS 分别通过头皮施加磁脉冲或低振幅直流电来改变下层皮层的活动。低剂量生物光子疗法被称为 PBM 疗法，之前被称为低强度光 / 激光疗法（Anders et al., 2015）。PBM 疗法涉及通过低强度激光器或发光二极管（LED）将光能经颅（有时是经鼻内）应用于大脑。在 TBI 中，PBM 干预最常使用（若不是必须使用）红光至近红外光谱范围内的波长（Salehpour et al., 2018b; Tsai and Hamblin, 2017）。这些脑刺激方法可能诱导认知表现相关网络中的神经可塑性，从而解决与 TBI 相关的认知问题。脑刺激方法与其他干预策略（如认知康复和运动）的不同之处在于，从理论上讲，它们更适合挽救功能受损的网络回路，而不是仅加强未受损伤的神经回路。从方法和应用的角度来看，与其他治疗干预（包括药物治疗）相比，脑刺激干预具有更好的区域特异性，因为脑刺激疗法可以直接针对特定的皮层区域，这些区域：

（1）经临床神经成像显示受 TBI 影响最大；

（2）与患者个体的认知领域受损相关。然而，请注意，这些不同的非侵入性脑部刺激方法在其作用机制、可能的副作用以及在不同临床人群中的研究程度方面存在重要差异。

关于 TMS 和 tDCS，存在一些潜在的安全问题。如 TMS 最常见的副作用是可能导致接受多次治疗的患者出现头痛（Taylor et al., 2018）。TMS 还可能诱发癫痫发作（Wassermann, 2000; 但请注意，这种情况相对较少见，Taylor et al., 2018），而 TBI 患者由于其损伤可能更容易出现这种情况。有学者建议进一步审查与这些方法相关的潜在安全风险（Demirtas-Tatlide et al., 2012; Villamar et al., 2012）。另一方面，人们认为 PBM 疗法在健康人群和临床人群中的使用风险是最小的（Ilic et al., 2006; Lapchak et al., 2008; Moro et al., 2017; Naeser and Hamblin, 2015）。此外，PBM 疗法的假定作用机制与 TBI 相关的认知 / 行为障碍的神经病理学关键方面重叠。

在本综述的以下章节中，将讨论将 PBM 作为针对相关神经病理学并改善创伤性脑损伤患者认知和功能结果的干预措施的理由。一些证据支持这一初步观点。首先将回顾在 TBI 动物模型中进行的 PBM 疗效研究。这些研究为 PBM 在 TBI 临床前模型中针对的特定神经生物学机制提供了依据。此外，还将总结研究 PBM 对健康人认知能力影响的文献，因为这些研究为 PBM 改善认知结果的潜在疗效提供了依据。然后，将对临床 TBI 患者的 PBM 研究进行回顾。迄今为止，针对人体 TBI 患者的研究主要以病例为基础。初步研究结果很有希望，但仍处于初步阶段。在本综述中，将特别强调讨论 PBM 对认知结果的影响。综述的最后部分将提供一般性的总结和讨论，并提出未来的研究方向。

26.2　创伤性脑损伤的神经病理学

PBM 疗法是否适合治疗创伤性脑损伤的一个重要理论考虑因素是，PBM 能否首先针对 TBI 的神经病理过程。本节将简要介绍 TBI 的神经病理学基础，首先是 TBI 中大规模的神经网络破坏，然后是细胞和分子病理学概述。在大的功能改变方面，额叶皮层区域和白质网络在 TBI 中非常见。由于导致头部受伤的事故类型的性质，经常会出现局灶性皮层挫伤和轴突剪切伤（由加速/减速力产生的创伤性轴突损伤）（Cicerone et al., 2006）。额叶/前额叶网络是执行功能的神经基础。执行功能可被描述为一系列较高层次的认知过程，包括计划、问题解决、工作记忆、反应抑制和自上而下的注意力控制。在 TBI 中，额叶功能紊乱的发生率很高，这也是执行功能障碍在临床人群中普遍存在的原因（McDonald et al., 2002）。

除了大脑皮层的直接损伤外，白质通路的损伤也会破坏大脑皮层网络之间的功能互动。多项研究发现，在创伤性脑损伤中，当个体不积极从事认知任务或有目的的行为时（即 "静息状态"），已知会被激活的大脑区域网络会被破坏。这种静息状态大脑网络可通过功能磁共振成像（fMRI）进行测量，称为默认模式网络。默认模式网络活动的失调会干扰认知表现，因为该网络被认为会在认知过程中关闭。与健康对照组相比，TBI 伴创伤性轴突损伤的患者在静息状态下海马和前扣带回的功能连接降低，背外侧前额叶皮层（DLPFC）的募集也受损（Marquez de la plata et al., 2011）。Johnson 等（2012）研究了因运动相关脑震荡而被诊断为轻度 TBI 的运动员与之前没有脑震荡的运动员在静息状态下大脑活动的差异。值得注意的是，这项研究中患有轻度 TBI 的运动员最近已获准重返赛场，并且在进行 fMRI 扫描时被视为无症状。研究发现，与非 TBI 运动员相比，轻度 TBI 运动员的整体静息状态功能连接性减少，DLPFC 与后扣带回皮层和双侧外侧顶叶皮层的连接性减少。研究还发现，外侧顶叶皮层与其他结构的整体连接性减少（但要注意的是，与正常人相比，轻度 TBI 运动员内侧前额叶皮层与其他区域的连接性增加，这似乎是一个不一致的发现）。此外，这项研究还发现，左侧 DLPFC 和左侧外侧顶叶皮层之间的连接性降低与脑震荡次数增加有关。这些结果表明，即使在临床上被认为是无症状的轻度 TBI 个体中，默认模式网络区域的脑活动仍然可能受到干扰。

神经元功能障碍的细胞和分子病理基础有可能通过 PBM 疗法来解决。在受伤后的第一时间，即 TBI 的急性期，神经元组织的损伤会导致谷氨酸过度释放和离子通量的改变。将电压梯度恢复到基线水平的离子泵需要大量的三磷酸腺苷（ATP）能量来驱动这一过程，从而耗尽 ATP 储存。如上所述，生物机械力还会导致轴突损伤和神经信号受损。轴突功能障碍和神经传递中断尤其与认知能力受损有关（Giza and Hovda, 2014）。兴奋性毒性可导致细胞坏死和（或）凋亡，具体取决于损伤的严重程度和其他特征（Werner and Engelhard, 2007）。在 TBI 的继发阶段，涉及星形胶质细胞和小胶质细胞的神经炎症级联反应也会参与其中，从而产生多相神经保护和神经毒性反应（Karve et al., 2016）。星形胶质细胞和小胶质细胞支持稳态功能，介导免疫反应，并参与血脑屏障的功能。它们还能改变神经信号传导和突触传递。与 PBM 讨论特别相关的是，创伤性脑损伤中存在线粒体功能障碍，这会导致自由基和氧化应激增加、细胞凋亡和 ATP 生成紊乱（Heibert et al., 2015）。下一节将讨论 PBM 疗法是否适合用于治疗 TBI 的这些病理过程。

26.3　光生物调节作用在创伤性脑损伤中的潜在靶点

之前的一些综述全面讨论了 PBM 在大脑中的生物学机制（如 Gonzalez-Lima and Barrett, 2014;

Hamblin, 2016; Hennessy and Hamblin, 2017; Rojas and Lima, 2013; Salehpour et al., 2018a, b；Tsai and Hamblin, 2017），以及 PBM 在 TBI 中的具体应用（Hamblin, 2017; Li et al., 2015; Naeser et al., 2016）。Hamblin 将 PBM 疗法描述为"使用红光或近红外光来刺激、治愈、再生和保护受伤、退化或面临死亡风险的组织"（Hamblin, 2016）。红光至近红外光范围涵盖 600 ~ 1100nm 的波长，这些波长可被细胞色素 c 氧化酶中的光受体吸收，而细胞色素 c 氧化酶被认为是 PBM 的主要生物学靶点之一。该酶在线粒体呼吸链中起关键作用；通过 PBM 使细胞色素 c 氧化酶的激活增加被认为可调节一氧化氮和活性氧物质，稳定 ATP 的产生，并增加脑血流量（De Freitas and Hamblin, 2016; Hamblin, 2016; Pastore et al., 2000）。这些过程进而可以改善依赖于 ATP 的离子泵的功能，这些离子泵可调节跨细胞膜的电压梯度（Konstantinovic et al., 2013），并导致下游转录因子激活的级联反应，从而产生持续效应，如促进突触调节（De Freitas and Hamblin, 2016）。研究还表明，通过颅骨向皮层传递光能是可行的。在红外范围内（即 810 ~ 980nm）的激光，以 10 ~ 15W 的总功率进行照射，可穿透人类颅骨和组织，到达皮层 3cm 的深度，建议对 TBI 患者的治疗剂量为 0.9 ~ 15.0J/cm^2（Henderson and Morries, 2015）。Tedford 等（2015）还发现，在人体尸检脑组织样本中，808nm 激光的穿透深度为 4 ~ 5cm，即使穿透头皮、颅骨和脑膜也是如此。与 660nm 和 940nm 波长的光相比，808nm 波长在组织穿透性方面表现更优。

PBM 治疗的神经生物学靶点与 TBI 中存在的许多与线粒体功能障碍相关的神经病理机制有重叠，如脑血流量和 ATP 产生受阻、氧化应激和细胞凋亡。最近的文献表明，线粒体功能与神经认知过程之间存在显著关系（Lomeli et al., 2017; Picard and McEwen, 2014）。Hara 等（2014）发现，较差的工作记忆表现与猴子前额叶皮层中较高的线粒体应激有关，而与氧化应激一致的线粒体形态与突触功能障碍有关。线粒体功能障碍还与年龄相关的神经认知能力下降有关（Currais, 2015）。越来越多的证据表明，通过经颅 PBM 治疗调节线粒体功能可预防或最大限度地减少因衰老导致的神经认知能力下降（de la Torre, 2017）。这些汇集的证据为针对线粒体病理学的治疗也能改善 TBI 患者的认知结果这一观点提供了依据。在健康个体中进行的多项研究（下文重点介绍）报告了证据，表明 PBM 治疗确实可能增强神经认知表现。其潜在的机制涉及通过光敏细胞色素 c 氧化酶及其下游靶点调节线粒体功能。以下两节将回顾研究，这些研究探讨了 PBM 在 TBI 动物模型中对这些生物学靶点的影响。

26.4　创伤性脑损伤动物模型中光生物调节的治疗参数和生物学靶点

几篇最近的综述文章已经全面涵盖了 PBM 疗法在 TBI 动物模型中的生物学机制（Hamblin, 2017; Hennessy and Hamblin, 2017; Li et al., 2015）。尽管本文将讨论一些潜在的生物学机制，但重点将放在 PBM 疗法对 TBI 啮齿类动物模型的神经和认知结果的影响上。本节将讨论提供了关于治疗参数和生物学机制见解的研究，并强调它们与 TBI 动物模型中的行为 / 运动神经学结果的关系。在下一节中，将讨论动物模型中治疗参数与生物学靶点之间的关系，更具体地涉及认知结果。这些研究总结在表 26.1 中，该表概述了动物模型方法、治疗参数、研究组和一般结果。就 PBM 剂量测定的基本讨论而言，有一些特定的设备参数通常用于描述治疗方案。这些数据包括辐照度或功率密度（W/cm^2）、治疗时间和通量（J/cm^2），通常称为剂量。辐照度是一个难以准确描述的复杂参数，因为实际治疗探头的输出和设备的功率可基于距离以及探头的扫掠或扫描运动而可变地传递到目标组织表面。应仔细记录这些指标以进行准确的剂量评估。此外，功率可以以连续波或脉冲光束的形式传递，这对这种治疗的非热量性具有重大影响。治疗时间相对容易精确记录，而两者的累积决定了总能量密度。读者可参考几篇关于准确描述和报告这些参数的 PBM 综述（Arany, 2016; Jenkins and Carroll, 2011; Tuner and Jenkins, 2016）。在以下部分中，我们将共同努力回顾文献，特别注意单项研究中报告的 PBM 治疗参数。

表 26.1　光生物调节对创伤性脑损伤动物模型的影响

研究	动物模型	光生物调节方案和组别	认知和神经学发现
Ando et al. (2011)	雄性 BALB/c 小鼠。颅骨切开术 CCI（左顶叶 / 额顶叶皮层位置）	810nm 激光，50mW/cm², 36J/cm²，持续 12 分钟，TBI 后 4 小时，经颅向头部受伤侧应用。研究组别：连续波（n=10）；10Hz 脉冲波（n=10）；100Hz 脉冲波（n=10）；TBI，无治疗（n=10）；无治疗假手术对照组（n=3）	治疗组的 NSS 低于假手术对照组。10Hz 脉冲波组的 NSS 最低，在强迫游泳测试和悬尾测试中的表现最佳，且病灶体积小于对照组
Esenaliev et al. (2018)	雄性 Sprague-Dawley 大鼠。头部右半球 CHI	808nm 激光，脉冲 (20Hz)，300J/cm²，持续 5 分钟，伤后 1 小时；产生低水平光声波，称为纳米脉冲激光治疗（NPLT），在受伤部位经颅应用。研究组别：TBI 治疗组，n=16；TBI 无治疗组，n=15；假手术组，n=18（麻醉，无 CHI）	治疗组在 MHM 中的表现与假治疗组相似，且优于未治疗的 TBI 组。治疗与凋亡减少和神经生成增加相关
Giacci et al. (2014)	成年雄性 Sprague-Dawley 大鼠。侧液冲击脑损伤模型。本研究还评估了其他临床模型：部分视神经损伤，雌性 PVG 大鼠，n=36；视网膜退化，白化 Sprague-Dawley 大鼠，n=36	LED 每天应用 30 分钟，持续 7 天，经颅应用于损伤部位上方。研究组别：假手术未受伤组，n=5；受伤未治疗对照组，n=6；670nm 治疗，28.4J/cm²，n=5；830nm 治疗，22.6J/cm²，n=5	接受 670nm 和 830nm 治疗的 TBI 大鼠在运动和感觉方面的表现相似，且相比假手术对照组在这些方面的表现更好。伤后 7 天，各组之间的病灶体积无差异
Khuman et al. (2012)	雄性 C57BL/6 小鼠（3 个月）。颅骨切开术 CCI，位于左侧颞顶叶皮层	800nm 激光，多个治疗组别：开放颅骨切开术，治疗后 60～80 分钟应用：持续 2 分钟，30J/cm²，250mW/cm²，n=7；持续 2 分钟，60J/cm²，500mW/cm²，n=22；持续 2 分钟，120J/cm²，1000mW/cm²，n=10；持续 7 分钟，105J/cm²，250mW/cm²，n=7；持续 7 分钟，210J/cm²，500mW/cm²，n=10；假手术受伤伴颅骨切开术，无治疗（n=43）。经颅治疗组别，均接受持续 2 分钟，60J/cm²，500mW/cm²：伤后 60～80 分钟单次治疗（每组 n=12）；伤后 4 小时单次治疗（每组 n=9）；伤后 60～80 分钟开始，每天一次，持续 7 天（每组 n=10）	伤后 60～80 分钟给予 60J/cm² 的剂量（经颅或开放颅骨切开术应用）在 MHM 中的表现优于假手术治疗组。伤后 60～80 分钟给予 120J/cm² 的剂量（开放颅骨切开术）以及经颅给予 60J/cm²，持续 7 天也产生了相比对照组更好的 MHM 表现。治疗对运动功能或病灶体积无显著影响
Moreira et al. (2009)	成年雄性 Wistar 大鼠。额顶叶皮层颅骨切开术的低温冷冻脑损伤模型	所有治疗均使用连续波。激光治疗应用于两个点——损伤后的受伤部位和颅骨切开术闭合后经颅应用，间隔 3 小时。研究组别（每组 n=10）：660nm 激光，每点 3J/cm²（3 秒）；660nm 激光，每点 5J/cm²（5 秒）；780nm 激光，每点 3J/cm²（3 秒）；780nm 激光，每点 5J/cm²（5 秒）；无治疗	无认知 / 行为分析。治疗条件对炎性细胞因子有不同的影响
Moreira et al. (2011)	成年雄性 Wistar 大鼠。冷冻脑损伤模型，额顶叶皮质开颅术	780nm 激光，CW，输出功率 =40mW，能量密度 3J/cm²，持续时间 3 秒，治疗应用于两个点——损伤后的损伤部位和开颅术后闭合后的经颅治疗，间隔 3 小时。研究组（每组 n=20）：无治疗组（假手术对照）；照射条件	未进行认知 / 行为分析。治疗组损伤较小，与假手术对照组相比，炎症标记物浓度较低

研究	动物模型	光生物调节方案和组别	认知和神经学发现
Oron et al. (2007)	雄性 Sabra 小鼠。顶叶皮质上方的 CHI	808nm 激光，两种不同剂量：10mW/cm², 1.2J/cm²；和 20mW/cm², 2.4J/cm²。对于两种剂量，持续时间均为 2 分钟，CW，经颅应用于中线，颅骨冠状缝后 4mm 处。研究组：假手术对照，$n=8$；治疗组小鼠，$n=16$	治疗组在损伤后 5 至 28 天的 NSS 结果优于假手术组。随访时，治疗组的损伤体积低于假手术组
Oron et al. (2012)	雄性 Sabra 小鼠。顶叶皮质上方的 CHI	808nm 激光，10mW/cm², 1.2J/cm²，经颅应用于中线，颅骨冠状缝后 4mm 处。研究组：实验 1：损伤后 6 小时连续波，$n=6$；损伤后 8 小时连续波，$n=7$；假手术对照，$n=7$。实验 2：损伤后 4 小时脉冲波（100Hz），$n=7$；损伤后 4 小时脉冲波（600Hz），$n=6$；损伤后 4 小时连续波，$n=6$；假手术对照组，$n=6$	治疗组在损伤后 5 至 28 天的 NSS 结果优于假手术组。与连续波组相比，脉冲波组有更高比例的小鼠完全恢复至 NSS=0。治疗组在 TBI 后 56 天的损伤体积低于假手术组
Quirk et al. (2012)	Sprague-Dawley 大鼠。左顶叶皮质上方的 CCI	670nm LED，50mW/cm², 15J/cm²，每天两次，持续 10 天，每次治疗持续时间 5 分钟，经颅应用于头顶部。研究组（使用 104 只动物，死亡 10 只）：CCI 加治疗；CCI 无治疗；假手术加治疗；假手术无治疗；仅麻醉加治疗；仅麻醉无治疗。	治疗改善了目标导向行为（如，鼻子探索诱饵区域）的结果。与对照组相比，治疗组还观察到凋亡功能生物标记物的变化
Wu et al. (2010)	成年雄性 BALB/c 小鼠。中冠状平面中线旁 1mm 处的 CHI	670nm 或 810nm 或 980nm 激光，150mW/cm², 36J/cm²，持续时间 4 分钟，经颅以照射全脑。研究组：损伤后 4 小时 670nm，$n=8$；损伤后 4 小时 810nm，$n=8$；损伤后 4 小时 980nm；假手术对照，$n=8$	670nm 和 810nm 治疗组在 NSS 结果上优于对照组。980nm 治疗组在 NSS 结果上与对照组无显著差异。670nm 和 810nm 范围内的治疗组损伤体积小于对照组
Wu et al. (2012)	成年雄性 BALB/c 小鼠。中冠状平面中线旁 1mm 处的 CHI	665nm、730nm、810 或 980nm 激光，150mW/cm², 36J/cm²，持续时间 4 分钟，损伤后 4 小时，经颅照射于头顶部缝合点。研究组：665nm（$n=8$），730nm（$n=8\sim12$），810nm（$n=11$），980nm（$n=8\sim12$）；假手术处理的 TBI 对照 $n=9$	670nm 和 810nm 范围内的治疗改善了 NSS 结果，而 730nm 和 980nm 的治疗并未产生比假手术对照组显著更好的结果。670nm 和 810nm 范围内的治疗组脑缺陷少于对照组。
Xuan et al. (2013)	成年雄性 BALB/c 小鼠，右侧顶颞叶皮层开颅后 CC	810nm, CW, 25mW/cm², 18J/cm²，持续 12 分钟，治疗后 4 小时开始，经颅顶部中央应用。研究组（每组 $n=16$）：TBI 单次治疗；TBI 连续 3 天治疗；TBI 连续 14 天治疗；假 TBI（无 CCI）单次治疗；假 TBI 连续 3 天治疗；假 TBI 连续 14 天治疗；TBI 单次假治疗；TBI3 次假治疗；TBI14 次假治疗；假 TBI 假治疗；真实 TBI 假治疗	与对照组相比，单次和 3 天治疗组的 NSS 较低，且在握线测试和动作测试中运动表现较好。这种效果在 14 天治疗组中未观察到。与对照组相比，单次和 3 天治疗组的病变体积较小，神经元退变标记物较少，神经生成标记物增加
Xuan et al. (2014)	年轻成年雄性 BALB/c 小鼠（8 周）颞顶叶皮层开颅后 CCI	810nm 激光，18J/cm², 25mW/cm²，持续 12 分钟，经颅顶部应用。研究组（每组 $n=16$）：假 TBI，假激光；TBI，假激光；TBI，单次激光治疗；TBI，3 次激光治疗	治疗组在 MWM 中的表现明显优于对照组。三次治疗产生的效果比单次治疗更显著。治疗组的凋亡标记物表达减少，神经祖细胞标记物表达增加

研究	动物模型	光生物调节方案和组别	认知和神经学发现
Xuan et al. (2015)	雄性 BALB/c 小鼠（6-8周）右侧额顶叶皮层开颅后 CCI	810nm 激光，CW，50mW/cm²，36J/cm²，TBI 后 4 小时开始治疗，持续 12 分钟，经颅损伤侧应用。研究组（每组 n=10）：假 TBI；TBI，假治疗 TBI，单次治疗；TBI，连续 3 天治疗	与假治疗组相比，治疗组的 NSS 有所改善，且 3 天治疗组在 NSS 方面的改善最快。治疗后，海马和室下区的脑源性神经营养因子表达上调
Xuan et al. (2016)	雄性 BALB/c 小鼠（6-8周）颞顶叶皮层开颅后 CCI	810nm 激光，CW，持续 12 分钟，18J/cm²，25mW/cm²，经颅顶部应用。研究组（每组 n=24）：假手术；TBI 未治疗；TBI 连续 3 天治疗；TBI 连续 14 天治疗	在受伤后 1 周，3 天和 14 天 TBI 治疗组在 NSS 方面的表现优于假治疗 TBI 组。与其他组相比，3 天治疗 TBI 组的改善更为明显，且持续至受伤后 2～8 周。反应性胶质增生的生物标记物与治疗相关，出现暂时性变化
Zhang et al. (2014)	成年 WT 和 IEX-1 KO 小鼠（129 Sv/C57BL/6）左侧头皮 CHI	810nm 激光，脉冲（10Hz），150mW/cm²，36J/cm²，持续 4 分钟，受伤后 4 小时进行一次治疗，经颅挫伤部位应用。研究组：WT 假损伤；WT 轻度 TBI；WT 轻度 TBI 加治疗；KO 假损伤；KO 轻度 TBI；KO 轻度 TBI 加治疗	治疗改善了 WT 小鼠的预后，并挽救了 IES-1 KO 小鼠的 NSS。激光治疗挽救了 IEX-1KO 小鼠中观察到的明显继发性损伤过程

注：CW，连续波；CCI，受控皮层撞击；CHI，闭合性头部损伤；KO，基因敲除；MWM，Morris 水迷宫；NSS，神经功能严重程度评分；TBI，创伤性脑损伤。

如上所述，PBM 疗法可减少细胞凋亡，调节线粒体功能，改善血流，以及调节许多其他过程。此外，多条证据表明，PBM 可刺激突触形成和神经发生，PBM 治疗后脑源性神经营养因子（BDNF）的上调就反映了这一点（Hamblin, 2017; Xuan et al., 2015）。TBI 患者受伤后 6 个月和 12 个月时，较高的血清 BDNF 水平与较高的记忆表现评分相关（Faila et al., 2016），这表明神经 / 突触可塑性的能力与更好的结果相关。最近有研究表明，模仿 BDNF 的治疗策略可能为 TBI 患者提供神经康复的机会（Wurzelmann et al., 2017）。这一工作为 TBI 动物模型中 PBM 研究的一个重要目标提供了例证，即确定 PBM 的重要生物学靶点（如 BDNF），然后确定它们是否与 TBI 相关的病理和症状（认知和其他方面）具有临床相关性。

一般来说，TBI 的啮齿类动物模型可分为两类。一种模拟 TBI 的方法是直接损伤暴露在外的大脑皮层。这涉及在头皮上切开切口，然后在麻醉下对特定大脑区域（如左顶叶皮层）进行开颅手术（Ando et al., 2011）。在大脑暴露的区域，通常使用气动活塞装置启动控制性皮层撞击（CCI）（但另一种方法，即低温脑损伤，见下文）。这种方法可以精确定位脑损伤。在损伤后，PBM 治疗可直接应用于大脑，或在更换 / 填充颅骨开口并缝合头皮后进行经颅治疗。另一种方法是实施闭合性颅脑损伤，这通常通过使用重物坠落装置来完成（Oron et al., 2012）。这种方法通常是在指定的受伤部位固定一个小圆锥体。圆柱形重物落在锥体上，产生冲击力，导致脑损伤。采用这种方法，组织学随访有助于确定大脑皮层的损伤程度，因为受影响的特定脑区可能不像开颅手术后的 CCI 那样得到精确控制。然而，闭合性颅脑损伤方法的一个优点是，它可能是一个更具临床相关性的模型，因为它可能更准确地反映了 TBI 患者经常遭受的闭合性颅脑损伤类型，相比之下，直接撞击暴露的皮层则不然（Flierl et al., 2009）。

在啮齿类动物 TBI 模型中，已采用多种神经和认知功能结局指标来考察 PBM 治疗的效果。其中，神经严重程度评分（NSS）是最常用的行为症状结局指标，始于 Oron 等的工作（2007），随后在其他多项研究中也得到了应用（Ando et al., 2011; Oron et al., 2012; Wu et al., 2010, 2012; Xuan et al., 2013, 2014,

2015; Zhang et al., 2014）。NSS 是一个包含 10 个项目的量表，可以对啮齿类动物模型的神经功能进行标准化、可重复的评估。量表上的项目包括：出现单瘫或偏瘫；无法在不同宽度的横梁（3cm、2cm 和 1cm 宽）上行走；无法在不同宽度的横梁（1cm 宽，0.5cm 圆棒）上保持平衡；无法直线行走；惊吓反应丧失；以及觅食行为丧失。虽然其中许多项目评估的是运动功能的某些方面，但本量表也考虑到了与动机相关的行为（如觅食行为）。动物未能完成的每个项目都会获得一个积分，最低分为 0 分，最高分为 10 分。根据这个范围内的分数对脑损伤的严重程度进行分类：濒死（9～10 分）、重度（7～8 分）、中度（5～6 分）或轻度（大约 4 分或更低）。这种分类方案可能与临床上诊断 TBI 患者时使用的 GCS 具有大致相似的划分。Hamblin 等研究小组使用这一指标，可以对采用不同 TBI 模型或 PBM 治疗参数的研究进行直接比较。

多项研究发现，在啮齿类动物 TBI 模型中，PBM 治疗后 NSS 结局得到改善。在这些研究中，许多研究都考察了不同治疗参数下 PBM 治疗的效果。已操作的治疗参数的关键特征包括剂量［辐照度和（或）通量］、频率模式（脉冲式与连续式）、目标波长以及治疗方案的时间安排（治疗时长和次数）。在 Oron 等的研究（2007）中，通过头顶部位重物坠落造成闭合性颅脑损伤来评估小鼠，TBI 后 4 小时进行 808nm 激光（连续波）治疗，通过将光纤尖端放置在头皮表面，使整个大脑能够被照射 2 分钟。该研究中有三组小鼠：一组激光治疗组接受的剂量为 10mW/cm^2（2 分钟，1.2J/cm^2），另一组激光治疗组接受的剂量为 20mW/cm^2（2 分钟，2.4J/cm^2），而假治疗组则经历了相同的程序但没有接受任何激光照射。虽然在 TBI 后长达 48 小时的时间内，各组之间的 NSS 没有差异，但从 TBI 后 5 天开始（直至 28 天），激光治疗组的小鼠 NSS 显著低于假治疗组小鼠。此外，与激光治疗组相比，假治疗组受损部位的病变体积显著更大。

随后，同一研究小组（Oron et al., 2012）进行了一项研究，考察了脉冲式或连续式频率模式（808nm 激光）对 NSS 结局和损伤负荷的影响。该研究使用了相同的闭合性颅脑损伤 TBI 模型。研究发现，与假手术组相比，在 TBI 后 5 至 28 天，接受 PBM 治疗的小鼠 NSS 较低，复制了先前的结果。此外，与接受连续波模式 PBM 治疗的小鼠相比，接受脉冲波治疗的小鼠中有更高比例的小鼠 NSS 完全恢复至 0 分（请注意，由于每组小鼠样本量为 6～7 只，因此这些差异仅为描述性）。在 TBI 后 56 天，脉冲波和连续波治疗组的小鼠病变体积均显著低于假治疗组，且两者之间没有显著差异。这些结果表明，采用 808nm 波长激光的脉冲式和连续式 PBM 模式都有可能改善 TBI 后的神经功能结局（即 NSS），并减轻病变负荷。同样，Ando 等（2011）考察了在不同连续/脉冲模式条件下，810nm 激光的效果。他们在小鼠上使用了伴颅骨切开的控制性皮层撞击（CCI）模型，造模位置位于左侧顶叶/额顶叶皮层，TBI 后 4 小时进行治疗，时程为 12 分钟（50mW/cm^2，36J/cm^2）。该研究设置了四种不同的治疗条件：连续波模式、10Hz 脉冲波模式、100Hz 脉冲波模式和未治疗。与未治疗组相比，激光治疗组小鼠在 TBI 后的 NSS 较低，其中 10Hz 脉冲波组总体得分最低。10Hz 脉冲波组在强迫游泳测试（抑郁程度）和悬尾测试（抑郁/焦虑程度）中的阳性结果也最为明显，并且是唯一病变体积显著低于对照组的 PBM 治疗组。

Hamblin 等在多项研究中都将 NSS 作为结局指标，以考察不同 PBM 波长参数的效果。在 Wu 等的研究（2010）中，通过调整重物坠落高度在闭合性颅脑损伤模型中模拟中度至重度 TBI，使 NSS 评分在 6～8。TBI 后 4 小时进行激光治疗，波长分别为 670nm、810nm 或 980nm（150mW/cm^2，36J/cm^2，4 分钟）；将这些治疗组与假治疗对照组进行比较。与对照组相比，接受 670nm 或 810nm PBM 治疗的小鼠在随访测试期间的 NSS 得到显著改善，而 980nm 治疗组则没有。670nm 和 810nm 治疗组的小鼠病变大小也显著低于对照组，且两者之间病变大小没有差异。在随后的一项研究中，Wu 等（2012）在同一 TBI 模型（闭合性颅脑损伤，NSS 中度至重度）中考察了 665nm、730nm、810nm 和 980nm 波长激光治疗的效果。其他治疗参数（通量、给药时间和治疗时间）与先前的研究（Wu et al., 2010）相同。同样，使用 665nm（670nm 范围内）和 810nm 激光的治疗组在随访期间的 NSS 得分显著优于对照组。730nm 和 980nm 治疗组与对照组之间没有显著差异。研究者认为，这些发现可能是由于细胞色素 c 氧化酶中的光感受器的敏感性在 665nm 和 810nm 的频率范围内得到了调整。

随后的多项研究都集中在 810nm 频率范围，同时在不同组之间调整了治疗的时程 / 次数。Xuan 等（2013）考察了在这一波长（810nm，连续波，$25mW/cm^2$，$18J/cm^2$，12 分钟）下不同治疗方案的效果，研究对象为经历了伴颅骨切开的 CCI 的小鼠，造模位置位于颞顶叶皮层。激光治疗从 TBI 后 4 小时开始。治疗组如下：单次治疗（1 天）；连续 3 天治疗；或连续 14 天治疗。与对照组相比，接受 1 天和 3 天治疗的小鼠 NSS 较低、病变体积较小、退化神经元较少（Fluoro-Jade 染色较少），并且在 TBI 后长达 4 周的时间内，而且神经发生可能增加（BrdU 阳性细胞较多）。相比之下，接受连续 14 天 PBM 治疗的小鼠与对照组之间没有显著差异。在一项旨在复制和扩展这项工作的随访研究中，接受 3 天治疗或连续 14 天治疗方案的小鼠在 TBI 后长达 8 周的时间内接受了评估，而不是仅评估至 4 周（Xuan et al.，2016）。在这项后续研究中，研究者试图确定在连续 14 天治疗方案中是否存在由于第一项研究中随访评估时间限制而未观察到的潜在或多阶段效应。在这项后续研究中，研究者发现，在 TBI 后 1 周，两个治疗组（3 天和 14 天治疗）的 NSS 表现都优于假治疗 TBI 组（Xuan et al.，2016）。从 TBI 后 2 至 6 周，接受连续 14 天治疗的小鼠 NSS 并没有优于假治疗 TBI 组，但它们在 TBI 后 7 至 8 周的 NSS 表现优于假治疗 TBI 组。然而，相比之下，接受 3 次治疗的小鼠 NSS 表现优于假治疗 TBI 组和连续 14 天治疗的 TBI 组，并且这种改善从 TBI 后 2 周持续至 8 周。这些发现表明，在连续 14 天治疗方案中，TBI 后的时间段内可能存在多阶段、动态的变化。研究者认为，延长 PBM 治疗方案可能导致反应性胶质增生的暂时性变化，这在连续 14 天治疗的 TBI 组 8 周随访期间胶质纤维酸性蛋白（一种此过程的生物标记物）的暂时性变化中得到了证明。

在 Xuan 等（2015）的研究中，采用开颅手术 CCI 诱导小鼠重度 TBI，并再次使用了 810nm 波长、1 天和 3 天的激光治疗条件，但与 Xuan 等（2013）的研究相比，剂量加倍至 $36J/cm^2$（连续波，$50mW/cm^2$）。与之前的研究类似，与对照组相比，两个 PBM 治疗组的 NSS 均有所降低，但接受 3 次治疗的小组在 NSS 方面表现出更早的改善，并且总体得分趋于更低。此外，激光治疗组在神经发生（如 BDNF）和突触形成等多个生物标记物上与对照组也存在差异。总体而言，评估不同治疗方案的研究表明，在 TBI 后 4 小时开始连续 3 天的治疗可能是中重度 TBI 啮齿动物模型中最有效的治疗方案。然而，与对照组相比，所有治疗方案均显示出一定程度的疗效，并且有其他研究（如下所述）表明，更高的治疗频率在 TBI 中也可能有效。

虽然许多研究已经在模拟中重度 TBI 的 TBI 模型中评估了 PBM 的疗效，这反映在 78 分的 NSS 范围内，但 Zhang 等（2014）的研究则旨在考察 PBM 治疗在模拟轻度 TBI 模型中的效果，并重点关注继发性损伤过程。通过气动冲击小鼠无毛头皮来诱导 TBI。TBI 后 1 小时 NSS 在 46 分范围内的小鼠被纳入研究，以此近似模拟轻度 TBI。研究对象为野生型小鼠和即早基因 X-1（IEX-1）敲除小鼠。IEX-1 在线粒体调节中起着至关重要的作用，因此被认为它在调节 TBI 后的继发性病理和症状方面起着重要作用。TBI 后 4 小时进行 810nm 激光治疗（$150mW/cm^2$，$36J/cm^2$，10Hz 脉冲波，持续 4 分钟）。假治疗的 IEX-1 敲除小鼠出现了明显的继发性损伤，这在野生型小鼠中并未观察到，包括细胞死亡、脑萎缩和炎症。PBM 治疗恢复了 IEX-1 敲除小鼠的三磷酸腺苷（ATP）功能，并且未观察到明显的继发性损伤过程。此外，在接受治疗的 IES-1 敲除小鼠中，PBM 有效地改善了神经症状（以 NSS 度量）。Zhang 等（2014）的研究结果与线粒体功能有助于减少 TBI 继发性病变的观点一致。这些结果表明，对于线粒体功能受到破坏的 TBI 患者，PBM 治疗有可能将继发性病变的程度降至最低，进而将行为和认知功能障碍的程度降至最低。

除了上述波长外，其他几项研究还考察了使用各种其他波长的 PBM 治疗方法。Giacci 等（2014）

比较了 670nm 和 830nm 发光二极管（LED）治疗（分别为 28.4J/cm² 和 22.6J/cm²）在不同中枢神经系统损伤的 Sprague-Dawley 大鼠模型中的效果，其中之一是侧向冲击 TBI 模型。在该组中，对顶叶皮层进行开颅手术，并对暴露的大脑施加压力脉冲。然后，在受伤后每天一次，连续 7 天，经颅进行 30 分钟的 PBM 治疗。TBI 后，用 670nm 或 830nm 波长光治疗的大鼠在旋转平衡测试的运动能力或双侧不对称测试（如去除贴在前爪上的黏性标签的延迟时间）的感觉能力方面与假治疗组没有显著差异。治疗组与假治疗组在病变体积方面也没有显著差异。Quirk 等（2012）也使用了 670nm LED 治疗，但他们的研究得出了阳性结果。在他们的研究中，通过 CCI 和左顶叶皮层开颅手术诱导 TBI。在治疗组中，每天两次给予 670nm LED 治疗（5 分钟，50mW/cm²，15J/cm²），持续长达 10 天（一些动物在 72 小时后被处死）。与对照组相比，这种治疗导致凋亡功能生物标记物发生变化（表明凋亡减少）。与对照组相比，治疗组在目标寻求行为（如鼻子触碰诱饵区域）方面的结果也有所改善。因此，虽然 Giacci 等（2014）报告了 670nm 治疗后行为测试和病变体积的无效结果，但 Quirk 等（2012）报告了 670nm 治疗后行为测量和凋亡结果的阳性结果，这与其他研究（Wu et al., 2012）一致。这些研究在治疗参数、TBI 模型方法和（或）使用的结局测量方面的差异可能是造成这些差异的原因。

在 Moreira 等（2009）的研究中，通过低温诱导脑损伤。在对前额顶叶皮层进行开颅手术后，通过浸入液氮中的铜探针在 Wistar 大鼠的暴露大脑中诱导损伤。该研究操控了激光频率（红光与红外光）和剂量。在开颅手术封口前，在损伤后的两个点进行首次治疗，然后在 3 小时后进行第二次治疗。大鼠接受了以下治疗条件之一（所有治疗均为连续波）：660nm，3J/cm²（3 秒照射）、660nm，5J/cm²（5 秒照射）、780nm，3J/cm²（3 秒）、780nm，5J/cm²（5 秒）或假治疗对照。该研究的结果并不明确，不同的 PBM 治疗参数对不同炎症细胞因子的浓度有不同影响。如与假治疗组和其他治疗组相比，660nm、3J/cm² 组和 780nm、5J/cm² 组的白细胞介素 -1β 水平更加稳定。在后续研究（Moreira et al., 2011）中，同一研究小组再次在低温脑损伤大鼠模型中考察了 780nm 激光（连续波，3J/cm²，3 秒持续时间，间隔 3 小时照射两次）的效果。与假治疗组相比，接受 PBM 治疗的大鼠损伤更小，且这些损伤部位的炎症标记物浓度更低。虽然这些研究结果还只是初步的，但它们与 PBM 治疗对 TBI 的有益影响可能是通过调节伤后炎症过程产生的这一观点是一致的。

26.5 光生物调节对创伤性脑损伤动物模型认知功能的影响

上述 TBI 动物模型的研究使用了各种行为任务来测量主要基于运动相关功能、一些动机行为（如觅食）和抑郁 / 焦虑（如强迫游泳测试）的神经功能结果。在临床前 TBI 模型中，NSS 对测量一般神经功能障碍的严重程度特别有用，它在 PBM 治疗研究中的广泛使用使不同研究之间的比较成为可能。然而，对 TBI 模型进行 PBM 治疗的研究中，使用旨在评估特定认知模式的测试相对较少。迄今为止，有四项研究使用了 Morris 水迷宫（Morris Water Maze，MWM，见表 26.1；Esenaliev et al., 2018; Khuman et al., 2012; Xuan et al., 2014; 2016），这是一项常用于啮齿动物的空间学习和记忆测试（Bromley-Brits et al., 2011），在 TBI 临床前模型中具有学习和记忆功能障碍测试的有效性（Tucker et al., 2018）。虽然 MWM 有多种变体，但通常是将动物放入圆形水池的四个象限之一，动物必须找到隐藏或可见平台的位置。第一次试验通常要求动物游向一个可见且标记明显的平台，然后在后续试验中，该平台可能可见但仅在水面下，或者可以将水变成不透明，使平台隐藏。当平台隐藏时，人们认为动物必须依靠在先前试验中学到的平台位置的空间记忆。到达平台的潜伏期通常是测量的重点，试验终止前有一个时间上限（如 90 秒）。此外，通常还有一个探索试验，其中没有平台，可以测量动物在先前试验中在平台所在象限花费的时间。

Khuman 等（2012）研究了 PBM 治疗对小鼠在 MWM 的表现（和其他测量指标）的影响，这些小鼠接受了左侧颞顶叶皮层开颅手术控制的 CCI。在他们的研究中，一些小鼠在开颅手术期间直接接受 800nm 激光照射脑部，而其他小鼠则接受经颅激光照射（替换骨头并缝合皮肤）。小鼠被分为不同的治疗组和 TBI/假手术组合（共 239 只小鼠）。在开颅手术组中，小鼠在受伤后 60 ~ 80 分钟内接受单次治疗，剂量可能为五种之一，范围从 30J/cm²（250mW/cm²，持续 2 分钟）到 210J/cm²（500mW/cm²，持续 7 分钟）。还有一个假治疗开颅手术组。对于经颅治疗组，以 60J/cm²（500mW/cm²）的剂量照射 2 分钟，但 TBI 后治疗的时间有所不同。小鼠在 TBI 后 60 ~ 80 分钟接受单次治疗，或在 TBI 后 4 小时接受单次治疗，或在 7 天内每天接受一次治疗（从 TBI 后 60 ~ 80 分钟开始）。在受伤后 7 ~ 10 天完成 MWM 试验，主要结局指标是隐藏平台试验中找到平台的潜伏期和探索试验中在目标象限停留的时间。研究者发现，与假治疗对照组相比，在受伤后 60 ~ 80 分钟内，通过开颅手术或经颅照射给予的 60J/cm² 剂量，在隐藏平台和探索试验任务中的 MWM 表现显著提高。通过开颅手术在 60 ~ 80 分钟内接受 120J/cm² 治疗的小鼠，以及接受 7 天经颅 60J/cm² 治疗的小鼠，与对照组相比，探针试验表现也有所改善。TBI 后 4 小时进行的经颅治疗，以及开颅治疗组中的其他剂量，与对照组相比，并未导致显著的表现差异。此外，接受 PBM 治疗的假损伤小鼠（无 TBI）与未接受治疗的对照组相比，表现并未改善。与先前的研究（Oron et al., 2007）相比，本研究也未发现运动功能（握力测试）和损伤体积在 PBM 治疗后的变化，这一点研究者也有提及。研究者将他们的研究结果与其他研究的差异归因于几个可能性。Oron 等（2007）和其他学者使用了 NSS，这可能比他们用来评估运动功能的握力测试更能全面、敏感地反映运动障碍。此外，Khuman 等（2012）使用的治疗剂量高于其他先前的研究。尽管与其他研究相比，本研究结果存在一些差异，但 Khuman 等的工作强调了 PBM 干预的适当剂量和时间对于最大化改善认知结果的重要性。他们的工作表明，在受伤后 60 ~ 80 分钟内进行干预，可使小鼠皮层损伤后的空间学习 / 记忆改善达到最佳效果。

Xuan 等（2014）使用 MWM 作为主要结局指标，并评估了与空间学习和记忆相关的大脑区域中神经发生的变化。他们通过在颞顶叶皮层上进行开颅手术诱导 CCI，从而在成年小鼠中产生 TBI 症状，正如之前同一组所做的那样（见 Xuan et al., 2013）。通过经颅方式给予 810nm 激光照射治疗（18J/cm²，25mW/cm²）。一组小鼠在受伤后 4 小时接受单次治疗，另一组小鼠从受伤后 4 小时开始接受 3 天的治疗（每天一次）。在受伤后 21 ~ 27 天评估 MWM 表现。两个治疗组在可见平台、隐藏平台和 MWM 探索试验中的表现均显著优于对照组。此外，与 TBI 小鼠接受单次治疗相比，三次治疗在隐藏平台试验的几个时间点和探索试验中产生了更显著的效果。两个治疗组在握力和运动测试中的运动功能也有所改善。请注意，本研究中的小鼠 NSS 评分为 7 ~ 8 分，相当于重度 TBI。在受伤后 7 天或 28 天处死小鼠，以评估凋亡和神经发生的免疫荧光标记。与未接受治疗的 TBI 小鼠相比，PBM 治疗组在损伤部位的 caspase-3（一种参与凋亡的蛋白质）表达减少。与对照组和未接受治疗的 TBI 小鼠相比，治疗组小鼠海马齿状回和脑室下区的神经祖细胞标记物（BrdU、双皮质素、TUJ-1）均有所增加（在两处受伤后 7 天和 28 天）。海马体和脑室下区是神经发生的关键部位，特别是在啮齿动物模型中，海马体是与小鼠空间学习和记忆相关的主要大脑区域（如 Clelland et al., 2009）。Xuan 等（2014）的研究提供证据表明，在重度 TBI 的啮齿动物模型中，PBM 治疗可诱导脑室下区和海马体中的神经发生（此外还可减少损伤部位的细胞凋亡事件）。

本研究与 Khuman 等（2012）的研究形成对比，后者没有在 TBI 后 4 小时接受 800nm PBM 治疗的小鼠中观察到 MWM 表现改善。只有那些在受伤后 60 ~ 80 分钟内接受治疗的小鼠在该研究中表现出 MWM 表现改善。除了光通量和照射参数的差异外，这两项研究之间的另一个显著差异是每次个体治疗的持续时间。在 Khuman 等的研究中，接触和激光治疗的持续时间为 2 ~ 7 分钟，而在 Xuan 等（2014）的研究中，持续时间为 12 分钟。另一个可能导致结果不一致的因素是这些研究的纳入标准不同。回顾 Xuan 等（2014）的研究中，仅纳入了重度 TBI（NSS 为 7 ~ 8）的小鼠，而在 Khuman 等的研究中，尚不确定神经功能障碍的具体范围是什么（未使用 NSS）。这就引出了一个关于当发现 PBM 治疗的特定参数有效或无效时可以得出什么结论的重要问题。观察到的不同 PBM 治疗参数后的结果可能取决于实验背景（如 TBI 模型方法、治疗时间等）。

最近的一项研究考察了经颅 808nm 激光照射和超声波对爆炸诱发的 TBI 大鼠模型的 MWM 表现（以及其他测量指标）的配合效果（Esenaliev et al., 2018）。研究者将这种两种潜在治疗方式的结合称为纳米脉冲激光疗法（NPLT）。在这项研究中，通过向一组 Sprague-Dawley 大鼠头部右侧半球进行撞击来诱导 TBI。最初对动物进行麻醉，然后在动物被置于撞击装置下方时停止麻醉。一旦发现大鼠在重复捏爪后出现退缩反应，就立即启动创伤性撞击。然后随机分配该组大鼠接受治疗或不接受治疗。还设置了一个假损伤对照组，其中对动物进行麻醉并将其置于装置下方，但不进行爆炸性撞击。对于 TBI 大鼠，在受伤后 1 小时，在爆炸性撞击诱导的部位应用 NPLT 技术，持续 5 分钟。该技术涉及 10ns 脉冲的 808nm 光（20Hz，$300J/cm^2$，持续 5 分钟），同时还会产生低水平光声波。在受伤后 6 至 10 天，对动物进行 MWM 测试。动物接受一次 MWM 学习试验，在学习试验后开始第二次试验，其中条件保持不变。在第二次试验中找到平台的潜伏期是最受关注的指标。在受伤后 7 天，与假损伤对照组和接受 NPLT 的 TBI 组相比，未接受治疗的 TBI 组的第二次试验潜伏期明显更长。接受 NPLT 的 TBI 组和假损伤对照组在 MWM 上的表现在任何时间点都没有差异。这种模式的结果表明，NPLT 似乎可以改善创伤后的表现，在受伤后 1 天的平衡木测试和受伤后 1 天和 2 天的平衡木行走测试中也观察到了这种模式。

除了行为学发现，Esenaliev 等（2018）还发现，与非治疗组相比，接受神经保护和 NPLT 治疗的动物也表现出凋亡减少（如 caspase-3 下调）和神经发生增加（如 BDNF 上调）的证据。与接受假治疗的 TBI 动物相比，接受 NPLT 治疗的动物海马体中的 BDNF 也有所增加，并且在齿状回中表现出神经增殖的额外证据。这些结果与上述 Xuan 等（2014）的发现一致。Xuan 等（2014）和 Esenaliev 等（2018）的研究共同表明，808 ~ 810nm 范围激光治疗的 PBM 可以减少凋亡并诱导海马体中的神经增殖。这些效应为观察到的 PBM 治疗对空间学习和记忆的益处提供了令人信服的机理基础，如在 MWM 任务中所证明的那样。

26.6 通过光生物调节治疗提高健康个体的认知能力

之前的多项研究已经探讨了 PBM 治疗是否能改善正常健康人类受试者的认知能力并改变大脑功能。这些工作汇总在表 26.2 中（见表的前几部分，未加粗的研究）。Gonzalez-Lima 等的一系列研究重点关注 PBM 对额叶皮层功能相关的认知过程的影响，如注意力控制、类别学习和工作记忆。他们的研究小组报告称，在接受 PBM 治疗后，受试者在精神运动警觉任务（PVT）和延迟匹配样本（DMS）任务上的表现有所改善（Barrett and Gonzalez-Lima, 2013; Hwang et al., 2016）。PVT 是一项持续注意任务，受试者必须在屏幕上出现目标刺激时尽快按下按钮。目标在整个试验序列中随机出现，因此受试者必须在每个试验任务中保持注意力集中，以便观察到目标刺激。在 DMS 任务中，受试者首先会看到一个复杂的视觉刺激（编码阶段），然后几秒后，他们会看到两个刺激选项，其中一个与先前呈现的项目匹配，另一个不匹配（记忆检索阶段）。这项任务被认为与短期 / 工作记忆功能有关。通常，短期记忆是指在短时间内（几秒到几分钟）保持信息的能力；工作记忆是一个相关的认知结构，但也涉及对短期记忆中保持的信息的操作或执行控制（Baddeley, 2010）。持续注意和工作记忆过程通常都被归类为执行功能，它们都可能受到 TBI 患者的影响。

表 26.2 光生物调节对健康人类受试者和创伤性脑损伤患者认知与功能表现的影响

研究	人类样本	光生物调节方案与分组	认知与神经学发现
Barrett and Gonzalez-Lima (2013)	18 ~ 35 岁年轻人	治疗组，n=20；1064nm 激光，CW，250mW/cm², 60J/cm²，单次治疗 8 分钟，右侧前额（右额极上方）经颅照射。对照（假治疗）组，n=20：采用相同方案，但累积能量剂量为 1/12	与对照组相比，治疗组在精神运动警觉任务和延迟匹配样本任务中的反应速度降低，但治疗后在延迟匹配样本任务中的准确性提高
Blanco et al. (2017a)	年轻人，平均年龄=20.4 岁（SD=1.64）	治疗组，n=15，1064nm 激光，连续波（CW），250mW/cm²，60J/cm²，单次治疗 8 分钟，右侧前额（右额极上方）经颅照射。安慰剂组，n=15：采用相同方案，但累积能量剂量为 1/12	与安慰剂对照组相比，治疗组在威斯康星卡片分类任务中的准确性和学习能力更好。两组在规则学习速度或总体反应速度上没有差异
Blanco et al. (2017b)	年轻人，平均年龄=19 岁（SD=1.91）	治疗：1064nm 激光，CW，250mW/cm²，60J/cm²，单次治疗 8 分钟（每两个位置 4 分钟），右侧前额（额极上方）经颅照射。安慰剂对照：采用相同方案，但累积能量剂量为 1/12。研究组：基于规则的主动治疗组，n=32；基于规则的安慰剂组，n=28；信息整合的主动治疗组，n=29；信息整合的安慰剂组，n=29	基于规则的任务条件下，主动治疗组的表现优于安慰剂组。主动治疗信息整合组与安慰剂组之间没有差异
Chaieb et al. (2015)	18 ~ 35 岁年轻人	治疗：n=15，810nm 激光，CW，500mW/cm²（估计皮质约为 1J 总能量），单次治疗 10 分钟，经颅照射初级运动皮层假治疗，n=13：使用相同参数刺激 30 秒	治疗组与假治疗组相比，运动诱发电位的兴奋性降低。两组在系列反应时间任务上没有显著差异
Grover et al. (2017)	16 ~ 65 岁个体（31 名受试者中有 7 名 18 岁或以下）	903nm LED，16.67mW/cm²，20J/cm²，单次治疗 20 分钟，经颅照射枕部、左/右颞部、额部和顶部位置（头罩配置）。条件 1：获取治疗前测量值，进行治疗，获取治疗后测量值。条件 2：在 2 ~ 4 个月后，18 名参与者返回，获取治疗前测量值，休息期，获取治疗后测量值	治疗条件在任务目标试验的反应时间上产生了更大的改善。全组水平上事件相关电位 P300 成分振幅没有显著差异。子组分析发现，基线 P300 振幅较低的个体从治疗前到治疗后 P300 振幅的增加幅度更大
Hwang et al. (2016)	年轻成人，年龄范围 18 ~ 30 岁	1064nm 激光，CW，250mW/cm²，60J/cm²，单次治疗 8 分钟（在两个位置交替进行），在右额头的两个位置（右额极的内侧和外侧）进行经颅照射。研究组（每组 n=15）：激光疗法假运动；急性高强度有氧运动与假激光；激光疗法与急性运动结合；假运动与假激光	接受激光治疗、运动治疗或两者结合的治疗组在精神运动警觉任务反应时间和延迟匹配样本任务准确性（治疗前到治疗后）的变化上优于对照组
Konstantinovic et al. (2013)	成人，平均年龄 35.0 岁（SD=11.2），全部为女性	治疗（研究样本 n=14）：905nm 激光，脉冲（3000Hz），50mW/cm²，3J/cm²，单次治疗 60 分钟，在头皮上覆盖初级运动皮层的区域进行经颅照射	激光治疗后，初级运动皮层的兴奋性降低，这种效果持续到治疗后 30 分钟

研究	人类样本	光生物调节方案与分组	认知与神经学发现
Moghadam et al. (2017)	年轻成人，年龄范围 18 ~ 24 岁	治疗组，n=17，850nm LED，连续波，285mW/cm^2，60J/cm^2，单次治疗 2.5 分钟，在右额极进行经颅照射。 假治疗组，n=17：使用相同参数的 5 秒刺激，累计剂量为总量的 1/12	治疗后，治疗组在 go/no-go 任务上的准确性、反应速度和任务效率得分均优于假治疗组
Tian et al. (2016)	实验1：平均年龄为 24.7 岁（SD=5.3）的成人，n=9。实验2：平均年龄为 24.6 岁（SD=5.6）的成人，n=9；其中六名个体参与了这两项研究	治疗：1064nm 激光，连续波，0.25W/cm^2，每周期 13.75J/cm^2，刺激周期为 101 分钟（55 秒激光刺激，5 秒无激光刺激），进行经颅照射 实验1：激光照射于额头中央；实验2：激光照射于额头右侧	在两项实验中（额头右侧和中央），激光治疗均导致大脑中氧合血红蛋白增加，脱氧血红蛋白减少
Wang et al. (2017)	平均年龄为 31 岁（SD=13.7）的个体	治疗条件：1064nm 激光，连续波，0.25W/cm^2，每周期 13.75J/cm^2，刺激周期为 81 分钟（每个周期中 55 秒激光刺激，5 秒无刺激），在右额头进行经颅照射。 安慰剂条件：激光设备以 0.1W 的功率应用于额头，激光孔径被覆盖，因此没有光线释放，无刺激；11 人完成了安慰剂和治疗条件	与安慰剂相比，治疗导致大脑中氧合血红蛋白显著增加，细胞色素 c 氧化酶活性上调
Hesse et al. (2015)	病例系列：五名伴有意识障碍的 TBI 患者（四名无反应觉醒/最小意识状态，一名亚急性伴有运动不能性缄默症），年龄范围 21 ~ 71 岁	治疗：785nm 激光，连续波，10mW/cm^2，每个二极管 6J，每次治疗 10 分钟，每周 5 天，持续 6 周，进行经颅照射，共 30 次治疗	所有患者在干预开始后，在互动水平上均表现出一定程度的改善，包括非言语互动、视觉追踪和昏迷恢复量表评分的改善
Hipskind et al. (2018)	十二名慢性 TBI 患者，均为退伍军人（注：TBI 并非全部由军事事件导致），年龄范围 21 ~ 55 岁。	两个新戊烯治疗垫包裹在头部的上半部分，配备 220 个近红外（850nm）和 180 个红色（629nm）LED 灯。脉冲功率输出为 3.3W，功率密度为 6.4mW/cm^2，能量密度为 7.7J/cm^2；峰值功率密度为 18.3mW/cm^2。总共进行 18 次治疗，每次应用 20 分钟，每周三次，持续六周	治疗后，患者在多项神经心理学测试中取得了显著改善，包括加利福尼亚言语学习测验（第二版）的多项指标，以及韦克斯勒成人智力量表（第四版；符号搜索、编码）的多项处理速度指标。在 12 例患者中，有 8 例在训练后还表现出局部脑血流量的增加，这是通过单光子发射计算机断层扫描（SPECT）测量的
Morries et al. (2015)	病例系列：十名 TBI 患者，慢性轻度至中度 TBI，顺序新转诊患者。	治疗参数：810/980nm 激光，双波或 810nm 单激光设备；功率范围 10 ~ 15W；能量密度范围 55 至 81J/cm^2；10 至 20 次治疗，每次治疗 8 至 10 分钟；对不同参与者的不同区域进行经颅治疗，包括双侧额叶、左侧颞叶、双侧颞叶区域	治疗后，患者报告了多种主观改善，包括身体症状、认知、情绪和焦虑

研究	人类样本	光生物调节方案与分组	认知与神经学发现
Naeser et al. (2011)	个案研究，两名慢性 TBI 患者（女性），分别为 59 岁和 52 岁	患者 1 治疗：870nm LED，CW，25.8mW/cm²，8～20J/cm²，每周经颅治疗，5 分钟，每次 10 秒至 12 分钟 54 秒，对左、右前额进行经颅治疗；7 个月后，继续在家使用设备进行自我治疗多年。患者 2 治疗：633nm LED，CW，22.2mW/cm²，9.3～13.3J/cm²，每次治疗 7～10 分钟，每日应用，持续 4 周，对双侧前额、额叶、顶叶、颞顶叶区域进行经颅治疗；持续治疗长达 4 个月	治疗后，患者 1 报告在持续注意力和生活质量方面有主观改善。治疗后，患者 2 在 Stroop 测试和 Wechsler 记忆量表修订版中的逻辑记忆子测试中的表现有所改善，此外，睡眠和自我调节也有所改善
Naeser et al. (2014)	病例系列：十一名慢性轻度 TBI 患者，平均年龄 44.3 岁（SD=13.7）	633nm 和 870nm LED，CW，22.2mW/cm²，每头部位置 13J/cm²，6 周内完成 18 次治疗，每次治疗 20 分钟（两个不同头部位置各 10 分钟），对头部多个头皮部位进行经颅治疗	治疗后，患者在 Stroop 测试和加利福尼亚言语学习测试（第二版）中的表现有所改善。其他神经心理学测试未观察到了显著变化
Naeser et al. (2016)	报告了正在进行的工作的初步发现：正在进行的研究 1：慢性中度 TBI，两名患者（男性和女性）。正在进行的研究 2：单例轻度 TBI 患者（24 岁女性）	正在进行的研究 1:6 周内进行 18 次经颅 LED 治疗。正在进行的研究 2：设备 1：633nm LED，连续波，8mW/cm²，12J/cm²；设备 2：810nm LED，脉冲（10Hz），14.2mW/cm²，10.65J/cm²；6 周内进行 18 次鼻内 LED 治疗	正在进行的研究 1：治疗后睡眠模式改善，一名患者在认知测试中表现改善。正在进行的研究 2：治疗后患者在认知表现和睡眠模式方面表现出改善
Poiani et al. (2018)	计划中的随机双盲实验，中度和重度 TBI 患者，计划 $n=36$（纳入年龄 18～60 岁），报告时 $n=12$	治疗条件：632nm LED，颅骨表面 830mW，3.74J/cm²，6 周内进行 18 次治疗，每次治疗 30 分钟。假治疗条件：与治疗程序相同，但功率小于 1mW	结果待定。方法包括全面的神经心理学结果测量，以 Stroop 表现为主要结局

注：CW，连续波；能量密度，J/cm²；LED，发光二极管；功率密度，mW/cm²；TBI，创伤性脑损伤。

Barrett 和 Gonzalez-Lima（2013）研究了 PBM 治疗对健康年轻成人 PVT 和 DMS 任务的影响。这些认知任务在 PBM 程序之前（前测）和之后（后测）立即进行。PBM 治疗经颅照射右额极上方的头皮（使用 10～20 EEG 电极放置系统的 FP2 内侧和外侧位点）。使用波长为 1064nm、辐照度为 250mW/cm²、通量为 60J/cm² 的连续波激光。治疗干预的总持续时间为 8 分钟。对于对照组，使用了类似的方案，但累积能量剂量约为治疗组的十二分之一。与对照组相比，治疗组受试者在后测的 PVT 任务上反应时间显著更快，在 DMS 任务中的反应潜伏期也更短。与对照组相比，治疗组在后测的 DMS 任务上准确率也明显更高。然而，DMS 准确率的提高可能在一定程度上是由于对照组从前测到后测的性能下降，而不是治疗组从前测到后测的性能提高。这一特定的影响可能部分归因于测试疲劳，因为前测、治疗和后测都在同一实验中进行。我们认为，在这种情况下，PBM 的作用可能是减轻了接受治疗的研究参与者的测试疲劳。除了认知结果外，与对照组相比，治疗组在治疗后 2 周的主观效果评分也更高，尽管这种影响似乎主要是由于对照组从前测到 2 周后随访时的情绪普遍下降，而治疗组从前测到随访时的情绪更加稳定。

我们推测，对照组在 2 周随访时效果评分下降的原因可能是研究参与者正好是在一个学期末完成测试，并且可能由于学期末的压力而在随访时得分较低。因此，与认知表现结果的理由相似，我们认为 PBM 治疗的作用可能是稳定了那些在随访时本会降低的情绪。

Hwang 等（2016）使用了类似的实验方案来研究年轻成人参与者，并增加了接受急性有氧运动治疗的其他研究组。目标头皮位置、波长（1064nm）、辐照度和通量都与 Barrett 和 Gonzalez-Lima（2013）的研究相同。接受 PBM 治疗、运动治疗或两种治疗的受试者在 PVT 反应时间和 DMS 准确率从前测到后测的变化上与对照组假运动和假 PBM 存在显著差异。然而，对照组受试者从前测到后测的 PVT 反应时间增加，DMS 任务的准确率下降（见 Hwang et al., 2016，表 3）。同样地，前测、治疗和后测都在同一实验中进行，因此对照组在后测时相比前测表现更差，这可能是由于测试疲劳。与之前的研究类似，我们认为治疗干预可能防止了这种疲劳。支持这一解释的一条证据是，根据 Kaufman 简明智力测试的分数，研究组在基线时的认知能力相似。此外，各组在前测的 DMS 任务准确率和 PVT 反应时间也相似（尽管前测的 DMS 反应潜伏期并不相似）。这项研究和 Barrett 和 Gonzalez-Lima（2013）的总体结果表明，针对右侧前额叶皮层的 PBM 治疗可以增强或维持持续注意和短期 / 工作记忆表现的各个方面，并可能有助于补偿精神疲劳的影响。

同一个研究小组还研究了 PBM 疗法在改善年轻成人 Wisconsin 卡片分类任务（WCST；Blanco et al., 2017a）和类别学习任务（Blanco et al., 2017b）上的表现的有效性。这是该研究小组之前工作的合理延伸，因为 WCST 和其他强调分类的任务与额叶皮层网络密切相关。这些研究使用了与上述研究相同的治疗和安慰剂参数，但激光二极管在头皮上的放置位置略有调整（前额下部和上部位置，而不是内侧和外侧）。在 WCST 中，会展示一组四张参考卡片，每张卡片上的项目形状、颜色和数量各不相同（1 ~ 4 个项目）。在持续展示参考卡片的同时，还会展示具有不同形状、颜色和数量的项目的单个目标卡片。在连续显示参考卡片的同时，还会显示单个目标卡片，这些卡片上的项目也具有不同的形状、颜色和数量。任务中每次试验的准确性取决于受试者能否识别出符合正确规则（即与目标卡的形状、颜色或数量相匹配）的参考卡，并且规则会在 10 次测试以后改变。不过，受试者并不会被明确告知规则，而是必须根据对其反应准确性的反馈来学习规则。如果第一条规则是基于颜色的，那么关于试验准确性的反馈将基于他们是否选择了与目标卡颜色相匹配的参考卡。以连续十次正确回答为阈值，表示被试已辨别并正确应用了规则。连续 10 次正确回答后，规则会在不明确通知被试的情况下改变，这时被试必须学习新规则。这项任务反映了执行功能和认知灵活性，这些过程与额叶皮层功能直接相关（Mountain and Snow, 1993）。在 Blanco 等（2017a）的研究中，受试者在接受 WCST 测试之前要么接受 PBM 治疗，要么接受假治疗。接受 PBM 治疗的受试者的总体准确率显著高于假治疗组（分别为 85.5% 和 79.9%）。此外，PBM 治疗组在一组试验中学习第二条规则的速度明显快于假治疗组。两组在学习其他规则的速度上没有明显差异，但治疗组在任务的第三条和第四条规则上表现出学习速度更快的趋势。治疗组和安慰剂组在总体反应速度上没有差异。因此，虽然本研究发现 PBM 治疗对 WCST 的表现有明显的益处，但这些益处并没有扩展到任务表现的每一个指标。

Blanco 等（2017b）对样本量相对较大的年轻成人（n=118，分为四组，两组为治疗组，两组为假治疗组）进行了研究，采用的方案与之前的研究非常相似，但有一些明显的变化。PBM 治疗应用于与 FP2 和右额叶（F4、F8）头皮部位重叠的两个区域。其次，研究结果是一项与威斯康星卡片分类测验（WCST）不同的类别学习任务。在这项研究中，屏幕上会显示 Gabor 图案（视觉光栅刺激），参与者必须根据光栅图案的厚度和方向来确定这些图案的类别。一些参与者被归入基于"信息整合"的类别组。该组的参与者必须根据难以用言语明确表达和理解的规则对刺激进行分类，因此涉及内隐规则学习系统。其他参与者被分配到基于规则的结构组，该组中的模式类别可以明确描述和用言语表达。与更多隐式驱动的信息整合规则结构相比，基于规则的学习被认为与额叶执行功能特别相关。因此，这里的假设是，用 PBM 治疗右前额叶皮层将选择性地提高规则学习组的表现，但不会提高信息整合组的表现。研究结果为这一假设提供了证据。信息整合 PBM 治疗组的表现与安慰剂 / 假治疗组相比没有显著差异，而规则学习的 PBM 治疗组的表现与假治疗组相比显著提高。同样，这些研究结果再次证明，通过专门针对前额叶皮层区域的 PBM 可以提高执行介导的认知能力。

其他研究人员还研究了 PBM 对年轻成年人右额极的影响。Moghadam 等（2017）使用波长为 850nm（连续波，285mW/cm^2，60J/cm^2）的 LED 治疗，总共持续 2.5 分钟。假治疗组接受了相同剂量的一小部分，但使用了相同的方案（十二分之一的累积剂量，与上文 Ganzalez-Lima 等的研究一致）。在治疗前后，参与者完成了一项 Go/No-go 任务，在该任务中，他们必须在计算机显示器上显示某些字母时按下按钮（Go 试验），但在显示其他类型的字母时抑制他们的反应（No-go 试验）。Go/No-go 任务提供了对选择性 / 持续性注意力和抑制性控制的测量，如上所述，这些在额叶皮层网络中具有重要的神经基础。与任务的前测相比，PBM 治疗组在任务后的准确性显著提高，反应速度更快，任务效率得分（快速和准确反应的结合）更高。这些改善在假治疗组中没有发现。

这项工作的结果表明，将 PBM 治疗经颅应用于右前额叶皮层可以改善抑制性控制、选择性和持续性注意力、类别辨别和工作记忆等执行功能测试的表现。由于与额叶相关的认知障碍和病理改变在 TBI 中很常见，因此这些研究结果对于理解 PBM 作为 TBI 治疗干预措施的潜力具有重要意义。这项工作揭示了介导这些影响的可能神经机制的额外信息，其他研究更直接地研究了 PBM 对健康个体大脑功能的影响。已有多项研究探索了 PBM 对运动诱发电位的影响。Konstantinovic 等（2013）在健康成年人的初级运动皮层上方头皮位置经颅应用 905nm 激光 60 秒（脉冲波，50mW/cm^2，累积通量为 15J/cm^2）。在应用 PBM 之前和之后的多个时间点，通过肌电图（EMG）测量右手第一背侧骨间肌的运动诱发电位。研究者发现，在应用 PBM 后，初级运动皮层的兴奋性降低，这种降低会持续至治疗后 30 分钟。虽然这种效应的确切含义尚未确定，但研究者指出，这一发现的一种潜在解释是，PBM 干预可能增加了运动皮层锥体神经元的阻力，从而降低了这些神经元对 TMS 的反应性。

Chaieb 等（2015）在年轻成年受试者的初级运动皮层上经颅应用 810nm 激光连续波，500mW/cm^2，估计皮层通量约为 1J/10 分钟，并用 TMS 诱导运动诱发电位，在基线和 PBM 治疗后测量运动诱发电位。参与者接受了主动治疗条件下完整的 10 分钟 PBM 和假治疗条件（仅 30 秒的刺激），不同受试者之间随机平衡。还评估了序列反应时间任务（SRTT）的表现。在进行干预程序时，即在受试者接受主动治疗或假手术的十分钟内，完成了 SRTT。该任务要求参与者根据计算机屏幕上显示的四个点的序列，通过按钮按压做出反应。这些序列遵循参与者未知的模式，因此这些模式及其反应映射可以在任务过程中内隐学习。刺激 - 反应映射的学习与任务块过程中更快的反应速度相对应。因此，研究者能够评估 PBM 治疗对初级运动皮层（M1）隐式运动学习的影响。与 Konstantinovic 等（2013）的研究结果相似，Chaieb 等的结果表明，PBM 治疗后运动诱发电位的兴奋性降低，这种降低会持续至治疗后 30 分钟。尽管运动皮层的兴奋性发生了变化，但在 SRTT 表现上，未在治疗组和假治疗组之间观察到显著差异。因此，没有观察到内隐学习的改善与 PBM 介导的运动皮层兴奋性变化同时发生。可能需要刺激额外的皮层 / 皮层下区域来改善内隐学习，如楔前叶、扣带回和尾状核（Yang and Li，2012；另见上文关于 Blanco et al.，2017b 的讨论）。另一种可能是，不同的波长可能更有效（如 1064nm 波长），其他学者发现该波长对认知表现有积极影响（Hwang et al.，2016）。此外，实验设计可能掩盖了 PBM 治疗的潜在效果，因为在任务正在进行时施用治疗可能没有提供足够的时间让生物机制对表现产生充分的影响。

Grover 等（2017）研究了 PBM 对以定量脑电图（EEG）为指标的大脑活动的影响。具体来说，他们研究了反应时间的表现以及通过异常刺激目标检测获得的脑电图活动。在这项任务中，参与者会受到一系列连续的听觉音调刺激。

这些刺激由两种可能的音调类别组成：一种音调类别是非目标刺激（听觉低音调），在任务中出现频率相对较高；另一种音调类别被视为目标刺激（听觉高音调），在任务中出现频率较低（罕见）。参与者每次检测到罕见的目标音调时，都需要点击鼠标。在异常刺激中，目标音调会诱发一个"P300"事件相关电位（ERP）成分，该成分是通过将刺激锁定的脑电图数据进行信号平均而得出的。该成分是在目标刺激出现后 300 ~ 500 毫秒处诱发的正振幅峰值（Polich, 2007）。Grover 等研究中的参与者（31 名年龄在 16 ~ 65 岁间的健康人）完成了异常刺激任务，接受了一次 PBM 治疗（持续 20 分钟），然后在同一测试环节中，在经 PBM 治疗后立即完成了后续异常刺激任务。此外，18 名参与者在 2 ~ 4 个月后进行了第二次测试，他们在两次测试之间休息 20 分钟后，完成了两次异常刺激任务（未接受 PBM 治疗）。这作为研究的对照组。PBM 治疗是通过一个覆盖枕部、双侧颞部、额部和顶部区域的帽子进行的，使用 903nm 的波长（16.67mW/cm², 20J/cm²）。在治疗条件下，任务中目标试验的反应时间得到了更大的改善。在整个研究群体中，就 P300 的振幅和潜伏期而言，治疗组和对照组之间没有统计学上的显著差异。研究者还进行了额外的亚组分析，他们检查了治疗组和对照组中初始振幅较低的个体。该亚组分析表明，对于基线振幅较低的个体，与对照组相比，治疗组在前后测试中的振幅显著增加。这与 TBI 相关，因为其他研究人员发现，与健康对照组相比，轻度至中度 TBI 患者在异常刺激（Elting et al., 2005）和其他类似任务（Duncan et al., 2005）中的 P3 振幅降低。因此，可以推测，TBI 患者可能属于在接受 PBM 治疗后 P300 会发生变化的亚组。此外，EEG/ERP 测量值（如 P300）反映了与锥体皮层神经元活动相关的大脑活动，这与上述 MEP 测量值的神经来源相似（Chaieb et al., 2015; Konstantinovic et al., 2013）。从整体上看，这些研究表明，锥体皮层神经元的活动可以通过可靠的测量来反映 PBM 的效果。此外，应用于头皮的 PBM 干预措施很可能会对这些神经元产生特别影响，因为锥体神经元会穿过皮质外层。

最近的研究指出了 PBM 在大脑中的几种生物学机制，这有助于解释 PBM 治疗与认知表现改善之间的联系。使用 1064nm 波长的低强度激光刺激前额区域，发现氧合血红蛋白浓度增加，脱氧血红蛋白浓度降低（Tian et al., 2016; Wang et al., 2017）。Wang 等（2017）发现，在前额右侧应用 1064nm 激光（连续波，0.25W/cm²，每周期 13.75J/cm²，8 个 1 分钟的周期，每个周期刺激 55 秒）后，通过近红外光谱测量确定细胞色素 c 氧化酶上调。研究者认为，与这一发现相关的生化过程包括细胞色素 c 氧化酶介导的质子泵激活、一氧化氮释放和 ATP 合酶等作用机制。这些近红外光谱研究为上述其他研究提供了神经生物学基础，这些研究发现 PBM 治疗后认知表现有所改善。此外，Tian 等（2016）和 Wang 等（2017）使用的 1064nm 波长与大多数研究使用的波长相同，这些研究检查了健康受试者接受 PBM 治疗后认知能力的变化。因此，很可能这些研究的发现反映了在这种波长下对光敏感的共同机制。通过细胞色素 c 氧化酶增强线粒体功能，从而提高神经元性能，是 PBM 治疗额叶皮层区域后执行功能任务表现改善的合理机制。这些发现有助于了解 PBM 疗法在认知障碍临床人群（如 TBI 患者）中的机制和潜在疗效。

26.7　光生物调节疗法对创伤性脑损伤患者认知结果的影响

PBM 疗法在 TBI 动物模型中的临床前研究对于确定 PBM 治疗后可能改善结果的作用机制具有重要意义。这些研究还对治疗参数的疗效进行了初步比较，并提供了有关 PBM 在改善运动 / 神经功能（如 NSS）和学习 / 记忆功能（如 MWM 评估）方面的潜力的信息。上一节中概述的工作还表明，PBM 也可以改善人类受试者的认知表现。目前正在对人类 TBI 患者进行研究，以确定在动物 TBI 模型中取得的可喜成果能否推广到临床应用中。表 26.2 的后半部分突出了该领域的相关研究（参见加粗参考文献）。Naeser 等（2016）已对其中的大部分工作进行了回顾。但是，关于 TBI 患者 PBM 疗法的研究仍处于早期阶段。初步研究很有希望，但结果仍然是初步的，并且主要包括病例研究或病例系列研究。

Naeser 等（2011）的一项研究是首篇报告 PBM 治疗 TBI 患者效果的研究。他们报告了两名患者的检查结果。一名女性患者在机动车事故中遭受了闭合性头部损伤。这名患者之前的智商和功能性都很棒（如她是 Mensa 成员），但在遭受 TBI 折磨后，她出现了认知问题。她在 TBI 后 7 年接受了 PBM 治疗。将 870nm LED 设备（连续波，25.8mW/cm^2，8 ~ 20J/cm^2）应用于左右前额区域，总时间为五分钟（前额每个区域 10 秒）。接受此治疗后，该患者表示其在计算机上持续注意的能力有所提高。此后，她继续接受治疗，并随着干预的持续对治疗参数进行了调整（即增加了头皮部位、增加了剂量）。经过 8 周的治疗后，与开始治疗前相比，她报告称在计算机上持续注意的能力有了显著提高（从 20 分钟提高到 3 小时）。此后，该患者继续在家使用家用设备进行自我治疗，长达 6 年，并报告称与开始 PBM 治疗前相比，其持续注意的能力和生活质量均有所提高。

在 Naeser 等（2011）的报告中，第二例患者的案例提供了 PBM 治疗前后效果的额外定量测量。这位患者的 TBI 是由于头部后部撞击混凝土表面而造成的，之后她报告了主观上的认知障碍，并且处于医疗残疾状态。在她的 TBI 发生一年多后，她完成了神经心理学测试，然后开始使用 633nm LED 设备进行 PBM 治疗。治疗应用于头皮的多个区域，包括前额、额叶、顶叶和顶颞区，治疗时间和剂量水平各不相同（连续波，22.2mW/cm^2，每个区域 7 至 10 分钟）。开始治疗 9 个月后，她再次进行了神经心理学测试。她在 Stroop 任务(一种反应抑制测试)的多项测量中表现出改善; 在韦氏记忆量表修订版(Wechsler Memory Scale revised）的逻辑记忆表现分项测试中也有所改善。这些测试的分数从治疗前到治疗后提高了 1 ~ 2 个 SD。

随后的报告采用病例系列研究的方法研究了 PBM 治疗的有效性。Morries 等（2015）报告了 10 名患者的情况，这些患者因轻度至中度 TBI 而被转至其诊所。患者接受 810/980nm 激光设备或 810nm 激光（能量密度范围为 55 ~ 81J/cm^2）的治疗。治疗总共进行了 10 ~ 20 次，每次治疗时间为 8 ~ 10 分钟。治疗部位在不同患者之间有所不同，包括双侧颞区和额叶 / 前额部。TBI 的获得方式多种多样，包括爆炸性冲击波伤害、机动车事故、虐待、缺氧等。患者在接受 PBM 治疗之前患有 TBI 的时间也各不相同，从不到一个月到超过 20 年不等。许多患者还同时伴有创伤后应激障碍、重度抑郁障碍和（或）广泛性焦虑障碍。治疗前，其中有 5 名患者报告有自杀念头，所有患者都有某种程度的睡眠障碍。治疗后，没有患者报告有自杀念头，所有患者都报告说他们的睡眠障碍已经解决。此外，从治疗前到随访时，与基线分数相比，主观抑郁症状测试的随访分数有了统计学上的显著改善，随访时的分数平均处于非抑郁范围。患者还报告了认知和情绪的改善，并且在随访时职业结局也是积极的。然而，请注意，认知改善并未通过任何神经心理学测量进行正式评估，而是基于患者的主观报告和可观察的生活变化(如职业结局）。

Hesse 等（2015）研究了 PBM 治疗对 5 名伴有严重意识障碍的 TBI 患者的影响。意识障碍患者处于最低反应状态或有意识状态。经修订的昏迷恢复量表（r-CRS）可提供对感官刺激反应的信息，该量表在基线和干预后的不同时间点进行测量。其他结局指标包括 Barthel 指数和改良 Rankin 量表，这两项指标用于评估日常生活活动和护理人员的评分。PBM 干预采用 785nm 激光（连续波，10mW/cm^2），在前额部位治疗 10 分钟，总共进行了 30 次治疗。从干预前 21 天开始对患者进行检查，然后一直到 PBM 治疗开始后 70 天。从基线到随访期间，所有患者的互动水平都有所提高。如所有患者在干预过程中的非言语互动和视觉追踪都有所改善。所有患者在 r-CRS 上的分数也有所提高。相比之下，改良 Rankin 量表和 Barthel 指数的变化很小。

迄今为止，只有三项研究使用反映特定认知领域的神经心理学 / 心理测试正式评估了神经认知功能。其中一项是上述 Naeser 等（2011）报告的关于两名患者 PBM 治疗效果的案例研究。另一项是 Naeser 等（2014）进行的病例系列研究，该研究使用了一系列认知测试，这些测试通常用于评估认知障碍临床人群（如 TBI 患者）的神经心理学表现。11 名轻度 TBI 患者参与了该研究，治疗开始时间为 TBI 后 10 个月至 8 年不等。PBM 治疗设备包括 633nm（9 个二极管）和 870nm（52 个二极管）波长的 LED 光，连续波，功率密度为 22.2mW/cm²。治疗为期 6 周，共 18 次，每次进行两轮 10 分钟的治疗。在每 10 分钟的治疗过程中，治疗被应用于头皮的各种位置，这些位置包括针对多个相关大脑网络（如默认模式网络）和前额皮层区域的位置。患者在基线时和治疗后进行了神经心理学测试，随后在 1 个月和 2 个月的随访中接受了测试。

由于这是迄今为止少数几项深入报告 TBI 患者接受 PBM 治疗后多模式认知结局的研究之一，因此将概述该研究使用的具体测试及其评估不同认知领域的特异性。Naeser 等（2014）的神经心理学测试包括 Stroop 测试、加州语言学习测试第二版（CVLT-Ⅱ）、Delis-Kaplan 执行功能系统（DKEFS）中的连线测试、受控口头词汇联想测试（COWAT）以及韦氏成人智力量表第四版（WAIS-Ⅳ）中的数字广度（正向和反向）。先前的研究已经确定，这些测试对 TBI 患者的神经认知障碍敏感（Fork et al., 2005; Millis et al., 2001;VAnderploeg et al., 2005）。Stroop 测试是反应抑制的测量方法（Scarpina and Tagini, 2017）。在这项测试中，通过要求个体大声说出单词（或另一个视觉项目）的颜色来测量抑制性控制。然而，在测试的一些项目中，单词的颜色和实际文本之间存在不匹配（如单词"绿色"用红色墨水书写，这要求参与者回答"红色"）。这需要抑制性控制来抑制对单词文本的回应，而不是对颜色的回应。CVLT-Ⅱ 是一项语言学习和记忆测试，由几个部分组成（Delis et al., 2000）。通过自由回忆和提示识别测试来评估短期和长期记忆。向参与者朗读一份单词列表，总共五次，参与者必须在每次朗读后立即回忆这些单词。因此，可以确定参与者在重复朗读（五次学习试验）过程中学习列表的情况。在短暂的间隔后，再次对参与者进行测试，以回忆和识别列表中的单词，在此期间，会呈现第二份单词列表以供一次学习试验，从而测量干扰后的短期延迟回忆。然后，在 20 分钟后再次对个体进行测试，以确定对最初学习材料的长期自由回忆和提示识别能力。连线测试（无论是 DKEFS 版本还是其他形式的测试）是衡量处理速度和任务转换的指标（Yochim et al., 2007）。在测试的一种形式中，个体必须按照数字顺序（即 1-2-3-4 等）在页面上伪随机排列的数字之间画线。在测试的另一种形式中，参与者必须在数字和字母之间交替操作（即 1-A-2-B 等），这需要执行任务转换的功能。COWAT 被认为是一项执行任务，用于测量言语流畅性，要求个体在 1 分钟内尽可能多地生成以特定字母开头的单词（Loonstra et al., 2001）。最后，数字广度任务包括正向和反向条件（Heinly et al., 2005）。在数字广度正向测试中，检查者大声读出一串数字，受试者必须立即按顺序大声回忆出来。这项任务可以测量受试者能够正确回忆的最大项目数，因此是短期记忆容量的指标。在数字广度反向测试中，检查者再次大声读出一串数字，但这次受试者必须按相反的顺序说出来。这需要在记忆中对信息进行心理操作，因此通常被认为是工作记忆的反映，其中包含执行控制和记忆广度。

在 Naeser 等（2014）的研究中，他们通过单向重复测量方差分析评估了从基线到随访期间表现趋势的变化。他们发现，接受 PBM 疗法（参数如上所述）的 TBI 患者在 Stroop 测试测量以及 CVLT-Ⅱ 的学习和长时延迟自由回忆方面的认知表现有所改善。然而，在连线测试、COWAT 或数字广度测试中，从基线到随访的变化没有统计学意义。患者还接受了抑郁和疼痛方面的评估。仅在治疗后 1 周，抑郁症状明显减少；而疼痛没有变化，视觉模拟评分量表的疼痛评分可以证明这一点。总体而言，这项工作为在 TBI 的 PBM 疗法研究中使用多模态神经心理学结局测量提供了一个模板。虽然这项研究为通过 PBM 干预措施改善 TBI 患者的神经认知结局的有效性提供了重要的概念和有趣的初步证据，但研究者指出，对这些发现的解读需要谨慎。迄今为止报告的所有研究 TBI 临床 PBM 疗法的工作也同样如此。这类研究都没有包括对照组。将 TBI 患者与一组未被诊断为 TBI 或没有 TBI 病史的健康个体进行比较，可以更好地描述基线认知障碍，以及 PBM 的临床特定效应。将接受特定 PBM 干预的 TBI 患者组与接受安慰剂治疗（可能采用交叉设计）的患者组进行比较，对于了解 PBM 对认知结局的真正影响至关重要。采用随机安慰剂对照组方案、大样本量和多模态认知评估的研究尚未完成。

几项正在进行的研究（包括病例系列研究和一项开放方案试点研究）的初步报告继续表明，研究结果很有希望。Naeser 等（2016）报告了他们正在进行的一些工作中两名 TBI 患者的结局有所改善，包括其中一名患者的认知结局有所改善。该研究小组还发现，另一名接受鼻内 LED 治疗（作为正在进行的一项试点研究的一部分）的患者在从基线到随访期间，在 Stroop 测试和 CVLT-Ⅱ上的表现有所改善。Poiani 等（2018）发表了一份关于一项正在进行的随机、双盲试验的报告，该试验针对中度和重度 TBI 患者。他们计划测试总共 36 名患者，截至报告时，已有 12 名患者完成了研究方案。本研究的 PBM 干预措施是一种发射 632nm 光的 LED 头盔，每次治疗估计剂量为 $3.74J/cm^2$。该研究中的患者每次接受 30 分钟的治疗，共完成 18 次治疗。假治疗组接受相同的程序，但功率小于 1mW，而治疗组的总功率为 830mW。这将是第一项纳入了假治疗对照组的研究 TBI 患者的 PBM 试验。本试验还采用了一套完整的神经心理学测试。分别采用贝克抑郁量表（BDI-Ⅱ）和贝克焦虑量表（BAI）评估抑郁和焦虑症状。本研究中的认知测试包括连线测试、Stroop 测试、COWAT 和数字广度测试，这些测试都包含在之前 Naeser 等（2014）的试点研究中。Poiani 等的研究中还包括以下测试：五点测试，这是一种测量视空间流畅性的执行功能测试；符号数字模式测试（SDMT），这是一种测量信息处理速度的测试；Rey 听觉词语学习测试（RAVLT），该测试与 CVLT-Ⅱ相当，用作测量语言学习和记忆的指标；数字和字母顺序任务，这是一种测量工作记忆的测试；以及 Rey-Osterrieth 复杂图形测试（ROCF），这是一种测量视空间认知 / 执行功能的测试。本研究将提供关于 PBM 疗法对 TBI 患者认知影响的重要信息。如果能复制 Naeser 等（2014）的研究结果，则意味着 PBM 治疗在改善 Stroop 测试和 RAVLT（类似于 CVLT-Ⅱ）结局方面有效，尽管使用了不同的波长（但仍在相近范围内）。同样有趣的是，也看看其他测试（如连线测试、COWAT 和数字广度测试）的结局是否没有改善，因为在 Naeser 等（2014）的研究中，这些测试的组间结局没有显著改善。推测是，如果在特定类型的测试（如 Stroop 测试，语言学习和记忆测试）中一致地发现结局有所改善，那么这将指向 PBM 干预措施对 TBI 特定认知领域具有特异性。最近，Hipskind 等（即将发表）报告称，在 12 名接受 18 次 PBM 治疗（629nm 和 850nm LED 光，脉冲式，$6.4mW/cm^2$，$7.7J/cm^2$，每次 20 分钟）的 TBI 患者样本中，神经心理学测试表现有所改善。他们发现，从基线到随访，在 CVLT-Ⅱ的多项指标以及 WAIS-Ⅳ测试中，均有显著改善。本研究中的 CVLT-Ⅱ结果为 Naeser 等（2014）在这些方面之前的研究结果提供了证据。还要注意，Naeser 等和 Hipskind 等都使用了相似波长的红光和近红外光进行 PBM 治疗。Hipskind 等还发现，在 12 名 TBI 患者中，有 8 名患者在接受 PBM 治疗后，脑血流量增强（通过 SPECT 测量）。还需要进一步的工作来确定这些初步结果是否可以一致地重复，并确定 PBM 诱导的认知表现和大脑功能增强是否可以转移到 TBI 患者日常功能的其他方面。

26.8　总结和未来方向

研究 PBM 干预措施对 TBI 结局的影响的文献在许多方面都有积极的发现。临床前研究为 PBM 作为 TBI 治疗干预措施的合理性奠定了基础。这些研究突出了 PBM 治疗 TBI 背后的几个关键靶点和机制。这些机制的核心是通过光敏激活细胞色素 c 氧化酶来调节线粒体活性（De Freitas and Hamblin, 2016; Hamblin, 2016）。其下游效应被认为涉及线粒体功能的改善和神经可塑性的促进，包括神经发生和突触形成（Hamblin, 2017; Xuan et al., 2013, 2015）。神经可塑性被认为对于脑损伤后的功能和认知结局的康复和恢复至关重要（Berlucchi, 2011; Kleim, 2011）。事实上，PBM 干预措施已证明能改善 TBI 啮齿动物模型中的神经功能表现，如 NSS 结果所示（Oron et al., 2007, 2012）。NSS 强调运动和动机行为，而不一定是认知表现本身。其他研究还发现，在 TBI 啮齿动物模型中，PBM 治疗后，MWM 所测量的空间学习和记忆有所改善（Esenaliev et al., 2018; Khuman et al., 2012; Xuan et al., 2014），并且这些改善与海马体和脑室下区的神经可塑性相对应（Esenaliev et al., 2018; Xuan et al., 2014）。

在 TBI 临床研究中检验 PBM 疗法的研究仍处于早期阶段。病例研究取得了积极的结果，包括报告了 PBM 治疗后认知表现有所改善（Hesse et al., 2015; Morries et al., 2015; Naeser et al., 2011）。此外，还有初步证据表明，PBM 疗法可以改善 TBI 患者处理速度、抑制性控制和语言学习与记忆测试的结局（Hipskind et al., in press; Naeser et al., 2014）。然而，迄今为止，还没有研究纳入对照组，充分探讨安慰剂和动机效应的可能性。迄今为止的工作主要是基于病例的，样本量小，且未使用盲法。目前还没有随机临床试验提供 I 级或 II 级证据，证明 PBM 是治疗 TBI 认知障碍的有效方法。目前正在进行更多的研究，以研究更大样本量的 TBI 患者的多模态神经认知结局，并纳入对照 / 安慰剂组（Naeser et al., 2016; Poiani et al., 2018）。为了就 PBM 对 TBI 患者认知结局的影响达成共识，还需要进行设计良好的安慰剂对照研究。

研究 PBM 对健康个体认知表现的影响，可以为探究 PBM 改善 TBI 患者认知症状的可能性提供线索。有证据表明，PBM 治疗可能减轻认知疲劳，增强持续注意力、工作记忆表现（Barrett and Gonzalez-Lima, 2013; Hwang et al., 2016）、复杂刺激分类（Blanco et al., 2017a,b）以及抑制性控制能力（Moghadam et al., 2017）。巧合的是，这些认知领域属于 TBI 中可能受损的执行控制能力（Barker-Collo et al., 2015; Rabinowitz and Levin, 2014）。在健康个体接受 PBM 治疗后，也观察到了脑功能的变化，包括运动诱发电位的变化（Chaieb et al., 2015; Konstantinovic et al., 2013）以及大脑中含氧和脱氧血红蛋白的浓度变化（Tian et al., 2016; Wang et al., 2017）。近红外光谱测量显示，健康个体在接受治疗后，大脑中的细胞色素 c 氧化酶表达上调，其被认为是 PBM 的主要作用机制。此外，在除 TBI 以外的其他临床人群中应用 PBM 治疗也观察到了积极结果。如痴呆患者在接受 PBM 治疗后，在执行功能、注意力和任务转换方面的测试表现有所改善（Berman et al., 2017; Saltmarche et al., 2017）。当然，TBI 有其独特的病理过程和认知障碍特征。因此，与其他研究群体（如健康个体或其他临床人群）相比，PBM 治疗在 TBI 中的研究结果可能有所不同（也许更有可能不同）。尽管如此，当考虑到 PBM 在健康个体、其他临床人群、临床前模型以及 TBI 个体中改善认知的发现时，这些研究的总体结果指向 PBM 可能是一种改善 TBI 患者认知结果的有效干预策略。但仍有许多悬而未决的问题和担忧，需要进行广泛的研究。

PBM 治疗 TBI 的最佳参数尚未完全确定，但越来越多的研究结果表明了特定参数的疗效。在 TBI 动物模型中，连续模式和脉冲模式都有效，尽管一些研究表明某些脉冲模式可能具有优势（Ando et al., 2011; Oron et al., 2012）。直接比较不同波长的研究表明，670nm 和 810nm 波长可能比其他波长更有优势（Wu et al., 2010, 2012），但其他波长（如 780nm），在其他研究中也产生了积极结果（Moreira et al., 2011）。还有证据表明存在依赖于治疗次数的多阶段反应，Xuan 等（2013）发现，虽然 1 天或 3 天的 PBM 治疗可能比更长的治疗方案更有效，但即使采用包括 14 天在内的更长时间治疗，在长期随访（如创伤后 56 天）时也可能有所改善（Xuan et al., 2016）。人体 TBI 研究采用的治疗波长为 785nm（Hesse et al., 2015）、810nm（Morries et al., 2015），或使用具有 633nm 和 870nm 两种波长的多单元设备（Naeser et al., 2011, 2014）。到目前为止，还没有 TBI 患者的研究使用 Gonzalez-Lima 等的研究中显示的、对健康个体有影响的 1064nm 频段。TBI 患者的 PBM 干预通常也在多次治疗（如 10 ~ 20 次治疗，甚至有案例研究中治疗长达数年）中完成。

未来对临床诊断的 TBI 患者的研究应直接比较不同的 PBM 治疗方案。可根据临床前工作和以前在其他健康 / 临床人群中进行的研究，对所用波长、能量剂量（通量）、治疗频率和持续时间进行实验操作。如上所述，在未来的工作中，设置安慰剂对照组和较大的样本量对于确定 PBM 在 TBI 中的真正疗效也是必要的。在后续研究中，有了更大的样本量，就有可能确定 TBI 患者的特定亚型是否对 PBM 治疗特别敏感。对于轻度、中度和重度 TBI 类别，可能有不同的最佳剂量和治疗方案。PBM 治疗的时机也是一个重要的考虑因素。例如，一个潜在的假设是，在损伤的急性期应用 PBM 比在 TBI 的继发性阶段进行干预更能有效减少长期持续的损伤，特别是当初始创伤严重时。TBI 的病理异质性和基础认知储备的差异也可能导致个体对 PBM 治疗的反应差异。改进的实验设计将进一步评估其他治疗模式（如药物干预、认知康复、锻炼）与 PBM 结合使用时的协同作用。通过适当的实验设计，可以利用多元线性回归模型等统计方法来确定特定因素对治疗结果的预测作用是强还是弱。

该领域向前迈进的重要一步是使用先进的神经影像学结局测量方法。临床前研究已使用组织病理学测量来评估 TBI 动物模型在接受 PBM 后生物学机制的变化，但迄今为止，只有一项研究检查了临床诊断的 TBI 患者在接受 PBM 后的神经影像学结局（即 Hipskind et al., 即将出版）。用于识别 TBI 中临床相关病理的常规神经影像学技术包括计算机断层扫描和磁共振成像方法。TBI 中的先进神经影像学测量包括：对微出血敏感的加权成像；对白质微观结构完整性敏感的扩散张量成像（DTI）方法；可以评估代谢功能的磁共振波谱学；以及测量反映区域活动的血氧变化的 fMRI（以及正电子发射断层扫描）（有关综述，请参见 Mechtler et al., 2014）。诸如定量脑电图等电生理测量也可以提供 TBI 中大规模认知网络活动的高时间分辨率（毫秒级）神经指标。可以通过对认知任务期间获得的持续脑电图活动进行信号平均来得出事件相关电位（ERP）成分（Duncan et al., 2011）。这些不同的神经影像学方法可用于分析与 TBI 相关的不同结局。在研究认知表现的背景下，EEG/ERP 和 fMRI 测量可以提供认知功能障碍的神经基础信息。如许多研究发现，与对照组相比，TBI 患者在 P300 ERP 成分幅度 / 潜伏期方面存在改变，这反映了刺激分类和评估过程的功能障碍（Duncan et al., 2011）；并且已使用 fMRI 测量来鉴定 TBI 中默认模式网络的破坏（Marquez de Laplata et al., 2011）。诸如磁共振波谱（和近红外光谱，见上文关于 Wang et al., 2017 的讨论）等方法可能特别有用，因为它们可以测量与线粒体调节相关的代谢变化，这是 PBM 治疗的关键靶点。单光子发射计算机断层扫描（SPECT）一直是确定 TBI 患者接受 PBM 后脑血流量变化的有用工具（Hipskind et al., 即将出版）。DTI 测量在测量 TBI 中白质失连接方面也很有用（Fagerholm et al., 2015; Xiao et al., 2015），并且白质微观结构紊乱与较差的认知表现相关（Niogi et al., 2008）。将这些神经影像学技术作为结局测量指标整合到未来的工作中，对于确定 PBM 干预在 TBI 中的神经基础至关重要。

为了正确评估 TBI 患者接受 PBM 治疗后的认知结果，未来的研究应使用神经心理学测试方案来评估多个认知领域，其中包括与临床相关的测试。初步研究已经确定了复杂处理速度任务、Stroop 任务和 CVLT-Ⅱ任务可能对 TBI 患者的 PBM 治疗效果敏感（Hipskind et al., 即将出版；Naeser et al., 2014）。虽然在 TBI 神经心理测试方面还没有一个可以作为全套"金标准"评估的共识，但有一些测试是常用的，而且有一些特定的认知领域在 TBI 中会受到持续的影响。Rabinowitz 和 Levin（2014）列出了 TBI 中常见的认知执行功能："记忆获取和检索；自上而下的注意力控制；规划；判断；决策的认知方面。"计算机化认知测试方法也常用于评估 TBI 患者的认知表现，其中包括自动化神经心理学评估指标（ANAM4）、中枢神经系统生命体征（CNS-VS）、CogState 测试方案和即时脑震荡后评估和认知测试（ImPACT）方案。然而，与临床医生进行的标准神经心理学评估相比，这些计算机化测试方案的结构有效性和症状敏感性可能更有限（Arrieux et al., 2017）。临床上经常使用简短的检查，如简易精神状态检查（Pangman et al., 2000）或蒙特利尔认知评估（Nasreddine et al., 2005），但这类测试旨在提供对损伤的大致概述，而不是细致的评估（Kosaka, 2006）。纳入临床实践常用的研究测量方法以及从实验角度看可能有用的测量方法，并在这两者之间找到恰当的平衡，是研究设计的一个重要考虑因素。

26.9　结论

有越来越多的证据表明，PBM 可能是治疗 TBI 患者认知障碍的有效干预策略。在 TBI 的啮齿动物模型中，与线粒体功能有关的一系列生物机制与 PBM 干预有关。还有证据表明，接受 PBM 治疗的健康个体的认知表现有所提高。初步研究已经考察了临床诊断的 TBI 患者的 PBM 治疗，结果很有希望，并表明 PBM 有潜力改善认知结果和日常功能的其他指标。这项初步研究为 PBM 作为 TBI 的潜在治疗方法奠定了基础。现在有必要进行更多的研究来继续推进这一研究方向。除了继续开展病例研究和试点研究外，未来的研究还应使用具有足够样本量的实验设计来测量感兴趣的效果，设置安慰剂对照组，并对神经认知结果进行稳健的测量。随着此类研究的完成，可以比较 PBM 治疗不同 TBI 患者亚组认知障碍的疗效，并将其与其他治疗方法联系起来。

原著参考文献

［1］Anders, J.J., Lanzafame, R.J., Arany, P.R., 2015. Low-level light/laser therapy versus photobiomodulation therapy. Photomed. Laser Surg. 33 (4), 183-184.

［2］Ando, T., Xuan, W., Xu, T., Dai, T., Sharma, S.K., Kharkwal, G.B., et al., 2011. Comparison of therapeutic effects between pulsed and continuous wave 810-nm wavelength laser irradiation for traumatic brain injury in mice. PLoS One 6 (10), e26212.

［3］Arany, P.R., 2016. Craniofacial wound healing with photobiomodulation therapy: new insights and current challenges. J. Dent. Res. 95 (9), 977-984.

［4］Arciniegas, D.B., 2011. Clinical electrophysiologic assessments and mild traumatic brain injury: state-of-the-science and implications for clinical practice. Int. J. Psychophysiol. 82, 41-52.

［5］Arrieux, J., Cole, W.R., Ahrens, A.P., 2017. A review of the validity of computerized neurocognitive assessment tools in mild traumatic brain injury assessment. Concussion 2 (1). Available from: https://doi.org/10.2217/cnc-2016-0021.

［6］Baddeley, A., 2010. Working memory. Curr. Biol. 20 (4), R136-R140.

［7］Barker-Collo, S., Jones, K., Theadom, A., Starkey, N., Dowell, A., McPherson, K., et al., 2015. Neuropsychological outcomes and its correlates in the first year after adult mild traumatic brain injury: a population-based New Zealand study. Brain Inj. 29 (13-14), 1604-1616.

［8］Barrett, D.W., Gonzalez-Lima, F., 2013. Transcranial infrared laser stimulation produces beneficial cognitive and emotional effects in humans. Neuroscience 230, 13-23.

［9］Benedictus, M.R., Spikman, J.M., van der Naalt, J., 2010. Cognitive and behavioral impairment in traumatic brain injury related to outcome and return to work. Arch. Phys. Med. Rehabil. 91, 1436-1441.

［10］Berlucchi, G., 2011. Brain plasticity and cognitive neurorehabilitation. Neuropsychol. Rehabil. 21 (5), 560-578.

［11］Berman, M., Halper, J.P., Nichols, T.W., Jarrett, H., Lundy, A., Huang, J.H., 2017. Photobiomodulation with near infrared light helmet in a pilot, placebo controlled clinical trial in dementia patients testing memory and cognition. J. Neurol. Neurosci. 8 (1). Available from: https://doi.org/ 10.21767/2171-6625.1000176.

［12］Blanco, N.J., Maddox, W.T., Gonzalez-Lima, F., 2017a. Improving executive function using transcranial infrared laser stimulation. J. Neuropsychol. 11, 14-25.

［13］Blanco, N.J., Saucedo, C.L., Gonzalez-Lima, F., 2017b. Transcranial infrared laser stimulation improves rule-based, but not information-integration, category learning in humans. Neurobiol. Learn. Mem. 139, 69-75.

［14］Bromley-Brits, K., Deng, Y., Song, W., 2011. Morris water maze test for learning and memory deficits in Alzheimer's disease model mice. J. Vis. Exp. 53. Available from: https://doi.org/10.3791/2920.

［15］Carney, N., Chesnut, R.M., Maynard, H., Mann, N.C., Patterson, P., Helfand, M., 1999. Effect of cognitive rehabilitation on outcomes for persons with traumatic brain injury: a systematic review. J. Head Trauma Rehabil. 14 (3), 277-307.

［16］Carpenter, K.L.H., Czosnyka, M., Jalloh, I., Newcombe, V.F.J., Helmy, A., Shannon, R.J., et al., 2015. Systemic, local, and imaging biomarkers of brain injury: more needed, and better use of those already established. Front. Neurol. 6 (1). Available from: https://doi.org/10.3389/ fneur.2015.00026.

［17］Chaieb, L., Antal, A., Masurat, F., Paulus, W., 2015. Neuroplastic effects of transcranial near-infrared stimulation (tNIRS) on the motor cortex. Front. Behav. Neurosci. 9 (147). Available from: https://doi.org/10.3389/fnbeh.2015.00147.

［18］Cicerone, K., Levin, H., Malec, J., Stuss, D., Whyte, J., 2006. Cognitive rehabilitation interventions for executive function: moving from bench to bedside in patients with traumatic brain injury. J. Cogn. Neurosci. 18 (7), 1212-1222.

［19］ Cicerone, K.D., Langenbahn, D.M., Braden, C., Malec, J.F., Kalmar, K., Fraas, M., et al., 2011. Evidence-based cognitive rehabilitation: updated review of the literature from 2003 through 2008. Arch. Phys. Med. Rehabil. 92, 519-530.

［20］ Clelland, C.D., Choi, M., Romberg, C., Clemenson Jr., G.D., Fragniere, A., Tyers, P., et al., 2009. A functional role for adult hippocampal neurogenesis in spatial pattern separation. Science 325 (5937), 210-213.

［21］ Currais, A., 2015. Ageing and inflammation - a central role for mitochondria in brain health and disease. Ageing Res. Rev. 21, 30-42.

［22］ de la Torre, J.C., 2017. Treating cognitive impairment with transcranial low level laser therapy. J Photochem. Photobiol. B: Biology 168, 149-155.

［23］ De Freitas, L.F., Hamblin, M.R., 2016. Proposed mechanisms of photobiomodulation or low-level light therapy. IEEE J. Sel. Top. Quant. Elect. 22 (3). Available from: https://doi.org/10.1109/JSTQE.2016.2561201.

［24］ Delis, D.C., Kramer, J.H., Kaplan, E., Ober, B.A., 2000. Manual for the California Verbal Learning Text, (CVLT-II). The Psychological Corporation, San Antonio, TX.

［25］ Demirtas-Tatlided, A., Vahabzadeh-Hagh, A.M., Bernabeu, M., Tormos, J.M., Pascual-Leone, A., 2012. Noninvasive brain stimulation in traumatic brain injury. J. Head Trauma Rehabil. 27 (4), 274-292.

［26］ Dikmen, S.S., Corrigan, J.D., Levin, H.S., Machamer, J., Stiers, W., Weisskopf, M.G., 2009. Cognitive outcome following traumatic brain injury. J. Head Trauma Rehabil. 24 (6), 430-438.

［27］ Duncan, C.C., Kosmidis, M.H., Mirsky, A.F., 2005. Closed head injury-related information processing deficits: an event-related potential analysis. Int. J. Psychophysiol. 58, 133-157.

［28］ Duncan, C.C., Summers, A.C., Perla, E.J., Coburn, K.L., Mirsky, A.F., 2011. Evaluation of traumatic brain injury: brain potential is diagnosis, function, and prognosis. Int. J. Psychophysiol. 82, 24-40.

［29］ Elting, J.W., van der Naalt, J., van Weerden, T.W., De Keyser, J., Maurits, N.M., 2005. P300 after head injury: psuedodelay caused by reduced P3A amplitude. Clin. Neurophysiol. 116, 2606-2612.

［30］ Esenaliev, R.O., Petrov, I.Y., Petrov, Y., Guptarak, J., Boone, D.R., Mocciaro, E., et al., 2018. Nano pulsed laser therapy is neuroprotective in a rat model of blast-induced neurotrauma. J. Neurotrauma 35, 1510-1522.

［31］ Fagerholm, E.D., Hellyer, P.J., Scott, G., Leech, R., Sharp, D.J., 2015. Disconnection of network hubs and cognitive impairment after traumatic brain injury. Brain 138, 1696-1709.

［32］ Faila, M.D., Juengst, S.B., Arenth, P.M., Wagner, A.K., 2016. Preliminary associations between brain-derived neurotrophic factor, memory impairment, functional cognition, and depressive symptoms following severe TBI. Neurorehabil. Neural. Repair 30 (5), 419-430.

［33］ Faul, M., Xu, L., Wald, M.M., Coronado, V.G., 2010. Traumatic Brain Injury in the United States: Emergency Department Visits, Hospitalizations and Deaths 2002-2006. U.S. Department of Health and Human Services, Centers for Disease Control and Prevention.

［34］ Flierl, M.A., Stahel, P.F., Beauchamp, K.M., Morgan, S.J., Smith, W.R., Shohami, E., 2009. Mouse closed head injury model induced by a weightdrop device. Nat. Protoc. 4, 1328-1337.

［35］ Fork, M., Bartels, C., Ebert, A.D., Grubich, C., Synowitz, H., Wallesch, C.W., 2005. Neuropsychological sequelae of diffuse traumatic brain injury. Brain Inj. 19 (2), 101-108.

［36］ Giacci, M.K., Wheeler, L., Lovett, S., Dishington, E., Majda, B., Bartlett, C.A., et al., 2014. Differential effects of 670 and 830 nm red near infrared irradiation therapy: a comparative study of optic nerve injury, retinal degeneration, traumatic brain and spinal cord injury. PLoS One 9 (8), e104565.

［37］ Giza, C.C., Hovda, D.A., 2014. The new neurometabolic cascade of concussion. Neurosurgery 75, S24-S33.

［38］ Gonzalez-Lima, F., Barrett, D.W., 2014. Augmentation of cognitive brain functions with transcranial lasers. Front. Syst. Neurosci. 8 (36). Available from: https://doi.org/10.3389/fnsys.2014.00036.

［39］ Grover Jr., F., Weston, J., Weston, M., 2017. Acute effects of near infrared light therapy on brain state in healthy subjects as quantified by qEEG measures. Photomed. Laser Surg. 35 (3), 136-141.

［40］ Gruenbaum, S.E., Zlotnik, A., Gruenbaum, B.F., Hersey, D., Bilotta, F., 2016. Pharmacologic neuroprotection for functional outcomes after traumatic brain injury: a systematic review of the literature. CNS Drugs 30 (9), 791-806.

［41］ Hamblin, M.R., 2016. Shining light on the head: photobiomodulation for brain disorders. BBA Clin. 6, 113-124.

［42］ Hamblin, M.R., 2017. Photobiomodulation for traumatic brain injury and stroke. J. Neurosci. Res. 96 (4), 731-743.

［43］ Hara, Y., Yuk, F., Puri, R., Janssen, W.G.M., Raapp, P.R., Morrison, J.H., 2014. Presynaptic mitochondrial morphology in monkey prefrontal cortex correlates with working memory and is improved with estrogen treatment. Proc. Natl. Acad. Sci. 111, 486-491.

［44］Heibert, J.B., Shen, Q., Thimmesch, A.R., Pierce, J.D., 2015. Traumatic brain injury and mitochondrial dysfunction. Am. J. Med. Sci. 350 (2), 132-138.

［45］Heinly, M.T., Greve, K.W., Bianchini, K.J., Love, J.M., Brennan, A., 2005. WAIS digit span-based indicators of malingered neurocognitive dysfunction: classification accuracy in traumatic brain injury. Assessment 12 (4), 429-444.

［46］Henderson, T.A., Morries, L.D., 2015. Near-infrared photonic energy penetration: can infrared phototherapy effectively reach the human brain? Neuropsychiatr. Dis. Treat. 11, 2191-2208.

［47］Hennessy, M., Hamblin, M.R., 2017. Photobiomodulation and the brain: a new paradigm. J. Opt. 19 (1). Available from: https://doi.org/10.1088/2040- 8986/19/1/013003.

［48］Hesse, S., Werner, C., Byhahn, M., 2015. Transcranial low-level laser therapy may improve alertness and awareness in traumatic brain injured subjects with severe disorders of consciousness: a case series. J. Neurol. Neurosci. 6 (2). Available from: https://doi.org/10.21767/2171-6625.100010.

［49］Hipskind S.G., Grover F.L., Fort T.R., Helffenstein D., Burke T.J., Quint S.A., et al., (in press). Pulsed transcranial red/ near-infrared light therapy using light-emitting diodes improves cerebral blood flow and cognitive function in veterans with chronic traumatic brain injury: a case series, Photomed. Laser Surg., epub ahead of print.

［50］Hwang, J., Castelli, D.M., Gonzalez-Lima, F., 2016. Cognitive enhancement by transcranial laser stimulation and acute aerobic exercise. Lasers Med. Sci. 31 (6), 1151-1160.

［51］Ilic, S., Leichliter, S., Streeter, J., Oron, A., DeTaboada, L., Oron, U., 2006. Effects of power densities, continuous and pulse frequencies, and number of sessions of low-level laser therapy on intact rat brain. Photomed. Laser Surg. 24 (4), 458-466.

［52］Jenkins, P.A., Carroll, J.D., 2011. How to report low-level laser therapy (LLLT)/photomedicine dose and beam parameters in clinical and laboratory studies. Photomed. Laser Surg. 29 (12), 785-787.

［53］Johnson, B., Zhang, K., Gay, M., Horovitz, S., Hallett, M., Sebastianelli, W., et al., 2012. Alteration of brain default network in subacute phase of injury in concussed individuals: resting-state fMRI study. NeuroImage 59, 511-518.

［54］Karve, I.P., Taylor, J.M., Crack, P.J., 2016. The contribution of astrocytes and microglia to traumatic brain injury. Br. J. Pharmacol. 173, 692-702.

［55］Khuman, J., Zhang, J., Park, J., Carroll, J.D., Donahue, C., Whalen, M.J., 2012. Low-level laser light therapy improves cognitive deficits and inhibits microglial activation after controlled cortical impact in mice. J. Neurotrauma 29, 408-417.

［56］Kinnunen, K.M., Greenwood, R., Powell, J.H., Leech, R., Hawkins, P.C., Bonnelle, V., et al., 2011. White matter damage and cognitive impairment after traumatic brain injury. Brain 134, 449-463.

［57］Kleim, J.A., 2011. Neural plasticity and neurorehabilitation: teaching the new brain old tricks. J. Commun. Disord. 44, 521-528.

［58］Konstantinovic, L.M., Jelic, M.B., Jeremic, A., Stevanovic, V.B., Milanovic, S.D., Filipovic, S.R., 2013. Transcranial application of near-infrared lowlevel laser can modulate cortical excitability. Lasers Surg. Med. 45, 648-653.

［59］Kosaka, B., 2006. Neuropsychological assessment in mild traumatic brain injury: a clinical overview. BC Med. J. 48 (9), 447-452.

［60］Langfitt, T.W., 1978. Measuring the outcome from head injuries. J. Neurosurg. 48 (5), 673-678.

［61］Lapchak, P.A., Han, M.K., Salgado, K.F., Streeter, J., 2008. Safety profile of transcranial near-infrared laser therapy administered in combination with thrombolytic therapy in embolized rabbits. Stroke 39, 3073-3078.

［62］Li, S., Zaninotto, A.L., Neville, I.S., Paiva, W.S., Nunn, D., Fregni, F., 2015. Clinical utility of brain stimulation modalities following traumatic brain injury: current evidence. Neuropsychiatr. Dis. Treat. 11, 1573-1586.

［63］Lomeli, N., Di, K., Czerniawski, J., Guzowski, J.F., Bota, D.A., 2017. Cisplatin-induced mitochondrial dysfunction is associated with impaired cognitive function in rats. Free Radic. Biol. Med. 102, 274-286.

［64］Loonstra, A.S., Rarlow, A.R., Sellers, A.H., 2001. COWAT metanorms across age, education, and gender. Appl. Neuropsychol. 8 (3), 161-166.

［65］Marquez de la Plata, C.D., Carces, J., Kojori, E.S., Grinnan, J., Krishnan, K., Pidikiti, R., et al., 2011. Deficits in functional connectivity of hippocampal and frontal lobe circuits after traumatic axonal injury. Arch. Neurol. 68 (1), 74-84.

［66］Marr, A., Coronado, V.G., 2004. Central Nervous System Injury Surveillance Data Submission Standards—2002. National Center for Injury Control and Prevention, Centers for Disease Control and Prevention, Atlanta.

［67］ McDonald, B.C., Flashman, L.A., Saykin, A.J., 2002. Executive dysfunction following traumatic brain injury: neural substrates and treatment strategies. NeuroRehabilitation. 17, 333-344.

［68］ Mechtler, L.L., Shastri, K.K., Crutchfield, K.E., 2014. Advanced neuroimaging of mild traumatic brain injury. Neurol. Clin. 32, 31-58.

［69］ Millis, S.R., Rosenthal, M., Novack, T.A., Shere, M., Nick, T.G., Kreutzer, J.S., et al., 2001. Long-term neuropsychological outcome after traumatic brain injury. J. Head Trauma Rehabil. 16 (4), 343-355.

［70］ Moghadam, H.S., Nazari, M.A., Jahan, A., Mahmoudi, J., Salimi, M.M., 2017. Beneficial effects of transcranial light emitting diode (LED) therapy on attentional performance: an experimental design. Iran. Red Crescent Med. J. 19 (5), e44513.

［71］ Moreira, M.S., Velasco, I.T., Ferreira, L.S., Ariga, S.K.K., Barbeiro, D.F., Meneguzzo, D.T., et al., 2009. Effect of phototherapy with low intensity laser on local and systemic immunomodulation following focal brain damage in rat. J. Photochem. Photobiol. B 97, 145-151.

［72］ Moreira, M.S., Velasco, I.T., Ferreira, L.S., Ariga, S.K.K., Abatepaulo, F., Grinberg, L.T., et al., 2011. Effect of laser phototherapy on wound healing following cerebral ischemia by cryogenic injury. J. Photochem. Photobiol. B 105, 207-215.

［73］ Moro, C., Torres, N., Arvanitakis, K., Cullen, K., Chabrol, C., Agay, D., et al., 2017. No evidence for toxicity after long-term photobiomodulation in normal non-human primates. Exp. Brain Res. 235, 3081-3092.

［74］ Morries, L.D., Cassano, P., Henderson, T.A., 2015. Treatments for traumatic brain injury with emphasis on transcranial near-infrared laser phototherapy. Neuropsychiatr. Dis. Treat. 11, 2159-2175.

［75］ Morris, T., Gomes Osman, J., Tormos Munoz, J.M., Costa Miserachs, D., Pascual Leone, A., 2016. The role of physical exercise in cognitive recovery after traumatic brain injury: a systemic review. Restor. Neurol. Neurosci. 34 (6), 977-988.

［76］ Mountain, M.A., Snow, W.G., 1993. Wisconsin card sorting test as a measure of frontal pathology: a review. Clin. Neuropsychol. 7 (1), 108-118.

［77］ Naeser, M.A., Hamblin, M.R., 2015. Traumatic brain injury: a major medical problem that could be treated using transcranial, red/near-infrared LED photobiomodulation. Photomed. Laser Surg. 33 (9), 443-446.

［78］ Naeser, M.A., Saltmarche, A., Krengel, M.H., Hamblin, M.R., Knight, J.A., 2011. Improved cognitive function after transcranial light-emitting diode treatments in chronic, traumatic brain injury: two case reports. Photomed. Laser Surg. 29 (5), 351-358.

［79］ Naeser, M.A., Zafonte, R., Krengel, M.H., Martin, P.I., Frazier, J., Hamblin, M.R., et al., 2014. Significant improvements in cognitive performance post-transcranial, red-near-infrared light-emitting diode treatments in chronic, mild traumatic brain injury: open-protocol study. J. Neurotrauma 31, 1008-1017.

［80］ Naeser, M.A., Marting, P.I., Ho, M.D., Kregnel, M.H., Bogdanova, Y., Knight, J.A., et al., 2016. Transcranial, red/near-infrared light-emitting diode therapy to improve cognition in chronic traumatic brain injury. Photomed. Laser Surg. 34 (12), 610-626.

［81］ Nasreddine, Z.S., Phillips, N.A., Bedirian, V., Charbonneau, S., Whitehead, V., Collin, I., et al., 2005. The Montreal Cognitive Assessment, MoCA: a brief screening tool for mild cognitive impairment. J. Am. Geriatr. Soc. 53 (4), 695-699.

［82］ Niogi, S.N., Mukherjee, P., Ghajar, J., Johnson, C., Kolster, R.A., Sarkar, R., et al., 2008. Extent of microstructural white matter injury in postconcussive syndrome correlates with impaired cognitive reaction time: a 3T diffusion tensor imaging study of mild traumatic brain injury. AJNR Am. J. Neuroradiol. 29 (5), 967-973.

［83］ Oldenburg, C., Lundin, A., Edman, G., Nygren-de-Boussard, C., Bartfai, A., 2015. Cognitive reserve and persistent post-concussion symptoms - a prospective mild traumatic brain injury (mTBI) cohort study. Brain Inj. 30 (2), 146-155.

［84］ Oron, A., Oron, U., Streeter, J., Taboada, L.D., Alexandrovich, A., Trembovler, V., et al., 2007. Low-level laser therapy applied transcranially to mice following tramatic brain injury significantly reduces long-term neurological deficits. J. Neurotrauma 24 (4), 651-656.

［85］ Oron, A., Oron, U., Streeter, J., Taboada, L.D., Alexandrovich, A., Trembovler, V., et al., 2012. Near infrared transcranial laser therapy applied at various modes to mice following traumatic brain injury significantly reduces long-term neurological deficits. J. Neurotrauma 29, 401-407.

［86］ Pangman, V.C., Sloan, J., Guse, L., 2000. An examination of psychometric properties of the Mini-Mental State Examination and the Standardized Mini-Mental State Examination: implications for clinical practice. Appl. Nurs. Res. 13 (4), 209-213.

［87］ Pastore, D., Greco, M., Passarella, S., 2000. Specific helium-neon laser sensitivity of the purified cytochrome c oxidase. Int. J.

Radiat. Biol. 76 (6), 863-870.

［88］Picard, M., McEwen, B.S., 2014. Mitochondria impact brain function and cognition. Proc. Natl. Acad. Sci. 111 (1), 7-8.

［89］Poiani, G.C.R., Zaninotto, A.L., Carneiro, A.M.C., Zangaro, R.A., Salgado, A.S.I., Parreira, R.B., et al., 2018. Photobiomodulation using low-level laser therapy (LLLT) for patients with chronic traumatic brain injury: a randomized controlled trial study protocol. Trials 19 (17). Available from: https://doi.org/10.1186/s13063-017-2414-5.

［90］Polich, J., 2007. Updating P300: an integrative theory of P3a and P3b. Clin. Neurophysiol. 118, 2128-2148.

［91］Quirk, B.J., Torbey, M., Buchmann, E., Verma, S., Whelan, H.T., 2012. Near-infrared photobiomodulation in an animal model of traumatic brain injury: improvements at the behavioral and biochemical levels. Photomed. Laser Surg. 30 (9), 523-529.

［92］Rabinowitz, A.R., Levin, H.S., 2014. Cognitive sequelae of traumatic brain injury. Psychiatr. Clin. North Am. 37 (1), 1-11.

［93］Rapaport, M.J., McCullagh, S., Shammi, P., Feinstein, A., 2005. Cognitive impairment associated with major depression following mild and moderate traumatic brain injury. J. Neuropsychiatry Clin. Neurosci. 17 (1), 61-65.

［94］Rees, L., Marshall, S., Hartridge, C., Mackie, D., Weiser, M., 2007. Cognitive interventions post acquired brain injury. Brain Inj. 21 (2), 161-200.

［95］Rojas, J.C., Gonzalez-Lima, F., 2013. Neurological and psychological applications of transcranial lasers and LEDs. Biochem. Pharmacol. 86, 447-457.

［96］Roozenbeek, B., Maas, A.I.R., Menon, D.K., 2013. Changing patterns in the epidemiology of traumatic brain injury. Nat. Rev. Neurol. 9, 231-236.

［97］Salehpour, F., Farajdokht, F., Erfani, M., Sadigh-Eteghad, S., Shotorbani, S.S., Hamblin, M.R., et al., 2018a. Transcranial near-infrared photobiomodulation attenuates memory impairment and hippocampal oxidative stress in sleep-deprived mice. Brain Res. 1682, 36-43.

［98］Salehpour, F., Mahmoudi, J., Kamari, F., Sadigh-Eteghad, S., Rasta, S.H., Hamblin, M.R., 2018b. Brain photobiomodulation therapy: a narrative review. Mol. Neurobiol. 55 (8), 6601-6636.

［99］Saltmarche, A.E., Naeser, M.A., Ho, K.F., Hamblin, M.R., Lim, L., 2017. Significant improvement in cognition in mild to moderately severe dementia cases treated with transcranial plus intranasal photobiomodulation: case series report. Photomed. Laser Surg. 35 (8), 432-441.

［100］Scarpina, F., Tagini, S., 2017. The Stroop Color and Word Test. Front. Psychol. 8, 557. Available from: https://doi.org/10.3389/fpsyg.2017.00557.

［101］Taylor, R., Galvez, V., Loo, C., 2018. Transcranial magnetic stimulation (TMS) safety: a practical guide for psychiatrists. Australas. Psychiatry 26 (2), 189-192.

［102］Teasdale, G., Jennet, B., 1974. Assessment of coma and impaired consciousness: a practical scale. Lancet 304 (7872), 81-84.

［103］Tedford, C.E., DeLapp, S., Jacques, S., Anders, J., 2015. Quantitative analysis of transcranial and intraparenchymal light penetration in human cadaver brain tissue. Lasers Surg. Med. 47, 312-322.

［104］Tian, F., Hase, S.N., Gonzalez-Lima, F., Liu, H., 2016. Transcranial laser stimulation improves human cerebral oxygenation. Lasers Surg. Med. 48, 343-349.

［105］Tsai, S.R., Hamblin, M.R., 2017. Biological effects and medical applications of infrared radiation. J. Photochem. Photobiol. B 170, 197-207.

［106］Tucker, L.B., Velosky, A.G., McCabe, J.T., 2018. Applications of the Morris water maze in translational traumatic brain injury research. Neurosci. Biobehav. Rev. 88, 187-200.

［107］Tuner, J., Jenkins, P.A., 2016. Parameter reproducibility in photobiomodulation. Photomed. Laser Surg. 34 (3), 91-92.

［108］Vanderploeg, R.D., Curtiss, G., Belanger, H.G., 2005. Long-term neuropsychological outcomes following mild traumatic brain injury. J. Int. Neuropsychol. Soc. 11 (3), 228-236.

［109］Villamar, M.F., Portilla, A.S., Fregni, F., Zafonte, R., 2012. Noninvasive brain stimulation to modulate neuroplasticity in traumatic brain injury. Neuromodulation 15, 326-338.

［110］Wang, X., Tian, F., Reddy, D.D., Nalawade, S.S., Barrett, D.W., Gonzalez-Lima, F., et al., 2017. Up-regulation of cerebral cytochrome-c-oxidase and hemodynamics by transcranial infrared laser stimulation: a broadband near-infrared spectroscopy study. J. Cereb. Blood Flow Metab. 37 (12), 3789-3802.

［111］Wassermann, E.M., 2000. Side effects of repetitive transcranial magnetic stimulation. Depress. Anxiety 12, 124-129.

［112］Werner, C., Engelhard, K., 2007. Pathophysiology of traumatic brain injury. Br. J. Anaesth. 99 (1), 4-9.

［113］Writer, B.W., Schillerstrom, J.E., 2009. Psychopharmacological treatment for cognitive impairment in survivors of traumatic brain injury: a critical review. J. Neuropsychiatry Clin. Neurosci. 21 (4), 362-370.

［114］Wu, Q., Huang, Y.Y., Dhital, S., Sharma, S.K., chen, A.C.H., Whalen, M.J., et al., 2010. Low level laser therapy for traumatic brain injuryIn: Hamblin, M.R., Waynant, R.W., Anders, J. (Eds.), SPIE, San Fransisco, CA, pp. 755206-755208.

［115］Wu, Q., Xuan, W., Ando, T., Xu, T., Huang, L., Huang, Y.Y., et al., 2012. Low-level laser therapy for closed-head traumatic brain injury in mice: effect of different wavelengths. Lasers Surg. Med. 44 (3), 218-226.

［116］Wurzelmann, M., Romeika, J., Sun, D., 2017. Therapeutic potential of brain-derived nerotrophic factor (BDNF) and a small molecular mimics of BDNF for traumatic brain injury. Neural Regen. Res. 12 (1), 7-12.

［117］Xiao, H., Yang, Y., Xi, J.H., Chen, Z.Q., 2015. Structural and functional connectivity in traumatic brain injury. Neural Regen. Res. 10 (12), 2062-2071.

［118］Xuan, W., Vatansever, F., Huang, L., Wu, Q., Xuan, Y., Dai, T., et al., 2013. Transranial low-level laser therapy improves neurological performance in traumatic brain injury in mice: effect of treatment repetition regimen. PLoS One 8 (1), e53454.

［119］Xuan, W., Vatansever, F., Huang, L., Hamblin, M.R., 2014. Transcranial low-level laser therapy enhances learning, memory, and neuroprogenitor cells after traumatic brain injury in mice. J. Biomed. Opt. 19 (10), 108003.

［120］Xuan, W., Agrawal, T., Huang, L., Gupta, G.K., Hamblin, M.R., 2015. Low-level laser therapy for traumatic brain injury in mice increases brain derived neurotrophic factor (BDNF) and synaptogenesis. J. Biophotonics 8 (6), 502-511.

［121］Xuan, W., Huang, L., Hamblin, M.R., 2016. Repeated transcranial low-level laser therapy for traumatic brain injury in mice: biphasic dose response and long-term treatment outcome. J. Biophotonics 9 (11-12), 1263-1272.

［122］Yang, J., Li, P., 2012. Brain networks of explicit and implicit learning. PLoS One 7 (8), e42993.

［123］Yochim, B., Baldo, J., Nelson, A., Delis, D.C., 2007. D-KEFS Trail Making Test performance in patients with lateral prefrontal cortex lesions. J. Int. Neuropsychol. Soc. 13 (4), 704-709.

［124］Zhang, Q., Zhou, C., Hamblin, M.R., Wu, M.X., 2014. Low-level laser therapy effectively prevents secondary brain injury induced by immediate early responsive gene X-1 deficiency. J. Cereb. Blood Flow Metab. 34, 1291-1401.

第 27 章　用于评估低强度光疗的先进神经影像学方法

Suk-tak Chan[1][2]，Maria Gabriela Longo[3]，Eva-Maria Ratai[1][2][3] 和 Rajiv Gupta[1][3]

1. 哈佛医学院，马萨诸塞总医院，美国马萨诸塞州波士顿

2. 马萨诸塞总医院 Athinoula A. Martinos 生物医学影像中心放射科，
美国马萨诸塞州波士顿

3. 马萨诸塞总医院放射科神经放射学分部，美国马萨诸塞州波士顿

27.1　引言

　　光疗法针对的神经病理状况通常是一组异质性疾病。因此，监测光疗法效果的临床结局指标具有高度的变异性。不幸的是，由于这种高度的内在变异性（其中很大部分源于方法学原因，如个体对疼痛或其他症状的感知难以准确测量），往往需要较大的样本量才能证明任何治疗干预具有统计学上的显著益处（Tolias and Bullock, 2004）。由于在单个研究地点进行疗法研究纳入的患者数量有限，因此需要进行多地点研究。该领域专家小组的结论之一是，基于验证过的生物标记物而设计的主要结局指标在研究中至关重要（Saatman et al., 2008）。使用特定的生物标记物，可以利用较小的研究人群来确定干预措施（在研究者的案例中是低强度光疗法）是否涉及疗法的一个或多个机制性靶点，这些研究可以确认其安全性，并提供试点临床数据（作为次要结局指标），这两者都是设计涉及主要临床结局的大型Ⅲ期研究所需的。

　　在本章中，我们描述了可用于评估光疗法疗效的神经影像学生物标记物。我们表明，光疗法的已知机制可以直接使用无创磁共振成像（MRI）进行探究。在我们开始描述成像方法和相关生物标记物之前，重要的是要了解光疗法的基本机制，以及证明其疗效的证据。这一讨论将激发设计基于无创成像的生物标记物，以确定适当的光疗发挥作用的生理途径。

27.2　光疗法的已知机制

　　驱动 LLLT 在大脑中产生治疗益处的分子和下游功能机制均未完全被研究者所了解。然而，过去十年的研究已经确定了驱动近红外（NIR）生物刺激的一些关键分子和功能机制。这些效应被认为起源于线粒体细胞器对光的吸收。位于内膜上的细胞色素 c 氧化酶（CCO）是一个可能的靶点。CCO 是一个大型跨膜蛋白复合物，是呼吸电子传递链的Ⅳ单位（Capaldi, 2012）。CCO 吸收 NIR 光会诱导包括活性氧、一氧化氮（NO）和三磷酸腺苷在内的信使分子上调。这些信号分子激活转录因子，包括 NF-κβ 和 AP-1，它们进入细胞核并导致一系列新基因产物的转录（图 27.1）。

　　LLLT 在大脑中的一些下游效应已在临床前研究中得到验证。血管和神经保护作用都与大脑的 LLLT 密切相关（Garavello et al., 2004; Corazza et al., 2007; Bossini et al., 2009）。血管的变化可能与光诱导的组织 NO 增加有关。NO 水平的增加可以改善血流，提高组织氧合，募集炎性细胞，并诱导血管生成（Fukumura and Jain, 1998; Ziche and Morbidelli, 2000; Antunes et al., 2004; Lohr et al., 2009; Zhang et al., 2009）。光诱导的神经保护介质可能包括可诱导蛋白 survivin（Hemvani et al., 2005）、Bcl2、热激蛋白（Coombe et al., 2001）和超氧化物歧化酶（Malinovskaya et al., 2008）。LLLT 的神经保护作用已在氰化物（Liang et al., 2006）、河鲀毒素（Wong-Riley et al., 2005）和甲醇（Eells et al., 2003）作用的皮层神经元研究中得到证明。神经影像学方法可用于无创手段探究这些血管和神经保护机制。

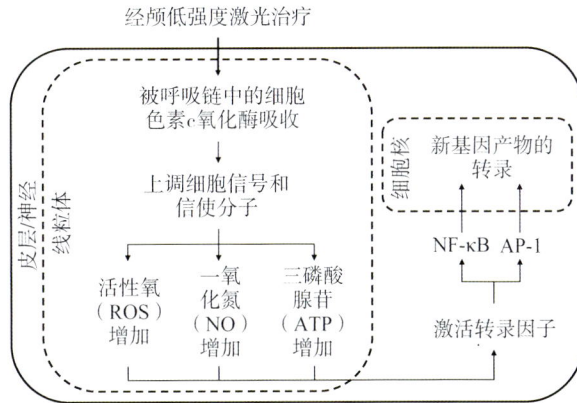

图 27.1　LLLT 的分子机制

引自 Huang, Y-Y., Gupta, A., Vecchio, D. de Arce, VJ, Huang, S.F., Xuan, W., et al., 2012. Transcranial low level laser (light) therapy for traumatic brain injury. J. Biophotonics 5 (11-12), 827-837.

27.3　光疗法的临床前证据

过去十年中，多项研究表明，急性 LLLT 可改善动物模型中创伤性脑损伤（TBI）后的功能恢复。在我们机构进行的一项研究中，研究人员测量了闭合性头部弥漫性轴索损伤（DAI）的 TBI 模型并接受急性（TBI 后 4 小时，4 种光波长）LLLT 治疗的小鼠的神经学严重程度评分（NSS）（Wu et al., 2012）。NSS 包括神经运动功能和认知功能的测量。与接受假治疗（无 LLLT）或接受 730nm 和 980nm 波长 LLLT 的动物相比，接受 810nm 和 665nm 波长 LLLT 的动物在功能上有所改善（图 27.1）。810nm 和 665nm 波长治疗的益处源于它们都作用于 LLLT 的假定细胞靶点（Capaldi, 2012）。对病变的组织学检查也表明，与未接受治疗的对照组相比，接受 810nm 波长治疗的动物恢复得更好。其他研究人员也进行了类似的研究。每项研究都报告了与 665nm 或 810nm 波长 LLLT 相关的改善。

脑卒中研究进一步证明 LLLT 在治疗急性脑损伤方面的疗效。缺血性脑卒中与中度和重度 TBI 具有许多病理相似性。在兔子的大脑中动脉闭塞和小型血栓栓塞脑卒中模型中，810nm 波段的 LLLT 在行为表现、神经功能以及组织学证据方面均显示出统计学上的显著改善，表现为 NOS 活性抑制、TGF-b1 上调和神经发生的增加。

27.4　光疗法疗效的临床证据

积极的临床前结果推动了首项针对脑卒中的 LLLT 临床研究。该 NEST-1 研究的结果于 2007 年发表（Lampl et al., 2007）。这项双盲安慰剂对照研究测试了 120 名患者中 LLLT 的疗效和安全性。光线通过放置在剃光头发的头皮上的手持设备传递。该设备被移动到 20 个预定位置，并在每个位置保持 2 分钟。治疗组在脑卒中后平均 16 小时接受 LLLT 治疗。在基线时（即发病时）、卒中后第 5 天、第 30 天、第 60 天和第 90 天，根据 NIHSS 对患者的脑卒中严重程度进行了评估。该研究中的治疗组在这段时间内 NIHSS 有所改善。在一项针对 660 名患者的后续研究（NEST-2）（Zivin et al., 2009）中，LLLT 有治疗作用的趋势，但未达到统计学显著性。该研究未能达到显著性的原因被认为是研究人群过于广泛，其中包括老年患者（＞ 80 岁）、重度脑卒中患者以及经历第二次脑卒中的患者（尽管结局是基于恢复正常而非恢复到第二次脑卒中前的状况）。在控制这些变量后，针对脑卒中的 LLLT 显示出统计学上的显著益处（Huisa et al., 2013）。第三项研究（NEST-3）目前正在进行。

除了提供临床证据表明经颅 LLLT 在治疗脑损伤方面有效外，NEST-1 和 NEST-2 研究还证明了该干预措施具有非常强的安全性。在这两项研究中都进行了详细的安全性分析，并都得出了结论，即在研究的脑卒中人群中，LLLT 未与任何风险相关。

27.5　经颅光传输的证据

与 NEST-1 和 NEST-2 临床研究一样，研究者提出的研究将依赖于近红外（NIR）光经颅传输至大脑。为了验证这种方法，应将能够传输至大脑的光量与实现治疗效果所需的光量进行比较。前者可通过大量关于光在组织中的传播文献来近似估算，而后者则必须根据可用的临床前和临床数据进行估算。

在光的多种"强度"测量中，通量（定义为每单位面积的能量）在 LLLT 中最常被使用。利用已知头皮上的光通量，研究者可以使用组织的光学特性来预测大脑皮层不同深度处的通量。如对于 $42J/cm^2$ 的入射通量（相当于我们提出的设备所提供的），大约有 3% 即 $1.3J/cm^2$ 到达皮层表面。这是通过使用尸体进行 NIR 头皮 / 颅骨传输测量得出的（Wan et al., 1981）。在皮层内，据报道 NIR 光的传输率为 10%（Matcher et al., 1997; Haeussinger et al., 2011）。然后，我们可以估计皮层 1cm 深度（总体为 2cm）处的光通量为 $0.13J/cm^2$（假设头皮上为 $42J/cm^2$）。

在人类中达到治疗效果所需的光通量尚不清楚，研究者必须从临床前数据进行推断。一项体外研究表明，神经元的变化在低至 $0.035J/cm^2$ 的通量下即可发生，并在 $3J/cm^2$ 时达到峰值（Sharma et al., 2011）。多项动物研究表明，皮层表面的通量在 1 ~ $3J/cm^2$ 范围内具有治疗效果（Huang et al., 2012）。最后，NEST-1 和 NEST-2 临床研究的阳性结果实验中使用了与本研究计划相似的通量。这些数据表明，在皮层外侧 1cm 的光通量水平（0.13 ~ $1.3J/cm^2$）可能就足够了。此治疗体积如图 27.2 所示。

虽然这些计算表明可以传输足够量的 NIR 光，但现有数据无法回答有关剂量测定的许多问题。在用于临床前疗效研究的啮齿动物模型中，NIR 光能够穿透整个大脑，而人类大脑将仅限于前 1 ~ 2cm。尚不清楚这种部分暴露将如何影响 LLLT 的疗效。同样，尚不清楚大脑内的长距离信号传导是否可以将治疗效果扩展到被照射组织外的地方。拟议的试点研究将有助于回答其中的一些问题。

27.6　神经影像学方法

27.6.1　计算机断层扫描

计算机断层扫描（CT）适用于结构成像。它是急性环境中的中度或重度创伤性脑损伤（TBI）患者的首选成像方式（Radiology, 2015）。除了评估手术干预的必要性外，早期头部 CT 对于预后评估也有用（Yuh et al., 2013）。然而，这是一项灵敏度较低的检查，有时需要辅以磁共振（MR）检查，尤其是为了评估 LLLT 疗效相关的神经影像学目标。

27.6.2　磁共振成像

应从临床角度认为安全时尽快进行此成像。最终目标是在急性期（受伤后 7 天内）、亚急性期（受伤后 21 天）和慢性期（受伤后 3 个月）获取图像。应要求受试者在整个研究过程中保持仰卧位不动。在图像采集过程中，应使用带支架的专用头部线圈来固定头部。无须给予受试者除临床上所需之外药物（如对比剂）。图 27.3 显示了最常用的序列及其用途。在接下来的页面中，我们将描述序列的基本原理及其分析方法。

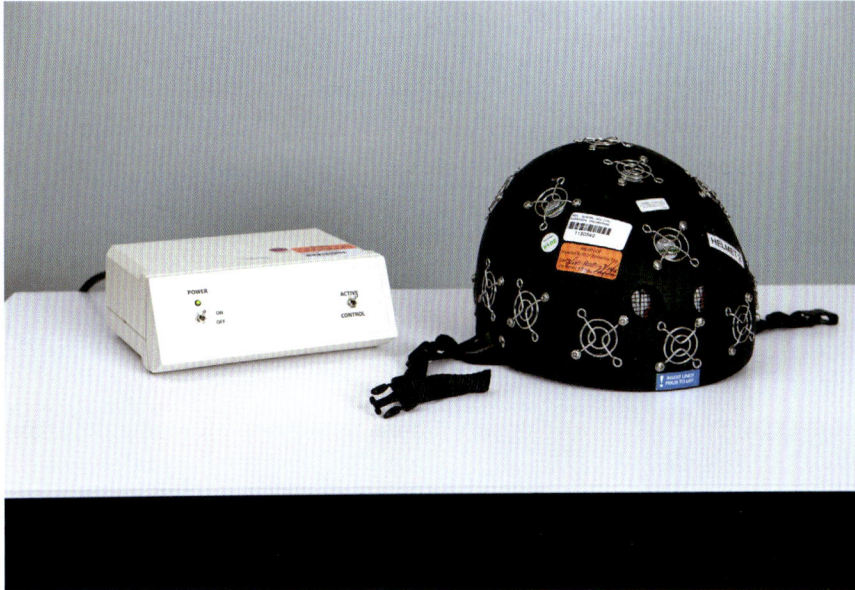

（A）

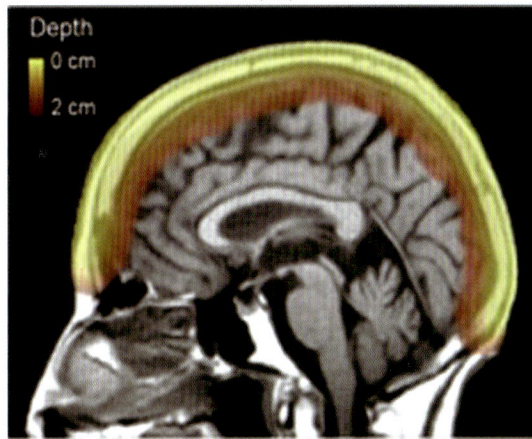

（B）

图 27.2　（A）头盔内表面包含 360 个 LED，可经颅向大脑传输近红外光。在 20 分钟的治疗过程中，头盔提供了大约 43J/cm² 的能量，其中约 3% 或 1.3J/cm² 到达大脑皮层；（B）磁共振解剖图像上显示了接受治疗水平近红外光的体积。治疗水平的近红外光可以达到超出颅骨 2cm 和皮层表面 1cm 的深度

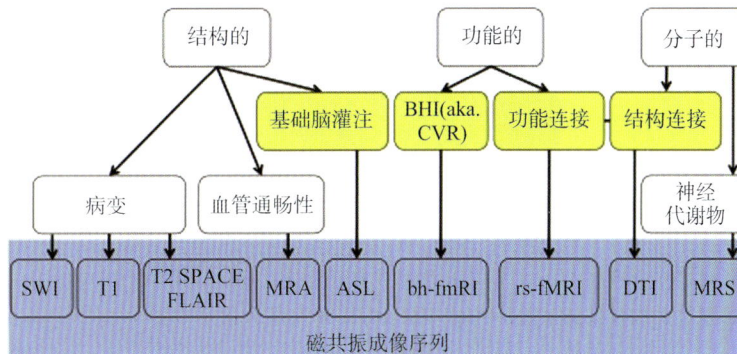

图 27.3　用于研究大脑结构、功能和分子变化的定量 MRI 序列

ASL：动脉自旋标记；bh-fMRI：屏气功能磁共振成像；DTI：扩散张量成像；MRA：磁共振血管成像；MRS：磁共振波谱；rs-fMRI：静息态功能磁共振成像；SWI：磁敏感加权成像。

27.7 结构成像

结构成像主要用于检测较大的结构病变并研究受试者的解剖结构（图27.4）。为此，最常用的序列包括：

（1）MP-RAGE；

（2）T2 SPACE 液体衰减反转恢复（FLAIR）；

（3）磁敏感加权成像（SWI）；

（4）磁共振血管造影（MRA）。

前三个序列对于病变检测很重要，而 MRA 则用于确定血管的通畅性。

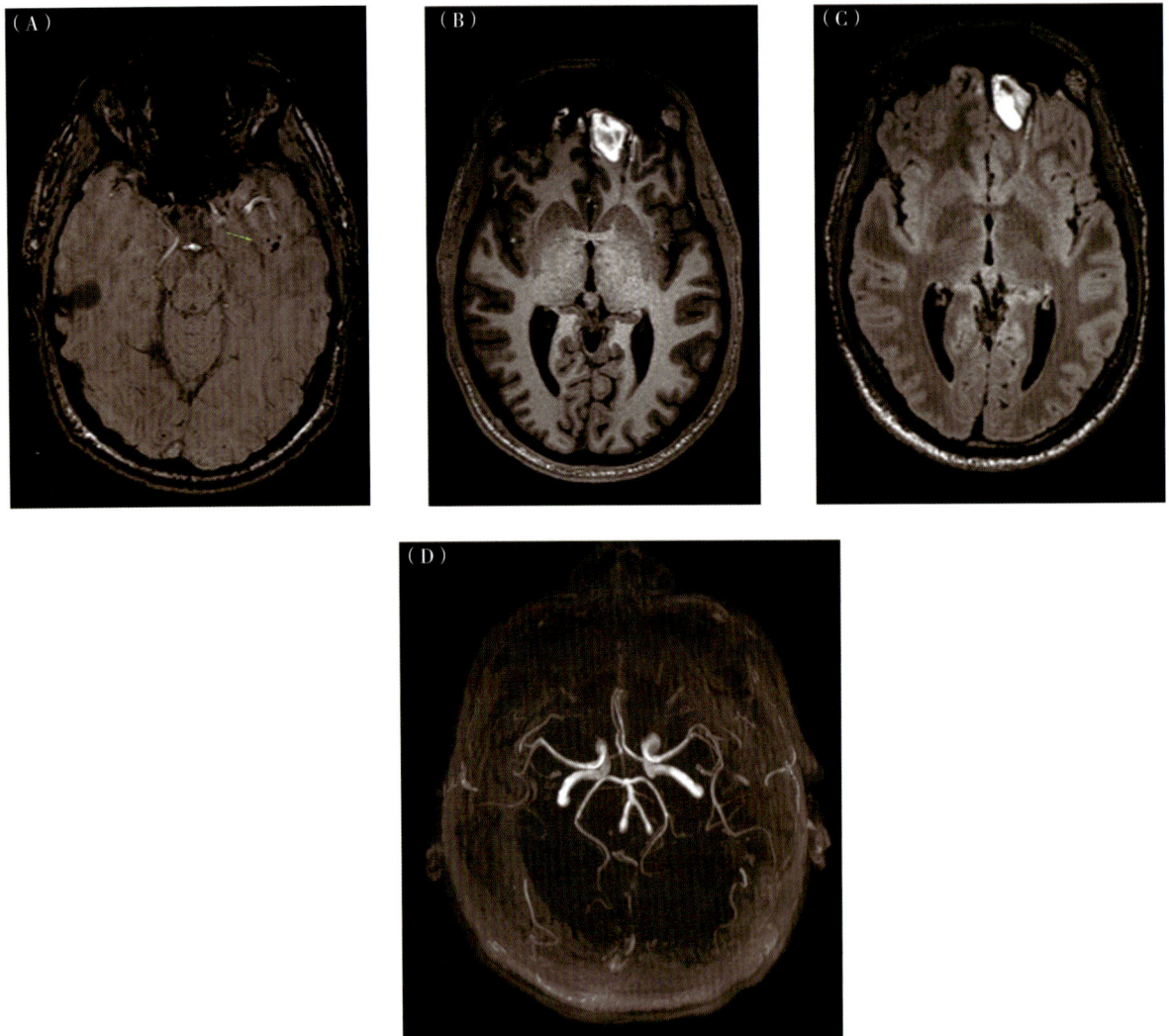

图 27.4 中度创伤性脑损伤（TBI）的不同患者的成像。磁敏感加权成像（SWI）（A）显示左侧颞叶（箭头）有少量微出血，该患者的其他序列成像显示无异常。同一患者的轴位 MP-RAGE（B）和轴位 FLAIR（C）显示处于亚急性期中度 TBI 患者的左侧额叶脑实质出血。时间飞跃法（TOF）（D）用于确定血管通透性的示例

MP-RAGE（1）是一种容积性 T1 序列，特别用于评估 TBI 背景下的解剖结构和急性出血情况（Brant-Zawadzki and Gillan, 1992）。从该序列中提取的解剖学细节程度，可以评估大脑结构大小和厚度随时间的变化（DeCarli et al., 2005; Dickie et al., 2013），这是评估 LLLT 疗效的潜在指标。FLAIR 序

列（2）使用长反转时间，在 T2 加权序列中导致脑脊液（CSF）抑制。此属性允许更好地评估灰白质交界面或更靠近 CSF 的病变，通常是弥漫性轴索损伤（DAI）（Ashikaga et al., 1997）。SWI（3）使用组织磁敏感性差异来推断铁含量并产生不同的对比度。创伤期间微血管破裂导致血液成分沉积，从而导致组织的不均匀性。因此，SWI 特别适用于识别微出血（Haacke et al., 2009; Wang et al., 2014）。使用的 MRA（4）序列是时间飞越法，它由一种 MR 技术组成，可识别血管内的血流，无须使用对比剂。流入成像部分的血液中的自旋未饱和，导致与相邻组织相比信号更高（Stepansky et al., 2008）。

　　TBI 后可检测到大量病变。为了使这些评估标准化，美国国家神经疾病与脑卒中研究所和国防部联合制定了神经影像学通用数据名单，这是一种标准表格，用于描述 TBI 最常见的病变（Duhaime et al., 2010）。在一项最近的研究中，研究者回顾了 834 名有 TBI 病史的军事服役人员的结构性 MRI 结果，描述的最常见病变包括：脑萎缩、脑挫伤、弥漫性轴索损伤、脑软化、颅内出血、微出血、蛛网膜下腔出血、硬膜下皮层血肿、颅骨骨折、T2 高信号（Riedy et al., 2016）。

　　在临床环境中，结构性 MRI 不作为初步研究，而是特别保留用于 TBI 后的短期随访成像，或用于神经功能恶化、恢复延迟或持续存在无法解释的缺陷的情况（Radiology, 2015）。然而，最近的研究显示其在确定 TBI 严重程度以及预测预后方面也具有重要意义（Yuh et al., 2013; Wang et al., 2014; Riedy et al., 2016）。存在与创伤相关的任何阳性病变的患者都会被归类为至少中度 TBI（Riedy et al., 2016）。

27.8　扩散成像

　　弥散性轴索损伤（DAI）是急性创伤性脑损伤（TBI）的生物标记物，存在于 40% ~ 50% 的患者中（Meythaler et al., 2001; Wang, 2008）。DAI 的原发性细胞骨架损伤在受伤后几小时内即可见，其特点为局部神经丝排列紊乱。创伤的影响在接下来的几个小时内持续存在，导致轴突肿胀和扩张。最终，这一过程可能导致轴突断裂（Arfanakis et al., 2002）。继发性损伤过程发生在原发性损伤后的 1 到 3 天内，被认为对半急性和慢性轴突病变有显著影响（Pettus, 1994; Maxwell et al., 1997; Bigler, 2001; Gaetz, 2004; Wilson et al., 2004）。多项研究表明，DAI 与长期功能结局指标之间存在相关性（Huisman et al., 2004; Benson, 2007; Hou et al., 2007; Ichord et al., 2007; Mac Donald et al., 2007a,b; Marquez de Laplata et al., 2007; Yanagawa et al., 2009; Skandsen et al., 2011）。目前，研究者正在积极研究神经保护策略，以减少继发性轴突变性，甚至使受损轴突再生（Tolias and Bullock, 2004; Marklund et al., 2006; Sayeed and Stein, 2009; Girard et al., 2012）。

　　扩散张量成像（DTI）是一种结构性 MR 技术，可测量水分子的扩散特性（图 27.5）（Yendiki et al., 2011）。扩散程度在数学上由张量表示，其特征在于三个特征向量和在三个正交方向上的相关扩散率。由于髓鞘和轴突膜造成的生理障碍，白质中的扩散受到限制并具有各向异性。更广泛地讲，扩散特性反映了多种因素，包括髓鞘形成、轴突密度和细胞完整性。

　　基于扩散磁共振，可以测量不同的参数，其中最常用的是平均扩散率（MD）、部分各向异性（FA）、轴向扩散率（AD）和径向扩散率（RD）。MD 是三个特征值的平均值；FA 是三个特征值的归一化方差；AD 是三个特征值中的最大值；而 RD 是两个较小特征值的平均值。不同的生物过程可能对这些值产生不同的影响（Jellison et al., 2004）。如 Aung 等（2013）提出的模型表明，在髓鞘损伤期间，RD 增加（因为垂直于轴突方向的水扩散率增加）；在急性轴突损伤期间，由于神经丝排列紊乱，AD 减少；而慢性轴突和髓鞘损伤会增加 RD 和 AD（由于细胞外水分的变化）。

　　最近的实验数据表明，使用 DTI 检测到的白质异常与 DAI 的病理证据密切相关（Mac Donald et al., 2007a, b）。与轻度 TBI 相比，中度和重度 TBI 患者的白质损伤 DTI 证据更为明显，且可在受伤后数年内检测到持续变化（Kraus et al., 2007; Newcombe et al., 2011）。一般来说，TBI 患者的不同白质束，尤其是胼胝体及其相关纤维的 FA 值都会下降（Wilde et al., 2006; Akpinar et al., 2007; Yuan et al., 2007; Ewing-Cobbs et al., 2008）。最近一项针对 TBI 患者的 Meta 分析表明，胼胝体的 DTI 对于检测白质损伤具有潜在效用（Aoki et al., 2012）。DTI 参数的变化可作为 TBI 预后的预测指标（Parvizi and Damasio, 2003; Huisman et al., 2004; Sidaros et al., 2008）。Sidaros 等（2008）进行了一项前瞻性研究，评估了重度 TBI 患者在受伤后 8 周和 12 个月的情况。他们发现，8 周时区域 FA 降低可预测 12 个月时的预后不良。

（B）

（A）

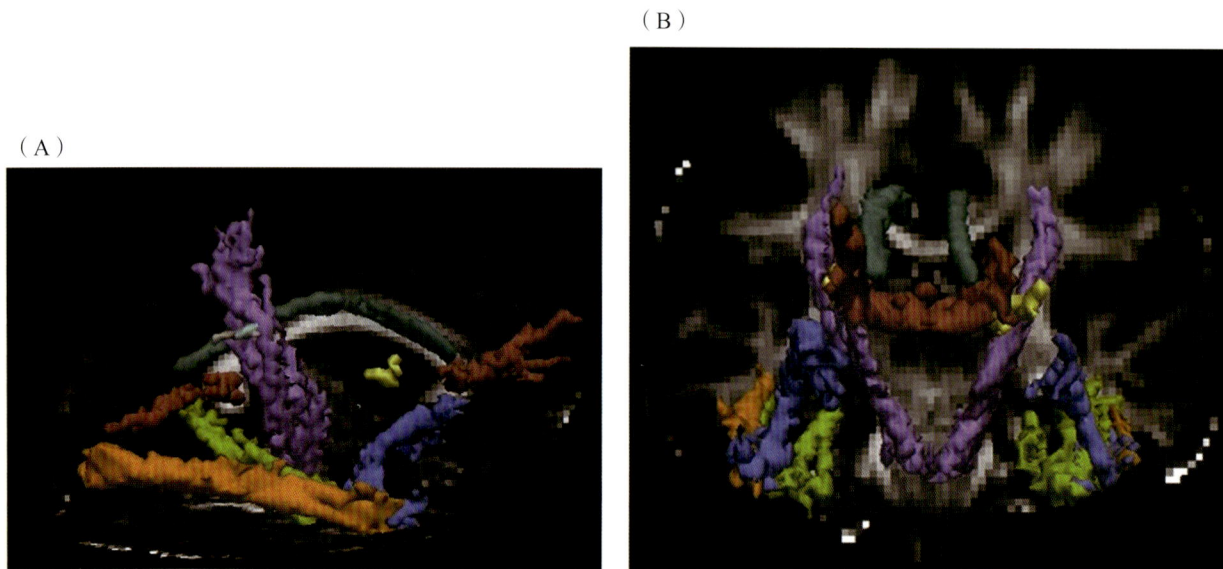

图 27.5　矢状面和冠状面图像（A 和 B）显示了白质束的三维重建，该过程是通过 TRACULA（基于解剖结构的 TRACts）工具（Yendiki et al., 2011）使用扩散磁共振序列完成的

然而，创伤各阶段 FA 波动的模式仍是一个研究目标（Lange et al., 2012; Ling et al., 2012; Kim et al., 2013）。一些原因包括后处理策略（全脑体素水平 × 感兴趣区分析）、采集参数、扫描仪之间的差异等。这些不同研究结果之间的差异限制了 DTI/FA 分析的个体化应用。有一种方法可能能够减少纵向评估同一受试者随时间变化的偏差。这种分析可将误差降低到约 5%（Ling et al., 2012; Yendiki et al., 2016）。

27.9　灌注成像

TBI 引起的脑血流量（CBF）损害可能在大脑的急性反应中发挥重要作用。血流变化可能直接由创伤引起，但也可能由炎症、周围细胞功能障碍（Yemisci et al., 2009）、颅内压升高（Servadei, 2011）、自动调节受损或血管生成障碍等继发过程引起。动脉自旋标记（ASL）MR 序列已被用作评估静息 CBF/基础脑灌注的非侵入性工具。几项关于人类的灌注研究表明，灌注缺陷在 TBI 等疾病的发病机制和区域选择性中发挥了重要作用。先前使用 ASL 的 MRI 技术的研究表明，急性 TBI 患者的全局 CBF 增加（Doshi et al., 2015），这表明脑血管损伤后存在一个代偿性的脑血供过程。在慢性中度和重度 TBI 患者中，报告了全局 CBF 减少，在后扣带回、丘脑和前额叶皮层的多个位置发现了更明显的区域低灌注，而这些位置是体积损失最大的区域（Kim et al., 2010）。研究者认为，结构性病变导致了慢性 CBF 变化。由于 CBF 在维持神经元完整性方面起着关键作用，因此发现 CBF 减少也与较差的白质完整性有关。在慢性 TBI 患者中，CBF 减少与扣带回 FA 降低呈显著相关（Clark et al., 2017）。

发现基础脑灌注在 TBI 损伤的早期与慢性阶段以及轻度与重度损伤之间存在差异。然而，很难区分是由于原发性血管损伤导致的缺损，还是由于不足以应对挑战性情况下的脑代谢需求而造成的细胞损伤导致的功能性缺损。为了评估静息状态和挑战性情况下的任何潜在功能性缺损，最近使用的方法是静息状态功能连接成像和脑血管反应性（CVR）评估，后者是在高碳酸血症挑战性情况下使用功能成像进行的。

27.10　静息态功能连接成像

静息态人脑功能连接最早由 Biswal 等（1995）在运动皮层中发现并报道。大脑区域网络在血液氧合或血流的低频自发波动中表现出高度的时间相关性，被认为在功能上是相互连接的。迄今为止，已在静息态功能连接数据中发现多个脑网络，包括默认模式网络、执行控制网络、凸显网络、背侧注意网络、听觉网络、感觉运动网络和视觉网络（Buckner et al., 2011; Yeo et al., 2011; Choi et al., 2012; Raichle, 2015）。fMRI-BOLD 因其对血液氧合的敏感性和全脑数据采集的高时间分辨率而被广泛使用。

TBI 后急性期、亚急性期和慢性期静息态功能连接的变化已有报道（Rosenthal et al., 2018）；除了在 TBI 急性期发现一致的高连接性外，在损伤后期阶段也发现了静息态功能连接性的增加和减少。急性期的高连接性可能是由于补偿性脑区募集或与损伤后异常反应相关的过度活动（Mayer et al., 2011; Bharath et al., 2015; Czerniak et al., 2015; Iraji et al., 2016; Xiong et al., 2016），而亚急性期和慢性期连接性的冲突变化可能由于增加的认知努力以补偿持续的功能缺陷（Broglio et al., 2012; Bharath et al., 2015; Westfall et al., 2015），或激活延迟或不完全激活导致缺陷（Vakhtin et al., 2013）。

27.11　高碳酸血症下的功能成像

基于 MRI 的脑血管功能障碍测量是急性 LLLT 的生物标记物。中小型脑血管损伤是 TBI 公认的后果（Tomlinson, 1970; Graham et al., 2002）。这已通过动物模型和人类尸检样本的组织学分析得到证实（Graham et al., 2002; McKee et al., 2009; Goldstein et al., 2012）。最近对遭受重复性轻度 TBI 的运动员的尸检样本分析表明，血管周围区域存在磷酸化 *tau* 蛋白的积累（McKee et al., 2009）。神经影像学显示，TBI 后脑血管功能障碍可持续数月甚至数年（Furuya et al., 2003; Menon, 2006）。已在多种 TBI 啮齿动物模型中证明 CVR 缺陷（Baranova et al., 2008; Wei et al., 2009; Gao et al., 2010; Oda et al., 2011），并显示其与行为缺陷相关（Wei et al., 2009）。机制研究表明，NO 调节途径功能障碍是脑血管功能障碍的触发因素。使用 TBI 大鼠模型，结果显示一氧化氮合酶减弱，而内皮细胞对一氧化氮的反应性不受影响（Wei et al., 2009）。这表明，上调 NO 信号传导的干预措施（如 LLLT）可能会遇到一些与 TBI 相关的脑血管功能障碍。

随着大脑某一区域神经元活动的增加，血流动力学反应导致该区域血流过度补偿，导致局部脱氧血红蛋白与氧合血红蛋白比率变化的信号增加。TBI 患者可能在血流动力学反应与神经元活动的耦联方面存在失调。在静息状态下，表现为低信噪比信号变化的自发性生理波动连接性分析可能没有足够的敏感性来研究脑血管功能障碍，并且通常需要对受试者群体的结果进行平均化处理（Mutch et al., 2015）。MR 成像的最新进展使得能够在低剂量二氧化碳给药和屏气造成的高碳酸血症下，对人体进行非侵入性 CVR 测量。在 CVR 评估中，增加的二氧化碳通常被用作血管活性刺激物（Fierstra et al., 2013; Pillai and Mikulis, 2015）。已发现慢性轻度、中度和重度 TBI 患者对 CO_2 的挑战反应中 CVR 降低（Chan et al., 2014; Mutch et al., 2014, 2016a,b; Kenney et al., 2016; Amyot et al., 2018）。据报道，与 TBI 患者的基础灌注相比，全脑、灰质和白质 CVR 是更可靠且潜在有用的生物标记物（Amyot et al., 2018）。

27.12　磁共振波谱

磁共振波谱（MRS）是一种无创方法，能够基于不同分子中的质子具有不同共振频率的原理提供组织的化学信息。MRS 的结果通过图形提供，其中水平线表示每种代谢物的共振频率，曲线下面积表示代谢物的浓度（Ashwal et al., 2006; Marino et al., 2011; Xiong et al., 2014）。在表 27.1 中，研究者描述了研究的主要代谢物及其在 TBI 患者评估中的重要性。

表 27.1　磁共振波谱（MRS）——创伤性脑损伤（TBI）后的代谢物及其功能

代谢物	功能
N- 乙酰天冬氨酸（NAA）	仅在大脑中发现的神经元标记物（主要存在于成人大脑的神经元中）。用于确定白质和灰质（轴突和神经元）的完整性。脑损伤后，尤其是在 TBI 的亚急性期，NAA 会减少。慢性期 NAA/Cr 的持续减少可能代表临床神经元功能障碍和长期残疾
胆碱（Cho）	细胞膜翻转的生物标记物，因为它代表细胞膜和髓鞘的降解产物。TBI 后 Cho 的增加与膜损伤的存在有关
肌酸（Cr）	细胞能量代谢。Cr^+磷酸肌酸，通常称为 Cr，常用作内标，因为它在大多数疾病和年龄中都是稳定的
乳酸（Lac）	无氧糖酵解的生物标记物，如 TBI 后的线粒体损伤。通常，乳酸过度积累与预后不良相关。一些研究者认为乳酸的存在是损伤后缺血的证据
肌醇（mI）	大多数研究报告称，TBI 后肌醇（mI）的浓度升高。肌醇（mI）峰值的持续存在可能表明存在胶质增生
谷氨酰胺和谷氨酸（Glx）	谷氨酸是最重要的兴奋性神经递质。使用 1.5T 或 3T 的标准 MRS 序列，无法单独测量谷氨酸，而只能测量其与谷氨酰胺的总和 Glx。然而，Glx 浓度的变化表明渗透压应力和神经元代谢的变化。过量的谷氨酸可能具有神经毒性。大多数研究表明，创伤后 Glx 会增加，但随时间推移会恢复正常

引自 Ashwal et al., 2006; Marino et al., 2011; Xu et al., 2011;LAma et al., 2014; Xiong et al., 2014; Croall et al., 2015; Brown et al., 2018.

资助

Gupta 的研究基金部分由以下拨款资助：Air Force Contract Number FA8650-17-C-9113; Army USAMRAA Joint Warfighter Medical Research Program, Contract NO.W81XWH-15-C-0052; Congressionally Directed Medical Research Program W81XWH-13-2-0067.

原著参考文献

［1］Akpinar, E., Koroglu, M., Ptak, T., 2007. Diffusion tensor MR imaging in pediatric head trauma. J. Comput. Assist. Tomogr. 31 (5), 657-661.

［2］American College of Radiology, 2015. ACR Appropriateness Criteria, pp. 1-18.

［3］Amyot, F., Kenney, K., Moore, C., Haber, M., Turtzo, L.C., Shenouda, C., et al., 2018. Imaging of cerebrovascular function in chronic traumatic brain injury. J. Neurotrauma 35 (10), 1116-1123.

［4］Antunes, F., Boveris, A., Cadenas, E., 2004. On the mechanism and biology of cytochrome oxidase inhibition by nitric oxide. Proc. Natl. Acad. Sci. U. S. A. 101 (48), 16774-16779.

［5］Aoki, Y., Inokuchi, R., Gunshin, M., Yahagi, N., Suwa, H., 2012. Diffusion tensor imaging studies of mild traumatic brain injury: a meta-analysis. J. Neurol. Neurosurg. Psychiatry 83 (9), 870-876.

［6］Arfanakis, K., Haughton, V.M., Carew, J.D., Rogers, B.P., Dempsey, R.J., Meyerand, M.E., 2002. Diffusion tensor MR imaging in diffuse axonal injury. AJNR 23 (5), 794-802.

［7］Ashikaga, R., Araki, Y., Ishida, O., 1997. MRI of head injury using FLAIR. Neuroradiology 39 (4), 239-242.

［8］Ashwal, S., Babikian, T., Gardner-Nichols, J., Freier, M.C., Tong, K.A., Holshouser, B.A., 2006. Susceptibility-weighted imaging and proton magnetic resonance spectroscopy in assessment of outcome after pediatric traumatic brain injury. Arch. Phys. Med. Rehabil. 87 (12 Suppl. 2), S50-S58.

［9］Aung, W.Y., Mar, S., Benzinger, T.L., 2013. Diffusion tensor MRI as a biomarker in axonal and myelin damage. Imaging Med. 5 (5), 427-440. Available at: http://www.futuremedicine.com/doi/abs/10.2217/iim.13.49.

［10］Baranova, A.I., Wei, E.P., Ueda, Y., Sholley, M.M., Kontos, H.A., Povlishock, J.T., 2008. Cerebral vascular responsiveness after experimental traumatic brain injury: the beneficial effects of delayed hypothermia combined with superoxide dismutase administration. J. Neurosurg. 109 (3), 502-509.

［11］Benson, R., 2007. Global white matter analysis of diffusion tensor images is predictive of injury severity in traumatic brain injury. J. Neurotrauma 24 (3), 446-459.

［12］Bharath, R., Munivenkatappa, A., Gohel, S., Panda, R., Saini, J., Rajeswaran, J., et al., 2015. Recovery of resting brain connectivity ensuing mild traumatic brain injury. Front. Hum. Neurosci. 9, 513.

［13］Bigler, E., 2001. Distinguished Neuropsychologist Award Lecture 1999. The lesion(s) in traumatic brain injury: implications for clinical neuropsychology. Arch. Clin. Neuropsychol. 16 (2), 95-131.

［14］Biswal, B., Yetkin, F.Z., Haughton, V.M., Hyde, J.S., 1995. Functional connectivity in the motor cortex of resting human brain using echo-planar MRI. Magn. Reson. Med. 34 (4), 537-541.

［15］Bossini, P.S., Fangel, R., Habenschus, R.M., Renno, A.C., Benze, B., Zuanon, J.A., et al., 2009. Low-level laser therapy (670 nm) on viability of random skin flap in rats. Lasers Med. Sci. 24 (2), 209-213.

［16］Brant-Zawadzki, M., Gillan, G.D.,N.W., 1992. MP RAGE: a three-dimensional, T1-weighted, gradient-echo sequence - initial experience in the brain. Radiology 182 (3), 769-775.

［17］Broglio, S., Eckner, J.T., Paulson, H.L., Kutcher, J.S., 2012. Cognitive decline and aging: the role of concussive and subconcussive impacts. Exerc. Sport Sci. Rev. 40 (3), 138-144.

［18］Brown, M., Baradaran, H., Christos, P.J., Wright, D., Gupta, A., Tsiouris, A.J., 2018. Magnetic resonance spectroscopy abnormalities in traumatic brain injury: a meta-analysis. J. Neuroradiol. 45 (2), 123-129. Elsevier Masson SAS.

［19］Buckner, R., Krienen, F.M., Castellanos, A., Diaz, J.C., Yeo, B.T., 2011. The organization of the human cerebellum estimated by intrinsic functional connectivity. J. Neurophysiol. 106 (5), 2322-2345.

［20］Capaldi, R., 2012. Structure and function of cytochrome coxidase. Annu. Rev. Biochem. 59 (1), 569-596.

［21］Chan, S., Evans, K.C., Rosen, B.R., Song, T.Y., Kwong, K.K., 2014. A case study of magnetic resonance imaging of cerebrovascular reactivity: a powerful imaging marker for mild traumatic brain injury. Brain Inj. 1-5.

［22］Choi, E., Yeo, B., Buckner, R., 2012. The organization of the human striatum estimated by intrinsic functional connectivity. J. Neurophysiol. 108 (8), 2242-2263.

［23］Clark, A., Bangen, K.J., Sorg, S.F., Schiehser, D.M., Evangelista, N.D., McKenna, B., et al., 2017. Dynamic association between perfusion and white matter integrity across time since injury in Veterans with history of TBI. Neuroimage Clin. 14, 308-315.

［24］Coombe, A., Ho, C.T., Darendeliler, M.A., Hunter, N., Philips, J.R., Chapple, C.C., et al., 2001. The effects of low level laser irradiation on osteoblastic cells. Clin. Orthodont. Res. 4 (1), 3-14.

［25］Corazza, A.V., Jorge, J., Kurachi, C., Bagnato, V.S., 2007. Photobiomodulation on the angiogenesis of skin wounds in rats using different light sources. Photomed. Laser Surg. 25 (2), 102-106.

［26］Croall, I., Smith, F.E., Blamire, A.M., 2015. Magnetic resonance spectroscopy for traumatic brain injury. Topics Magn. Reson. Imaging 24 (5), 267-274.

［27］Czerniak, S., Sikoglu, E.M., Liso Navarro, A.A., McCafferty, J., Eisenstock, J., Stevenson, J.H., et al., 2015. A resting state functional magnetic resonance imaging study of concussion in collegiate athletes. Brain Imaging Behav. 9 (2), 323-332.

［28］DeCarli, C., Massaro, J., Harvey, D., Hald, J., Tullberg, M., Au, R., et al., 2005. Measures of brain morphology and infarction in the framingham heart study: establishing what is normal. Neurobiol. Aging 26 (4), 491-510.

［29］Dickie, D.A., Job, D.E., Gonzalez, D.R., Shenkin, S.D., Ahearn, T.S., Murray, A.D., et al., 2013. Variance in brain volume with advancing age: implications for defining the limits of normality. PLoS One 8 (12), 1-12.

［30］Doshi, H., Wiseman, N., Liu, J., Wang, W., Welch, R.D., O'Neil, B.J., et al., 2015. Cerebral hemodynamic changes of mild traumatic brain injury at the acute stage. PLoS One 10 (2), e0118061.

［31］Duhaime, A.C., Gean, A.D., Haacke, E.M., Hicks, R., Wintermark, M., Mukherjee, P., et al., 2010. Common data elements in radiologic imaging of traumatic brain injury. Arch. Phys. Med. Rehabil. 91 (11), 1661-1666.

［32］Eells, J.T., Henry, M.M., Summerfelt, P., Wong-Riley, M.T., Buchmann, E.V., Kane, M., et al., 2003. Therapeutic photobiomodulation for methanolinduced retinal toxicity. Proc. Natl. Acad. Sci. 100 (6), 3439-3444.

［33］Ewing-Cobbs, L., Prasad, M.R., Swank, P., Kramer, L., Cox Jr, C.S., Fletcher, J.M., et al., 2008. Arrested development and disrupted callosal microstructure following pediatric traumatic brain injury: relation to neurobehavioral outcomes. Neuroimage 42 (4), 1305-1315.

［34］Fierstra, J., Sobczyk, O., Battisti-Charbonney, A., Mandell, D.M., Poublanc, J., Crawley, A.P., et al., 2013. Measuring cerebrovascular reactivity: what stimulus to use? J. Physiol. 591 (23), 5809-5821.

［35］Fukumura, D., Jain, R.K., 1998. Role of nitric oxide in angiogenesis and microcirculation in tumors. Cancer Metastasis Rev. 17 (1), 77-89.

［36］Furuya, Y., Hlatky, R., Valadka, A.B., Diaz, P., Robertson, C.S., 2003. Comparison of cerebral blood flow in computed tomographic hypodense areas of the brain in head-injured patients. Neurosurgery 52 (2), 340-345.

［37］Gaetz, M., 2004. The neurophysiology of brain injury. Clin. Neurophysiol. 115 (1), 4-18.

［38］Gao, G., Oda, Y., Wei, E.P., Povlishock, J.T., 2010. The adverse pial arteriolar and axonal consequences of traumatic brain injury complicated by hypoxia and their therapeutic modulation with hypothermia in rat. J. Cerebral Blood Flow Metab. 30 (3), 628-637.

［39］Garavello, I., Baranauskas, V., da Cruz-Höfling, M.A., 2004. The effects of low laser irradiation on angiogenesis in injured rat tibiae. Histol. Histopathol. 19 (1), 43-48.

［40］Girard, C., et al., 2012. Axonal regeneration and neuroinflammation: roles for the translocator protein 18 kDa. J. Neuroendocrinol. 24 (1), 71-81.

［41］Goldstein, L., Liu, S., Adams, D., Lacroix, C., Sinéus, M., Boucher, C., et al., 2012. Chronic traumatic encephalopathy in blast-exposed military veterans and a blast neurotrauma mouse model. Sci. Transl. Med. 4 (134), 134ra60.

［42］Graham, D.I., Gennarelli, T.A., McIntosh, T.K., 2002. In: Graham, E.D.I., London, M.J.E. (Eds.), Greenfield's Neuropathology, CRC Press.

［43］Haacke, E.M., Mittal, S., Wu, Z., Neelavalli, J., Cheng, Y.C., 2009. Susceptibility-weighted imaging: technical aspects and clinical applications, part 1. AJNR 30 (1), 19-30.

［44］Haeussinger, F.B.F., Heinzel, S., Hahn, T., Schecklmann, M., Ehlis, A.C., Fallgatter, A.J., 2011. Simulation of near-infrared light absorption considering individual head and prefrontal cortex anatomy: implications for optical neuroimaging. Audio, Transactions of the IRE Professional Group on 6 (10), e26377.

［45］Hemvani, N., Sadashiv, C., Bhagwanani, N.S., 2005. Helium-neon and nitrogen laser irradiation accelerates the phagocytic activity of human monocytes. Photomed. Laser Surg. 23 (6), 571-574.

［46］Hou, D., Tong, K.A., Ashwal, S., Oyoyo, U., Joo, E., Shutter, L., et al., 2007. Diffusion-weighted magnetic resonance imaging improves outcome prediction in adult traumatic brain injury. J. Neurotrauma 24 (10), 1558-1569.

［47］Huang, Y.-Y., Gupta, A., Vecchio, D., de Arce, V.J., Huang, S.F., Xuan, W., et al., 2012. Transcranial low level laser (light) therapy for traumatic brain injury. J. Biophotonics 5 (11-12), 827-837.

［48］Huisa, B.N., et al., 2013. Transcranial laser therapy for acute ischemic stroke: a pooled analysis of NEST-1 and NEST-2. Int. J. Stroke 8, 315-320.

［49］Huisman, T., Schwamm, L.H., Schaefer, P.W., Koroshetz, W.J., Shetty-Alva, N., Ozsunar, Y., et al., 2004. Diffusion tensor imaging as potential biomarker of white matter injury in diffuse axonal injury. AJNR 25 (3), 370-376.

［50］Ichord, R., Naim, M., Pollock, A.N., Nance, M.L., Margulies, S.S., Christian, C.W., 2007. Hypoxic-ischemic injury complicates inflicted and accidental traumatic brain injury in young children: the role of diffusion-weighted imaging. J. Neurotrauma 24 (1), 106-118.

［51］Iraji, A., Chen, H., Wiseman, N., Welch, R.D., O'Neil, B.J., Haacke, E.M., et al., 2016. Compensation through functional hyperconnectivity: a longitudinal connectome assessment of mild traumatic brain injury. Neural. Plast. 4072402.

［52］Jellison, B.J., Field, A.S., Medow, J., Lazar, M., Salamat, M.S., Alexander, A.L., 2004. Diffusion tensor imaging of cerebral white matter: a pictorial review of physics, fiber tract anatomy, and tumor imaging patterns. AJNR 25 (3), 356-369.

［53］Kenney, K., Amyot, F., Haber, M., Pronger, A., Bogoslovsky, T., Moore, C., et al., 2016. Cerebral vascular injury in traumatic brain injury. Exp. Neurol. 275 (3), 353-366.

［54］Kim, J., Whyte, J., Patel, S., Avants, B., Europa, E., Wang, J., et al., 2010. Resting cerebral blood flow alterations in chronic traumatic brain injury: an arterial spin labeling perfusion FMRI study. J. Neurotrauma 27 (8), 1399-1411.

［55］Kim, N., Branch, C.A., Kim, M., Lipton, M.L., 2013. Whole brain approaches for identification of microstructural abnormalities in individual patients: comparison of techniques applied to mild traumatic brain injury. PLoS One 8, e59382.

［56］Kraus, M.F., Susmaras, T., Caughlin, B.P., Walker, C.J., Sweeney, J.A., Little, D.M., 2007. White matter integrity and cognition in chronic traumatic brain injury: a diffusion tensor imaging study. Brain 130 (10), 2508-2519.

［57］Lama, S., Auer, R.N., Tyson, R., Gallagher, C.N., Tomanek, B., Sutherland, G.R., 2014. Lactate storm marks cerebral metabolism following brain trauma. J. Biol. Chem. 289 (29), 20200-20208.

［58］Lampl, Y., Zivin, J.A., Fisher, M., Lew, R., Welin, L., Dahlof, B., et al., 2007. Infrared laser therapy for ischemic stroke: a new treatment strategy. Stroke 38 (6), 1843-1849.

［59］Lange, R.T., Iverson, G.L., Brubacher, J.R., Madler, B., Heran, M.K., 2012. Diffusion tensor imaging findings are not strongly associated with postconcussional disorder 2 months following mild traumatic brain injury. J. Head Trauma Rehabil. 27, 188-198.

［60］Liang, H.L., Whelan, H.T., Eells, J.T., Meng, H., Buchmann, E., Lerch-Gaggl, A., et al., 2006. Photobiomodulation partially rescues visual cortical neurons from cyanide-induced apoptosis. Neuroscience 139 (2), 639-649.

［61］Ling, J.M., Penˆa, A., Yeo, R.A., Merideth, F.L., Klimaj, S., Gasparovic, C., et al., 2012. Biomarkers of increased diffusion anisotropy in semi-acute mild traumatic brain injury: a longitudinal perspective. Brain 135 (4), 1281-1292.

［62］Lohr, N.L., Keszler, A., Pratt, P., Bienengraber, M., Warltier, D.C., Hogg, N., 2009. Enhancement of nitric oxide release from nitrosyl hemoglobin and nitrosyl myoglobin by red/near infrared radiation: potential role in cardioprotection. J. Mol. Cell. Cardiol. 47 (2),256-263.

［63］Mac Donald, C.L., Dikranian, K., Song, S.K., Bayly, P.V., Holtzman, D.M., Brody, D.L., 2007a. Detection of traumatic axonal injury with diffusion tensor imaging in a mouse model of traumatic brain injury. Exp. Neurol. 205 (1), 116-131.

［64］Mac Donald, C.L., Dikranian, K., Bayly, P., Holtzman, D., Brody, D., 2007b. Diffusion tensor imaging reliably detects experimental traumatic axonal injury and indicates approximate time of injury. J. Neurosci. 27 (44), 11869-11876.

［65］Malinovskaya, S.L., Monich, V.A., Artifeksova, A., 2008. Effect of low-intensity laser irradiation and wideband red light on experimentally ischemized myocardium. Bull. Exp. Biol. Med. 145 (5), 573-575.

［66］Marino, S., Ciurleo, R., Bramanti, P., Federico, A., De Stefano, N., 2011. 1H-MR spectroscopy in traumatic brain injury. Neurocrit. Care 14 (1), 127-133.

［67］Marklund, N., Bakshi, A., Castelbuono, D.J., Conte, V., McIntosh, T.K., 2006. Evaluation of pharmacological treatment strategies in traumatic brain injury. Curr. Pharm. Design 13, 1645-1680.

［68］Marquez de la Plata, C., Ardelean, A., Koovakkattu, D., Srinivasan, P., Miller, A., Phuong, V., et al., 2007. Magnetic resonance imaging of diffuse axonal injury: quantitative assessment of white matter lesion volume. J. Neurotrauma 24 (4), 591-598.

［69］Matcher, S.J.S., Cope, M.M., Delpy, D.T., 1997. In vivo measurements of the wavelength dependence of tissue-scattering coefficients between 760 and 900 nm measured with time-resolved spectroscopy. Appl. Opt. 36 (1), 386-396.

［70］Maxwell, W.L., Povlishock, J.T., Graham, D.L., 1997. A mechanistic analysis of nondisruptive axonal injury: a review. J. Neurotrauma 14 (7), 419-440.

［71］Mayer, A., Mannell, M.V., Ling, J., Gasparovic, C., Yeo, R.A., 2011. Functional connectivity in mild traumatic brain injury. Human Brain Map. 32 (11), 1825-1835.

［72］McKee, A.C., Cantu, R.C., Nowinski, C.J., Hedley-Whyte, E.T., Gavett, B.E., Budson, A.E., et al., 2009. Chronic traumatic encephalopathy in athletes: progressive tauopathy after repetitive head injury. J. Neuropathol. Exp. Neurol. 68 (7), 709-735.

［73］Menon, D., 2006. Brain ischaemia after traumatic brain injury: lessons from 15O2 positron emission tomography. Curr. Opin. Crit. Care 12 (2), 85-89.

［74］Meythaler, J.M., Peduzzi, J.D., Eleftheriou, E., Novack, T.A., 2001. Current concepts: diffuse axonal injury-associated traumatic brain injury. Arch. Phys. Med. Rehabil. 82 (10), 1461-1471.

［75］Mutch, W., Ellis, M.J., Graham, M.R., Wourms, V., Raban, R., Fisher, J.A., et al., 2014. Brain MRI CO_2 stress testing: a pilot study in patients with concussion. PLoS One, 9(7) e102181.

［76］Mutch, W., Ellis, M.J., Graham, M.R., Wourms, V., Raban, R., Fisher, J.A., et al., 2015. Brain magnetic resonance imaging CO stress testing in adolescent postconcussion syndrome. J. Neurosurg. 1-13.

［77］Mutch, W., Ellis, M., Ryner, L., Ruth Graham, M., Dufault, B., Gregson, B., et al., 2016a. Brain magnetic resonance imaging CO_2 stress testing in adolescent postconcussion syndrome. J. Neurosurg. 125 (3), 648-660.

［78］Mutch, W., Ellis, M., Ryner, L., Morissette, M., Pries, P.J., Dufault, B., et al., 2016b. Longitudinal brain magnetic resonance imaging CO_2 stress testing in individual adolescent sports-related concussion patients: a pilot study. Front. Neurol. 7, 107.

［79］Newcombe, V., Chatfield, D., Outtrim, J., Vowler, S., Manktelow, A., Cross, J., et al., 2011. Mapping traumatic axonal injury using diffusion tensor imaging: correlations with functional outcome. PLoS One, 6(5) e19214.

［80］Oda, Y., Gao, G., Wei, E.P., Povlishock, J.T., 2011. Combinational therapy using hypothermia and the immunophilin ligand

FK506 to target altered pial arteriolar reactivity, axonal damage, and blood-brain barrier dysfunction after traumatic brain injury in rat. J. Cereb. Blood Flow Metab. 31 (4), 1143-1154.

[81] Parvizi, J., Damasio, A., 2003. Neuroanatomical correlates of brainstem coma. Brain 126 (7), 1524-1536.

[82] Pettus, E., 1994. Traumatically induced altered membrane permeability: its relationship to traumatically induced reactive axonal change. J. Neurotrauma 11 (5), 507-522.

[83] Pillai, J., Mikulis, D., 2015. Cerebrovascular reactivity mapping: an evolving standard for clinical functional imaging. AJNR 36 (1), 7-13.

[84] Raichle, M., 2015. The brain's default mode network. Annu. Rev. Neurosci. 38, 433-447.

[85] Riedy, G., Senseney, J.S., Liu, W., Ollinger, J., Sham, E., Krapiva, P., et al., 2016. Findings from structural MR imaging in military traumatic brain injury. Radiology 279 (1), 207-215.

[86] Rosenthal, S., Gray, M., Fatima, H., Sair, H.I., Whitlow, C.T., 2018. Functional MR imaging: blood oxygen level-dependent and resting state techniques in mild traumatic brain injury. Neuroimaging Clin. N. Am. 28 (1), 107-115.

[87] Saatman, K., Duhaime, A.C., Bullock, R., Maas, A.I., Valadka, A., Manley, G.T., et al., 2008. Classification of traumatic brain injury for targeted therapies. J. Neurotrauma 719-738.

[88] Sayeed, I., Stein, D.G., 2009. Progesterone as a neuroprotective factor in traumatic and ischemic brain injury. Prog. Brain Res. 175, 219-237.

[89] Servadei, F., 2011. Clinical value of decompressive craniectomy. N. Engl. J. Med. 364, 1558-1559.

[90] Sharma, S.K., Kharkwal, G.B., Sajo, M., Huang, Y.Y., De Taboada, L., McCarthy, T., et al., 2011. Dose response effects of 810 nm laser light on mouse primary cortical neurons. Lasers Surg. Med. 43 (8), 851-859.

[91] Sidaros, A., Engberg, A.W., Sidaros, K., Liptrot, M.G., Herning, M., Petersen, P., et al., 2008. Diffusion tensor imaging during recovery from severe traumatic brain injury and relation to clinical outcome: a longitudinal study. Brain 131 (2), 559-572.

[92] Skandsen, T., Kvistad, K.A., Solheim, O., Lydersen, S., Strand, I.H., Vik, A., 2011. Prognostic value of magnetic resonance imaging in moderate and severe head injury: a prospective study of early MRI findings and one-year outcome. J. Neurotrauma 28 (5), 691-699.

[93] Stepansky, F., Hecht, E.M., Rivera, R., Hirsh, L.E., Taouli, B., Kaur, M., et al., 2008. Dynamic MR angiography of upper extremity vascular disease: pictorial review. Radiographics 28 (1), e28.

[94] Tolias, C.M., Bullock, R., 2004. Critical appraisal of neuroprotection trials in head injury: what have we learned? NeuroRX 1 (1), 71-79.

[95] Tomlinson, B., 1970. Brain-stem lesions after head injury. J. Clin. Pathol. Suppl. (R. Coll. Pathol.) 4, 154-165.

[96] Vakhtin, A.A., Calhoun, V.D., Jung, R.E., Prestopnik, J.L., Taylor, P.A., Ford, C.C., 2013. Changes in intrinsic functional brain networks following blast-induced mild traumatic brain injury. Brain Inj. 27 (11), 1304-1310.

[97] Wan, S., Parrish, J.A., Anderson, R.R., Madden, M., 1981. Transmittance of nonionizing radiation in human tissues. Photochem. Photobiol. 34 (6), 679-681.

[98] Wang, J., 2008. Diffusion tensor tractography of traumatic diffuse axonal injury. Arch. Neurol. 65 (5), 619-626.

[99] Wang, X., Wei, X.E., Li, M.H., Li, W.B., Zhou, Y.J., Zhang, B., et al., 2014. Microbleeds on susceptibility-weighted MRI in depressive and nondepressive patients after mild traumatic brain injury. Neurol. Sci. 35 (10), 1533-1539.

[100] Wei, E.P., Hamm, R.J., Baranova, A.I., Povlishock, J.T., 2009. The long-term microvascular and behavioral consequences of experimental traumatic brain injury after hypothermic intervention. J. Neurotrauma 26 (4), 527-537.

[101] Westfall, D., West, J.D., Bailey, J.N., Arnold, T.W., Kersey, P.A., Saykin, A.J., et al., 2015. Increased brain activation during working memory processing after pediatric mild traumatic brain injury (mTBI). J. Pediatr. Rehabil. Med. 8 (4), 297-308.

[102] Wilde, E., Chu, Z., Bigler, E.D., Hunter, J.V., Fearing, M.A., Hanten, G., et al., 2006. Diffusion tensor imaging in the corpus callosum in children after moderate to severe traumatic brain injury. J. Neurotrauma 23 (10), 1412-1426.

[103] Wilson, S., Raghupathi, R., Saatman, K.E., MacKinnon, M.A., McIntosh, T.K., Graham, D.I., 2004. Continued in situ DNA fragmentation of microglia/macrophages in white matter weeks and months after traumatic brain injury. J. Neurotrauma 21 (3), 239-250.

[104] Wong-Riley, M.T.T., Liang, H.L., Eells, J.T., Chance, B., Henry, M.M., Buchmann, E., et al., 2005. Photobiomodulation directly benefits primary neurons functionally inactivated by toxins. J. Biol. Chem. 280 (6), 4761-4771.

[105] Wu, Q., Xuan, W., Ando, T., Xu, T., Huang, L., Huang, Y.Y., et al., 2012. Low-level laser therapy for closed-head traumatic

brain injury in mice: effect of different wavelengths. Lasers Surg. Med. 44 (3), 218-226.

[106] Xiong, K., Zhu, Y., Zhang, W., 2014. Diffusion tensor imaging and magnetic resonance spectroscopy in traumatic brain injury: a review of recent literature. Brain Imaging Behav. 8 (4), 487-496.

[107] Xiong, K., Zhang, J.N., Zhang, Y.L., Zhang, Y., Chen, H., Qiu, M.G., 2016. Brain functional connectivity and cognition in mild traumatic brain injury. Neuroradiology 58 (7), 733-739.

[108] Xu, S., Zhuo, J., Racz, J., Shi, D., Roys, S., Fiskum, G., et al., 2011. Early microstructural and metabolic changes following controlled cortical impact injury in rat: a magnetic resonance imaging and spectroscopy study. J. Neurotrauma 28 (10), 2091-2102.

[109] Yanagawa, Y., Sakamoto, T., Takasu, A., Okada, Y., 2009. Relationship between maximum intracranial pressure and traumatic lesions detected by T2*-weighted imaging in diffuse axonal injury. J. Trauma 66 (1), 162-165.

[110] Yemisci, M., Gursoy-Ozdemir, Y., Vural, A., Can, A., Topalkara, K., Dalkara, T., 2009. Pericyte contraction induced by oxidative-nitrative stress impairs capillary reflow despite successful opening of an occluded cerebral artery. Nat. Med. 15 (9), 1031-1037.

[111] Yendiki, A., Panneck, P., Srinivasan, P., Stevens, A., Zöllei, L., Augustinack, J., et al., 2011. Automated probabilistic reconstruction of white-matter pathways in health and disease using an atlas of the underlying anatomy. Front. Neuroinform. 5 (23).

[112] Yendiki, A., Reuter, M., Wilkens, P., Rosas, H.D., Fischl, B., 2016. Joint reconstruction of white-matter pathways from longitudinal diffusion MRI data with anatomical priors. Neuroimage 15 (127), 277-286.

[113] Yeo, B., Krienen, F.M., Sepulcre, J., Sabuncu, M.R., Lashkari, D., Hollinshead, M., et al., 2011. The organization of the human cerebral cortex estimated by intrinsic functional connectivity. J. Neurophysiol. 106 (3), 1125-1165.

[114] Yuan, W., Holland, S.K., Schmithorst, V.J., Walz, N.C., Cecil, K.M., Jones, B.V., et al., 2007. Diffusion tensor MR imaging reveals persistent white matter alteration after traumatic brain injury experienced during early childhood. AJNR 28 (10), 1919-1925.

[115] Yuh, E., Mukherjee, P., Lingsma, H.F., Yue, J.K., Ferguson, A.R., Gordon, W.A., et al., 2013. MRI improves 3-month outcome prediction in mild traumatic brain injury. Ann. Neurol. 73 (2), 224-235.

[116] Zhang, R., Mio, Y., Pratt, P.F., Lohr, N., Warltier, D.C., Whelan, H.T., et al., 2009. Near infrared light protects cardiomyocytes from hypoxia and reoxygenation injury by a nitric oxide dependent mechanism. J. Mol. Cell. Cardiol. 46 (1), 4-14.

[117] Ziche, M., Morbidelli, L., 2000. Nitric oxide and angiogenesis. J. Neuro-Oncol. 50 (1), 139-148.

[118] Zivin, J.A., Albers, G.W., Bornstein, N., Chippendale, T., Dahlof, B., Devlin, T., et al., 2009. Effectiveness and safety of transcranial laser therapy for acute ischemic stroke. Stroke 40 (4), 1359-1364.

第 28 章　近红外光治疗创伤性脑损伤

Larry D. Morries[1] 和 Theodore A. Henderson[1 2]
1. Neuro-Laser 基金会，美国科罗拉多州森特尼尔
2. The Synaptic Space，美国科罗拉多州森特尼尔

28.1　背景

自 2004 年以来，创伤性脑损伤（TBI）在媒体和科学文献中的报道激增。多年来，关于 TBI 的研究文章每年不到 400 篇，但在 2005 年增加至 1000 多篇，2012 年每年达到 2000 多篇，2018 年达到 3940 篇。诊断、发病率、病理生理后果和长期后果等问题在文献中占主导地位。关于有效治疗方法的文献很少（Morries et al., 2015; Henderson and Morries, 2015a）。鉴于发病率不断上升，且许多人即使只是轻度 TBI/脑震荡也无法完全康复，这一现状令人相当不安。研究表明，一次脑震荡就可能产生持久影响，多次"亚震荡"冲击可能导致病理变化累积（Bigler and Maxwell, 2012; Peskind et al., 2013）。最近的一项研究表明，21% 的脑震荡儿童会出现持续症状（Grubenhoff et al., 2014）。

本文将回顾 TBI 的关键信息及其对人类生活的影响，我们将突出介绍某些脆弱人群。本文将详细讨论使用近红外（NIR）光能作为治疗 TBI 的工具，并回顾当前文献和神经激光基金会正在进行的工作的最新进展。

28.1.1　定义

TBI 是由创伤引起的脑功能生理紊乱。TBI 按轻重程度不等分为轻度、中度和重度。这些等级是根据受伤后头几个小时内的症状以及使用格拉斯哥昏迷评分（GCS）进行评分来确定的。GCS 是一种易于获取且广泛使用的急性评估工具，用于确定可能的脑损伤。它与中重度 TBI 的相关性良好，但往往低估了轻度 TBI。该工具需要评估眼睛是否睁开、患者是否做出言语反应以及患者是否可以活动和（或）遵循指令活动。

轻度 TBI 在头部受伤后的 24 ~ 72 小时内至少表现出以下一项症状：

- 意识丧失少于 30 分钟；
- 受伤前后事件的记忆丧失；
- 受伤时精神状态发生改变（如感到茫然、迷失方向或困惑）；
- 可能存在也可能不存在的局灶性神经功能缺损；
- GCS ≥ 13；
- 创伤后遗忘（PTA）不超过 24 小时（美国康复医学会跨学科特别兴趣小组，1993）（Kay et al, 1993 and State of Colorado, 2012）。

中度 TBI 至少表现出以下一项症状：

- 意识状态改变或意识丧失超过 30 分钟；
- GCS 初始得分为 9 ~ 12 分；
- 神经影像学解剖上有创伤证据；

- 持续存在的局灶性神经功能缺损；
- PTA 超过 24 小时。

重度 TBI 表现为与中度 TBI 相关的症状，且 GCS < 9。

世界卫生组织将脑震荡后综合征定义为"在脑震荡后，躯体、认知、情绪及睡眠症状持续存在，超出正常恢复期"（WHO, 2010），具体表现为头部受伤后出现以下 3 项或以上症状：头痛、头晕、疲劳、易怒、失眠、压力耐受性降低、注意力不集中或记忆力减退。

28.1.2 发病率

尽管人们对 TBI/ 脑震荡的潜在危害给予了关注，但记录在案的 TBI 发病率仍在稳步上升。据疾病控制与预防中心估计，2000 年美国每年有 150 万人被确诊为 TBI（Bazarian et al., 2005）。2006 年，脑损伤的发病率上升至每年 170 万例（Vaishnavi et al., 2009; Faul et al., 2010）。尽管过去二十年来人们的意识有所提高，但 TBI 的发病率已从 2001 年的每 10 万人 521.0 例增加至 2010 年的每 10 万人 823.7 例（Pervez et al., 2018）。目前，退伍军人 TBI 患病率估计在 9.6% ~ 20%（Logan et al., 2013），据估计，自 2000 年以来，军事人员中 TBI 病例总数超过 379 000 例（DOD Worldwide Numbers for TBI, 2018）。大量轻度 TBI/ 脑震荡病例未报告。目前估计，美国每年与运动相关的脑震荡和脑损伤病例总数为 160 万至 380 万例（Gilchrist et al., 2011; Noble and Hesdorffer, 2013; Selassie et al., 2013）。尽管许多人在轻度 TBI/ 脑震荡后没有后遗症就康复了，但据报告的病例中有 15% ~ 20% 会出现持续症状（Pervez et al., 2018）。保守估计，每年有 76 万持续性轻度 TBI 病例。2010 年，脑震荡和 TBI 的年度成本估计为直接医疗成本 115 亿美元，损失的工资 / 生产力 648 亿美元（Humphreys et al., 2013）。

28.1.3 弱势人群

某些人群（女性、老年人和儿童）的脆弱性正在显现。轻度 TBI/ 脑震荡后出现持续症状的共同风险因素包括：女性、年轻、既往有脑震荡病史、偏头痛病史、精神病史和学习障碍病史（Colvin et al., 2009; Pervez et al., 2018）。

28.1.3.1 女性

女性似乎对脑震荡事件的神经反应更为严重。如在一项针对 2340 名高中和大学运动员的样本中，155 名运动员在一个赛季中遭受了脑震荡（Broshek et al., 2005）。与赛季前获得的基线测量值相比，女性运动员的反应时间（RT）下降幅度更大。女性运动员报告的脑震荡主观不良事件更多，客观测量结果显示更大的认知障碍（Broshek et al., 2005）。在长曲棍球运动员中，女性运动员在计算机化测试中的神经认知障碍明显更严重，且更可能出现恢复延迟（Sandel et al., 2017）。女性从事某项运动时发生脑震荡的概率是男性的 1.4 ~ 3.7 倍，即便是对抗程度较低的运动（Gessel et al., 2007; Lincoln et al., 2011; Covassin et al., 2013）。

28.1.3.2 老年人

老年人发生任何程度的 TBI 后住院的可能性都要大得多（Peschman et al., 2011）。跌倒是老年人 TBI 的主要原因，其次是机动车事故（MVAs）（Fu et al., 2017）。尽管老年人的伤势总体上较轻，但其死亡率更高，功能结局更差（Susman et al., 2002; Styrke et al., 2007; Richmond et al., 2011; Ramanathan et al., 2012）。其中一个原因是，老年人发生任何程度的 TBI 后，硬膜下血肿的发生率相当高。老年人硬膜下血肿的风险因素包括：萎缩、硬膜血管的伴随应变、阿司匹林和抗凝治疗的大量使用、平衡问题以及影响平衡的药物并用（Shapey et al., 2016）。

28.1.3.3 儿童

儿童占所有 TBI 病例的三分之一。与大学生运动员相比；参与运动的儿童头部受伤率更高，这很可能反映了他们缺乏运动经验或肢体不协调。由于大脑皮层的大部分区域，特别是额叶，髓鞘形成不完整，未成熟的大脑对损伤更为脆弱（Prins and Giza, 2012）。此外，动物模型研究表明，TBI 会导致年轻大脑的生长、神经可塑性和代谢发生更大的变化（Babikian et al., 2010）。在美国，65% 的脑震荡病例发生在运动和娱乐活动中（Davis Moore et al., 2018）。值得注意的是，70% 的美国橄榄球运动员年龄都在 14 岁以下（Cobb et al., 2013）。一项针对 50 名 9 ~ 12 岁儿童橄榄球运动员的头盔传感器研究显示，一个赛季内头盔撞击次数超过 11 900 次（Cobb et al., 2013）。Urban 和同事（2013）报告称，40 名高中橄榄球运动员在一个赛季中共遭受了 16 500 次撞击。有证据表明，12 岁之前开始玩橄榄球触身式比赛的运动员随着年龄增长认知障碍更为严重（Alosco et al., 2017）。

28.1.4　症状

TBI 会导致一系列广泛的神经、精神、认知和情绪方面的后果。部分情况下，这种变化的严重程度与损伤的等级（轻度、中度、重度 TBI）有关。此外，后遗症的多样性可能与大脑受伤的部位、损伤的严重程度（分类高度可变）以及神经炎症随时间推移的损伤演变有关（Kumar and Loane, 2012; Ziebell and Morganti-Kossmann, 2010）。其他被认为与 TBI 损伤相关的机制包括线粒体功能下降、钙和镁调节失常、兴奋性毒性、神经网络中断、自由基诱导的损伤、一氧化氮过多、缺血以及血脑屏障损伤（Bigler and Maxwell, 2012）。这些因素共同作用，可能导致损伤随时间推移而恶化。

轻度 TBI 患者可能会经历：头痛、视觉障碍、头晕、认知障碍、执行技能丧失、记忆障碍、疲劳、冲动、判断力受损、情绪暴发、焦虑和抑郁症状（Lew, 2005; Kennedy et al., 2007; Kashluba et al., 2008;VAishnavi et al., 2009）。这种情况可能因继发性或并发性创伤后应激障碍（PTSD）、抑郁症和焦虑症而进一步复杂化（Fann et al., 2004; Jorge et al., 2004;VAsterling et al., 2006; Kennedy et al., 2007; Lew et al., 2008），这些疾病的症状可能与上述描述的症状有重叠。在反复发生震荡性或亚震荡性脑损伤的情况下，PTSD、抑郁症和（或）焦虑症的出现可能性似乎越来越高（Bryan and Clemans, 2013; Prins et al., 2013）。

在中度至重度 TBI 中，除了运动功能、语言功能、视觉、听觉和视空间技能等神经功能受损（具体取决于大脑受损的部位）外，还可能出现上述症状。此外，由于额叶受伤的可能性很高，因此可能会出现执行功能问题。

28.2　诊断检查

我们发现，患者的诊断检查是治疗过程中的重要环节。诊断评估不仅提供了治疗过程中需要关注的关键症状和体征，而且可以发现其他需要治疗的临床状况。我们的经验表明，许多在其他中心接受过治疗的 TBI 患者来到我们的机构时，都存在漏诊的情况。TBI 患者存在漏诊且未接受治疗的骨折并不罕见。反之亦然。尽管严重 MVA 的受害者接受了广泛的临床干预以治疗多处骨折，但他们经常报告说没有对脑损伤进行诊断检查。我们认为，患者应该接受全面的检查，并且我们通常会将有未解决的骨科问题的患者转诊给骨科同事。

28.2.1　神经和体格检查

初步病史应重点关注创伤性事件。然而，对患者病史的详细了解可以提供有价值的见解，并且经常可以发现之前未确定的缺陷。应识别所有主诉，并获取关于创伤性事件和任何先前创伤的全面病史。还应收集一般病史和精神病史。TBI 后，患者的心理社会功能经常发生剧烈变化。这些病史对于解决患者的所有需求至关重要。

在 TBI 的背景下，应详细询问头痛病史。头痛是 TBI 患者常见的（在我们所在的诊所中占 90%）主诉。病史应包括：

- 伴有呕吐和颈部僵硬的严重头痛发作；

- 伴有意识丧失、脉搏缓慢或嗜睡加重的头痛；
- 伴有视力逐渐下降的头痛；
- 相关的记忆丧失、紊乱或人格明显改变；
- 相关的惊厥或癫痫发作；
- 慢性头痛模式的突然改变；
- 持续数天且不断恶化的头痛；
- 足以使患者从睡眠中醒来的清晨头痛；
- Valsalva 动作或咳嗽或打喷嚏时明显加重的亚急性头痛发作；
- 高度定位性的慢性疼痛。

由于多发伤在 TBI 病例中是常态，因此初次体格检查应是一次全面的创伤检查，为了节省时间和考虑患者的体力状况，可以分为两次进行。

神经检查同样应该全面。临床医生应接受过神经学或神经科学方面的专业培训。检查应包括：精神状态、脑神经功能、独立评估每个肢体的运动状态、独立评估每个肢体的感觉状态、平衡功能、协调性、步态和站立。

精神状态检查包括正式和非正式的观察。精神状态的正式评估详见下文第 28.2.5 节关于问卷和认知测试的部分，还应特别注意警觉性、提供连贯病史的能力、社交和（或）行为举止、卫生习惯、注意力、集中力、记忆力、情感、情绪、思维过程、判断力、洞察力以及遵循指示的能力。应监测患者病史的叙述，以寻找异常思维内容的证据，如幻觉、妄想、偏执等。还应特别询问患者是否存在幻觉或妄想。检查人员应注意，在慢性疼痛、疲劳、药物使用或睡眠不足的情况下，可能会出现异常的认知功能、记忆力或算术技能——这些都是 TBI 患者的常见经历。此外，对预先存在或急性的精神疾病（包括 PTSD）的关注也可能影响检查结果或对近红外光疗法（NILT）的反应。在我们的诊所中，治疗过预先存在双相情感障碍的患者，他们在接受多瓦特 NIR 激光治疗后出现了轻躁狂。在怀疑存在并发症的情况下，将患者转诊给合作的精神科医生进行评估和治疗通常是有益的。

脑神经检查必须包括对嗅觉功能的详细评估。多项研究表明，TBI 病例中嗅觉丧失的发生率为 16% ~ 30%（Swann et al., 2006; Atighechi et al., 2013; Schofield et al., 2014; Proskynitopoulos et al., 2016; Bratt et al., 2018）。嗅球与前额叶（紧邻其下）的接近程度以及撞击时的旋转力的动力学特性使得嗅球和嗅束容易受伤。尽管文献中的结果喜忧参半，这些因素还造成了前额叶损伤与中央嗅觉结构损伤之间的相关性。嗅觉障碍（嗅觉丧失、嗅觉异常）似乎与损伤严重程度相关。大多数研究认为，嗅觉功能障碍的存在与认知或神经心理学损伤的可能性增加相关。此外，在震荡 / 轻度 TBI 的情况下，嗅觉功能障碍的出现可能预示着前额叶有更严重的损伤（Schofield et al., 2014）。不幸的是，嗅觉功能的恢复可能很有限。在紧急情况下嗅觉功能严重受损的患者中，几乎没有发现嗅觉恢复现象（Bakker et al., 2016）。在那些嗅觉功能受损不太严重的患者中，可以观察到了显著改善；然而，这种情况通常是不完全的。奇怪的是，许多患者并没有意识到感觉受损，并且在 TBI 患者中通常不进行嗅觉测试，在震荡 / 轻度 TBI 患者中更是很少考虑。因此，鼓励在病史中加入嗅觉问题，并进行正式的嗅觉检查。可以从病史中收集线索，特别是食物的味道方面。尽管可能很耗时，但宾夕法尼亚大学的嗅觉识别测试（UPSIT）是一种非常有用的评估嗅觉的工具。UPSIT 由四本测试手册组成，每本包含 10 种气味剂，总共产生 40 种不同的测试。检查人员用铅笔刮擦胶囊表面，释放气味。然后，检查人员提供四种气味名称选项供患者选择。UPSIT 具有高可靠性（$r=0.94$）（Proskynitopoulos et al., 2016）。"嗅探棒"测试套件（Hummel et al., 1997）是另一种商业上可用的嗅觉测试方法。该测试涉及 16 种常见气味（橙子、皮革、肉桂、薄荷醇、香蕉、柠檬、甘草、大蒜、咖啡、苹果、菠萝、玫瑰、鱼、茴香、丁香和松节油），采用多重强制选择设计。指标包括气味阈值、气味辨别和气味识别（Hummel et al., 2007），文献中还有其他几种嗅觉测试。

脑神经检查是标准神经检查的一部分。对于 TBI 患者，必须仔细注意每一根脑神经。使用 Snellen 视力表进行的视力检查、瞳孔反射、汇聚、眼动功能（见图 28.1）、眼球震颤的存在、复视的存在、面神经功能、上睑下垂、小舌和舌头位置以及听觉测试提供了每根脑神经完整性的信息。可以通过对面部的感官检查来测试三叉神经。应该测试三叉神经的三个分支（下颌支、上颌支和眼支）。

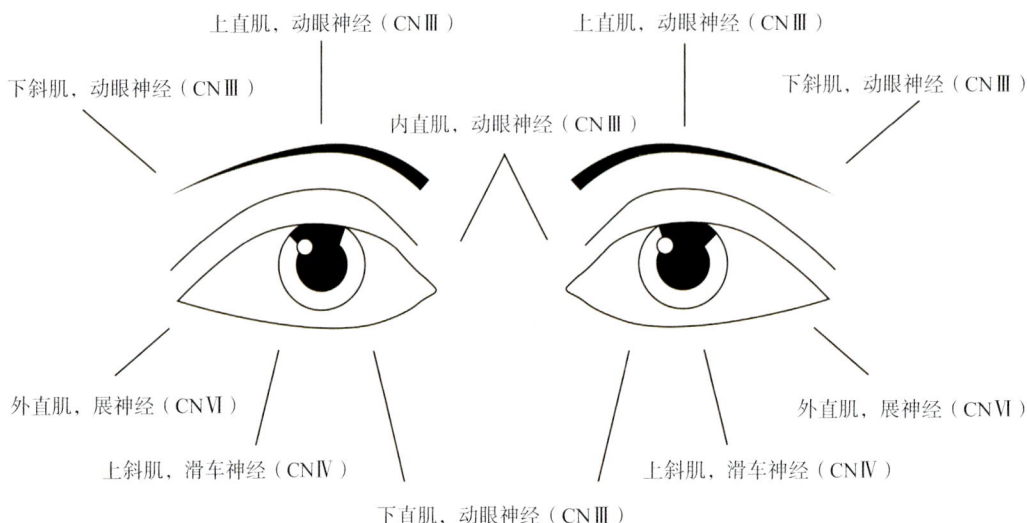

上直肌，动眼神经（CNⅢ）　上直肌，动眼神经（CNⅢ）
下斜肌，动眼神经（CNⅢ）　下斜肌，动眼神经（CNⅢ）
内直肌，动眼神经（CNⅢ）
外直肌，展神经（CNⅥ）　外直肌，展神经（CNⅥ）
上斜肌，滑车神经（CNⅣ）　上斜肌，滑车神经（CNⅣ）
下直肌，动眼神经（CNⅢ）

图 28.1　图示眼外肌及其对应的颅神经

运动和感觉检查可能会揭示与周围神经病相关的特定肢体功能障碍——这是创伤患者中另一种经常被忽视的临床状况。应测试颈椎、上肢和下肢以及腰椎的活动范围。可以使用轻触和振动源（如音叉）进行感觉检查。感觉检查应包括上肢和下肢。单侧运动或感觉体征可能提供大脑损伤侧别的线索。这些发现的严重程度可能表明其他身体/骨科/肢体损伤。应注意步态、足部内翻或外翻以及未愈合损伤的证据。在诊疗中，发现过一些导致活动范围受限、步态障碍和（或）感觉丧失的肢体损伤，然而这些损伤在先前的检查中并未列出。最极端的例子是一名髋部骨折未愈合的女性患者，在受伤多年后，她的步态严重受损；然而，她从未接受过髋部放射学检查。

28.2.2　平衡测试

平衡功能是 TBI 评估中的一个重要方面。市面上有许多计算机化的平衡板测试机器，然而，进行彻底的平衡检查并不一定需要这些设备。在没有这些机器/计算机化设备的情况下，也可以进行一些简单的临床操作。比如，可以使用小型蹦床或 BOSU 球来提供一个不稳定的基础，从而允许进行可重复的测试方案。最初应在睁眼状态下进行评估，并保证有人在场以防止摔倒。应首先测试双腿站立，然后尝试单腿站立。蹦床的不稳定性取决于患者站在蹦床上的位置。越靠近蹦床边缘，基础越不稳定。在蹦床中心，不稳定性最大。平衡评估还应包括闭眼测试。这是在去除视觉提示后，对前庭/本体感觉系统的最真实测试。可以制作一个简单的木制倾斜板，底部为 25cm×40cm 的木板，下方有 5cm 的栏杆。患者可以站在这个简单的倾斜板上，栏杆可以朝前后方向、左右方向以及 45° 角方向放置。

使用蹦床或 BOSU 球进行的额外测试可以包括评估患者在躯干受到压力时的复位能力。在不稳定的基础上双腿站立时的平衡功能储备应包括四个方向的压力。该方案应在睁眼和闭眼状态下重复进行。

进一步的平衡测试可以使用平衡木进行。同样，可以制作一个长约 12 英尺的简单木制平衡木。平衡木提供了一个狭窄的过道。患者自然行走时步态可能看似正常，但在平衡木上尝试行走时可能会遇到极大困难。平衡木测试应检查睁眼、低头、闭眼（高级）时的行走姿势，以确定身体摇摆和虚弱情况。

这些方案不仅是有用的测试程序，而且是低成本的治疗练习，可用于患者家庭训练，以改善平衡和步态。

反应时间（RT）可以通过多种方案进行测试。一种简单的方法是使用带有手柄的码尺或米尺。这是一种测试反应时间的低成本的方案，即捕捉下落的码尺。患者坐在桌子边缘的位置，前臂应放在桌子上，双手伸过桌子边缘。手应处于张开的钳形抓握状态。检查者将码尺放在患者的拇指和食指之间。码尺的零刻度与患者的手指对齐。然后检查者释放码尺，患者必须用钳形抓握方式抓住码尺。记录"码尺下落"的距离。最好多次进行此测试，并计算码尺下落的平均距离。根据码尺下落距离（D）使用公式计算：$RT=sqrt（2d/9.8m/s^2）$，其中 sqrt 表示平方根，$9.8m/s^2$ 是重力加速度。

28.2.3　自主神经功能障碍

已知脑震荡和（或）TBI 会影响认知功能，但也可能改变其他生理系统，包括心血管系统和自主神经系统。据估计，10% ~ 35% 的 TBI 患者会出现不同程度的自主神经功能障碍（Baguley et al., 1999）。与对照组相比，脑震荡运动员的交感神经活动增强，心率加快。脑震荡后，脑血管自动调节和脑血流量会受到干扰，这可能解释了症状会在体力活动或其他增加血压的压力因素下再次出现或恶化的原因。建议在坐姿和站姿下测量血压和脉搏。在更严重的 TBI 中，存在交感神经风暴、甲状腺危象和血清素综合征的风险增加。

28.2.4　颈源性头痛

对脑震荡性头部损伤的研究表明，颈椎在此类损伤过程中的参与度很高。上颈椎和颅颈交界处的韧带拉伸和损伤可能导致颈部疼痛和不适，以及头痛。这些颈源性头痛是 TBI 患者的常见并发症。检查颈椎活动度受限情况（包括屈曲、伸展和旋转），活动时轻微向下按压顶点时有无疼痛，沿颈椎特别是 C4 横突、C2/3 关节和大枕神经路径的点压痛，以及上斜方肌、斜角肌、肩胛提肌和胸小肌的疼痛或活动受限，可能支持颈源性头痛的诊断。因子分析显示，上颈椎关节功能障碍（特别是 C1/2）和胸小肌缩短能够区分颈源性头痛患者组与偏头痛患者组及对照组，敏感性为 80%（Zito et al., 2006）。物理治疗和锻炼在颈源性头痛中的效果可能比非甾体抗炎药或阿片类镇痛药更好。软组织按摩也有益处。我们发现，NILT 对于缓解与颈源性头痛相关的疼痛和活动受限非常有效。将多瓦特近红外激光器应用于后颈椎和侧颈椎区域，以及上斜方肌、肩胛提肌和后颈部肌肉群，似乎可以减少炎症和相关疼痛。我们通常将 NILT 与家庭抗重力锻炼计划相结合。

28.2.5　问卷调查和认知测试

在我们的 TBI 患者评估中，使用了许多问卷调查和认知测试。

《Rivermead 脑震荡后症状问卷》（RPQ）（King et al., 1995）对于量化 TBI 患者常见的症状特别有用。患者根据 0 ~ 4 的等级对症状进行分级，其中 0 表示无症状，4 表示问题严重。评估的症状包括：头痛、头晕、恶心、睡眠障碍、疲劳、易怒、抑郁、沮丧、记忆力减退、注意力不集中、思维困难、视力模糊、光 / 噪声敏感、复视和烦躁不安。采用两种计分方法。第一种分数 RPQ-3 是前三项的总和。得分大于 6（最高分为 12）被视为阳性。第二种分数 RPQ-13 是剩余 13 项的总和。得分大于 25（最高分为 52）被视为阳性。然而，RPQ 不是诊断工具，而是评估工具。RPQ 的可靠性一直受到质疑，因为其包含的症状在因子分析中并不与单一因素相关（Eyres et al., 2005）。然而，RPQ 量表已证明其有效性，且在治疗过程中的得分得到了显著改善，这与患者的主观改善情况密切相关。

另一种常用于脑震荡 / 轻度 TBI 症状的测试是 ImPACT 测试。这项测试在体育运动中广泛使用，但因基线测试方面的难度受到限制。然而，在临床上，我们通常不会在 TBI 之前见到患者。ImPACT 对于跟踪症状随治疗的变化以及评估额外头部损伤的影响很有用（注：过去有 TBI 病史的患者发生新的脑震荡事件的发生率更高）。这种计算机化的神经认知评估提供了一种评估 RT 的替代方法。

《蒙特利尔认知评估》（MoCA）是一种广泛使用的评估工具，用于检测认知障碍（Nasreddine et al.,

2005），最高得分为 30 分。虽然通常用于评估痴呆或轻度认知障碍，但它评估中包含许多 TBI 中经常受损的功能。MoCA 评估短期回忆能力，这在 TBI 中经常受损。它通过时钟绘制任务和三维图形绘制任务来检查视空间能力。包括一项 B 型连线测试任务，用于评估执行功能。包括一项语音流畅性任务，我们发现这在 TBI 后通常会受损。一项挑战注意力、集中力和工作记忆的连续减法任务。MoCA 还包括一项动物命名任务、一项句子重复任务、一项抽象思维任务，以及对地点和时间定向的评估任务。MoCA 是一项快速评估，将几种最佳的认知测试组合成 7 ~ 10 分钟的检查。MoCA 有多个版本，版本中包含不同的三维物体绘制、不同的单词回忆以及其他差异。使用这些不同的版本减少了重复测试的影响。MoCA 有多种语言版本，非常有用。

在我们的诊所中，我们注意到记忆、言语流畅性和 B 型连线测试的表现非常不佳。患者很少能在五分钟后回忆起五个项目中的五个对象。患者也很少能想出 11 个或更多以特定字母开头的单词。动物命名和抽象思维（"苹果和橙子有什么相似之处？"）在我们的患者中通常不会受到影响。大多数患者的得分低于 26 分，这是正常认知功能的临界值。

《抑郁症症状快速量表 - 自评问卷 16》（QIDS）是一份非常有用的抑郁问卷，患者对其评价甚好（Rush et al., 2003; Trivedi et al., 2004）。其他抑郁问卷对许多患者来说可能显得令人生畏或重复过多。QIDS 包括关于早、中、晚期失眠、睡眠时长、情绪、食欲、体重变化、注意力、自我意识、自杀意念、快感缺失、精力、不安和运动迟缓等问题。总分可为 27 分。得分 6 ~ 10 分表示轻度抑郁，11 ~ 15 分表示中度抑郁。得分 16 分或以上表示重度抑郁。

《宗氏抑郁自评量表》（ZungD）包含 20 个项目，其中一半是正向表述，另一半是负向表述（Zung, 1965）。患者对每个句子从 1（"偶尔"）到 4（"大部分时间"）进行评分。ZungD 可评估情绪、睡眠、哭泣、食欲、性欲、便秘、心动过速、疲劳、思维清晰度、有用感以及自杀意念。许多患者不喜欢 ZungD 量表的设置，因为它没有"从不"选项。ZungD 得分大于 50 分被认为是抑郁。总体来说，ZungD 量表是一个成熟且规范的抑郁评估工具。

《宗氏焦虑自评量表》（ZungA）也包含 20 个项目，具有类似的正向和负向表述（Zung, 1971）。患者对每个句子从 1（"偶尔"）到 4（"大部分时间"）进行评分。ZungA 可评估焦虑、恐惧、恐慌症状、头痛、颤抖、虚弱、心动过速、头晕、麻木、尿频、睡眠和噩梦。我们发现 ZungA 很有用，因为慢性创伤性脑损伤（TBI）和（或）脑震荡后综合征的症状与 ZungA 评估的项目之间存在显著重叠。

28.2.5.1 患者日记

患者日记工具是基于已在美国和其他地方临床实践中使用的标准化问卷中的问题而开发的。对不受限制的心理症状、疼痛、精力和生活质量进行了调查。选择了关键问题并重写，以让普通人更容易理解，并要求个人以书面或口头形式回答。患者日记的主要特点包括：

- 采用简化格式，普通人易于理解，要求在李克特量表上进行回答（分级加减，从无变化到显著变化每个方向 5 分）。
- 询问一般健康状况、饮食、营养、睡眠、吸烟、电子烟使用、药物使用等。内部与外部可靠性被质疑。
- 要求以书面形式回答有关运动（心血管、压力、动态与静态）的问题。
- 用普通人能理解的语言提问关于抑郁、焦虑、自杀意念、挫败感、人际关系和沟通的问题。
- 提问关于身体疼痛、其他躯体不适、精力等问题。
- 提问头痛类型，这通常与创伤直接相关，以及听力或视力的变化。在治疗前完成患者日记，然后在整个治疗过程中每周完成一次。此外，每周使用另一份日记（配偶或重要他人），以提供外部观察者对患者对治疗反应的观察。问题相似，但使用第二人称语法。

28.2.6 神经影像学

神经影像学长期以来一直用于评估 TBI。计算机断层扫描（CT）通常被用作 TBI 的初步评估工具。不幸的是，CT 对轻度 TBI 的敏感性非常低。CT 扫描可用于筛查颅内出血或颅骨骨折，但提供有关脑实质的信息很少。轻度 TBI 的大多数 CT 扫描结果正常（Raji and Henderson, 2018; Chamard and Lichtenstein, 2018）。如在一项超过 4000 例轻度 TBI 患者的综合样本中，只有 5% ~ 10% 的 CT 扫描结果异常（Haydel et al., 2000）。这些阳性病例与头痛、呕吐、年龄增大、酒精或药物中毒、顺行性遗忘、头部或颈部撕裂伤或癫痫发作有关（Borczuk, 1995; Miller et al., 1997; Haydel et al., 2000）。有大量高质量证据表明，CT 不能预测功能恢复（Amyot et al., 2015）。同样，在脑震荡 / 轻度 TBI 中，解剖磁共振成像（MRI）通常呈阴性（Abu-Judeh et al., 2000; Stamatakis et al., 2002; Shin et al., 2006）。这反映了在脑震荡 / 轻度 TBI 中，解剖结构变化细微或无法检测的事实。

从一种据称能显示轴突通路完整性的 MRI 类型中，可以获得一些有价值的信息。基于神经元轴突内线性约束范围内水分子的运动，扩散张量成像（DTI）可间接识别白质受损区域。在轻度 TBI 中，DTI 可显示与损伤不成比例的水扩散广泛变化（Asken et al., 2018）。由于这项技术要求高，难以获得一致的方案，因此其在临床上的适用性受到限制（Douglas et al., 2015）。DTI 依赖于统计分析，而不是视觉解读。不同的统计技术会产生不同的结果，这使得 DTI 不适合对单个患者进行解读。尽管研究确实发现了组间差异，但没有足够的规范数据来建立单个患者的诊断或预后分层（Amyot et al., 2015）。相比之下，功能神经影像学具有高度一致性，专门用于检测大脑功能异常区域。

功能神经影像学是指大脑中功能过程的可视化。这些过程源于神经元的电化学活动、突触传递以及支持这些过程的代谢过程。神经元之间的信息流动基于离子跨细胞膜的运动，为了产生泵送离子所需的能量，神经元主要依赖于血液每分钟提供的葡萄糖和氧气。神经元可通过神经递质谷氨酸介导的分子信号控制局部血流，谷氨酸通过周围的星形胶质细胞提高钙离子浓度，从而从膜脂质中产生花生四烯酸，这可以使血液小动脉扩张或收缩，以增加或减少血流（Sestini, 2007）。细节并不重要。重要的是，当血液进入大脑时，它并不会无差别地流过各器官的血管；相反，它会根据需要选择性地流向特定区域。因此，皮层区域甚至小到单个皮层柱的灌注会时刻调整，以满足神经元不断变化的代谢需求（Cox et al., 1993）。在执行特定任务时，大脑的某些区域会变得更加活跃，需要更多能量，这由局部灌注的瞬时变化来提供必要的葡萄糖。

功能神经影像学技术利用了神经元活动、代谢活动和局部灌注之间的紧密联系。如氟脱氧葡萄糖正电子发射断层扫描使用一种葡萄糖类似物进行代谢可视化，该类似物在 20 分钟内积累，并提供该时间段内的活动整合影像。灌注单光子发射计算机断层扫描（SPECT）提供了局部脑灌注在 2 分钟的短时间内整合的视觉影像。功能 MRI 可视化了由于脱氧血红蛋白的轻微磁性特性而引起的静脉血流的局部变化。

现在已有大量文献支持将灌注 SPECT 脑成像作为评估 TBI（无论是轻度、中度还是重度）的工具。如下所述, SPECT 在识别和评估 TBI 的程度方面优于 CT 和 MRI。此外, SPECT 还具有正向 / 负向预后价值。相比之下，功能 MRI 存在与 DTI 类似的局限性。数据分析依赖于统计分析。采集和分析的方法差异很大，导致结果不同。目前，功能 MRI 可以显示组间差异，但在临床上划分 TBI 或单个患者的预后分层方面并没有用（Amyot et al., 2015; Raji and Henderson, 2018）。

Henderson 等对所有关于 SPECT 在 TBI 评估中的已发表研究进行了系统回顾（Raji et al., 2014）。该回顾为 SPECT 在 TBI 中的效用提供了 ⅡA 级证据（至少有一项随机对照试验）。回顾涵盖了 52 项横断面研究和 19 项纵向研究，代表 30 年来总计 2634 名个体的实验文献。文献强烈支持 SPECT 在所有形式的 TBI 评估中优于 CT。如一项对 228 名患者的研究发现，CT 未能发现或低估了 SPECT 上发现的脑损伤（Abu-Judeh et al., 2000）。同样，与解剖 MRI 相比，SPECT 对所有形式的 TBI 更为敏感。上述同一项研究还包括了尽管24%的病例存在额叶损伤但MRI检查结果为阴性的情况（Abu-Judeh et al., 2000）。在Stamatakis等（2002）进行的一项对比研究中，研究了在受伤后2周内接受MRI和SPECT扫描的TBI患者。基于统计参数分析，SPECT扫描检测到的病变数量和病变体积均大于解剖MRI（Stamatakis et al., 2002）。

在一项关键的前瞻性研究中，为了评估SPECT对轻度TBI的敏感性和特异性，Jacobs等（1994，1996）对167名因MVAs导致头部外伤的患者进行了为期12个月的连续SPECT扫描评估。Jacobs等仔细排除了既往有头部外伤、既往神经影像学检查阳性结果、癫痫或其他神经系统疾病、精神疾病、药物滥用或酒精滥用的患者。所有患者在受伤时的CT或MRI扫描结果均为阴性。初次SPECT扫描在受伤后1周内进行。如果患者初次SPECT扫描结果为阳性，则分别在6个月和12个月时进行重复SPECT扫描。所有患者均按照标准化方案进行了完整的神经系统检查、记忆力测试、注意力测试以及关于脑震荡后症状的详细询问。同样的临床评估在3个月、6个月和12个月时重复进行。SPECT扫描结果为阴性的患者在12个月时进行了重复的神经心理学测试。虽然他们没有进行统计参数分析，但Jacobs等让3位不同的医生阅读SPECT扫描结果，并根据TBI的存在、不存在和严重程度进行评分。初次SPECT扫描结果阳性对预测12个月时与轻度TBI一致的持续性神经心理学缺损的敏感性为100%，特异性为85%（Jacobs et al., 1994, 1996）。在头部受伤后1周内SPECT扫描结果正常的患者，3个月时无症状的概率为92%，12个月时神经心理学完全恢复的概率为100%（阴性预测值为100%）。这些发现使欧洲核医学会认为SPECT在TBI中具有预后价值（Tatsch et al., 2002）。

这项工作的一个重要意义是，受伤后短时间内SPECT扫描结果阴性预示着不会有长期的功能缺损。这不能用于其他成像方式，如常规CT或MRI。同样，Laatsch等（1997）发现异常的SPECT基线与异常的神经心理学测试结果之间存在强烈相关性（Laatsch et al., 1997）。Henderson等进行的系统回顾包括18项横断面研究（81%），这些研究表明异常的SPECT结果与神经心理学缺损之间存在相关性（Raji et al., 2014）。

Henderson等最近的两项研究强调了SPECT在检查默认模式网络区域时对TBI的作用。一项对超过2万名受试者的研究表明，SPECT可以区分TBI和PTSD，其敏感性为80% ~ 100%，平均特异性为70%（Amen et al., 2015）。该研究检查了两组受试者：一组是TBI或PTSD患者与密切匹配的对照组的小队列，另一组是大型（N=7505）TBI共病队列与大型（N=1077）PTSD共病队列，后者与大型（N=11 147）其他诊断的患者队列相比具有相当的多样性（Amen et al., 2015）。这项研究在196名患有TBI、PTSD或同时患有这两种疾病的退伍军人组成的小型队列中得到了重复验证（Raji et al., 2015）。SPECT在诊断TBI及其与PTSD或正常对照的区分方面的准确率分别为83%和94%。换言之，即使在共病显著的情况下，通过SPECT评估默认模式网络区域也能准确识别TBI。

SPECT还被用于评估TBI的治疗效果。Laatsch等（1999）表明，认知行为疗法引起的积极行为变化与连续SPECT上脑血流量增加之间存在相关性。两项研究采用连续SPECT扫描来证明高压氧治疗后脑血流量增加。第一项研究（Harch et al., 2012）检查了13名在治疗前1年到5年内遭受爆炸伤的患者，而第二项研究（Boussi-Grosset al., 2013）检查了56名在轻度TBI后1年到5年的患者。通过连续的SPECT扫描显示，在一组已退役的NFL球员中实施的多因素生活方式计划，增加了他们大脑前额叶的血流量（Amen et al., 2011）。我们还发现，SPECT观察到的灌注变化与经颅多瓦近红外光疗法的临床反应相关（Henderson and Morries, 2015b）。

总而言之，灌注SPECT脑成像为评估TBI提供了一种实用且广泛可用的工具，既可判断损伤严重程度，也可定位受累脑区。后者在经颅近红外治疗的背景下变得极为重要，因为激光器是一种聚焦和定向的治疗方式。此外，SPECT还提供了一种评估治疗后神经生理学变化的有价值方法。

28.3　近红外光疗法治疗创伤性脑损伤

28.3.1　概述

大量文献现在表明，波长为 600nm 至 1200nm 的 NIR 光对于红外光疗法的有效性至关重要（Karu and Kolyakov, 2005; Lapchak, 2010）。这些波长的光被线粒体呼吸链中的细胞色素 -c- 氧化酶吸收，从而导致三磷酸腺苷（ATP）产生增加（Karu and Kolyakov, 2005; Henderson and Morries, 2015a）。单纯增加受损或灌注不足细胞中的 ATP 可能就足以刺激损伤区域或代谢紊乱区域的细胞（Wu et al., 2013）；然而，组织培养和动物研究表明存在次级的分子和细胞事件（Chung et al., 2012; Henderson and Morries, 2015a; Salehpour et al., 2018）。这些波长的 NIR 光似乎还会改变一氧化氮水平（Chung et al., 2012; Huang et al., 2009; Morries et al., 2015; Henderson and Morries, 2015a），这可能在血管舒张和钙离子稳态上产生有益的下游效应。NIR 光似乎同样可调节活性氧和活性氮物质并激活早期反应基因（Chung et al., 2012; Huang et al., 2009; Morries et al., 2015; Henderson and Morries, 2015a）。NIR 光还被证明可激活核因子 kappa B，这是一种氧化还原敏感的转录因子（Chen et al., 2011）。这种促生存转录因子可调节众多基因的表达，包括参与炎症、早期反应和细胞存活的基因。

NIR 光疗法还被证明可激活线粒体和细胞核中的众多基因，使超过 100 个基因的转录增加（Chung et al., 2012; Huang et al., 2009; Morries et al., 2015; Henderson and Morries, 2015a）。特别是，细胞存活基因和神经分化因子被转录（Kushibiki et al., 2013）。在动物模型中已观察到突触形成增加（Chung et al., 2012; Henderson and Morries, 2015a; Salehpour et al., 2018）。NIR 光还增加了众多生长因子的产生（Henderson, 2016）并在动物模型中上调了几种炎症介质（Huang et al., 2009; Chung et al., 2012）。NIR 光刺激的关键生长因子示例包括神经生长因子、脑源性神经营养因子（BDNF）、转化生长因子 -β 和血管内皮生长因子，这些因子可能有助于 TBI 后的晚期大脑重塑（Schwartz et al., 2002; Mirsky et al., 2002; Lubart et al., 2005; Frank et al., 2004; Szymanska et al., 2013; von Leden et al., 2013）。如在用 633nm NIR 光照射骨骼肌细胞培养物后，神经生长因子的 mRNA 转录增加至原来 5 倍（Schwartz et al., 2002）。

数据表明，经颅 NILT 可以增加脑卒中或 TBI 成年小鼠的神经发生过程。如在用 810nm 经颅 NIR 光以 18J/cm^2 的剂量治疗后，小鼠模型的海马齿状回和侧脑室下区均显示出神经干细胞数量增加（Oron et al., 2006, 2007; Xuan et al., 2014a,b; Henderson, 2016）。其他研究表明，经颅 NILT 可能增加突触形成（Xuan et al., 2014a,b）。总的来说，这些过程可能有助于提高神经可塑性，从而对慢性 TBI 的神经修复和功能改善起到重要作用（Chung et al., 2012; Henderson and Morries, 2015a; Salehpour et al., 2018）。

进一步揭示了 NILT 的有益作用的分子机制。Zhang 等（2014）利用即时早期反应基因 IEX-1 的无效突变小鼠模型，研究了这一关键蛋白的作用。IEX-1 可上调核因子 κB（NF-κB），发挥抗凋亡和抗炎作用，并调节线粒体 ATP 酶活性。缺乏 IEX-1 的基因敲除小鼠即使只是轻度脑损伤，也会出现持续的炎症反应、广泛的细胞凋亡和更大的脑部病变。然而，用二极管激光器以 150mW/cm^2 的功率对头皮进行 4 分钟（36J/cm^2）的 810nm 近红外光单次治疗，即可改善这些 IEX-1 敲除小鼠的所有过度病理变化。接受近红外光治疗的小鼠的病变与野生型小鼠在相同脑损伤下的病变没有显著差别。研究者认为这反映了近红外光对炎症过程的影响，而非 NF-κB 的某些下游效应。他们得出这一结论的部分原因是，给予相同脑损伤的野生型动物注射脂多糖（以引发炎症反应）后，也出现了更为严重的病理变化（Zhang et al., 2014）。这项研究巧妙揭示了近红外光疗法作用中的一个关键因子；然而，近红外光对 IEX-1 其他下游通路的影响尚不能排除。

值得注意的是，当以适当的波长和幅度进行照射时（Yip et al., 2011; Lapchak, 2012; Wu et al., 2013），这些分子和细胞变化持续的时间明显长于近红外光照射本身。如在动物模型中，脑卒中后 24

小时进行一次功率密度为 0.9 ~ 36J/cm^2 的红外和近红外范围内的 LLLT，可减少神经功能缺损，并有神经元增殖和迁移的组织化学证据，这些证据在数周后仍很明显（Yip et al., 2011; Wu et al., 2013）。在啮齿类动物创 TBI 模型中，发光二极管（LED）的单次低强度光疗法也有类似的长期益处（Ando et al., 2011; Wu et al., 2012; Xuan et al., 2013）。在许多研究中，观察到 1 ~ 4 周的延迟，这与近红外光照射引发的进行性神经再生级联反应一致（Chung et al., 2012; Henderson and Morries, 2015a; Morries et al., 2015）。

28.3.2　文献综述

28.3.2.1　临床前研究

Oron 等（2007）进行了首项关于 NILT 对 TBI 作用的小鼠研究。他们在损伤后 4 小时使用 200mW 的镓砷激光器发射 808nm 的近红外能量进行单次治疗。他们观察到，与对照组相比，治疗组小鼠在损伤后 1 ~ 4 天的神经功能缺损变化不大；然而，在第 5 天，治疗组动物的神经功能缺损逐渐减轻。尽管第 5 天治疗组动物的神经功能未与第 28 天进行统计比较，但在此期间神经功能缺损似乎减少了 17%。在第 28 天，处死小鼠并确定脑部病变体积。他们发现，28 天内单次 808nm 近红外能量治疗可使病变体积从 12% 显著减小至 1.4%（Oron et al., 2007）。

Wu 等（2010）通过重物坠落法建立了类似的小鼠闭合性颅脑损伤模型。这组中这些动物在损伤后的神经功能缺损更为严重［神经严重程度评分（NSS）6 ~ 8 分，而对照组为 4 ~ 6 分］。小鼠接受单次 670nm 近红外、单次 810nm 近红外、单次 980nm 近红外治疗或假治疗。研究者使用了光纤激光发射器。他们报告称，以 150mW/cm^2 的功率密度照射 4 分钟，输送了能量密度为 36J/cm^2 的光能。在接受 670nm 激光治疗的小鼠中，9 天后 NSS 评分显著降低。至 28 天，治疗组小鼠的 NSS 评分改善了 89%，而假治疗组小鼠改善了 72%。接受 810nm 近红外光治疗的小鼠表现出更为显著的行为反应。第 1 天，810nm 治疗组小鼠的 NSS 评分与假治疗组小鼠相比具有统计学显著差异。第 9 天，810nm 治疗组小鼠的 NSS 评分降低了 68%（而假治疗组降低了 48%）。第 28 天，810nm 治疗组小鼠的 NSS 评分比急性损伤后评分降低了 95%。假治疗组改善了 72%。接受 980nm 近红外光治疗的小鼠，在损伤后 28 天内的 NSS 评分与假治疗组相比无显著差异（Wu et al., 2010）。尽管本研究中小鼠的初始 NSS 评分更高，但基线时的组织学病变体积相比 Oron 等（2007）报告的结果明显更小。尽管如此，仍报告了病变体积减小了 50%（Wu et al., 2010）。

正是在这一点上，该领域出现了争议。McCarthy 等（2010）使用 808nm 镓铝砷（GaAlA）二极管激光器，以 70mW 的功率向大鼠脑部输送 NIR，能量密度为 268J/cm^2，以评估该设备对人类使用的安全性。研究者声称，根据未发表的数据，他们使用该设备向人类皮层表面输送了 10mW/cm^2 或 1.2J/cm^2 的能量。这表示输送到皮层表面的光能量不到照射到头皮的光能量的 1% 的一半。然而，好奇的是，在 Oron 等（2012）稍后的一项研究中，他们使用了同一家公司生产的相同设备，精确描述了近红外光能量通过新鲜小鼠颅骨顶骨的透射测量。使用 GaAlA 808 mm 二极管激光器向颅骨表面输送 21mW 的能量，持续 2 分钟，在颅骨内表面产生了 10mW 和 1.2J/cm^2 的能量。然而，人类临床试验使用了相同的设置和 2 分钟的治疗间隔，并声称向人类大脑的皮层表面输送了相同的 1.2J/cm^2 的能量（Lapchak, 2012），尽管与人类头皮和颅骨的厚度相比，小鼠颅骨的厚度要小得多（Oron et al., 2012）。这些临床试验，即 Neuro-Thera 有效性和安全性试验（NEST 1-3），最终因缺乏疗效而终止。

Wu 等（2012）在他们早期工作的基础上，研究了其他波长对临床效益的影响。他们使用闭合性颅脑损伤小鼠模型，制造了中度 TBI（NSS 为 6 ~ 8 分）。他们测试了单次 150mW/cm^2 的 665nm、730nm、810nm 和 980nm 的激光二极管治疗。在 28 天内跟踪了 NSS 的变化。接受 730nm 和 980nm NIR 光治疗的小鼠与假治疗组小鼠相比，未表现出显著的行为差异。相比之下，接受 665nm NIR 光治疗的小鼠神经症状迅速减少。到第 5 天，差异已很明显。同样，接受 810nm NIR 光治疗的小鼠在神经功能缺损方面也表现出迅速而显著的变化。值得注意的是，接受 665nm 和 810nm NIR 光治疗的小鼠在神经功能状态上无法区分（Wu et al., 2012）。

Ando 等（2011）评估了 810nm NIR 光脉冲对 TBI 小鼠模型的影响。他们发现，在损伤后 4 小时内进行单次连续波 810nm NIR 光治疗，基于 NSS 评分可观察到了显著的功能恢复。这与 Wu 等（2010）和 Oron 等（2007）的研究结果一致。此外，他们发现，以 100Hz 脉冲的 810nm 光与连续 NIR 光具有相似的益处。他们还发现，以 10Hz 脉冲的光可实现额外的功能恢复（Ando et al., 2011）。有趣的是，他们检查了假治疗组和治疗组小鼠的大脑组织病理学，并发现了与 Oron 等（2007）的工作不同的结果。他们还检查了更早的时间点（2 天、15 天和 28 天）。虽然 Oron 等发现，至第 28 天，病变体积占总皮层体积的 1.2%，但 Ando 等发现，至第 28 天 NIR 光治疗后，病变体积为 16%。换言之，一组发现病变体积减小了 90%，而另一组仅发现病变体积减小了 15%。脉冲似乎是有益的，因为接受 10Hz 脉冲 NIR 光治疗的小鼠的病变仅占皮层体积的 13%，表示病变体积减小了 43%。

Oron 等（2012）研究了使用 808nm NIR 光以不同脉冲率对 TBI 小鼠模型的影响。使用 GaAlA 激光二极管，以 10mW/cm^2 的功率在连续模式下或以 100 或 600Hz 的频率输送 NIR 能量。将这些实验组与假治疗组进行比较。头部损伤后的 NSS 评分为 4 ~ 6 分。无论脉冲频率如何（0Hz、100Hz、600Hz），激光治疗的动物均表现出行为改善。然而，以 600Hz 治疗的动物表现出神经行为反应的延迟。虽然有 26% 的接受连续激光治疗的小鼠完全恢复，但有 67% 的接受 100Hz 激光治疗的小鼠完全恢复。接受 600Hz 治疗的小鼠与接受连续波治疗的小鼠相似（28% 的反应率）（Oron et al., 2012）。

重复进行 NIR 治疗似乎有一定益处，但治疗的频率和次数是关键因素。虽然单次 NIR 治疗有益，但相比小鼠模型中的单次治疗，连续三天每天进行治疗会产生更大的神经学益处（Xuan et al., 2013），表现为病灶体积减小、退化神经元减少、增殖细胞增多、突触形成增加（Xuan et al., 2014a,b），以及脑源性神经营养因子（BDNF）水平升高（Xuan et al., 2014a,b）。同样，进行每日一次或三次治疗可增加海马体和脑室下区的神经发生，并改善学习任务时的表现（Xuan et al., 2014a,b）。相比之下，连续 7 天（Quirk et al., 2012）或 14 天（Xuan et al., 2013, 2016）的每日治疗与对照组无显著差异。在 0.9 ~ 36J/cm^2 范围内的 NIR 能量密度会导致显著的生物化学和行为变化（Oron et al., 2007, 2012; Wu et al., 2010; Ando et al., 2011; Xuan et al., 2013, 2014a,b; Khuman et al., 2012）。

Khuman 等（2012）在小鼠直接皮质撞击模型中，通过经颅和新颖的开颅手术方法评估了不同的 NIR 能量剂量。动物组通过直接照射暴露的皮层接受 NIR 能量，治疗时间为 2 分钟，功率密度为 250mW/cm^2、500mW/cm^2、1000mW/cm^2，或接受 7 分钟的治疗，功率密度为 250mW/cm^2 或 500mW/cm^2，使用 800nm 二极管激光器。其他组以 60J/cm^2（500mW/cm^2，2 分钟）的 NIR 能量进行经颅治疗，持续 7 天，或在受伤后 1 小时或 4 小时接受一次治疗。从这种复杂的方案中，可以注意到一些少量的观察结果。接受 60J/cm^2 NIR 能量的动物，无论是通过单次经颅治疗还是通过直接照射皮层（500mW/cm^2，2 分钟），在行为和学习能力方面的改善最为显著。与单次治疗的小鼠相比，每天接受 NIR 能量总共治疗 7 天的动物益处明显减少。

本研究中多次治疗组的结果值得进一步考虑，特别是鉴于 Xuan 等在此问题上的研究成果。这些数据表明，过多的 NIR 能量可能会导致益处减少。问题是"过多"如何界定。如果我们同意 NIR 作用于线粒体，增加了 ATP 的产生并减少活性氧物质，那么可以认为过多的 NIR 能量会导致氧化应激。有证据表明，在短时间内进行多次治疗会加剧自由基的产生。实际上，在细胞培养模型中，第二次用 808nm NIR 光照射后，自由基的产生量几乎增加至原来的 300%（Kujawa et al., 2014）。然而，大量证据表明，NIR 也会激活早期反应基因，导致 BDNF 和抗凋亡基因的产生增加。在这条途径中，NIR 刺激的时机可能很重要。BDNF 刺激的途径（Henderson, 2016）是多步骤的，并且可能在这一途径的任何一步中因多次治疗而饱和或受到抑制。808nm 和 905nm 的 NIR 照射会影响细胞膜的流动性。重复照射会导致流动性降低和膜离子泵受损（Kujawa et al., 2004）。Xuan 等（2016）提出的另一种假设是，过多的治疗次数会诱发反应性胶质细胞增生，这会暂时抑制大脑修复过程。因此，可能在给定时间段外的治疗频率是 NIR 照射益处的限制因素，这意味着与治疗单次给药的实际剂量相比，过多的治疗次数的给药剂量过多。需要进一步的工作来明确 TBI 模型中的这个问题，但我们的临床经验支持以适当的间隔进行治疗会带来益处的观点。

Esenaliev 等（2018）最近报告了一种治疗方法，该方法利用 808nm 纳米脉冲 NIR 光在大鼠闭合性头部损伤模型中产生光声（超声）波。对该专有设备的描述不完全，但似乎使用了 10ns 脉冲持续时间（100 MHz），在受伤后 1 小时以 $1J/cm^2$ 的能量密度进行单次治疗，用纳米脉冲 NIR 光照射 5 分钟。在这种急性模型中治疗的动物在 1 天内表现出了更好的平衡木运动性能。到第 10 天，这些差异变得不那么明显。纳米脉冲 NIR 治疗的大鼠中，*caspase-3* 阳性（凋亡）细胞数量显著减少。治疗动物的 BDNF 水平升高，并且有神经增殖的证据（Esenaliev et al., 2018）。

Quirk 等（2012）在大鼠中研究了另一种闭合性头部损伤模型，并评估了多次治疗的影响。使用 670nm LED 灯，以 $50mW/cm^2$ 的能量密度，研究者进行了每天两次、每次 5 分钟的治疗，持续 3 天。在随后的 10 天内对动物进行研究。值得注意的是，研究者观察到假治疗组和 NIR 治疗组之间的行为差异很小。

28.3.2.2　临床研究

在一项针对健康志愿者的双盲研究中，NILT 改善了记忆和注意力（Barrett and Gonzalez-Lima, 2013）。仅将 NIR 照射到右侧前额，靶向大脑皮层的右侧额极（Brodmann 9 区和 10 区），研究者在治疗后 2 周进行测试时报告了精神运动警觉性和视觉记忆的改善。该设备是Ⅳ类激光器 CG-5000（Cell Gen Therapeutics,Dallas TX,USA），参数如下：波长 1064nm，辐照度 $250mW/cm^2$，光通量 $60J/cm^2$，每个部位照射 4 分钟（2 个部位）。

在一篇关于两名 TBI 患者的病例报告中，Naeser 等（2011）报告称，NILT 改善了持续性注意力、记忆和执行功能。两名患者均使用带有 3 个独立 LED 集束头的仪器进行治疗。治疗使用的参数如下：NIR 波长 870nm 和 633nm（红光），辐照度 22.2 ~ $25.8mW/cm^2$，光通量 $13.3J/cm^2$，每个部位照射 10 分钟。LED 集束头依次放置在双侧前额、太阳穴、顶骨区域、高额区域和顶点。足部也放置了一个 LED 集束头。第一名患者在 TBI 后 7 年仍有显著的脑震荡后遗症。该患者接受了每周 8 ~ $20J/cm^2$ 的治疗，持续 7 个月，然后转为在家每天进行治疗。该患者继续在家治疗超过 6 年。值得注意的是，该患者仅从该方案中获得了短暂的益处。如果患者停止治疗，症状会在 2 周内复发（Naeser et al., 2011）。第二名患者使用类似设备每天接受治疗，辐照量为 9.3 ~ $13.3J/cm^2$。在 4 个月内，该患者的大部分症状有所改善（记忆力下降、睡眠不佳、情绪失调、易怒），并恢复了工作。该患者还注意到，如果停止治疗超过 1 周，症状会复发。

研究者（Naeser et al., 2011）认识到，LED 设备仅向皮层表面传递了一小部分 NIR 能量——他们估计为 $0.24J/cm^2$（3%）——并且向 2cm 深处传递的能量更少——他们估计为 $0.024J/cm^2$（0.3%）。此外，研究者没有进行神经成像以定位他们试图引导 NIR 能量作用于病灶。不能假设大脑中的创伤性病灶（只能通过功能成像看到；患者 1 的 MRI 结果为阴性；患者 2 报告有轻微的皮层萎缩）位于 LED 集束头下方。也不能假设任何 NIR 直接到达了创伤性病灶的位置。此外，将 NIR 能量应用于足部对大脑没有直接影响。研究者提出了与针灸点相关的推论，并进一步假设 NIR 能量对前额叶的血流有影响。鉴于 NIR 光不能显著穿透 2mm 的头发（Henderson and Morries, 2019），因此不清楚这些未剃头的患者是否在顶点或顶叶区域接收到了任何能量。

同一组研究人员报告了 11 名 TBI 患者的情况，这些患者存在持续的认知功能障碍，并接受了类似的 NILT 治疗方案（Naeser et al., 2014）。这 11 名患者使用带有三个 LED 集束头的设备（MedX Health Model 1100，Toronto,ON,Canada）接受 NILT 治疗。治疗使用的参数如下：NIR 波长 870nm 和 633nm（红光），辐照度 22.2mW/cm^2，光通量 13J/cm^2，每个部位照射时间约为 10 分钟。NILT 光每周 3 次，持续 6 周（18 次），在 11 个部位进行照射，每个部位 10 分钟（每次总持续时间为 20 分钟）。颅骨上的部位选择在中线以及前额、顶骨和颞区的双侧（Naeser et al., 2014）。在随后的神经心理学测试中，NILT 对 Stroop 任务中的注意力、抑制和抑制切换有显著影响；同样改善了语言学习和记忆，以及加利福尼亚语言学习测试中的长延迟自由回忆（Naeser et al., 2014）。与前一段所述的研究一样，本研究也存在同样的问题。目前，尚不清楚 LED 发射器是否能在 1 ~ 2cm 深处传递足够的能量以引起任何神经学变化。此外，LED 集束头被放置在受试者的头发上，这会极大地降低 NIR 光的穿透性。

在同一组受试者中（Naeser et al., 2014），根据贝克抑郁量表 Ⅱ 总分（范围：15 ~ 34 分），确定 8 名受试者患有轻度、中度或重度抑郁症。在研究开始时仅患有轻度抑郁症的三名受试者，在接受 NILT 治疗后仍保持不变。五名患有中度至重度抑郁症的受试者的结果如下：两名中度抑郁症患者在 NILT 系列治疗结束后 8 周改善为轻度 / 极轻度抑郁症，一名重度抑郁症患者改善为中度抑郁症。另外两名中度或重度抑郁症患者在最后一次 NILT 治疗后的 8 周随访中保持不变（Naeser et al., 2014）。

Cassano 等（2015）描述了一项开放性试验，四名抑郁症患者接受基于 LED 的设备治疗。该设备为 808nm、5W 的镓铝砷激光器，在每个前额部位照射 2 分钟。汉密尔顿抑郁量表评分从 19.8+4.4 分（重度抑郁）降至 13+5.35 分（轻度至中度抑郁）。在此，该设备是一个激光发射器，应用于前额头皮，不穿透头发。Cassano 等（2018）最近发表了这些发现的双盲、安慰剂对照扩展研究。在 13 名完成研究的受试者中，汉密尔顿抑郁量表评分降低（*p*=0.031）。

28.3.2.3　临床经验

在我们 2015 年发表的一项开放性研究中（Morries and colleagues, 2015），使用了一种功率更大的设备。受研究中利用 LED 治疗 TBI 所描述的症状缓解的短暂性、Lapchak（2010）的观察结果以及探索 NIR 光穿透组织能力的实验室研究（Henderson and Morries, 2015a）的启发，我们使用 10W，后来是 15W 的激光器来治疗 TBI 患者。我们目前使用的是一个激光二极管设备，最大输出为 10W 810nm 光和 10W 980nm 光。该设备可以利用光纤和手持设备提供双波长治疗。可以以脉冲方式提供一种或两种波长。该设备的孔径为 3.5cm。在典型的 810nm 光 10W 和 980nm 光 3W 的设置下，该设备提供 3.71W/cm^2 的辐照度。治疗参数如下：波长 810nm 和 980nm，辐照度 3.71W/cm^2，皮肤处能量密度 55 ~ 125J/cm^2，每个区域照射 5 分钟，测量面积为 87.5 ~ 125cm^2。根据我们之前在 NIR 能量穿透组织方面的工作（Henderson and Morries, 2015a），我们估计在 3cm 深度处组织接收的能量密度为 1.65 ~ 3.7J/cm^2。请注意，脑卒中和 TBI 的动物模型表明，在 0.9 ~ 36W/cm^2 的 NIR 能量密度下，可产生显著的生化和行为变化（Morries et al., 2015）。

患者治疗方案是根据病史、灌注 SPECT 扫描显示的病变位置、患者体型、体重、头围、骨结构、头发情况以及最需要治疗的病症来制定的。患者在首次就诊时仅使用 810nm 波长开始低剂量治疗，然后在前两次就诊逐渐增加至目标剂量。此后，810nm 的设置保持不变，而 980nm 的波长则逐渐增加，并由医生和治疗师进行监测。最大剂量水平是对患者具有治疗效果且舒适的剂量。治疗通常持续 20 分钟。治疗最初每周进行三次，但在前六次治疗后减少至每周两次。

治疗报告是治疗过程中不可或缺的一部分，用于准确记录每次就诊的确切剂量水平、治疗部位和面积（cm^2）、时间、总焦耳数、波长设置以及连续波或脉冲波设置（Hz 或 ms 开 / 关）。每次治疗前都会审查药物和禁忌证。每次治疗前都会审查患者对之前治疗的反应。每周审查患者日记。

一个疗程中的治疗总次数通常基于患者的症状，但一般大约是 20 次治疗。届时，我们会考虑是否适合休息一段时间，通常是在实施任何额外治疗之前的 2 ~ 3 个月。在休息期间，会继续进行补充多瓦数 NILT 疗法的运动和平衡训练计划。

我们最初的开放性试验涉及 10 名轻度 TBI 受试者，其中几人在受伤时曾失去意识。在经过 10 次 NILT 治疗（四名患者接受了 20 次治疗）后，每名患者的临床症状都显著改善，许多症状减轻或消失。6 名患者曾经经常头痛，其中三名患者的头痛症状消失，其余三名患者的头痛频率降低、程度减轻。所有 10 名患者都存在睡眠障碍，但所有病例均得到缓解。九名患者曾出现易怒症状，但所有病例均得到缓解。五名患者有认知问题，但除一名患者外，其余患者的认知问题均得到缓解。四名患者有短期记忆障碍，这一症状通过多瓦数 NILT 得到缓解（Morries et al., 2015）。

焦虑和抑郁在这些轻度 TBI 患者中相当常见。所有 10 名患者都曾表现出焦虑症状，其中两名患者曾出现过度警觉。这些症状在所有患者中均得到缓解，但有一名患者例外。九名患者曾出现抑郁症状。七名患者在治疗前完成了贝克抑郁量表，平均得分为 25.3±12.1 分。治疗后，贝克抑郁量表得分降至 12±6.5 分（非抑郁范围）。这一变化具有统计学意义。虽然 50% 的患者在治疗前表示有自杀念头，但治疗后没有患者继续有自杀念头。患者报告称认知能力提高，并渴望重返有意义的工作岗位。六名失业患者中有五名重返工作岗位。两名伊拉克 / 阿富汗退伍军人患者在高技能行业找到了新职业（Morries et al., 2015）。

我们最近报告的一项开放性临床试验显示，多瓦 NILT 对抑郁症状有效（Henderson and Morries, 2017）。在 39 名患者中，36 名患者对治疗有反应。总体而言，92% 的患者对多瓦数 NILT 有反应，82% 的患者抑郁症状得到缓解（$p=6.45\times10^{-13}$）。治疗反应时间和症状缓解时间都很显著。患者通常在四次治疗（不到两周）内就能看到效果。研究证明，只需八次治疗（不到三周）即可缓解抑郁症状。除已提到的例外情况外，治疗反应时间通常比典型抗抑郁药（通常为 6 ~ 8 周）更快。82% 的治疗缓解率优于口服抗抑郁药的缓解率（Thase et al., 2001; Connolly and Thase, 2011），也优于 Schiffer 等（60%）在 10 名接受低功率 NIR 光治疗的患者中描述的效果（Schiffer et al., 2009），以及 Cassano 等（50%）在 4 名使用稍高功率（5W）激光二极管进行短时间间隔治疗的患者中描述的效果（Cassano et al., 2015）。此外，在长达 55 个月的治疗后随访显示，很大一部分患者仍未出现抑郁症状。因此，这些益处似乎并非暂时的，这与低功率 NIR 光疗法研究中的观察结果不同。

自从描述临床方案的第一篇论文发表（Morries et al., 2015）以来，我们已经治疗了 150 多名患者。除少数例外，患者都看到了显著的临床改善。值得注意的是，症状的改善既迅速又持久，这与使用 LED 设备获得的结果形成对比。患者在睡眠、头痛、过度警觉、易怒、认知困难、注意力不集中、记忆力减退、焦虑、PTSD 症状、抑郁和自杀念头方面都有所改善（图 28.2）。大多数患者在前 10 次治疗内报告睡眠改善，主要失眠和中间失眠症状缓解。头痛对多瓦数 NILT 的反应同样迅速，通常在第 10 次治疗之前就有改善。正如我们在抑郁症研究（Henderson and Morries, 2017）中所发现的那样，多瓦数 NILT 对易怒、情绪低落、自杀念头和绝望等症状的疗效非常显著且迅速。

生理指标，如平衡障碍、视觉障碍和反应时间（RT）延迟等，在 20 次多瓦数近红外光疗法（NILT）治疗过程中也得到了改善。同样，畏光和听觉过敏在这种治疗方案下也有所改善。患者甚至在几次治疗后就表示对声音和光线的敏感度降低了。

与 PTSD 相关的症状，如侵入性思绪、夸张的惊吓反射、反复出现的记忆和噩梦，在那些受此影响的患者中多功率 NILT 效果良好。我们的一些患者最近遭受了创伤并伴有 PTSD 症状，而其他患者则多年来一直饱受这些症状困扰。如一位老兵患者在退伍军人管理局的设施里接受了 20 多年的治疗，这与他 50 多年前在执行任务时遭受的创伤和 TBI 有关。心理治疗、团体治疗、抗抑郁药物以及眼动脱敏与重返社会疗法都没有效果。在接受第 10 次多瓦数 NILT 治疗后，这位老兵表示他不再有侵入性思绪、夸张的惊吓反射或噩梦。他觉得自己的 PTSD 已经解决了。值得注意的是，自第 10 次治疗以来的两年里，他一直没有再出现症状。

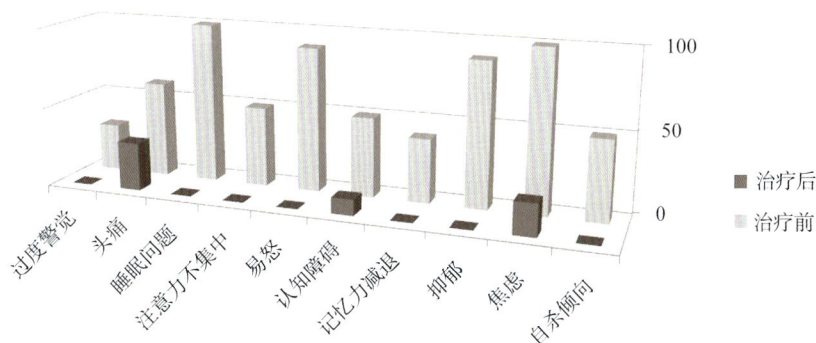

图 28.2 多瓦数 NILT 疗程后特定症状的临床改善情况

临床小案例

患者是一家非营利组织的活跃管理者，负责组织许多活动并管理一支庞大的员工队伍。2017 年 4 月 8 日，患者遭遇了一起机动车事故，头部撞到了头枕上。她没有失去意识，但立即感到头晕视物模糊、头脑混乱，并抱怨头痛。几小时后，她感到剧烈疼痛并呕吐。她被送往急诊室并接受了 CT 扫描。扫描结果为阴性。到了第二天早上，患者出现了光敏性、耳鸣、头痛加剧和颈部疼痛等症状。她的视力变得"模糊"，并出现了混乱和记忆问题。她很快就出现了头晕、右臂和手麻木以及意识模糊。几天之内，她的睡眠状况恶化，出现原发性失眠、继发性失眠和噩梦。由于无法集中注意力或清晰思考，患者无法继续工作。她的写作能力也严重受损。头痛、疲劳和光敏性使她丧失了工作能力。

2017 年 5 月 5 日，我们对患者进行了检查。进行了 MoCA 测试，患者得了 23 分（满分 30 分），表明其认知能力受损。她的 Rivermead 得分为 25。她的 QIDS 得分为 9，表明她患轻度抑郁。我们安排了脑灌注 SPECT 扫描，结果显示眶额叶皮层和双侧颞叶皮层广泛灌注不足。此后不久，患者开始接受多瓦数 NILT 治疗双侧额叶和颞叶区域。在第一次仅针对额叶区域的治疗后，患者感到剧烈的头痛有所缓解。在第四次治疗后，患者睡眠得到改善，噩梦和轻度失眠症状消失。在第十二次治疗前，原发性失眠一直是个问题。在第七次治疗后，头痛完全消失。在最初的十次治疗中，患者的能力、情绪低落、焦虑和希望度在最初的 10 次治疗中有所改善。在第 12 次治疗时，患者表示感觉生活态度更加积极。疼痛症状已经消失。她对声音和光线的敏感度已经消失。她注意到自己的记忆力和注意力也有所提高。在第 15 次治疗后，她的 MoCA 评分是 28，Rivermead 评分是 11，QIDS 评分是 2。她感到"快乐"且精力充沛。她能够重返工作岗位，并乐在其中。她于 2017 年 8 月 18 日完成了第 20 次治疗，且症状已消失超过 18 个月。重复 SPECT 扫描显示额叶和颞叶皮层有适度改善。根据扫描结果，建议进一步治疗。

我们发现神经影像学结果可以证明患者在接受多瓦数 NILT 后所经历的显著临床改善效果。其中一位患者如图 28.2 所示。这是一位年轻女性患者，她遭遇了一起机动车事故（MVA），导致中度 TBI 和多处骨骼骨折。患者面部骨骼骨折严重，这导致她的面部外观发生了很大变化。当时，患者第一次来诊所时，她情绪严重低落，对未来绝望，被持续的疼痛所困扰，因持续的言语构音障碍而苦恼，并且行走困难。在接受几次治疗后，患者开始充满希望。她的头痛减轻了，情绪也有所改善。在接受 30 次治疗后，患者的情况发生了巨大变化。她的言语构音障碍大大减轻，情绪也变得明朗愉快。她的注意力、记忆力都有所提高，并且感觉自己"思维更加敏捷"。基线和治疗后的灌注脑 SPECT 扫描显示了反映其临床改善的神经生理学变化（图 28.3）。

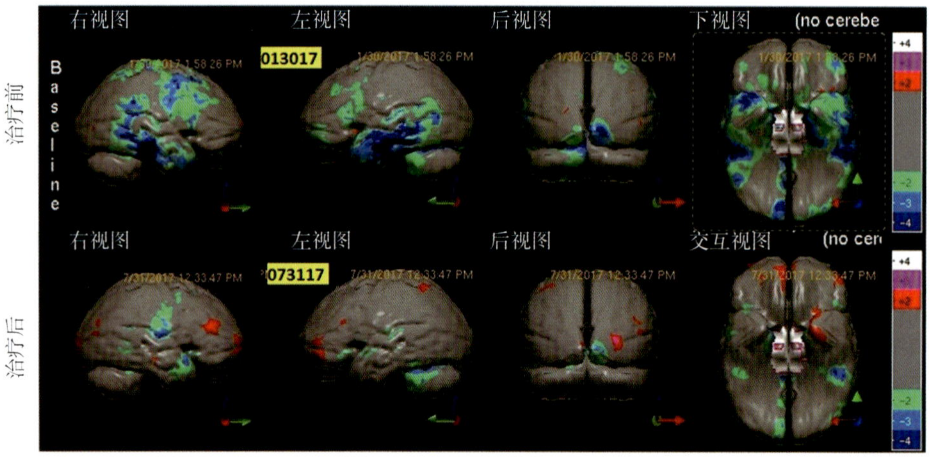

图 28.3　20 次 NILT 应用前后的 TBI 患者的 SPECT 图像。将一名 TBI 患者的 SPECT 数据与规范数据库（N=64）进行比较。上排：治疗前数据（2017 年 1 月 30 日）。下排：治疗后数据（2017 年 7 月 31 日）。右后额叶和双侧颞叶功能减退区域在 NILT 治疗后显著改善。使用 Segami Inc. 软件生成了与规范数据库相比具有统计学显著差异的区域图。颜色比例尺表示：①灰色表示与规范数据库无显著差异的区域；②绿色表示低于规范数据库均值 2 ～ 3 个标准差（SDs）的区域；③浅蓝色表示低于规范数据库均值 3 ～ 4 个 SDs 的区域；④深蓝色表示低于规范数据库均值超过 4 个 SDs 的区域

我们还发现，即使对于长期 TBI 病例，多瓦数 NILT 也是有益的。如另一位老兵患者在 1983 年因执行任务时遭遇 MVA 而导致中度 TBI。据报道，他昏迷了两个月。TBI 发生后初期，患者出现明显的左侧偏瘫和非流利性失语。在随后的几年里，他恢复显著，但仍存在言语和步态障碍。他情绪低落、易怒、睡眠不好和频繁复发头痛。在初次检查时，患者有中度构音障碍，并倾向于强调单词的非典型部分。他的步态不对称，右腿向外摆动。他的思维不连贯，有些难以理解。他倾向于重复单词，并坚持要读一些他的诗歌。他的作品基于缩写词，并有一种重复的节奏。解剖 MRI 和基线灌注 SPECT 扫描显示右侧颞叶和右侧额叶皮层的部分区域受损（见图 28.4）。

在接受 20 次多瓦数 NILT 治疗后，患者表现出显著的改善。他的言语清晰度大大提高。在治疗后的 6 个月内，他的言语进一步改善。他的步态明显改善，右腿没有明显地向外摆动。他报告说，睡眠、情绪和判断力都有所改善。他的复发性头痛也消失了。他变得不那么反复无常了。患者能够以更加连贯的方式写作和说话。这位患者能够以更加连贯的方式写作和说话。他的诗歌风格变成了无韵律的抑扬格五步诗或戏剧独白。图 28.3 展示了患者的神经影像学结果。解剖 MRI 显示患者有明显的瘢痕。重复的 SPECT 扫描显示 TBI 病灶（右侧颞叶和右侧额叶皮层）内的灌注变化非常有限；然而，与这些病灶相邻的周边区域显示出显著改善。此外，先前显示低灌注的、更远的皮层区域的灌注也明显改善。自接受治疗以来的 4 年里，患者一直保持这些改善。

在治疗后每 6 个月进行一次的随访中，我们已经对接受多瓦数 NILT 治疗的患者进行了长达 8 年的随访。患者报告说症状持续改善。对许多患者进行重复或随访灌注 SPECT 成像显示，受伤大脑区域的灌注显著增加，并且在类似疗程的多功率 NILT 治疗后，皮层功能总体发生改善。在我们最近的随访调查中，100% 的患者报告说持续受益。大多数人表示睡眠质量持续良好（78%）。接受调查的患者表示，

在注意力（在 1 ~ 5 的评分中为 3.4 分）、记忆力（3.4 分）、情绪（3.5 分）、焦虑（3.0 分）和平衡（3.7 分）方面持续改善。大约 50% 的患者表示，自治疗结束以来，头痛的频率有所增加。这些结果（尽管是非正式的）凸显了低强度红外疗法与多瓦数 NILT 之间的一个重要区别——在大多数情况下，患者从持续的症状缓解中受益。此外，值得注意的是，在大多数情况下，患者在 10 ~ 20 次治疗（每次持续 20 分钟）后实现了症状减轻或消除。这比低强度红外疗法要快得多，后者需要数月的治疗，每次持续一个小时或更长时间，才能看到 TBI 症状的缓解。

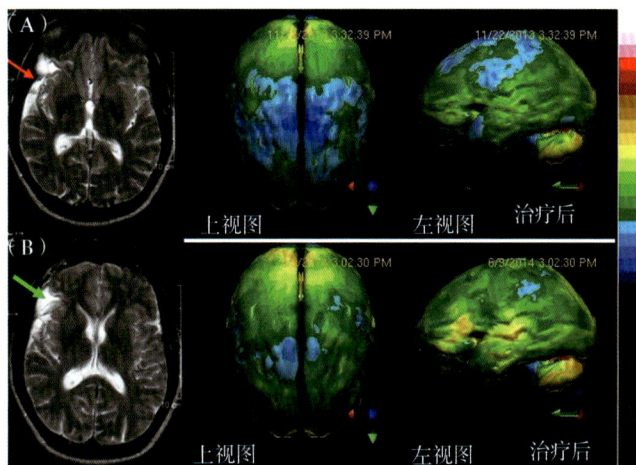

图 28.4　长期 TBI 患者在接受 20 次 NILT 前后的 SPECT 图像（A 和 B）两幅解剖 MRI 图像显示了右颞叶和右背外侧额叶的持续损伤。提供了 SPECT 扫描的上视图和左侧视图。两次扫描均以小脑灌注为基准进行标准化，并使用 Segami Inc. 软件进行共同处理。颜色比例尺根据患者的平均脑灌注进行缩放。平均血流量（患者最大血流量 MBF 的 72%）以黄色表示。相对于患者的平均值，颜色变化大约每 0.5 个标准差（3%）发生一次。右半球胶质瘢痕区域保持不变（未显示）。然而，周围区域（上视图）和对侧大脑皮层（左侧视图）的灌注量有所增加，从 MBF 的 45% 增加至 54%（后额叶），以及从 MBF 的 54% 增加至 66% 或更高（左额叶和颞叶）

28.4　结论

迄今为止，NILT 治疗 TBI 的作用机制尚未完全阐明。此外，正如我们在其他地方（Henderson and Morries, 2019）所建议的那样，患者产生症状反应的机制可能与实验室动物产生的机制不同。组织 - 光相互作用以及穿透更厚的人类头皮和颅骨的挑战可能在决定经颅 NILT 在临床上的作用方式方面发挥关键作用。神经激光基金会使用多瓦数 NILT 的工作已经证明，TBI 和其他神经系统疾病患者的临床症状得到了显著且持久的改善。在我们的临床随访中，患者的 TBI 关键症状得到了显著改善，并且这种改善持续了数月至数年。此外，我们已经能够利用功能性神经影像学证明持续的神经生理学变化。在这方面还需要做更多的工作，当然，显然目前还缺乏多瓦数 NILT 的双盲、安慰剂对照临床试验。

在我们探索经颅 NILT 的过程中，需要牢记几个关键概念。确保足够的光能量到达大脑受伤区域是最重要的。对 TBI 患者的评估需要全面。以往临床医生往往只关注 TBI，而忽略了身体其他部位的创伤，或者反之。有必要关注头痛的特征以及创伤后持续性头痛的潜在颈源性机制。强烈建议进行心理测量测试以追踪患者的反应。这些测试分数也可以帮助患者追踪其对治疗的反应。锻炼是多瓦数 NILT 和任何 TBI 治疗的强大辅助手段。我们鼓励在所有 TBI 计划中加入锻炼和平衡训练。老年患者可能对治疗的反应较慢，可能需要额外增加 20% ~ 30% 的治疗次数。对于老年患者的治疗方案，增加额外的休息时间可能有所帮助。正如 William Osler 曾经说过的那样，"倾听你的患者；他正在告诉你诊断。"观察你的患者是至关重要的。倾听他们要说的话。尊重他们。

原著参考文献

[1] Abu-Judeh, H.H., Parker, R., Aleksic, S., Singh, M.L., Naddaf, S., Atay, S., et al., 2000. SPECT brain perfusion findings in mild or moderate traumatic brain injury. Nucl. Med. Rev. Cent. East Eur. 3 (1), 5-11.

[2] Alosco, M.L., Kasimis, A.B., Stamm, J.M., Chua, A.S., Baugh, C.M., Daneshvar, D.H., et al., 2017. Age of first exposure to American football and long-term neuropsychiatric and cognitive outcomes. Transl. Psychiatry 7 (9), e1236. 19.

[3] Amen, D.G., Wu, C., Taylor, D., Willeumier, K., 2011. Reversing brain damage in former NFL players: implications for traumatic brain injury and substance abuse rehabilitation. J. Psychoactive Drugs 43 (1), 1-5.

[4] Amen, D.G., Raji, C.A., Willeumier, K., Taylor, D., Tarzwell, R., Newberg, A., et al., 2015. Functional neuroimaging distinguishes posttraumatic stress disorder from traumatic brain injury in focused and large community datasets. PLoS One 10 (7), e0129659.

[5] Amyot, F., Arciniegas, D.B., Brazaitis, M.P., Curley, K.C., Diaz-Arrastia, R., Gandjbakhche, A., et al., 2015. A review of the effectiveness of neuroimaging modalities for the detection of traumatic brain injury. J. Neurotrauma 32 (22), 1693-1721.

[6] Ando, T., Xuan, W., Xu, T., Dai, T., Sharma, S.K., Kharkwal, G.B., et al., 2011. Comparison of therapeutic effects between pulsed and continuous wave 810-nm wavelength laser irradiation for traumatic brain injury in mice. PLoS One 6 (10), e26212.

[7] Asken, B.M., DeKosky, S.T., Clugston, J.R., Jaffee, M.S., Bauer, R.M., 2018. Diffusion tensor imaging (DTI) findings in adult civilian, military, and sport-related mild traumatic brain injury (mTBI): a systematic critical review. Brain Imaging Behav. 12 (2), 585-612.

[8] Atighechi, S., Zolfaghari, A., Baradaranfar, M., Dadgarnia, M., 2013. Estimation of sensitivity and specificity of brain magnetic resonance imaging and single photon emission computed tomography in the diagnosis of olfactory dysfunction after head traumas. Am. J. Rhinol. Allergy 27, 403-406.

[9] Babikian, T., Prins, M.L., Cai, Y., Barkhoudarian, G., Hartonian, I., Hovda, D.A., et al., 2010. Molecular and physiological responses to juvenile traumatic brain injury: focus on growth and metabolism. Dev. Neurosci. 32 (5-6), 431-441.

[10] Baguley, I., Nicholls, J., Felmingham, K., Crooks, J., Gurka, J., Wade, L., 1999. Dysautonomia after traumatic brain injury: a forgotten syndrome? J. Neurol. Neurosurg. Psychiatry 67 (1), 39-43.

[11] Bakker, K., Catroppa, C., Anderson, V., 2016. Recovery of olfactory function following pediatric traumatic brain injury: a longitudinal follow-up. J. Neurotrauma 33 (8), 777-783.

[12] Barrett, D.W., Gonzalez-Lima, F., 2013. Transcranial infrared laser stimulation produces beneficial cognitive and emotional effects in humans. Neuroscience 230, 13-23.

[13] Bazarian, J.J., McClung, J., Shah, M.N., Cheng, Y.T., Flesher, W., Kraus, J., 2005. Mild traumatic brain injury in the United States 1998-2000. Brain Inj. 19 (2), 85-91.

[14] Bigler, E.D., Maxwell, W.L., 2012. Neuropathology of mild traumatic brain injury: relationship to neuroimaging findings. Brain Imaging Behav. 6 (2), 108-136. Available from: https://doi.org/10.1007/s11682-011-9145-0.

[15] Borczuk, P., 1995. Predictors of intracranial injury in patients with mild head trauma. Ann. Emerg. Med. 25 (6), 731-736.

[16] Boussi-Gross, R., Golan, H., Fishlev, G., Bechor, Y., Volkov, O., Bergan, J., et al., 2013. Hyperbaric oxygen therapy can improve post concussion syndrome years after mild traumatic brain injury - randomized prospective trial. PLoS One 8 (11), e79995. 15.

[17] Bratt, M., Skandsen, T., Hummel, T., Moen, K.G., Vik, A., Nordga°rd, S., et al., 2018. Frequency and prognostic factors of olfactory dysfunction after traumatic brain injury. Brain Inj. 9, 1-7.

[18] Broshek, D.K., Kaushik, T., Freeman, J.R., Erlanger, D., Webbe, F., Barth, J.T., 2005. Sex differences in outcome following sports-related concussion. J. Neurosurg. 102 (5), 856-863.

[19] Bryan, C.J., Clemans, T.A., 2013. Repetitive traumatic brain injury, psychological symptoms, and suicide risk in a clinical sample of deployed military personnel. JAMA Psychiatry 70 (7), 686-691.

[20] Cassano, P., Cusin, C., Mischoulon, D., Hamblin, M.R., De Taboada, L., Pisoni, A., et al., 2015. Near-infrared transcranial radiation for major depressive disorder: proof of concept study. Psychiatry J. 2015, 352979. Available from: https://doi.org/10.1155/2015/352979.

［21］ Cassano, P., Petrie, S.R., Mischoulon, D., Cusin, C., Katnani, H., Yeung, A., et al., 2018. Transcranial photobiomodulation for the treatment of major depressive disorder. The ELATED-2 Pilot Trial. Photomed. Laser Surg. Available from: https://doi.org/10.1089/pho.2018.4490Oct 20.

［22］ Chamard, E., Lichtenstein, J.D., 2018. A systematic review of neuroimaging findings in children and adolescents with sports-related concussion. Brain Inj. 12, 1-16.

［23］ Chen, A.C., Arany, P.R., Huang, Y.Y., Tomkinson, E.M., Sharma, S.K., Kharkwal, G.B., et al., 2011. Low-level laser therapy activates NF-kB via generation of reactive oxygen species in mouse embryonic fibroblasts. PLoS One 6 (7), e22453.

［24］ Chung, H., Dai, T., Sharma, S.K., Huang, Y.Y., Carroll, J.D., Hamblin, M.R., 2012. The nuts and bolts of low-level laser (light) therapy. Ann. Biomed. Eng. 40 (2), 516-533.

［25］ Cobb, B.R., Urban, J.E., Davenport, E.M., Rowson, S., Duma, S.M., Maldjian, J.A., et al., 2013. Head impact exposure in youth football: elementary school ages 9-12 years and the effect of practice structure. Ann. Biomed. Eng. 41 (12), 2463-2473.

［26］ Colvin, A.C., Mullen, J., Lovell, M.R., West, R.V., Collins, M.W., Groh, M., 2009. The role of concussion history and gender in recovery from soccer-related concussion. Am. J. Sports Med. 37 (9), 1699-1704.

［27］ Connolly, K.R., Thase, M.E., 2011. If at first you don't succeed: a review of the evidence for antidepressant augmentation, combination and switching strategies. Drugs 71 (1), 43-64.

［28］ Covassin, T., Moran, R., Wilhelm, K., 2013. Concussion symptoms and neurocognitive performance of high school and college athletes who incur multiple concussions. Am. J. Sports Med. 41 (12), 2885-2889.

［29］ Cox, S.B., Woolsey, T.A., Rovainen, C.M., 1993. Localized dynamic changes in cortical blood flow with whisker stimulation corresponds to matched vascular and neuronal architecture of rat barrels. J. Cereb. Blood Flow Metab. 13, 899-913.

［30］ DOD Worldwide Numbers for TBI. Defense and Veterans Brain Injury Center, Silver Spring, MD. Available from: ,http://dvbic.dcoe.mil/dod-worldwide- numbers-tbi. (accessed 25.01.18.).

［31］ Davis Moore, R., Kay, J.J., Ellemberg, D., 2018. The long-term outcomes of sport-related concussion in pediatric populations. Int. J. Psychophysiol. pii: S0167-8760(18)30173-9.

［32］ Douglas, D.B., Iv, M., Douglas, P.K., Anderson, A., Vos, S.B., Bammer, R., et al., 2015. Diffusion tensor imaging of TBI: potentials and challenges. Top. Magn. Reson. Imaging 24 (5), 241-251.

［33］ Esenaliev, R.O., Petrov, I.Y., Petrov, Y., Guptarak, J., Boone, D.R., Mocciaro, E., et al., 2018. Nano-pulsed laser therapy is neuroprotective in a rat model of blast-induced neurotrauma. J. Neurotrauma . Available from: https://doi.org/10.1089/neu.2017.5249.

［34］ Eyres, S., Carey, A., Gilworth, G., Neumann, V., Tennant, A., 2005. Construct validity and reliability of the Rivermead Post-Concussion Symptoms Questionnaire. Clin. Rehabil. 19 (8), 878-887.

［35］ Fann, J.R., Burington, B., Lenonetti, A., Jaffe, K., Katon, W.J., Thompson, R.S., 2004. Psychiatric illness following traumatic brain injury in an adult health maintenance organization population. Arch. Gen. Psychiatry 61 (1), 53-61.

［36］ Faul, M., Xu, L., Wald, M., Coronado, V.G., 2010. Traumatic brain injury in the United States. U.S. Department of Health and Human Services Report. Available from: ,http://www.cdc.gov/TraumaticBrainInjury/. (accessed 02.03.14.).

［37］ Frank, S., Oliver, L., Lebreton-De, C.C., Moreau, C., Lecabellec, M.T., Michel, L., et al., 2004. Infrared radiation affects the mitochondrial pathway of apoptosis in human fibroblasts. J. Invest. Dermatol. 123 (5), 823-831.

［38］ Fu, W.W., Fu, T.S., Jing, R., McFaull, S.R., Cusimano, M.D., 2017. Predictors of falls and mortality among elderly adults with traumatic brain injury: a nationwide, population-based study. PLoS One 12 (4), e0175868.

［39］ Gessel, L.M., Fields, S.K., Collins, C.L., Dick, R.W., Comstock, R.D., 2007. Concussions among United States high school and collegiate athletes. J. Athl. Train. 42 (4), 495-503.

［40］ Gilchrist, J., Thomas, K.E., Xu, L., McGuire, L.C., Coronado, V.G., 2011. Nonfatal sports and recreation related traumatic brain injuries among children and adolescents treated in emergency departments in the United States, 2001-2009. Morb. Mort. Wkly. Rep. 60 (39), 1337. Available from: http://www.cdc.gov/mmwr/pdf/wk/mm6039.pdf (accessed 03.06.18.).

［41］ Grubenhoff, J.A., Deakyne, S.J., Brou, L., Bajaj, L., Comstock, R.D., Kirkwood, M.W., 2014. Acute concussion symptom severity and delayed symptom resolution. Pediatrics 134 (1), 54-62.

［42］ Harch, P.G., Andrews, S.R., Fogarty, E.F., Amen, D., Pezzullo, J.C., Lucarini, J., et al., 2012. A phase I study of low-pressure hyperbaric oxygen therapy for blast-induced post-concussion syndrome and post-traumatic stress disorder. J. Neurotrauma 29 (1), 168-185.

［43］ Haydel, M.J., Preston, C.A., Mills, T.J., Luber, S., Blaudeau, E., DeBlieux, P.M., 2000. Indications for computed tomography in patients with minor head injury. N. Engl. J. Med. 343 (2), 100-105.

［44］ Henderson, T.A., 2016. Multi-watt near infrared light therapy as a neuroregenerative treatment for TBI. Neural. Regen. Res. 11 (4), 563-565.

［45］ Henderson, T.A., Morries, L.D., 2015a. Near-infrared photonic energy penetration: can infrared phototherapy effectively reach the human brain? Neuropsychiatr. Dis. Treat. 11, 2191-2208.

［46］ Henderson, T.A., Morries, L.D., 2015b. SPECT perfusion imaging demonstrates improvement of traumatic brain injury with transcranial near-infrared laser phototherapy. Adv. Mind Body Med. 29 (4), 27-33.

［47］ Henderson, T.A., Morries, L.D., 2017. Multi-watt near-infrared phototherapy for the treatment of comorbid depression: an open-label single-arm study. Front. Psychiatry 29 (8), 187.

［48］ Henderson, T.A., Morries, L.D., 2019. Near-infrared photonic energy penetration-principles and practice. In: Hamblin, M.R., Huang, Y.Y. (Eds.), Photobiomodulation in the Brain. Elsevier, pp. 67-88.

［49］ Huang, Y.Y., Chen, A.C., Carroll, J.D., Hamblin, M.R., 2009. Biphasic dose response in low level light therapy. Dose Response 7 (4), 358-383.

［50］ Hummel, T., Sekinger, B., Wolf, S.R., Pauli, E., Kobal, G., 1997. 'Sniffin' Sticks': olfactory performance assessed by the combined testing of odor identification, odor discrimination and olfactory threshold. Chem. Senses 22 (1), 39-52.

［51］ Hummel, T., Kobal, G., Gudziol, H., Mackay-Sim, A., 2007. Normative data for the "Sniffin' Sticks" including tests of odor identification, odor discrimination, and olfactory thresholds: an upgrade based on a group of more than 3,000 subjects. Eur. Arch. Otorhinolaryngol. 264 (3), 237-243.

［52］ Humphreys, I., Wood, R.L., Phillips, C.J., Macey, S., 2013. The costs of traumatic brain injury: a literature review. Clinicoecon. Outcomes Res. 5, 281-287.

［53］ Jacobs, A., Put, E., Ingels, M., Bossuyt, A., 1994. Prospective evaluation of Technetium-99m-HMPAO SPECT in mild and moderate traumatic brain injury. J. Nucl. Med. 35 (6), 947-948.

［54］ Jacobs, A., Put, E., Ingels, M., Bossuyt, A., 1996. One-year follow-up of Technetium-99m-HMPAO SPECT in mild head injury. J. Nucl. Med. 37, 1605-1609.

［55］ Jorge, R.E., Robinson, R.G., Moser, D., Tateno, A., Crespo-Facorro, B., Arndt, S., 2004. Major depression following traumatic brain injury. Arch. Gen. Psychiatry 61 (1), 42-50.

［56］ Karu, T.I., Kolyakov, S.F., 2005. Exact action spectra for cellular responses relevant to phototherapy. Photomed. Laser Surg. 23 (4), 355-361 Kashluba, S., Hanks, R.A., Casey, J.E., Millis, S.R., 2008. Neuropsychologic and functional outcome after complicated mild traumatic brain injury. Arch. Phys. Med. Rehabil. 89 (5), 904-911.

［57］ Kay, T., Harrington, D.E., Adams, R., Anderson, T., Berrol, S., Cicerone, K., et al., 1993. Definition of mild traumatic brain injury: American Congress of Rehabilitation Medicine. J. Head Trauma Rehabil. 8 (3), 86-87.

［58］ Kennedy, J.E., Jaffee, M.S., Leskin, G.A., Stokes, J.W., Leal, F.O., Fitzpatrick, P.J., 2007. Posttraumatic stress disorder and posttraumatic stress disorder-like symptoms and mild traumatic brain injury. J. Rehabil. Res. Dev. 44 (7), 895-920.

［59］ Khuman, J., Zhang, J., Park, J., Carroll, J.D., Donahue, C., Whalen, M.J., 2012. Low-level laser light therapy improves cognitive deficits and inhibits microglial activation after controlled cortical impact in mice. J. Neurotrauma 29, 408-417.

［60］ King, N.S., Crawford, S., Wenden, F.J., Moss, N.E., Wade, D.T., 1995. The Rivermead Post Concussion Symptoms Questionnaire: a measure of symptoms commonly experienced after head injury and its reliability. J. Neurol. 242 (9), 587-592.

［61］ Kujawa, J., Zavodnik, L., Zavodnik, I., Buko, V., Lapshyna, A., Bryszewska, M., 2004. Effect of low-intensity (3.75-25 J/cm^2) near-infrared (810 nm) laser radiation on red blood cell ATPase activities and membrane structure. J. Clin. Laser Med. Surg. 22 (2), 111-117.

［62］ Kujawa, J., Pasternak, K., Zavodnik, I., Irzmánski, R., Wróbel, D., Bryszewska, M., 2014. The effect of near-infrared MLS laser radiation on cell membrane structure and radical generation. Lasers Med. Sci. 29 (5), 1663-1668.

［63］ Kumar, A., Loane, D.J., 2012. Neuroinflammation after traumatic brain injury: opportunities for therapeutic intervention. Brain Behav. Immun. 26 (8), 1191-1201.

［64］ Kushibiki, T., Hirasawa, T., Okawa, S., Ishihara, M., 2013. Regulation of miRNA expression by low-level laser therapy (LLLT) and photodynamic therapy (PDT). Int. J. Mol. Sci. 14 (7), 13542-13558.

［65］ Laatsch, L., Jobe, T., Sychra, J., Lin, Q., Blend, M., 1997. Impact of cognitive rehabilitation therapy on neuropsychological impairments as measured by brain perfusion SPECT: a longitudinal study. Brain Inj. 11 (12), 851-863.

[66] Laatsch, L., Pavel, D., Jobe, T., Lin, C., Quintana, J.C., 1999. Incorporation of SPECT imaging in a longitudinal cognitive rehabilitation therapy programme. Brain Inj. 13 (8), 555-570.

[67] Lapchak, P.A., 2010. Taking a light approach to treating acute ischemic stroke patients: transcranial near-infrared laser therapy translational science. Ann. Med. 42 (8), 576-586.

[68] Lapchak, P.A., 2012. Transcranial near-infrared laser therapy applied to promote clinical recovery in acute and chronic neurodegenerative diseases. Expert Rev. Med. Devices 9 (1), 71-83.

[69] Lew, H.L., 2005. Rehabilitation needs of an increasing population of patients: traumatic brain injury, polytrauma, and blast-related injuries. J. Rehabil. Res. Dev. 42 (4), xiii-xvi.

[70] Lew, H.L., Vanderploeg, R.D., Moore, D.F., Schwab, K., Friedman, L., Yesavage, J., et al., 2008. Overlap of mild TBI and mental health conditions in returning OIF/OEF service members and veterans. J. Rehabil. Res. Dev. 45 (3), xi-xvi.

[71] Lincoln, A.E., Caswell, S.V., Almquist, J.L., Dunn, R.E., Norris, J.B., Hinton, R.Y., 2011. Trends in concussion incidence in high school sports: a prospective 11-year study. Am. J. Sports Med. 39 (5), 958-963.

[72] Logan, B.W., Goldman, S., Zola, M., Mackey, A., 2013. Concussive brain injury in the military: September 2001 to the present. Behav. Sci. Law 31 (6), 803-813.

[73] Lubart, R., Eichler, M., Lavi, R., Friedman, H., Shainberg, A., 2005. Low-energy laser irradiation promotes cellular redox activity. Photomed. Laser Surg. 23 (1), 3-9.

[74] McCarthy, T.J., De Taboada, L., Hildebrandt, P.K., Ziemer, E.L., Richieri, S.P., Streeter, J., 2010. Long-term safety of single and multiple infrared transcranial laser treatments in Sprague-Dawley rats. Photomed. Laser Surg. 28 (5), 663-667.

[75] Miller, E.C., Holmes, J.F., Derlet, R.W., 1997. Utilizing clinical factors to reduce head CT scan ordering for minor head trauma patients. J. Emerg. Med. 15 (4), 453-457.

[76] Mirsky, N., Krispel, Y., Shoshany, Y., Maltz, L., Oron, U., 2002. Promotion of angiogenesis by low energy laser irradiation. Antioxid. Redox Signal. 4 (5), 785-790.

[77] Morries, L.D., Cassano, P., Henderson, T.A., 2015. Treatments for traumatic brain injury with emphasis on transcranial near infrared laser phototherapy. Neuropsychiatr. Dis. Treat. 11, 2159-2175.

[78] Naeser, M.A., Saltmarche, A., Krengel, M.A., Hamblin, M.R., Knight, J.A., 2011. Improved cognitive function after transcranial, light-emitting diode treatments in chronic, traumatic brain injury: two case reports. Photomed. Laser Surg. 29 (5), 351-358.

[79] Naeser, M.A., Zafonte, R., Krengel, M.H., Martin, P.I., Frazier, J., Hamblin, M.R., et al., 2014. Significant improvements in cognitive performance post-transcranial, red/near-infrared light-emitting diode treatments in chronic, mild traumatic brain injury: open-protocol study. J. Neurotrauma 31 (11), 1008-1017.

[80] Nasreddine, Z.S., Phillips, N.A., Bédirian, V., Charbonneau, S., Whitehead, V., Collin, I., et al., 2005. The Montreal Cognitive Assessment, MoCA: a brief screening tool for mild cognitive impairment. J. Am. Geriatr. Soc. 53 (4), 695-699.

[81] Noble, J.M., Hesdorffer, D.C., 2013. Sport-related concussions: a review of epidemiology, challenges in diagnosis, and potential risk factors. Neuropsychol. Rev. 23 (4), 273-284.

[82] Oron, A., Oron, U., Chen, J., Eilam, A., Zhang, C., Sadeh, M., et al., 2006. Low level laser therapy applied transcranially to rats after induction of stroke significantly reduces long-term neurological deficits. Stroke 37, 2620-2624.

[83] Oron, A., Oron, U., Streeter, J., de Taboada, L., Alexandrovich, A., Trembovler, V., et al., 2007. Low-level laser therapy applied transcranially to mice following traumatic brain injury significantly reduces long-term neurological deficits. J. Neurotrauma 24, 651-656.

[84] Oron, A., Oron, U., Streeter, J., De Taboada, L., Alexandrovich, A., Trembovler, V., et al., 2012. Near infrared transcranial laser therapy applied at various modes to mice following traumatic brain injury significantly reduces long-term neurological deficits. J. Neurotrauma 29 (2), 401-407.

[85] Pervez, M., Kitagawa, R.S., Chang, T.R., 2018. Definition of traumatic brain injury, neurosurgery, trauma orthopedics, neuroimaging, psychology, and psychiatry in mild traumatic brain injury. Neuroimaging Clin. N. Am. 28 (1), 1-13.

[86] Peschman, J., Neideen, T., Brasel, K., 2011. The impact of discharging minimally injured trauma patient: does age play a role in trauma admission? J. Trauma 70 (6), 1331-1336.

[87] Peskind, E.R., Brody, D., Cernak, I., McKee, A., Ruff, R.L., 2013. Military- and sports-related mild traumatic brain injury: clinical presentation, management, and long-term consequences. J. Clin. Psychiatry 74 (2), 180-188.

［88］Prins, M.L., Giza, C.C., 2012. Repeat traumatic brain injury in the developing brain. Int. J. Dev. Neurosci. 30 (3), 185-190.

［89］Prins, M.L., Alexander, D., Giza, C.C., Hovda, D.A., 2013. Repeated mild traumatic brain injury: mechanisms of cerebral vulnerability. J. Neurotrauma 30 (1), 30-38.

［90］Proskynitopoulos, P.J., Stippler, M., Kasper, E.M., 2016. Post-traumatic anosmia in patients with mild traumatic brain injury (mTBI): a systematic and

［91］illustrated review. Surg. Neurol. Int. 7 (Suppl. 10), S263-S275.

［92］Quirk, B.J., Torbey, M., Buchmann, E., Verma, S., Whelan, H.T., 2012. Near-infrared photobiomodulation in an animal model of traumatic brain injury: improvements at the behavioral and biochemical levels. Photomed. Laser Surg. 30 (9), 523-529.

［93］Raji, C.A., Henderson, T.A., 2018. PET and single-photon emission computed tomography in brain concussion. Neuroimaging Clin. N. Am. 28 (1), 67-82.

［94］Raji, C.A., Tarzwell, R., Pavel, D., Schneider, H., Uszler, M., Thornton, J., et al., 2014. Clinical utility of SPECT neuroimaging in the diagnosis and treatment of traumatic brain injury: a systematic review. PLoS One 9 (3), e91088. Available from: https://doi.org/10.1371/journal.pone.0091088.

［95］Raji, C.A., Willeumier, K., Taylor, D., Tarzwell, R., Newberg, A., Henderson, T.A., et al., 2015. Functional neuroimaging with default mode network regions distinguishes PTSD from TBI in a military veteran population. Brain Imaging Behav. 9 (3), 527-534.

［96］Ramanathan, D.M., McWilliams, N., Schatz, P., Hillary, F.G., 2012. Epidemiological shifts in elderly traumatic brain injury: 18-year trends in Pennsylvania. J. Neurotrauma 29 (7), 1371-1378.

［97］Richmond, R., Aldaghlas, T.A., Burke, C., Rizzo, A.G., Griffen, M., Pullarkat, R., 2011. Age: is it all in the head? Factors influencing mortality in elderly patients with head injuries. J. Trauma 71 (1), E8-E11.

［98］Rush, A.J., Trivedi, M.H., Ibrahim, H.M., Carmody, T.J., Arnow, B., Klein, D.N., et al., 2003. The 16-Item Quick Inventory of Depressive

［99］Symptomatology (QIDS), clinician rating (QIDS-C), and self-report (QIDS-SR): a psychometric evaluation in patients with chronic major depression. Biol. Psychiatry 54 (5), 573-583.

［100］Salehpour, F., Mahmoudi, J., Kamari, F., Sadigh-Eteghad, S., Rasta, S.H., Hamblin, M.R., 2018. Brain photobiomodulation therapy: a narrative review. Mol. Neurobiol. Available from: https://doi.org/10.1007/s12035-017-0852-4.

［101］Sandel, N.K., Schatz, P., Goldberg, K.B., Lazar, M., 2017. Sex-based differences in cognitive deficits and symptom reporting among acutely concussed adolescent lacrosse and soccer players. Am. J. Sports Med. 45 (4), 937-944.

［102］Schiffer, F., Johnston, A.L., Ravichandran, C., Polcari, A., Teicher, M.H., Webb, R.H., et al., 2009. Psychological benefits 2 and 4 weeks after a single treatment with near infrared light to the forehead: a pilot study of 10 patients with major depression and anxiety. Behav. Brain Funct. 5, 46.

［103］Schofield, P.W., Moore, T.M., Gardner, A., 2014. Traumatic brain injury and olfaction: a systematic review. Front. Neurol. 5, 5.

［104］Schwartz, F., Brodie, C., Appel, E., Kazimirsky, G., Shainberg, A., 2002. Effect of helium/neon laser irradiation on nerve growth factor synthesis and secretion in skeletal muscle cultures. J. Photochem. Photobiol. B 66 (3), 195-200.

［105］Selassie, A.W., Wilson, D.A., Pickelsimer, E.E., Voronca, D.C., Williams, N.R., Edwards, J.C., 2013. Incidence of sport-related traumatic brain injury and risk factors of severity: a population-based epidemiologic study. Ann. Epidemiol. 23 (12), 750-756.

［106］Sestini, S., 2007. The neural basis of functional neuroimaging signal with positron and single-photon emission tomography. Cell Mol. Life Sci. 64 (14), 1778-1784.

［107］Shapey, J., Glancz, L.J., Brennan, P.M., 2016. Chronic subdural haematoma in the elderly: is it time for a new paradigm in management? Curr. Geriatr. Rep. 5, 71-77.

［108］Shin, Y.B., Kim, S.-J., Kim, I.-J., Kim, Y.K., Kim, D.S., Park, J.H., et al., 2006. Voxel-based statistical analysis of cerebral blood flow using Tc-99m ECD brain SPECT in patients with traumatic brain injury: group and individual analyses. Brain Inj. 20 (6), 661-667.

［109］Stamatakis, E.A., Wilson, J.T., Hadley, D.M., Wyper, D.J., 2002. SPECT imaging in head injury interpreted with statistical parametric mapping. J. Nucl. Med. 43 (4), 476-483.

［110］State of Colorado - Division of Labor and Employement, Division of Worker's Compensation. Traumatic Brain Injury Medical Treatment Guidelines. Revised November 26, 2012. ,https://www.colorado.gov/pacific/sites/default/files/Rule_17_

Exhibit_10_Traumatic_Brain_Injury. pdf. (accessed 24.05.18.).

［111］Styrke, J., Sta°lnacke, B.M., Sojka, P., Björnstig, U., 2007. Traumatic brain injuries in a well-defined population: epidemiological aspects and severity. J. Neurotrauma 24 (9), 1425-1436.

［112］Susman, M., DiRusso, S.M., Sullivan, T., Risucci, D., Nealon, P., Cuff, S., et al., 2002. Traumatic brain injury in the elderly: increased mortality and worse functional outcome at discharge despite lower injury severity. J. Trauma 53 (2), 219-223.

［113］Swann, I.J., Bauza-Rodriguez, B., Currans, R., Riley, J., Shukla, V., 2006. The significance of post-traumatic amnesia as a risk factor in the development of olfactory dysfunction following head injury. Emerg. Med. J. 23, 618-621.

［114］Szymanska, J., Goralczyk, K., Klawe, J.J., Lukowicz, M., Michalska, M., Goralczyk, B., et al., 2013. Phototherapy with low-level laser influences the proliferation of endothelial cells and vascular endothelial growth factor and transforming growth factor-beta secretion. J. Physiol. Pharmacol. 64 (3), 387-391.

［115］Tatsch, K., Asenbaum, S., Bartenstein, P., Catafau, A., Halldin, C., Pilowsky, L.S., et al., 2002. European Association of Nuclear Medicine Procedure Guidelines for brain perfusion SPECT using 99mTc-labelled radiopharmaceuticals. Eur. J. Nucl. Med. 29, BP36-BP42.

［116］Thase, M.E., Entsuah, A.R., Rudolph, R.L., 2001. Remission rates during treatment with venlafaxine or selective serotonin reuptake inhibitors. Br. J. Psychiatry 178, 234-241.

［117］Trivedi, M.H., Rush, A.J., Ibrahim, H.M., Carmody, T.J., Biggs, M.M., Suppes, T., et al., 2004. The Inventory of Depressive Symptomatology, Clinician Rating (IDS-C) and Self-Report (IDS-SR), and the Quick Inventory of Depressive Symptomatology, Clinician Rating (QIDS-C) and Self-Report (QIDS-SR) in public sector patients with mood disorders: a psychometric evaluation. Psychol. Med. 34 (1), 73-82.

［118］Urban, J.E., Davenport, E.M., Golman, A.J., Maldjian, J.A., Whitlow, C.T., Powers, A.K., et al., 2013. Head impact exposure in youth football: high school ages 14 to 18 years and cumulative impact analysis. Ann. Biomed. Eng. 41 (12), 2474-2487.

［119］Vaishnavi, S., Rao, V., Fann, J.R., 2009. Neuropsychiatric problems after traumatic brain injury: unraveling the silent epidemic. Psychosomatics 50 (3), 198-205.

［120］Vasterling, J.J., Proctor, S.P., Amoroso, P., Kane, R., Heeren, T., Franz, M., 2006. Neuropsychological outcomes of Army personnel following deployment to the Iraq War. JAMA 296 (5), 519.

［121］von Leden, R.E., Cooney, S.J., Ferrara, T.M., Zhao, Y., Dalgard, C.L., Anders, J.J., et al., 2013. 808 nm wavelength light induces a dose-dependent alteration in microglial polarization and resultant microglial induced neurite growth. Lasers Surg. Med. 45 (4), 253-263.

［122］WHO (World Health Organization). International Statistical Classification of Diseases and Related Health Problems, 2010. 10th Revision. ,http:// apps.who.int/classifications/icd10/browse/2010/en. (accessed 24.05.18.).

［123］Wu, H.M., Huang, S.C., Vespa, P., Hovda, D.A., Bergsneider, M., 2013. Redefining the pericontusional penumbra following traumatic brain injury: evidence of deteriorating metabolic derangements based on positron emission tomography. J. Neurotrauma 30 (5), 352-360.

［124］Wu, Q., Huang, Y.-Y., Dhital, S., Sharma, S.K., Chen, A.C.-H., Whalen, M.J., et al., 2010. Low level laser therapy for traumatic brain injury. In: Hamblin, M.R., Waynant, R.W., Anders, J. (Eds.), Mechanisms for Low-Light Therapy V. SPIE, San Francisco, CA, pp. 755206-755208.

［125］Wu, Q., Xuan, W., Ando, T., Xu, T., Huang, L., Huang, Y.Y., et al., 2012. Low-level laser therapy for closed-head traumatic brain injury in mice: effect of different wavelengths. Lasers Surg. Med. 44, 218-226.

［126］Xuan, W., Vatansever, F., Huang, L., Wu, Q., Xuan, Y., Dai, T., et al., 2013. Transcranial low-level laser therapy improves neurological performance in traumatic brain injury in mice: effect of treatment repetition regimen. PLoS One 8 (1), e53454.

［127］Xuan, W., Agrawal, T., Huang, L., Gupta, G.K., Hamblin, M.R., 2014a. Low-level laser therapy for traumatic brain injury in mice increases brain derived neurotrophic factor (BDNF) and synaptogenesis. J. Biophotonics . Available from: https:// doi.org/10.1002/jbio.201400069.

［128］Xuan, W., Vatansever, F., Huang, L., Hamblin, M.R., 2014b. Transcranial low-level laser therapy enhances learning, memory, and neuroprogenitor cells after traumatic brain injury in mice. J. Biomed. Opt. 19 (10), 108003.

［129］Xuan, W., Huang, L., Hamblin, M.R., 2016. Repeated transcranial low-level laser therapy for traumatic brain injury in mice: biphasic dose response and long-term treatment outcome. J. Biophotonics 9 (11-12), 1263-1272.

［130］Yip, K.K., Lo, S.C., Leung, M.C., So, S.K., Tang, C.Y., Poon, D.M., 2011. The effect of low-energy laser irradiation on apoptotic factors following experimentally induced transient cerebral ischemia. Neuroscience 190, 301-306.

［131］Zhang, Q., Zhou, C., Hamblin, M.R., Wu, M.X., 2014. Low-level laser therapy effectively prevents secondary brain injury induced by immediate early responsive gene X-1 deficiency. J. Cereb. Blood Flow Metab. 34 (8), 1391-1401.

［132］Ziebell, J.M., Morganti-Kossmann, M.C., 2010. Involvement of pro- and anti-inflammatory cytokines and chemokines in the pathophysiology of traumatic brain injury. Neurotherapeutics 7 (1), 22-30.

［133］Zito, G., Jull, G., Story, I., 2006. Clinical tests of musculoskeletal dysfunction in the diagnosis of cervicogenic headache. Man Ther. 11 (2), 118-129.

［134］Zung, W.W., 1965. A self-rating depression scale. Arch. Gen. Psychiatry 12, 63-70.

［135］Zung, W.W., 1971. A rating instrument for anxiety disorders. Psychosomatics 12 (6), 371-379

第 29 章　光生物调节：治疗阿尔茨海默病的新方法

Lew Lim[1]、Genane Loheswaran[1]、Reza Zomorrodi[2]、Anita Saltmarche[3] 和 Linda Chao[4]

1. Vielight 公司，加拿大安大略省多伦多

2. 治疗性脑干预 Temerty 中心，成瘾与心理健康中心，加拿大安大略省多伦多

3. Saltmarche 健康与联合公司，加拿大安大略省奥兰治维尔

4. 加州大学旧金山分校放射与生物医学成像系和精神病学系，
美国加利福尼亚州旧金山

29.1　引言

痴呆症是一种常见的神经认知障碍，会影响认知功能和日常活动。阿尔茨海默病（AD）是全球老年人群中最常见的痴呆症类型（Wilson et al., 2012）。该病以神经退行性病变、脑组织病理学改变、严重认知衰退以及多种神经精神症状为特征。AD 的关键组织病理学特征是细胞外含有淀粉样蛋白的斑块和细胞内过度磷酸化的 *tau* 蛋白缠结，这些特征可以被用来区分 AD 与其他类型的痴呆症。尽管对 AD 的研究已有数十年，但该病的致病机制仍不太明确，且尚未找到有效的治疗方法。

本章中所提到的光生物调节作用 PBM 是一种有前途且新颖的治疗 AD 的方法，我们将会讨论：

- 分析药物治疗 AD 的失败原因；
- 讨论线粒体健康在 AD 中的重要性；
- 阐述为什么以特定频率的光照射具有更大的治疗潜力；
- 介绍 PBM 研究在痴呆症 /AD 临床研究中的表现；
- 讨论关键 PBM 参数对结果的影响——波长功率、治疗时间、解剖位置和脉冲率；
- 通过认知测试［如简易精神状态检查量表（mmSE）和 AD 评估量表 - 认知部分（ADAS-cog）］、临床报告进行验证；
- 提供包括脑电图（EEG）、动脉自旋标记（ASL）灌注、静息态功能磁共振成像（rs-fMRI）在内的成像报告的支持数据；
- 讨论 PBM 作为 AD 干预措施的研究进展；
- 探讨 EEG 测量的潜在用途，以识别疾病的脑波特征，从而通过在脑机接口系统中调整选定的 PBM 参数，实现未来治疗的个性化。

29.2　阿尔茨海默病的药物治疗

AD 研究的大部分资源和注意力都投入在了药物治疗上。目前，美国食品药品监督管理局（FDA）批准使用的五种药物治疗方法是多奈哌齐、加兰他敏和利伐斯的明、美金刚以及 Namzaric（多奈哌齐和美金刚的组合）。然而，这些药物在治疗几个月后会逐渐失效。多奈哌齐、加兰他敏和利伐斯的明都属于胆碱酯酶抑制剂。胆碱酯酶抑制剂通过阻止乙酰胆碱酯酶对乙酰胆碱的分解，提高乙酰胆碱的水平，

而乙酰胆碱是一种在认知和记忆中起重要作用的神经递质（Hasselmo, 2006）。这些生物化学作用可对与 AD 相关的记忆功能和其他认知缺陷产生暂时的补偿效应。美金刚是一种 NMDA 受体拮抗剂，已被批准用于中重度 AD 患者的临床治疗（Hellweg et al., 2012）。使用美金刚的目标是减少 AD 后期通过兴奋性毒性对谷氨酸能系统的损害。最后，Namzaric（多奈哌齐和美金刚的组合）也用于治疗中重度 AD 患者的症状。然而，尽管这些药物可以改善 AD 的一些症状，但都没有改变疾病进程的效果。

29.3　阿尔茨海默病的病理生理学

29.3.1　淀粉样蛋白级联假说

淀粉样蛋白级联假说在过去几十年中一直是主导假说。AD 患者的大脑中积累了淀粉样蛋白 -β（Aβ），形成老年斑，这是 AD 的病理标志。跨膜糖蛋白——淀粉样蛋白前体（APP）经过代谢处理，产生淀粉样蛋白（即 Aβ 形成）或非淀粉样蛋白产物（Fraser et al., 1997）。APP 基因（Goate et al., 1991）和形成切割 APP（即分泌酶）的基因的突变在淀粉样蛋白级联假说中起重要作用（Sherrington et al., 1995）。如果 α- 分泌酶对 APP 进行蛋白水解切割，就会形成一个名为 sAPPα 的神经保护片段，从而防止 Aβ 的形成（Pearson and Peers, 2006）。然而，如果 APP 被 β- 分泌酶和随后的 γ- 分泌酶按顺序切割，就会发生 Aβ 的形成。载脂蛋白 E（ApoE）4 型已被确定为 AD 最重要的已知风险因素（Corder et al., 1993）。

淀粉样蛋白级联假说为 AD 提供了许多药物靶点，但迄今为止尚未取得成功。当药物能够去除部分淀粉样斑块负荷时，它们并未能改善 AD 的症状（Herrup, 2015; Iqbal et al., 2014; Karran and Hardy, 2014; Swerdlow et al., 2014）。近年来，淀粉样蛋白级联假说因被视为对这种复杂疾病的过于简化的看法而受到批评（Herrup, 2015）。

29.3.2　神经元纤维缠结

除了由 Aβ 积累形成的老年斑外，神经元纤维缠结（NFTs）也是 AD 病理的特征。NFT 是由过度磷酸化的微管相关 *tau* 蛋白形成的细胞内结构。这些蛋白自我聚集成为不可溶的形式，称为直丝和成对螺旋丝。神经元中 *tau* 蛋白的积累始于 NFT 形成之前，这表明在 AD 中蛋白激酶和磷酸酶的活性早期就存在不平衡（Brion, 1998）。几项药物试验聚焦于基于 *tau* 的靶点，包括 *tau* 蛋白、*tau* 磷酸化、*tau* 寡聚化、*tau* 降解和基于 *tau* 的疫苗接种。但迄今为止，这些试验均未取得成功。

29.3.3　其他蛋白靶点

Aβ 斑块和 NFT 除了其主要成分 Aβ 和 *tau* 外，还包含其他蛋白。这些也被视为药物治疗的靶点。Aβ 斑块包含其他蛋白，这些蛋白包围并渗入斑块。这些蛋白包括在星形胶质细胞、小胶质细胞、营养不良性神经突起和淀粉样蛋白结合蛋白（即泛素、载脂蛋白 E 和簇集素）中发现的蛋白。同样，NFT 也被发现含有 *tau* 结合蛋白（即细胞骨架蛋白、激酶和热激蛋白）（Mandelkow and Mandelkow, 2012）。

29.4　单一疗法的困境

基于药物治疗的 AD 临床试验的失败率高达 99%，自 2003 年以来，没有新的 AD 疗法获得美国 FDA 的批准（Gardner, 2017）。这些药物治疗主要聚焦于 AD 各种病理途径中不同蛋白和酶的具体靶点。然而，已经可以明确的是，AD 的病理生理学是复杂的，涉及多种蛋白发病机制。这种疾病的复杂性可能解释了为什么单一疗法在治疗 AD 方面没有成功。因此，药物试验现在正将焦点转向 AD 的早期生物化学阶段，即在临床症状出现之前，而已确诊的 AD 病例目前前景不太乐观（Dubois et al., 2016）。

29.5　阿尔茨海默病的线粒体级联假说

最近，AD 的线粒体级联假说作为解释 AD 发病机制的关键机制受到了越来越多的关注。线粒体对神经元功能至关重要，因为它们以 ATP 的形式提供细胞能量。此外，线粒体还为突触可塑性提供能量，突触可塑性是大脑在突触水平上适应经验或使用和编码信息的机制。线粒体功能障碍被认为在 AD 中的突触可塑性损害中起关键作用（Castello and Soriano, 2014; Drachman, 2014; Morris and Berk, 2015; Spires-Jones and Knafo, 2012）。它们在突触末端中大量存在。线粒体功能障碍与突触功能障碍、突触和神经元生长减少以及细胞凋亡相关（Du et al., 2012; Friedland-Leuner et al., 2014; Swerdlow et al., 2014）。

AD 患者大脑中的线粒体功能障碍已有充分证据（Friedland-Leuner et al., 2014; Gibson and Shi, 2010）。它们的功能障碍是大脑区域（如海马体和内嗅皮层）中与记忆相关的脑葡萄糖代谢障碍的主要原因，这种障碍发生在 AD 患者的大脑中（Kapogiannis and Mattson, 2011）。这些障碍在临床症状出现之前就已经发生。在 AD 中观察到的线粒体功能障碍表现为线粒体酶活性降低、呼吸链复合物活性降低以及活性氧（ROS）水平过高，导致氧化应激增加。

总之，能量代谢减少、氧化应激增加和突触功能障碍是所有 AD 风险因素（遗传和非遗传）的共同途径（Friedland-Leuner et al., 2014; Leuner et al., 2012; Muller et al., 2010），从而形成了线粒体级联假说。线粒体级联假说指出：

（1）一个人的基线线粒体功能由基因遗传决定；

（2）环境因素和遗传因素的组合决定了与年龄相关的线粒体功能和效率改变的发展速度；

（3）基线线粒体功能和线粒体功能改变速率共同影响一个人的 AD 发展进程（Swerdlow et al., 2014）。

研究表明，线粒体功能障碍会推动 APP 加工向 Aβ 产生的方向发展（Gabuzda et al., 1994; Gasparini et al., 1997; Webster et al., 1998），这表明线粒体功能障碍是推动淀粉样蛋白沉积的因素。由于个体风险因素导致的氧化应激增加和 Aβ 轻微增加，会在 Aβ 沉积形成之前导致线粒体功能障碍。随着时间的推移，ROS 的增加会进一步损害线粒体，从而形成一个自我促进的反馈循环，导致 Aβ 产生增加和线粒体进一步损伤。此外，研究发现线粒体功能障碍会引发炎症（Lopez-Armada et al., 2013）并影响 tau 蛋白磷酸化（Blass et al., 1990a,b; Szabados et al., 2004）。该理论认为，线粒体功能障碍是导致神经退行性病变 AD 相关缺陷的主要病理机制（Swerdlow et al., 2014）。

鉴于线粒体损伤作为衰老至 AD 过程中关键驱动因素的作用，针对 AD 患者线粒体功能障碍的治疗有望成为该疾病的治疗方法。然而，针对线粒体功能障碍的药物治疗的发展严重滞后。尽管一些可能改善线粒体功能的药物已在临床前和体外研究中得到研究，但很少或根本没有进行临床试验。迫切需要确定治疗线粒体功能障碍的有效疗法。光生物调节作用可能是满足这一需求的干预手段。

29.6　光生物调节作用与线粒体功能

PBM 也称为低强度光疗法，是一种生物刺激技术，在治疗包括痴呆和 AD 在内的多种疾病方面显示出前景。PBM 作用机制中研究最深入的是其对线粒体功能的影响（综述见 Hamblin, 2016）。已证明 PBM 可增加线粒体电子传递链中复合物的活性，包括复合体 Ⅰ、Ⅱ、Ⅲ、Ⅳ 和琥珀酸脱氢酶。在复合体 Ⅳ 中，细胞色素 c 氧化酶（CCO）作为光的受体和转换器。CCO 特异性地接受并传导红光（620 ~ 700nm）和近红外光（780 ~ 1110nm），这些波长是 PBM 中产生作用的光（de Freitas and Hamblin, 2016）。这一过程增加了 ATP 的产量，以及环磷酸腺苷（cAMP）和 ROS 的生成（Wu et al., 2014）。

ATP 的增加提高了离子通道的活性，调节了 cAMP 和钙，从而刺激了多种生物级联反应（Farivar et al., 2014; Passarella and Karu, 2014），并激活了多达 110 个基因，这些基因本身又会导致线粒体产生能量的时间延长（Lane, 2006）。

PBM 作用下增加的 ROS 生成是短暂且低水平的。这可以激活线粒体信号通路，这些通路对细胞具有抗氧化、抗凋亡和细胞保护作用（Waypa et al., 2016）。许多细胞机制参与感知过量的 ROS，并通过激活转录因子来应对，这些转录因子会产生更多的抗氧化防御，从而维持体内平衡（Bindoli and Rigobello, 2013）。

除了增加 ATP 和 cAMP 外，还观察到 PBM 导致一氧化氮（NO）水平升高，当光子被 CCO 吸收时，NO 会从 CCO 中解离（Hamblin, 2016; Hashmi et al., 2010; Poyton and Ball, 2011）。NO 从 CCO 的解离增强了 ATP 的生成，并起到血管扩张剂和淋巴流动扩张剂的作用，并且可以激活许多有益的细胞通路（Hamblin, 2016; Passarella and Karu, 2014）。

29.7 阿尔茨海默病动物模型中的光生物调节作用

媒体热衷于报道传统研究在动物实验中取得的 AD 进展，却忘记了几年前 PBM 就已经取得了重大进展。最近的一项研究成为头条新闻，报道称通过基因修饰缓慢降低小鼠衰老过程中 β- 位点淀粉样前体蛋白裂解酶 1 的水平，可以预防或逆转大脑中淀粉样斑块的形成（Hu et al., 2018）。相比之下，De Taboada 等在 6 年前就报告了在 AD 小鼠模型中，近红外 PBM 减少了淀粉样 β 肽神经病理学的表现。对转基因小鼠模型（3 个月大开始）每周三次给予不同剂量的 808nm 波长经颅激光照射，结果显著减少了淀粉样蛋白负荷并改善了行为表现（De Taboada et al., 2011）。炎症标记物的表达减少，导致 β- 分泌酶活性降低，从而减少了 Aβ 斑块的数量。

最近，对两种不同 AD 小鼠模型的颅骨进行 670nm 光的 PBM 照射治疗，结果导致大脑皮层中 AD 相关神经病理的减少（Purushothuman et al., 2014）。研究中使用的两种小鼠模型是 K3 *tau* 转基因模型和 APPsew/PSEN1dE9（APP/PSI）转基因模型。K3 模型被设计成产生高水平的过度磷酸化 *tau* 和神经原纤维缠结（NFTs），并出现认知缺陷。APP/PSI 转基因小鼠模型具有高水平的 Aβ 和淀粉样斑块，以及显著的认知障碍。小鼠出现症状后，使用发光二极管（LEDs）发出的 670nm 光对颅骨进行照射，每次 90 秒，每周 5 天，持续 4 周。将结果与对照 / 野生型小鼠进行比较。对于 K3 小鼠，PBM 治疗降低了过度磷酸化 *tau*、NFTs 和氧化应激标记物的水平。在新皮层和海马体中，这些水平降低到与对照小鼠相似的水平。值得注意的是，线粒体 CCO 的表达得到了恢复。同样，在 APP/PSI 小鼠中，PBM 治疗也减少了 Aβ 斑块的数量和大小。

总之，这些研究结果证明，下一阶段的研究应该是 PBM 治疗 AD 的人体临床研究。

29.8 光生物调节作用治疗痴呆和阿尔茨海默病的人体临床研究

涉及 PBM 治疗痴呆和 AD 患者的人体研究相对较少且较新。在撰写本文时，已发表以下研究：

● Saltmarche 等（2017）的研究涉及五名参与者在 12 周内接受经颅和鼻内 PBM 装置治疗的案例报告，结果显示出显著改善效果。

● Berman 等（2017）评估了 11 名使用经颅 PBM 头盔的受试者，在短短 28 天内进行了一些测试和脑电图（EEG）读数检查，研究者认为存在改善趋势。

● Zomorrodi 等（2017）报告了一名中度 AD 病例，在 12 周内认知能力显著改善，并且在几天内 EEG 测量也发生了显著变化。

在撰写本文时（截至 2018 年 3 月 31 日），已在 Clinicaltrials.gov 网站上注册并正在进行的研究包括：

● 加州大学旧金山分校的 Chao LL，使用认知、阿尔茨海默病评估量表 - 认知量表（ADAS-cog）、行为神经精神量表（NPI）、3T 静息态功能和动脉自旋标记（ASL）、灌注磁共振成像（MRI）对八名痴呆患者进行测量（Chao, 2017）。

● Lim 等（Vielight 公司）进行的一项随机双盲试点研究，涉及 40 名中度至重度 AD 患者，持续 12 周，以严重损害量表（SIB）作为主要终点，以及阿尔茨海默病合作研究——重度阿尔茨海默病日常生活活动（ADCS-ADL-Sev）和神经精神量表（NPI）作为次要终点（Lim, 2017）。

以下研究将于 2018 年春季开始：

● 多伦多 St. Michael 医院的 Fischer 等进行一项随机双盲关键性研究，涉及 228 名中度至重度 AD 患者，在 8 个地点进行，每位患者持续 6 个月。主要和次要终点与上述正在进行的试点研究相似。

● 加州大学旧金山分校的 Chao 和 Rojas，进行一项 14 名经生物标记物确诊的 AD 患者的假治疗对照试点研究。对于随机接受 PBM 治疗的患者，试点研究的持续时间为 4 个月；对于随机接受假 PBM 治疗的患者，可选择接受 4 个月的开放标签 PBM 治疗。主要终点将是认知和行为功能的测量。次要终点是测量体液（即血液和脑脊液）中神经炎症、神经退行性、神经营养因子和 AD 病理的生物标记物（如 Aβ42、Aβ42/Aβ40、总磷酸化和高磷酸化 *tau*）。

在撰写本文时，已完成和部分完成的研究的更多详细信息如下。

29.8.1　Saltmarche 等（2017）的研究

该研究旨在评估近红外光生物调节 PBM 对五名患有轻度至中重度痴呆或可能患有 AD 者的影响，使用 Vielight Neuro 作为主要输送设备（Saltmarche et al., 2017）（见图 29.1）。

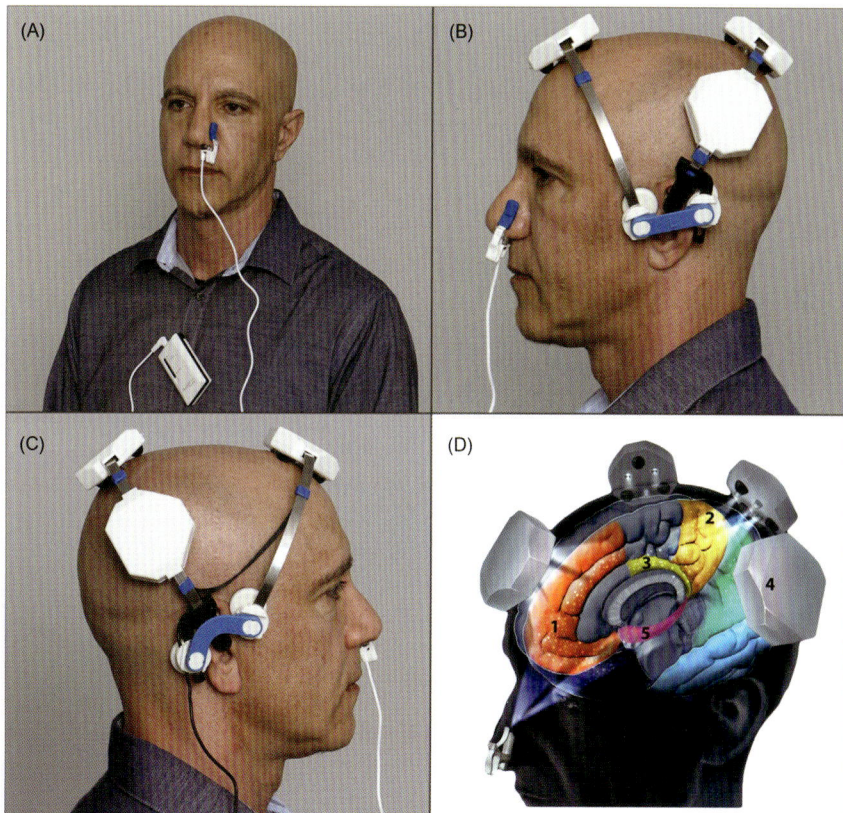

图 29.1　Vielight 810nm 和 Neuro 的照片，显示了治疗时设备的正确位置以及相应的目标网络中心。(A)Vielight 810;(B) Vielight Neuro，左视图；(C)Vielight Neuro，右视图；(D) 目标为默认网络节点：①中侧前额叶皮层；②楔前叶；③后扣带回皮层；④顶下小叶；⑤海马

近红外光（810nm）以 10Hz 的频率通过发光二极管（LED）进行脉冲发射，输送至默认模式网络（DMN）的中心。对患者进行了 12 周的积极治疗和 4 周的随访观察，随访期间未进行治疗。使用 mmSE 和 ADAS-cog 评估认知障碍。患者每天在家中使用鼻内设备进行 PBM 治疗，并在临床场所每周进行一次经颅 - 鼻内 PBM 治疗。经过 12 周的 PBM 治疗后，使用 mmSE（$P < 0.003$）和 ADAS-cog

（$P < 0.023$）评估，观察到认知能力显著改善。见图 29.2 了解 mmSE 评分。

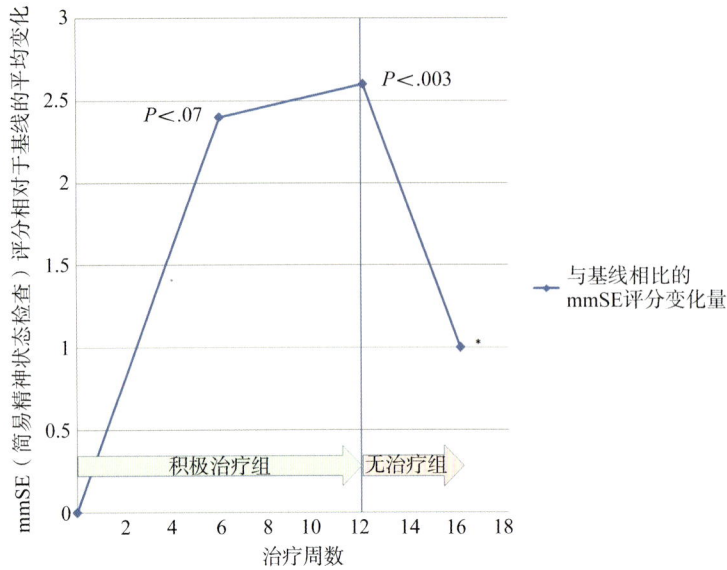

图 29.2　mmSE（简易精神状态检查）评分相对于基线的平均变化

12 周的治疗还提高了患者的功能、改善了睡眠、减轻了焦虑，并减少了愤怒的爆发。未报告任何不良反应。在 4 周的无治疗期间，观察到认知功能显著下降，这表明需要维持治疗。该研究首次证明，近红外 PBM 可以显著改善轻度至中重度痴呆且可能患 AD 的患者的认知能力。

29.8.2　Zomorrodi 等（2017）的研究

这是对上述 Saltmarche 等研究的后续研究，引入了 EEG 来调查一名随机招募的 AD 患者的情况。对先前研究的方案进行了一些修改，并纳入了 Vielight Neuro Gamma 设备中：

（1）将脉冲频率从 10Hz（α 波）改为 40Hz（γ 波）；

（2）患者每晚一次，一周六晚在家中使用一次头戴式设备进行治疗；

（3）使用的 LED 数量较少，但更精确地针对 DMN 的中心，且功率更大（Zomorrodi et al., 2017）。

研究结果甚至比先前研究的都更显著。从治疗的第二天起就观察到了显著的行为变化，如从 2010 年 1 月 20 日至 2010 年 9 月 2 日观察到的眼神交流改善。到第二天，患者开始开口，进行有意义的对话，并能够写作。到第三周，他已经恢复了大部分生活活动，沟通能力大大提高。这些见表 29.1。

表 29.1　有序分类正常功能变量的变化

变量	天数	治疗（方式）				
		1	2	7	14	21
眼神交流	1	1	9.2	9.8	9.8	9.8
举止	1	1	3	5	7	8
运动技能—书写	0	0	4	7	7	8
运动技能—其他	0	0	4	7	7	8
阅读	0	0	0	5	6	8
电子邮件（使用）	0	0	0	4	7	8
定向力	1	1	0	4	5	8

续表

治疗（方式）					
长期记忆	4	4	4	5	6	8
短期记忆	2	2	4	4	5	6
清晰度	4	4	5	6.5	6	6
批判性思维与抽象思维	1	1	3	6	8	8
对话	1	1	4	6	6	7
情绪	1	1	3	4	7	8

基于 mmSE 和 ADAS-cog 量表，前三周内的改善幅度最大。本研究中的研究人员报告了总共 17 周的数据。如图 29.3 所示，mmSE 从基线时的 21 增加至第 17 周的 26，ADAS-cog 从 35 改善到 25。进行 ADCS-ADL 评分的三周，该评分从 43 改善到 58。

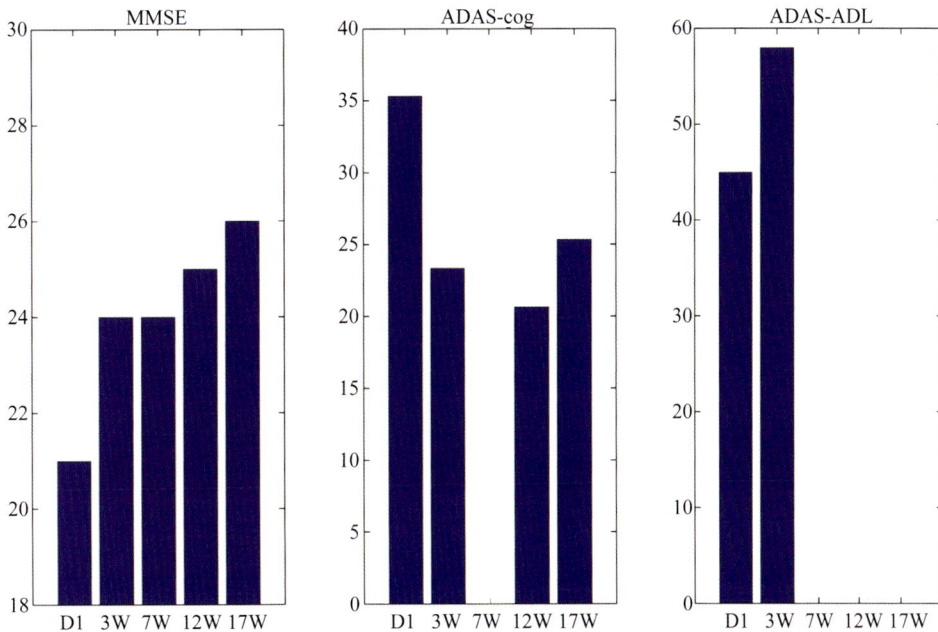

图 29.3　17 周的 mmSE、ADAS- 认知功能情况，3 周的 ADCS- 日常生活能力情况

在上述研究中，观察到 EEG 功率在三周内呈整体性增加。研究人员在治疗期间的几分钟内进行了测量，观察到每次 20 分钟的治疗过程中都出现了显著且持续的急性变化 / 夹带。

在每次 PBM 治疗期间，观察到 γ 波、β 波和 α 波的高频振荡显著增强。另外，θ 波和 δ 波的振荡减少。这些如图 29.4 所示。

在本病例报告中，向 DMN 的中心输送 810nm 的近红外光，以 40Hz 的频率进行脉冲发射，在以下方面产生了显著改善：

- 认知能力（测量时间为 17 周）；
- 日常生活和生活质量（测量时间为 3 周）；
- 三周内所有振荡的电生理基线功率；
- 每次治疗后出现急性短期夹带现象，提高 γ 波、β 波和 α 波的功率；并降低 θ 波和 δ 波的功率。

研究结果迅速且显著，几天内即可观察到，并持续维持了三周。在研究的 17 周内，各项指标持续改善。未观察到任何负面作用。

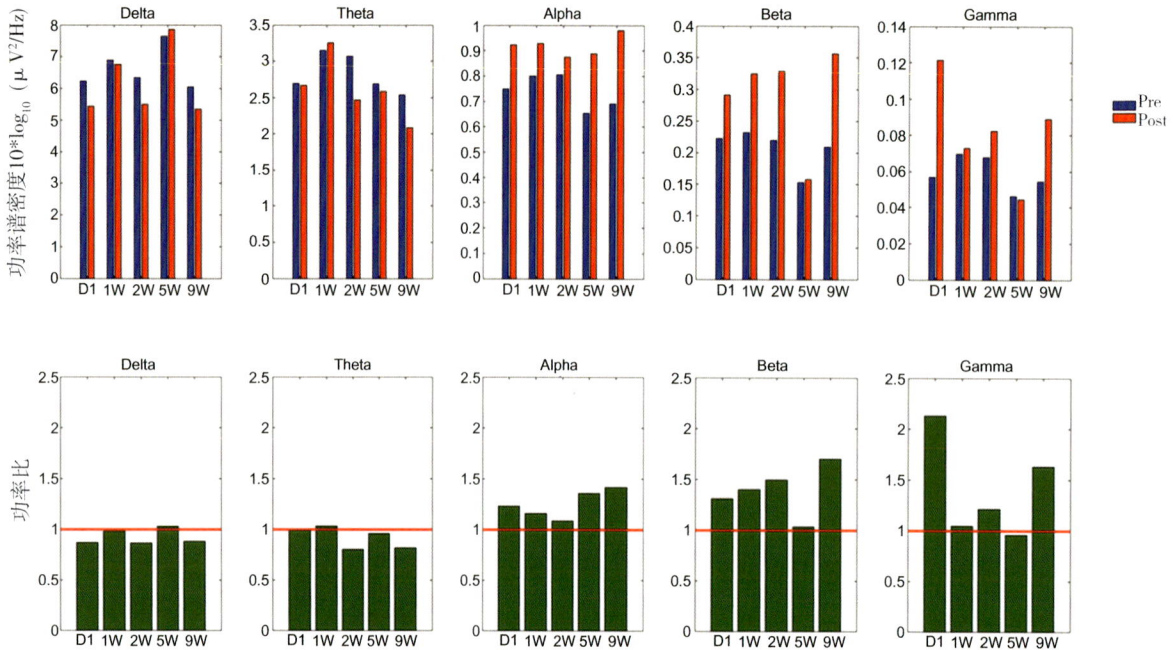

图 29.4　脑震荡的急性短期变化

备注：研究在第五周的测量中使用了假设备，γ 和 β 功率谱密度没有变化，这支持了大脑对活跃（而非假）神经伽马设备做出反应的理论。θ 和 δ 振荡也没有显著变化。α 振荡的变化部分是因为受试者在测试期间闭上了眼。

从这项研究中获得的成果和经验已被应用于未来的 AD 研究，其中有两项正在进行，其中一项由加州大学旧金山分校（UCSF）的 Chao 等进行，目前已有中期数据。

29.8.3　进行中的研究——Chao（2018）

本研究试图复制并扩展 Saltmarche 等（上文）的研究结果，通过使用 3T ASL、灌注 MRI 和 rs-fMRI 来测量大脑灌注和静息态功能连接的变化。与 Zomorrodi 等的研究一样，随机分配至即时（IM）治疗组的患者在家中使用 Vielight Neuro Gamma 设备。然而，与 Zomorrodi 等的研究不同，PBM 治疗的频率为隔一天一次，持续 12 周。随机分配至等待列表（WL）组的患者接受了 12 周的常规治疗。在撰写本文时，八名痴呆患者已完成了试点试验。四名患者被随机分配至 IM 组，另四名患者被随机分配至 WL 组。两组在基线时的人口统计数据或 mmSE 上没有显著差异（见表 29.2）。

表 29.2　试验参与者的人口统计学特征及基线 MMSE 评分

	（即时干预）组	（等待列表）组
N	4	4
年龄，岁（SD）	76.8（12.0）	79.3（5.7）
教育年限，年（SD）	19.0（1.2）	18.0（1.6）
男女比例	2：2	2：2
基线 MMSE 评分（SD）	22.3（7.3）	21.3（5.7）

12 周后，随机分配至 IM 组的患者在认知功能（使用 ADAS-cog）和行为症状（使用 NPI，见图 29.5）方面取得了显著改善。相比之下，WL 组患者的认知和行为症状出现下滑。重复测量方差分析（ANCOVA）以组别（IM vs WL）作为受试者间的测量指标，时间（基线、6 周和 12 周）作为受试者内的测量指标，年龄、教育程度和基线 mmSE 作为协变量，结果显示，ADAS-cog（$F_{1,3}$=33.35，

P=0.01）和 NPI（$F_{1,3}$=18.01，P=0.02）存在显著的组别与时间交互作用。

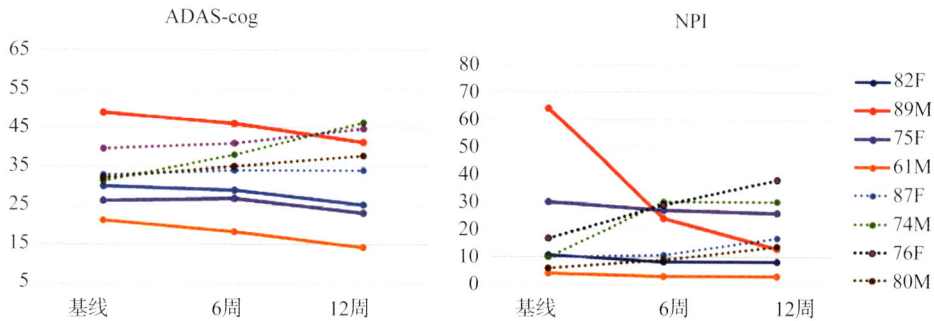

图 29.5　八名 **PBM** 试验对象在 12 周内的认知（**ADAS-cog**）和行为（**NPI**）变化曲线。两项指标得分越低，表明功能越好。**IM** 试验对象（实线）在 12 周内有所改善，而 **WL** 试验对象（虚线）则有所退步

　　WL 组患者在完成 12 周的常规治疗后，有选择地接受 12 周的 PBM 治疗。在第 18 周和第 24 周时重新评估了患者的认知和行为，但这些患者没有进一步接受 MRI 检查。图 29.6 显示，在 12 周的常规治疗期间出现下降的两名 WL 组患者在开始使用 Vielight 设备后，在认知和行为方面有所改善（图 29.6 中的黄色阴影表示）。配对 t 检验显示，这两名 WL 组患者在基线时和第 12 周（t=-15.0，df=1，P=0.04）、第 12 周和第 24 周（t=15.0，df=1，P=0.04）的 NPI 评分存在显著差异，但在基线时和第 24 周（t=0.0，df=1，P=1.0）的 NPI 评分没有显著差异。尽管配对 t 检验显示，从基线到第 12 周、从第 12 周到第 24 周或从基线到第 24 周的 ADAS-cog 评分没有显著差异，但图 29.6 表明这是因为女性 WL 组患者的 ADAS-cog 评分在 24 周内变化很小。然而，值得注意的是，她在使用 Vielight 设备 12 周后的 ADAS-cog 评分（24 周时为 30.67）低于基线时的评分。

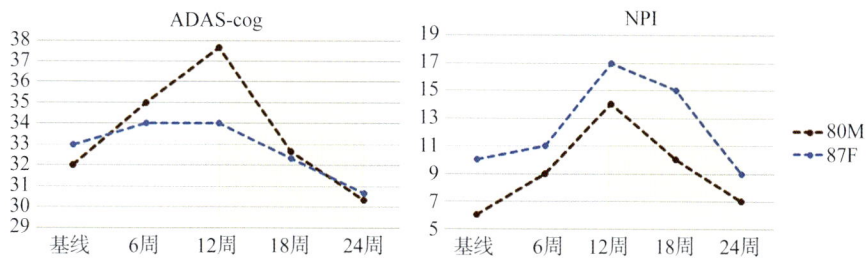

图 29.6　两名 **WL** 受试者在常规护理即无 **PBM**12 周内和开始 **PBM** 后（黄色阴影部分）**ADAS-cog** 和 **NPI** 评分的变化。分数越低，认知和行为功能越好

　　如前所述，Vielight Neuro Gamma 设备的 LED 针对 DMN 的中心进行治疗。研究表明，AD 患者不仅 DMN 内的功能连接减少（Mevel et al., 2011），而且静息葡萄糖代谢也减少，并且 DMN 节点最终会出现萎缩，随着疾病严重程度的进展而加重（Minoshima et al., 1997; Scahill et al., 2002; Thompson et al., 2003）。即使在症状出现之前，也观察到淀粉样 β 蛋白斑块在 DMN 中选择性积累（Klunk et al., 2004）。经过 12 周的 PBM 治疗后，后扣带回、双侧顶叶皮层、下颞叶和左额叶皮层的灌注增加（见图 29.7）。四名 IM 患者 DMN 内部的功能连接也有所增加（见图 29.8）。具体而言，与基线相比，IM 组在第 12 周时海马体、外侧顶叶皮层和后扣带皮层（PCC）之间的连接性更强。

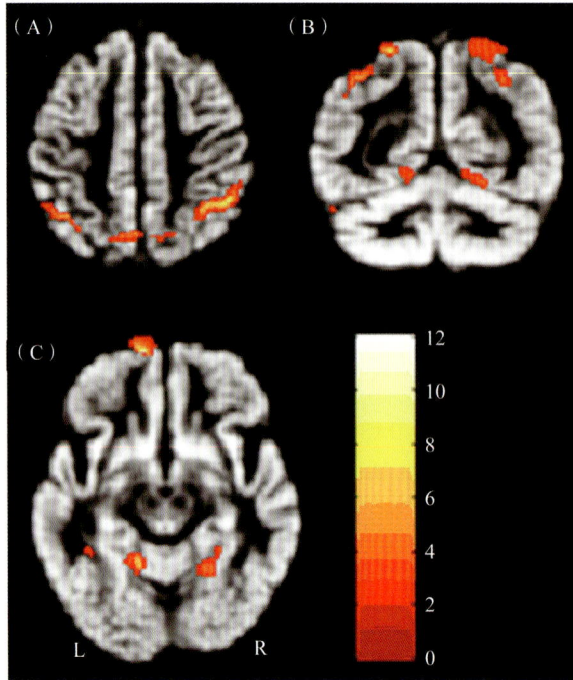

图 29.7　接受 PBM 治疗 12 周后，IM 受试者的后扣带回和双侧顶叶皮层（A 和 B）、下颞叶（B 和 C）和左额叶 (C) 皮层灌注增加

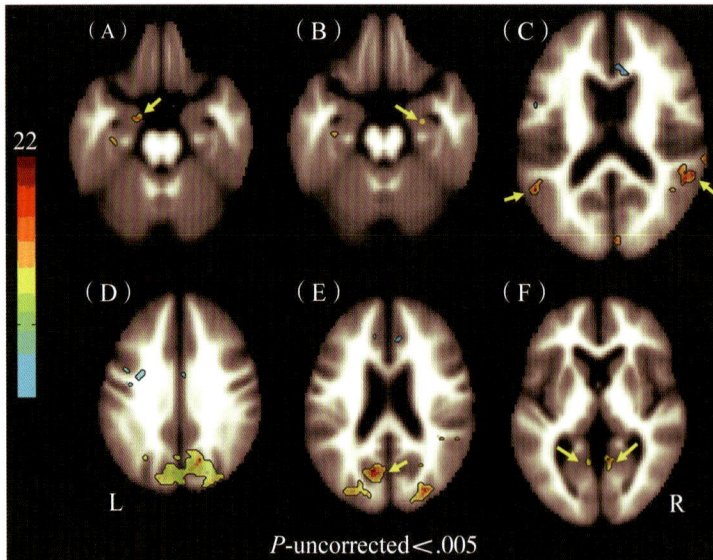

图 29.8　在对四名 IM 受试者进行 12 周的 PBM 治疗后，DMN 网络内部的功能连接性增强。左侧 (A) 和右侧 (B) 海马和外侧顶叶皮层 (C) 与后扣带回皮层种子之间的连接性增强，后扣带回皮层与左侧（D 和 E）和右侧 (F) 外侧顶叶皮层种子之间的连接性增强

29.8.4　临床研究的讨论

迄今为止，临床结果令人鼓舞。然而，在通过与药物治疗试验相同的审查标准之前，PBM 干预措施还不能被视为治疗 AD 的有效方法。

考虑到药物疗法试验的失败代价高昂，这种说法非同寻常，需要通过金标准测试。这些测试需要更多的参与者，在双盲研究中产生具有统计学意义的结果。这些因素被部分纳入了由 Vielight 公司赞助正在进行的试点研究（Lim, 2017），随后又被纳入了一项关键性试验，其主要临床试验地点位于多伦多

St. Michael 医院，也由 Vielight 公司赞助。

29.9　关键参数

参数的组合可能是 PBM 治疗 AD 潜在成功的重要因素，其中一些参数在 PBM 领域是十分新颖的，特别是 DMN 和脉冲频率。

29.9.1　默认模式网络

DMN 是一个大规模的大脑网络，特别是在大脑处于清醒休息状态时非常活跃。该网络包括内侧前额叶皮层、PCC、海马体、楔前叶、下顶叶和颞叶，如图 29.1（D）所示。DMN 涉及许多认知功能，包括自传体记忆、记忆巩固和自我参照思维（Andrews-Hanna et al., 2007）。该网络对 AD 特别重要，因为内侧前额叶皮层、内侧颞叶，特别是海马体参与情节记忆处理。在 AD 中，情节记忆的损害是首先观察到的症状之一（Greicius et al., 2004）。

研究显示，AD 患者的 DMN 存在显著异常（Beason-Held, 2011; Binnewijzend et al., 2012; Buckner et al., 2009; Damoiseaux et al., 2012; Greicius et al., 2004）。利用静息态功能连接磁共振成像的研究表明，后扣带回 / 楔前叶与海马之间的功能连接减弱（Greicius et al., 2004）。轻度认知障碍患者（Binnewijzend et al., 2012; Petrella et al., 2011; Sorg et al., 2007）、有 AD 家族史的患者（Fleisher et al., 2009）以及携带 APOE4 等位基因（被认为是晚发性 AD 的重要遗传风险因素）的患者（Filippini et al., 2009; Patel et al., 2013;Westlye et al., 2011）也观察到了 DMN 的异常。与健康对照组相比，AD 患者的 DMN 中与年龄相关的连接改变更为显著（Jones et al., 2011）。此外，淀粉样斑块的解剖分布、神经营养和葡萄糖代谢变化之间也存在相关性（Buckner et al., 2005）。鉴于 DMN 在 AD 病理生理过程中的重要作用，该网络是 PBM 治疗的重要神经解剖学靶点。

29.9.2　40Hz 的脉冲频率

Vielight 公司赞助的最新临床试验使用脉冲频率为 40Hz 的 810nm 光，由发光二极管（LED）发出。据观察，海马体中网络兴奋性的异常增加和代偿性抑制机制可能是 Aβ 诱导的小鼠模型神经功能缺损的原因之一（Palop et al., 2007）。小鼠模型的脑电图记录显示，主要在 γ 振荡活动减少时，网络会出现超同步现象。恢复 γ 振荡可能抑制过度活跃的突触活动，减少与 AD 相关的超同步、记忆障碍和过早死亡（Verret et al., 2012）。在 AD 患者中，这种现象与 AD 相关的 Aβ 蛋白形成的风险相关（Selkoe, 1996）。

已证明 40Hz 的 γ 脉冲频率可减弱处于以该频率脉冲光照环境中的小鼠视觉皮层中 Aβ 蛋白的产生（Iaccarino et al., 2016）。研究者推测，40Hz 的脉冲频率将小胶质细胞转变为非炎症状态，从而吞噬不需要的 Aβ 蛋白沉积物。当在海马体中光遗传学诱导产生 40Hz 脉冲光时，该部位的 Aβ 肽水平也显著降低。根据这些数据，我们假设使用 40Hz 脉冲光处理的大脑区域中 Aβ 减弱，如果我们能将 40Hz 定位到正确的区域，如 DMN，它可能成为 AD 的有效治疗方法。

29.10　通过脑电图测量证明光的穿透性

现在的问题是，脉冲频率为 40Hz 的 810nm LED 光是否能穿透头皮和头皮下层以影响大脑。这可以通过测量大脑反应来回答。上述 Chao 等的工作已经展示了通过 fMRI 和 ASL 成像的血液灌注变化。脑电图可测量脑电波振荡的变化，并可通过 PBM 进行脑电波诱导调整。

为了证明这一点并了解电生理效应，使用 Vielight Neuro Gamma 对 20 名健康受试者进行了一项双盲 EEG 研究（本文正在由 Zomorrodi 等撰写，以备在撰写本文时发表）。进行了功率谱和连接性分析，以评估干预和假干预之间诱导变化的差异。分析显示，该设备提供的 PBM 对内生性脑活动产生了频率依赖性影响。在主动刺激后，观察到低频功率（即 δ 和 θ）减少，而高频功率（即 α、β 和 γ）增加，验证了之前关于中度受损 AD 患者的病例报告结果（Zomorrodi et al., 2017）。干预组和假干预组之间的比较显示，在 δ（1 ~ 4Hz；t=-2.53，P=0.0203）、θ（4 ~ 7Hz；t:3.18，P=0.0049）、α（8 ~ 12Hz；t=4.26，P=0.0004）、β（12 ~ 30Hz；2=3.02，P=0.0070）和 γ（30 ~ 50Hz；t=3.84，P=0.0011）频段上存在显著差异。加权相位滞后指数和图论测量显示，在 α 和 γ 频段上，主动刺激和假刺激之间存在显著差异（P < 0.001）。本研究的结果提供了早期证据，表明 PBM 以脉冲频率依赖的方式调节影响大脑连接性的皮层振荡。该研究证实，具有合适参数的近红外光完全可以穿透大脑，产生显著的电生理变化。

29.11 开发阿尔茨海默病疗法的工具：脑电图

EEG 是了解 AD 患者大脑活动障碍的潜在有价值工具。它是无创的，用于在头皮表面记录脑波（Swartz and Goldensohn, 1998）。脑电图可以无创测量整个大脑的神经元的电活动，包括自发电活动和事件相关电活动。各种频率的大脑振荡是脑电图呈现的大脑活动的关键领域之一。这些大脑振荡是数千个神经元同步活动的结果，并发挥重要的功能作用。神经系统中的振荡活动可能发挥功能作用，而神经同步机制的异常可能涉及多种神经精神疾病的病理生理（Uhlhaas and Singer, 2006）。传统上，各种频率的大脑振荡被划分为不同的波段，与特定波段的生理特征相对应。这些频段包括 δ（0.1 ~ 4Hz）、θ（4 ~ 8Hz）、α（8 ~ 12Hz）、β（12 ~ 30Hz）和 γ（30 ~ 70Hz）（Basar et al., 2013）。δ 波可发生在皮层或丘脑（Maquet et al., 1997）。它们通常在睡眠期间被观察到（Rasch and Born, 2013）。δ 波在动机驱动中发挥重要作用（Knyazev, 2007），并刺激包括催乳素和生长激素在内的激素释放（Brandenberger, 2003）。θ 波在各种形式的学习和记忆中发挥重要作用（Berry and Thompson, 1978; Liebe et al., 2012; Macrides et al., 1982），并且对突触可塑性也很重要（Greenstein et al., 1988; Hyman et al., 2003; Larson et al, 1986）。θ 振荡在快速眼动（REM）睡眠期间观察到，但在更深的睡眠阶段未观察到（Vanderwolf, 1969;Winson, 1974）。最初认为 α 波主要起源于闭眼休息放松状态下的枕叶皮层（Basar et al, 1997; Pfurtscheller et al., 1996）。最近的证据表明，α 波代表事件相关同步的功能抑制（Jensen and Mazaheri, 2010; Klimesch, 2012; Klimesch et al., 2007）。β 波与清醒状态下的主动集中注意力相关（Baumeister et al., 2008; Neuper and Pfurtscheller, 2001）。在运动皮层上，β 波发生在等张运动中的肌肉收缩期间（Baker, 2007）。β 波在动作改变之前和期间被抑制（Baker, 2007）。γ 波与许多行为相关，包括注意力（Jensen et al., 2007）、工作记忆（Howard et al., 2003）和视觉感知（Beauchamp et al., 2012）。最近，由于 γ 波长与 AD 的关联，特别是 40Hz 条件下（如上所述的 Iaccarino et al., 2016），人们越来越关注对其的研究。

大脑振荡异常在神经、神经精神和神经退行性疾病中非常常见。许多研究报告了 AD 患者 θ 波和 δ 波活动增加，以及 α 波和 β 波活动减少（Babiloni et al., 2004, 2013; Brenner et al., 1986; Coben et al., 1983, 1985; Giaquinto and nolfe, 1986; Huang et al., 2000;Jeong, 2004）。在休息时，观察到 AD 患者后 α 波功率降低（Babiloni et al., 2004, 2013; Huang et al., 2000;Jeong, 2004）。这种 α 波功率降低与 AD 的严重程度和认知障碍相关（Jeong, 2004）。此外，在检查相干性（两个频段之间关联程度的度量）时，经常发现 AD 患者的 α 和 β 频段之间的相干性降低（Dunkin et al., 1994; Leuchter et al., 1987）。最重要的是，这些异常与疾病的严重程度相关（Kowalski et al., 2001）。

29.12 脉冲光生物调节作为一种潜在的治疗方式

我们观察到，40Hz 的 PBM 持续提高了 α 波、β 波和 δ 波的功率，并降低了 θ 波和 δ 波的功率（Zomorrodi et al., 2018）。由此可推断，该脉冲频率有可能通过改变相关的脑电波模式来治疗 AD。这将颠覆 Assenza 等（2017）观察到的 AD 患者的特征性脑震荡模式——α 波功率低、γ 波功率高、δ 波和 θ 波功率高。多年来，Babiloni 等（2004, 2013）报告称，AD 会降低 α 波频率峰值，对应于认知能力的下降。

除了 40Hz 外，没有关于其他脉冲频率的临床试验报告。所以可能有包括 40Hz 在内的广泛频率范围都能达到类似的效果。

29.13　光生物调节作为阿尔茨海默病治疗方法的未来

迄今为止，从 PBM 治疗 AD 中所观察到的证据是显著且令人鼓舞的。然而，任何被视为如此非凡的主张，都需要无可挑剔的证据来支持。要做到这一点，需要进行关键的随机双盲临床试验。在这方面，Vielight 公司即将发起的关键性试验将受到密切关注。该试验的成功数据将为寻找有效的 AD 治疗方法提供期待已久的突破。不过，它也为 PBM 领域带来了期待已久的信誉。

脑对刺激的脑电图（EEG）表现具有广泛的预测性。如上所述，脉冲频率可以影响脑电波模式所代表的功能。在临床研究中，有 AD 症状的参与者对 PBM 的反应各不相同。使用不同的参数（如脉冲频率、LED 功率和位置）进行进一步研究，可能会揭示如何根据脑电图表现调整这些变量以实现个性化治疗。这可能会进一步放大迄今为止观察到的 PBM 效果。

原著参考文献

［1］Andrews-Hanna, J.R., Snyder, A.Z., Vincent, J.L., Lustig, C., Head, D., Raichle, M.E., et al., 2007. Disruption of large-scale brain systems in advanced aging. Neuron 56 (5), 924-935. Available from: https://doi.org/10.1016/j.neuron.2007.10.038.

［2］Assenza, G., Capone, F., di Biase, L., Ferreri, F., Florio, L., Guerra, A., et al., 2017. Corrigendum: Oscillatory activities in neurological disorders of elderly: biomarkers to target for neuromodulation. Front. Aging Neurosci. 9, 252. Available from: https://doi.org/10.3389/fnagi.2017.00252.

［3］Babiloni, C., Binetti, G., Cassetta, E., Cerboneschi, D., Dal Forno, G., Del Percio, C., et al., 2004. Mapping distributed sources of cortical rhythms in mild Alzheimer's disease. A multicentric EEG study. Neuroimage 22 (1), 57-67. Available from: https://doi.org/10.1016/j. neuroimage.2003.09.028.

［4］Babiloni, C., Lizio, R., Del Percio, C., Marzano, N., Soricelli, A., Salvatore, E., et al., 2013. Cortical sources of resting state EEG rhythms are sensitive to the progression of early stage Alzheimer's disease. J. Alzheimers Dis. 34 (4), 1015-1035. Available from: https://doi.org/10.3233/JAD-121750.

［5］Baker, S.N., 2007. Oscillatory interactions between sensorimotor cortex and the periphery. Curr. Opin. Neurobiol. 17 (6), 649-655. Available from: https://doi.org/10.1016/j.conb.2008.01.007.

［6］Basar, E., Schurmann, M., Basar-Eroglu, C., Karakas, S., 1997. Alpha oscillations in brain functioning: an integrative theory. Int. J. Psychophysiol. 26 (1-3), 5-29.

［7］Basar, E., Basar-Eroglu, C., Guntekin, B., Yener, G.G., 2013. Brain's alpha, beta, gamma, delta, and theta oscillations in neuropsychiatric diseases: proposal for biomarker strategies. Suppl. Clin. Neurophysiol. 62, 19-54.

［8］Baumeister, J., Barthel, T., Geiss, K.R., Weiss, M., 2008. Influence of phosphatidylserine on cognitive performance and cortical activity after induced stress. Nutr. Neurosci. 11 (3), 103-110. Available from: https://doi.org/10.1179/147683008X301478.

［9］Beason-Held, L.L., 2011. Dementia and the default mode. Curr. Alzheimer Res. 8 (4), 361-365.

［10］Beauchamp, M.S., Sun, P., Baum, S.H., Tolias, A.S., Yoshor, D., 2012. Electrocorticography links human temporoparietal junction to visual perception. Nat. Neurosci. 15 (7), 957-959. Available from: https://doi.org/10.1038/nn.3131.

［11］Berman, M.H., Halper, J.P., Nichols, T.W., Jarrett, H., Lundy, A., Huang, J.H., 2017. Photobiomodulation with near infrared light helmet in a pilot, placebo controlled clinical trial in dementia patients testing memory and cognition. J. Neurol. Neurosci. 8 (1). Available from: https://doi.org/ 10.21767/2171-6625.1000176.

［12］Berry, S.D., Thompson, R.F., 1978. Prediction of learning rate from the hippocampal electroencephalogram. Science 200 (4347), 1298-1300.

［13］Bindoli, A., Rigobello, M.P., 2013. Principles in redox signaling: from chemistry to functional significance. Antioxid. Redox Signal. 18 (13), 1557-1593. Available from: https://doi.org/10.1089/ars.2012.4655.

［14］Binnewijzend, M.A., Schoonheim, M.M., Sanz-Arigita, E., Wink, A.M., van der Flier, W.M., Tolboom, N., et al., 2012.

Resting-state fMRI changes in Alzheimer's disease and mild cognitive impairment. Neurobiol. Aging 33 (9), 2018-2028. Available from: https://doi.org/10.1016/j. neurobiolaging.2011.07.003.

［15］Blass, J.P., Baker, A.C., Ko, L., Black, R.S., 1990a. Induction of Alzheimer antigens by an uncoupler of oxidative phosphorylation. Arch. Neurol. 47 (8), 864-869.

［16］Blass, J.P., Baker, A.C., Ko, L.W., 1990b. Alzheimer's disease: inborn error of metabolism of late onset? Adv. Neurol. 51, 199-200.

［17］Brandenberger, G., 2003. [The ultradian rhythm of sleep: diverse relations with pituitary and adrenal hormones]. Rev. Neurol. (Paris) 159 (11 Suppl.), 6S5-10.

［18］Brenner, R.P., Ulrich, R.F., Spiker, D.G., Sclabassi, R.J., Reynolds 3rd, C.F., Marin, R.S., et al., 1986. Computerized EEG spectral analysis in elderly normal, demented and depressed subjects. Electroencephalogr. Clin. Neurophysiol. 64 (6), 483-492.

［19］Brion, J.P., 1998. Neurofibrillary tangles and Alzheimer's disease. Eur. Neurol. 40 (3), 130-140. Available from: https://doi.org/10.1159/000007969.

［20］Buckner, R.L., Snyder, A.Z., Shannon, B.J., LaRossa, G., Sachs, R., Fotenos, A.F., et al., 2005. Molecular, structural, and functional characterization of Alzheimer's disease: evidence for a relationship between default activity, amyloid, and memory. J. Neurosci. 25 (34), 7709-7717. Available from: https://doi.org/10.1523/JNEUROSCI.2177-05.2005.

［21］Buckner, R.L., Sepulcre, J., Talukdar, T., Krienen, F.M., Liu, H., Hedden, T., et al., 2009. Cortical hubs revealed by intrinsic functional connectivity: mapping, assessment of stability, and relation to Alzheimer's disease. J. Neurosci. 29 (6), 1860-1873. Available from: https://doi.org/10.1523/ JNEUROSCI.5062-08.2009.

［22］Castello, M.A., Soriano, S., 2014. On the origin of Alzheimer's disease. Trials and tribulations of the amyloid hypothesis. Ageing Res. Rev. 13, 10-12. Available from: https://doi.org/10.1016/j.arr.2013.10.001.

［23］Chao, L., 2017. Photobiomodulation for improving brain function in dementia (PBM dementia). Retrieved from: https://clinicaltrials.gov/ct2/show/ NCT03160027.

［24］Coben, L.A., Danziger, W.L., Berg, L., 1983. Frequency analysis of the resting awake EEG in mild senile dementia of Alzheimer type. Electroencephalogr. Clin. Neurophysiol. 55 (4), 372-380.

［25］Coben, L.A., Danziger, W., Storandt, M., 1985. A longitudinal EEG study of mild senile dementia of Alzheimer type: changes at 1 year and at 2.5 years. Electroencephalogr. Clin. Neurophysiol. 61 (2), 101-112.

［26］Corder, E.H., Saunders, A.M., Strittmatter, W.J., Schmechel, D.E., Gaskell, P.C., Small, G.W., et al., 1993. Gene dose of apolipoprotein E type 4 allele and the risk of Alzheimer's disease in late onset families. Science 261 (5123), 921-923.

［27］Damoiseaux, J.S., Prater, K.E., Miller, B.L., Greicius, M.D., 2012. Functional connectivity tracks clinical deterioration in Alzheimer's disease. Neurobiol. Aging 33 (4), . Available from: https://doi.org/10.1016/j.neurobiolaging.2011.06.024828 e819-830.

［28］de Freitas, L.F., Hamblin, M.R., 2016. Proposed mechanisms of photobiomodulation or low-level light therapy. IEEE J. Sel. Top. Quantum Electron. 22 (3). Available from: https://doi.org/10.1109/JSTQE.2016.2561201.

［29］De Taboada, L., Yu, J., El-Amouri, S., Gattoni-Celli, S., Richieri, S., McCarthy, T., et al., 2011. Transcranial laser therapy attenuates amyloid-beta peptide neuropathology in amyloid-beta protein precursor transgenic mice. J. Alzheimers Dis. 23 (3), 521-535. Available from: https://doi.org/ 10.3233/JAD-2010-100894.

［30］Drachman, D.A., 2014. The amyloid hypothesis, time to move on: amyloid is the downstream result, not cause, of Alzheimer's disease. Alzheimers Dement. 10 (3), 372-380. Available from: https://doi.org/10.1016/j.jalz.2013.11.003.

［31］Du, H., Guo, L., Yan, S.S., 2012. Synaptic mitochondrial pathology in Alzheimer's disease. Antioxid. Redox Signal. 16 (12), 1467-1475. Available from: https://doi.org/10.1089/ars.2011.4277.

［32］Dubois, B., Padovani, A., Scheltens, P., Rossi, A., Dell'Agnello, G., 2016. Timely diagnosis for Alzheimer's disease: a literature review on benefits and challenges. J. Alzheimers Dis. 49 (3), 617-631. Available from: https://doi.org/10.3233/JAD-150692.

［33］Dunkin, J.J., Leuchter, A.F., Newton, T.F., Cook, I.A., 1994. Reduced EEG coherence in dementia: state or trait marker? Biol. Psychiatry 35 (11), 870-879.

［34］Farivar, S., Malekshahabi, T., Shiari, R., 2014. Biological effects of low level laser therapy. J. Lasers Med. Sci. 5 (2), 58-62.

［35］Filippini, N., MacIntosh, B.J., Hough, M.G., Goodwin, G.M., Frisoni, G.B., Smith, S.M., et al., 2009. Distinct patterns of brain activity in young carriers of the APOE-epsilon4 allele. Proc. Natl. Acad. Sci. U.S.A. 106 (17), 7209-7214. Available from: https://doi.org/10.1073/pnas.0811879106.

［36］ Fleisher, A.S., Sherzai, A., Taylor, C., Langbaum, J.B., Chen, K., Buxton, R.B., 2009. Resting-state BOLD networks versus task-associated functional MRI for distinguishing Alzheimer's disease risk groups. Neuroimage 47 (4), 1678-1690. Available from: https://doi.org/10.1016/j. neuroimage.2009.06.021.

［37］ Fraser, S.P., Suh, Y.H., Djamgoz, M.B., 1997. Ionic effects of the Alzheimer's disease beta-amyloid precursor protein and its metabolic fragments. Trends Neurosci. 20 (2), 67-72.

［38］ Friedland-Leuner, K., Stockburger, C., Denzer, I., Eckert, G.P., Muller, W.E., 2014. Mitochondrial dysfunction: cause and consequence of Alzheimer's disease. Prog. Mol. Biol. Transl. Sci. 127, 183-210. Available from: https://doi.org/10.1016/B978-0-12-394625-6.00007-6.

［39］ Gabuzda, D., Busciglio, J., Chen, L.B., Matsudaira, P., Yankner, B.A., 1994. Inhibition of energy metabolism alters the processing of amyloid precursor protein and induces a potentially amyloidogenic derivative. J. Biol. Chem. 269 (18), 13623-13628.

［40］ Gardner, E., 2017. Alzheimer's drugs: will 2017 bring better news? Retrieved from: ,https://www.pharmaceutical-technology.com/features/featurealzheimers- drugs-will-2017-bring-better-news-5775766/..

［41］ Gasparini, L., Racchi, M., Benussi, L., Curti, D., Binetti, G., Bianchetti, A., et al., 1997. Effect of energy shortage and oxidative stress on amyloid precursor protein metabolism in COS cells. Neurosci. Lett. 231 (2), 113-117.

［42］ Giaquinto, S., Nolfe, G., 1986. The EEG in the normal elderly: a contribution to the interpretation of aging and dementia. Electroencephalogr. Clin. Neurophysiol. 63 (6), 540-546.

［43］ Gibson, G.E., Shi, Q., 2010. A mitocentric view of Alzheimer's disease suggests multi-faceted treatments. J. Alzheimers Dis. 20 (Suppl. 2), S591-607. Available from: https://doi.org/10.3233/JAD-2010-100336.

［44］ Goate, A., Chartier-Harlin, M.C., Mullan, M., Brown, J., Crawford, F., Fidani, L., et al., 1991. Segregation of a missense mutation in the amyloid precursor protein gene with familial Alzheimer's disease. Nature 349 (6311), 704-706. Available from: https://doi.org/10.1038/349704a0.

［45］ Greenstein, Y.J., Pavlides, C., Winson, J., 1988. Long-term potentiation in the dentate gyrus is preferentially induced at theta rhythm periodicity. Brain Res. 438 (1-2), 331-334.

［46］ Greicius, M.D., Srivastava, G., Reiss, A.L., Menon, V., 2004. Default-mode network activity distinguishes Alzheimer's disease from healthy aging: evidence from functional MRI. Proc. Natl. Acad. Sci. U.S.A. 101 (13), 4637-4642. Available from: https://doi.org/10.1073/pnas.0308627101.

［47］ Hamblin, M.R., 2016. Shining light on the head: photobiomodulation for brain disorders. BBA Clin. 6, 113-124. Available from: https://doi.org/ 10.1016/j.bbacli.2016.09.002.

［48］ Hashmi, J.T., Huang, Y.Y., Osmani, B.Z., Sharma, S.K., Naeser, M.A., Hamblin, M.R., 2010. Role of low-level laser therapy in neurorehabilitation. PM R 2 (12 Suppl. 2), S292-305. Available from: https://doi.org/10.1016/j.pmrj.2010.10.013.

［49］ Hasselmo, M.E., 2006. The role of acetylcholine in learning and memory. Curr. Opin. Neurobiol. 16 (6), 710-715. Available from: https://doi.org/ 10.1016/j.conb.2006.09.002.

［50］ Hellweg, R., Wirth, Y., Janetzky, W., Hartmann, S., 2012. Efficacy of memantine in delaying clinical worsening in Alzheimer's disease (AD): responder analyses of nine clinical trials with patients with moderate to severe AD. Int. J. Geriatr. Psychiatry 27 (6), 651-656. Available from: https://doi.org/10.1002/gps.2766.

［51］ Herrup, K., 2015. The case for rejecting the amyloid cascade hypothesis. Nat. Neurosci. 18 (6), 794-799. Available from: https://doi.org/10.1038/ nn.4017.

［52］ Howard, M.W., Rizzuto, D.S., Caplan, J.B., Madsen, J.R., Lisman, J., Aschenbrenner-Scheibe, R., et al., 2003. Gamma oscillations correlate with working memory load in humans. Cereb. Cortex 13 (12), 1369-1374.

［53］ Hu, X., Das, B., Hou, H., He, W., Yan, R., 2018. BACE1 deletion in the adult mouse reverses preformed amyloid deposition and improves cognitive functions. J. Exp. Med. 215 (3), 927-940. Available from: https://doi.org/10.1084/jem.20171831.

［54］ Huang, C., Wahlund, L., Dierks, T., Julin, P., Winblad, B., Jelic, V., 2000. Discrimination of Alzheimer's disease and mild cognitive impairment by equivalent EEG sources: a cross-sectional and longitudinal study. Clin. Neurophysiol. 111 (11), 1961-1967.

［55］ Hyman, J.M., Wyble, B.P., Goyal, V., Rossi, C.A., Hasselmo, M.E., 2003. Stimulation in hippocampal region CA1 in behaving rats yields long-term potentiation when delivered to the peak of theta and long-term depression when delivered to the trough. J. Neurosci. 23 (37), 11725-11731.

［56］Iaccarino, H.F., Singer, A.C., Martorell, A.J., Rudenko, A., Gao, F., Gillingham, T.Z., et al., 2016. Gamma frequency entrainment attenuates amyloid load and modifies microglia. Nature 540 (7632), 230-235. Available from: https://doi.org/10.1038/nature20587.

［57］Iqbal, K., Liu, F., Gong, C.X., 2014. Alzheimer disease therapeutics: focus on the disease and not just plaques and tangles. Biochem. Pharmacol. 88 (4), 631-639. Available from: https://doi.org/10.1016/j.bcp.2014.01.002.

［58］Jensen, O., Mazaheri, A., 2010. Shaping functional architecture by oscillatory alpha activity: gating by inhibition. Front. Hum. Neurosci. 4, 186. Available from: https://doi.org/10.3389/fnhum.2010.00186.

［59］Jensen, O., Kaiser, J., Lachaux, J.P., 2007. Human gamma-frequency oscillations associated with attention and memory. Trends Neurosci. 30 (7), 317-324. Available from: https://doi.org/10.1016/j.tins.2007.05.001.

［60］Jeong, J., 2004. EEG dynamics in patients with Alzheimer's disease. Clin. Neurophysiol. 115 (7), 1490-1505. Available from: https://doi.org/10.1016/j.clinph.2004.01.001.

［61］Jones, D.T., Machulda, M.M., Vemuri, P., McDade, E.M., Zeng, G., Senjem, M.L., et al., 2011. Age-related changes in the default mode network are more advanced in Alzheimer disease. Neurology 77 (16), 1524-1531. Available from: https://doi.org/10.1212/WNL.0b013e318233b33d.

［62］Kapogiannis, D., Mattson, M.P., 2011. Disrupted energy metabolism and neuronal circuit dysfunction in cognitive impairment and Alzheimer's disease. Lancet Neurol. 10 (2), 187-198. Available from: https://doi.org/10.1016/S1474-4422(10)70277-5.

［63］Karran, E., Hardy, J., 2014. A critique of the drug discovery and phase 3 clinical programs targeting the amyloid hypothesis for Alzheimer disease. Ann. Neurol. 76 (2), 185-205. Available from: https://doi.org/10.1002/ana.24188.

［64］Klimesch, W., 2012. alpha-band oscillations, attention, and controlled access to stored information. Trends Cogn. Sci. 16 (12), 606-617. Available from: https://doi.org/10.1016/j.tics.2012.10.007.

［65］Klimesch, W., Sauseng, P., Hanslmayr, S., 2007. EEG alpha oscillations: the inhibition-timing hypothesis. Brain Res. Rev. 53 (1), 63-88. Available from: https://doi.org/10.1016/j.brainresrev.2006.06.003.

［66］Klunk, W.E., Engler, H., Nordberg, A., Wang, Y., Blomqvist, G., Holt, D.P., et al., 2004. Imaging brain amyloid in Alzheimer's disease with Pittsburgh Compound-B. Ann. Neurol. 55 (3), 306-319. Available from: https://doi.org/10.1002/ana.20009.

［67］Knyazev, G.G., 2007. Motivation, emotion, and their inhibitory control mirrored in brain oscillations. Neurosci. Biobehav. Rev. 31 (3), 377-395. Available from: https://doi.org/10.1016/j.neubiorev.2006.10.004.

［68］Kowalski, J.W., Gawel, M., Pfeffer, A., Barcikowska, M., 2001. The diagnostic value of EEG in Alzheimer disease: correlation with the severity of mental impairment. J. Clin. Neurophysiol. 18 (6), 570-575.

［69］Lane, N., 2006. Cell biology: power games. Nature 443 (7114), 901-903. Available from: https://doi.org/10.1038/443901a.

［70］Larson, J., Wong, D., Lynch, G., 1986. Patterned stimulation at the theta frequency is optimal for the induction of hippocampal long-term potentiation. Brain Res. 368 (2), 347-350.

［71］Leuchter, A.F., Spar, J.E., Walter, D.O., Weiner, H., 1987. Electroencephalographic spectra and coherence in the diagnosis of Alzheimer's-type and multi-infarct dementia. A pilot study. Arch. Gen. Psychiatry 44 (11), 993-998.

［72］Leuner, K., Muller, W.E., Reichert, A.S., 2012. From mitochondrial dysfunction to amyloid beta formation: novel insights into the pathogenesis of Alzheimer's disease. Mol. Neurobiol. 46 (1), 186-193. Available from: https://doi.org/10.1007/s12035-012-8307-4.

［73］Liebe, S., Hoerzer, G.M., Logothetis, N.K., Rainer, G., 2012. Theta coupling between V4 and prefrontal cortex predicts visual short-term memory performance. Nat. Neurosci. 15 (3), . Available from: https://doi.org/10.1038/nn.3038456-462, S451-452.

［74］Lim, L., 2017. Vielight Neuro RX Gamma - Feasibility Pilot. Retrieved from: ,https://vielight.com/references/..

［75］Lopez-Armada, M.J., Riveiro-Naveira, R.R., Vaamonde-Garcia, C., Valcarcel-Ares, M.N., 2013. Mitochondrial dysfunction and the inflammatory response. Mitochondrion 13 (2), 106-118. Available from: https://doi.org/10.1016/j.mito.2013.01.003.

［76］Macrides, F., Eichenbaum, H.B., Forbes, W.B., 1982. Temporal relationship between sniffing and the limbic theta rhythm during odor discrimination reversal learning. J. Neurosci. 2 (12), 1705-1717.

［77］Mandelkow, E.M., Mandelkow, E., 2012. Biochemistry and cell biology of tau protein in neurofibrillary degeneration. Cold Spring Harb. Perspect. Med. 2 (7), a006247. Available from: https://doi.org/10.1101/cshperspect.a006247.

［78］Maquet, P., Degueldre, C., Delfiore, G., Aerts, J., Peters, J.M., Luxen, A., et al., 1997. Functional neuroanatomy of human slow wave sleep. J. Neurosci. 17 (8), 2807-2812.

［79］ Mevel, K., Chetelat, G., Eustache, F., Desgranges, B., 2011. The default mode network in healthy aging and Alzheimer's disease. Int. J. Alzheimers Dis. 2011, 535816. Available from: https://doi.org/10.4061/2011/535816.

［80］ Minoshima, S., Giordani, B., Berent, S., Frey, K.A., Foster, N.L., Kuhl, D.E., 1997. Metabolic reduction in the posterior cingulate cortex in very early Alzheimer's disease. Ann. Neurol. 42 (1), 85-94. Available from: https://doi.org/10.1002/ana.410420114.

［81］ Morris, G., Berk, M., 2015. The many roads to mitochondrial dysfunction in neuroimmune and neuropsychiatric disorders. BMC Med. 13, 68. Available from: https://doi.org/10.1186/s12916-015-0310-y.

［82］ Muller, W.E., Eckert, A., Kurz, C., Eckert, G.P., Leuner, K., 2010. Mitochondrial dysfunction: common final pathway in brain aging and Alzheimer's disease—therapeutic aspects. Mol. Neurobiol. 41 (2-3), 159-171. Available from: https://doi.org/10.1007/s12035-010-8141-5.

［83］ Neuper, C., Pfurtscheller, G., 2001. Evidence for distinct beta resonance frequencies in human EEG related to specific sensorimotor cortical areas. Clin. Neurophysiol. 112 (11), 2084-2097.

［84］ Palop, J.J., Chin, J., Roberson, E.D., Wang, J., Thwin, M.T., Bien-Ly, N., et al., 2007. Aberrant excitatory neuronal activity and compensatory remodeling of inhibitory hippocampal circuits in mouse models of Alzheimer's disease. Neuron 55 (5), 697-711. Available from: https://doi.org/ 10.1016/j.neuron.2007.07.025.

［85］ Passarella, S., Karu, T., 2014. Absorption of monochromatic and narrow band radiation in the visible and near IR by both mitochondrial and nonmitochondrial photoacceptors results in photobiomodulation. J. Photochem. Photobiol. B 140, 344-358. Available from: https://doi.org/10.1016/j. jphotobiol.2014.07.021.

［86］ Patel, K.T., Stevens, M.C., Pearlson, G.D., Winkler, A.M., Hawkins, K.A., Skudlarski, P., et al., 2013. Default mode network activity and white matter integrity in healthy middle-aged ApoE4 carriers. Brain Imaging Behav. 7 (1), 60-67. Available from: https://doi.org/10.1007/s11682-012-9187-y.

［87］ Pearson, H.A., Peers, C., 2006. Physiological roles for amyloid beta peptides. J. Physiol. 575 (Pt 1), 5-10. Available from: https://doi.org/10.1113/ jphysiol.2006.111203.

［88］ Petrella, J.R., Sheldon, F.C., Prince, S.E., Calhoun, V.D., Doraiswamy, P.M., 2011. Default mode network connectivity in stable vs progressive mild cognitive impairment. Neurology 76 (6), 511-517. Available from: https://doi.org/10.1212/WNL.0b013e31820af94e.

［89］ Pfurtscheller, G., Stancak Jr., A., Neuper, C., 1996. Event-related synchronization (ERS) in the alpha band—an electrophysiological correlate of cortical idling: a review. Int. J. Psychophysiol. 24 (1-2), 39-46.

［90］ Poyton, R.O., Ball, K.A., 2011. Therapeutic photobiomodulation: nitric oxide and a novel function of mitochondrial cytochrome c oxidase. Discov. Med. 11 (57), 154-159.

［91］ Purushothuman, S., Johnstone, D.M., Nandasena, C., Mitrofanis, J., Stone, J., 2014. Photobiomodulation with near infrared light mitigates Alzheimer's disease-related pathology in cerebral cortex - evidence from two transgenic mouse models. Alzheimers Res. Ther. 6 (1), 2. Available from: https://doi.org/10.1186/alzrt232.

［92］ Rasch, B., Born, J., 2013. About sleep's role in memory. Physiol. Rev. 93 (2), 681-766. Available from: https://doi.org/10.1152/physrev.00032.2012.

［93］ Saltmarche, A.E., Naeser, M.A., Ho, K.F., Hamblin, M.R., Lim, L., 2017. Significant improvement in cognition in mild to moderately severe dementia

［94］ cases treated with transcranial plus intranasal photobiomodulation: case series report. Photomed. Laser Surg. 35 (8), 432-441. Available from: https://doi.org/10.1089/pho.2016.4227.

［95］ Scahill, R.I., Schott, J.M., Stevens, J.M., Rossor, M.N., Fox, N.C., 2002. Mapping the evolution of regional atrophy in Alzheimer's disease: unbiased analysis of fluid-registered serial MRI. Proc. Natl. Acad. Sci. U.S.A. 99 (7), 4703-4707. Available from: https://doi.org/10.1073/pnas.052587399.

［96］ Selkoe, D.J., 1996. Amyloid beta-protein and the genetics of Alzheimer's disease. J. Biol. Chem. 271 (31), 18295-18298.

［97］ Sherrington, R., Rogaev, E.I., Liang, Y., Rogaeva, E.A., Levesque, G., Ikeda, M., et al., 1995. Cloning of a gene bearing missense mutations in earlyonset familial Alzheimer's disease. Nature 375 (6534), 754-760. Available from: https://doi.org/10.1038/375754a0.

［98］ Sorg, C., Riedl, V., Muhlau, M., Calhoun, V.D., Eichele, T., Laer, L., et al., 2007. Selective changes of resting-state networks in individuals at risk for Alzheimer's disease. Proc. Natl. Acad. Sci. U.S.A. 104 (47), 18760-18765. Available from: https://

doi.org/10.1073/pnas.0708803104.

［99］ Spires-Jones, T., Knafo, S., 2012. Spines, plasticity, and cognition in Alzheimer's model mice. Neural. Plast. 2012, 319836. Available from: https://doi.org/10.1155/2012/319836.

［100］ Swartz, B.E., Goldensohn, E.S., 1998. Timeline of the history of EEG and associated fields. Electroencephalogr. Clin. Neurophysiol. 106 (2), 173-176.

［101］ Swerdlow, R.H., Burns, J.M., Khan, S.M., 2014. The Alzheimer's disease mitochondrial cascade hypothesis: progress and perspectives. Biochim.

［102］ Biophys. Acta 1842 (8), 1219-1231. Available from: https://doi.org/10.1016/j.bbadis.2013.09.010.

［103］ Szabados, T., Dul, C., Majtenyi, K., Hargitai, J., Penzes, Z., Urbanics, R., 2004. A chronic Alzheimer's model evoked by mitochondrial poison sodium azide for pharmacological investigations. Behav. Brain Res. 154 (1), 31-40. Available from: https://doi.org/10.1016/j.bbr.2004.01.016.

［104］ Thompson, P.M., Hayashi, K.M., de Zubicaray, G., Janke, A.L., Rose, S.E., Semple, J., et al., 2003. Dynamics of gray matter loss in Alzheimer's disease. J. Neurosci. 23 (3), 994-1005.

［105］ Uhlhaas, P.J., Singer, W., 2006. Neural synchrony in brain disorders: relevance for cognitive dysfunctions and pathophysiology. Neuron 52 (1), 155-168. Available from: https://doi.org/10.1016/j.neuron.2006.09.020.

［106］ Vanderwolf, C.H., 1969. Hippocampal electrical activity and voluntary movement in the rat. Electroencephalogr. Clin. Neurophysiol. 26 (4), 407-418.

［107］ Verret, L., Mann, E.O., Hang, G.B., Barth, A.M., Cobos, I., Ho, K., et al., 2012. Inhibitory interneuron deficit links altered network activity and cognitive dysfunction in Alzheimer model. Cell 149 (3), 708-721. Available from: https://doi.org/10.1016/j.cell.2012.02.046.

［108］ Waypa, G.B., Smith, K.A., Schumacker, P.T., 2016. O2 sensing, mitochondria and ROS signaling: the fog is lifting. Mol. Aspects Med. 47-48, 76-89. Available from: https://doi.org/10.1016/j.mam.2016.01.002.

［109］ Webster, M.T., Pearce, B.R., Bowen, D.M., Francis, P.T., 1998. The effects of perturbed energy metabolism on the processing of amyloid precursor protein in PC12 cells. J. Neural. Transm. (Vienna) 105 (8-9), 839-853. Available from: https://doi.org/10.1007/s007020050098.

［110］ Westlye, E.T., Lundervold, A., Rootwelt, H., Lundervold, A.J., Westlye, L.T., 2011. Increased hippocampal default mode synchronization during rest in middle-aged and elderly APOE epsilon4 carriers: relationships with memory performance. J. Neurosci. 31 (21), 7775-7783. Available from: https://doi.org/10.1523/JNEUROSCI.1230-11.2011.

［111］ Wilson, R.S., Segawa, E., Boyle, P.A., Anagnos, S.E., Hizel, L.P., Bennett, D.A., 2012. The natural history of cognitive decline in Alzheimer's disease. Psychol. Aging 27 (4), 1008-1017. Available from: https://doi.org/10.1037/a0029857.

［112］ Winson, J., 1974. Patterns of hippocampal theta rhythm in the freely moving rat. Electroencephalogr. Clin. Neurophysiol. 36 (3), 291-301.

［113］ Wu, S., Zhou, F., Wei, Y., Chen, W.R., Chen, Q., Xing, D., 2014. Cancer phototherapy via selective photoinactivation of respiratory chain oxidase to trigger a fatal superoxide anion burst. Antioxid. Redox Signal. 20 (5), 733-746. Available from: https://doi.org/10.1089/ars.2013.5229.

［114］ Zomorrodi, R., Saltmarche, A.E., Loheswaran, G., Ho, K.F., Lim, L., 2017. Complementary EEG evidence for a significantly improved Alzheimer's disease case after photobiomodulation treatment. In: Paper Presented at the 26th Annual Scientific Conference, Canadian Academy of Geriatric Psychiatry Toronto.

［115］ Zomorrodi, R., Loheswaran, G., Pushparaj, A., Lim, L., 2018. Modulation of brain oscillatory activity to drive brain function via near-infra red stimulation (tNIRS). In: Paper Presented at the AAPB 49th Annual Scientific Meeting, Orlando, Florida.

第 30 章 经颅光生物调节的辅助诊断手段：脑电图

Reza Zomorrodi[1]、Genane Loheswaran[2] 和 Lew Lim[2]
1. 治疗性脑干预 Temerty 中心，成瘾与心理健康中心，加拿大安大略省多伦多
2. Vielight 公司，加拿大安大略省多伦多

30.1　引言

过去三十年间，新技术的出现使我们能够调节和评估大脑特定功能或解剖区域的神经活动，从而扩展了我们对大脑功能的认识。经颅磁刺激（TMS）或经颅电刺激等无创且安全的技术已被广泛用于研究和治疗多种神经退行性疾病和精神神经疾病（Hoy and Fitzgerald, 2010; Dayan et al., 2013; Schulz et al., 2013; Downar et al., 2016）。通过一些安全但间接的测量方法，如功能磁共振成像（fMRI）、功能近红外光谱（fNIRS）、脑磁图和脑电图（EEG），可以测量大脑对任何电化学干预的反应。这些工具基于空间和时间分辨率进行分类。如 fMRI 提供关于大脑功能的高空间分辨率（约 5mm）和低时间分辨率（约 5 秒）的信息，而 EEG 具有低空间分辨率（约 10mm）和非常高的时间分辨率（约 0.001 秒）。然而，与其他工具相比，EEG 是一种更为经济且易于使用的诊断工具，可应用于许多研究实验室或诊所。

在接下来的部分中，我们将简要回顾 EEG 在光生物调节 PBM 作为一种新的无创方法的研究中的应用。此外，我们将提出关于 PBM 在大脑中的作用机制的假设，并回顾当前关于大脑对经颅 PBM 反应的证据。

30.2　脑电图

脑电图是一种在头皮表面测量大脑电场的技术，多年来一直被用于研究大脑的功能。这个电场电位产生的电压值的分布主要是同步神经元活动的结果。实际上，EEG 反映了大量锥体细胞突触后电位在时间和空间上的总和，这些锥体细胞彼此平行排列，并垂直于头皮表面。突触后电位对 EEG 的贡献最大，但其他过程，如非突触电流、胶质细胞活动以及钙和钠的树突尖峰，也发挥了作用并调节测量到的信号（Murakami and Okada, 2006; Nunez and Srinivasan, 2006; Kirschstein and Kohling, 2009）。

EEG 的主要优势在于其高时间分辨率（1 毫秒），能够直接测量群体水平的皮层活动。然而，必须注意的是，对 EEG 信号的解释受到空间分辨率低（> 1cm）和无法评估皮层下或异步神经活动的限制（Cohen, 2017）。

EEG 显示的振荡模式可分为几个特征频段。这些节律性运动往往发生在神经网络中（Nimmrich et al., 2015），并取决于连接模式、兴奋性或抑制性突触连接的类型以及神经元的内在兴奋性。EEG 信号的特征在于其振幅、相位以及时空模式。常用的和新型的高级分析技术揭示了 EEG 的不同特征，并成功地将这些特征与大脑的某些认知和神经功能联系起来。知觉、记忆、情感、语言、动作和其他认知过程已与时空特性、跨频率耦合、功能连接、事件相关电位反应、熵等联系起来。同样，在许多神经退行性疾病和精神神经疾病中也观察到了异常的皮层振荡，甚至与症状的严重程度相关。

值得一提的是，除了 EEG 特征提供的所有有价值的信息，甚至其作为神经病理生理学生物标记物的潜力外，将 EEG 视为皮层信息处理中的表象还是基本机制的观点仍然存在争议（Kirov et al., 2009; Lopes da Silva, 2013; Cohen, 2017）。

30.3 脑电波

如上所述，同步的神经活动会在头皮表面产生可检测的节律性振荡。有学者假设，相同频率内的同步化调节了远距离神经元集群之间的通信，并且是认知功能的潜在机制（Onojima et al., 2018）。频率可以较高，表示较快的振荡发生在较小的脑区，也可以较低，表示较慢的振荡延伸到较大的脑区（Nimmrich et al., 2015）。节律振荡的频率由两个属性决定：内在属性，如离子通道类型、突触类型、与其他大脑区域的连接，以及外在属性，如外部事件或认知任务（Wang, 2010）。

神经振荡被分为五个典型频段，以描述不同的大脑功能：δ 波、θ 波、α 波、β 波和 γ 振荡。

30.3.1 δ 振荡

δ 振荡通常在 1 ~ 3Hz 范围内。这些节律存在于大脑的丘脑中，并与深度睡眠相关（Amin and Malik, 2013）。

与其他振荡相比，δ 波在不同神经退行性疾病中增强，在这些疾病中，中间神经元的功能受损（Nimmrich et al., 2015）。δ 振荡的另一个明显特征是，与其他振荡相比，它们对认知功能的间接影响更远。有几项证据推断，δ 波在心理任务中起到了抑制其他外部神经网络干扰的作用。在进行"执行 / 不执行"任务时，参与者必须仅对一种刺激（最常见的是按下按钮）做出反应，并忽略所有其他刺激，在这一范例中发现大脑中央、顶叶和颞叶区域的 δ 波功率增加（Harmony, 2013）。一项关键发现是，在不执行条件下，额叶区域的 δ 波功率也会增加，Harmony（2013）提出这表明 δ 波抑制了在看到非目标刺激时按下按钮的反射性运动反应。这进一步表明，δ 波可能对于抑制干扰内部集中的感觉传入是必需的。此外，一个一致的发现是，在中间神经元和丘脑皮层输入不活跃的状态下，δ 波活动性最高，这似乎指出了 δ 波在阻止干扰心理任务集中注意力方面的作用（Harmony, 2013）。

30.3.2 θ 振荡

θ 波段的频率为 4 ~ 7Hz（Lisman and Jensen, 2013），存在于海马体中，与睡眠中做梦有关（Amin and Malik, 2013）。

一般来说，在编码、保留和检索的记忆过程中，θ 波段会被激活和增加（Raghavachari et al., 2001; Amin and Malik, 2013）。一些例子包括记忆任务期间的 θ 波同步化、语义检索期间的 θ 波去同步化，以及工作记忆任务的保持和记忆检索期间随任务难度而变化的功率增加（Amin and Malik, 2013）。其他研究的证据表明，在刺激之前 θ 波功率的增加预示着更好的记忆表现（Lisman and Jensen, 2013）。除了工作记忆，θ 波还与长期记忆相关（Lisman and Jensen, 2013）。

30.3.3 α 振荡

波段的频率范围为 8 ~ 12Hz，通常存在于大脑的后部区域和中央区域（Amin and Malik, 2013; Nimmrich et al., 2015）。

α 波出现在放松但休息的状态，通常是在闭眼的情况下（Groppe et al., 2013）。α 振荡很可能与神经网络抑制的时间波动有关。某些神经机制已被证明可以产生 α 振荡，如丘脑皮层回路、锥体细胞的节律性放电、局部中间神经元，以及具有不同时间约束的突触输入的相互作用。多种不同的神经机制产生这些频率的事实表明，大脑中有许多独立的 α 波发生器（Klimesch, 2012）。

α 波活动的典型变化可见于测量长期和短期记忆的任务中，以及记忆的三个过程：编码、检索和保持（Amin and Malik, 2013）。在 EEG 测量期间 α 波变化的一些具体例子包括：工作记忆维持期间 α 波功率的增加、记忆表现任务期间的去同步化、计算任务期间振幅的减小、工作记忆编码期间活动的增加，以及最后语义检索期间上 α 波的活动增加（Amin and Malik, 2013）。此外，α 波段的特征（如振幅和峰值频率）取决于正在执行的认知任务以及正在测量的认知区域和认知层（Cohen, 2017）。

30.3.4 β 振荡

β 振荡位于神经振荡波段的中段，通常在 13 ~ 30Hz。

β 波出现在大脑的额叶区域，并与警觉和集中的状态相关。在五种振荡类型中，β 波历来被认为与记忆表现的相关性最小，但有一种任务除外，在视觉工作记忆任务中，β 波的功率会随着 θ 波功率的增加而降低（Amin and Malik, 2013）。

β 振荡一度被认为仅与运动和感觉处理相关，研究表明它们与记忆和认知功能的关系不大（Spitzer and Haegens, 2017）。然而，Spitzer 和 Haegens（2017）报告说，最近不断积累的研究结果表明，β 波实际上可能起到辅助作用。研究者提出，根据当前任务的要求，β 振荡介导了皮层区域内和皮层区域间的集合形成。与 α 波、θ 波和 γ 波类似，β 波似乎也会在工作记忆维持过程中增加（Spitzer and Haegens, 2017）。β 波的同步似乎与当前相关的任务规则和刺激类别相吻合。具体来说，β 波的典型变化出现在工作记忆维持延迟过程的后期——这表明 β 振荡会导致皮层表征的重新激活，而这些表征是任务需求变化所需要的。因此，β 波的变化不是用于持久的记忆存储，而是用于根据任务需求的变化对工作记忆内容进行暂时的更新（或重新激活）。尽管 β 波在记忆中的作用仍有争议，但一些证据表明，β 波通过重新激活皮层表征来促进网络水平的通信（Spitzer and Haegens, 2017）。

30.3.5 γ 振荡

γ 振荡的频率更高，位于 30 ~ 50Hz 范围内。γ 波段出现在大脑的躯体感觉皮层中，相关的大脑状态会产生 γ 波段，表现为突发性的活动（Amin and Malik, 2013）。

研究表明，γ 波段与长期记忆有关（Lisman and Jensen, 2013）。如在猴子研究中，与不成功的信息编码相比，成功编码信息时海马体中的 γ 功率以及尖峰 γ 相干性都更高。在人类受试者中，海马体和皮层区域（躯体感觉皮层）也观察到了类似的效果（Lisman and Jensen, 2013）。γ 波段也与工作记忆有关，因为研究报告称，在工作记忆任务期间，随着记忆项目数量的增加，γ 功率也会增加（Lisman and Jensen, 2013）。

30.4 光生物调节作为一种新的无创性脑部刺激方法

不同形式的电刺激（如经颅直流电刺激、经颅交流电刺激、经颅波纹电流刺激）和磁刺激（如 TMS、重复 TMS、θ 爆发）是通过与多种神经递质和神经网络相互作用来影响和调节大脑功能的杰出工具。通过实施这些刺激技术的不同方案，人们可以通过抑制或激活特定的神经群体来确定介导认知或非认知功能的网络。

必须提到的是，大多数药物干预和电 / 磁神经调节都是通过神经递质受体或电压依赖性离子通道发挥作用的。然而，大脑的电化学特性并不是唯一可以对外部刺激作出反应的特征。位于线粒体内膜上的光受体细胞色素 c 氧化酶（CCO）会对光作出反应，这提供了另一种可能的调节技术：PBM。

PBM 由 Endre Mester 于 1967 年引入，并被定义为应用低强度的可见红光或近红外（NIR）光来刺激生物系统（Hamblin, 2016）。PBM 的主要靶点是位于线粒体内膜上的 CCO，它可以驱动细胞代谢（Karu, 2014）。CCO 是电子传递链的最后一个单位，将电子从细胞色素 C 转移到分子氧，从而完成线粒体中的 ATP 合成。通过靶向 CCO，PBM 导致氧消耗和通过线粒体氧化磷酸化增加的能量产生（Wang et al., 2016）。由于 CCO 是一种可诱导的酶，因此其效果是持久的。

PBM 的作用机制可分为直接效应和间接效应。直接效应包括增加离子通道（如 Na^+/K^+-ATP 酶）

的活性（Farivar et al., 2014; Giordano et al., 2017）；而间接效应包括调节重要的第二信使，如钙、环腺苷酸和活性氧物种——所有这些都会导致不同的生物级联反应（Farivar et al., 2014; Passarella and Karu, 2014）。这些生物级联反应导致诸如维持稳态和激活保护性、抗氧化和增殖性基因等效果，以及系统性反应，如使神经认知障碍中不足的脑血流量增加（Hashmi et al., 2010; Passarella and Karu, 2014; Hamblin, 2016; Giordano et al., 2017; VArgas et al., 2017）。

30.5 光生物调节与神经振荡之间的因果关系

很少有研究探讨 PBM 如何与大脑相互作用，并探索其机制和可能的认知结果。在这里，我们简要回顾一些流行的假设和实验证据：

30.5.1 维持稳态

PBM 最显著的反应之一是激活钠泵和 Na^+/K^+-ATP 酶，这会提高膜稳定性和对去极化的抵抗力（Konstantinovic et al., 2013）。在一项结合经颅激光刺激（TLS）（一种 PBM 技术）和 TMS 的研究中，发现在进行 TMS 之前进行 TLS 会显著降低运动诱发电位（MEP）振幅，这与典型的 TMS 范例相反，后者使 MEP 振幅显著增加。MEP 的增加是皮层锥体细胞动作电位的结果，代表皮层兴奋性增加；因此，这些研究结果表明，TLS 实际上诱导了对 TMS 通常引起的去极化的抵抗（Konstantinovic et al., 2013）。维持稳定的膜电位——换句话说，维持稳态——依赖于 ATP 水平，这证实了 PBM 在调节稳态中的作用。

30.5.2 钙信号传导

大脑反应与 PBM 之间的另一种可能关联是钙信号传导。PBM 通过激活第二信使（特别是 Ca^{2+}）的间接效应而发挥作用。在一项动物研究（Moreau et al., 2018）中，将小鼠海马体神经元暴露于红外刺激（IRS）下，增加了细胞内 Ca^{2+} 的释放，从而触发了这些神经元的电尖峰。据推测，IRS 激活了磷脂酶 C（PLC），导致磷酸肌醇信号通路，进而导致细胞内 Ca^{2+} 从内质网释放。此外，IRS 导致与 PLC 偶联的 G 蛋白中的 Ca^{2+} 类被激活，允许 Ca^{2+} 随着 IRS 的脉冲释放（Moreau et al., 2018）。

另一种光受体可能是视蛋白（OPN），它们是光敏的、与 G 蛋白偶联的受体，激活后会导致细胞外 Ca^{2+} 释放（Hamblin, 2017）。激活后，OPN 导致瞬时受体通道（TRPs）打开，从而使细胞外 Ca^{2+} 流入细胞。TRPs 被磷酸肌醇调节，并被绿光以及 NIR 光激活（Hamblin, 2017）。

必须注意的是，这种 IRS 途径也适用于非兴奋性细胞（Moreau et al., 2018）。然而，在中间神经元中 Ca^{2+} 水平的增加及其在神经网络振荡中的关键作用可能是连接 PBM 与脑波之间缺失的一环。

振荡网络的同步取决于中间神经元的活性（Nimmrich et al., 2015）。中间神经元具有广泛的轴突丛，正是这种广泛的特性使它们能够在其回路中同步抑制多个神经元。中间神经元通过化学或电突触连接，这些突触导致突触抑制，在整个网络中传递强大且同步的节奏信号。对中间神经元及其功能进行分类的最主要方式之一是通过它们对钙结合蛋白和肽的表达（Nimmrich et al., 2015）。有两种主要的 Ca^{2+} 结合中间神经元：小清蛋白（PV）和胆囊收缩素（CCK）结合中间神经元。PV 中间神经元快速发放且更一致，参与产生快速网络振荡，而 CCK 中间神经元发放较慢且可靠性较低，对网络振荡的贡献较弱（Del Pino et al., 2017）。PV 中间神经元的功能障碍会导致 γ 振荡活动减少。另外，CCK 中间神经元在振荡中的作用尚不十分明确，但据推测与 θ 振荡期间的细胞放电有关（Del Pino et al., 2017）。

然而，还需要更多的研究来推断 PBM 和脑电图（EEG）活动相互连接的确切机制；钙的作用和去极化抵抗力（维持稳态）的作用并不确定，但它们可能是理解 PBM 和大脑刺激之间关系（如果存在的话）的起点。

30.6　经颅光生物调节对大脑振荡影响的证据

除了细胞水平的大量实证证据（Hamblin et al., 2017）外，人体研究也证明了 PBM 在许多精神和神经系统疾病中的治疗效果，例如认知能力的增强。PBM 的效果已在以下患者中得到报道：

（1）慢性创伤性脑损伤（TBI）患者，改善自我意识、社会功能、睡眠质量、认知和情绪状态（Naeser et al., 2014; Morries et al., 2015）；

（2）重度抑郁症或伴有共病抑郁症的 TBI 患者，缓解抑郁和焦虑症状（如汉密尔顿量表）和 PTSD 评分（Schiffer et al., 2009; Naeser et al., 2011; Disner et al., 2016）；

（3）帕金森病患者，改善运动和认知功能（Johnstone et al., 2014; Reinhart et al., 2016）；

（4）阿尔茨海默病（AD）患者，改善记忆、注意力、睡眠质量、情绪状态，显著降低痴呆评分（Maksimovich, 2015; Berman et al., 2017; Saltmarche et al., 2017）。

此外，已有报道显示健康受试者的认知功能得到显著改善（Barrett and Gonzalez-Lima, 2013; Blanco et al., 2017a, b）。这些研究表明，短期 / 长期记忆和执行功能有所改善。

神经生理学评估旨在揭示 PBM 对大脑活动的影响，是量化作用机制和确定大脑对 PBM 特别是经颅 PBM 即时反应的研究中缺失的一环。所有无创经颅刺激方法（如经颅电流或磁刺激）的主要问题是如何到达目标区域、调整活动并评估大脑反应。EEG 和 fMRI 已被广泛用于探索无创脑刺激的效果。然而，仅有少数研究证明了大脑对经颅 PBM 的反应。在一项针对健康老年受试者的研究中，使用 EEG 和 fMRI，Vargas 等（2017）发现静息状态 EEG 的 α 波、β 波和 γ 波功率显著增加，前额叶血氧水平依赖 -fMRI 反应更加有效。在另一项研究（Grover et al., 2017）中，报告了 31 名健康受试者的事件相关大脑反应（以 P300 为指标）的急性效应。在另外两项针对健康受试者的神经生理学研究中，采用 TMS 来探究经颅 PBM 对皮层兴奋性的影响。通过近红外光（810nm、905nm 波长）照射运动皮层（即 M1，持续 8 ~ 10 分钟）后，观察到皮层兴奋性瞬时降低和皮层抑制性增加（Konstantinovic et al., 2013; Chaieb et al., 2015）。Tian 等（2016）使用 fNIRS 技术证明，在向额头应用 1064nm 激光 10 分钟后，在照射时（10 分钟）和照射后（6 分钟）期间，两侧大脑半球的血红蛋白氧合显著增加，脱氧显著减少。

在一项随机、双盲、安慰剂对照研究中，我们使用 Vielight Neuro gamma 装置研究了 20 名健康受试者的大脑反应。该装置通过五个非激光发光二极管（如前额、左 / 右颞部、楔前叶皮层和鼻内）传递近红外光脉冲（810nm 波长，40Hz），持续 20 分钟（Zomorrodi et al., 2019）。进行了功率谱和连接性分析，以评估主动干预和假性干预之间诱导变化的差异。分析结果显示，该装置的 PBM 对内生大脑活动产生了频率依赖性的影响。在主动刺激后，观察到低频（即 δ 和 θ）功率减少，高频（即 α、β 和 γ）功率增加，这与之前关于中度受损 AD 患者的病例报告结果一致（Zomorrodi et al., 2017）。治疗组和假治疗组之间的比较显示，δ（1 ~ 4Hz）、θ（4 ~ 7Hz）、α（8 ~ 12Hz）、β（12 ~ 30Hz）和 γ（30 ~ 50Hz）之间存在显著差异。

加权相位滞后指数（wPLI）和图论指标显示，主动刺激和假性刺激之间存在显著差异，但仅限于 α 和 γ 频率。本研究的结果提供了初步证据，表明 PBM 以频率依赖性的方式调节皮层振荡，从而影响大脑连通性。本研究证实，光完全可以穿透大脑，从而产生显著的电生理变化。

采用 wPLI 和图论指标来评估有效连通性的改变。结果显示，主动刺激和假性刺激之间存在显著差异，但仅限于 α 和 γ 频率。本研究的结果提供了初步证据，表明 PBM 以频率依赖性的方式调节皮层振荡，从而影响大脑连通性。本研究证实，非相干近红外光（810nm）可以穿透大脑，从而产生显著的电生理变化。

30.7 光生物调节结合脑电图在脑疾病中的潜在应用

EEG已被用于评估多种痴呆和脑病，包括AD、路易体痴呆、皮克病、血管性痴呆、克雅氏病等（Neiman, 2017）。我们在AD和痴呆方面的研究表明，脑电图作为PBM的辅助工具具有很大潜力。大量研究报道了AD患者θ波和δ波活动增加，α波和β波活动减少（Coben et al., 1983, 1985; Brenner et al., 1986; Giaquinto and nolfe, 1986; Huang et al., 2000; Babiloni et al., 2004, 2013; Jeong, 2004）。在一项病例研究中，我们发现当以40Hz的频率输送810nm脉冲光时，我们能够逆转与AD相关的脑电图特征，并在迷你精神状态检查（mmSE）和阿尔茨海默病评定量表-认知量表（ADAS-cog）提供的认知能力测量中取得显著改善（Zomorrodi et al., 2017）。

之前研究（Zomorrodi et al., 2019）中健康大脑的脑电图指标使这组参数成为实现AD中理想结果的模板，并鼓励探索可能对其他脑疾病有帮助的其他参数。如注意力缺陷多动障碍的一个亚型以θ脑震荡升高为特征（Clarke et al., 2011）。这表明有机会通过调整PBM参数来减弱θ功率，从而逆转不利的脑电图模式。这些初步证据呼吁进一步研究，以确定特定脑疾病的脑电图特征，并进一步观察通过改变PBM参数来改变这些特征的效果。

30.8 讨论与结论

迄今为止，EEG作为一种衡量PBM对大脑影响的工具，尚未得到广泛应用。与fMRI在定位活动方面的精确性或fNIRS在血氧变化方面的敏感性相比，脑电图的优势主要在于使用相对便利、能够实时呈现大脑反应，并测量代表皮层脑功能异常的电生理变化。基于早期证据表明，改变选定参数可能会修改脑电图模式，因此这些信息有助于开发有效的PBM干预措施。

脑电波异常可以提供关于大脑状态的信息，从而有助于找到解决某些疾病和损伤的方法。神经反馈练习一直是纠正这些异常的一种方法。然而，鉴于PBM对大脑状况的影响已有证据，特别是在神经系统疾病中PBM可能是一种更快的干预措施，并且似乎能产生更可预测的结果。因此，脑电图可能是PBM的理想辅助诊断工具。

当前正处于将脑电图与PBM相结合的初步阶段。仍需要进行更多的研究工作，但随着越来越多的证据被收集，脑电图将使PBM成为一种更有效的医疗干预手段，这一点已经变得越来越明确。

原著参考文献

［1］Amin, H., Malik, A.S., 2013. Human memory retention and recall processes. A review of EEG and fMRI studies. Neurosciences (Riyadh) 18 (4), 330-344.

［2］Babiloni, C., Binetti, G., Cassetta, E., Cerboneschi, D., Dal Forno, G., Del Percio, C., et al., 2004. Mapping distributed sources of cortical rhythms in mild Alzheimer's disease. A multicentric EEG study. Neuroimage 22 (1), 57-67.

［3］Babiloni, C., Lizio, R., Del Percio, C., Marzano, N., Soricelli, A., Salvatore, E., et al., 2013. Cortical sources of resting state EEG rhythms are sensitive to the progression of early stage Alzheimer's disease. J. Alzheimers Dis. 34 (4), 1015-1035.

［4］Barrett, D.W., Gonzalez-Lima, F., 2013. Transcranial infrared laser stimulation produces beneficial cognitive and emotional effects in humans. Neuroscience 230, 13-23.

［5］Berman, M.H., Halper, J.P., Nichols, T.W., Jarrett, H., Lundy, A., Huang, J.H., 2017. Photobiomodulation with near infrared light helmet in a pilot, placebo controlled clinical trial in dementia patients testing memory and cognition. J. Neurol. Neurosci. 8 (1).

［6］Blanco, N.J., Maddox, W.T., Gonzalez-Lima, F., 2017a. Improving executive function using transcranial infrared laser stimulation. J. Neuropsychol. 11 (1), 14-25.

［7］Blanco, N.J., Saucedo, C.L., Gonzalez-Lima, F., 2017b. Transcranial infrared laser stimulation improves rule-based, but not information-integration, category learning in humans. Neurobiol. Learn. Mem. 139, 69-75.

［8］ Brenner, R.P., Ulrich, R.F., Spiker, D.G., Sclabassi, R.J., Reynolds 3rd, C.F., et al., 1986. Computerized EEG spectral analysis in elderly normal, demented and depressed subjects. Electroencephalogr. Clin. Neurophysiol. 64 (6), 483-492.

［9］ Chaieb, L., Antal, A., Masurat, F., Paulus, W., 2015. Neuroplastic effects of transcranial near-infrared stimulation (tNIRS) on the motor cortex. Front. Behav. Neurosci. 9, 147.

［10］ Clarke, A.R., Barry, R.J., Dupuy, F.E., Heckel, L.D., McCarthy, R., Selikowitz, M., et al., 2011. Behavioural differences between EEG-defined subgroups of children with attention-deficit/hyperactivity disorder. Clin. Neurophysiol. 122 (7), 1333-1341.

［11］ Coben, L.A., Danziger, W.L., Berg, L., 1983. Frequency analysis of the resting awake EEG in mild senile dementia of Alzheimer type. Electroencephalogr. Clin. Neurophysiol. 55 (4), 372-380.

［12］ Coben, L.A., Danziger, W., Storandt, M., 1985. A longitudinal EEG study of mild senile dementia of Alzheimer type: changes at 1 year and at 2.5 years. Electroencephalogr. Clin. Neurophysiol. 61 (2), 101-112.

［13］ Cohen, M.X., 2017. Where does EEG come from and what does it mean? Trends Neurosci. 40 (4), 208-218.

［14］ Dayan, E., Censor, N., Buch, E.R., Sandrini, M., Cohen, L.G., 2013. Noninvasive brain stimulation: from physiology to network dynamics and back. Nat. Neurosci. 16 (7), 838-844.

［15］ Del Pino, I., Brotons-Mas, J.R., Marques-Smith, A., Marighetto, A., Frick, A., Marin, O., et al., 2017. Abnormal wiring of CCK(1) basket cells disrupts spatial information coding. Nat. Neurosci. 20 (6), 784-792.

［16］ Disner, S.G., Beevers, C.G., Gonzalez-Lima, F., 2016. Transcranial laser stimulation as neuroenhancement for attention bias modification in adults with elevated depression symptoms. Brain Stimul. 9 (5), 780-787.

［17］ Downar, J., Blumberger, D.M., Daskalakis, Z.J., 2016. The neural crossroads of psychiatric illness: an emerging target for brain stimulation. Trends Cogn. Sci. 20 (2), 107-120.

［18］ Farivar, S., Malekshahabi, T., Shiari, R., 2014. Biological effects of low level laser therapy. J. Lasers Med. Sci. 5 (2), 58-62.

［19］ Giaquinto, S., Nolfe, G., 1986. The EEG in the normal elderly: a contribution to the interpretation of aging and dementia. Electroencephalogr. Clin. Neurophysiol. 63 (6), 540-546.

［20］ Giordano, J., Bikson, M., Kappenman, E.S., Clark, V.P., Coslett, H.B., Hamblin, M.R., et al., 2017. Mechanisms and effects of transcranial direct current stimulation. Dose Response 15 (1), 1559325816685467.

［21］ Groppe, D.M., Bickel, S., Keller, C.J., Jain, S.K., Hwang, S.T., Harden, C., et al., 2013. Dominant frequencies of resting human brain activity as measured by the electrocorticogram. Neuroimage 79, 223-233.

［22］ Grover Jr., F., Weston, J., Weston, M., 2017. Acute effects of near infrared light therapy on brain state in healthy subjects as quantified by qEEG measures. Photomed. Laser Surg. 35 (3), 136-141.

［23］ Hamblin, M.R., 2016. Shining light on the head: photobiomodulation for brain disorders. BBA Clin. 6, 113-124.

［24］ Hamblin, M.R., 2017. Mechanisms and applications of the anti-inflammatory effects of photobiomodulation. AIMS Biophys. 4 (3), 337-361.

［25］ Hamblin, M.R., Pires de Sousa, M.V., Agrawal, T., 2017. Handbook of Low-Level Laser Therapy. Pan Stanford Publishing Pte. Ltd., Singapore, 1170 pp.

［26］ Harmony, T., 2013. The functional significance of delta oscillations in cognitive processing. Front. Integr. Neurosci. 7, 83.

［27］ Hashmi, J.T., Huang, Y.Y., Osmani, B.Z., Sharma, S.K., Naeser, M.A., Hamblin, M.R., 2010. Role of low-level laser therapy in neurorehabilitation. PMR 2 (12 Suppl. 2), S292-305.

［28］ Hoy, K.E., Fitzgerald, P.B., 2010. Brain stimulation in psychiatry and its effects on cognition. Nat. Rev. Neurol. 6 (5), 267-275.

［29］ Huang, C., Wahlund, L., Dierks, T., Julin, P., Winblad, B., Jelic, V., 2000. Discrimination of Alzheimer's disease and mild cognitive impairment by equivalent EEG sources: a cross-sectional and longitudinal study. Clin. Neurophysiol. 111 (11), 1961-1967.

［30］ Jeong, J., 2004. EEG dynamics in patients with Alzheimer's disease. Clin. Neurophysiol. 115 (7), 1490-1505.

［31］ Johnstone, D.M., el Massri, N., Moro, C., Spana, S., Wang, X.S., Torres, N., et al., 2014. Indirect application of near infrared light induces neuroprotection in a mouse model of parkinsonism - an abscopal neuroprotective effect. Neuroscience 274, 93-101.

［32］ Karu, T., 2014. Cellular and molecular mechanisms of photobiomodulation (low-power laser therapy). IEEE J. Sel. Top. Quant. Electr. 20 (2), 143-148.

［33］ Kirov, R., Weiss, C., Siebner, H.R., Born, J., Marshall, L., 2009. Slow oscillation electrical brain stimulation during waking promotes EEG theta activity and memory encoding. Proc. Natl. Acad. Sci. U.S.A. 106 (36), 15460-15465.

[34] Kirschstein, T., Kohling, R., 2009. What is the source of the EEG? Clin. EEG Neurosci. 40 (3), 146-149.

[35] Klimesch, W., 2012. alpha-band oscillations, attention, and controlled access to stored information. Trends Cogn. Sci. 16 (12), 606-617.

[36] Konstantinovic, L.M., Jelic, M.B., Jeremic, A., Stevanovic, V.B., Milanovic, S.D., Filipovic, S.R., 2013. Transcranial application of near-infrared lowlevel laser can modulate cortical excitability. Lasers Surg. Med. 45 (10), 648-653.

[37] Lisman, J.E., Jensen, O., 2013. The theta-gamma neural code. Neuron 77 (6), 1002-1016.

[38] Lopes da Silva, F., 2013. EEG and MEG: relevance to neuroscience. Neuron 80 (5), 1112-1128.

[39] Maksimovich, I., 2015. Dementia and cognitive impairment reduction after laser transcatheter treatment of Alzheimer's disease. World J. Neurosci. 5, 189-203.

[40] Moreau, D., Lefort, C., Pas, J., Bardet, S.M., Leveque, P., O'Connor, R.P., 2018. Infrared neural stimulation induces intracellular Ca(21) release mediated by phospholipase C. J. Biophotonics 11 (2).

[41] Morries, L.D., Cassano, P., Henderson, T.A., 2015. Treatments for traumatic brain injury with emphasis on transcranial near-infrared laser phototherapy. Neuropsychiatr. Dis. Treat. 11, 2159-2175.

[42] Murakami, S., Okada, Y., 2006. Contributions of principal neocortical neurons to magnetoencephalography and electroencephalography signals. J. Physiol. 575 (Pt 3), 925-936.

[43] Naeser, M.A., Saltmarche, A., Krengel, M.H., Hamblin, M.R., Knight, J.A., 2011. Improved cognitive function after transcranial, light-emitting diode treatments in chronic, traumatic brain injury: two case reports. Photomed. Laser Surg. 29 (5), 351-358.

[44] Naeser, M.A., Zafonte, R., Krengel, M.H., Martin, P.I., Frazier, J., Hamblin, M.R., et al., 2014. Significant improvements in cognitive performance post-transcranial, red/near-infrared light-emitting diode treatments in chronic, mild traumatic brain injury: open-protocol study. J. Neurotrauma 31 (11), 1008-1017.

[45] Neiman, E.S., 2017. EEG in Dementia and Encephalopathy. Retrived from: ,https://emedicine.medscape.com/article/1138235-overview..

[46] Nimmrich, V., Draguhn, A., Axmacher, N., 2015. Neuronal network oscillations in neurodegenerative diseases. Neuromol. Med. 17 (3), 270-284.

[47] Nunez, P.L., Srinivasan, R., 2006. A theoretical basis for standing and traveling brain waves measured with human EEG with implications for an integrated consciousness. Clin. Neurophysiol. 117 (11), 2424-2435.

[48] Onojima, T., Goto, T., Mizuhara, H., Aoyagi, T., 2018. A dynamical systems approach for estimating phase interactions between rhythms of different frequencies from experimental data. PLoS Comput. Biol. 14 (1), e1005928.

[49] Passarella, S., Karu, T., 2014. Absorption of monochromatic and narrow band radiation in the visible and near IR by both mitochondrial and nonmitochondrial photoacceptors results in photobiomodulation. J. Photochem. Photobiol. B 140, 344-358.

[50] Raghavachari, S., Kahana, M.J., Rizzuto, D.S., Caplan, J.B., Kirschen, M.P., Bourgeois, B., et al., 2001. Gating of human theta oscillations by a working memory task. J. Neurosci. 21 (9), 3175-3183.

[51] Reinhart, F., Massri, N.E., Chabrol, C., Cretallaz, C., Johnstone, D.M., Torres, N., et al., 2016. Intracranial application of near-infrared light in a hemi-parkinsonian rat model: the impact on behavior and cell survival. J. Neurosurg. 124 (6), 1829-1841.

[52] Saltmarche, A.E., Naeser, M.A., Ho, K.F., Hamblin, M.R., Lim, L., 2017. Significant improvement in cognition in mild to moderately severe dementia cases treated with transcranial plus intranasal photobiomodulation: case series report. Photomed. Laser Surg. 35 (8), 432-441.

[53] Schiffer, F., Johnston, A.L., Ravichandran, C., Polcari, A., Teicher, M.H., Webb, R.H., et al., 2009. Psychological benefits 2 and 4 weeks after a single treatment with near infrared light to the forehead: a pilot study of 10 patients with major depression and anxiety. Behav. Brain Funct. 5, 46.

[54] Schulz, R., Gerloff, C., Hummel, F.C., 2013. Non-invasive brain stimulation in neurological diseases. Neuropharmacology 64, 579-587.

[55] Spitzer, B., Haegens, S., 2017. Beyond the status quo: a role for beta oscillations in endogenous content (re)activation. eNeuro 4 (4).

[56] Tian, F., Hase, S.N., Gonzalez-Lima, F., Liu, H., 2016. Transcranial laser stimulation improves human cerebral oxygenation.

Lasers Surg. Med. 48 (4), 343-349.

［57］Vargas, E., Barrett, D.W., Saucedo, C.L., Huang, L.D., Abraham, J.A., Tanaka, H., et al., 2017. Beneficial neurocognitive effects of transcranial laser in older adults. Lasers Med. Sci. 32 (5), 1153-1162.

［58］Wang, X., Tian, F., Soni, S.S., Gonzalez-Lima, F., Liu, H., 2016. Interplay between up-regulation of cytochrome-c-oxidase and hemoglobin oxygenation induced by near-infrared laser. Sci. Rep. 6, 30540.

［59］Wang, X.J., 2010. Neurophysiological and computational principles of cortical rhythms in cognition. Physiol. Rev. 90 (3), 1195-1268.

［60］Zomorrodi R., Loheswaran G., Pushparaj A. and Lim L. 2019. Pulsed Near Infrared Transcranial and Intranasal Photobiomodulation Significantly Modulates Neural Oscillations: a pilot exploratory study. Sci. Rep. (Under Review).

［61］Zomorrodi, R., Saltmarche, A.E., Loheswaran, G., Ho, K.F., Lim, L., 2017. Complementary EEG evidence for a significantly improved Alzheimer's disease case after photobiomodulation treatment. In: 26th Annual Scientific Conference, Canadian Academy of Geriatric Psychiatry Toronto.

第31章 光生物调节作用能否增强老年人的大脑功能?

Agnes S. Chan[1,2]、Michael K. Yeung[1,3] 和 Tsz L. Lee[1]

1. 香港中文大学心理学系,中国香港

2. 香港中文大学禅武医院心理健康研究中心,中国香港

3. 加拿大麦吉尔大学蒙特利尔神经研究所神经学与神经外科学系,
加拿大魁北克省蒙特利尔

流行病学研究表明,过去几十年里,全球老年人口持续增长,且增速超过总人口增速(Andersonand Hussey, 2000; World Health Organization, 2016)。同时,60 岁及以上老年人口的预期寿命也在稳步上升(World Health Organization, 2016)。据联合国(2017)统计,老年人口已从 1988 年的 4.65 亿增加至 2018 年的 9.91 亿,分别占当时全球总人口的 9.0% 和 13.0%,预计到 2048 年,这一数字还将翻一番。此外,众所周知,衰老与智力和功能活动能力下降有关(Royall et al., 2004; Schrack et al., 2013; West, 1996),这可能导致医疗保健和社会支出增加(Dang et al., 2001; Lubitz et al., 2003; Reinhardt, 2003)。例如,据估计,65 岁及以上老年人的年均医疗保健支出是年轻人的三到五倍(Reinhardt, 2003)。此外,预计 13 个国家的与年龄相关的社会支出将从 2000 年平均占国内生产总值(GDP)的 19% 增加至 2050 年的 26%,其中一半的增长将源于医疗保健支出和养老金支付(Dang et al., 2001)。此外,日常工具性活动能力受限程度越大,每年的医疗保健支出也越高(Lubitz et al., 2003)。由于衰老可能给老年人自身、家庭成员和社会带来巨大经济负担(de Meijer et al., 2013),因此,采取干预措施改善老年人的智力,以维持其功能状态,具有重要的社会和临床意义。因此,本章的目的是探讨利用光生物调节作用 PBM 作为改善与年龄相关的认知衰退的方法的可能性。为了描述与衰老大脑相关的认知衰退,我们将在下一节中回顾一个关于衰老的神经生理学模型。

31.1 额叶衰退与正常人类衰老

31.1.1 正常人类衰老过程中额叶的结构和功能衰退

众所周知,衰老与大脑渐进性衰退有关,且有大量证据表明,与其他大脑部位相比,大脑皮层的额叶更容易衰退(West, 1996)。随着年龄的增长,额叶会发生各种结构和功能变化(见表 31.1);这些神经生物学变化在宏观和微观层面均可观察到。

表 31.1 健康老年人群中额叶(A)结构性和(B)功能性退化的总结

变化	特征	研究(方法)	样本量(年龄)
（A）结构性			
神经组织萎缩	额叶和颞叶灰质和白质体积随年龄减少	Bartzokis et al.（2001）（MRI）	70（19 ~ 76 岁）
	特定区域(包括 dlPFC)灰质加速流失,但边缘和旁边缘结构灰质保留	Grieve et al.（2005）（MRI）	223（8 ~ 79 岁）

续表

变化	特征	研究（方法）	样本量（年龄）
（A）结构性			
	额叶（即 dlPFC、OFC）灰质体积随年龄减少的幅度大于后皮质和丘脑区域	Kalpouzos et al.（2009）（MRI）	45（20 ~ 83 岁）
	前额叶皮层（即 dlPFC、眶额皮层）灰质体积随年龄减少，而颞叶和顶叶皮层相对保留。前额叶和顶叶上部白质体积随年龄减少的幅度较小	Raz et al.（1997）（MRI）	148（18 ~ 77 岁）
	外侧前额叶和眶额皮层随年龄增长萎缩程度大于后皮质区域	Raz et al.（2005）（MRI）	72（20 ~ 77 岁）
白质微观结构退化	额叶系统而非后叶（即颞叶、顶叶、枕叶）系统分数各向异性降低	Head et al.（2004）（DTI）	25（19 ~ 28 岁）和 25（66 ~ 88 岁）
	额叶系统而非后叶系统分数各向异性降低	Pfefferbaum et al.（2005）（DT）	10（22 ~ 37 岁）和 10（65 ~ 79 岁）
	额叶白质分数各向异性随年龄增长降低的幅度大于颞叶和后叶白质	Salat et al.（2005）（DTI）	38（21 ~ 76 岁）
皮层变薄	上额叶、下额叶、内侧额叶回和上颞叶皮层变薄程度大于下颞叶、顶叶和内侧颞叶皮层	Fjell et al.（2009）（MRI）	883（18 ~ 93 岁）
	前额叶和运动皮层变薄，而颞叶皮层相对保留	Salat et al.（2004）（MRI）	106（18 ~ 93 岁）
树突分支回缩	前额叶皮层第 V 层而非第 Ⅲc 层锥体细胞树突随年龄增长回缩	De Brabander et al.（1998）（Golgi-Cox）	8（49 ~ 90 岁）
	初级运动皮层第 V 层锥体细胞基底树突数量随年龄增长减少	Nakamura et al.（1985）（Golgi）	8（14 ~ 96 岁）
突触连接丧失	前额叶皮层突触前终末计数随年龄增长平均减少 20%	Masliah et al.（1993）（免疫标记）	25（16 ~ 98 岁）
神经化学受体数量减少	工作记忆处理过程中，dlPFC 和尾状核多巴胺 D1 受体结合潜力随年龄增长减少，与额叶和顶叶激活相关	Backman et al.（2011）（PET）	20（22 ~ 30 岁）和 20（65 ~ 75 岁）
	前额叶皮层多巴胺 D1 受体及其高亲和力激动剂位点密度降低	de Keyser et al.（1990）（Golgi-Cox）	32（19 ~ 88 岁）
	前额叶和前扣带回皮层多巴胺 D2/D3 受体亚型随年龄增长下降速度快于内侧颞叶和丘脑区域	Kaasinen et al.（2000）（PET）	24（19 ~ 74 岁）
	前额叶和前扣带回皮层多巴胺 D2 受体密度降低，与这些区域葡萄糖代谢减少相关	Volkow et al.（2000）（PET）	37（24 ~ 86 岁）
	血清素 5-HT2 受体可用性随年龄增长而降低	Wang et al.（1995）（PET）	19（21 ~ 49 岁）
（B）功能性			
脑氧合和血流减少	区域性脑血流随年龄增长在额叶区域减少最多，枕叶区域减少最少	Bentourkia et al.（2000）（PET）	10（21 ~ 36 岁）和 10（55 ~ 75 岁）
	额叶、颞叶 - 岛叶和顶叶 - 枕叶皮质灰质中区域性脑血流和脑氧代谢率降低	Pantano et al.（1984）（PET）	18（19 ~ 50 岁）和 9（55 ~ 76 岁）
葡萄糖摄取减少	区域性脑血流随年龄增长在额叶和纹状体区域减少最多，枕叶区域减少最少	Bentourkia et al.（2000）（PET）	10（21 ~ 36 岁）和 10（55 ~ 75 岁）

续表

变化	特征	研究（方法）	样本量（年龄）
（B）功能性			
	与后扣带回、边缘系统、丘脑区域和基底神经节相比，双侧上内侧额叶（即 dlPFC、OFC）、运动皮层和前扣带回皮质中葡萄糖代谢随年龄增长减少更多	Kalpouzos et al.（2009）（PET）	45（20～83岁）
	额叶和扣带回皮质中葡萄糖代谢降低	Volkow et al.（2000）（PET）	37（24～86岁）
基因表达失调	与促进突触传递、神经元内信号传导和神经元存活相关的额极基因随年龄增长下调；与细胞对氧化应激和炎症的防御以及 DNA 修复相关的额极基因随年龄增长上调	Lu et al.（2004）（微阵列）	30（26～106岁）
	与外侧前额神经元（BA 9 或 47）中的神经元传递和信号转导相关的基因随年龄增长下调；与外侧前额叶胶质细胞中的炎症和细胞防御相关的基因随年龄增长上调	Erraji-Benchekroun et al.（2005）（微阵列）	39（13～79岁）
	与内侧颞叶结构相比，上额回和后扣带回皮质中基因表达随年龄增长的变化更为明显；介导能量产生和细胞内信号传导的基因在男性中随年龄增长下调尤为明显；介导炎症反应的基因在两性中均随年龄增长上调	Berchtold et al.（2008）（微阵列）	55（20～99岁）

注：dlPFC，背外侧前额叶皮层；DTI，扩散张量成像；OFC，眼额皮层；PET，正电子发射断层扫描；MRI，磁共振成像。

关于宏观变化，一些磁共振成像（MRI）研究表明，额叶不同部位［包括背外侧前额叶皮层（dlPFC）和眶额皮层（OFC）］的灰质和白质体积会随年龄增长而减少（Bartzokis et al., 2001; Grieve et al., 2005; Kalpouzos et al., 2009; Raz et al., 1997, 2005）。更重要的是，与其他大脑部位（如颞叶和顶叶皮层、后部皮层和丘脑区域以及边缘和近边缘结构）相比，额叶的 dlPFC 和 OFC 部位随年龄增长而出现的萎缩更为明显（Grieve et al., 2005; Kalpouzos et al., 2009; Raz et al., 1997, 2005）。

此外，一些研究表明，与颞叶和顶叶相比，额叶和运动皮层的皮层厚度会随年龄增长而减少（Fjell et al., 2009; Salat et al., 2004）。此外，一些扩散张量成像研究表明，额叶皮层的白质微观结构会随着年龄增长而发生变化，这与神经传导效率降低有关（Head et al., 2004; Pfefferbaum et al., 2005; Salat et al., 2005）。更重要的是，与健康年轻人相比，健康老年人的额叶区域的白质分数各向异性（一种与白质髓鞘形成相关的指标）降低程度大于后部皮层区域。

此外，衰老还与主要发生在额叶的功能变化有关。如正电子发射断层扫描（PET）研究表明，额叶皮层的灰质区域性脑氧合作用和血流量减少（Bentourkia et al., 2000; Pantano et al., 1984）。尽管这种与年龄相关的氧利用减少似乎并不特定于额叶（Bentourkia et al., 2000; Pantano et al., 1984），但与后部皮层区域（如枕叶皮层）相比，额叶皮层区域的氧利用减少更为明显（Bentourkia et al., 2000）。此外，一些 PET 研究表明，与年轻人相比，正常衰老的成年人的前额叶皮层和前扣带回皮层的葡萄糖代谢率较低（Bentourkia et al., 2000; Kalpouzos et al., 2009; Volkow et al., 2000）。与神经解剖学变化的前至后梯度相一致，这些研究表明，额叶（即 dlPFC、OFC、前扣带回皮层）的葡萄糖摄取率随年龄增长而下降的幅度大于后部皮层区域和皮层下区域（Bentourkia et al., 2000; Kalpouzos et al., 2009）。

在神经元层面也可以观察到额叶随年龄增长而出现的结构变化。如一些研究表明，前额叶皮层（De Brabander et al., 1998）和初级运动皮层（Nakamura et al., 1985）的 V 层锥体细胞的树突会随年龄增长而退缩。这种与年龄相关的树突萎缩伴随着额叶皮层突触前末端计数（即突触数量）的减少（Masliah et al., 1993）。此外，一些研究表明，额叶皮层和前扣带回皮层的神经元中的多巴胺 D1 受体（Backman et al., 2011; de Keyser et al., 1990）和 D2/D3 受体（Kaasinen et al., 2000; Volkow et al., 2000）以及 5-HT2 受体（Wang et al., 1995）的密度会随年龄增长而降低。与其他大脑部位（如内侧颞叶皮层和丘脑的多巴胺 D2/D3 受体 Kaasinen et al., 2000 以及枕叶皮层的 5-HT2 受体 Wang et al., 1995）相比，前额叶区域的这些神经化学受体随年龄增长而减少的程度更大。

此外，与年龄相关的功能变化还延伸至神经元和（或）胶质细胞中的亚细胞分子过程，这些变化对额叶结构的影响大于对颞叶结构的影响（Berchtold et al., 2008）。这些变化包括基因表达失调（Berchtold et al., 2008; Erraji-Benchekroun et al., 2005; Lu et al., 2004）和线粒体功能障碍（Lu et al., 2004; 另见 Yankner et al., 2008 的综述）。如对人类进行的 DNA 微阵列研究表明，与突触可塑性、神经元内信号传导、神经元存活或生成以及能量（即三磷酸腺苷，ATP）产生相关的基因会在额极（Lu et al., 2004）、外侧前额叶（BA 9 或 47）（Erraji-Benchekroun et al., 2005）和上级额叶神经元（Berchtold et al., 2008）中随年龄增长而下调。这些模式表明，衰老与前额叶皮层神经元的神经传导、细胞维持或增殖的受损有关。此外，研究还发现，与氧化应激和炎症反应介导或 DNA 修复介导的基因会在额极神经元（Lu et al., 2004）、上级额叶神经元（Berchtold et al., 2008）和外侧前额叶胶质细胞（Erraji-Benchekroun et al., 2005）中随年龄增长而上调。这些模式可能反映了随着年龄增长，前额叶神经元和胶质细胞中的氧化应激和 DNA 损伤发生频率更高。此外，基因表达的改变可能由线粒体功能障碍（Berchtold et al., 2008; Lu et al., 2004）介导，这会导致活性氧（ROS，即氧化应激）水平升高，并损害对 DNA 修复必要的 ATP 合成。总之，大量研究表明，随着年龄的增长，额叶会出现结构和功能衰退。这些与年龄相关的变化在组织、神经元和分子层面均很明显。

31.1.2　正常人类衰老过程中额叶认知功能的下降

与衰老相关的额叶神经生物学变化相一致，与衰老相关的认知衰退在主要由额叶介导的心理功能上更为显著（West, 1996）。具体来说，大量研究报道了正常老年人在额叶的背外侧和腹内侧方面的功能均出现下降。

关于背外侧额叶功能［见表 31.2（A）］，实证研究表明，老年人在标准化的神经心理学测试和实验范例中的表现比年轻人差，这些测试和实验范例衡量的是转换能力（Kramer et al., 1999, 1994; MacPherson et al., 2002）、抑制能力（Andre's and VAn der Linden, 2000; Fjell et al., 2017; Hillman et al., 2006; Salthouse, 2010; Spieler et al., 1996; VAn Der Elst et al., 2006; West and Alain, 2000）、更新能力（Dobbs and Rule, 1989; VAn der Linden et al., 1994）、监控能力（MacPherson et al., 2002; LA mar and Resnick, 2004; West et al., 1998）、言语流畅性（Chan and Poon, 1999; Brickman et al., 2005; Tombaugh et al., 1999; Troyer, 2000）以及问题解决能力（Andre's and VAn der Linden, 2000）。此外，一些研究还报告了认知领域其他与年龄相关的衰退，如持续注意力（Carriere et al., 2010; Chen et al., 1998; Mani et al., 2005）和自由回忆或来源记忆（Perlmutter, 1979; Levine et al., 1997; Stuss et al., 1996）。重要的是，这些研究表明，老年人的表现与背外侧额叶病变患者的表现相似，而与颞叶病变患者的表现不同（Levine et al., 1997; Stuss et al., 1996）。因此，人类衰老与额叶背外侧功能下降相关。

表 31.2　正常老年人群中（A）背外侧和（B）腹内侧额叶功能的认知衰退

功能	任务	老年人在任务中的表现	研究	样本量（年龄）
		（A）背外侧		
		执行功能		
转换	任务切换	切换试验中反应时间变慢	Kramer et al.（1999）	16（18 ～ 30 岁）和 16（60 ～ 75 岁）

续表

功能	任务	老年人在任务中的表现	研究	样本量（年龄）
		（A）背外侧		
		执行功能		
	Wisconsin 卡片分类测试	持续性错误增多，完成的类别减少	Kramer et al.（1999）	32（18 ~ 28 岁）和 30（60 ~ 74 岁）
		随年龄增长，持续性错误数量增加	MacPherson et al.（2002）	30（20 ~ 38 岁），30（40 ~ 59 岁）和 30（61 ~ 80 岁）
抑制	Flanker	Flanker 任务中，对一致和不一致条件的反应变慢	Hillman et al.（2006）	241（15 ~ 71 岁）
		对 Flanker 任务的一致和不一致条件的反应变慢且准确性降低	Salthouse（2010）	62（18 ~ 39 岁），89（40 ~ 59 岁）和 114（60 岁及以上）
	Hayling 句子完成测试	完成 B 部分（反应抑制）所需时间更长，但 A 部分（反应启动）无显著差异，B 部分错误数量增加，不能完全归因于处理速度变慢	Andrés and VAn der Linden(2000)	47（20 ~ 30 岁）和 48（60 ~ 70 岁）
	Stroop	所有条件下，Stroop 时间随年龄增长而增加	Fjell et al.（2017）	63（23 ~ 52 岁）和 56（63 ~ 86 岁）
		所有条件下，Stroop 时间随年龄增长而增加，且干扰效应（即不一致 > 中性）增强	Spieler et al.（1996）	27（17 ~ 26 岁），25（58 ~ 79 岁）和 25（80 ~ 93 岁）
		所有条件下，Stroop 时间随年龄增长而增加，且干扰效应 [即不一致颜色命名 >（单词阅读 + 颜色命名）/2] 增强	Van Der Elst et al.（2006）	1788（24 ~ 81 岁）
		所有条件下，Stroop 时间增加，且干扰效应增强	West and Alain（2000）	12（M=27.1 岁）和 12（M=69.5 岁）
更新	n-Back	1-back 和 2-back 任务中首次错误出现的时间随年龄增长而发生变化，但 0-back 任务中无显著差异	Dobbs and Rule（1989）	228（30 ~ 99 岁）
	运行记忆	列表长度增加时，错误数量增加	Van der Linden et al.（1994）	18（19 ~ 27 岁）和 18（60 ~ 75 岁）
监控	自我排序指向测试	错误数量增加	Lamar and Resnick（2004）	20（20 ~ 40 岁）和 20（60 ~ 80 岁）
		总错误数量随年龄增长而增加	MacPherson et al.（2002）	30（20 ~ 38 岁），30（40 ~ 59 岁）和 30（61 ~ 80 岁）
		持续性错误和遗忘错误增多	West et al.（1998）	40（18 ~ 40 岁）和 40（73 ~ 78 岁）
言语流畅性	语音流畅性	生成的单词数量随年龄增长而减少	Brickman et al.（2005）	471（21 ~ 82 岁）
		单词产生量随年龄增长而减少	Tombaugh et al.（1999）	1300（16 ~ 95 岁）

续表

功能	任务	老年人在任务中的表现	研究	样本量（年龄）
		（A）背外侧		
		执行功能		
	语义流畅性	转换频率随年龄增长而降低，但聚类大小或生成的单词数量没有变化	Troyer（2000）	411（18～91岁）
		生成的单词数量随年龄增长而减少	Brickman et al.（2005）	471（21～82岁）
		产生的单词数量减少	Chan and Poon（1999）	316（7～95岁）
		产生的单词数量减少	Tombaugh et al.（1999）	1300（16～95岁）
		生成的单词数量和转换频率随年龄增长而降低，但聚类大小没有变化	Troyer（2000）	411（18～91岁）
问题解决	Brixton测试	错误数量增加，不能完全归因于处理速度变慢	Andrés and VAn der Linden（2000）	47（20～30岁）和48（60～70岁）
	伦敦塔测试	解决问题所需的移动次数更多，启动和后续时间更长	Andrés and VAn der Linden（2000）	47（20～30岁）和48（60～70岁）
持续注意力	连续性能测试	击中率和敏感性随年龄增长而降低	Chen et al.（1998）	345（20～65岁）
		委任错误数量随年龄增长而增加	Mani et al.（2005）	32（19～82岁）
	延迟反应任务	仅在存在干扰物且延迟时间较长时出现错误增加，短延迟时则不会	Chao and Knight（1997）	12（20～22岁）和12（57～71岁）
	持续注意反应任务	成年人中反应时间随年龄增长而降低，错误增加；预期和遗漏的数量随时间变化相对稳定	Carriere et al.（2010）	638（14～77岁）
情景记忆	条件联想学习任务	老年人像背外侧前额叶损伤患者一样，存在抑制干扰缺陷	Levine et al.（1997）	20（18～39岁），20（63～83岁），以及14例局灶性前额叶损伤患者
	言语列表学习测试	组织控制过程受损；表现与前额叶而非边缘系统损伤患者相似	Stuss et al.（1996）	20（20～39岁），20（40～64岁），和20（65～79岁）
	单词列表学习	自由回忆和提示回忆均受损，自由回忆受损更严重；再认记忆相对完整	Perlmutter（1979）	48（18～29岁）和48（59～70岁）
		（B）腹内侧		
		情绪识别		
功能	**任务**	**主要发现**	**研究**	**样本量（年龄）**
面部表情	情绪标记任务	愤怒和恐惧识别能力随年龄增长而下降，但其他基本面部情绪识别能力未受影响	Calder et al.（2003）	研究1:45（18～30岁）；研究2a: 227（17～70岁）；研究2b: 125（18～75岁）
		愤怒、厌恶、恐惧和快乐的识别能力随年龄增长而下降，但悲伤、惊讶或中性表情的识别能力未受影响	Isaacowitz et al.（2007）	357（18～85岁）

续表

功能	任务	老年人在任务中的表现	研究	样本量（年龄）
		（B）腹内侧		
		情绪识别		
		研究 1 中，老年人在识别恐惧和愤怒方面存在缺陷；研究 2 中，老年人在识别愤怒方面存在缺陷	Sullivan et al.（2007）	研究 1:27（20～37 岁）和 27（61～95 岁）；研究 2:30（18～32 岁）和 30（60～87 岁）
声音表达	情绪标记任务	老年人对声音表达中的悲伤和愤怒识别能力受损	Ryan et al.（2010）	40（17～29 岁）和 40（60～84 岁）
身体姿态	情绪标记任务	老年人对身体表达中的愤怒、悲伤、恐惧和快乐的识别能力受损	Ruffman et al.（2009）	30（21～34 岁）和 30（62～81 岁）
跨模态表达	情绪匹配任务（声音/面部；声音/身体；声音/词语）	词语任务中愤怒识别能力受损；身体任务中悲伤、愤怒和厌恶识别能力受损；面部任务中快乐、悲伤、愤怒、厌恶和恐惧识别能力受损；任何任务中惊讶识别能力未受影响	Ruffman et al.（2009）	26（18～24 岁）和 26（64～84 岁）
决策制定	剑桥赌博任务	一生中做出最优选择的能力随年龄增长呈二次方变化	Deakin et al.（2004）	177（17～73 岁）
	Iowa 赌博任务	一生中做出有利决策的能力随年龄增长呈二次方变化	Beitz et al.（2014）	1583（5～89 岁）
		老年人做出有利决策的能力受损	Denburg et al.（2005）	80（26～85 岁）
		做出有利决策的能力随年龄增长呈加速二次方下降	Fein et al.（2007）	112（18～55 岁）和 52（56～85 岁）
灵活奖励获取	物体辨别反转范式	在 80：20 概率强化背景下，老年人对刺激-强化偶联的获取和反转学习能力受损	Mell et al.（2005）	20（M=23.2 岁）和 20（M=67.6 岁）
	基于奖励的学习任务	老年人对刺激-奖励关联的获取、反转学习和迁移学习能力受损	Weiler et al.（2008）	30（19～33 岁）和 30（50～71 岁）

关于腹内侧额叶功能［见表 31.2（B）］，实证研究表明，老年人识别面部表情（Calder et al., 2003; Isaacowitz et al., 2007; Sullivan et al., 2007）、声音（Ryan et al., 2010）和身体姿势（Ruffman et al., 2009）以及跨模态（Ruffman et al., 2009）情绪的能力出现与年龄相关的下降。这些情绪识别缺陷在负面情绪（如愤怒、恐惧、悲伤）上比正面情绪（如快乐、惊讶）更为显著（Calder et al., 2003; Ruffman et al., 2009; Ryan et al., 2010; Sullivan et al., 2007）。此外，一些研究报告称，与年轻人相比，老年人在决策能力方面较差，因此老年人往往做出次优选择，并且无法预见其行为的长期后果（Beitz et al., 2014; Deakin et al., 2004; Denburg et al., 2005; Fein et al., 2007）。此外，一些研究报告称，在获取和逆转刺激-奖励关联的能力方面出现与年龄相关的下降（Mell et al., 2005; Weiler et al., 2008），这表明在随着年龄增长而变化的条件下，行为灵活性较差。因此，衰老也与腹内侧额叶功能下降相关。

总之，衰老与主要由大脑额叶介导的认知功能下降相关。许多研究表明，额叶功能下降，尤其是抑制性控制和注意力转换，是全球认知功能后续下降（Clark et al., 2012）以及未来跌倒、日常生活活动能力受损（Bell-McGinty et al., 2002; Herman et al., 2010; Kearney et al., 2013; Mirelman et al., 2012; Royall et al., 2004）的可靠风险因素。因此，对于正常老年人群，能够有效维持或增强额叶功能的干预措施具有重要的临床意义。

31.1.3 改善正常老年人额叶功能的常规干预措施

为了减缓与人类衰老相关的额叶功能下降，大量研究致力于开发针对维持或改善正常老年人额叶功能的干预措施。常规干预措施大致可分为两类：基于行为的干预和基于生活方式的干预。

大量研究探讨了基于行为的干预对正常老年人额叶功能的影响。一些研究发现，4 至 8 周基于视频游戏训练改善了正常老年人执行功能的某些方面的能力，如任务切换、更新和持续注意力（Anguera et al., 2013; Basak et al., 2008; Maillot et al., 2012）。这些改善在远迁移任务（Anguera et al., 2013; Basak et al., 2008; Maillot et al., 2012）中显而易见，并由认知任务期间额叶活动的增加所介导（Anguera et al., 2013）。然而，一些老年人可能对视频游戏持相对消极的态度，这导致依从性较低，因此认知增强效果有限（Boot et al., 2013）。此外，一些研究表明，基于良好结构化或对多任务处理要求不高的任务的认知训练，可能只会对正常老年人的远迁移任务中的执行功能或记忆带来有限的改善（Ball et al., 2002; Dahlin et al., 2008）。值得注意的是，一项 Meta 分析研究发现，专注于执行功能或工作记忆任务的认知训练在由远迁移任务评估的执行功能/注意力方面仅带来微小的改善（即平均 Cohen's d 约为 0.2）（Karbach and Verhaeghen, 2014）。因此，基于行为的干预似乎对正常老年人的额叶功能总体上只能产生有限的益处。

另外，一些研究还探讨了基于生活方式的干预对正常老年人额叶功能的影响。尽管一些研究报告了这些干预的认知增强效果（Dustman et al., 1984；Prehn et al., 2016），但仍有许多研究报告了这些干预对正常老年人额叶功能的不同方面（如选择性注意力和自由回忆记忆）的不显著影响（Clark et al., 2011; Hassme´n et al., 1992; Lautenschlager et al., 2008; Voss et al., 2010; Williamson et al., 2009）。具体来说，有氧运动是改善健康老年人执行控制功能研究最多的方法（Colcombe and Kramer, 2003; Smith et al., 2010; Young et al., 2015）。然而，许多随机对照试验报告了有氧运动（如 4 至 12 个月的步行计划）相对于主动（如非有氧运动或精神教育计划）和（或）被动（即等待名单）对照组在抑制性控制、言语流畅性、持续注意力和（或）推理能力方面的不显著或非常小的影响（Blumenthal et al., 1989; Hassme´n et al., 1992; Lautenschlager et al., 2008; VAn Uffelen et al., 2008; Voss et al., 2010; Williams and Lord, 1997; Williamson et al., 2009; Young et al., 2015）。因此，包括有氧运动在内的基于生活方式的干预可能只会对正常老年人的额叶功能带来有限的改善。

总之，基于认知训练和生活方式改变的干预措施对正常老年人额叶功能的改善有限。基于这些局限性，需要能够有效保护正常老年人额叶功能免受衰退的替代干预措施。在下一节中，我们将回顾 PBM 的神经生理学效应，并讨论将这项技术作为衰老大脑干预措施的可能性。

31.2 光生物调节与神经增强

31.2.1 光生物调节的作用机制

PBM 是一种无创技术，可向目标身体部位输送波长在 600 ~ 1100nm 的红光至近红外光（Hamblin, 2016）。当光线照射在头皮上并通过颅骨影响大脑时，此过程被称为经颅光生物调节。尽管大部分光线在穿透头皮、颅骨和脑脊液时被非神经组织吸收或散射，但仍有一小部分光线可能到达神经组织（Jagdeo et al., 2012），因为生物组织对红光至近红外光的穿透相对容易（Jobsis, 1977; Villringer and Chance, 1997）。光生物调节的作用机制是多方面的，涉及细胞内活动、细胞外适应和形态学改变。当应用于大脑时，光生物调节的神经生物学效应可大致分为两类，如下所述。

首先，光生物调节可能通过近红外光的光子能量与细胞色素 c 氧化酶（CCO）之间的相互作用，增加神经细胞的能量产生和氧气供应，并促进其代谢。细胞色素 c 氧化酶是线粒体呼吸链的末端酶（Avci et al., 2013; Hamblin, 2016; Karu, 2000; Wong-Riley et al., 2005）。当 CCO 从光中吸收能量时，会释放一氧化氮（NO），从而增加了 ATP 的产生（Hamblin, 2008; Lane, 2006; Sheppard et al., 2005），并为神经传导提供额外的代谢能量（Tafur 和 Mills, 2008）。众多细胞研究表明，光生物调节可诱导 CCO 活性（Liang et al., 2008; Wong-Riley et al., 2001, 2005）、NO（Sharma et al., 2011）、氧气消耗（Poyton and Ball, 2011）和 ATP（Dong et al., 2015; Oron et al., 2007; Ying et al., 2008）的增加。此外，基于 NO 的血管扩张作用（Ignarro et al., 1999），动物（Uozumi et al., 2010）和人类（Salgado et al., 2015）研究均表明，光生物调节可使血管扩张，从而增加局部脑血流量。

此外，光生物调节可能减缓神经元死亡和树突萎缩（Huang et al., 2013; Meng et al., 2013; Yan et al., 2017; Yu et al., 2015; Yang et al., 2018），并促进树突和神经元的形态发生和增殖（Fukuzaki et al., 2015; Meng et al., 2014; Yang et al., 2018）。这种神经保护作用可能通过多种方式实现。首先，由于光生物调节导致的 CCO 酶活性增加可能引发 ROS 的瞬间爆发，从而激活细胞内抗氧化和抗凋亡的信号通路（Waypa et al., 2016）。此外，光生物调节可能抑制促炎细胞因子的产生并增加抗炎细胞因子的产生，从而改变神经元环境中的炎症状态（Yang et al., 2018）。此外，光生物调节可增加 ATP 合成，这有助于组织发育和修复（Karu, 2010; Khakh and Burnstock, 2009; Rathbone et al., 1992）。因此，ATP 产生的增加可能促进神经元的增殖和分化（Fukuzaki et al., 2015; Yang et al., 2018）。此外，PBM 可能上调神经营养基因的表达（Gomes et al., 2012; Yan et al., 2017），这些基因在人脑中广泛存在，特别是在前额叶皮层和海马体中（Pezawas et al., 2004）。这种上调的基因表达可能防止树突萎缩和神经元死亡（Dong et al., 2015; Lee et al., 2017; Meng et al., 2013），并促进新神经元和树突的生长和分化（Huang and Reichardt, 2001; Meng et al., 2014）。

31.2.2　光生物调节用于增强人类大脑功能

由于体外研究提供了支持 PMB 具有生物能量和细胞保护作用的证据（Hamblin, 2008; Oron et al., 2007; Sharma et al., 2011），一些研究评估了将 PMB 作为神经心理学干预手段以增强人类大脑功能的可能性。近年来，越来越多的案例研究和对照实验研究了 PMB 对健康人群和临床人群大脑功能的影响。这些研究总体上为 PMB 在增强认知功能方面的潜在效用提供了一些实证证据，包括那些主要由额叶介导的认知功能，在健康人群和临床人群中均如此（见表 31.3）。

31.2.2.1　健康人群

对照实验一致报告了在健康年轻和老年成人中 PBM 对各种额叶认知功能的有益影响，包括设置转换（Blanco et al., 2017a）、基于规则的类别学习（Blanco et al., 2017b）、持续性注意力（Barrett and Gonzalez-Lima, 2013; Hwang et al., 2016; Moghadam et al., 2017; Vargas et al., 2017）和工作记忆（Barrett and Gonzalez-Lima, 2013; Hwang et al., 2016; Vargas et al., 2017）。具体而言，与安慰剂相比，接受主动 PBM 治疗的个体在精神运动警觉性和 go/no-go 任务上的反应更快，这表明 PBM 对持续性注意力具有有益影响（Barrett and Gonzalez-Lima, 2013; Hwang et al., 2016; Moghadam et al., 2017; Vargas et al., 2017）。此外，与未接受治疗的个体相比，接受主动 PBM 治疗的个体在匹配样本任务中的记忆检索延迟更短、准确性更高，这表明光生物调节对工作记忆具有有益影响（Barrett and Gonzalez-Lima, 2013; Hwang et al., 2016; Vargas et al., 2017）。此外，刚刚完成单次刺激治疗的个体在学习类别规则（Blanco et al., 2017b）和设置转换（Blanco et al., 2017a）方面比假治疗对照组更快。因此，经颅 PBM 可能会引起健康人类中主要由额叶介导的认知功能的即时增强。

31.2.2.2　阿尔茨海默病

几项研究研究了经颅 PBM 对阿尔茨海默病（AD）患者认知功能的短期和长期影响［见表 31.3（B）；Berman et al., 2017; Saltmarche, 2017］。此外，两项纵向研究报告称，在接受 14 至 84 次激光治疗的 AD 患者中，全脑认知功能、记忆力、视觉注意力和（或）任务转换能力有显著改善（Berman et al.,

表 31.3　光生物调节对（A）健康人群及患有（B）阿尔茨海默病、（C）脑卒中、（D）创伤性脑损伤和（E）抑郁症患者的脑功能的影响

研究（设计）	对象（年龄）	光源	治疗参数	治疗部位	任务/量表	改善的功能
（A）健康人群						
Barrett and Gonzalez-Lima（2013）（对照实验）	40名健康年轻人（范围：18～35）	激光（1064nm）型号 CG-5000（HD LAser Center Dallas,USA）	单次治疗4分钟；60J/cm²，CW	2个部位：右额极	精神运动警觉任务，延迟匹配样本任务，正负情感量表	持续注意力，短期记忆，情感状态
Blanco et al.（2017a）（对照实验）	30名健康受试者（M=20.4,SD=1.64）	激光（1064nm）型号 Cell Gen LAser（HDLAser Center,Dallas,USA）	单次治疗8分钟；60J/cm²，CW	2个部位：F4 和 Fp2	威斯康星卡片分类测试	转换能力
Blanco et al.（2017b）（对照实验）	118名健康年轻人（M=19,SD=1.91；范围17～35）	激光（1064nm）Cell GenLAser（HDLAser Center,Dallas,USA）	单次治疗8分钟；60J/cm²，CW	2个部位：FP2 区域上下部分，F4 和 F8 部位	类别学习任务	基于规则的类别学习
Hwang et al.（2016）（对照实验）	60名健康受试者（M=23.47,SD=3.82）	激光（1064nm）型号 CG-5000（HDLAser Center Dallas,USA）	单次治疗8分钟；60J/cm²，CW	2个部位：右额极（FP2）内外侧	精神运动警觉任务和延迟匹配样本任务	持续注意力和工作记忆
Moghadam et al.（2017）（对照实验）	39名健康受试者（M=21,SD=1.83，范围：18～24）	LED（Iranbargh, Tehran,Iran）	单次治疗2.5分钟；60J/cm²，CW	1个部位：FP2	参数化 Go/No-Go 任务	持续注意力
Vargas et al.（2017）（对照实验）	12名有记忆问题的老年人（M=62.27,SD=14.21，范围49～90）	激光（1064nm）（HDLAser Center,Dallas,USA）	5周内5次治疗；250mW/cm²，CW	2个部位：前额直径4.2cm 内外侧	精神运动警觉任务和延迟匹配样本任务	持续注意力，短期记忆
（B）AD						
Berman et al.（2017）（试点研究）	11名 AD 患者（M=81.8,SD=6.18，范围：74～95）	LED(1060～1080nm)	28天内28次治疗，每次6分钟，10Hz	全头	简明精神状态检查，定量脑电图，AD评估量表-认知	执行功能（记忆、注意力，任务转换）
Saltmarche et al.（2017）（案例研究）	5名 AD 患者（M=77.6,SD=7.23，范围：72～90）	LED（810nm）型号"810"和"Neuro"（VielightInc., Toronto, Canada）	14次诊所治疗或84次家庭治疗，12周；10.7J/cm²或(24.6+13.8) J/cm²；10Hz	针对默认模式网络：内侧前额叶皮层，楔前叶，后扣带回，下顶叶，海马体	简明精神状态检查，AD评估量表-认知	全球认知功能

研究（设计）	对象（年龄）	光源	治疗参数	治疗部位	任务/量表	改善的功能
（C）脑卒中						
Boonswang et al.(2012)（案例研究）	1名慢性脑干脑卒中患者（29岁）	LED（660和850nm）Model XR-3T-1（THOR, London, UK）	8次治疗，每次32分钟，共8周；能量密度=0.95J/cm²；光斑面积=0.20cm²	32个部位：大脑皮质、脑干、颈椎（8个部位）核心肌肉和淋巴系统（24个部位）	不适用	情绪症状，感觉和运动功能
Lampl et al.(2007)（对照实验）	120名急性缺血性脑卒中患者（平均年龄69.62，范围40~85岁）	激光（808nm）（Neurothera PhotoThera Inc., Carlsbad, CA）	单次治疗，每个部位2分钟，总计40分钟；能量密度=1.2J/cm²；频率=CW	20个部位：全头	美国国立卫生研究院脑卒中量表、改良Rankin量表、Barthel指数、Glasgow预后量表	神经功能
Naeser et al.(2012)	3名失语性脑卒中患者（2名慢性非流利性失语，1名言语减少型变异，原发性进行性失语）	LED（9个红色，52个近红外二极管）	16周内18次治疗；能量密度=13J/cm²；频率=146Hz；光斑直径=2.1英寸	3个部位：大脑周围区域和中线	波士顿失语症诊断检查和图片命名任务	听觉理解（双侧和背内侧）；图片命名（仅左侧）
Zivin et al.(2009)（对照实验）	660名急性缺血性脑卒中患者（治疗组：平均年龄70.4，标准差12.6；假照组：平均年龄70.0，标准差11.9）	激光（808nm）（Neurothera PhotoThera Inc., Carlsbad, CA）	单次治疗，每个部位2分钟，总计40分钟；能量密度=1.2J/cm²（皮质）；频率=CW	20个部位：全头	美国国立卫生研究院脑卒中量表和改良Rankin量表	神经功能（中度和中重度但非重度脑卒中患者）
Zivin et al.(2014)（对照实验：提前终止）	1000名急性缺血性脑卒中患者（计划样本）	激光（808nm）（Neurothera PhotoThera Inc., Carlsbad, CA）	单次治疗，每个部位2分钟，总计40分钟；能量密度=1.2J/cm²（皮质）；频率=CW	20个部位：全头	美国国立卫生研究院脑卒中量表和改良Rankin量表	不适用
（D）TBI						
Hesse et al.(2015)（案例研究）	5名TBI患者（平均年龄47.2，标准差20.86）	激光（785nm）（Power Twin 21 by MKW LAser system）	6周内30次治疗，每次10分钟；10mW/cm²，CW	5个部位：前额蝶骨/小翼上缘	修订版昏迷恢复量表	警觉性和意识

续表

研究（设计）	对象（年龄）	光源	治疗参数	治疗部位	任务/量表	改善的功能
（D）TBI						
Naeser et al.(2011)（案例研究）	2名TBI患者（59岁，52岁）	LED（633nm和870nm）	每周一次治疗，持续6年或每天一次治疗，持续4个月；25.8mW/cm²或22.2mW/cm²，CW	2个部位：左右前额	Stroop测试	抑制能力
Naeser et al.(2014)（案例研究）	11名TBI患者（平均年龄=44.3，SD=13.7，范围：26~62）	LED（633nm和870nm）Model 1100（MedX Health, Toronto, Canada）	18次治疗，每次20分钟，持续6周；13J/cm²，CW，22.48cm²	11个部位：大脑的额叶、顶叶和颞叶区域	Stroop测试和加利福尼亚言语学习测试	抑制能力，任务切换，言语学习和记忆；PTSD症状
（E）抑郁						
Cassano et al.（2015）（案例研究）	4名MDD患者（平均年龄=47，SD=14）	激光（808nm）（Neurothera PhotoThera Inc., Carlsbad, CA）	6次治疗，每次8分钟，持续3周；84J/cm²，CW	4个部位：距离矢状线20和40毫米处的右侧和左侧额头中心	汉密尔顿抑郁量表	抑郁症状
（Disner et al.（2016）对照实验	51名有严重抑郁症状的患者（平均年龄=19.37，SD=3.05）	激光（1064nm）Model CG-5000（Cell Gen Therapeutics, Dallas, USA）	2次治疗，每次8分钟；60J/cm²，CW	2个部位：额头左侧和右侧的内侧和外侧	点探测任务，流行病学研究中心抑郁偏见评估	抑郁症状和负性注意偏见
Schiffer et al.（2009）（案例研究）	10名MDD患者（平均年龄=35.1，SD=7.14，范围：25~46）	LED（810nm）（Marubeni America Corp, Santa Clara, CA）	单次治疗，持续8分钟；60J/cm²，CW	2个部位：F3和F4	汉密尔顿抑郁量表，汉密尔顿焦虑量表，正负情感量表	抑郁和焦虑症状

注：AD，阿尔茨海默病；CW，连续波；MDD，重度抑郁障碍；PTSD，创伤后应激障碍；TBI，创伤性脑损伤。

2017; Saltmarche et al., 2017）。尽管关于 PBM 对痴呆症疗效的研究很少，但迄今为止的结果令人鼓舞。

31.2.2.3 脑卒中

几项研究研究了经颅 PBM 在缓解急性（Lampl et al., 2007; Zivin et al., 2009, 2014）和慢性（Boonswang et al., 2012; Naeser et al., 2012）脑卒中患者的神经和身体症状方面的有效性〔见表 31.3（C）〕。关于光生物调节对急性脑卒中的影响，已经进行了三项双盲对照实验（即 NEST-1、NEST-2、NEST-3）。前两项研究（即 NEST-1、NEST-2）报告称，与未接受治疗的患者相比，接受主动 PBM 治疗的急性脑卒中患者在脑卒中后 90 天的神经学结局上有显著改善（Lampl et al., 2007; Zivin et al., 2009; Stemer et al., 2010）。然而，该系列中的第三项研究（即 NEST-3）计划招募多达 50 个地点的 1000 名中度或中重度急性缺血性脑卒中患者，但由于中期分析预计不会成功而提前终止（Zivin et al., 2014）。

此外，一些案例研究了经颅 PBM 对慢性脑卒中患者的影响（Boonswang et al., 2012; Naeser et al., 2012）。Boonswang 等（2012）发现，一名 29 岁女性在 2 年前发生脑干脑卒中后，在完成 8 次 LED 治疗后身体功能得到改善。此外，Naeser 等（2012）发现，针对双侧周围言语区和辅助运动区的 16 周经颅 LED 治疗可改善听觉理解能力。

31.2.2.4 创伤性脑损伤

几项案例研究已经探讨了 PBM 对创伤性脑损伤（TBI）患者的认知增强作用〔见表 31.3（D）; Hesse et al., 2015; Naeser et al., 2011, 2014〕。两项案例研究表明，接受至少 18 次光刺激的 TBI 患者在抑制力和任务转换能力（Naeser et al., 2011, 2014）以及语言学习和自由回忆记忆（Naeser et al., 2014）方面有所改善。此外，一项案例研究报告称，五名意识障碍患者在接受 30 次激光治疗后，警觉性和意识有所提高（Hesse et al., 2015）。因此，PBM 可能通过刺激大脑额叶区域，增强 TBI 患者的抑制控制力、思维灵活性、言语学习能力和意识。

31.2.2.5 重度抑郁障碍

一些研究已经探讨了 PBM 对重度抑郁障碍（MDD）或轻度抑郁症状患者情绪的影响〔见表 31.3（E）〕。MDD 或轻度抑郁症状患者在接受一次（Schiffer et al., 2009）、两次（Disner et al., 2016）或六次（Cassano et al., 2015）PBM 治疗后，标准化抑郁量表评分降低，表明其抑郁症状减少。在接受单次经颅激光治疗的 MDD 患者中，还发现其焦虑症状有所减轻（Schiffer et al., 2009）。此外，Disner 等（2016）发现，对右侧而非左侧前额叶区域进行经颅 PBM 治疗，可降低抑郁症状较重的成年人的抑郁症状。综上所述，一些初步证据表明，PBM 可能对情绪产生积极影响，具体效果取决于刺激部位。

31.3 光生物调节作用在正常老年人群中的应用：一种潜在的大脑衰老干预手段

来自结构神经影像学、功能神经影像学和 DNA 研究的综合证据表明，正常人类衰老伴随着神经生物学变化，这些变化主要影响大脑皮层的额叶。这些退化伴随着与年龄相关的额叶功能显著下降，即背外侧方面的执行认知功能和腹内侧方面的社会情感功能。针对提高正常老年人群额叶功能的传统干预措施主要集中在认知训练和生活方式改变上。然而，这些干预措施通常需要密集训练，并且可能只能为老年人带来有限的额叶认知功能改善。

另一方面，多学科研究的实证证据表明，PBM 可能是一种保护神经细胞并增强大脑功能的有效手段。关于神经保护作用，来自动物和人体研究的综合证据表明，无论是体内还是体外，向神经细胞输送适量红光或近红外光如经颅 PBM 可以增加 ATP 合成和脑血流量，从而为神经细胞的代谢活动增加能量和氧气供应。此外，PBM 可以激活细胞通路和转录因子，保护神经细胞免受氧化应激、炎症和程序性细胞死亡的影响，并促进新神经元和突触（如树突分支）的形成。这些生理效应似乎对预防或减缓在人类衰老大脑中持续观察到的结构和功能退化方面具有广阔前景，尤其是前额叶皮层。

我们最近进行了一项对照实验,以确定 PBM 治疗对正常老年人群额叶认知功能的影响(Chan et al.,2019)。我们招募了 30 名老年人,随机分配到实验组和对照组。实验组接受 7.5 分钟的红光和近红外光(即 633nm 和 870nm)连续波照射,照射部位为头皮的 Fp1、Fp2 和 Pz 位点。对照组采用相同程序,但设备未开启。在 PBM 治疗前后进行额叶认知评估,包括执行认知功能测试(即侧抑制任务和类别流畅性任务),以评估 PBM 的即时效果。我们的结果显示,与接受假治疗的老年人相比,接受主动 PBM 治疗的老年人在抑制控制力和思维灵活性方面立即得到了改善,这表现为在侧抑制任务中反应时间更快,在类别流畅性任务中生成的单词数量更多。

尽管 PBM 可能对正常老年人群的额叶认知功能产生有益影响,但要优化这项技术的实用性,还必须克服与治疗参数相关的几个挑战。也就是说,之前关于经颅 PBM 对大脑功能影响的人体研究使用了不同的治疗参数,因此很难比较不同治疗参数的效果。不同研究中使用的光波长也有所不同,从红光到近红外光波长不等。此外,光的输送方式也从 10Hz、40Hz 或 100Hz 的脉冲模式到连续波不等,输送的能量密度也从 2.95J/cm^2 到 84J/cm^2 不等。此外,刺激部位的数量也从头部 1 到 20 个不同部位不等(Lampl et al., 2007),刺激斑点面积也从 0.20cm^2 到 22.48cm^2 不等(Naeser et al., 2014)。鉴于这些不同研究中治疗参数的巨大差异,需要进一步的研究来比较不同的治疗参数,以找出最适合每个群体(包括一般老年人群)的参数组合。

总之,我们提出 PBM 可以成为改善正常老年人群额叶功能的有效治疗选择,因为世界人口正在加速老龄化(World Health Organization, 2016),而额叶功能下降可能预示着正常老年人随后会出现认知和功能下降。PBM 有望在提高一般老年人群的生活质量和减轻老年人自身及老人家庭和社会在医疗保健和社会支出方面的经济负担方面发挥重要作用。

致谢

研究者谨此感谢香港中文大学心理学系神经心理学实验室的 Henry Lee 为准备表格和校对稿件付出的努力。

原著参考文献

[1] Anderson, G.F., Hussey, P.S., 2000. Population aging: a comparison among industrialized countries. Health Aff. 19 (3), 191-203.

[2] Andrés, P., Van der Linden, M., 2000. Age-related differences in supervisory attentional system functions. J. Gerontol. B Psychol. Sci. Soc. Sci. 55 (6), 373-380.

[3] Anguera, J.A., Boccanfuso, J., Rintoul, J.L., Al-Hashimi, O., Faraji, F., Janowich, J., et al., 2013. Video game training enhances cognitive control in older adults. Nature 501 (7465), 97.

[4] Avci, P., Gupta, A., Sadasivam, M., Vecchio, D., Pam, Z., Pam, N., et al., 2013. Low-level laser (light) therapy (LLLT) in skin: stimulating, healing, restoring. In: Seminars in Cutaneous Medicine and Surgery. Frontline Medical Communications, p. 41.

[5] Backman, L.J., Fong, G., Andersson, G., Scott, A., Danielson, P., 2011. Substance P is a mechanoresponsive, autocrine regulator of human tenocyte proliferation. PLoS One 6 (11), e27209.

[6] Ball, K., Berch, D.B., Helmers, K.F., Jobe, J.B., Leveck, M.D., Marsiske, M., et al., 2002. Effects of cognitive training interventions with older adults: a randomized controlled trial. JAMA 288 (18), 2271-2281.

[7] Barrett, D., Gonzalez-Lima, F., 2013. Transcranial infrared laser stimulation produces beneficial cognitive and emotional effects in humans. Neuroscience 230, 13-23.

[8] Bartzokis, G., Beckson, M., Lu, P.H., Nuechterlein, K.H., Edwards, N., Mintz, J., 2001. Age-related changes in frontal and temporal lobe volumes in men: a magnetic resonance imaging study. Arch. Gen. Psychiatry 58 (5), 461-465.

[9] Basak, C., Boot, W.R., Voss, M.W., Kramer, A.F., 2008. Can training in a real-time strategy video game attenuate cognitive

decline in older adults? Psychol. Aging 23 (4), 765.

［10］Beitz, K.M., Salthouse, T.A., Davis, H.P., 2014. Performance on the Iowa Gambling Task: from 5 to 89 years of age. J. Exp. Psychol. 143 (4), 1677.

［11］Bell-McGinty, S., Podell, K., Franzen, M., Baird, A.D., Williams, M.J., 2002. Standard measures of executive function in predicting instrumental activities of daily living in older adults. Int. J. Geriatr. Psychiatry 17 (9), 828-834.

［12］Bentourkia, M., Bol, A., Ivanoiu, A., Labar, D., Sibomana, M., Coppens, A., et al., 2000. Comparison of regional cerebral blood flow and glucose metabolism in the normal brain: effect of aging. J. Neurol. Sci. 181 (1-2), 19-28.

［13］Berchtold, N.C., Cribbs, D.H., Coleman, P.D., Rogers, J., Head, E., Kim, R., et al., 2008. Gene expression changes in the course of normal brain aging are sexually dimorphic. Proc. Natl. Acad. Sci. U.S.A. 105 (40), 15605-15610.

［14］Berman, M.H., Halper, J.P., Nichols, T.W., Jarrett, H., Lundy, A., Huang, J.H., 2017. Photobiomodulation with near infrared light helmet in a pilot, placebo controlled clinical trial in dementia patients testing memory and cognition. J. Neurol. Neurosci. 8 (1).

［15］Blanco, N.J., Maddox, W.T., Gonzalez-Lima, F., 2017a. Improving executive function using transcranial infrared laser stimulation. J. Neuropsychol. 11 (1), 14-25.

［16］Blanco, N.J., Saucedo, C.L., Gonzalez-Lima, F., 2017b. Transcranial infrared laser stimulation improves rule-based, but not information-integration, category learning in humans. Neurobiol. Learn. Mem. 139, 69-75.

［17］Blumenthal, J.A., Emery, C.F., Madden, D.J., George, L.K., Coleman, R.E., Riddle, M.W., et al., 1989. Cardiovascular and behavioral effects of aerobic exercise training in healthy older men and women. J. Gerontol. 44 (5), M147-M157.

［18］Boonswang, N.A., Chicchi, M., Lukachek, A., Curtiss, D., 2012. A new treatment protocol using photobiomodulation and muscle/bone/joint recovery techniques having a dramatic effect on a stroke patient's recovery: a new weapon for clinicians. BMJ Case Rep. bcr0820114689.

［19］Boot, W.R., Champion, M., Blakely, D.P., Wright, T., Souders, D., Charness, N., 2013. Video games as a means to reduce age-related cognitive decline: attitudes, compliance, and effectiveness. Front. Psychol. 4, 31.

［20］Brickman, A.M., Paul, R.H., Cohen, R.A., Williams, L.M., MacGregor, K.L., Jefferson, A.L., et al., 2005. Category and letter verbal fluency across the adult lifespan: relationship to EEG theta power. Arch. Clin. Neuropsychol. 20 (5), 561-573.

［21］Calder, A.J., Keane, J., Manly, T., Sprengelmeyer, R., Scott, S., Nimmo-Smith, I., et al., 2003. Facial expression recognition across the adult life span. Neuropsychologia 41 (2), 195-202.

［22］Carriere, J.S., Cheyne, J.A., Solman, G.J., Smilek, D., 2010. Age trends for failures of sustained attention. Psychol. Aging 25 (3), 569.

［23］Cassano, P., Cusin, C., Mischoulon, D., Hamblin, M.R., De Taboada, L., Pisoni, A., et al., 2015. Near-infrared transcranial radiation for major depressive disorder: proof of concept study. Psychiatry J. 2015, 352979.

［24］Chan, A.S., Poon, M.W., 1999. Performance of 7-to 95-year-old individuals in a Chinese version of the category fluency test. J. Int. Neuropsychol. Soc. 5 (6), 525-533.

［25］Chan, A.S., Lee, T.L., Yeung, M.K., Hamblin, M.R., 2019. Photobiomodulation improves the frontal cognitive function of older adults. Int. J. Geriatr. Psychiatry 34, 369-377.

［26］Chao, L.L., Knight, R.T., 1997. Prefrontal deficits in attention and inhibitory control with aging. Cereb. cortex 7 (1), 63-69.

［27］Chen, W.J., Hsiao, C.K., Hsiao, L., Hwu, H., 1998. Performance of the Continuous Performance Test among community samples. Schizophr. Bull. 24 (1), 163.

［28］Clark, P.G., Blissmer, B.J., Greene, G.W., Lees, F.D., Riebe, D.A., Stamm, K.E., 2011. Maintaining exercise and healthful eating in older adults: the SENIOR project II: study design and methodology. Contemp. Clin. Trials 32 (1), 129-139.

［29］Clark, L.R., Schiehser, D.M., Weissberger, G.H., Salmon, D.P., Delis, D.C., Bondi, M.W., 2012. Specific measures of executive function predict cognitive decline in older adults. J. Int. Neuropsychol. Soc. 18 (1), 118-127.

［30］Colcombe, S., Kramer, A.F., 2003. Fitness effects on the cognitive function of older adults: a meta-analytic study. Psychol. Sci. 14 (2), 125-130.

［31］Dahlin, E., Nyberg, L., Bäckman, L., Neely, A.S., 2008. Plasticity of executive functioning in young and older adults: immediate training gains, transfer, and long-term maintenance. Psychol. Aging 23 (4), 720.

［32］Dang, T., Antolin, P., Oxley, H., 2001. Fiscal Implication of Ageing: Projections of Age-Related Spending. OECD Economics Department Working Papers, no. 305, OECD Publishing, Paris.

［33］Deakin, J., Aitken, M., Robbins, T., Sahakian, B.J., 2004. Risk taking during decision-making in normal volunteers changes with age. J. Int. Neuropsychol. Soc. 10 (4), 590-598.

［34］De Brabander, J., Kramers, R., Uylings, H., 1998. Layer-specific dendritic regression of pyramidal cells with ageing in the human prefrontal cortex. Eur. J. Neurosci. 10 (4), 1261-1269.

［35］de Keyser, J., De Backer, J., Vauquelin, G., Ebinger, G., 1990. The effect of aging on the D1 dopamine receptors in human frontal cortex. Brain Res. 528 (2), 308-310.

［36］de Meijer, C., Wouterse, B., Polder, J., Koopmanschap, M., 2013. The effect of population aging on health expenditure growth: a critical review. Eur. J. Ageing 10 (4), 353-361.

［37］Denburg, N.L., Tranel, D., Bechara, A., 2005. The ability to decide advantageously declines prematurely in some normal older persons. Neuropsychologia 43 (7), 1099-1106.

［38］Disner, S.G., Beevers, C.G., Gonzalez-Lima, F., 2016. Transcranial laser stimulation as neuroenhancement for attention bias modification in adults with elevated depression symptoms. Brain Stimul. 9 (5), 780-787.

［39］Dobbs, A.R., Rule, B.G., 1989. Adult age differences in working memory. Psychol. Aging 4 (4), 500.

［40］Dong, T., Zhang, Q., Hamblin, M.R., Wu, M.X., 2015. Low-level light in combination with metabolic modulators for effective therapy of injured brain. J. Cereb. Blood Flow Metab. 35 (9), 1435-1444.

［41］Dustman, R.E., Ruhling, R.O., Russell, E.M., Shearer, D.E., Bonekat, H.W., Shigeoka, J.W., et al., 1984. Aerobic exercise training and improved neuropsychological function of older individuals. Neurobiol. Aging 5 (1), 35-42.

［42］Erraji-Benchekroun, L., Underwood, M.D., Arango, V., Galfalvy, H., Pavlidis, P., Smyrniotopoulos, P., et al., 2005. Molecular aging in human prefrontal cortex is selective and continuous throughout adult life. Biol. Psychiatry 57 (5), 549-558.

［43］Fein, G., McGillivray, S., Finn, P., 2007. Older adults make less advantageous decisions than younger adults: cognitive and psychological correlates. J. Int. Neuropsychol. Soc. 13 (3), 480-489.

［44］Fjell, A.M., Walhovd, K.B., Fennema-Notestine, C., McEvoy, L.K., Hagler, D.J., Holland, D., et al., 2009. One-year brain atrophy evident in healthy aging. J. Neurosci. 29 (48), 15223-15231.

［45］Fjell, A.M., Sneve, M.H., Grydeland, H., Storsve, A.B., Walhovd, K.B., 2017. The disconnected brain and executive function decline in aging. Cereb. Cortex 27 (3), 2303-2317.

［46］Fukuzaki, Y., Shin, H., Kawai, H.D., Yamanoha, B., Kogure, S., 2015. 532 nm Low-power laser irradiation facilitates the migration of GABAergic neural stem/progenitor cells in mouse neocortex. PLoS One 10 (4), e0123833.

［47］Gomes, L.E.A., Dalmarco, E.M., André, E.S., 2012. The brain-derived neurotrophic factor, nerve growth factor, neurotrophin-3, and induced nitric oxide synthase expressions after low-level laser therapy in an axonotmesis experimental model. Photomed. Laser Surg. 30 (11), 642-647.

［48］Grieve, S.M., Clark, C.R., Williams, L.M., Peduto, A.J., Gordon, E., 2005. Preservation of limbic and paralimbic structures in aging. Hum. Brain Mapp. 25 (4), 391-401.

［49］Hamblin, M.R., 2008. The role of nitric oxide in low level light therapy. In: Mechanisms for Low-Light Therapy III. International Society for Optics and Photonics, p. 684602.

［50］Hamblin, M.R., 2016. Shining light on the head: photobiomodulation for brain disorders. BBA Clin. 6, 113-124.

［51］Hassmén, P., Ceci, R., Bäckman, L., 1992. Exercise for older women: a training method and its influences on physical and cognitive performance. Eur. J. Appl. Physiol. Occup. Physiol. 64 (5), 460-466.

［52］Head, D., Buckner, R.L., Shimony, J.S., Williams, L.E., Akbudak, E., Conturo, T.E., et al., 2004. Differential vulnerability of anterior white matter in nondemented aging with minimal acceleration in dementia of the Alzheimer type: evidence from diffusion tensor imaging. Cereb. Cortex 14 (4), 410-423.

［53］Herman, T., Mirelman, A., Giladi, N., Schweiger, A., Hausdorff, J.M., 2010. Executive control deficits as a prodrome to falls in healthy older adults: a prospective study linking thinking, walking, and falling. J. Gerontol. Series A 65 (10), 1086-1092.

［54］Hesse, S., Werner, C., Byhahn, M., 2015. Transcranial low-level laser therapy may improve alertness and awareness in traumatic brain injured subjects with severe disorders of consciousness: a case series. J. Neurol. Neurosci. 6 (2).

［55］Hillman, C.H., Motl, R.W., Pontifex, M.B., Posthuma, D., Stubbe, J.H., Boomsma, D.I., et al., 2006. Physical activity and cognitive function in a cross-section of younger and older community-dwelling individuals. Health Psychol. 25 (6), 678.

［56］Huang, E.J., Reichardt, L.F., 2001. Neurotrophins: roles in neuronal development and function. Annu. Rev. Neurosci. 24 (1), 677-736.

［57］Huang, Y., Nagata, K., Tedford, C.E., McCarthy, T., Hamblin, M.R., 2013. Low-level laser therapy (LLLT) reduces oxidative

443

stress in primary cortical neurons in vitro. J. Biophotonics 6 (10), 829-838.

[58] Hwang, J., Castelli, D.M., Gonzalez-Lima, F., 2016. Cognitive enhancement by transcranial laser stimulation and acute aerobic exercise. Lasers Med. Sci. 31 (6), 1151-1160.

[59] Ignarro, L.J., Cirino, G., Casini, A., Napoli, C., 1999. Nitric oxide as a signaling molecule in the vascular system: an overview. J. Cardiovasc. Pharmacol. 34 (6), 879-886.

[60] Isaacowitz, D.M., Löckenhoff, C.E., Lane, R.D., Wright, R., Sechrest, L., Riedel, R., et al., 2007. Age differences in recognition of emotion in lexical stimuli and facial expressions. Psychol. Aging 22 (1), 147.

[61] Jagdeo, J.R., Adams, L.E., Brody, N.I., Siegel, D.M., 2012. Transcranial red and near infrared light transmission in a cadaveric model. PLoS One 7 (10), e47460.

[62] Jobsis, F.F., 1977. Noninvasive, infrared monitoring of cerebral and myocardial oxygen sufficiency and circulatory parameters. Science (New York, N.Y.) 198 (4323), 1264-1267.

[63] Kaasinen, V., Vilkman, H., Hietala, J., Nagren, K., Helenius, H., Olsson, H., et al., 2000. Age-related dopamine D2/D3 receptor loss in extrastriatal regions of the human brain. Neurobiol. Aging 21 (5), 683-688.

[64] Kalpouzos, G., Chetelat, G., Baron, J.C., Landeau, B., Mevel, K., Godeau, C., et al., 2009. Voxel-based mapping of brain gray matter volume and glucose metabolism profiles in normal aging. Neurobiol. Aging 30 (1), 112-124.

[65] Karbach, J., Verhaeghen, P., 2014. Making working memory work: a meta-analysis of executive-control and working memory training in older adults. Psychol. Sci. 25 (11), 2027-2037.

[66] Karu, T. 2000. Mechanisms of low-power laser light action on cellular level. In: Effects of Low-Power Light on Biological Systems V. International Society for Optics and Photonics, p. 1.

[67] Karu, T., 2010. Mitochondrial mechanisms of photobiomodulation in context of new data about multiple roles of ATP. Photomed. Laser Surg. 28 (2), 159-160.

[68] Kearney, F.C., Harwood, R.H., Gladman, J.R., Lincoln, N., Masud, T., 2013. The relationship between executive function and falls and gait abnormalities in older adults: a systematic review. Dement. Geriatr. Cogn. Disord. 36 (1-2), 20-35.

[69] Khakh, B.S., Burnstock, G., 2009. The double life of ATP. Sci. Am. 301 (6), 84-92.

[70] Kramer, A.F., Humphrey, D.G., Larish, J.F., Logan, G.D., 1994. Aging and inhibition: beyond a unitary view of inhibitory processing in attention. Psychol. Aging 9 (4), 491.

[71] Kramer, A.F., Hahn, S., Gopher, D., 1999. Task coordination and aging: explorations of executive control processes in the task switching paradigm. Acta Psychol. (Amst) 101 (2-3), 339-378.

[72] Lamar, M., Resnick, S.M., 2004. Aging and prefrontal functions: dissociating orbitofrontal and dorsolateral abilities. Neurobiol. Aging 25 (4), 553-558.

[73] Lampl, Y., Zivin, J.A., Fisher, M., Lew, R., Welin, L., Dahlof, B., et al., 2007. Infrared laser therapy for ischemic stroke: a new treatment strategy: results of the NeuroThera Effectiveness and Safety Trial-1 (NEST-1). Stroke 38 (6), 1843-1849.

[74] Lane, N., 2006. Cell biology: power games. Nature 443, 901-903.

[75] Lautenschlager, N.T., Cox, K.L., Flicker, L., Foster, J.K., van Bockxmeer, F.M., Xiao, J., et al., 2008. Effect of physical activity on cognitive function in older adults at risk for Alzheimer disease: a randomized trial. JAMA 300 (9), 1027-1037.

[76] Lee, H.I., Lee, S., Kim, N.G., Park, K., Choi, B.T., Shin, Y., et al., 2017. Low-level light emitting diode (LED) therapy suppresses inflammasomemediated brain damage in experimental ischemic stroke. J. Biophotonics 10 (11), 1502-1513.

[77] Levine, B., Stuss, D.T., Milberg, W.P., 1997. Effects of aging on conditional associative learning: process analyses and comparison with focal frontal lesions. Neuropsychology 11 (3), 367.

[78] Liang, H.L., Whelan, H.T., Eells, J.T., Wong-Riley, M.T., 2008. Near-infrared light via light-emitting diode treatment is therapeutic against rotenoneand 1-methyl-4-phenylpyridinium ion-induced neurotoxicity. Neuroscience 153 (4), 963-974.

[79] Lu, T., Pan, Y., Kao, S., Li, C., Kohane, I., Chan, J., et al., 2004. Gene regulation and DNA damage in the ageing human brain. Nature 429 (6994), 883.

[80] Lubitz, J., Cai, L., Kramarow, E., Lentzner, H., 2003. Health, life expectancy, and health care spending among the elderly. N. Engl. J. Med. 349 (11), 1048-1055.

[81] MacPherson, S.E., Phillips, L.H., Della Sala, S., 2002. Age, executive function and social decision making: a dorsolateral prefrontal theory of cognitive aging. Psychol. Aging 17 (4), 598.

[82] Maillot, P., Perrot, A., Hartley, A., 2012. Effects of interactive physical-activity video-game training on physical and cognitive function in older adults. Psychol. Aging 27 (3), 589.

［83］ Mani, T.M., Bedwell, J.S., Miller, L.S., 2005. Age-related decrements in performance on a brief continuous performance test. Arch. Clin. Neuropsychol. 20 (5), 575-586.

［84］ Masliah, E., Mallory, M., Hansen, L., DeTeresa, R., Terry, R.D., 1993. Quantitative synaptic alterations in the human neocortex during normal aging. Neurology 43 (1), 192-197.

［85］ Mell, T., Heekeren, H.R., Marschner, A., Wartenburger, I., Villringer, A., Reischies, F.M., 2005. Effect of aging on stimulus-reward association learning. Neuropsychologia 43 (4), 554-563.

［86］ Meng, C., He, Z., Xing, D., 2013. Low-level laser therapy rescues dendrite atrophy via upregulating BDNF expression: implications for Alzheimer's disease. J. Neurosci. 33 (33), 13505-13517.

［87］ Meng, C., He, Z., Xing, D., 2014. Low-level laser therapy promotes dendrite growth via upregulating brain-derived neurotrophic factor expression. In: Twelfth International Conference on Photonics and Imaging in Biology and Medicine (PIBM 2014). International Society for Optics and Photonics, p. 92301G.

［88］ Mirelman, A., Herman, T., Brozgol, M., Dorfman, M., Sprecher, E., Schweiger, A., et al., 2012. Executive function and falls in older adults: new findings from a five-year prospective study link fall risk to cognition. PLoS One 7 (6), e40297.

［89］ Moghadam, H.S., Nazari, M.A., Jahan, A., Mahmoudi, J., Salimi, M.M., 2017. Beneficial effects of transcranial light emitting diode (LED) therapy on attentional performance: an experimental design. Iran. Red Crescent Med. J. 19 (5).

［90］ Naeser, M.A., Saltmarche, A., Krengel, M.H., Hamblin, M.R., Knight, J.A., 2011. Improved cognitive function after transcranial, light-emitting diode treatments in chronic, traumatic brain injury: two case reports. Photomed. Laser Surg. 29 (5), 351-358.

［91］ Nakamura, S., Akiguchi, I., Kameyama, M., Mizuno, N., 1985. Age-related changes of pyramidal cell basal dendrites in layers III and V of human motor cortex: a quantitative Golgi study. Acta Neuropathol 65 (3-4), 281-284.

［92］ Naeser, M., Ho, M., Martin, P., Treglia, E., Krengel, M., Hamblin, M., et al., 2012. Improved language after scalp application of red/near-infrared light-emitting diodes: pilot study supporting a new, noninvasive treatment for chronic aphasia. Procedia-Soc. Behav. Sci. 61, 138-139.

［93］ Naeser, M.A., Zafonte, R., Krengel, M.H., Martin, P.I., Frazier, J., Hamblin, M.R., et al., 2014. Significant improvements in cognitive performance post-transcranial, red/near-infrared light-emitting diode treatments in chronic, mild traumatic brain injury: open-protocol study. J. Neurotrauma 31 (11), 1008-1017.

［94］ Oron, A., Oron, U., Streeter, J., Taboada, L.D., Alexandrovich, A., Trembovler, V., et al., 2007. Low-level laser therapy applied transcranially to mice following traumatic brain injury significantly reduces long-term neurological deficits. J. Neurotrauma 24 (4), 651-656.

［95］ Pantano, P., Baron, J.C., Lebrun-Grandie, P., Duquesnoy, N., Bousser, M.G., Comar, D., 1984. Regional cerebral blood flow and oxygen consumption in human aging. Stroke 15 (4), 635-641.

［96］ Perlmutter, M., 1979. Age differences in adults' free recall, cued recall, and recognition. J. Gerontol. 34 (4), 533-539.

［97］ Pezawas, L., Verchinski, B.A., Mattay, V.S., Callicott, J.H., Kolachana, B.S., Straub, R.E., et al., 2004. The brain-derived neurotrophic factor val66- met polymorphism and variation in human cortical morphology. J. Neurosci. 24 (45), 10099-10102.

［98］ Pfefferbaum, A., Adalsteinsson, E., Sullivan, E.V., 2005. Frontal circuitry degradation marks healthy adult aging: evidence from diffusion tensor imaging. Neuroimage 26 (3), 891-899.

［99］ Poyton, R.O., Ball, K.A., 2011. Therapeutic photobiomodulation: nitric oxide and a novel function of mitochondrial cytochrome c oxidase. Discov. Med. 11 (57), 154-159.

［100］ Prehn, K., Jumpertz von Schwartzenberg, R., Mai, K., Zeitz, U., Witte, A.V., Hampel, D., et al., 2016. Caloric restriction in older adults—differential effects of weight loss and reduced weight on brain structure and function. Cereb. Cortex 27 (3), 1765-1778.

［101］ Rathbone, M.P., Middlemiss, P.J., Kim, J., Gysbers, J.W., DeForge, S.P., Smith, R., et al., 1992. Adenosine and its nucleotides stimulate proliferation of chick astrocytes and human astrocytoma cells. Neurosci. Res. 13 (1), 1-17.

［102］ Raz, N., Gunning, F.M., Head, D., Dupuis, J.H., McQuain, J., Briggs, S.D., et al., 1997. Selective aging of the human cerebral cortex observed in vivo: differential vulnerability of the prefrontal gray matter. Cereb. Cortex 7 (3), 268-282.

［103］ Raz, N., Lindenberger, U., Rodrigue, K.M., Kennedy, K.M., Head, D., Williamson, A., et al., 2005. Regional brain changes in aging healthy adults: general trends, individual differences and modifiers. Cereb. Cortex 15 (11), 1676-1689.

［104］ Reinhardt, U.E., 2003. Does the aging of the population really drive the demand for health care? Health Aff. 22 (6), 27-39.

［105］Royall, D.R., Palmer, R., Chiodo, L.K., Polk, M.J., 2004. Declining executive control in normal aging predicts change in functional status: the Freedom House Study. J. Am. Geriatr. Soc. 52 (3), 346-352.

［106］Ruffman, T., Sullivan, S., Dittrich, W., 2009. Older adults' recognition of bodily and auditory expressions of emotion. Psychol. Aging 24 (3), 614.

［107］Ryan, M., Murray, J., Ruffman, T., 2010. Aging and the perception of emotion: processing vocal expressions alone and with faces. Exp. Aging Res. 36 (1), 1-22.

［108］Salat, D.H., Buckner, R.L., Snyder, A.Z., Greve, D.N., Desikan, R.S., Busa, E., et al., 2004. Thinning of the cerebral cortex in aging. Cereb. Cortex 14 (7), 721-730.

［109］Salat, D.H., Tuch, D.S., Greve, D.N., van der Kouwe, A.J., Hevelone, N.D., Zaleta, A.K., et al., 2005. Age-related alterations in white matter microstructure measured by diffusion tensor imaging. Neurobiol. Aging 26 (8), 1215-1227.

［110］Salgado, A.S., Zaˆngaro, R.A., Parreira, R.B., Kerppers, I.I., 2015. The effects of transcranial LED therapy (TCLT) on cerebral blood flow in the elderly women. Lasers Med. Sci. 30 (1), 339-346.

［111］Salthouse, T.A., 2010. Selective review of cognitive aging. J. Int. Neuropsychol. Soc. 16 (5), 754-760.

［112］Saltmarche, A.E., Naeser, M.A., Ho, K.F., Hamblin, M.R., Lim, L., 2017. Significant improvement in cognition in mild to moderately severe dementia cases treated with transcranial plus intranasal photobiomodulation: case series report. Photomed. Laser Surg. 35 (8), 432-441.

［113］Schiffer, F., Johnston, A.L., Ravichandran, C., Polcari, A., Teicher, M.H., Webb, R.H., et al., 2009. Psychological benefits 2 and 4 weeks after a single treatment with near infrared light to the forehead: a pilot study of 10 patients with major depression and anxiety. Behav. Brain Funct. 5 (1), 46.

［114］Schrack, J.A., Zipunnikov, V., Goldsmith, J., Bai, J., Simonsick, E.M., Crainiceanu, C., et al., 2013. Assessing the "physical cliff": detailed quantification of age-related differences in daily patterns of physical activity. J. Gerontol. Series A 69 (8), 973-979.

［115］Sharma, S.K., Kharkwal, G.B., Sajo, M., Huang, Y., De Taboada, L., McCarthy, T., et al., 2011. Dose response effects of 810 nm laser light on mouse primary cortical neurons. Lasers Surg. Med. 43 (8), 851-859.

［116］Sheppard, F.R., Kelher, M.R., Moore, E.E., McLaughlin, N.J., Banerjee, A., Silliman, C.C., 2005. Structural organization of the neutrophil NADPH oxidase: phosphorylation and translocation during priming and activation. J. Leukoc. Biol. 78 (5), 1025-1042.

［117］Smith, P.J., Blumenthal, J.A., Hoffman, B.M., Cooper, H., Strauman, T.A., Welsh-Bohmer, K., et al., 2010. Aerobic exercise and neurocognitive performance: a meta-analytic review of randomized controlled trials. Psychosom. Med. 72 (3), 239-252.

［118］Spieler, D.H., Balota, D.A., Faust, M.E., 1996. Stroop performance in healthy younger and older adults and in individuals with dementia of the Alzheimer's type. J. Exp. Psychol. 22 (2), 461.

［119］Stemer, A.B., Huisa, B.N., Zivin, J.A., 2010. The evolution of transcranial laser therapy for acute ischemic stroke, including a pooled analysis of NEST-1 and NEST-2. Curr. Cardiol. Rep. 12 (1), 29-33.

［120］Stuss, D.T., Craik, F.I., Sayer, L., Franchi, D., Alexander, M.P., 1996. Comparison of older people and patients with frontal lesions: evidence from word list learning. Psychol. Aging 11 (3), 387.

［121］Sullivan, S., Ruffman, T., Hutton, S.B., 2007. Age differences in emotion recognition skills and the visual scanning of emotion faces. J. Gerontol. B Psychol. Sci. Soc. Sci. 62 (1), 53-60.

［122］Tafur, J., Mills, P.J., 2008. Low-intensity light therapy: exploring the role of redox mechanisms. Photomed. Laser Surg. 26 (4), 323-328. Tombaugh, T.N., Kozak, J., Rees, L., 1999. Normative data stratified by age and education for two measures of verbal fluency: FAS and animal naming. Arch. Clin. Neuropsychol. 14 (2), 167-177.

［123］Troyer, A.K., 2000. Normative data for clustering and switching on verbal fluency tasks. J. Clin. Exp. Neuropsychol. 22 (3), 370-378.

［124］United Nations, Department of Economic and Social Affairs, Population Division, 2017. World Population Prospects: The 2017 Revision, custom data acquired via website.

［125］Uozumi, Y., Nawashiro, H., Sato, S., Kawauchi, S., Shima, K., Kikuchi, M., 2010. Targeted increase in cerebral blood flow by transcranial near-infrared laser irradiation. Lasers Surg. Med. 42 (6), 566-576.

［126］Van Der Elst, W., Van Boxtel, M.P., Van Breukelen, G.J., Jolles, J., 2006. Normative data for the Animal, Profession and Letter M Naming verbal fluency tests for Dutch speaking participants and the effects of age, education, and sex. J. Int.

Neuropsychol. Soc. 12 (1), 80-89.

[127] Van der Linden, M., Brédart, S., Beerten, A., 1994. Age-related differences in updating working memory. Br. J. Psychol. 85 (1), 145-152. van Uffelen, J.G., Chinapaw, M.J., van Mechelen, W., Hopman-Rock, M., 2008. Walking or vitamin B for cognition in older adults with mild cognitive impairment? A randomised controlled trial. Br. J. Sports Med. 42 (5), 344-351.

[128] Vargas, E., Barrett, D.W., Saucedo, C.L., Huang, L., Abraham, J.A., Tanaka, H., et al., 2017. Beneficial neurocognitive effects of transcranial laser in older adults. Lasers Med. Sci. 32 (5), 1153-1162.

[129] Villringer, A., Chance, B., 1997. Non-invasive optical spectroscopy and imaging of human brain function. Trends Neurosci. 20 (10), 435-442.

[130] Volkow, N.D., Logan, J., Fowler, J.S., Wang, G., Gur, R.C., Wong, C., et al., 2000. Association between age-related decline in brain dopamine activity and impairment in frontal and cingulate metabolism. Am. J. Psychiatry 157 (1), 75-80.

[131] Voss, M.W., Prakash, R.S., Erickson, K.I., Basak, C., Chaddock, L., Kim, J.S., et al., 2010. Plasticity of brain networks in a randomized intervention trial of exercise training in older adults. Front. Aging Neurosci. 2, 32.

[132] Wang, G., Volkow, N.D., Logan, J., Fowler, J.S., Schlyer, D., MacGregor, R.R., et al., 1995. Evaluation of age-related changes in serotonin 5-HT2 and dopamine D2 receptor availability in healthy human subjects. Life. Sci. 56 (14), PL249-PL253.

[133] Waypa, G.B., Smith, K.A., Schumacker, P.T., 2016. O2 sensing, mitochondria and ROS signaling: the fog is lifting. Mol. Aspects Med. 47, 76-89.

[134] Weiler, J.A., Bellebaum, C., Daum, I., 2008. Aging affects acquisition and reversal of reward-based associative learning. Learn. Mem. 15 (4), 190-197.

[135] West, R.L., 1996. An application of prefrontal cortex function theory to cognitive aging. Psychol. Bull. 120 (2), 272-292.

[136] West, R., Alain, C., 2000. Age-related decline in inhibitory control contributes to the increased Stroop effect observed in older adults. Psychophysiology 37 (2), 179-189.

[137] West, R., Ergis, A., Winocur, G., Saint-Cyr, J., 1998. The contribution of impaired working memory monitoring to performance of the Self-Ordered Pointing Task in normal aging and Parkinson's disease. Neuropsychology 12 (4), 546.

[138] Williams, P., Lord, S.R., 1997. Effects of group exercise on cognitive functioning and mood in older women. Aust. N. Z. J. Public Health 21 (1), 45-52.

[139] Williamson, J.D., Espeland, M., Kritchevsky, S.B., Newman, A.B., King, A.C., Pahor, M., et al., 2009. Changes in cognitive function in a randomized trial of physical activity: results of the lifestyle interventions and independence for elders pilot study. J. Gerontol. Series A 64 (6), 688-694.

[140] Wong-Riley, M.T., Bai, X., Buchmann, E., Whelan, H.T., 2001. Light-emitting diode treatment reverses the effect of TTX on cytochrome oxidase in neurons. Neuroreport 12 (14), 3033-3037.

[141] Wong-Riley, M.T., Liang, H.L., Eells, J.T., Chance, B., Henry, M.M., Buchmann, E., et al., 2005. Photobiomodulation directly benefits primary neurons functionally inactivated by toxins: role of cytochrome c oxidase. J. Biol. Chem. 280 (6), 4761-4771.

[142] World Health Organization, 2016. World Health Statistics 2016: Monitoring Health for the SDGs Sustainable Development Goals. World Health Organization.

[143] Yan, X., Liu, J., Zhang, Z., Li, W., Sun, S., Zhao, J., et al., 2017. Low-level laser irradiation modulates brain-derived neurotrophic factor mRNA transcription through calcium-dependent activation of the ERK/CREB pathway. Lasers Med. Sci. 32 (1), 169-180.

[144] Yang, L., Tucker, D., Dong, Y., Wu, C., Lu, Y., Li, Y., et al., 2018. Photobiomodulation therapy promotes neurogenesis by improving post-stroke local microenvironment and stimulating neuroprogenitor cells. Exp. Neurol. 299, 86-96.

[145] Yankner, B.A., Lu, T., Loerch, P., 2008. The aging brain. Annu. Rev. Pathmechdis. Mech. Dis. 3, 41-66.

[146] Ying, R., Liang, H.L., Whelan, H.T., Eells, J.T., Wong-Riley, M.T., 2008. Pretreatment with near-infrared light via light-emitting diode provides added benefit against rotenone-and MPP -induced neurotoxicity. Brain Res. 1243, 167-173.

[147] Young, J., Angevaren, M., Rusted, J., Tabet, N., 2015. Aerobic exercise to improve cognitive function in older people without known cognitive impairment. Cochrane Database Syst. Rev. 4, CD005381.

[148] Yu, Z., Li, Z., Liu, N., Jizhang, Y., McCarthy, T.J., Tedford, C.E., et al., 2015. Near infrared radiation protects against oxygen-glucose deprivationinduced neurotoxicity by down-regulating neuronal nitric oxide synthase (nNOS) activity in

vitro. Metab. Brain Dis. 30 (3), 829-837.

[149] Zivin, J.A., Albers, G.W., Bornstein, N., Chippendale, T., Dahlof, B., Devlin, T., et al., 2009. Effectiveness and safety of transcranial laser therapy for acute ischemic stroke. Stroke 40 (4), 1359-1364.

[150] Zivin, J., Sehra, R., Shoshoo, A., Albers, G., Bornstein, N., Dahlof, B., et al., 2014. NeuroTheras Efficacy and Safety Trial-3 (NEST-3): a doubleblind, randomized, sham-controlled, parallel group, multicenter, pivotal study to assess the safety and efficacy of transcranial laser therapy with the NeuroTheras laser system for the treatment of acute ischemic stroke within 24 h of stroke onset. Int. J. Stroke 9 (7), 950-955.

延伸阅读

[151] Meadmore, K.L., Dror, I.E., Bucks, R.S., 2009. Lateralisation of spatial processing and age. Laterality 14 (1), 17-29.

[152] Parkin, A.J., Walter, B.M., Hunkin, N.M., 1995. Relationships between normal aging, frontal lobe function, and memory for temporal and spatial information. Neuropsychology 9 (3), 304.

第 32 章　治疗：光生物调节与神经反馈训练的结合

Marvin H. Berman[1]、Trent Nichols[1]、Jason Huang[2] 和 Damir Nizamutdinov[2]

1. Quietmind 基金会，美国宾夕法尼亚州埃尔金斯公园

2. 贝勒斯科特怀特健康神经外科，美国得克萨斯州达拉斯

> "你永远不会通过与现有现实抗争来改变事物。要改变某物，就要建立一个新模型，使现有模型过时。"

——Buckminster Fuller

32.1　光生物调节和神经治疗简介

光生物调节 PBM 作为一种安全且有效的抗炎方式（Bradford et al., 2005），在治疗功能性神经退行性疾病、炎症和感染相关疾病（Readhead et al., 2018）方面的治疗价值正迅速得到认可。全球的研究工作正在不断扩展，支持 PBM 在各种不断扩大的疾病范围中使用的证据也在不断增加。本章回顾了 PBM 如何作为多模式治疗神经退行性疾病（如痴呆和帕金森病）的一个组成部分。PBM 被视为一种有效的组织层面干预手段，可减少皮层炎症，增加细胞氧合和灌注，这与脑电图（EEG）生物反馈训练一起，有助于支持神经连接的正常化。结合这两种方法，在安全有效地阻止神经元损伤、神经元纤维斑块及缠结形成，以及重新训练大脑半球内和半球间的通信上都显示出良好的前景。

PBM 和 EEG 生物反馈（神经反馈）训练的历史背景和作用机制此前已有报道（Berman et al., 2017）。已证明近红外（NIR）光可以促进愈合并改善运动、认知、行为和代谢功能（Hamblin, 2016）。将这两种方法与功能和整合生物医学治疗（例如干细胞、基因治疗和光遗传递送的化疗）相结合，将构成一种系统性干预策略，可为现在所称的精准医学提供相当大的支持。

Bredesen 等（2017）已经探讨了当前评估和治疗痴呆的功能医学方法，而本文将重点介绍当前的测量技术，例如定量脑电图（QEEG）和近红外光谱（NIRS），以及采用光生物调节和脑波生物反馈或神经反馈训练的临床应用。将神经生理学与非侵入性神经治疗方法相结合的趋势日益明显。由于神经退行性疾病是一类系统性疾病，因此它们是此类干预策略的良好选择。

神经治疗学是一种系统性的非侵入性方法，用于治疗神经退行性疾病和精神神经疾病，它利用定向能量刺激来促进修复、再生、生理功能和神经连接的同步正常化。Bredesen（2017）的研究工作表明，功能、神经认知和行为挑战的根源是多方面的，这凸显了在治疗神经退行性疾病时采取系统性干预措施的必要性。以下列表代表了 Bredesen 为评估和治疗痴呆患者而确定的主要诊断措施。带有 X 的生物标记物也对经颅光生物调节（表 32.1）有积极反应。

32.2　神经退行性疾病的病理生理学

阿尔茨海默病（AD）的病因和发病机制很复杂，许多病毒、遗传和环境风险因素（包括氧化应激

表 32.1　评估和治疗痴呆症患者的 Bredesen 诊断要素

生物标记物 / 功能机制	光生物调节 PBM 的积极作用
Bredesen 方案与光生物调节	
减少 Aβ 产生	X
增加 Aβ 降解和清除	X
减少 Aβ 寡聚化	
增加脑源性神经因子（BDNF）	X
增加神经生长因子（NGF）	
增加粒细胞集落刺激因子（G-CSF）	
增加活性依赖性神经保护蛋白（ADNP）	
减少磷酸化 tau 蛋白	X
减少同型半胱氨酸	
建立突触	
减少 4/2	X
增加白蛋白 / 球蛋白比值（A/G）	
减少炎症	X
抑制 NF-kB	X
增加谷胱甘肽（GSH）	
增加抗氧化剂	
减少铁、铜，增加锌	
增加脑血流量（CBF）	
增加乙酰胆碱（Ach）	
增加 nAChR α7 信号传导	
增加 Aβ 转运	
减少 ApoE4 效应	
增加 γ- 氨基丁酸（GABA）	
减少 NMDA 谷氨酸受体	
优化激素	
增加维生素 D	
减少前神经生长因子（pro-NGF）	
减少半胱天冬酶 -6	
减少 N-APP	
增强记忆	X
增加能量	X
增强线粒体功能	X
增强线粒体保护	X
增加伴侣蛋白表达	X

注：与神经退行性疾病相关的功能和炎症生物标记物，以及对经颅近红外光生物调节有积极反应的指标。

和胰岛素抵抗）均与之相关（Readhead et al., 2018）。许多基因的表达和多种致病途径导致淀粉样 β（Aβ）肽沉积、*tau* 蛋白过度磷酸化、炎症、活性氧（ROS）、线粒体障碍、胰岛素抵抗、甲基化缺陷、神经保护因子下调以及区域性大脑低灌注。尽管制药和生物技术领域做出了相当大的努力，但针对 *tau* 蛋白和淀粉样β蛋白的抗体疗法、疫苗和其他减少 tau 蛋白和（或）淀粉样β蛋白的方法均未取得成功（Cummings et al., 2014）。

目前，AD 的病理生理学特征在于由过度磷酸化的 *tau* 蛋白积累引起的神经原纤维缠结（NFTs），然后形成 Aβ 斑块。这种错误折叠的蛋白质聚集体积累是许多神经退行性疾病（包括阿尔茨海默病）的共同特征。泛素蛋白酶体途径负责大部分蛋白质降解（Dantuma and Bott, 2014）。Aβ 积累会损害泛素 - 蛋白酶体系统（Nichols, 2014）。Myeku（2014）证明，在小鼠模型中，通过激活 cAMP-PKA 信号传导（Myeku et al., 2016），可以早期预防由 *tau* 蛋白驱动的 26S 蛋白酶体功能障碍和认知障碍，而这些正是 PBM 作用机制的关键组成部分。在患有 AD 的小鼠模型中，PBM 可导致线粒体 ATP 增加、蛋白酶体对 *tau* 蛋白和 β 淀粉样蛋白的清除。

Indianapolis 的 Eli LILLy 公司宣布，其备受关注的阿尔茨海默病药物 solanezumab 的临床试验发生了重大变化，该药物未能达到统计学显著性（Underwood, 2016）。波士顿 Brigham 妇科医院的神经学家 Dennis Selkoe（未参与 Lilly 试验）表示："此类试验的一大挑战是对药物益处的衡量。尽管早期阿尔茨海默病患者可能表现出轻度记忆障碍以及注意力和专注力问题，但他们通常仍可以阅读食谱、冲泡咖啡或开车"，Selkoe 重申道。"在 18 个月的临床试验过程中，这些能力不太可能发生太大变化。"

在人类临床试验显示出任何益处之前，动物试验就可能已经在很长时间里显示出良好的治疗效果了。最近，一份关于动物模型的报告发表，其中使用了 NIR PBM 来治疗 K369I *tau* 转基因模型（设计为发展成 NFTs）和 APPs/PSEN1dE9 转基因模型（APP/PS1，设计为发展成淀粉样斑块）（Purushothuman et al., 2014）。

激酶抑制剂 K252a 能够防止 tau（P301L）转基因小鼠模型（JNPL3）中典型的运动缺陷，并显著减少可溶性聚集性高磷酸化 tau（Le Corre et al., 2006; Kim et al., 2013）。Le Corre 和 Kim 报告了第一个 NIR 荧光比率探针 CyDPA2，该探针以 *tau* 聚集体为目标。使用体外过度磷酸化的 *tau* 蛋白（*ptau*）以及来自 AD 患者大脑样本和 P301L *tau* 病变转基因小鼠模型的体外 *tau* 样本，评估了 CyPDA2 对聚集性 *tau* 蛋白的特异性。Purushothuman 等（2014）还观察到，在 K3 小鼠中使用 NIR LED 治疗后，过度磷酸化的 *tau* NFTs 水平降低。

DNA 甲基转移酶 3A（DNMT3A）是两种人体从头 DNA 甲基转移酶之一，对细胞发育和分化过程中的转录调控至关重要。越来越多的证据表明，RNA 在引导 DNA 甲基化至哺乳动物细胞内的特定基因组位点方面发挥作用。本文描述了两种 RNA 在体外调控 DNMT3A 的模式。一条与 E- 钙黏蛋白启动子反义的单链 RNA 分子以结构依赖的方式紧密结合至催化域，从而强效抑制 DNMT3A 活性。另外两条 RNA 分子结合至催化域外的变构位点，而不改变催化作用。RNA 在体外强效且特异性地调控 DNMT3A 活性，这支持了 RNA 在体内与 DNMT3A 相互作用以调控转录的数据（Schietinger, 2012）。近红外光调控转录的现象可能通过这一机制发生（图 32.1）。

目前还没有证据表明 NIR 光能够调控位点特异性亚端粒 DNA 甲基化并可能影响 DNA 甲基化；然而，Purdue 大学的 SR Choudhury 等报告称，蓝光已被证明可以选择性地增加六个受检染色体末端亚端粒 CpG 位点的甲基化。这种蓝光激活导致在三代 HeLa 细胞复制过程中端粒长度逐渐增加。他们得出结论，在 HeLa 细胞模型中，靶向亚端粒 DNA 位点的 DNMT3A 可增加特定基因组位点的甲基化（Choudhury et al., 2016）。

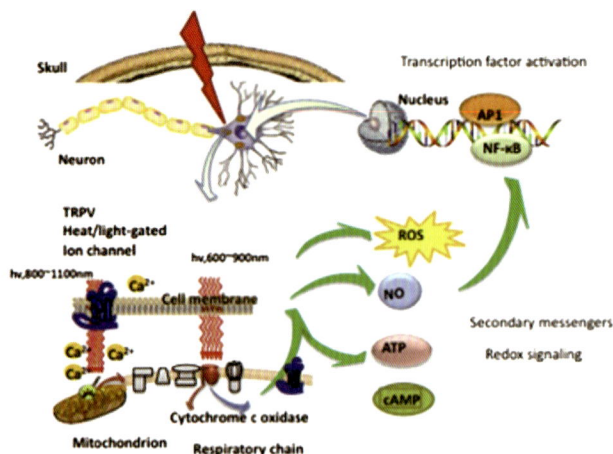

图 32.1　低强度经颅激光（光）或光生物调节对转录因子活化的分子和细胞内机制。**AP1，激活蛋白 1；ATP，三磷酸腺苷；Ca²⁺，钙离子；cAMP，环磷酸腺苷；NF-κB，核因子 κB；NO，一氧化氮；ROS，活性氧；TRPV，瞬态受体电位香草素（Hamblin，2016）**

32.3　光生物调节作用疗法

最初是用来描述低强度单色光能量治疗应用的是低强度激光疗法，而目前光生物调节作用已成为推荐的综合性术语，涵盖了激光和 LED 光能量。没有证据表明相干光源（与非相干发光二极管，即 LED 相对）在临床治疗上具有优势，而实际上相干光源存在更大的安全隐患，例如造成与组织加热相关的损伤。ANSI 2135.3（2011）和 IEC 60825 文件规定了美国和国际激光安全标准。

激光和 LED 治疗方法的结合应用实例很多，特别是在 PBM 应用和设备的商业化方面。因此，我们专门提倡开发基于 LED 的技术，用于自主进行的经颅和眼内治疗应用。我们的主张也是为了响应日益增长的科学需求，即现代医疗保健评估和干预服务的一大部分正在从面对面的办公室结构转向远程医疗和云应用（Delaney，2017）。

对世界医学文献（250+ 项试验）中治疗阿尔茨海默病的药物疗法进行搜索，未能找到任何已发表的长期改善证据（Cummings et al.，2014）。Naesar 和 Hamblin 于 2015 年发表了先前关于使用低水平 NIR 刺激治疗创伤性脑损伤（TBI）的 PBM 试验。NIR 光容易穿透头皮和颅骨，到达大脑上部 1～5cm 处。红光和 NIR 光（600～950nm）的主要光感受器位于线粒体呼吸链中（Naeser and Hamblin，2015）。皮层神经元富含线粒体，具有活跃的生化途径，如更多的 ATP 和由活性氧（ROS）激活的信号传导途径。PBM 的原理是光被血红素和细胞色素 c 氧化酶等物质吸收后，使细胞代谢发生改变（Kim，2014）。在与记忆障碍相关的大脑区域，如海马体，基因表达和神经递质行为的调节被证明是有效的 PBM 靶点。最值得注意的是，脑源性神经因子的 mRNA 的增加，以及海马体中树突的产生和密度的增强，伴随着整体树突生长、密度和神经元存活（Meng et al.，2013），这一观点得到了 Grillo 等（2013）、Ojha 等（2011）、Bradford（2007）以及发现的更多分子伴侣的进一步支持。

32.4　近红外光生物调节作用减少 Aβ 作用下突触的脆弱性

Comerta 和得克萨斯大学 Galveston 的研究人员正在研究由于 Aβ 和 *tau* 寡聚体结合受到破坏而导致的突触功能障碍，这是 AD 最早的损伤之一。他们报告称，一组被称为非痴呆性阿尔茨海默病（NDAN）的个体，其突触中存在 Aβ 寡聚体但保留了认知功能，与痴呆性 AD 受试者组存在差异。他们发现，这些未痴呆个体的中枢神经系统（CNS）中可溶性 Aβ 寡聚体的水平相似，但其突触中没有 Aβ 寡聚体，这表明 NDAN 受试者在某种程度上对 Aβ 寡聚体的产生具有抵抗力。他们研究了 NIR 光降低突触对 Aβ 寡聚体结合的敏感性从而增强突触功能的能力。他们利用野生型（Wt）小鼠，探究在有或无 Aβ 寡聚体的情况下，近红外光对小鼠海马体中 Aβ 寡聚体与分离的突触小体结合的影响以及长期作用。这些变化与 Wt、Tg2576 和 CD-1 小鼠模型中 PBM 治疗后突触线粒体变得更加健康的结果相一致。这项研究提供了额外的证据，表明特定的 PBM 方案可以有效地降低在破坏性 Aβ 寡聚体作用下突触的脆弱性，从而进一步证明 NIR 光疗法是治疗 AD 的一种可行方法（Comerota et al., 2017）。这和其他发现（尤其是桑德兰大学和达勒姆大学 Chazot 等的工作）进一步阐明了 PBM 作用机制的生物化学基础（见图 32.2）（Berman et al., 2017）。

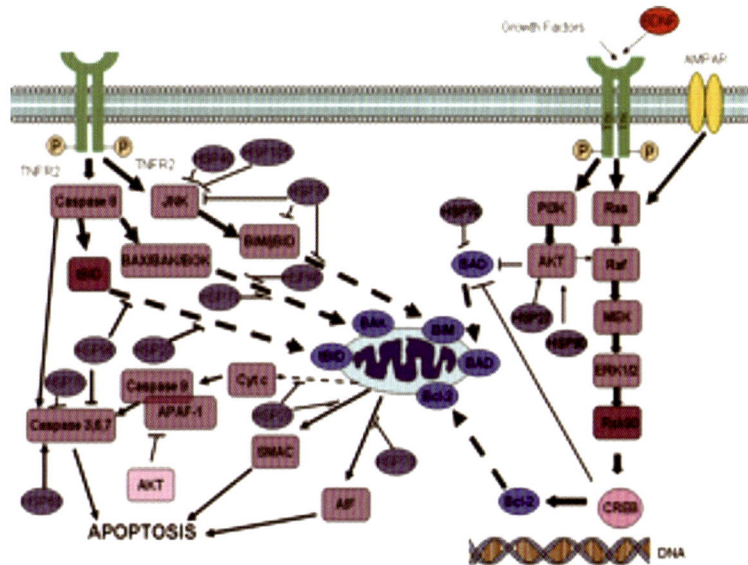

图 32.2　光生物调节作用机制。一系列选择性热激蛋白（HSP）在阿尔茨海默病小鼠体内治疗后上调（HSP 27、60、70、90、105）（Grillo et al., 2013）；这些蛋白在线粒体功能、细胞凋亡和伴侣蛋白介导的蛋白质折叠中的作用得到了强调

　　桑德兰大学的研究人员（Grillo et al., 2013）报告了一种使用非侵入性 1072nm 脉冲（10Hz）刺激的痴呆动物模型（TASTPM 小鼠）。这是第一篇经过同行评审发表的文章，描述了使用这种更高波长作为潜在治疗的实验。我们看到安慰剂组（无光照）与连续 2 天每天 6 分钟暴露、每周两次、持续 5 个月的积极治疗组相比的小斑块数量减少情况（见图 32.3）。

　　最初的实验室研究涉及一种细胞系（暴露于 UVA 的淋巴细胞）和培养后暴露于不同浓度一氧化氮的神经元（Bradford et al., 2005）。随后的媒体关注（Derbyshire, 2008）引起了 Quietmind 基金会研究人员的注意，他们正在研究非侵入性脑波生物反馈（神经反馈）训练对早中期痴呆患者认知和行为症状的影响。本文第一作者和 Quietmind 基金会的同事随后于 2011 年开始与 Cerebrolite 的发明者 Gordon Dougal 医生（MD, BSEE, 医学博士，电子工程师）合作，对 PBM 治疗痴呆认知和行为症状进行首次人体临床试验。

　　Cerebrolite 经颅和眼内 PBM 系统提供约 600mW 的 1065 ~ 1075nm 光刺激，以 10Hz 的频率进行脉冲放射治疗。针对痴呆和帕金森病的当前实验方案要求，受试者需每天在上午和下午间隔 5 ~ 6 小时，进行两次时长 5 分钟的刺激治疗。目前的治疗方案采用的是自 2008 年起与 Maculume 有限公司的 Dougal 博士合作开发的第五代设备设计，该设计已经通过 QMF 研究小组的测试，旨在将神经反馈训练和 PBM 整合到一种神经治疗应用中，以同时改善组织水平的病理变化和异常的神经连接（Berman et al., 2017）（图 32.4）。

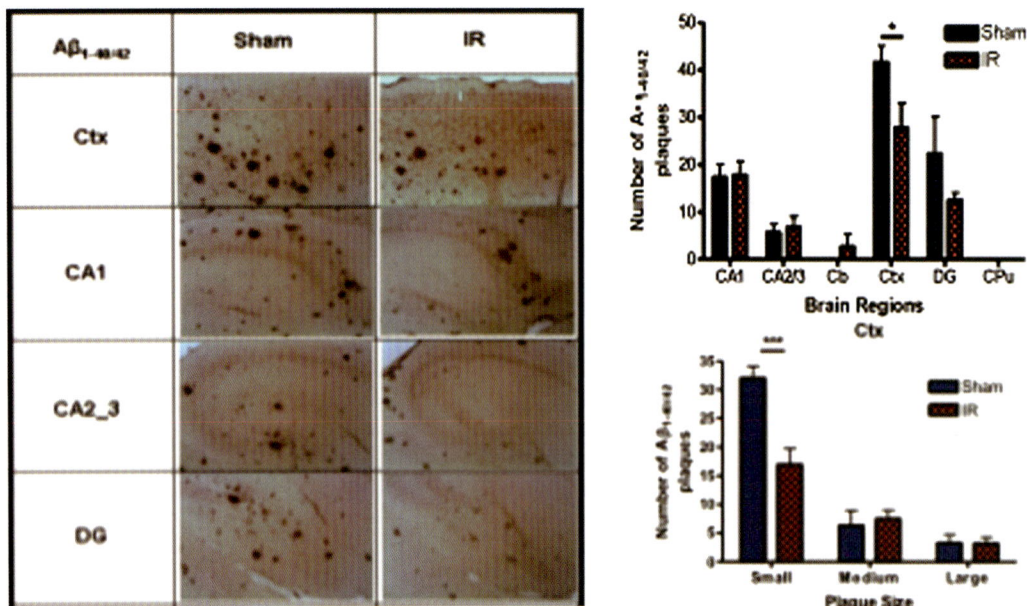

图 32.3　1072nm LLL 治疗痴呆症的动物模型

注：tx组小斑块数量减少。CA1海马角；Ctx，皮层；DG，齿状回。

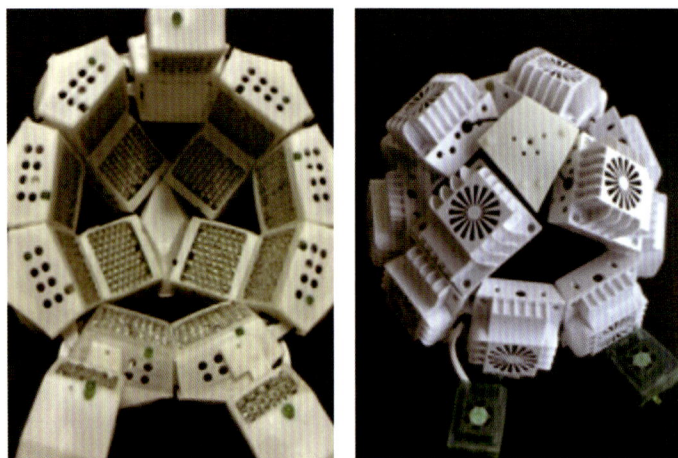

图 32.4　Cerebrolite 经颅 - 眼内 1068nm 光生物调节系统

左图：内部视角；右图：俯视图。

32.5　早期人体临床试验

Naeser 和 Hamblin（2015）进行了光生物调节作用的人体试验，他们报告了 11 例慢性 TBI 患者，其认知功能在接受 18 次门诊治疗（前额和头皮每次 10 分钟红光和 NIR LED 经颅治疗、鼻内红光治疗）后得到改善。在 1 次、2 次和 18 次 LED 治疗后的神经心理学测试中，发现执行功能的 Stroop 测试有所改善。

我们开展了一项针对轻至中度阿尔茨海默病患者的初步 PBM 试验，并于 2017 年报告了一项初步的双盲、安慰剂对照试验（共 11 名受试者；6 名接受治疗，3 名接受对照治疗，2 名中途退出），评估了连续 28 次、每次 6 分钟的 NIR 经颅刺激的效果。受试者通过当地几家持续护理社区和网络媒体招募。所有受试者均根据 NIA-AA 的标准由神经科医生独立诊断为疑似阿尔茨海默病。测试包括简易精神状态检查（mmSE）、QEEG 和阿尔茨海默病评估量 - 认知量表（ADAS-Cog），这些测试在治疗第一天和完成所需的连续 28 天每天 6 分钟暴露治疗后的 3 天内进行。使用前额（FP1 和 FP2）NIRS 测量每次经颅和眼内照射前后的皮层表面灌注情况，其中 2 分钟基线是使用 Biocomp Research Hemoencephalography 开发的近表面红外光谱仪和 Bioexplorer 软件（Janow, 2002）记录的。每个疗程后都记录了治疗前和治疗后的 QEEG 变化，并在其他地方进行了更详细的描述（Berman et al., 2017）。

跨皮层电活动的最显著变化是中央 α 波（8 ～ 12Hz）振幅的正常化以及 δ 波（0 ～ 4Hz）和 θ 波（4 ～ 8Hz）的低相干性和相位滞后，即节点间相关性（Fonseca et al., 2013）。δ 波和 θ 波的改善与睡眠结构改善、警觉性和注意力提高有关，而 α 波减少可以降低焦虑。John Nash 博士最近评论说，"δ 波分布广泛，可使大脑神经元更接近阈值，而快波则依赖于 δ 波的广泛海洋式波动。缺乏 δ 波会导致前额系统缺乏这种广泛的整合；还会妨碍有效睡眠的开始和恢复性睡眠"（Nash, 2018）。

PBM 对脑电图 EEG 功率和相干性活动两个指标的实质性影响相当明显，因此，这些指标可作为无创性生物标记物，用于区分包括帕金森病和 AD 在内的不同神经退行性疾病（Fonseca et al., 2013），并评估药物治疗和定向能量干预的效果（见图 32.5 和图 32.6）。

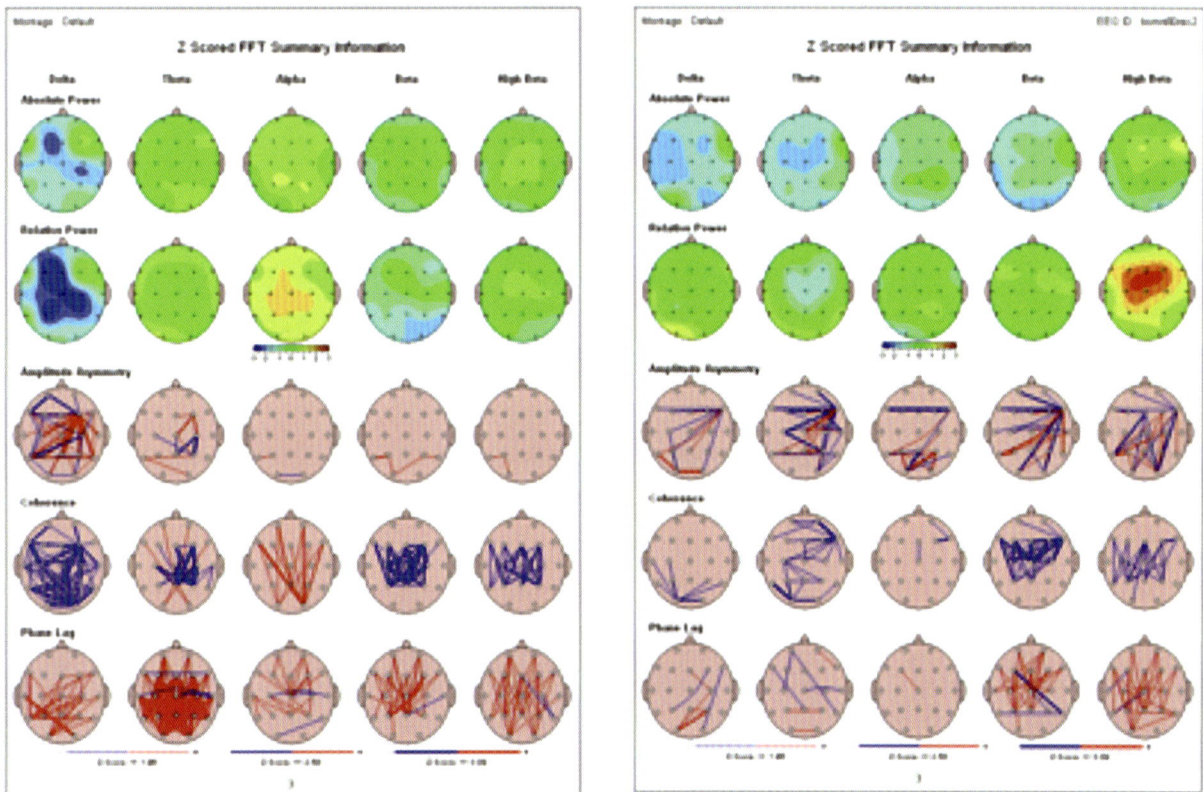

图 32.5　1065 ～ 1075nm 经颅和眼内刺激后的脑电定量变化。左图为 **PBM 刺激前 QEEG**；右图为 **PBM 刺激后 QEEG**。绿色表示功率值在 **0 ～ 1 SD** 之间的区域；黄色表示在 **1 ～ 2 SD** 之间的区域；红色表示在 **2 到 3 SD** 之间的区域。粉色表示前相干和后相干的汇总图

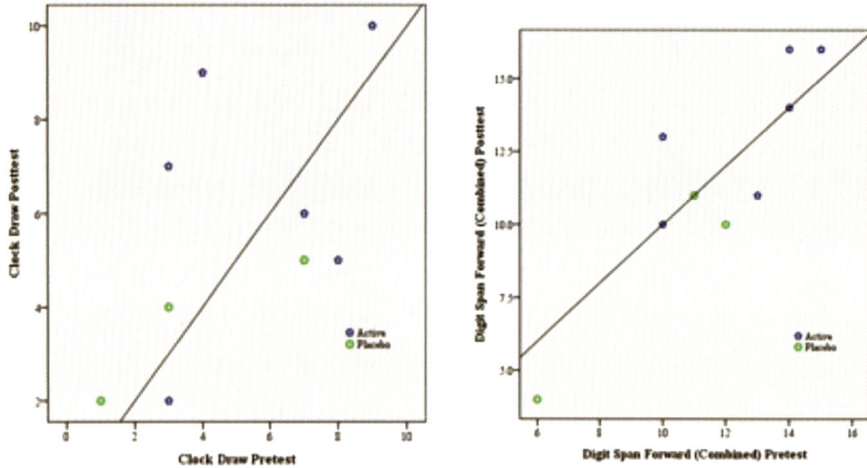

图 32.6　积极治疗组和安慰剂对照组在时钟绘制和数字前向广度测试中的得分比较。结果显示，积极治疗组在执行功能、时钟绘制、即时回忆、实践记忆、视觉注意力和任务切换（**A** 和 **B** 部分）方面有较大进步。由于样本量较小，无法得出统计学意义。时钟绘制测试对检测执行认知功能障碍具有一定的敏感性和特异性，即使 mmSE 测试结果正常的人也能检测出认知功能障碍

32.6　数字广度测量

最近完成的一项研究由得克萨斯 A&M 健康科学中心附属机构得克萨斯州坦普尔市 Baylor Scott & White Health（BSWH）神经外科系主任 Jason Huang 博士和博士后研究员兼研究协调员 Damir Nizamutdinov 博士共同完成，该研究被批准为 Cerebrolite 1068nm 设备的安全性试验。作为一项单中心、双盲、随机、安慰剂对照试验，该试验获得了伦理批准，并于 2017 年 6 月开始招募，2018 年 4 月结束。所有受试者（N=12，其中 4 名接受安慰剂，8 名接受治疗）均来自 BSWH 的 Plummer 运动障碍中心。该研究声称的目的是"确定这种新型光刺激头盔对早期痴呆症患者的执行功能（注意力、工作记忆、学习和记忆策略、计划、组织、自我监控、抑制和灵活思维）的疗效"。由于所有受试者均来自运动障碍中心的患者群体，因此均被诊断为帕金森病，从而刚好能够评估 PBM 治疗对受试者的记忆和认知功能、运动计划、协调和行为表达能力的影响。

注意，δ 波和左侧前额叶及顶叶 β 波的功率缺失没有变化，相干性也没有显著变化（见图 32.7）。

这些研究结果表明，PBM 对振幅降低有影响，但对神经连接性的影响很小或没有影响，这强调需要一种干预策略来减少炎症，增加局部脑灌注和 ATP 以及大脑半球间高阶网络连接，而神经反馈训练可直接影响这些连接。

32.7　神经心理测试结果

除 QEEG、mmSE、ADAS-Cog、听觉语言学习测试、类别流畅性测试、连线测验、波士顿命名测试和韦氏成人智力量表 - 修订版（WAIS-R）数字符号替代测试外，还进行了以下测试。时钟绘制是评估程序性记忆和实用性记忆的标准工具。两名积极治疗受试者的前 / 后实例表明，他们的记忆力有了很大提高（图 32.8 和图 32.9）。

仅使用 1068nm 经颅刺激和眼内刺激，在连续 28 次、每天两次、每次 5 分钟的治疗后，就能获得明显改善。使用 Cognitolite 对帕金森病受试者进行的下一代试验将结合 QEEG 分析中获得的有关双侧枕叶低相干性显著缺陷的见解。现在，刺激方案将更直接地刺激枕部，方法是反转眼科设备的眼阵列以刺激眼孔，从而将更多的直接刺激集中到黑质，因为大量多巴胺神经元在黑质中受到负面影响（Novikova et

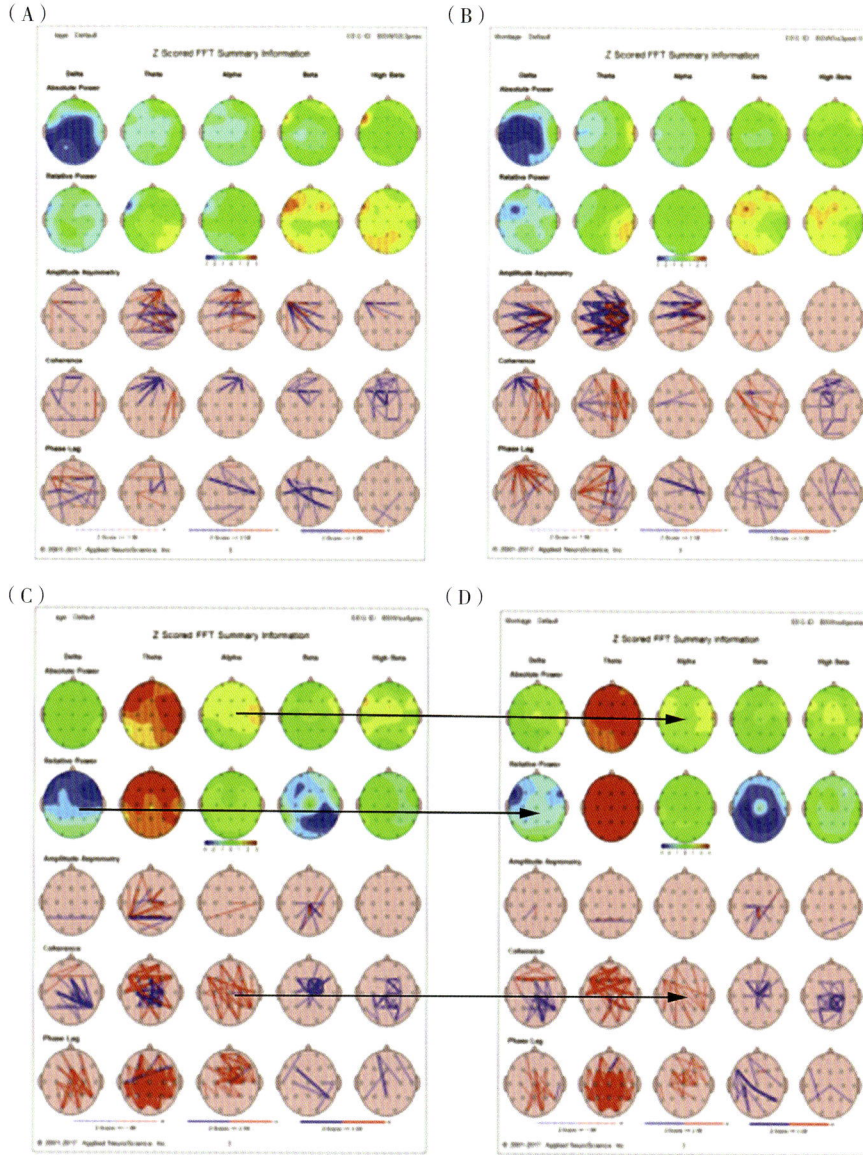

图 32.7　**Baylor Scott &White Pilot PBM** 研究结果：主动安慰剂 **QEEGs** 前 / 后。（**A**）安慰剂前治疗；（**B**）安慰剂后治疗；（**C**）主动前治疗；（**D**）主动后治疗。连续 **28** 天每天两次，每次 **5** 分钟的主动治疗后，δ 相对功率（红色圆圈）和绝对 α 振幅（蓝色圆圈）恢复正常，α 和 β 相干性降低（**2.5 ~ 2.0 SD**）

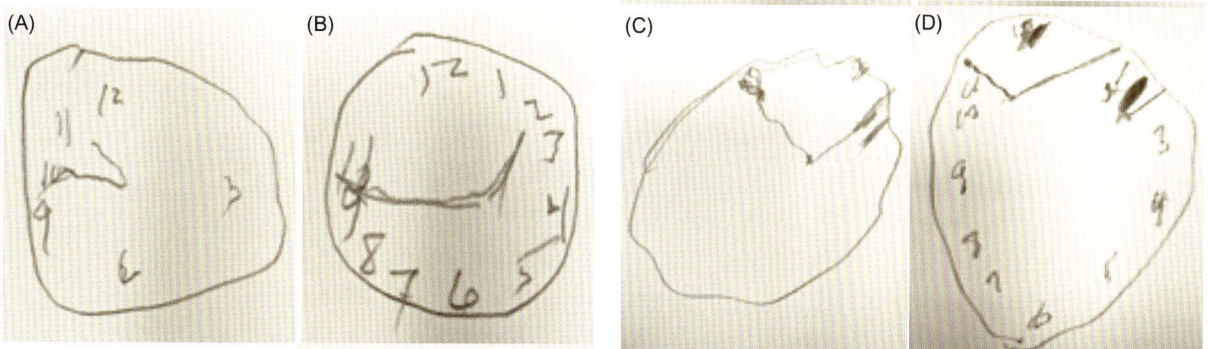

图 32.8　钟形绘制：（**A**）患者 **1** 治疗前；（**B**）患者 **1** 治疗后；（**C**）患者 **2** 治疗前；（**D**）患者 **2** 治疗后。每天两次，每次 **5** 分钟，共 **28** 次，进行 **PBM** 刺激。研究发现，时钟绘制对于检测执行认知功能障碍具有中等敏感度和特异性，即使对于 **mmSE** 正常的人也是如此（**Angela et al., 2002**） al., 2006; Kinoshita et al., 2015）。在临床实践中，使用这种技术可以改善步态、运动迟缓和认知行为反应能力，尤其是结合强化神经反馈训练来纠正双侧枕叶低相干性。

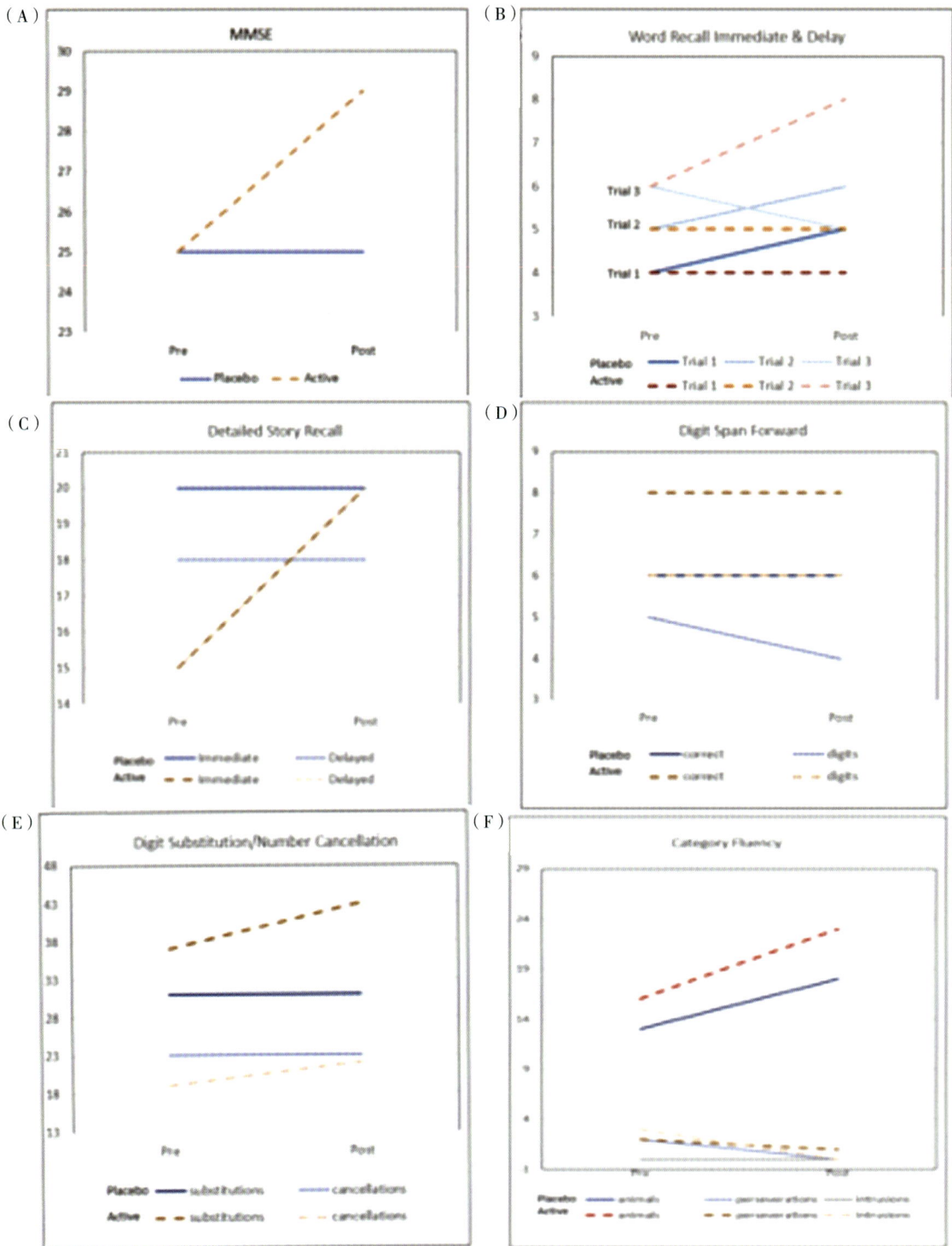

图 32.9 安慰剂组和治疗组的对比。（A）mmSE；（B）单词回忆即时和延迟；（C）故事回忆延迟；（D）数字前向广度；（E）数字替换数字消除；（F）类别流畅性。在 ADAS-Cog 神经心理学测量中，预测试（mmSE=25）得分相同的受试者

使用 Vielight Neuro Alpha 经颅和鼻内技术获得了与 Cognitolite 相似的结果。Saltmarche（2016）进

行了一项随机安慰剂对照试验，研究了 19 名不同程度痴呆的受试者，调查了 Vielight Neuro 系统（见图 32.10）结合经颅 PBM 和鼻内 PBM 对痴呆和轻度认知障碍（MCI）受试者的影响。这是一项单盲研究，旨在调查 PBM 对记忆和认知的影响。记忆 / 认知受损的受试者被随机分配到积极治疗组和模拟治疗组，为期 12 周，之后是 4 周的无治疗随访期。使用 mmSE 和 ADAS-cog 量表进行评估。该方案涉及在诊所内使用经颅 - 鼻内 PBM 联合设备，以及在家中使用鼻内 PBM 设备，受试者和（或）护理人员每天在日记中记录体验。研究人员注意到，中度至重度受损（mmSE 评分为 5 ~ 24）的积极治疗组受试者在 12 周后显示出显著改善（mmSE 评分提高 5 分）。ADAS-cog 评分也有显著改善。他们还报告说，受试者焦虑减轻、睡眠改善，愤怒爆发和徘徊行为减少。在无治疗的 4 周随访期间，症状有所缓解。然而，在积极治疗组和模拟治疗组中，轻度损伤至正常（mmSE 评分为 25 ~ 30）的参与者的症状都有所改善，这可能反映了临床对照试验中可能出现的被动感官刺激现象（Saltmarche et al., 2017）。

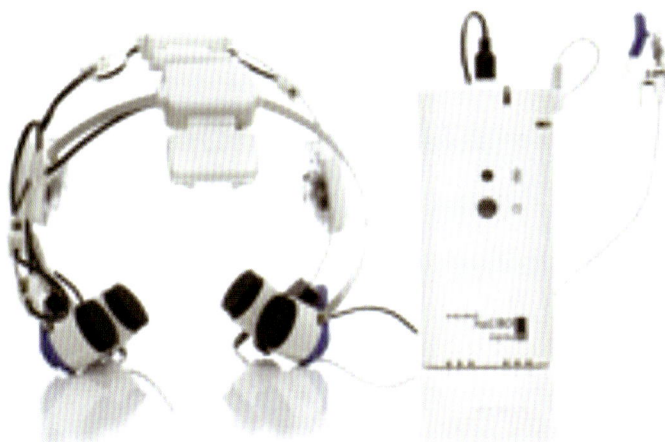

图 32.10　Vielight Neuro 810nm10Hz 脉冲 PBM 系统。

　　Hamblin（2016）回顾了俄罗斯的一项研究，该研究使用血管内 PBM 治疗 89 名 AD 受试者，其中 46 名受试者接受了 PBM 治疗，43 名受试者接受了 memantine 和 rivastigmine 的标准治疗。PBM 治疗包括将光纤穿过股动脉内的导管，并将其推进至大脑前动脉和大脑中动脉的远端部位，然后输送 20mW 的红色激光，持续 20 ~ 40 分钟。PBM 治疗组的大脑微循环得到改善，导致痴呆症状永久减轻，认知功能在 1 ~ 7 年内恢复（Maksimovich, 2015）。

32.8　定向能量治疗神经退行性疾病

　　光生物调节作用是影响核心生物功能的几种无创方法之一，包括经颅磁刺激和脉冲电磁场（EMFs; Pena-Philippides et al., 2014）以及经颅超声（Tufail et al., 2010），这些方法正在被用于研究和治疗各种的功能性和代谢性障碍。Nichols 和 Pearce（2006）首次报道了神经调节在阿尔茨海默病中的应用，他们使用中度磁场疗法治疗 AD。他们在神经科学学会的报告中涉及了 0.5T 的磁疗，采用两个大型强非脉冲直流电磁场进行刺激，受试者躺在两个大型电磁铁之间。这种疗法能暂时增强人体原子所受的磁力，导致某些轨道电子的速度和进动增加，从而增加电子转移和化学反应。AD 是一种与氧化应激相关的神经退行性疾病，与遗传和环境因素有关，如接触杀虫剂和重金属，随后因自由基毒性导致线粒体保护酶、超氧化物歧化酶和谷胱甘肽耗竭（Nichols et al., 2000）。这与 Wang、Che、Du、Ha 和 Yarema 在霍普金斯大学的研究结果一致，他们研究表明，通过调节细胞信号传导和分化，中度磁场可在两个人类胚胎干细胞系中上调和下调数千个基因（Wang et al., 2009）。美国国家航空航天局（NASA）的研究人员还证明，

picoTesla 时变电磁场对人类神经细胞的影响会导致类似的分子遗传变化，通过基因芯片对 10 000 个基因进行分析，可以测得生长潜力（Goodwin，2003）。

Blivet 等创新性地将静态电磁场刺激与 PBM 结合起来，作为治疗 Aβ 25 ～ 35 肽诱导的小鼠毒性、增加线粒体功能和腺苷三磷酸合成的治疗方法。这些参数表明它具有神经保护作用，尤其与线粒体蛋白稳态特别受影响的 AD 发病机制相关。一些研究报告称，经颅 PBM 具有令人惊叹的特性，如下调炎症、修复过程和刺激组织愈合，可用于神经学和神经精神病学的治疗。他们还假设，β- 烟酰胺腺嘌呤二核苷酸可减少一氧化氮、蛋白质和核糖核酸，从而导致受损细胞的自我修复、加速伤口愈合和组织再生、增加循环并减少小胶质细胞的炎症（Blivet et al., 2017）。

32.9　近红外光谱评估阿尔茨海默病

由于只能在尸检时才能诊断出阿尔茨海默病，因此阿尔茨海默病的诊断一直受到阻碍。正电子发射断层扫描成像技术的最新进展表明，与磁共振成像（MRI）和计算机断层扫描相比，该技术在诊断方面更具优势，但其价格昂贵且可用性仍然有限。近红外光谱（NIRS）目前正被用于诊断，因为在 AD 患者和 AD 小鼠模型中，脑血管，尤其是皮层微血管的结构完整性明显受损。NIRS 是一种无创神经成像工具，目前用于测量激活引起的脑血红蛋白浓度变化。通过这种技术，可以记录光吸收随时间的变化，并用于估算大脑活动时局部脑血管和氧代谢作用引起的脑氧血红蛋白和脱氧血红蛋白浓度的变化。

近期，Van Beeka 等的研究表明，与年龄匹配的健康对照组相比，早期 AD 患者的脑血流速度（CBFV）降低，脑血管阻力增加。AD 患者的自发性脑血流波动相对于血压（BP）波动较小。他们对 21 名轻度至中度 AD 患者和 20 名年龄匹配的健康对照者进行了研究，并调查了在极低频率（VLF=0.05Hz）和低频率（LF=0.1Hz）下，CBFV 和 O₂Hb 的波动如何与自发性及诱导性 BP 波动相关联。他们从 Obrig（2000）的研究中发现，NIRS 和 MRI 揭示了大脑皮层氧合的自发性波动变化。然后，他们应用频谱和传递函数分析来量化动态脑自动调节和脑组织氧合情况（Van Beeka et al., 2010）。

AD 是一种进行性神经退行性疾病，其临床特征为各种认知领域的功能下降，如记忆、推理、判断、执行功能、实践能力、视空间能力和语言能力等。因此 PBM 可能有助于检测大脑中与疾病有关的改变，这些改变可能具有诊断价值和（或）有助于治疗监测。Hock 等（1996）在一项 NIRS 研究中表明，随着生理性衰老，大脑激活时脑血红蛋白（Hb）氧合的增加会减少。他们研究了 29 个人，包括 12 名健康的年轻志愿者和 17 名健康的老年志愿者。与年轻组相比，老年参与者在执行计算任务时，额叶皮层中（HbO₂）和（HbT）水平的平均增幅明显较低。进一步的回归分析支持了假设，即激活诱导的区域性（HbO₂）增加随年龄下降。他们得出结论，与额叶皮层相比，该现象在顶叶皮层中更为明显。其可能机制包括区域脑功能改变、神经退行性病变引起的神经血管耦合改变，或衰老和神经退行性病变过程中的解剖学改变（Hock et al., 1996）。

在另一项使用 NIRS 的研究中，他们发现内侧颞叶，包括内嗅皮层、杏仁核和海马体，是大脑中最先出现 AD 相关神经退行性病变的区域之一。AD 早期和前驱期观察到的记忆下降与内侧颞叶，尤其是内嗅皮层和海马体的退化有关。这些发现在 Fladby 等对 13 名受试者的 NIRS 研究中得到体现，这些受试者表现出对嗅觉刺激的反应受损，伴有主观记忆抱怨、MCI 或非常轻度的 AD。由于嗅觉反应的通路是通过内嗅皮层，因此在 AD 早期，该反应可能会减弱（Fladby et al., 2004），并可通过应用鼻内 PBM 进行修复，例如 Vielight 810nm 和 Neuro 设备。对诊断为痴呆的受试者使用 Vielight Neuro 进行干预，在小型病例系列报告中产生了积极结果，报告称认知功能和行为均有显著改善，例如攻击行为、焦虑和徘徊减少，以及睡眠改善（Saltmarche et al., 2017）。

32.10 结论

PBM 的应用不断发展，其有效性在同行评审文献中不断得到证实。PubMed 数据库显示，约有 5300 ~ 6300 项研究包含 "photobiomodulation therapy" "low level Laser therapy" 或者 "low level light therapy" 等搜索词。临床应用将继续从 Quietmind 基金会的研究中发展，该研究专注于神经退行性疾病和神经精神疾病的治疗，包括家庭和日间治疗方案的设计和开发。将组织水平治疗与 PBM 和神经反馈相结合，以实现神经连接的再正常化，其根本在于"归根结底，我们与外部世界建立联系的唯一部分是神经系统"。通过这种方法，我们可以利用更高效（适应性更强）的中枢神经系统在更健康的生化生态系统中相互作用的优势。我们希望，通过采取以系统为中心的方法，我们能够提高解决神经退行性疾病内在病因复杂性的能力，并更成功地设计公共卫生服务系统，以支持神经康复治疗和预防策略的开发（Mabry and Kaplan, 2013）。

相关学科内部和之间的集体努力目前正集中于设计、工程和算法开发，以整合神经生理学（LORETA z-score 神经反馈）、心脏诊断（心率变异性，HRV）、特定频率、定向能量和 PBM，从而提供可扩展、安全、可靠、有效的家庭式、经济实惠的神经治疗解决方案。这些项目将提高组织层面的健康水平，从而改善神经生理敏感性，即增强区分相似性和差异性的能力（Agazarian and Gantt, 2000），并改善功能健康，从而提高神经认知功能。可以使用 HRV 相干性和 EEG 相干性以及相位相关活动作为衡量广泛系统灵活性的指标，并作为与我们适应性反应能力相关的神经标记物。

测量诱发脑电图优势频率活动的神经治疗技术可用于指导治疗，首先在意识水平以下引入脉冲电磁刺激，并监测优势频率活动的变化。然后可以评估这种实时优势频率变化（在操作上理解为近似随机性），并将其与脑电图振幅、相干性、相位锁定和相位重置的标准化相结合（Thatcher, 2012; Thatcher et al., 2014）。

需要继续研究，以构建将生理（HRV）和神经电（EEG）输入相结合的算法，利用年龄、性别和惯用手进行动态分析，以触发适当的定向能量刺激，通过传递潜意识的、无内容的刺激来支持中枢神经系统功能的正常化，从而促进更精细和适应性更强的结构和功能神经生理组织。这种神经治疗干预的概念与 CNS 的观点一致，即通过其在内部和外部经验边界上的动态相互作用来实现自我组织和自我校正。整合神经生理学和功能性医学范式的技术可能会显著改善治疗系统和临床效果，特别是对于系统性神经退行性疾病。未来的应用将整合非侵入性刺激，包括全身和经颅彩色（谐振）和红外线、超声波、微电流、脉冲电磁场、超低频电磁能和数字转换模拟声音。

原著参考文献

［1］Agazarian, Y.M., Gantt, S., 2000. Autobiography of a Theory: Developing a Theory of Living Human Systems and Its Systems-Centered Practice (International Library of GroupAnalysis, 11), first ed. Jessica Kingsley Publisher, London.

［2］Angela, J., Tench, S., Baker, V., 2002. The value of clock drawing in identifying executive cognitive dysfunction in people with normal Mini-Mental State Examination score. Can. Med. Assoc. J. 167, 859-864.

［3］Berman, M.H., Halper, J.P., Nichols, T.W., et al., 2017. Photobiomodulation with near infrared light helmet in a pilot, placebo controlled clinical trial in dementia patients testing memory and cognition. J. Neurol. Neurosci. 8, 1. Available from: https://doi.org/10.21767/2171-6625.1000176.

［4］Blivet, G., Meunier, J., Roman, F.J., Touchon, J., 2017. Neuroprotective effect of a new photobiomodulation technique against Aβ25-35 peptide -induced toxicity in mice: novel hypothesis for therapeutic approach of Alzheimer's disease suggested. Alzheimer's Dementia 4, 54-63. Available from: https://doi.org/10.1016/j.trci.2017.12.003.

［5］Bradford, A., Barlow, P.L., Chazot, 2005. Probing the differential effects of infrared light sources IR1072 and IR880 on human lymphocytes: evidence of selective cytoprotection by IR1072. J. Photochem. Photobiol. B 81, 9-14.

［6］Bredesen, D., 2017. The End of Alzheimer's: The First Program to Prevent and Reverse Cognitive Decline. Penguin, Random House, New York.

［7］Comerota, M.M., Krishnan, B., Taglialatela, G., 2017. Near infrared light decreases synaptic vulnerability to amyloid beta oligomers. Sci. Rep. 7 (1), 15012. Available from: https://doi.org/10.1038/s41598-017-15357-.

［8］Choudhury, S.R., Cui, Y., Narayanan, A., et al., 2016. Optogenetic regulation of site-specific subtelomeric DNA methylation. Oncotarget 7 (31), 50380-50391. Available from: https://doi.org/10.18632/oncotarget.10394.

［9］Cummings, J.L., Morstorf, T., Zhong, K., 2014. Alzheimer's disease drug-development pipeline: few candidates, frequent failures. Alzheimers Res. Ther. 6 (37), 2-7. Available from: https://doi.org/10.1186/alzrt269.

［10］Dantuma, N.P., Bott, L.C., 2014. The ubiquitin-proteasome system in neurodegenerative diseases: precipitating factor, yet part of the solution. Front. Mol. Neurosci. 31 (7), 70. Available from: https://doi.org/10.3389/fnmol.00070.

［11］Delaney, D., 2017. Why Healthcare Is Continuing Its Shift to the Cloud. Health Data Management, April 27, 2017. ,https://www.healthdatamanagement. com/opinion/why-healthcare-is-continuing-its-shift-to-the-cloud..

［12］Derbyshire, D., 2008. Dementia patient makes 'amazing' progress after using infra-red helmet. Mail Online, July 15. https://www.dailymail.co.uk/ health/article-1034936/Dementia-patient-makes-amazing-progress-using-infrared-helmet.html. accessed Jun 21 2019.

［13］Fladby, T., Bryhn, G., Halvorsen, O., et al., 2004. Olfactory response in the temporal cortex of the elderly measured with near-infrared spectroscopy: a preliminary feasibility study. J. Cereb. Blood Flow Metab. 24, 677-680.

［14］Fonseca, L.C., Tedrus, G.M., Carvas, P.N., Machado, E.C., 2013. Comparison of quantitative EEG between patients with Alzheimer's disease and those with Parkinson's disease dementia. Clin. Neurophysiol. 124 (10), 1970-1974. Available from: https://doi.org/10.1016/j.clinph.2013.05.001. Epub 2013 Jun 5.

［15］Goodwin, T.J., 2003. Physiological and Molecular Genetic Effects of Time-Varying Electromagnetic Fields on Human Neuronal Cells. ntrs.nasa.gov.

［16］Grillo, S., Duggett, N.A., Ennaceur, A., Chazot, P.L., 2013. Non-invasive infra-red therapy (1072 nm) reduces β-amyloid protein levels in the brain of an Alzheimer's disease mouse model, TASTPM. J. Photochem. Photobiol. B 123, 13-22. Available from: https://doi.org/10.1016/j. jphotobiol.2013.02.015.

［17］Hamblin, M.R., 2016. Shining light on the head: photobiomodulation for brain disorders. BBA Clin. 6, 113-124.

［18］Hock, C., Villringer, K., Müller-Spahn, M., et al., 1996. Near infrared spectroscopy in the diagnosis of Alzheimer's disease. Ann. N.Y. Acad. Sci. 777, 22-29.

［19］Janow, L., 2002. Bioexplorer Object-Oriented Neurofeedback Training Software. ,http://cyberevolution.com/beoverview. htm..

［20］Kim, H.P., 2014. Lightening up light therapy: activation of retrograde signaling pathway by photobiomodulation. Biomol. Ther. 22 (6), 491-496.

［21］Kim, H.Y., Sengupta, U., Shao, P., et al., 2013. Alzheimer's disease imaging with a novel Tau targeted near infrared ratiometric probe. Am. J. Nucl. Med. Mol. Imaging 3 (2), 102-117.

［22］Kinoshita, K., Tada, Y., Muroi, Y., Unno, T., Ishii, T., 2015. Selective loss of dopaminergic neurons in the substantia nigra pars compacta after systemic administration of MPTP facilitates extinction learning. Life Sci. 137, 28-36. Available from: https://doi.org/10.1016/j. lfs.2015.07.017.

［23］Le Corre, S., Klafki, H.W., Plesnila, N., et al., 2006. An inhibitor of tau hyperphosphorylation prevents severe motor impairments in tau transgenic mice. Proc. Natl. Acad. Sci. U.S.A. 103 (25), 9673-9678.

［24］Maksimovich, I.V., 2015. Dementia and cognitive impairment reduction after laser transcatheter treatment of Alzheimer's disease. World J. Neurosci. 5, 188-202.

［25］Mabry, P.L., Kaplan, R.M., 2013. Systems science: a good investment for the public's health. Health Educ. Behav. 40 (1 Suppl.), 9S-12S.

［26］Meng, C., He, Z., Xing, D., 2013. Low-level laser therapy rescues dendrite atrophy via upregulating BDNF expression: implications for Alzheimer's disease. J. Neurosci. 33 (33), 13505-13517.

［27］Myeku, N., Clelland, C.L., Emrani, S., Kukushkin, N.V., Yu, W.H., Goldberg, A.L., et al., 2016. Tau-driven 26S proteasome impairment and cognitive dysfunction can be prevented early in disease by activating cAMP-PKA signaling. Nat. Med. 22 (1), 46-53. Available from: https://doi.org/ 10.1038/nm.4011.

［28］Naeser, M.A., Hamblin, M.R., 2015. Traumatic brain injury: a major medical problem that could be treated using transcranial, red/near-infrared LED photobiomodulation. Photomed. Laser Surg. 33 (9), 443-446. Available from: https://doi.org/10.1089/pho.2015.3986.

［29］Nash, J., 2018. Personal Communication.

［30］Nichols, T.W., 2014. Hyperphosphorylation of tau protein in Down's dementia and Alzheimer's disease; methylation and implications in prevention and therapy. J. Alzheimer's Dis. Parkinsonism 4, 159. Available from: https://doi.org/10.4172/2161-0460.1000159.

［31］Nichols, T.W., Pearce, L.A., Stokesbary, D.I., Bonlie, D.R., 2000. Clinical observations in magnetic molecular energizing on Alzheimer's and Parkinson's patients and their possible; association with heavy metals. Soc. Neurosci. 26, A229.

［32］Novikova, L., Garris, B.L., Garris, D.R., Lau, Y.S., 2006. Early signs of neuronal apoptosis in the substantia nigra pars compacta of the progressive neurodegenerative mouse 1-methyl-4-phenyl-1,2,3,6-tetrahydropyridine/probenecid model of Parkinson's disease. Neuroscience 140 (1), 67-76.

［33］Obrig, H., Neufang, M., Wenzel, R., et al., 2000. Spontaneous low frequency oscillations of cerebral hemodynamics and metabolism in human adults. Neuroimage 12, 623-639.

［34］Ojha, J., Karmegam, R.V., Masilamoni, J.G., Terry, A.V., Cashikar, A.G., 2011. Behavioral defects in chaperone-deficient Alzheimer's disease model mice. PLoS One 6 (2), e16550. Available from: https://doi.org/10.1371/journal.pone.0016550.

［35］Pena-Philippides, J.C., Yang, Y., Bragina, O., Hagberg, S., Nemoto, E., Roitbak, T., 2014. Effect of pulsed electromagnetic field (PEMF) on infarct size and inflammation after cerebral ischemia in mice. Transl. Stroke Res. 5 (4), 491-500. Available from: https://doi.org/10.1007/s12975-014- 0334-1.

［36］Purushothuman, S., Johnstone, D.M., Nandasena, C., Mitrofanis, J., Stone, J., 2014. Photobiomodulation with near infrared light mitigates Alzheimer's disease-related pathology in cerebral cortex - evidence from two transgenic mouse models. Alzheimers Res. Ther. 6 (1), 2. Available from: https://doi.org/10.1186/alzrt232.

［37］Readhead, B., et al., 2018. Multiscale analysis of independent Alzheimer's cohorts finds disruption of molecular, genetic, and clinical networks by human herpesvirus. Neuron. Available from: https://doi.org/10.1016/j.neuron.2018.05.023.

［38］Saltmarche, A.E., Naeser, M.A., Ho, K.F., Hamblin, M.R., Lim, L., 2017. Significant improvement in cognition in mild to moderately severe dementia cases treated with transcranial plus Schietinger CH, Reich NO. (2012) RNA modulation of the human DNA methyltransferase 3A. Nucleic Acids Res. 40 (17), 8550-8557. Available from: https://doi.org/10.1093/nar/gks537.

［39］Thatcher, R.W., 2012. Coherence, phase differences, phase shift, and phase lock in EEG/ERP analyses. Dev. Neuropsychol. 37 (6), 476-496. Available from: https://doi.org/10.1080/87565641.2011.619241.

［40］Thatcher, R.W., North, D.M., Biver, C.J., 2014. LORETA EEG phase reset of the default mode network. Front. Hum. Neurosci. 8, 529. Available from: https://doi.org/10.3389/fnhum.2014.00529. eCollection 2014.

［41］Tufail, Y., Matyushov, A., Baldwin, N., Tauchmann, M.L., Georges, J., Yoshihiro, A., et al., 2010. Transcranial pulsed ultrasound stimulates intact brain circuits. Neuron 66 (5), 681-694. Available from: https://doi.org/10.1016/j.neuron.2010.05.008.

［42］Underwood, E., 2016. Why the big change to Lilly's Alzheimer's trial is not evidence its drug has failed again. Science. Available from: https://doi. org/10.1126/science.aaf9811.

［43］Van Beeka, A., Lagroa, J., Olde-Rikkert, M., et al., 2010. Oscillations in cerebral blood flow and cortical oxygenation in Alzheimer's disease. Neurobiol. Aging 33, 428.e21-428.e31.

［44］Wang, Z., Sarje, A., Che, P.L., Yarema, K., 2009. Moderate strength (0.23-0.28T) static magnetic fields (SMF) modulate signaling and differentiation in human embryonic cells. BMC Genomic 10, 356. Available from: http://www.biomedicalcentral.com/1471-2164/10/35.

Further reading

［45］Cassano, P., Petrie, S., Mischoulon, D., Cusin, C., Katnani, H., Yeung, L., et al., 2018. Neuromodulation with near-infrared light for mood disorders: targeting mitochondria. In: Special Issue: 20th Annual Conference of the International Society for Bipolar Disorders, Mexico City, Mexico, 7-10 March 2018 Volume 20, Issue S1, March 2018, pp. 45-46.

［46］Chan, C.S., Gertler, T.S., Surmeier, D.J., 2010. A molecular basis for the increased vulnerability of substantia nigra dopamine neurons in aging and Parkinson's disease. Mov. Disord. 25 (Suppl. 1), S63-S70. Available from: https://doi.org/10.1002/mds.22801.

［47］ Davidov, D.M., Steward, R., Ritchie, K., Chaudieu, I., 2010. Resilience and mental health. Clin. Psychol. Rev. 30, 479-495.

［48］ Dougal, G., 2016. Maculume, Ltd. Durham. Personal Communication.

［49］ Lim, L., 2018 Enhancing Brain Functions With Near Infrared Light. Integrative Practitioner. Sponsored white paper published online.

［50］ Naeser, M.A., Zafonte, R., Krengel, M.H., et al., 2014. Significant improvements in cognitive performance post-transcranial, red/near-infrared lightemitting diode treatments in chronic, mild traumatic brain injury: open-protocol study. J. Neurotrauma 31, 1008-1017.

［51］ Naoi, M., Maruyama, W., 1999. Cell death of dopamine neurons in aging and Parkinson's disease. Mech. Ageing Dev. 111 (2-3), 175-188.

［52］ Rango, M., Bresolin, N., 2018. Brain mitochondria, aging, and Parkinson's disease. Genes 9, 250. Available from: https://doi.org/10.3390/ genes9050250. March 2018, 45-46.

［53］ Saltmarche, A.E., Naeser, M.A., 2017. Intranasal photobiomodulation: case series report. Photomed. Laser Surg 35 (8), 432-441. Available from: https://doi.org/10.1089/pho.2016.4227.

［54］ Toomim, H., 2011 Biocomp Research Institute. Los Angeles, CA. ,https://biocompresearch.org/heg-instruments..

［55］ University of Sunderland, January 26, 2008. New research could help reverse the biological clock for dementia patients. ScienceDaily. Retrieved June 29, 2018 from: ,www.sciencedaily.com/releases/2008/01/080124104917.htm..

［56］ Wang, R., Dong, Y., Lu, Y., Zhang, W., Brann, D.W., Zhang, Q., 2018. Photobiomodulation for global cerebral ischemia: targeting mitochondrial dynamics and functions. Mol. Neurobiol. Available from: https://doi.org/10.1007/s12035-018-1191-9. June 27, 2018.

第 33 章　经颅光生物调节疗法：
四名运动障碍患者的观察报告

Catherine Hamilton[1]、David Hamilton[1]、Frank Nicklason[12] 和 John Mitrofanis[1]

1. 悉尼大学解剖学系，澳大利亚新南威尔士州悉尼

2. 老年医学，皇家霍巴特医院，澳大利亚塔斯马尼亚州霍巴特

33.1　引言

经颅红光至近红外光（λ=600 ~ 1070nm）疗法，又称光生物调节疗法，已被用于治疗人类的多种神经系统疾病，例如从阿尔茨海默病（Saltmarche et al., 2017）到抑郁症（Schiffer et al., 2009），从创伤性脑损伤（Naeser et al., 2011）到脑卒中（Lapchak et al., 2007）和腰痛（Holanda et al., 2016; Chow and Armati, 2016）。在这些研究中，与所有实验动物的研究一样，光生物调节疗法带来了有益的结果，例如从改善运动行为和（或）认知能力到提高神经元及其突触末梢的存活率（Hamblin, 2016; Johnstone et al., 2016; Mitrofanis, 2017）。此外，光生物调节疗法没有副作用，并且对组织无毒。实际上，美国食品药品监督管理局已批准多种光生物调节设备用于人类治疗。

在帕金森病和阿尔茨海默病动物模型的研究中，关于光生物调节疗法的一个关键发现是它具有神经保护作用，能够减缓神经退行性病变的进程（Johnstone et al., 2016; Mitrofanis, 2017）。这种疗法对人类具有很大吸引力，主要原因是目前针对这两种神经系统疾病的所有治疗方法都只是对症治疗，并不能减缓或阻止疾病的进展。

在本章中，我们记录了四名运动障碍患者的病例，其中一名患有进行性核上性麻痹，三名患有帕金森病，他们均接受了经颅光生物调节疗法。每名患者都使用了一种内部开发的光生物调节头盔，该头盔内衬有各种波长（即 670nm、810nm、850nm、940nm）的红光至近红外光范围内的发光二极管（LEDs）。

33.2　病例描述

在接下来的部分中，我们将分别描述每名患者在接受光生物调节疗法前后的临床病史以及体征和症状的变化。光生物调节头盔的使用是自愿的，进展由患者自己、配偶或主治医生评估。每名患者都同意将其病例纳入本章。

33.2.1　进行性核上性麻痹：患者 FH

患者 FH，68 岁男性，3 年前被诊断为进行性核上性麻痹。诊断时的主要体征和症状包括：垂直凝视障碍，抬头和低头时视力变得"模糊"，例如在进行电脑工作或走路时；言语障碍，尤其是试图大声说话时；精细运动技能受损，例如写字难以阅读，字迹非常小且字母间的间隔很小；平衡困难，多次跌倒；持续性咳嗽，与清除唾液、进食或饮水困难有关；情绪不稳定，经常发脾气和情绪变化；以及睡眠障碍。FH 在大约 12 个月前停止了阅读书籍，但他没有表现出任何认知障碍的迹象。最后，FH 偶尔会出现病理性发笑，但这些情况并不频繁且持续时间很短。

确诊两年后，FH 开始使用一种光生物调节头盔，该头盔采用类似灯罩的底座，内部衬有 670nm 和 940nm 的 LED 灯条，两者相连［图 33.1（A）（B）］。首次使用 5 个月后，将 940nm 的 LED 替换为 810nm 的 LED。在此期间，他还使用了一种鼻内光疗设备（Bionase），其带有 660nm 的 LED［图 33.1（B）中的箭头］。在探索了不同的治疗时间和使用频率后，发现对 FH 最有效的组合是：同时使用鼻内设备的 660nm 光和头盔的 670nm 光照射 10 分钟，随后再使用头盔的 940nm 或 810nm 光照射 10 ~ 15 分钟，每天两次。

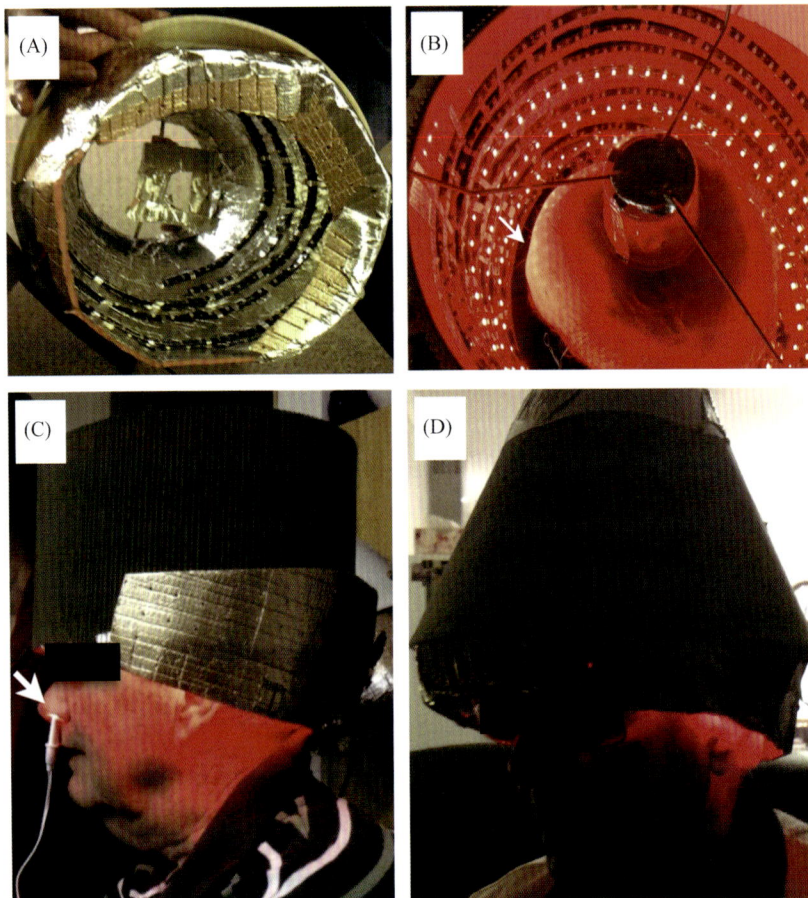

图 33.1　光生物调节头盔（A）内衬 LED（670nm 和 940nm），未开启；（B）开启（670nm 和 940nm）；（C）PSP 患者 FH 使用 670nm 和 940nm LED 的头盔；FH 使用 66nm 米 LED 的光生物调节鼻内装置（箭头），（D）帕金森患者 BS 使用 670nm 和 850nm LED 的头盔

从开始使用光生物调节疗法大约一个月后，FH 的许多体征和症状都出现了明显改善（表 33.1），他的言语变得更清晰、更容易理解，他的咳嗽不再那么频繁和剧烈。关于 FH 的精细运动技能，我们通过测量他写字的变化来进一步分析。图 33.2（C）显示了他在开始光生物调节疗法之前（时间点 1）和大约 6 个月后（时间点 3）所写的一个 10 个词的句子的样本。这两个样本之间的差异非常显著，后来的样本更加清晰易读，每个字都更大且字母间分隔得更清楚［图 33.2（C）］。我们使用 ImageJ 软件通过测量这个句子中每个字在不同阶段的周长［图 33.2（A）］和面积［图 33.2（B）］来量化这些变化。我们勾勒出每个字［黄色线条，图 33.2（C）］，程序计算了每个字的周长和面积。我们的分析表明，从开始光疗（时间点 1）到大约 5 个月（时间点 2）和 6 个月（时间点 3）的使用过程中，句子中每个字的周长增加了 80% ~ 85%，面积增加了 60%。这些差异在周长（单因素方差分析：$F=9.6$，$P < 0.0001$）和面积（单因素方差分析：$F=5$，$P < 0.01$）上都是显著的。他的平衡能力似乎也有所改善，他报告说自从开

始光生物调节疗法后跌倒的次数减少了。此外，他又开始阅读小说了，这是他在患病前喜欢做的事情。在此期间，他的认知能力一如既往地好。然而，他的垂直凝视、情绪不稳定和睡眠模式没有得到改善。

　　总之，在 FH 最初的八个主要体征和症状中，五个（约 65%）在接受光生物调节治疗后有所改善，而三个（约 35%）保持不变，没有一个恶化（表 33.1）。

表 33.1　患者 FH

初始体征/症状	光生物调节作用后是否有所改善？
垂直注视障碍	–
言语障碍	√
精细运动技能障碍	√
平衡障碍	√
持续咳嗽	√
情绪不稳	–
睡眠障碍	–
阅读困难	√

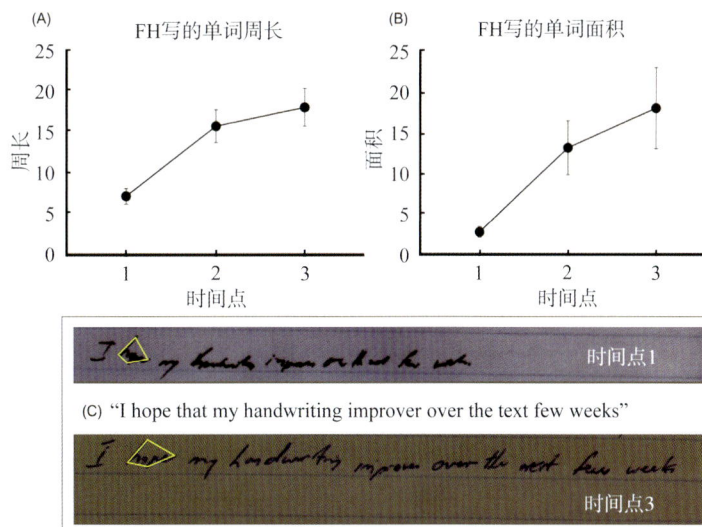

图 33.2　患者 FH（PSP）的书写分析：光生物调节前（时间点 1）和治疗开始后 5 个月（时间点 2）和 6 个月（时间点 3）的书写分析。图表显示了平均值和标准误差：（A）显示了单词周长的变化，而（B）显示了单词的面积；（C）显示了 FH 在两个时间点（1 和 3）的书写样本。他写了这样一句话："I hope that my hand writing improves over the next few weeks."每个单词都画了轮廓（黄色线条；（C）程序计算了单词的面积和周长

33.2.2　帕金森病：患者 BS

　　患者 BS，75 岁男性，5 年前被诊断为帕金森病。他早期丧失了嗅觉，右侧出现了疾病体征，包括静止性震颤、运动迟缓和肌强直，以及精细运动技能受损。他的身体左侧没有表现出任何受损迹象。作为一名热衷于草地滚球的运动员，他在过去 12 个月里一直用左手（非惯用手）打球，因为他已经无法用右手发球了。除此之外，他身体状况良好，每天走路，每周打太极，并积极参与和领导社区团体。他的日常药物包括左旋多巴/卡比多巴和雷沙吉兰。

　　大约诊断后 3 年，BS 开始使用一种光生物调节头盔［图 33.1（C）（D）］，与 FH 的头盔相似，最初装有 670nm 的 LED，3 个月后又增加了 850nm 的 LED。他每天坚持治疗 30 分钟。

在接受光生物调节疗法 6 周后，BS 注意到他的嗅觉有所改善，例如能够闻到烤鸡晚餐和附近灌木丛火灾的烟雾。此外，他的震颤也变得不那么明显了（表 33.2），并且通常在下次服药时间到来前都不会出现。随后，他停止了清晨服用的左旋多巴 / 卡比多巴，但震颤没有增加。开始光生物调节疗法 5 个月后，BS 的嗅觉持续改善，同时他的右侧体征——震颤和运动迟缓——也有所改善，使他能够重新开始用右手打草地滚球。图 33.3（A）和（B）显示了 BS 所写的三个字的分析，而图 33.3（C）显示了其中一个被分析的字 "Northbourne" 的真实样本。在周长 [图 33.3（A）；单因素方差分析：$F=0.3$，$P=0.9$] 或面积 [图 33.3（B）；单因素方差分析：$F=0.6$，$P=0.7$] 方面没有显著差异。因此，从这些数据来看，尽管在长达 14 个月的时间里 BS 的写字没有改善，但也没有恶化。与接受光生物调节疗法后的写字情况类似，BS 的右侧肌强直几乎没有改善的迹象，但也没有恶化的迹象。

表 33.2 患者 BS

初始体征 / 症状	光生物调节作用后是否有所改善？
嗅觉问题	√
震颤	√
运动不能	√
强直	–
精细运动技能障碍	–

总之，在 BS 最初的五个主要体征和症状中，三个（约 60%）在接受光生物调节治疗后有所改善，而两个（约 40%）保持不变，没有一个恶化（表 33.2）。

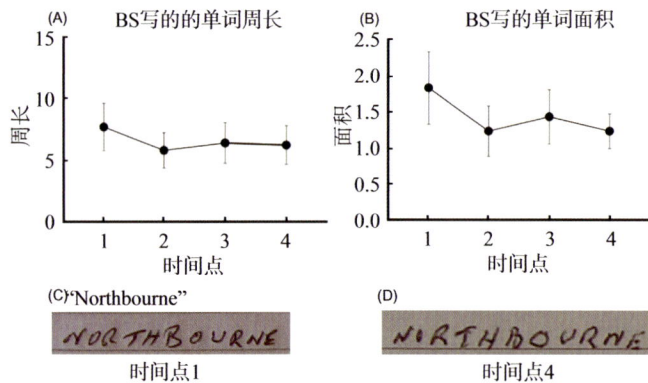

图 33.3 帕金森病患者 BS 的书写分析：光生物调节前（时间点 1）和治疗开始后 6 个月（时间点 2）、9 个月（时间点 3）和 14 个月（时间点 4）的书写分析；（C 和 D）图表显示均值和 SEM：（A）显示单词周长的变化，而（B）显示单词的面积；（C）显示 BS 在两个时间点（1 和 4）的真实写作样本，以单词 "Northbourne" 为例；（D）时间点 4 的 Northbourne

值得注意的是，在接受光生物调节疗法（约 14 个月）期间，BS 的左侧没有出现任何帕金森病症状或体征。此外，当 BS 感到疲劳或不适时，上述所有由光生物调节疗法引起的体征和症状（即嗅觉和右侧运动）的改善都会消失。事实上，在他患上严重流感的短短两周时间里，他的体征（即震颤、运动迟缓）又明显出现了，尽管他仍在继续接受光生物调节疗法。一旦流感症状消退，他的帕金森病体征和症状也随之消退。

33.2.3 帕金森病：患者 PN

患者 PN，63 岁男性，两年半前被诊断为帕金森病。诊断时，他的主要体征和症状包括：静止性震颤（压力大时加重）、运动迟缓、进行性步态改变、精细运动技能受损、面部运动障碍伴左侧口角间歇性下垂、睡眠障碍、吞咽困难、持续咳嗽、疲劳，以及社交互动减少、情绪低落、自信心下降——他曾经非常健谈，但开始觉得自己像被困在壳里。总的来说，他的日常活动变得"缓慢"。他曾经是一个热衷于家务的手工爱好者，但现在发现不仅难以开始一个动作，而且难以维持动作。确诊几个月后，PN 不慎摔倒并撞到了头。摔倒住院后，他出现了一系列癫痫发作（后来被确定是药物相关）。此后，他的驾照被吊销。他的日常用药包括左旋多巴 / 卡比多巴和苯扎托品。

确诊 9 个月后，PN 开始使用光生物调节头盔，与其他患者使用的类似（见 33.2.1 节），头盔内部衬有 670nm 和 810nm LED 条，每个都有单独的开关。他每天两次，每次使用每个波长的光 10 分钟。

使用光生物调节大约 4 周后，他的震颤明显减少（表 33.3）。大约在这个时候，PN 的驾照恢复了。7 ~ 8 周后，出现了以下明显改善：运动能力更强（运动迟缓减轻）、行走能力更好且更快（步态改善）、睡眠质量提高、面部表情更加生动、精力更充沛且做事效率更高（疲劳减轻）、咳嗽减少、吞咽更容易（如吞服药丸），并且感觉更有自信、社交互动更多、抑郁情绪明显减少（表 33.3）。在接下来的几个月里，所有这些改善都稳定下来，PN 感觉光生物调节恢复了他以前日常活动的许多能力和自信心。就他的精细运动技能而言，如图 33.4（A）和（B）所示，使用 ImageJ 软件分析了 PN 书写一个由七个单词组成的句子的情况，而图 33.4（C）显示了分析的句子样本。虽然在 10 个月的时间内（时间点 4）有轻微增加，但这些增加在单词的周长 [图 33.4（A）；单因素方差分析：$F=0.1$，$P=0.9$] 或面积 [图 33.4（B）；单因素方差分析：$F=0.1$，$P=0.9$] 方面均未达到显著性水平。因此，虽然没有明显的改善，但在这长达 10 个月的时间内也没有明显的恶化。

表 33.3　患者 PN

初始体征 / 症状	光生物调节作用后是否有所改善？
震颤	√
运动不能	√
步态障碍	√
精细运动技能障碍	–
面部表情障碍	√
睡眠障碍	√
吞咽困难	√
持续咳嗽	√
疲劳	√
社交减少，自信心下降，抑郁	√

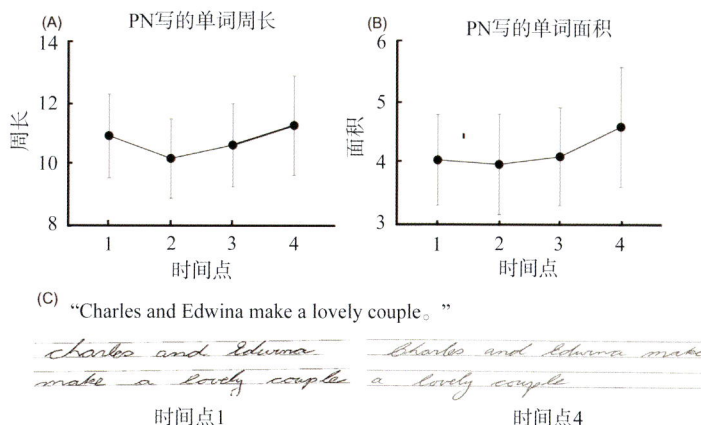

(C) "Charles and Edwina make a lovely couple."

时间点1　　　时间点4

图 33.4　帕金森病（Parkinson's disease）患者 PN 的书写分析：光生物调节前（时间点 1）和治疗开始后 2 个月（时间点 2）、4 个月（时间点 3）和 10 个月（时间点 4）的书写分析；（C 和 D）图表显示均值和 SEM：（A）显示单词周长的变化，而（B）显示单词的面积；（C）显示 PN 在两个时间点（1 和 4）的真实写作样本："Charles and Edwina make a lovely couple。"

总之，在 PN 最初的 10 个主要体征和症状中，9 个（90%）在光生物调节治疗后有所改善，1 个（10%）保持不变，没有恶化（表 33.3）。

33.2.4 帕金森病：患者 MH

患者 MH，61 岁男性，4 年前被诊断为帕金森病。他的主要体征和症状包括：右手（惯用手）使用困难，尤其是精细运动技能受损（他曾经热衷于钓鳟鱼，但后来无法将蝇饵系在线上；此外，他还出现了书写困难，无法书写连体字，而只能非常缓慢地打印）；面部表情减少；步态改变且步幅减小；疲劳；决策困难和思维维持困难、自信心下降、焦虑和社交恐惧症；言语迟疑；睡眠障碍和极度冷漠，形成了"什么都不想管"的态度。他的日常用药包括左旋多巴 / 卡比多巴。

确诊大约 3 年半后，MH 开始使用光生物调节头盔，与其他患者使用的类似（见上文），头盔内部衬有 670nm 和 810nm LED 条，每个都有单独的开关。他每天两次，每次使用每个波长的光 10 分钟。

在使用光生物调节大约 10 天后，MH 报告说他的帕金森病体征和症状实际上加重了，同时还伴有眼疼痛和流泪。他停止使用头盔大约一天，直到这些症状消退，然后继续使用该疗法。在一个月内，MH 报告说他感觉好多了，他更有自信、社交互动更多，而且思维过程也更加清晰。令他非常高兴的是，他又开始钓鱼了，而且还有人提醒他之前曾说过自己"什么都不想管"。大约在这个时候，头盔出现了一些技术问题，即 670nm 的灯不亮，MH 只能使用 810nm 的灯。这个问题在几天内得到了解决，MH 继续使用两种波长光。在接下来的几个月里，所有这些改善都稳定了下来。此外，他的言语和步态也有所改善，面部表情也更加生动（表 33.4）。此外，MH 开始更多地开车，如在一次为期约 5 个月的年度假期中，他负责了所有的驾驶工作；在使用光生物调节之前，当他的帕金森病体征变得更加明显时，在年度公路旅行中他很少开车。他的精细运动技能（通过书写测量）也有所改善。图 33.5（C）显示了他在开始光生物调节之前（时间点 1）和大约使用 2 个月后（时间点 3）书写的由 13 个单词组成的句子的样本。我们的 ImageJ 分析显示，从开始光疗（时间点 1）到大约 2 个月（时间点 3）和 3 个月（时间点 4），句子中单词的周长增加了 30% ~ 40%，面积增加了 55% ~ 65%。这些差异在周长（单因素方差分析：$F=3.7$，$P < 0.01$）和面积（单因素方差分析：$F=7.8$，$P < 0.0001$）方面均具有统计学意义。与 MH 体征和症状的这些改善相反，他的睡眠障碍在使用光生物调节后几乎没有改善。

表 33.4　患者 MH

初始体征 / 症状	光生物调节作用后是否有所改善?
精细运动技能障碍	√
面部表情障碍	√
步态障碍	√
疲劳	√
决策能力下降	√
社交减少，自信心下降	√
言语迟疑	√
睡眠障碍	–
冷漠	√

·总之，在 MH 最初的 9 个主要体征和症状中，8 个（约 90%）在光生物调节治疗后有所改善，1 个（约 10%）保持不变，没有恶化（表 33.4）。

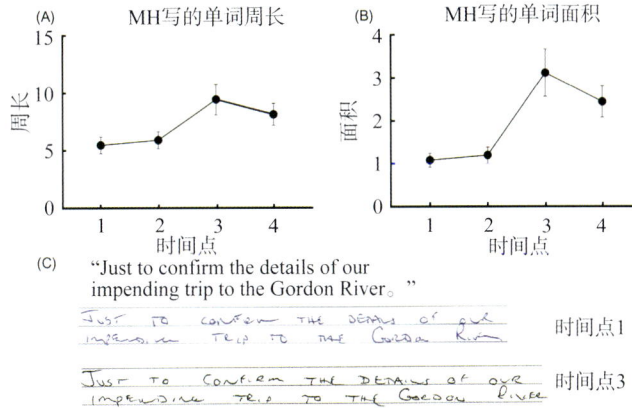

图 33.5　帕金森病患者 **MH** 的书写分析：光生物调节前（时间点 1）和治疗开始后 1（时间点 2）、2（时间点 3）和 3（时间点 4）个月期间的分析；（**C** 和 **D**）图表显示均值和 **SEM**：（**A**）显示单词周长的变化，而（**B**）显示单词的面积；（**C**）显示 **MH** 在两个时间点（1 和 3）的真实写作样本：**"Just to confirm the details of our impending trip to the Gordon River。"**

33.3　讨论

尽管之前已有许多关于光生物调节对帕金森病动物模型影响的实验研究（Hamblin, 2016; Johnstone et al., 2016; Mitrofanis, 2017），但关于该治疗在患者中的临床病例报告却很少（Zhao et al., 2003; Maloney et al., 2010; Burchman, 2011）。这些少有的临床报告都表明，经颅光生物调节后，患者的帕金森病体征有所改善，但它们的研究范围非常有限，并且提供的关于治疗范例变化以及体征和症状变化的细节都很少。

我们的病例报告首次描述了使用光生物调节头盔治疗运动障碍患者的结果，其中包括 1 名进行性核上性麻痹患者和 3 名帕金森病患者。我们的报告记录了他们特定体征和症状的一系列变化，包括对其精细运动技能（即书写）的分析。对于每位患者，经颅光生物调节都产生了细微但明显的改善，足以改变他们的日常生活。在最初的体征和症状中，约 75% 的总体改善率，约 25% 保持不变，没有恶化（见图 33.6）。

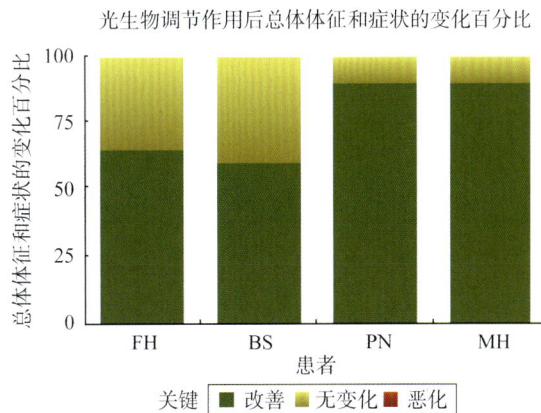

图 33.6　显示每位患者在光生物调节治疗后总体症状和体征变化的百分比。在每位患者的初始症状和体征中，大多数患者总体情况有所改善（绿色区域），少数患者保持不变（黄色），没有患者病情恶化（红色）。每位患者的治疗结果模式相似

我们有信心认为，这些改善都是由于光生物调节作用引起的，而非其他因素（特别是药物变化）。

事实上，在光生物调节期间，三名患者的药物剂量没有增加，而一名患者的药物剂量实际上有所减少（BS）。

光生物调节后，四名患者的运动症状和非运动症状均有明显改善。例如，两名患者在震颤（BS、PN）、运动迟缓（BS、PN）和步态（PN、MH）方面有所改善，而其他两名患者的社交互动和自信心（PN、MH）有所改善，一名患者的嗅觉（BS）有实质性改善，另一名患者的睡眠模式（PN）有所改善。因此，光生物调节的好处并非仅影响特定的症状，例如震颤或睡眠，而是广泛影响许多不同类型的症状和体征，这在某种程度上取决于个体。

非常重要的一点是，在这四名患者中，没有任何人在光生物调节期间出现症状或体征恶化（见图 33.6），也没有出现任何长期或持续的副作用。这与许多先前报告的结论一致，表明这种疗法在人类和实验动物中均没有安全性问题（Hamblin, 2016; Johnstone et al., 2016; Mitrofanis, 2017）。此外，每名帕金森病患者在使用光生物调节的同时继续服用药物，没有出现并发症，这表明这种治疗与药物治疗是协同的。光生物调节作用是否可以在接受深部脑刺激的患者中以同等的依从性使用，仍有待确定。

很容易推测，光生物调节疗法的几个特点可能已经减缓或阻止了四名患者病情的进展。首先，就精细运动技能而言，通过书写测量，两名患者没有变化（BS、PN），而其他两名患者则显示出明显的改善（FH、MH）。这表明，在这四名患者中，在这段时间内，至少这些技能没有恶化，而对于 PN 和 BS 患者，维持时间长达 10 个月和 14 个月。此外，对于其中两名患者（FH、MH），光生物调节实际上增强了他们的精细运动。其次，患者 BS 的帕金森症状仅限于右侧，而在光生物调节治疗过程中，他左侧的身体一直保持无病状态。尽管如此，光生物调节在这四名患者中减缓疾病进展或神经保护的两个积极迹象，仍需要在人类中进行更多研究，例如使用一组对照和安慰剂头盔装置。

目前尚不清楚光生物调节在这四名患者中产生有益结果的机制，尽管先前的研究已经指出了两种可能性。首先，通过直接刺激，光生物调节被光受体（如细胞色素 c 氧化酶）吸收来直接激活线粒体功能，从而提高 ATP 能量水平，并促使细胞内刺激性基因和保护性基因的表达（Hamblin, 2016; Johnstone et al., 2016; Mitrofanis, 2017）。从本质上讲，直接刺激激活了受损细胞内的固有保护机制，以帮助它们存活（Johnstone et al., 2016; Mitrofanis, 2017）。其次，通过间接刺激，光生物调节触发中间物（如免疫系统细胞）的招募（Liebert et al., 2014; Johnstone et al., 2016; Mitrofanis, 2017）。光生物调节可能刺激免疫细胞，然后这些细胞会聚集到受损细胞区域，并通过增加抗炎细胞因子的表达同时减少促炎细胞因子的表达来帮助它们存活（Johnstone et al., 2016; Mitrofanis, 2017）。根据我们的研究结果，间接刺激很可能是主要涉及的机制。先前的研究报告称，人类的经颅光生物调节无法穿透到深层的脑干和基底神经节（Hamblin, 2016; Johnstone et al., 2016; Mitrofanis, 2017），而这两个区域是帕金森病（Blandini et al., 2000; Bergman and Deuschl, 2002）和进行性核上性麻痹（Boxer et al., 2017）的主要病变区域。然而，经颅光生物调节可以达到颅骨上方皮肤内的血管和脑膜内的血管，从而激活免疫细胞；事实上，已经证明光生物调节可以影响实验动物的免疫细胞功能（Muili et al., 2012）。也许值得注意的是，尽管患者 BS 继续使用光生物调节头盔，但在感染严重流感后，他的所有帕金森症状都复发了。他的流感症状消退后，他的帕金森症状也随之消退。这表明流感病毒已经影响了他的免疫系统，以至于光生物调节治疗变得无效。从这个事件以及上面提到的关于神经保护的问题中得出的另一个关键点是，光治疗并不是"一次应用就能解决所有问题"的疗法；它需要持续应用才能有效。总体而言，很明显，需要进一步研究经颅光生物调节所涉及的机制，特别是要确定被激活并有助于治疗产生有益结果的特定类型的免疫细胞以及其他循环细胞或分子。

最后，值得注意的是，其中两名患者（PN、MH）的整体抑郁状态、社交互动、焦虑水平和自信心都有明显改善。先前的一项研究也观察到了类似的改善，该研究检查了光生物调节对焦虑和抑郁患者的影响。在那项研究中，患者在头部每侧接受一次治疗后，抑郁和焦虑情绪明显减轻，这种状态持续了长达 4 周（Schiffer et al., 2009）。关于我们的报告，光生物调节不仅可能对患者的神经退行性病变过程有益，而且还可能改善他们额叶的功能回路，从而全面改善他们的心理状态（Schiffer et al., 2009）。

33.4　结论

尽管光生物调节对这四名运动障碍患者带来的改善效果令人鼓舞（图 33.6），但这些早期观察结果需要通过在大量患者群体中进行的双盲临床试验来进一步验证。此类试验可以包括一些方案，以确定光生物调节治疗是仅具有缓解症状的作用，还是确实正如在许多帕金森病动物模型中所报道的那样具有神经保护作用（Hamblin, 2016; Johnstone et al., 2016; Mitrofanis, 2017）。

致谢

感谢 Light Ahead 公司提供照明设备，感谢 Ron Brown 协助开发照明设备，感谢 Julie Douglas 协助提供语言病理学记录。

原著参考文献

［1］Bergman, H., Deuschl, G., 2002. Pathophysiology of Parkinson's disease: from clinical neurology to basic neuroscience and back. Mov. Disord. 17 (Suppl. 3), S28-S40.

［2］Blandini, F., Nappi, G., Tassorelli, C., Martignoni, E., 2000. Functional changes of the basal ganglia circuitry in Parkinson's disease. Prog. Neurobiol. 62, 63-88.

［3］Boxer, A.L., Yu, J.-T., Golbe, L.I., Litvan, I., Lang, A.E., Höglinger, G.U., 2017. Advances in progressive supranuclear palsy: new diagnostic criteria, biomarkers, and therapeutic approaches. Lancet Neurol. 16, 552-563. Available from: https://doi.org/10.1016/S1474-4422(17)30157-6.

［4］Burchman, M., 2011. Using photobiomodulation on a severe Parkinson's patient to enable extractions, root canal treatment, and partial denture fabrication. J. Laser Dent. 19, 297-300.

［5］Chow, R.T., Armati, P.J., 2016. Photobiomodulation: implications for anesthesia and pain relief. Photomed. Laser Surg. Available from: https://doi. org/10.1089/pho.2015.4048.

［6］Hamblin, M.R., 2016. Shining light on the head: photobiomodulation for brain disorders. BBA Clin. 6, 113-124. Available from: https://doi.org/10.1016/j.bbacli.2016.09.002.

［7］Holanda, V.M., Chavantes, M.C., Silva, D.F.T., de Holanda, C.V.M., de Oliveira, J.O., Wu, X., et al., 2016. Photobiomodulation of the dorsal root ganglion for the treatment of low back pain: a pilot study. Lasers Surg. Med. 48, 653-659. Available from: https://doi.org/10.1002/lsm.22522.

［8］Johnstone, D.M., Moro, C., Stone, J., Benabid, A.-L., Mitrofanis, J., 2016. Turning on lights to stop neurodegeneration: the potential of near infrared light therapy in Alzheimer's and Parkinson's disease. Front. Neurosci. 9, 500. Available from: https://doi.org/10.3389/fnins.2015.00500.

［9］Lapchak, P.A., Salgado, K.F., Chao, C.H., Zivin, J.A., 2007. Transcranial near-infrared light therapy improves motor function following embolic strokes in rabbits: an extended therapeutic window study using continuous and pulse frequency delivery modes. Neuroscience 148, 907-914. Available from: https://doi.org/10.1016/j.neuroscience.2007.07.002.

［10］Liebert, A., Bicknell, B., Adams, R., 2014. Protein conformational modulation by photons: a mechanism for laser treatment effects. Med. Hypotheses YMEHY 7445. Available from: https://doi.org/10.1016/j.mehy.2013.12.009.

［11］Maloney, R., Shanks, S., Maloney, J., 2010. The application of low-level laser therapy for the symptomatic care of late stage Parkinson's disease: a non-controlled, non-randomized study. In: Am Soc Laser Med Surg Abs 30th ASLMS Conference, Phoenix, p. 185.

［12］Mitrofanis, J., 2017. Why and how does light therapy offer neuroprotection in Parkinson's disease? Neural Regen. Res. 12, 574-575.

［13］Muili, K.A., Gopalakrishnan, S., Meyer, S.L., Eells, J.T., Lyons, J.-A., 2012. Amelioration of experimental autoimmune encephalomyelitis in C57BL/ 6 mice by photobiomodulation induced by 670 nm light. PLoS One 7, e30655. Available from: https://doi.org/10.1371/journal.pone.0030655.

［14］ Naeser, M.A., Saltmarche, A., Krengel, M.H., Hamblin, M.R., Knight, J.A., 2011. Improved cognitive function after transcranial, light-emitting diode treatments in chronic, traumatic brain injury: two case reports. Photomed. Laser Surg. 29, 351-358. Available from: https://doi.org/10.1089/ pho.2010.2814.

［15］ Saltmarche, A.E., Naeser, M.A., Ho, K.F., Hamblin, M.R., Lim, L., 2017. Significant improvement in cognition in mild to moderately severe dementia cases treated with transcranial plus intranasal photobiomodulation: case series report. Photomed. Laser Surg. Available from: https://doi.org/ 10.1089/pho.2016.4227.

［16］ Schiffer, F., Johnston, A.L., Ravichandran, C., Polcari, A., Teicher, M.H., Webb, R.H., et al., 2009. Psychological benefits 2 and 4 weeks after a single treatment with near infrared light to the forehead: a pilot study of 10 patients with major depression and anxiety. Behav. Brain Funct. 5, 46. Available from: https://doi.org/10.1186/1744-9081-5-46.

［17］ Zhao, G., Guo, K., Dan, J., 2003. 36 case analysis of Parkinson's disease treated by endonasal low energy He-Ne laser. Acta Acad. Med. Qingdao Univ. (Chin.) 39, 398.

第 34 章　老年人脑血流：光生物调节作用的影响

Afonso Shiguemi Inoue Salgado[15]、Francisco José Cidral-Filho[23]、Daniel Fernandes Martins[23]、Ivo I. Kerppers[4] 和 Rodolfo Borges Parreira[15]

1. 萨尔加多综合健康研究所，巴西伦德里纳
2. 实验神经科学实验室（LaNEx），南圣卡塔琳娜大学，巴西圣卡塔琳娜州帕洛卡
3. 健康科学研究生项目，南圣卡塔琳娜大学，巴西圣卡塔琳娜州
4. 神经解剖学与神经生理学实验室，中西部大学，巴西瓜拉普阿瓦
5. UNIFIL 大学综合物理治疗住院项目，巴西伦德里纳

34.1　引言

世界人口老龄化的速度前所未有。这一人口统计学趋势与生育率和死亡率大幅下降直接相关，尤其是西方国家。

衰老是一个渐进和动态的过程，涉及生物化学、形态学和功能性的改变，这些改变逐渐改变生物体，使其更容易受到内在和外在因素的有害影响，以及最终导致死亡（Federal Interagency Forum on Aging-Related Statistics: Older Americans:Key Indicators of well-Being, 2016）。进入人生的第 6 个十年后，神经系统逐渐退化，脑血流量（CBF）减少和大脑代谢异常而导致的神经血管疾病和脑血管功能障碍的发展，增加了痴呆相关疾病的风险（Morrisson and Hof, 1997; Gsell et al., 2000）。

持续且充足的 CBF 对于维持良好的神经元功能至关重要，而脑灌注则是通过每单位体积组织的血流量来评估的。CBF 是大脑健康的重要指标，其紊乱可能表明血管功能和（或）其代谢受损。因此，CBF 的减少或中断与许多疾病相关，如高血压、缺血性脑血管意外和阿尔茨海默病（Gsell et al., 2000）。

了解 CBF 在老年人认知健康中的变化，可能成为区分神经生理学中的正常与异常状态的重要途径。

34.2　老年人的脑血流动力学

众所周知，老年人的 CBF 会受到影响；然而，这些改变到底是源于正常的衰老过程，还是与老年人的脑组织萎缩有关，目前尚不完全清楚（Chen et al., 2011）。不过，我们已知的是随着年龄的增长，动脉中的血流速度趋于下降。一项针对无任何脑血管意外或痴呆的老年人的研究发现，CBF 速度降低，主要发生在大脑后动脉和基底动脉。同时还检测到大脑中动脉和前动脉的动脉僵硬度的增加（Yang et al., 2010）。CBF 与衰老过程之间的这种关联可能与心输出量减少、代谢需求降低、血流动力学值异常和血管大小改变等因素有关（Fu et al., 2006; Kusunoki et al., 1999）。

脑血管稳态由血管阻力维持，血管阻力适应血流的变化，从而保持充足且稳定的 CBF（Paulson et al., 1990）。

血管动力学，即血管舒缩性，是通过内皮细胞和平滑肌细胞的收缩和松弛来建立的，并由内皮细

膜电位振荡触发的血管腔内的节律性自发变化来调节。

已有研究表明，血管内皮可能通过肌醇 1,4,5- 三磷酸盐介导的 Ca^{2+} 从其细胞内储存库中释放来启动同步的血管舒缩性，这将激活氯离子依赖性通道并使血管平滑肌细胞去极化。这种去极化激活钙通道，通过细胞外钙的内流使相邻细胞同步。随后的钙释放激活钾通道，使细胞超极化，并为新的收缩准备好提供负反馈。这种节律性的收缩和松弛模式有助于维持 CBF（Haddock and Hill, 2002）。

体外研究表明，一氧化氮（NO）在血管舒缩调节中起着重要作用。NO 是由一氧化氮合酶的同工酶，即神经元型和内皮型（eNOS），所产生的一种气态分子。它由内皮细胞和血管周围产生 NO 的神经元释放，并通过降低血管阻力、促进血管扩张和增加局部血流量来积极参与血管舒缩调节，所有这些都有助于维持充足的 CBF。内皮 NO 作为抗血小板、抗增殖、抗硬化和抗血栓形成剂来调节 CBF。因此，内皮功能障碍可能对脑循环产生负面影响，并最终导致严重的脑部问题（Toda et al., 2009）。另一方面，过量的 NO 可能会导致某些脑部病变，如脑卒中、多发性硬化症和阿尔茨海默病。过量的 NO（iNOS 诱导的 NO）产生可能源于 iNOS 上调的病理条件，如高血糖等炎症过程。内皮功能障碍也会增加氧化应激，进而诱导 iNOS（Toda et al., 2009）。

有证据表明，神经成分对血管舒缩性非常重要，也就是说，已有研究表明星形胶质细胞参与血管张力的调节（Filosa and Iddings, 2013），因为它们释放强效的血管活性物质，如 NO、谷氨酸、ATP、前列腺素和环氧二十碳三烯酸（Filosa and Iddings, 2013; Filosa et al., 2004; Carmignoto and Gomez-Gonzalo, 2010）。解剖学上，星形胶质细胞位于小动脉和毛细血管附近，这有助于血管活性信号 / 物质的传递（Filosa and Iddings, 2013）。因此，有学者提出，血管周围星形胶质细胞释放的 Ca^{2+} 是血管张力的主要驱动因素之一（Iadecola, 2004）。

血管改变可能导致脑部病变，尤其是白质病变，并且如前所述（Tsao et al., 2013; Schmahmann et al., 2008），衰老可能是其中一个重要因素。一项针对老年人的研究发现，动脉硬化可能导致白质损伤和认知能力下降（Tsao et al., 2013; Schmahmann et al., 2008）。

白质的血液供应主要来自蛛网膜下腔动脉的穿支，该动脉穿过大脑表面垂直的皮层，并沿着这些纤维穿透白质（van den Bergh and van der Eecken, 1968）。

Yang 及其合作者（2016）通过测量阻力指数（RI）和搏动指数（PI）表明，动脉僵硬度的增加可能导致 CBF 的大幅改变。RI 和 PI 是常用的血流动力学参数，用于反映血管局部扩张性的血管阻力（Staub et al., 2006; Roher et al., 2011a），并与 CBF 的速度相关（Franceschi et al., 1995; Vicenzini et al., 2007）。RI 与衰老和心血管风险相关（Frauchiger et al., 2001; Staub et al., 2006），而 PI 则反映远端脑血管阻力（Lim et al., 2009）。一项经颅多普勒超声研究表明，动脉硬化增加了脑血管搏动性（PI），并通过增加血管平滑肌细胞的机械疲劳而导致小血管损伤（Hayashi et al., 2003）。

Vicenzini 及其合作者（2007）报告称，与无症状受试者相比，阿尔茨海默病和血管性痴呆患者的大脑中动脉血管舒缩幅度降低（评估高碳酸血症和低碳酸血症期间的血流速度）。值得一提的是，即使没有明显的血管血流动力学改变，白质的扩散和灌注也是异常的（Sam et al., 2016）。

血流速度降低和搏动性增加是多因素的结果，通常发生在老年人群中。这些变化反映了血管的结构和血流动力学改变，并产生多种影响，如动脉僵硬度增加、顺应性降低和微血管充血，这可能与痴呆相关疾病（如阿尔茨海默病）有关（Roher et al., 2011b）。

CBF 的变化通常是由于脑血管张力失调引起的。因此，脑血流动力学的改变可能会因胆碱能不足而加剧，导致脑血管和血管舒缩反应降低（Marco et al., 2015），从而破坏脑灌注，并可能对相关血管疾病产生重要影响，例如增加阿尔茨海默病、脑卒中和认知能力下降的风险。值得注意的是，CBF 失调在未患痴呆症的老年人中并不严重（ten Dam et al., 2007）。

34.3　光生物调节对老年人大脑的影响

一些研究已经证明了光生物调节对人类大脑的积极影响（Schiffer et al., 2009; Nawashiro et al., 2012）。但对于老年人，有关脑循环的研究仍然非常少。Salgado 及其合作者（2015）使用多普勒超声观察发现，采用发光二极管（LED）装置（627nm，70mW/cm^2，10J/cm^2，总共 2 分钟）对老年人额叶和顶叶脑区进行经颅低强度光疗法（LLLT），每周两次，持续 4 周，可增加大脑中动脉和基底动脉的血流速度。同样，所分析的三条动脉的 PI 和 RI 也有所降低。

其他针对非老年人群的研究也表明，PBM 可改善 CBF。如 Nawashiro 及其合作者（2012）证明，采用 LED（850nm，11.4mW/cm^2，20.5J/cm^2，每次 30 分钟，每天两次）对头部前额区域进行 LLLT，可使昏迷患者的局部脑血流量增加 20%。同样，Schiffer 及其合作者（2009）采用经颅 LED（810nm，250mW/cm^2；60J/cm^2；4 分钟）对患有抑郁和焦虑的受试者头部前额区域进行治疗，也增加了其局部 CBF。这些研究表明，至少在一定程度上，LED 照射可以穿透皮肤和颅骨，到达人类受试者的大脑皮层和动脉，并产生可测量的效果，如增加 CBF。

LED 照射可增加脑血流量，这一点非常重要，因为大脑长期灌注不足会损害大脑的氧气、营养物质供应和血脑屏障；从而导致有害物质积聚并影响静脉回流。其他研究表明，脑血流量减少与神经元和突触损伤有关；老年人群的脑血管阻力较高，这间接导致水肿形成、动脉周围间隙扩大、间质液滞留以及血管壁 β- 淀粉样肽沉积；而这一切在许多阿尔茨海默病病例中都可以观察到（Kalback et al., 2004; Henry-Feugeas, 2007; Okamoto et al., 2012）。

值得注意的是，Salgado 及其合作者（2015）报告称，LED 照射可降低脑动脉的 PI 和 RI，这表明这种干预措施至少部分可作为心血管疾病的保护因素，因为临床上 PI 和 RI 的增加与心血管功能障碍有关（Staub et al., 2006; Giller et al., 1990；LIM et al., 2009）。在这种情况下，红光和近红外光谱范围内的 LED 照射可通过解离线粒体细胞膜中的细胞色素 c 氧化酶 - 一氧化氮复合物来增加 NO 浓度，从而促进血管扩张，进而提高耗氧量并增加了 ATP 的产生（Hamblin, 2008）。

对血管内皮细胞进行 PBM 可促进 eNOS 磷酸化的上调，提高其活性（Lee et al., 2017），从而有助于改善血管功能。在大鼠大脑中动脉缺血性损伤模型中，与缺血后进行 LED 照射相比，缺血前进行 LED 照射可获得更好的功能学和神经学结果（Lee et al., 2017）。这一观察结果表明，预先进行的 PBM 可通过 eNOS 发挥对缺血性损伤的保护作用。eNOS 合成的 NO 是参与血管稳态调节的重要物质（He et al., 2013）。在 PBM 过程中，NO 生物利用度的增加也会产生 NO 代谢物这一副产品（Mitchell and Mack, 2013）。通过直接作用于血管内皮和改善血管功能，即血管的扩张性和血管阻力，以及神经传递和信号转导，NO 在维持基础 CBF 方面发挥着重要作用（Tanaka, 1996; Moncada et al., 1991）。鉴于目前的数据，我们认为经颅 LED 照射的 PBM 可用作老年人群的预防性疗法，因为老年人通常会受到衰老过程中血管和认知能力改变的影响。

原著参考文献

［1］Carmignoto, G., Gomez-Gonzalo, M., 2010. The contribution of astrocyte signaling to neurovascular coupling. Brain Res. Rev. 63, 138-148.

［2］Chen, J.J., Rosas, H.D., Salat, D.H., 2011. Age-associated reductions in cerebral blood flow are independent from regional atrophy. Neuroimage 55, 468-478.

［3］Federal Interagency Forum on Aging-Related Statistics: Older Americans - Key Indicators of well-being, 2016.

［4］Filosa, J.A., Iddings, J.A., 2013. Astrocyte regulation of cerebral vascular tone. Am. J. Physiol. 305, H609-H619.

［5］Filosa, J.A., Bonev, A.D., Nelson, M.T., 2004. Calcium dynamics in cortical astrocytes and arterioles during neurovascular coupling. Circ. Res. 95, e73-e81.

[6] Franceschi, M., Alberoni, M., Bressi, S., et al., 1995. Correlations between cognitive impairment, middle cerebral artery flow velocity and cortical glucose metabolism in the early phase of Alzheimer's disease. Dementia 6, 32-38.

[7] Frauchiger, B., Schmid, H.P., Roedel, C., et al., 2001. Comparison of carotid arterial resistive indices with intima-media thickness as sonographic markers of atherosclerosis. Stroke 32, 836-841.

[8] Fu, C.H., Yang, C.C., Kuo, T.B., 2006. Age-related changes in cerebral hemodynamics and their correlations with cardiac autonomic functions. Neurol. Res. 28, 871-876.

[9] Giller, C.A., Hodges, K., Batjer, H.H., 1990. Transcranial Doppler pulsatility in vasodilation and stenosis. J. Neurosurg. 72, 901-906.

[10] Gsell, W., De Sadeleer, C., Marchalant, Y., et al., 2000. The use of cerebral blood flow as an index of neuronal activity in functional neuroimaging: experimental and pathophysiological considerations. J. Chem. Neuroanat. 20, 215-224.

[11] Haddock, R.E., Hill, C.E., 2002. Differential activation of ion channels by inositol 1,4,5-trisphosphate (IP3) - and ryanodine-sensitive calcium stores in rat basilar artery vasomotion. J. Physiol. 545, 615-627.

[12] Hamblin, M.R., 2008. The role of nitric oxide in low-level light therapy, Biomedical Optics (BiOS), 6846. International Society for Optics and Photonics, 684602-1.

[13] Hayashi, K., Mori, K., Miyazaki, H., 2003. Biomechanical response of femoral vein to chronic elevation of blood pressure in rabbits. Am. J. Physiol. 284, H511-H518.

[14] He, X., Zhao, M., Bi, X.Y., Yu, X.J., Zang, W.J., 2013. Delayed preconditioning prevents ischemia/reperfusion-induced endothelial injury in rats: role of ROS and eNOS. Lab. Invest. 93, 168-180.

[15] Henry-Feugeas, M.C., 2007. MRI of the 'Alzheimer syndrome'. J. Neuroradiol. 34, 220-227.

[16] Iadecola, C., 2004. Neurovascular regulation in the normal brain and in Alzheimer's disease. Nat. Rev. Neurosci. 5, 347-360.

[17] Kalback, W., Esh, C., Castano, E.M., et al., 2004. Atherosclerosis, vascular amyloidosis and brain hypoperfusion in the pathogenesis of sporadic Alzheimer's disease. Neurol. Res. 26, 525-539.

[18] Kusunoki, K., Oka, Y., Saito, M., et al., 1999. Changes in the visibility of intracranial arteries on MRA with normal aging. Neuroradiology 41, 813-819.

[19] Lee, H.I., Lee, S.W., Kim, S.Y., Kim, N.G., et al., 2017. Pretreatment with light-emitting diode therapy reduces ischemic brain injury in mice through endothelial oxide synthase-dependent mechanisms. Biochem. Biophys. Res. Commun. 486, 945-950.

[20] Lim, M.H., Cho, Y.I., Jeong, S.K., 2009. Homocysteine and pulsatility index of cerebral arteries. Stroke 40, 3216-3220.

[21] Marco, L.Y., Farkas, E., Martin, C., Venneri, A., et al., 2015. Is vasomotion in cerebral arteries impaired in Alzheimer-s disease? J. Alzheimer Dis. 46, 35-53.

[22] Mitchell, U.H., Mack, G.L., 2013. Low-level laser treatment with near-infrared light increases venous nitric oxide levels acutely: a single-blind, randomized Trial of efficacy. Am. J. Phys. Med. Rehabil. 92, 151-156.

[23] Moncada, S., Palmer, R., Higgs, E., 1991. Nitric oxide: physiology, pathophysiology, and pharmacology. Pharmacol. Rev. 43, 109Y42.

[24] Morrisson, J.H., Hof, P.R., 1997. Life and death of neurons in the aging brain. Science 278, 412-419.

[25] Nawashiro, H., Wada, K., Nakai, K., Sato, S., 2012. Focal increase in cerebral blood flow after treatment with near-infrared light to the forehead in a patient in a persistent vegetative state. Photomed. Laser Surg. 30, 231-233.

[26] Okamoto, Y., Yamamoto, T., Kalaria, R.N., et al., 2012. Cerebral hypoperfusion accelerates cerebral amyloid angiopathy and promotes cortical microinfarcts. Acta Neuropathol. 123, 381-394.

[27] Paulson, O.B., Strandgaard, S., Edvinsson, L., 1990. Cerebral autoregulation. Cerebrovasc. Brain Metab. Rev. 2, 161-192.

[28] Roher, A.E., Garami, Z., Tyas, S.L., et al., 2011a. Transcranial Doppler ultrasound blood flow velocity and pulsatility index as systemic indicators for Alzheimer's disease. Alzheimers Dementia 7, 445-455.

[29] Roher, A.E., Garami, Z., Tyas, S.L., Maarouf, C.L., et al., 2011b. Transcranial Doppler ultrasound blood flow velocity and pulsatility index as systemic indicators for Alzheimer-s disease. Alzheimers Dementia 7, 445-455.

[30] Salgado, A.S., Za^ngaro, R.A., Parreira, R.B., Kerppers, I.I., 2015. The effects of transcranial LED therapy (TCLT) on cerebral blood flow in the elderly women. Lasers Med. Sci. 30, 339-346.

[31] Sam, K., Peltenburg, B., Conklin, J., Sobczyk, O., et al., 2016. Cerebrovascular reactivity and white matter integrity. Neurology 87, 2333-2339.

［32］Schiffer, F., Johnston, A.L., Ravichandran, C., et al., 2009. Psychological benefits 2 and 4 weeks after a single treatment with near-infrared light to the forehead: a pilot study of 10 patients with major depression and anxiety. Behav. Brain Funct. 5, 46.

［33］Schmahmann, J.D., Smith, E.E., Eichler, F.S., Filley, C.M., 2008. Cerebral white matter: neuroanatomy, clinical neurology, and neurobehavioral correlates. Ann. N.Y. Acad. Sci. 1142, 266-309.

［34］Staub, D., Meyerhans, A., Bundi, B., et al., 2006. Prediction of cardiovascular morbidity and mortality: comparison of the internal carotid artery resistive index with the common carotid artery intima-media thickness. Stroke 37, 800-805.

［35］Tanaka, K., 1996. Is nitric oxide really important for regulation of the cerebral circulation? Yes or No? Keio J. Med. 45, 14-27.

［36］ten Dam, V.H., van den Heuvel, D.M., de Craen, A.J., et al., 2007. Decline in total cerebral blood flow is linked with increase in periventricular but not deep white matter hyperintensities. Radiology 243, 198-203.

［37］Toda, N., Ayajiki, K., Okamura, T., 2009. Cerebral blood flow regulation by nitric oxide: recent advances. Pharmacol. Rev. 61, 62-97.

［38］Tsao, C.W., Seshadri, S., Beiser, A.S., et al., 2013. Relations of arterial stiffness and endothelial function to brain aging in the community. Neurology 81, 984-991.

［39］van den Bergh, R., van der Eecken, H., 1968. Anatomy and embryology of cerebral circulation. Prog. Brain Res. 30, 1-26.

［40］Vicenzini, E., Ricciardi, M.C., Altier, M., et al., 2007. Cerebrovascular reactivity in degenerative and vascular dementia: a transcranial Doppler study. Eur. Neurol. 58, 84-89.

［41］Yang, Y., Lovett-Racke, A.E., Racke, M.K., 2010. Regulation of Immune responses and autoimmune encephalomyelitis by PPARs. PPAR Res. 104705.

［42］Yang, D., Cabral, D., Gaspard, E.M., Lipton, R.B., Rundek, T., Derby, C.A., 2016. Cerebral hemodynamics in the elderly: a transcranial Doppler study in the Einstein Aging Study Group. J. Ultrasound Med. 35, 1907-1914.

延伸阅读

［43］Elias, M.F., D'agostino, R.B., Elias, P.K., et al., 1995. Neuropsychological test performance, cognitive functioning, blood pressure, and age: the Framingham Heart Study. Exp. Aging Res. 21, 369-391.

［44］Farmer, M.E., Kittner, S.J., Abbott, R.D., et al., 1990. Longitudinally measured blood pressure, antihypertensive medication use, and cognitive performance: the Framingham Study. J. Clin. Epidemiol. 43, 475-480.

第 35 章 经颅光生物调节作用在治疗重度抑郁、焦虑障碍及创伤后应激障碍中的应用

Marco Antonio Caldieraro[12] 和 Paolo Cassano[34]

1. 巴西南大河联邦大学，精神病学与法医学系，巴西阿雷格里港
2. 阿雷格里港临床医院，精神病学系，巴西阿雷格里港
3. 抑郁临床与研究项目，精神病学系，麻省总医院，美国马萨诸塞州波士顿
4. 焦虑与创伤性应激障碍中心，精神病学系，麻省总医院，美国马萨诸塞州波士顿

35.1 经颅光生物调节作用在焦虑与抑郁患者中的潜力

抑郁与焦虑是美国最常见的心理健康问题。在特定年份，焦虑障碍影响到普通人群中 18.1% 的成年人（Kessler et al., 2005b），28.8% 的成年人在一生中的某个阶段会受到焦虑障碍的影响（Kessler et al., 2005a）。重度抑郁障碍（MDD）是美国成年人一生中发病率最高的一种疾病（16.6%）（Kessler et al., 2005a），其 12 个月的患病率为 6.7%（Kessler et al., 2005b）。此外，MDD 与焦虑障碍的共病现象也很常见，导致两种疾病的预后均较差（Moscati et al., 2016）。这些障碍也是导致残疾的主要原因。在全球因精神障碍和药物使用障碍导致的伤残寿命损失年数中，抑郁障碍占 40.5%，焦虑障碍占 14.6%（Whiteford et al., 2013）。

当前 MDD 的标准治疗包括药物和心理治疗（Olfson et al., 2016）。然而，多达三分之一的患者在多次充分的抗抑郁治疗试验后仍未实现缓解（Rush et al., 2009）。此外，初次缓解后复发频繁（Sinyor et al., 2010），且药物治疗存在沉重的副作用（Cassano and Fava, 2004; Kennedy et al., 2016）。基于证据的心理治疗需要频繁的会话和专业人员，因此治疗机会有限（Parikh et al., 2016）。

对于不响应、不耐受或不接受药物或心理治疗的 MDD 患者，可以提供基于设备的治疗。这些治疗包括电休克疗法（ECT）、重复经颅磁刺激（rTMS）、经颅直流电刺激、迷走神经刺激（VNS）、磁休克疗法和深部脑刺激。一致的证据支持使用 ECT、rTMS 和 VNS 治疗 MDD，而其他疗法仍属于试验性疗法（Milev et al., 2016）。尽管有疗效证据，但 ECT、rTMS 和 VNS 仍存在缺点。ECT 是一种复杂的方法，需要麻醉。ECT 和 rTMS 都相对昂贵，且要求患者频繁前往治疗机构：ECT 每周需要接受两到三次治疗（Bauer et al., 2013），而 rTMS 则每个工作日都需要（Perera et al., 2016）。VNS 具有侵入性，因为它需要植入迷走神经刺激器（Aaronson ct al., 2013）。

焦虑障碍是一组不同的疾病，包括广泛性焦虑障碍（GAD）、社交焦虑障碍、惊恐障碍、广场恐惧症和特定恐惧症。创伤后应激障碍（PTSD）也以显著的焦虑症状为特征，但在 DSM-5 中被归类为不同的类别 trauma-and stressor-related disorders，（American Psychiatric Association, 2013）。与 MDD 类似，焦虑障碍和 PTSD 的标准治疗是药物和心理治疗，且这些障碍的大多数一线治疗药物是抗抑郁药（Bandelow et al., 2008）。对于大量接受标准治疗的焦虑或 PTSD 患者来说，治疗抵抗是一个难题（Bandelow et al.,

2008），但与 MDD 不同，目前还没有针对这些障碍的治疗设备获得批准。

MDD、焦虑障碍和 PTSD 患者中，有相当一部分人对标准治疗不响应或不耐受，这表明需要新的治疗方法。尽管经颅光生物调节（tPBM）在情绪和焦虑障碍方面的研究仍处于初步阶段——尤其是关于其疗效方面——但这种模式是一种很有前景的新治疗方法到目前为止，tPBM 还没有出现性功能副作用、体重增加或认知障碍等长期使用抗抑郁药物时常见的问题。由于在家自我进行 tPBM 治疗被认为是安全的，而且与 ECT、rTMS、VNS、循证心理疗法相比，其成本和时间要求都相对较低。因此，如果 tPBM 有效且耐受性良好，它可能成为一种广泛可用的干预手段，用于情绪和焦虑障碍的急性治疗、继续治疗和维持治疗，并可根据美国的需求进行扩展。以下部分将介绍 tPBM 对 MDD、焦虑障碍和 PTSD 的疗效和安全性的初步证据。

35.2　经颅光生物调节作用在治疗重度抑郁障碍中的应用

tPBM 影响着与 MDD 相关的多条途径。MDD 的现代病理生理模型将这种障碍与大脑低代谢（Mayberg et al., 2000; Videbech, 2000; Drevets et al., 2002; Kennedy et al., 2007）和线粒体功能障碍（Iosifescu et al., 2008; Hroudova′ et al., 2013; Morava and Kozicz, 2013; Karabatsiakis et al., 2014; Bansal and Kuhad, 2016）相关联，同时伴随着氧化应激增加（Ozcan et al., 2004; Eren et al., 2007; Sarandol et al., 2007; Shungu et al., 2012; Spanemberg et al., 2014）、炎症过程（Dowlati et al., 2010; Anisman and Hayley, 2012; Liu et al., 2012; Ko¨hler et al., 2017）以及神经可塑性和神经发生减少（Autry and Monteggia, 2012; Duman, 2014）。

光生物调节作用 PBM 对这些途径都有作用。近红外（NIR）光和红光为细胞色素 c 氧化酶提供能量，并刺激线粒体呼吸链，从而使 ATP 的产生增加（Yu et al., 1997; Mochizuki-Oda et al., 2002; Oron et al., 2007b）。这一初始作用触发了其他细胞机制的级联反应。NIR 可以诱导短暂的活性氧爆发，从而激活抗氧化机制，导致氧化应激减少（de Freitas and Hamblin, 2016）。其抗炎作用也得到了证明。作为类风湿性关节炎患者疼痛的治疗手段，NIR（810nm）降低了 TNF-α、IL-1β 和 IL-8 的生成（Yamaura et al., 2009）。相同波长（810nm）的光减少了脊髓损伤大鼠模型的细胞浸润（Anders, 2009）。此外，经颅 NIR（800nm）减少了小鼠创伤性脑损伤（TBI）模型的神经炎症（Khuman et al., 2012）。PBM 还刺激神经发生并保护细胞免受死亡。动物研究表明，NIR 通过增加脑源性神经营养因子（Oron et al., 2007a; Ando et al., 2011; Wu et al., 2012a; Xuan et al., 2015）来改善神经发生和突触形成。还为 PBM 提出了其他神经营养机制，如抑制 GSK-3β 和促凋亡分子（de Freitas and Hamblin, 2016）。

动物研究表明，使用 NIR 或红光的 tPBM 在行为测试中产生抗抑郁作用（Ando et al., 2011; Tanaka et al., 2011; Mohammed, 2016; Xu et al., 2016），其作用与氟西汀（Wu et al., 2012b）和西酞普兰（Salehpour et al., 2016）相当。前额经颅 NIR 刺激与前额叶皮层（PFC）中 ATP 生物合成增加以及线粒体复合体Ⅳ表达和活性增加相关（Xu et al., 2016）。此外，还有报道称，接受 NIR tPBM 治疗的动物海马体神经发生增加（Tanaka et al., 2011）并具有神经保护作用（Ando et al., 2011）。

与临床前证据一致，人类研究也强化了 tPBM 作为 MDD 新型治疗手段的潜力。然而，临床研究仍处于初步阶段。大多数研究样本量小，且存在显著的方法学局限性。此外，最佳刺激参数仍有待确定。

一项开放性试验使用 LED 仪器（Marubeni America Corp）对 10 名治疗抵抗性抑郁患者的前额进行了一次 NIR tPBM 治疗（Schiffer et al., 2009）。NIR 照射在 EEG 位点 F3 和 F4 上，这两个位点覆盖了双侧背外侧前额叶皮层（DLPFC）。刺激参数为：波长 810nm，辐照度 250mW/cm^2，光通量 60J/cm^2，每个位点照射时间 4 分钟。在治疗后第 2 周和第 4 周，观察到抑郁症状显著减轻。第 2 周时 MDD 的缓解率为 60%，以汉密尔顿抑郁量表 -21 项（HAM-D21）评分 < 10 为标准。治疗后第 4 周，抑郁症状低于治疗前，但显著高于治疗后第 2 周，这表明单次治疗的效果持续时间有限。

我们在 MGH 的研究小组对四名中度至重度 MDD（非治疗抵抗）患者进行了六次使用近红外（808nm）的 tPBM 试验研究，每周两次，持续三周（Cassano et al., 2015）。每次治疗时，使用Ⅳ类激光器（Photothera）向额头两侧四个部位（每个部位 2 分钟，治疗窗口每个 12.56cm²）照射近红外光，治疗参数如下：近红外光辐照度 700mW/cm²，光通量 84J/cm²，每次治疗总能量为 2.40kJ。采用 HAM-D17 评估的抑郁严重程度从基线时的 19.8±4.35 降至治疗终点（治疗后 5 周）的 13.0±5.35。即使在小样本中，这一差异也足以达到统计学意义。

注意偏差修正（ABM）是一种认知干预措施，旨在通过减少消极注意偏差来改善症状，但迄今为止，其对抑郁症的疗效尚未得到证实（Mogoase et al., 2014）。一项随机临床试验（RCT）评估了 tPBM 是否能增强有严重抑郁症状个体的 ABM 效果（Disner et al., 2016）。参与者（n=51）被随机分配接受两次右侧额头、左侧额头或假 tPBM 治疗。两次治疗间隔 48 小时，所有参与者在每次 tPBM 治疗前和治疗后再接受一次 ABM 治疗。光疗使用激光设备（Cell Gen Therapeutics）在近红外光（1064nm）下进行，在两个部位治疗窗口每个 13.6cm²）照射，每个部位 4 分钟。治疗参数如下：功率 3.4W，辐照度 250mW/cm²，每个部位光通量 60J/cm²，每次治疗总能量为 1.63kJ。在 ABM 治疗有效的受试者中，右侧 tPBM 可增强改善效果，而左侧和假 tPBM 则无明显效果。

我们在 MGH 的研究小组还进行了一项 RCT 研究，旨在评估 tPBM 作为 MDD 主要治疗方法的疗效（Cassano et al., 2018）。参与者（n=21）被随机分配接受前额叶皮层（EEG F3 和 F4 部位）双侧刺激，每周两次，持续 8 周，或在同一部位以相同频率接受假治疗。由 LED 设备（Photomedex）发射近红外光（823nm）（图 35.1）。首次治疗持续时间为 20 分钟，后续治疗可根据临床判断延长至 30 分钟。治疗参数如下：功率 1W，连续波，辐照度 33.2mW/cm²，每个部位光通量 40 ~ 60J/cm²，每次治疗总能量为 3.4kJ，整个治疗过程总能量为 45.6kJ。接受近红外光模式 tPBM 治疗的受试者 HAM-D17 总分平均变化显著大于接受假治疗的受试者，无论是采用基线观测值结转法［BOCF:NIR（n=10）–10.8±7.55 vs. 假治疗（n=11）–4.4±6.65；P=0.047］，还是仅对完成者进行分析［NIR（n=6）–15.7±4.41 vs. 假（n=7）–6.1±7.86；P=0.031］。然而，采用最后一次观测值结转法时，未达到显著性［NIR（n=10）–10.8±7.55 vs. 假治疗（n=9）–5.33±7.04；P=0.119］。图 35.2 展示了两组 tPBM 治疗（BOCF 和完成者）在研究过程中 HAM-D17 总分的平均变化。接受有效治疗的受试者中有 50% 达到缓解标准（HAM-D17 ≤ 7），而假治疗组中只有 18% 达到缓解标准。这些结果显示出显著性趋势（P=0.12），但由于效力有限，未能检测出组间差异。高缓解率是很有希望的初步数据，这表明需要进行更多有充分证据的研究。

人们对 PBM 的长期抗抑郁效果知之甚少。我们的研究小组报告了一名接受 PBM 治疗 31 个月的患者的病例，其中使用 PBM 作为抗抑郁药物辅助治疗伴有焦虑痛苦的抑郁障碍（Caldieraro et al., 2018）。治疗开始时采用鼻内 PBM，最后 9 个月添加了 tPBM。治疗耐受性良好，在整个治疗随访期间观察到焦虑症状持续改善，加入 tPBM 后抑郁症状改善更为明显。

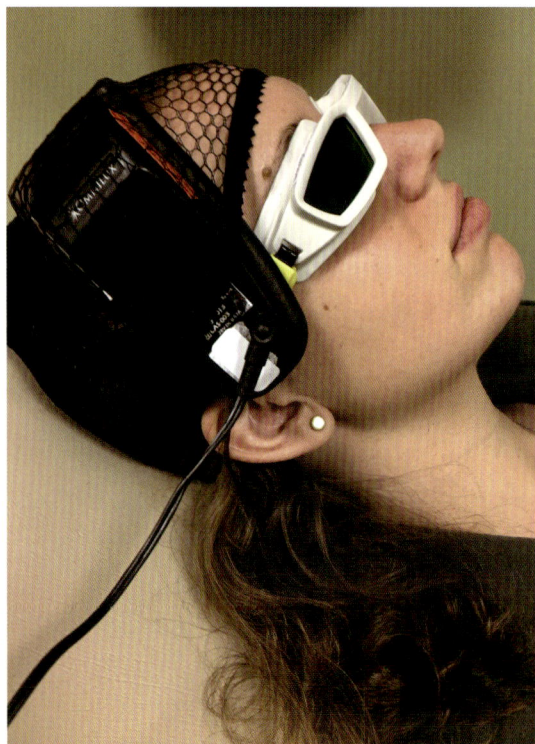

图 35.1 ELATED-2 研究：图为 Omnilux New U 设备的手持部分，该设备被同时放置在受试者的双侧额头上，分别位于 F3 和 F4 位置（参照脑电图放置位置）

所有关于 MDD 的 tPBM 临床研究都使用了 NIR，旨在刺激前脑，这与该疾病相关的 DLPFC 功能障碍是一致的。因此，目前的证据表明，只有刺激这些部位才能产生抗抑郁作用。然而，当光线照射到头皮的其他部位（如枕颅骨）时，光线的穿透力会更高（Jagdeo et al., 2012）。新的研究必须回答刺激其他区域是否会产生抗抑郁效果，以及这种效果是否比刺激 DLPFC 所观察到的效果更好。目前的研究还表明，持续的抗抑郁效果可能需要多次治疗。

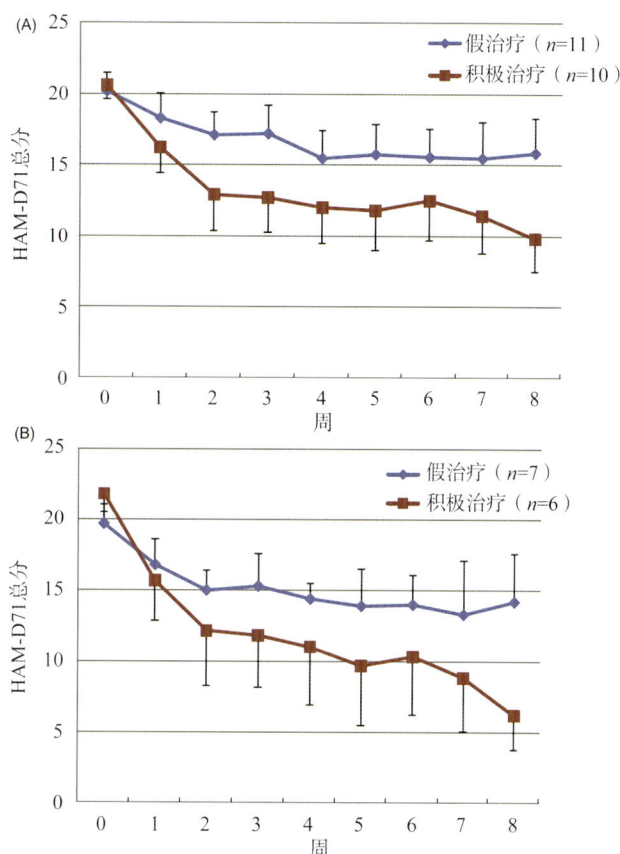

图 35.2 ELATED-2 研究：接受近红外光（NIR——红线）和假治疗（蓝线）的受试者的 HAM-D17 总分平均值图；（A）包括所有研究受试者（n=21）；（B）仅包括完成所有治疗者（n=13）

（A）所有受试者（意向治疗-终点前移）（平均值±标准误）。每条线的一侧有误差条；（B）仅完成者（中期访视中三个缺失数据点的估算值）（平均值±标准误）。每条线的一侧有误差条。

35.3 经颅光生物调节治疗焦虑障碍和创伤后应激障碍

tPBM 对焦虑和恐惧的作用也在临床和临床前研究中得到了研究。Rojas 等使用大鼠模型研究焦虑和创伤后综合征，报告称红光（660nm）tPBM 与恐惧消退改善和恐惧回忆减少有关（Rojas et al., 2012）。

在 Schiffer 等（2009）的研究中，上述 10 名 MDD 参与者中有 9 名还合并了焦虑障碍。研究者研究了单次 tPBM 治疗对焦虑症状的影响，通过汉密尔顿焦虑量表（HAM-A）进行评估。与抑郁症状观察到的情况相似，治疗后 2 周时症状评分最低，此时 HAM-A 平均下降（14.9±9.6）分（$P=0.002$）。在第 4 周时，HAM-A 平均值仍显著低于基线评分（$P=0.008$），较基线下降（9.0±7.5）分，但显著高于第 2 周时的评分（$P=0.004$）（Schiffer et al., 2009）。这项研究表明，与抑郁症状一样，单次 tPBM 治疗后焦虑的改善是暂时的。

在一项开放性研究中，11 名轻度慢性 TBI 患者接受了 18 次 tPBM 治疗。其中 4 名参与者符合 PTSD

的标准（Naeser et al., 2014）。在每次治疗（每周三次，持续 6 周）中，光照射到头皮上的 11 个部位（每个部位 22.5cm^2），分别位于中线以及前额、顶叶和颞区的双侧。治疗使用了 LED 设备（MedX Health Model 1100）发出的 NIR（870nm）和红光（633nm）的组合。每次治疗的总持续时间为 20 分钟，其中 6 个部位照射 10 分钟，然后另外 5 个部位再照射 10 分钟。治疗参数如下：功率 0.5W，辐照度 22.2mW/cm^2，通量 13.2J/cm^2，每次治疗总能量为 3.26 kJ。四名伴有 PTSD 的参与者的 PCL-C（PTSD 核查表）评分显著降低。

一个为不同神经精神疾病患者提供 tPBM 治疗的研究小组报告了 50 多名接受 PTSD 治疗的患者。据研究者称，几乎所有患者的情绪稳定性和生活质量都显著改善，这是通过标准化工具评估得出的（Stephan et al., personal communication）。如上所述，在一例接受 PBM 治疗 31 个月的伴有焦虑痛苦的 MDD 患者的病例报告中，在整个治疗期间观察到焦虑症状持续改善（Caldieraro et al., 2018）。

这些关于 tPBM 治疗焦虑和 PTSD 的研究因其样本量小而存在局限性。此外，只有少数研究纳入了主要诊断为焦虑障碍的患者；相反，在大多数研究中，焦虑并非主要结局。尽管迄今为止报告的结果很有希望，但这些局限性使我们持谨慎态度。就抗焦虑作用的程度而言，这些初步报告表明，tPBM 对焦虑和创伤后应激的治疗效果甚至可能优于对抑郁症的治疗效果。这对于 PTSD 患者尤其重要，因为在许多情况下，可用的药物治疗只能产生适度的改善。我们的研究小组目前正在与纽约大学合作，进行一项两地临床试验，以测试 tPBM 治疗 GAD 的疗效。这项研究向着测试 tPBM 治疗焦虑障碍的有充分支持的对照试验迈进了一步。

35.4　经颅光生物调节作用的安全性和耐受性

关于 tPBM 的安全性，最有力的证据来自三项关于脑卒中的大型研究，即 NEST 试验（NeuroThera 有效性和安全性试验），共纳入了 1410 名参与者（Lampl et al., 2007; Huisa et al., 2013; Hacke et al., 2014）。这些试验评估了脑卒中后 24 小时内接受一次经颅 NIR（808nm）治疗的治疗效果和副作用。总体而言，在治疗组与假治疗（安慰剂）组之间，不良反应的发生率没有显著差异。

关于 tPBM 治疗 MDD 的临床研究也表明，该治疗是安全的，且抑郁患者对其耐受性良好。两项分别使用 1 次和 6 次 tPBM 疗程的非对照研究报告称，治疗未引起任何副作用（Schiffer et al., 2009; Cassano et al., 2015）。一项包含 16 次疗程的临床试验观察到，治疗组的不良反应更多，但由于样本量小，未进行统计学意义上的评估（Cassano et al., 2018）。然而，未观察到任何严重不良事件；最常见的不良反应是失眠、幻觉（如看到鲜艳的颜色或"从烟灰缸里品味道"）和烦躁情绪。

同样，在评估 tPBM 治疗焦虑或 PTSD 的研究中，也未报告任何严重不良事件。Schiffer 等进行的研究报告称，在详细询问患者后，未发现任何不良事件或副作用（Schiffer et al., 2009）。在一例关于长期使用 PBM 治疗伴有焦虑痛苦的 MDD 的病例报告中，患者出现与治疗明显相关的头痛（Caldieraro et al., 2018）。

有趣的是，ELATED-2 试验报告称，在接受治疗的患者组中，性功能障碍症状得到改善（Cassano et al., 2019）。如果在更大规模的试验中得到证实，这将是 tPBM 的一个显著优势，因为性功能障碍是大多数抗抑郁药物的常见副作用，而这些药物不仅用于治疗抑郁，还用于治疗焦虑。此外，MDD 患者和焦虑障碍患者的认知能力经常受损；不幸的是，当前的治疗方法对这种症状几乎或根本没有效果，有时还会使其恶化。相反，研究表明，tPBM 治疗对健康受试者具有促进认知作用（Barrett and Gonzalez-Lima, 2013）。

35.5　经颅光生物调节作用治疗情绪和焦虑障碍的剂量

对于 tPBM 治疗情绪和焦虑障碍时，NIR 或红光的有效且耐受性良好的剂量，目前尚无共识。鉴于缺乏比较不同 tPBM 剂量的数据，撰写关于 tPBM 剂量的部分可能有些冒昧。然而，由于对 tPBM 的治疗剂量知之甚少，因此正在进行和未来的临床试验很可能出现剂量不足或过量的情况：也就是说，可能会使用亚治疗剂量或耐受性差的剂量。在临床试验中，患者面临的风险是可控的，而且仍然微乎其微，但对于 tPBM 领域来说，有可能对这种干预措施的疗效和耐受性过早下结论。相反，我们应该对可能出现的阴性试验做好准备，即 tPBM 并未显示出优于安慰剂的效果。美国 FDA 已经批准了针对情绪障碍和焦虑障碍的药物干预和器械干预，但这些干预通常都是在进行了数次负阴性试验后才获得批准的。阴性试验有时也是由于过高的安慰剂反应造成的，而这种安慰剂反应在接受辅助疗法和替代疗法的患者中很可能很强烈。如果一项试验的安慰剂反应高且结果为阴性，则应被视为失败的试验，其中将抑郁和焦虑参与者的安慰剂反应控制在预期水平（安慰剂使症状减少 27% ~ 38%）的程序失败了（Khan et al., 2017）。不出所料，鉴于精神病学中剂量发现和安慰剂反应的挑战，少于 50% 的抗抑郁药物安慰剂对照试验证明了其研究干预措施的有效性（Khan et al., 2000, 2002）。鉴于 tPBM 领域面临的挑战，我们在此提供一些基于临床但未经证实的关于 tPBM 剂量的观察结果，这可能会为未来研究中的治疗决策提供依据：

- 在治疗情绪和焦虑障碍的急性期，使用经 FDA 批准的 tPBM 设备进行治疗时，通常从每周开始一次或两次，然后逐渐增加至每周三次或四次，并可能根据临床反应和耐受情况增加至每天一次。

- 在继续治疗和维持治疗阶段，当 tPBM 疗程减少至每两周一次时，情绪和焦虑症状往往会再次出现。在某些情况下，即使降低至每周一次的疗程也可能导致综合征复发。

- 确定最佳剂量很困难，因为：①红光和近红外 tPBM 的穿透深度取决于多种人体特征；②存在个体差异；③抗抑郁效果通常需要数周时间才能显现。确定治疗剂量的一个潜在策略是滴定每次治疗的剂量或每周治疗的次数，直至诱发轻微的副作用，如短暂的头痛或轻微的烦躁。

- 老年人可能需要更高的剂量，每天进行一次甚至有时每天两次，这可能是由于蛛网膜下腔较大、组织水分较低和大脑萎缩（神经元密度降低）所致。

- 儿童可能在每次治疗的能量和总疗程次数方面所需的剂量较低。与成人相比，他们可能仅需要一半次数的疗程。在青春期前（年幼儿童）儿童中，成人每次疗程剂量的四分之一是一个合理的起始剂量。儿童的皮肤和大脑之间的组织较少（与其身体发育阶段相符），并且神经元密度较高（Tsujimoto, 2008）。

- 在对不同的 tPBM 设备进行比较时，最好参考每次治疗和每周在皮肤水平传输的总能量。一些辐照度较低的设备（如 15mW/cm²），如果用于大面积皮肤，持续时间较长（如 40 分钟），且一周内频繁使用，效果仍然令人惊讶。这表明，tPBM 的累积效应可能对治疗反应起决定性作用。

- 临床医生应避免将 tPBM 概念单一化。根据所选参数，神经调节的主要作用机制很可能会发生变化。在非常低的剂量下，tPBM 可能通过诱导大脑附近的电磁场发挥作用，而不是向大脑输送光子能量。

- 目前尚不清楚在抑郁和焦虑患者中，选择的 tPBM 光源位置（头皮和前额）是否重要。然而，根据头皮上的不同位置，不同的皮层区域将受到照射。F3 和 F4 位置将优先照射背外侧前额叶皮层（DLPFC）；而 Fp1-Fpz-Fp2 则会优先照射腹内侧前额叶皮层。

- 与大多数抗抑郁疗法类似，tPBM 并不排除躁狂或躁狂症转换的风险。即使是对大脑渗透微弱的鼻内 PBM（近红外），也与以活动过多和情绪亢奋为特征的躁狂综合征有关。

35.6 结论

tPBM 治疗有望成为治疗 MDD、焦虑障碍和 PTSD 的有效、安全且广泛可用的治疗方法。它具有新颖的作用机制，易于实施且成本低廉。然而，关于 tPBM 的临床研究仍处于初步阶段，当前证据不足以支持将其视为这些障碍的标准治疗。需要进行更多研究以充分测试该治疗的有效性，并确定最佳刺激参数。其中一些研究正在进行，将有助于明确 tPBM 在临床实践中的作用。

原著参考文献

［1］ Aaronson, S.T., Carpenter, L.L., Conway, C.R., Reimherr, F.W., Lisanby, S.H., Schwartz, T.L., et al., 2013. Vagus nerve stimulation therapy randomized to different amounts of electrical charge for treatment-resistant depression: acute and chronic effects. Brain Stimul. 6 (4), 631-640.

［2］ American Psychiatric Association, 2013. Diagnostic and Statistical Manual of Mental Disorders (DSM-5s). American Psychiatric Pub.

［3］ Anders, J.J., 2009. The potential of light therapy for central nervous system injury and disease. Photomed. Laser Surg. 27 (3), 379-380.

［4］ Ando, T., Xuan, W., Xu, T., Dai, T., Sharma, S.K., Kharkwal, G.B., et al., 2011. Comparison of therapeutic effects between pulsed and continuous wave 810-nm wavelength laser irradiation for traumatic brain injury in mice. PLoS One 6 (10), e26212.

［5］ Anisman, H., Hayley, S., 2012. Inflammatory Factors Contribute to Depression and Its Comorbid Conditions. Science Signaling 5 (244), 45.

［6］ Autry, A.E., Monteggia, L.M., 2012. Brain-derived neurotrophic factor and neuropsychiatric disorders. Pharmacol. Rev. 64 (2), 238-258.

［7］ Bandelow, B., Zohar, J., Möller, H.-J., WFSBP Task Force on Treatment Guidelines for Anxiety, Obsessive-Compulsive and Post-Traumatic Stress Disoders, Hollander, E., Kasper, S., et al., 2008. World Federation of Societies of Biological Psychiatry (WFSBP) guidelines for the pharmacological treatment of anxiety, obsessive-compulsive and post-traumatic stress disorders - first revision. World J. Biol. Psychiatry 248-312.

［8］ Bansal, Y., Kuhad, A., 2016. Mitochondrial dysfunction in depression. Curr. Neuropharmacol. 14 (6), 610-618.

［9］ Barrett, D.W., Gonzalez-Lima, F., 2013. Transcranial infrared laser stimulation produces beneficial cognitive and emotional effects in humans. Neuroscience 230, 13-23.

［10］ Bauer, M., Pfennig, A., Severus, E., Whybrow, P.C., Angst, J., Möller, H.-J., et al., 2013. World Federation of Societies of Biological Psychiatry (WFSBP) guidelines for biological treatment of unipolar depressive disorders, part 1: update 2013 on the acute and continuation treatment of unipolar depressive disorders. World J. Biol. Psychiatry 334-385.

［11］ Caldieraro, M.A., Sani, G., Bui, E., Cassano, P., 2018. Long-term near-infrared photobiomodulation for anxious depression complicated by Takotsubo Cardiomyopathy. J. Clin. Psychopharmacol. 38 (3), 268-270.

［12］ Cassano, P., Fava, M., 2004. Tolerability issues during long-term treatment with antidepressants. Ann. Clin. Psychiatry 16 (1), 15-25.

［13］ Cassano, P., Cusin, C., Mischoulon, D., Hamblin, M.R., De Taboada, L., Pisoni, A., et al., 2015. Near-infrared transcranial radiation for major depressive disorder: proof of concept study. Psychiatry J. 2015, 352979.

［14］ Cassano, P., Petrie, S.R., David, M., Cusin, C., Katnani, H., Yeung, A., et al., 2018. Transcranial photobiomodulation for the treatment of major depressive disorder. The ELATED-2 Pilot Trial. Photomed. Laser Surg. (accepted for publication).

［15］ Cassano, P., Dording, C., Thomas, G., Foster, S., Yeung, A., Uchida, M., et al., 2019. Effects of transcranial photobiomodulation with near-infrared light on sexual dysfunction. Lasers Surg. Med. 51, 127-135.

［16］ de Freitas, L.F., Hamblin, M.R., 2016. Proposed mechanisms of photobiomodulation or low-level light therapy. IEEE J. Sel. Top. Quantum Electron. 22 (3), 348-364.

［17］ Disner, S.G., Beevers, C.G., Gonzalez-Lima, F., 2016. Transcranial laser stimulation as neuroenhancement for attention bias modification in adults with elevated depression symptoms. Brain Stimul. 9 (5), 780-787.

［18］ Dowlati, Y., Herrmann, N., Swardfager, W., Liu, H., Sham, L., Reim, E.K., et al., 2010. A meta-analysis of cytokines in major depression. Biological Psychiatry. 67 (5), 446-457.

［19］ Drevets, W.C., Bogers, W., Raichle, M.E., 2002. Functional anatomical correlates of antidepressant drug treatment assessed using PET measures of regional glucose metabolism. Eur. Neuropsychopharmacol. 12 (6), 527-544.

［20］ Duman, R.S., 2014. Pathophysiology of depression and innovative treatments: remodeling glutamatergic synaptic connections. Dialogues Clin. Neurosci. 16 (1), 11-27.

［21］ Eren, I., Naziroğlu, M., Demirdaş, A., 2007. Protective effects of lamotrigine, aripiprazole and escitalopram on depression-induced oxidative stress in rat brain. Neurochem. Res. 32 (7), 1188-1195.

［22］ Hacke, W., Schellinger, P.D., Albers, G.W., Bornstein, N.M., Dahlof, B.L., Fulton, R., et al., 2014. Transcranial laser therapy in acute stroke treatment: results of neurothera effectiveness and safety trial 3, a phase III clinical end point device trial. Stroke 45 (11), 3187-3193.

［23］ Hroudová, J., Fišar, Z., Kitzlerová, E., Zvěřová, M., Raboch, J., 2013. Mitochondrial respiration in blood platelets of depressive patients. Mitochondrion 13 (6), 795-800.

［24］ Huisa, B.N., Stemer, A.B., Walker, M.G., Rapp, K., Meyer, B.C., Zivin, J.A., et al., 2013. Transcranial laser therapy for acute ischemic stroke: a pooled analysis of NEST-1 and NEST-2. Int. J. Stroke 8 (5), 315-320.

［25］ Iosifescu, D.V., Bolo, N.R., Nierenberg, A.A., Jensen, J.E., Fava, M., Renshaw, P.F., 2008. Brain bioenergetics and response to triiodothyronine augmentation in major depressive disorder. Biol. Psychiatry 63 (12), 1127-1134.

［26］ Jagdeo, J.R., Adams, L.E., Brody, N.I., Siegel, D.M., 2012. Transcranial red and near infrared light transmission in a cadaveric model. PLoS One 7 (10), e47460.

［27］ Karabatsiakis, A., Böck, C., Salinas-Manrique, J., Kolassa, S., Calzia, E., Dietrich, D.E., et al., 2014. Mitochondrial respiration in peripheral blood mononuclear cells correlates with depressive subsymptoms and severity of major depression. Transl. Psychiatry 4 (6), e397.

［28］ Kennedy, S.H., Konarski, J.Z., Segal, Z.V., Lau, M.A., Bieling, P.J., McIntyre, R.S., et al., 2007. Differences in brain glucose metabolism between responders to CBT and venlafaxine in a 16-week randomized controlled trial. AJP 164 (5), 778-788.

［29］ Kennedy, S.H., Lam, R.W., McIntyre, R.S., Tourjman, S.V., Bhat, V., Blier, P., et al., 2016. Canadian Network for Mood and Anxiety Treatments (CANMAT) 2016 clinical guidelines for the management of adults with major depressive disorder: Section 3. Pharmacological treatments. Can. J. Psychiatry 61 (9), 540-560.

［30］ Kessler, R.C., Berglund, P., Demler, O., Jin, R., Merikangas, K.R., Walters, E.E., 2005a. Lifetime prevalence and age-of-onset distributions of DSMIV disorders in the National Comorbidity Survey Replication. Arch. Gen. Psychiatry 62 (6), 593-602.

［31］ Kessler, R.C., Chiu, W.T., Demler, O., Merikangas, K.R., Walters, E.E., 2005b. Prevalence, severity, and comorbidity of 12-month DSM-IV disorders in the National Comorbidity Survey Replication. Arch. Gen. Psychiatry 62 (6), 617-627.

［32］ Khan, A., Warner, H.A., Brown, W.A., 2000. Symptom reduction and suicide risk in patients treated with placebo in antidepressant clinical trials: an analysis of the Food and Drug Administration database. Arch. Gen. Psychiatry 57 (4), 311-317.

［33］ Khan, A., Khan, S., Brown, W.A., 2002. Are placebo controls necessary to test new antidepressants and anxiolytics? Int. J. Neuropsychopharmacol. 5 (3), 193-197.

［34］ Khan, A., Fahl Mar, K., Faucett, J., Khan Schilling, S., Brown, W.A., 2017. Has the rising placebo response impacted antidepressant clinical trial outcome? Data from the US Food and Drug Administration 1987-2013. World Psychiatry 16 (2), 181-192.

［35］ Khuman, J., Zhang, J., Park, J., Carroll, J.D., Donahue, C., Whalen, M.J., 2012. Low-level laser light therapy improves cognitive deficits and inhibits microglial activation after controlled cortical impact in mice. J. Neurotrauma 29 (2), 408-417.

［36］ Köhler, C.A., Freitas, T.H., Maes, M., de Andrade, N.Q., Liu, C.S., Fernandes, B.S., et al., 2017. Peripheral cytokine and chemokine alterations in depression: a meta-analysis of 82 studies. Acta Psychiatrica Scandinavica 135 (5), 373-387.

［37］ Lampl, Y., Zivin, J.A., Fisher, M., Lew, R., Welin, L., Dahlof, B., et al., 2007. Infrared laser therapy for ischemic stroke: a new treatment strategy: results of the NeuroThera Effectiveness and Safety Trial-1 (NEST-1). Stroke 38 (6), 1843-1849.

［38］ Liu, Y., Ho, R.C.-M., Mak, A., 2012. Interleukin (IL)-6, tumour necrosis factor alpha (TNF-α) and soluble interleukin-2 receptors (sIL-2R) are elevated in patients with major depressive disorder: a meta-analysis and meta-regression. J Affect Disord 139 (3), 230-239.

［39］ Mayberg, H.S., Brannan, S.K., Tekell, J.L., Silva, J.A., Mahurin, R.K., McGinnis, S., et al., 2000. Regional metabolic effects of fluoxetine in major depression: serial changes and relationship to clinical response. BPS 48 (8), 830-843.

［40］ Milev, R.V., Giacobbe, P., Kennedy, S.H., Blumberger, D.M., Daskalakis, Z.J., Downar, J., et al., 2016. Canadian Network for Mood and Anxiety Treatments (CANMAT) 2016 clinical guidelines for the management of adults with major depressive disorder: Section 4. Neurostimulation treatments. Can. J. Psychiatry 61 (9), 561-575.

［41］ Mochizuki-Oda, N., Kataoka, Y., Cui, Y., Yamada, H., Heya, M., Awazu, K., 2002. Effects of near-infra-red laser irradiation on adenosine triphosphate and adenosine diphosphate contents of rat brain tissue. Neurosci. Lett. 323 (3), 207-210.

［42］Mogoaşe, C., David, D., Koster, E.H.W., 2014. Clinical efficacy of attentional bias modification procedures: an updated meta-analysis. J. Clin. Psychol. 70 (12), 1133-1157.

［43］Mohammed, H.S., 2016. Transcranial low-level infrared laser irradiation ameliorates depression induced by reserpine in rats. Lasers Med. Sci. 31 (8), 1651-1656.

［44］Morava, E., Kozicz, T., 2013. Mitochondria and the economy of stress (mal)adaptation. Neurosci. Biobehav. Rev. 37 (4), 668-680.

［45］Moscati, A., Flint, J., Kendler, K.S., 2016. Classification of anxiety disorders comorbid with major depression: common or distinct influences on risk? Depress. Anxiety 33 (2), 120-127.

［46］Naeser, M.A., Zafonte, R., Krengel, M.H., Martin, P.I., Frazier, J., Hamblin, M.R., et al., 2014. Significant improvements in cognitive performance post-transcranial, red/near-infrared light-emitting diode treatments in chronic, mild traumatic brain injury: open-protocol study. J. Neurotrauma 31 (11), 1008-1017.

［47］Olfson, M., Blanco, C., Marcus, S.C., 2016. Treatment of adult depression in the United States. JAMA Intern. Med. 176, 1482-1491.

［48］Oron, A., Oron, U., Streeter, J., De Taboada, L., Alexandrovich, A., Trembovler, V., et al., 2007a. low-level laser therapy applied transcranially to mice following traumatic brain injury significantly reduces long-term neurological deficits. J. Neurotrauma 24 (4), 651-656.

［49］Oron, U., Ilic, S., De Taboada, L., Streeter, J., 2007b. Ga-As (808 nm) laser irradiation enhances ATP production in human neuronal cells in culture. Photomed. Laser Surg. 25 (3), 180-182.

［50］Ozcan, M.E., Gulec, M., Ozerol, E., Polat, R., Akyol, O., 2004. Antioxidant enzyme activities and oxidative stress in affective disorders. Int. Clin. Psychopharmacol. 19 (2), 89-95.

［51］Parikh, S.V., Quilty, L.C., Ravitz, P., Rosenbluth, M., Pavlova, B., Grigoriadis, S., et al., 2016. Canadian Network for Mood and Anxiety Treatments (CANMAT) 2016 clinical guidelines for the management of adults with major depressive disorder: Section 2. Psychological treatments. Can. J. Psychiatry 61 (9), 524-539.

［52］Perera, T., George, M.S., Grammer, G., Janicak, P.G., Pascual-Leone, A., Wirecki, T.S., 2016. The Clinical TMS Society Consensus Review and Treatment Recommendations for TMS Therapy for Major Depressive Disorder. Brain Stimul. 9 (3), 336-346.

［53］Rojas, J.C., Bruchey, A.K., Gonzalez-Lima, F., 2012. Low-level light therapy improves cortical metabolic capacity and memory retention. J. Alzheimers Dis. 32 (3), 741-752.

［54］Rush, A.J., Warden, D., Wisniewski, S.R., Fava, M., Trivedi, M.H., Gaynes, B.N., et al., 2009. STAR*D: revising conventional wisdom. CNS Drugs 23 (8), 627-647.

［55］Salehpour, F., Rasta, S.H., Mohaddes, G., Sadigh-Eteghad, S., Salarirad, S., 2016. Therapeutic effects of 10-Hz pulsed wave lasers in rat depression model: a comparison between near-infrared and red wavelengths. Lasers Surg. Med. 48 (7), 695-705.

［56］Sarandol, A., Sarandol, E., Eker, S.S., Erdinc, S., Vatansever, E., Kirli, S., 2007. Major depressive disorder is accompanied with oxidative stress: short-term antidepressant treatment does not alter oxidative-antioxidative systems. Hum. Psychopharmacol. 22 (2), 67-73.

［57］Schiffer, F., Johnston, A.L., Ravichandran, C., Polcari, A., Teicher, M.H., Webb, R.H., et al., 2009. Psychological benefits 2 and 4 weeks after a single treatment with near infrared light to the forehead: a pilot study of 10 patients with major depression and anxiety. Behav. Brain Funct. 5 (1), 46.

［58］Shungu, D.C., Weiduschat, N., Murrough, J.W., Mao, X., Pillemer, S., Dyke, J.P., et al., 2012. Increased ventricular lactate in chronic fatigue syndrome. III. Relationships to cortical glutathione and clinical symptoms implicate oxidative stress in disorder pathophysiology. NMR Biomed. 25 (9), 1073-1087.

［59］Sinyor, M., Schaffer, A., Levitt, A., 2010. The sequenced treatment alternatives to relieve depression (STAR*D) trial: a review. Can. J. Psychiatry 55 (3), 126-135.

［60］Spanemberg, L., Caldieraro, M., Arrua Vares, E., Wollenhaupt de Aguiar, B., Yuri Kawamoto, S., Parker, G., et al., 2014. Biological differences between melancholic and nonmelancholic depression subtyped by the CORE measure. Neuropsychiatr. Dis. Treat. 10, 1523.

［61］Tanaka, Y., Akiyoshi, J., Kawahara, Y., Ishitobi, Y., Hatano, K., Hoaki, N., et al., 2011. Infrared radiation has potential antidepressant and anxiolytic effects in animal model of depression and anxiety. Brain Stimul. 4 (2), 71-76.

［62］Tsujimoto, S., 2008. The prefrontal cortex: functional neural development during early childhood. Neuroscientist 14 (4),

345-358.

[63] Videbech, P., 2000. PET measurements of brain glucose metabolism and blood flow in major depressive disorder: a critical review. Acta Psychiatr. Scand. 101 (1), 11-20.

[64] Whiteford, H.A., Degenhardt, L., Rehm, J., Baxter, A.J., Ferrari, A.J., Erskine, H.E., et al., 2013. Global burden of disease attributable to mental and substance use disorders: findings from the Global Burden of Disease Study 2010. Lancet 382 (9904), 1575-1586.

[65] Wu, Q., Xuan, W., Ando, T., Xu, T., Huang, L., Huang, Y.-Y., et al., 2012a. Low-level laser therapy for closed-head traumatic brain injury in mice: effect of different wavelengths. Lasers Surg. Med. 44 (3), 218-226.

[66] Wu, X., Alberico, S.L., Moges, H., De Taboada, L., Tedford, C.E., Anders, J.J., 2012b. Pulsed light irradiation improves behavioral outcome in a rat model of chronic mild stress. Lasers Surg. Med. 44 (3), 227-232.

[67] Xu, Z., Guo, X., Yang, Y., Tucker, D., Lu, Y., Xin, N., et al., 2016. Low-level laser irradiation improves depression-like behaviors in mice. Mol. Neurobiol. 34 (1), 13.

[68] Xuan, W., Agrawal, T., Huang, L., Gupta, G.K., Hamblin, M.R., 2015. Low-level laser therapy for traumatic brain injury in mice increases brain derived neurotrophic factor (BDNF) and synaptogenesis. J Biophotonics 8 (6), 502-511.

[69] Yamaura, M., Yao, M., Yaroslavsky, I., Cohen, R., Smotrich, M., Kochevar, I.E., 2009. Low level light effects on inflammatory cytokine production by rheumatoid arthritis synoviocytes. Lasers Surg. Med. 41 (4), 282-290.

[70] Yu, W., Naim, J.O., McGowan, M., Ippolito, K., Lanzafame, R.J., 1997. Photomodulation of oxidative metabolism and electron chain enzymes in rat liver mitochondria. Photochem. Photobiol. 66 (6), 866-871.

第 36 章　远距离作用：激光针灸与大脑

Nicholas Alexander Wise

北卡罗来纳大学教堂山分校医学院，物理医学与康复系，美国北卡罗来纳州教堂山

36.1　背景

激光针灸（LA）是光生物调节疗法（PBMT）领域（本已有些神秘）中更为神秘的应用之一。激光针灸被定义为使用低强度激光对传统穴位或反射穴位进行非热激，它与更广泛的 PMBT 不同之处在于，被照射的穴位并不一定是预期效果的目标，而是根据传统中医（TCM）理论或相关的身体系统进行选择，通常是为了达到非局部或全身性的效果。尽管激光针灸在西方越来越受欢迎（Cui et al., 2017），相对安全（Chan et al., 2017），并且迅速扩展的研究表明其在许多病症中的临床有效性（Vickers et al., 2018; Xiang et al., 2017; Lin et al., 2017; Kung et al., 2017; Li et al., 2017），但针灸对人体生理产生影响的作用机制尚不明确，这是一个重大障碍，而对于 LA 来说，这个障碍更大，因为有许多问题已经得到了解答，但又出现了更多的问题。虽然对针灸理论和文献的全面探讨超出了本章的范围，但简要描述将有助于为讨论激光针灸的现代发展及其对大脑功能的独特影响提供背景。

36.1.1　针灸与经络理论

针灸是一种有近 3000 年历史的医疗保健体系，至今仍是世界上使用最广泛的治疗方法之一。作为 TCM 的核心，针灸经过数千年的实证发展，包含了许多不同的概念和理论，如阴阳的对立和五行（木、火、土、金、水）。这些术语在现代神经科学的讨论中可能听起来过时或不合时宜，但它们可以被解释为对稳态和人类表型概念的早期描述。TCM 历史中一个始终如一的主题是，动物和人类体内都有被称为经络的离散路径，它们起源于四肢，终止于内部器官，并因此得名（Zhou and Benharash, 2014a）。经络被认为存在于皮肤表面附近，作为生物能量线，允许在看似存在于公认的连接或神经途径之外的网络上进行全身性的生命能量（气）传输。在经典针灸理论中，有 12 条主要的双侧对称经络，加上 2 条中线经络，以及 361 个特定点（穴位），这些穴位是人与气网络连接的节点（Pacific, 1993）；此外，还发现许多其他次要点位于主要经络网络之外，这实际上使穴位总数翻倍。人们认为，充分刺激正确的穴位可以使局部过剩或不足的气恢复正常，使经络和身体恢复平衡，恢复健康。

36.1.2　经络和穴位的物理性质

尽管针灸的使用有着悠久的历史和实证发展，但其解剖学基础直到最近才开始被探索。事实上，关于经络和穴位的物理组成仍存在许多问题，其中最基本的问题是，它们是否真的存在？1980 年，Chan 进行了第一项系统回顾研究，以检查穴位的解剖学性质，其结论是穴位处的解剖结构与非穴位处没有显著差异，并且效果主要是神经介导的（Chan, 1984）。此外，许多穴位确实位于覆盖主要神经通路的经络上，如心包经（PC）覆盖正中神经，膀胱经（BL）沿着坐骨神经延伸至腿后部，以及胃经（ST36, 37）上的点沿着腓深神经的路径。然而，许多其他穴位与大型神经通路没有明确的空间关系，并且还有许多其他基于解剖学的理论试图解释经络的存在。其中包括：一种称为 Bonghan corpuscles 的独特血管形式（Liu et al., 2013）、以筋膜平面线作为经络的引导（Langevin and Yandow, 2002; Bai et al., 2011）、极化分子

通道（Lo，2002），以及最简单的解释是，穴位仅仅是肌筋膜触发点（Melzack et al., 1977）。穴位的特异性机制归因于附近的密集周围神经束（Chan，1984），支持针灸效果的神经学途径；穴位处肥大细胞密度增加，这为临床上观察到的免疫学影响提供了证据（Zhou and Benharash, 2014a; Cheng et al., 2009; Wang et al., 2014a）；内脏反射性皮肤神经源性炎症的区域（Kim et al., 2017），这表明作为人体组织原则的躯体反射系统是存在的。

穴位的生物物理性质也得到了广泛探索。穴位已被反复证明具有特定的电学性质，如高导电性和电位、低阻抗和电阻、增加的电容以及增加的功率谱密度（Ahn and Martinsen, 2007; Zhou et al., 2014）。热差异（Yang et al., 2007a、b, 2017）、低液压阻力通道（Zhang et al., 2008）、增强的声学 / 振动特性（Lee et al., 2004），以及对于 LA 这一主题而言可能最有趣的是，在人类和动物经络中也已证明具有独特的光学性质（Sang Min et al., 2001; Yang et al., 2007b; Yang et al., 2009; Jovanic´ et al., 2009; Zhong et al., 2010）。Yang 等（2009）的研究表明，633nm 光在 PC 经络上 1.0cm 距离内的衰减率（78.8%±6.4%）（$P < 0.05$；n=20）低于在非经络方向相同距离内的衰减率（87.1%±3.0%）。采用一种称为光学相干断层成像（OCT）的先进生物医学诊断技术，Zhong 等（2010）成功区分了穴位和非穴位。他们使用 OCT 显示，与假 LA 相比，在 100mW 808nm 激光探头照射 10 分钟后，穴位 PC8 的光衰减系数显著增加。此外，人们还试图通过融入量子纠缠（DeSmul, 1996; Wang et al., 2017a）、全息理论（Dale, 1999; Curtis and Hurtak, 2004）和生物光子学（Wang et al., 2014b; Schlebusch et al., 2005; Pokorny et al., 2012）等现代科学概念来更新针灸理论。这些理论很有趣，也许有一天能够进行科学测试，但目前，经络和穴位的生物学基础仍未明确。

36.1.3　微系统

除了全身经络宏观系统外，还有证据表明全身各处存在许多躯体微系统（Dale, 1999）。自 Paul Nogier 博士在 20 世纪 50 年代初将耳针疗法引入西方以来，已记录并使用了许多其他示例，如足部和手部反射疗法（Miura et al., 2013; Nakamaru et al., 2008）、韩国手部针灸疗法（Park and Cha, 2012; Litscher, 2002）、手诊疗法（Sujok）、ECIWO（包含整个生物体信息的胚胎）疗法（Zhang, 1987）、山本新头皮针灸疗法（YNSA）、颅骨反射疗法（Wise, 2007）、口腔（牙齿 / 舌头 / 牙龈）针灸疗法（Gleditsch, 1978#7933）（Simma et al., 2009）和虹膜诊断法（Ma, 2015）。虽然微系统活动的真实性质尚不清楚，但它们被认为是神经系统的皮肤投影，并主要通过自主神经系统进行调节。据报道，激光刺激已成功应用于几个这样的微系统，包括耳针疗法（Round et al., 2013）、Sujok（Nedeljkovic et al., 2008）、YSNA（Yamamoto et al., 2007）和颅骨反射疗法（Wise, 2010），这表明它们可能通过支配 LA 的任何机制起作用。

36.1.4　针灸方法

传统上，针灸是通过将细针插入特定穴位并进行操作来刺激穴位，可以单独进行，也可以成组进行。通常，针灸针插入皮肤下 1/4 至 1/2 英寸的深度，或者直到产生一种称为"得气"的特定感觉。得气通常被描述为一种迟钝的沉重感、麻木感或刺痛感，许多学者认为它是针灸体验的重要组成部分，也许是影响治疗效果的最重要因素（Lundeberg, 2013; Hori et al., 2010）。虽然在实际中用针扎仍然是 TCM 中最常见的刺激方式，但有效的非侵入性方法，如穴位按压（即手动或物理刺激穴位）和艾灸［即在穴位上或附近燃烧艾草（传统上是艾蒿）以产生热量］，也已使用了数百年（Chen and Wang, 2014; Mehta et al., 2017）。而现在有 20 世纪 50 年代的电针（EA）和 20 世纪 70 年代的 LA 作为针灸的有效替代方法（Jun et al., 2015）。

许多研究证实，EA 的使用增加和疗效日益显著。电针可以作为传统针灸的补充，其中电流通过插入的针传导，或者通过 EA 设备将电流直接无创地施加到皮肤上。EA 中使用的电流可能以不同的频率进行脉冲，这可能通过释放不同的内源性镇痛化合物而产生不同的生理效应（Mayor, 2013; Qiu et al., 2015;

Lee and Kim, 2017）。Guo 等（1996）的研究表明，低频 EA 刺激（2Hz）可引起脑啡肽前体蛋白的释放，而高频刺激（100Hz）可增加强啡肽前体蛋白的表达。Xiang 等（2014）的研究表明，2Hz 而非 100Hz 的电针在恒河猴的前扣带回（ACC）、尾状核、壳核、颞叶、躯体感觉皮层和杏仁核中显著增加了 μ-阿片受体结合潜力。2018 年一项关于 EA 治疗抑郁障碍的系统综述和 Meta 分析得出结论，EA 与抗抑郁药的效果相当，但不良事件风险较低（Li et al., 2018）。

36.2 激光针灸

20 世纪 60 年代末，医用激光技术的出现启发人们使用低强度激光作为刺激针灸点的替代方法。早期有证据表明，LA 有效，可以达到与传统针灸（NA）相似的效果，且具有完全无创、无痛且治疗时间短的显著优势（Whittaker, 2004）。LA 通常被认为在临床上与传统针灸相当。Baxter 等（2008）的一项系统评价和 Law 等（2015）的一项后续研究得出结论，LA 是治疗肌肉骨骼疼痛和功能障碍的有效方法，但有两个非常重要的条件：需要适当的治疗剂量，最好有长期随访。不幸的是，汇总数据的异质性使得两项研究的研究者都无法从 Meta 分析中确定有效剂量，然而 Baxter 得出结论，在 LA 中，建议的输出功率至少为 10mW，剂量至少为 0.5J/穴位（Baxter, 2009）。

36.2.1 激光针灸的潜在机制

目前尚不清楚 LA 如何产生其稳态效应。可能是 PBM 中固有的机制被放大，并与穴位的某些独特特征起协同作用。也许答案在于，与对照点相比，穴位处的皮肤一氧化氮（NO）浓度和神经元型一氧化氮合酶（nNOS）的表达更高（Liang et al., 2008; Lundeberg, 2013; Ma, 2017）。PBM 的已知效应之一是局部增加 NO 的释放，NO 是一种强效的血管扩张剂和细胞信号分子（Hamblin, 2017）。最近的一项研究比较了照射穴位（PC4、PC5）和非穴位处 NO 的剂量依赖性释放（Jiang et al., 2017b）。使用 658nm 近红外激光进行 LA，功率为 12mW、24mW、48mW，持续时间为 20 分钟、40 分钟、60 分钟。他们发现，在非穴位处，经过 40 分钟的激光刺激后，释放的 NO 仅略有增加，这可能是由于 PBM 作用对 NO 的正常影响，这种影响发生在任何组织中；然而，24mW 和 48mW 的激光针灸使 PC4 和 PC5 处的 NO 产生量比非穴位处增加了一倍以上（$P < 0.05$），并且在 24mW 时 NO 生成效率达到峰值。这一发现表明，LA 诱导的 NO 释放是特定于穴位的，并且是剂量依赖性的。同一研究者的后续研究发现，单侧 PC6 的 LA 刺激也会增加对侧的 NO 产生，并且在 RPC6 处进行 LA 后，来自 LPC6 和 RPC6 的 NO 释放量均大于在 LPC6 处进行 LA 后的释放量，这可能表明穴位具有侧向特异性（Jiang et al., 2017a）。

36.2.2 得气

LA 的不可感知性引发了得气在临床疗效中的重要问题。如果得气确实是传统针灸中最重要的组成部分之一，那么人们可能会疑惑，没有得气感觉的 LA 如何在临床上有效？得气被认为涉及所有类型的神经纤维，从快速传导的有髓鞘 Aβ 纤维到慢速传导的无髓鞘 C 纤维，尽管肌腱层中传导较慢的纤维可能是大部分感觉的主要来源（Hui et al., 2007; Zhou and Benharash, 2014b）。PBMT 已被证明对周围痛觉神经具有多种抑制和镇痛作用，其机制是破坏微管阵列和快速轴突流动（Chow et al., 2011），但这种作用可能取决于剂量和波长。在一项对 LA 具有启示意义的研究中，Chow 等发现，用 808nm 红外激光照射大鼠坐骨神经上的一个点（可能是 BL 经过的位置）120 秒（54J，18J/cm^2）时，会增加躯体感觉诱发电位（SSEP）的振幅，而对四个点照射相同的总能量则会导致 SSEP 振幅下降和传导阻滞（Chow et al., 2012）。用红色（650nm）激光照射 30 或 120 秒对 SSEP 没有影响。这些发现与他们之前的研究结果相矛盾，之前的研究显示红色和红外波长都具有显著的神经抑制作用（Yan et al., 2011#7954），但与先超极化然后去极化的双相效应一致。如果 LA 的主要作用是神经介导的，那么关于剂量、波长、频率和辐照度对神经组织和穴位的不同影响仍存在许多问题。

36.3　针灸与大脑

现代大脑研究方法为针灸的众多临床效果的神经相关性提供了大量信息和见解。自 20 世纪 90 年代中期第一项研究（Yoshida et al., 1995）以来，这一研究领域迅速发展；如截至 2018 年 5 月，在 PubMed 上搜索"（acupuncture or EA）and（fMRIor PET or EEG）"产生了 882 条以上参考文献。然而，专门研究 LA 对大脑影响的研究相对较少。类似地，搜索"（LA and fMRI or PET or EEG or NIRS）（and excluding nonrelevant topics like Laser-evoked pain）"产生了 37 条结果。为了阐述 LA 对大脑功能的独特影响，我们将首先简要总结从 NA 和 EA 对大脑的影响中所了解的一些有趣的问题和发现。

36.3.1　功能磁共振成像

功能磁共振成像（fMRI）是一种重要的脑成像形式，用于检测在特定任务条件下大脑血流动力学的变化。fMRI 研究表明，血氧水平依赖（BOLD）信号的相关增加或减少，可解释为特定脑区的激活或去激活。fMRI 具有优异的空间分辨率（1 ~ 2mm），但时间分辨率较差：神经活动开始后约 6 ~ 9 秒可见 BOLD 信号峰值（Fröhlich, 2016）。fMRI 研究表明，NA 对大脑活动具有显著影响，并揭示针灸的作用主要（但并非完全）通过中枢神经系统介导。尽管最近的研究受益于更严谨的设计和统计分析，但应注意，一些早期 fMRINA 研究的方法和有效性存在问题（Cho et al., 1998; Qiu et al., 2016）。发表偏倚、对照组不合适、忽略区组设计的滞后效应、对激活 / 去激活的过度宽泛解释以及对穴位特异性的怀疑等问题，导致了一系列质量较低且往往难以得出结论的证据（Beissner and Henke, 2011）。鉴于此，我们在本节将回顾目前的研究情况。

He 等（2015）对 NA 和 fMRI 研究进行了系统回顾。他们分析了 2008 年至 2014 年间的 82 项研究，共涉及 2263 名受试者，采用了多种设计和方法。他们总结道："针灸不仅可以诱发感觉运动脑区的激活和边缘 - 旁边缘 - 新皮层网络的广泛失活，还能调节多个脑区的连接，包括 DMN、SMN 和杏仁核相关脑网络内的抗痛觉、记忆和情感脑区。这些区域处理信息的回路大致可以假定为：情感（杏仁核、海马体）、感觉（丘脑、初级和次级躯体感觉皮层）、认知（ACC、前岛叶）以及疼痛体验过程中的抑制性处理（PAG、下丘脑）。大多数针灸的 fMRI 研究表明，针灸可调动分布式皮层和皮层下的大脑网络，这些网络也参与痛觉调节系统中对感觉和情感痛觉感知的抑制和促进作用。然而，针灸引起的其他治疗效果与相应的神经影像学变化之间的相关性尚未得到充分研究。"在他们的总结中，他们描述了所纳入研究中关于穴位特异性的各种反应：一些结果符合特定疾病穴位可在疾病相关脑区诱发血流动力学变化的观点，而其他研究则未能复制这些结果。他们还强调，大多数研究是在健康受试者身上的单个穴位上进行的，这与现实世界的临床实践不同，因为：

（1）临床针灸通常涉及同时刺激多个穴位；

（2）针灸被认为具有稳态作用，对大脑激活的影响在健康受试者和病理失衡者之间可能大不相同。他们指出了其他因素，如样本量小、性别差异、心理状态和滞后效应，这些因素增加了分析的异质性，使结果难以解释。

Asghar 等（2010）和 Hui 等（2010）对得气感的神经相关性进行了 fMRI 研究。Hui 等（2010）发现，得气与边缘 - 旁边缘 - 新皮质网络的显著失活相关，该网络与默认模式网络（DMN）密切相关。DMN 是一组在大脑处于静息状态时（即不执行任何特定任务时）活跃的脑区，在针灸文献中经常被提及，并似乎在针灸对大脑的影响中发挥重要作用。最近的一项系统回顾报告称，针灸通常会增加 DMN 和感觉运动网络与疼痛、情感和记忆相关脑区的连通性（Cai et al., 2018），这是一个需要进一步研究的问题。未来的研究还需要确定 LA 是否以类似的方式调节 DMN。

穴位特异性的核心原则似乎得到了后来许多研究的支持，这些研究表明，与周围组织和假穴（非穴位）

相比，穴位具有独特的有效性（Xing et al., 2013; Campbell, 2006; Wang et al., 2012; Qin et al., 2011; Li et al., 2012, 2016）。然而，针灸文献中也不乏相互矛盾的结果。第一项用 fMRI 证明穴位特异性的研究最终被撤回，因为几位研究者在未能复制原始发现后认为他们不再能支持这一概念（Cho et al., 1998）。这可能是因为使用了非穴位 NA 作为对照。在假穴位上使用真实刺激作为对照的脑成像研究表明，人体上可能不存在完全惰性的穴位，这使得在真正的对照穴位上使用真针灸相当困难（Quah-Smith et al., 2010; Dincer and Linde, 2003）。

由于插入皮肤的针可能会触发某些可能被误解为穴位特异性的大脑活动，因此 fMRI 研究中对照组的选择是一个非常重要的考虑因素。2013 年对 28 项 fMRI 研究的 Meta 分析试图通过分析可仅归因于针插入体内的大脑激活模式来探索穴位特异性的问题（Chae et al., 2013）。他们表明，不考虑位置的针刺刺激会在所谓的疼痛矩阵（岛叶、丘脑、ACC、躯体感觉皮层、初级视觉皮层、下额叶皮层、上颞叶皮层、颞上回和小脑）中诱发大脑激活，并导致 DMN（内侧前额叶皮层、膝下前扣带回皮层、尾状核、杏仁核、后扣带回皮层、丘脑、海马旁回和小脑）显著失活。Hui 等（2010）还报告称，当针刺引起剧烈疼痛时，DMN 的失活会减弱或反向。从表面上看，这似乎并不令人惊讶：理论上，即使是微小的疼痛感觉也会导致大脑从静息状态中唤醒。不过，这确实说明了在用 NA 和 fMRI 解释大脑激活模式时存在的一些问题——LA 巧妙地完全回避了这些问题。

36.4　激光针灸与大脑

36.4.1　动物研究

关于 LA 对大脑影响的动物研究相对较少以英文发表。Jittiwat 研究表明，在 GV20 穴位进行 LA 可显著降低脑缺血大鼠皮层和皮层下区域的脑梗死体积（Jittiwat, 2017）。此外，LA 还使过氧化氢酶、谷胱甘肽过氧化物酶和超氧化物歧化酶（SOD）增加了。脑梗死体积减小和 SOD 增加与卒中后神经功能缺损减轻密切相关。Sutalangka 等研究了在阿尔茨海默病动物模型中 HT7（一个与学习和记忆相关的穴位）或假穴位的 LA 效果（Sutalangka et al., 2013）。每天进行一次 LA，持续 14 天，使用紫色激光（405nm，100mW，光斑直径为 500mm，持续 10 分钟）。接受真 LA 的大鼠与假 LA 相比，表现出认知增强效应，以及海马体中乙酰胆碱（ACh）水平升高。ACh 在学习和记忆中发挥重要作用，研究者认为 HT7 穴位的 LA 可能改善海马体中的胆碱能功能，从而提高空间记忆能力。Khongrum 等的两项研究（Khongrum and Wattanathorn, 2015, 2017）也考察了 HT7 穴位对孤独症动物模型的影响。在这两项研究中，每天对左右两侧的 HT7 穴位进行一次 LA，每次 10 分钟［405nm，100mW（0.100J/s），直径为 500mm］。第一项研究的结果表明，HT7 穴位的 LA 改善了行为结果以及大脑皮层、纹状体和海马体中氧化应激的标记物。在第二项研究（2017）中，他们检查了由相同 HT7 穴位 LA 方案引起的小脑组织学变化。与假 LA 相比，LA 大鼠小脑中的氧化应激水平显著降低，促炎细胞因子 IL-6 的水平也降低。此外，他们还发现 Purkinje 细胞存活率提高，GABA 能功能增强，这是由于 HT7 穴位的 LA 改善了氧化应激状态和炎症反应。LA 在这些神经退行性疾病动物模型中引发的行为和生物标记物改善，使这一领域成为未来研究的热点。

36.4.2　激光针灸与功能磁共振成像

2002 年的一项研究（n=10）首次使用 fMRI 提供了 LA 在调节人类大脑活动（和穴位特异性）方面的有效性的证据。该研究考察了激光刺激左脚小趾上的一个点，即膀胱经 67 穴（BL67），该穴位传统上用于治疗各种眼部疾病（Siedentopf et al., 2002）。激光参数为 10mW 的输出功率和 670nm 的波长。与假 LA 条件相比，他们发现左半球 Brodmann 区（BA）18（楔叶皮层）和 BA19（枕叶皮层）内的视觉皮层显著激活，这些区域涉及高级视觉处理，而右半球相应区域没有激活。他们得出的结论是，所发现的大脑活动"并非来自皮肤机械感受器的外周传入输入，因为大脑激活图只显示了 BA18 和 BA19 的同侧活动。基于这些发现，我们认为，在穴位处增多的 Merkel 小体和 Ruffini 小体并未参与针灸的潜在机制。"这项早期研究以及 LA 的一般优势之一，是能够使用假 LA 作为真正的对照：激光没有触觉刺激，因此在躯体感觉皮层或疼痛基质中没有产生影响。

为了用 fMRI 研究传统 NA 和 LA 对大脑激活的潜在差异，Siedentopf 等（2005）对 22 名健康男性志愿者的胆经 43 穴（GB43）进行了激光针灸。本研究选择的穴位是一个传统上用于治疗耳聋、头晕、耳鸣、耳疾、头痛和偏头痛的穴位。GB43 位于脚上第四和第五脚趾之间，距离磁共振扫描仪足够远，从而避免了产生伪影，这是对 NA 进行 fMRI 研究时需要考虑的重要问题。激光参数为 670nm（红光）和 10mW 的输出功率。结果表明，对左侧 GB43 穴位的 LA 激活了左侧丘脑、左侧核团和脑干，而右侧半球没有激活。对右侧 GB43 穴位的 LA 激活了中脑中部，向右侧延伸，而安慰剂组（假性 LA）两侧大脑均未出现显著的激活。这两项研究特别关注的是：

（1）BL67 和 GB43 的穴位特异性，分别激活了与视觉和听觉处理相关的区域；

（2）单个穴位的 LA 仅激活同侧大脑区域。

如果 LA 的刺激仅通过皮肤机械感受器到传入躯体感觉通路的神经途径传递到大脑，那么预计会出现对侧激活，因为这些通路在脑干处交叉。这些发现共同支持了存在一个从外周到大脑的不跨越中线的替代信息通路（如经络）。

36.4.3　频率问题

许多用于 LA 和 PBMT 的激光设备都能以不同的脉冲频率调节输出，而 LA（如 EA）中是否存在特定频率的脉冲效应是一个有趣而复杂的问题。虽然在体外和体内进行的 PBMT 研究表明，不同频率的脉冲激光会导致不同的生理效应（Ando et al., 2011; Ilic et al., 2006; Hashmi et al., 2010），但 LA 中脉冲的确切机制仍不清楚，因为传统的 PBMT 并不像 EA 那样导致神经膜去极化和放电。2010 年，Hsieh 等进行了一项引人入胜的研究，探讨了 LA 对相同穴位的不同刺激模式是否会以与 EA 相似的方式激活不同的脑区。他们使用 fMRI 观察 BOLD 信号，比较了连续波（CW）激光刺激和一种以 10Hz 调制、带有静息期和假 LA 的激光刺激的效果。研究团队证明，尽管激光相同（30mW，808nm），且穴位相同（左侧肾经 1 穴，K1），但与连续波相比，10Hz 激活了不同的大脑区域。连续波 LA 显著激活了左侧顶下小叶，而 10Hz LA 独特地激活了左顶下小叶和左缘上回，这些区域与注意力和记忆有关。这项研究提出了一些显而易见的问题，即频率调节在 LA 中的重要性，例如：频率调节在 LA 中究竟是如何起作用的？不同的频率会激活不同的脑区吗？脉冲 LA 能否调节脑电波，甚至从外周诱导脑电波？显然，要回答这些与频率相关的问题，还需要更多的研究。

36.4.4　激光针灸与抑郁障碍

针灸长期以来一直被用作治疗抑郁障碍的方法。2018 年 Cochrane 对针灸和抑郁障碍的综述指出，"与传统治疗或不治疗相比，针灸可能会导致抑郁障碍症状的适度减轻。与对照相比，针灸可能会导致抑郁障碍症状的轻微减轻。由于证据质量非常低，针灸与药物治疗和心理治疗的效果尚不确定"（Smith et al., 2018）。并没有大量证据支持 LA 用于治疗抑郁障碍，但 Quah-Smith 等进行了三项有前景的研究，考察了 LA 对一组传统上用于治疗情绪障碍的穴位的急性大脑效应：左侧肝经 8 穴（LR8）、右侧肝经 14 穴（LR14）、左侧心经 7 穴（HT7）以及中线上的任脉 14 穴（CV14），腹部的一个非穴位作为对照。他们在 2010 年进行的首次研究使用 808nm 和 25mW 激光通过光纤臂对健康受试者（n=10）的这些穴位进行了 LA（Quah-Smith et al., 2010）。采用 20 秒的区组设计，受试者在一个穴位上接受真或假（激光关闭）LA，每个穴位重复此周期四次，对照穴位一次。由于激光不会产生热感或其他感觉，因此受试者并不知晓自己接受的是什么治疗。对 BOLD 信号的分析表明，同侧额叶皮层、边缘皮层和尾状核皮层下的特定点激活和对侧区域的失活趋势。各穴位的结果包括：LR8 激活了同侧边缘叶皮层，并使双侧额中回，以及对侧颞叶皮层和尾状核失活。LR14 刺激激活了对侧额叶皮层和顶叶皮层，并使对侧枕叶皮层和小脑失活。CV14 激活了左侧边缘叶皮层，没有显著的失活现象。HT7 刺激没有引起显著的激活或失活，但对照穴位（非穴位）激活了顶叶皮层中的对侧中央后回，并使对侧边缘叶皮层失活。有趣的是，对侧躯体感觉皮层仅被 LR14 和对照穴位激活，而未被其他任何穴位激活。

2013 年，同一研究小组在抑郁障碍患者（*n*=10）身上重复了相同的 LA 方案（Quah-Smith et al., 2013b）。他们在同一组穴位（LR8、LR14、HT7、CV14）以及额外的肾 3（KI3）上使用了相同的激光参数（808nm，25mW，4J/ 穴位），以将其结果与 2010 年研究中的健康受试者进行比较。不出所料，他们发现，与先前研究中的健康受试者相比，LA 在抑郁障碍患者中激活了更广泛的大脑区域网络。这种差异可能是由于两组在基线时的激活量相对不同。虽然健康受试者和抑郁障碍患者都在额叶和颞叶表现出最大的激活，但抑郁障碍患者还在顶小下叶（LR14）、小脑与 CV12 和 LR8 的调节以及 DMN 相关脑区的调节方面表现出了显著激活。尽管抑郁障碍的确切神经解剖学基础尚不清楚，但 DMN 功能异常被认为在抑郁障碍中发挥作用（Ng et al., 2017）。

该研究小组使用相同的 LA 方案进行的第三项针对抑郁障碍的试验是一项 2013 年的双盲 RCT，其中 47 名参与者被随机分配接受在相同穴位（LR14、CV14、LR8、HT7 和 KI3）上的 LA 或假针灸（Quah-Smith et al., 2013a）。LA 每周进行两次，持续 4 周，然后每周一次，再持续 4 周，总共 12 次。主要结局指标是使用汉密尔顿抑郁量表（HAM-D）在 8 周时评估的抑郁障碍严重程度的变化，次要结局指标是使用抑郁快速自评量表（QID-SR）和抑郁快速临床评估量表（QIDS-CL）评估的抑郁障碍严重程度的变化。在 8 周时，激光组的参与者在主要结局指标和临床医生评定的次要结局指标 HAM-D（平均值 9.28, *SD* 6.55 *vs.* 平均值 14.14, *SD* 4.78，$P < 0.001$）和 QIDS-CL（平均值 8.12, *SD* 6.61 *vs.* 平均值 12.68, *SD*3.77，$P < 0.001$）上表现出更大的改善。两组的自我报告 QIDS-SR 评分均有所改善，但组间差异不显著。在 3 个月时，激光治疗组参与者的 QIDS-SR 评分仍明显低于基线水平。

36.4.5 激光针灸与脑血流量

Litscher 等进行了许多研究，探索不同形式的 LA 对大脑功能的影响。2000 年，他们对 NA 和 LA 对大脑循环和 EEG 双频指数的影响进行了多参数检查。他们发现，NA 和 LA（19mW，685nm）在六个穴位（LI4、ST30、BL60、BL65、BL66、BL67）上都使特定大脑区域的大脑后动脉平均血流速度增加了。2004 年，Litscher 在一项随机对照交叉试验中，使用功能性多向经颅多普勒超声检查（fTCD）（*n*=17）和 fMRI（*n*=1）对 18 名健康志愿者进行了 LA 治疗评估（Litscher et al., 2004）。报告的激光参数为：输出功率 30 ~ 40mW，波长 685nm；照射时间 20 分钟；光束直径 500μm；每个穴位的能量密度约为 4.6kJ/cm², 所有穴位的总能量密度为 36.8kJ/cm²。同时对四个穴位（LI4、ST36、BL60、BL67）进行 LA，导致 fTCD 测量的大脑后动脉平均血流速度增加［刺激前（平均值 ± 标准误）：42.2±2.5；刺激期间：44.2±2.6；刺激后：42.3±2.4cm/s，无显著差异］。大脑中动脉的平均血流速度略有下降，但无显著差异。一名受试者的 fMRI 分析显示，双侧穴位刺激导致双侧额叶皮层激活，以及左侧枕上回（BA19）的 BOLD 信号增加。视觉皮层（可能是由两个与视觉相关的穴位 BL60 和 BL67）的激活与 Siedentopf 等（2002）的早期研究结果一致。

36.4.6 激光针灸与大脑振荡

脑电图（EEG）对大脑皮层振荡的记录是了解大脑状态和功能的另一途径。EEG 可以检测到大脑节律的微小波动，从而深入了解大脑激活的空间和时间动态。研究表明，NA 的镇痛作用与双侧前额叶皮层、中扣带回皮层、初级感觉皮层以及岛叶中 γ 振荡（30 ~ 100Hz）功率的降低有关（Hauck et al., 2017）。2013 年的一项随机试验比较了针灸与氯硝西泮在 80 名广泛性焦虑障碍患者中的效果，并使用 EEG 探索了 6 周时脑电波的变化。与氯硝西泮组相比，NA 组的 HAM-A 降低幅度更大（$P < 0.05$），同时 α 波

功率增加，θ 波功率降低（Zhou et al., 2013）。

遗憾的是，迄今为止，使用 EEG 探索 LA 对人体影响的研究很少。尽管不是严格意义上的 LA，但 2012 年的一项研究测量了使用激光刺激手掌（激光参数：6 个激光二极管，830nm，每个 7mW，脉冲频率为 10Hz）前后大脑振荡的差异（Wu et al., 2012）。他们发现 α 波和 θ 波频段显著激活，而 β 波频段失活，这与正念冥想诱导的大脑状态变化非常相似（Lomas et al., 2015）。尽管手掌上的穴位不是特定目标，但很可能至少刺激了心包经（PC8），这就提出了一个问题：在进行传统 PBMT 时，偶然刺激穴位会产生什么效果？是"意外"刺激穴位增强了整体效果，还是缺乏特异性造成了问题？EEG 是量化大脑活动的重要方法，但在 LA 研究中却未得到充分利用。

36.4.7　激光针灸用于脑卒中和神经康复治疗

Naeser 等的研究提供了有趣的证据，表明 LA 在协助脑卒中瘫痪患者的神经康复治疗方面有效，包括病例报告（Naeser, 1997; Naeser et al., 2011），以及 CT 扫描研究显示的病灶改善证据（Naeser et al., 1995）。在后一项研究中，Naeser 治疗了 7 名脑卒中患者（年龄 48 ~ 71 岁；5 名男性），其中 5 名患有偏瘫，包括手指自主运动严重减少或消失，2 名患者患有手部轻瘫。报告的激光参数为：20mW，780nm 近红外连续波激光，光斑直径为 1mm。在手部和面部较浅的穴位进行 LA 刺激，每次 20 秒（51J/cm^2），而较深的手臂和腿部穴位则每次接受 40 秒的 LA 刺激（103J/cm^2）。患者每周接受 2 ~ 3 次治疗，持续 3 ~ 4 个月。总体而言，7 名患者中有 5 名（71.4%）治疗结束后在由盲态评估者进行的体格检查中显示有所改善，包括运动范围、握力和手部灵巧度测试中的提高。根据 CT 扫描结果，他们能够确定运动通路区域的病灶大小是否与患者对 LA 治疗的反应相关，病灶大小超过大脑区域的 50%（严重瘫痪）则无反应。这些结果提示，LA 作为神经康复的单一疗法和辅助疗法值得进一步研究。

36.4.8　波长

绝大多数 PBMT 研究都使用了处于红光到近红外光（632 ~ 1064nm）范围内的激光设备，但即使在这个范围内，也有证据表明生理效应不仅与剂量有关，还与波长有关（Albuquerque-Pontes et al., 2015; Ang et al., 2012; Pereira et al., 2014; Santos et al., 2014; Usumez et al., 2014）。不过，也有一些证据表明，使用较短波长的激光也可能对组织诱发特定的生理结果（Wang et al., 2017b; Hwang et al., 2015）。奥地利 Litscher 的研究小组已经证明了非传统波长的光在 LA 中的有效性。2010 年，他们发现，与 LA 前的参考区间相比，在上背部 GV14 部位进行的紫色激光刺激显著提高了基底动脉的血流速度（$P < 0.001$）（Litscher et al., 2010）。该激光参数为：405nm，110mW，直径 500μm，治疗时间为 10 分钟。他们还发现，同样的紫色 LA 方案增加了外周微循环（Wang et al., 2011），改变了皮肤温度分布（Litscher et al., 2011）。Litscher 还报告了使用黄色和绿色激光调节神经反应的积极结果（Litscher et al., 2015, 2018）。这些初步探索提出了一个有趣的问题，即不同波长的激光可用于 LA 的潜在治疗方面。既然蓝光、绿光和黄光的穿透深度被认为不会超过几毫米，那么穴位究竟有多深？我们知道针灸的深度通常可达 1/2 英寸，但激光需要穿透多深才能产生治疗效果呢？未来的实验室研究需要对不同波长的激光进行直接比较，以确定最适合大脑刺激的波长。

36.5　结论

近年来神经科学研究的爆炸式增长和大脑成像技术的进步已经解决了针灸是否影响大脑功能的问题。答案显然是肯定的。现在很清楚的是，无论是通过针灸、激光还是电刺激穴位，都可以调节大脑功能，而且由于 fMRI 技术的出现，人们已经对作用部位有了很多了解。只是目前还不完全清楚具体是如何起作用的，以及为什么会这样。可以肯定地说，针灸的效果再也不能用安慰剂效应或期望获益来解释了。不过，人们也知道，真正的答案当然是复杂的，因为针灸和安慰剂反应在触发内源性阿片制剂释放方面确实有一些相似的大脑通路。针灸在历史上一直缺乏确凿证据，部分原因是研究方法存在疑问和研究结果具有异质性，但这也可能是因为针灸确实是一种针对非线性系统（人体生理学）的非线性方法，因此需要改进方法对其进行研究。在这个复杂的领域中引入现代激光技术，例如在双盲 RCTs 中使用灭活激光作为可信的真正假激光，将极大地解决未来的一些研究问题，并且这显然是必要的。

原著参考文献

[1] Ahn, A.C., Martinsen, O.G., 2007. Electrical characterization of acupuncture points: technical issues and challenges. J. Altern. Complement. Med. 13, 817-824.

[2] Albuquerque-Pontes, G.M., Vieira Rde, P., Tomazoni, S.S., Caires, C.O., Nemeth, V., Vanin, A.A., et al., 2015. Effect of pre-irradiation with different doses, wavelengths, and application intervals of low-level laser therapy on cytochrome c oxidase activity in intact skeletal muscle of rats. Lasers Med. Sci. 30, 59-66.

[3] Ando, T., Xuan, W., Xu, T., Dai, T., Sharma, S.K., Kharkwal, G.B., et al., 2011. Comparison of therapeutic effects between pulsed and continuous wave 810-nm wavelength laser irradiation for traumatic brain injury in mice. PLoS One 6, e26212.

[4] Ang, F.Y., Fukuzaki, Y., Yamanoha, B., Kogure, S., 2012. Immunocytochemical studies on the effect of 405-nm low-power laser irradiation on human-derived A-172 glioblastoma cells. Lasers Med. Sci. 27, 935-942.

[5] Asghar, A.U., Green, G., Lythgoe, M.F., Lewith, G., Macpherson, H., 2010. Acupuncture needling sensation: the neural correlates of deqi using fMRI. Brain Res. 1315, 111-118.

[6] Bai, Y., Wang, J., Wu, J.P., Dai, J.X., Sha, O., Tai Wai Yew, D., et al., 2011. Review of evidence suggesting that the fascia network could be the anatomical basis for acupoints and meridians in the human body. Evidence-based complementary and alternative medicine: eCAM 2011, 260510.

[7] Baxter, G.D, 2009. Laser acupuncture: effectiveness depends upon dosage. Acupunct. Med. 27, 92.

[8] Baxter, G.D., Bleakley, C., Mcdonough, S., 2008. Clinical effectiveness of laser acupuncture: a systematic review. J. Acupunct. Meridian Stud. 1, 65-82.

[9] Beissner, F., Henke, C., 2011. Methodological problems in FMRI studies on acupuncture: a critical review with special emphasis on visual and auditory cortex activations. Evid. Based Complement. Alternat. Med. 2011, 607637.

[10] Cai, R.L., Shen, G.M., Wang, H., Guan, Y.Y., 2018. Brain functional connectivity network studies of acupuncture: a systematic review on restingstate fMRI. J. Integr. Med. 16, 26-33.

[11] Campbell, A., 2006. Point specificity of acupuncture in the light of recent clinical and imaging studies. Acupunct. Med. 24, 118-122.

[12] Chae, Y., Chang, D.-S., Lee, S.-H., Jung, W.-M., Lee, I.-S., Jackson, S., et al., 2013. Inserting needles into the body: a meta-analysis of brain activity associated with acupuncture needle stimulation. J. Pain 14, 215-222.

[13] Chan, M.W.C., Wu, X.Y., Wu, J.C.Y., Wong, S.Y.S., Chung, V.C.H., 2017. Safety of acupuncture: overview of systematic reviews. Sci. Rep. 7, 3369.

[14] Chan, S.H., 1984. What is being stimulated in acupuncture: evaluation of the existence of a specific substrate. Neurosci. Biobehav. Rev. 8, 25-33.

[15] Chen, Y.W., Wang, H.H., 2014. The effectiveness of acupressure on relieving pain: a systematic review. Pain Manag. Nurs. 15, 539-550.

[16] Cheng, K., Shen, X.Y., Ding, G.H., Wu, F., 2009. Relationship between laser acupuncture analgesia and the function of mast cells. Zhongguo Zhen Jiu 29, 478-483.

[17] Cho, Z.H., Chung, S.C., Jones, J.P., Park, J.B., Park, H.J., Lee, H.J., et al., 1998. New findings of the correlation between acupoints and corresponding brain cortices using functional MRI. Proc. Natl. Acad. Sci. U.S.A. 95, 2670-2673.

[18] Chow, R., Armati, P., Laakso, E.L., Bjordal, J.M., Baxter, G.D., 2011. Inhibitory effects of laser irradiation on peripheral mammalian nerves and relevance to analgesic effects: a systematic review. Photomed. Laser Surg. 29, 365-381.

[19] Chow, R., Yan, W., Armati, P., 2012. Electrophysiological effects of single point transcutaneous 650 and 808 nm laser irradiation of rat sciatic nerve: a study of relevance for low-level laser therapy and laser acupuncture. Photomed. Laser Surg. 30, 530-535.

[20] Cui, J., Wang, S., Ren, J., Zhang, J., Jing, J., 2017. Use of acupuncture in the USA: changes over a decade (2002-2012). Acupunct. Med. 35, 200-207.

［21］ Curtis, B.D., Hurtak, J.J., 2004. Consciousness and quantum information processing: uncovering the foundation for a medicine of light. J. Altern. Complement. Med. 10, 27-39.

［22］ Dale, R.A., 1999. The systems, holograms and theory of micro-acupuncture. Am. J. Acupunct. 27, 207-242.

［23］ DeSmul, A., 1996. Very new waves in very old meridians: quantum medical physics of the living. Acupunct. Electrother. Res. 21, 15-20.

［24］ Dincer, F., Linde, K., 2003. Sham interventions in randomized clinical trials of acupuncture - a review. Complement. Ther. Med. 11, 235-242.

［25］ Fröhlich, F., 2016. Network Neuroscience. Elsevier Science.

［26］ Gleditsch, J., 1978. Mouth acupuncture. Zahnarzt 22 (5), 259-264.

［27］ Guo, H.F., Tian, J., Wang, X., Fang, Y., Hou, Y., Han, J., 1996. Brain substrates activated by electroacupuncture of different frequencies (I): comparative study on the expression of oncogene c-fos and genes coding for three opioid peptides. Brain Res. Mol. Brain Res. 43, 157-166.

［28］ Hamblin, M.R., 2017. Mechanisms and applications of the anti-inflammatory effects of photobiomodulation. AIMS Biophys. 4, 337-361.

［29］ Hashmi, J.T., Huang, Y.Y., Sharma, S.K., Kurup, D.B., De Taboada, L., Carroll, J.D., et al., 2010. Effect of pulsing in low-level light therapy. Lasers Surg. Med. 42, 450-466.

［30］ Hauck, M., Schroder, S., Meyer-Hamme, G., Lorenz, J., Friedrichs, S., Nolte, G., et al., 2017. Acupuncture analgesia involves modulation of paininduced gamma oscillations and cortical network connectivity. Sci. Rep. 7, 16307.

［31］ He, T., Zhu, W., Du, S.-Q., Yang, J.-W., Li, F., Yang, B.-F., et al., 2015. Neural mechanisms of acupuncture as revealed by fMRI studies. Auton. Neurosci. 190, 1-9.

［32］ Hori, E., Takamoto, K., Urakawa, S., Ono, T., Nishijo, H., 2010. Effects of acupuncture on the brain hemodynamics. Auton. Neurosci. 157, 74-80.

［33］ Hui, K.K.S., Nixon, E.E., Vangel, M.G., Liu, J., Marina, O., Napadow, V., et al., 2007. Characterization of the "deqi" response in acupuncture. BMC Complement. Altern. Med. 7, 33.

［34］ Hui, K.K., Marina, O., Liu, J., Rosen, B.R., Kwong, K.K., 2010. Acupuncture, the limbic system, and the anticorrelated networks of the brain. Auton. Neurosci. 157, 81-90.

［35］ Hwang, M.H., Shin, J.H., Kim, K.S., Yoo, C.M., Jo, G.E., Kim, J.H., et al., 2015. Low level light therapy modulates inflammatory mediators secreted by human annulus fibrosus cells during intervertebral disc degeneration in vitro. Photochem. Photobiol. 91, 403-410.

［36］ Ilic, S., Leichliter, S., Streeter, J., Oron, A., Detaboada, L., Oron, U., 2006. Effects of power densities, continuous and pulse frequencies, and number of sessions of low-level laser therapy on intact rat brain. Photomed. Laser Surg. 24, 458-466.

［37］ Jiang, W.-L., Wei, H.-J., Guo, Z.-Y., Ni, Y.-R., Yang, H.-Q., Xie, S.-S., 2017a. Changes in nitric oxide releases of the contralateral acupoint during and after laser acupuncture at bilateral same-name acupoints in human. Evid. Based Complement. Alternat. Med. 2017, 5763458.

［38］ Jiang, W.L., Wei, H.J., Guo, Z.Y., Ni, Y.R., Yang, H.Q., Xie, S.S., 2017b. Effects of different-intensity laser acupuncture at two adjacent samemeridian acupoints on nitric oxide and soluble guanylate cyclase releases in human. Microcirculation 24.

［39］ Jittiwat, J., 2017. Laser acupuncture at GV20 improves brain damage and oxidative stress in animal model of focal ischemic stroke. J. Acupunct. Meridian Stud. 10, 324-330.

［40］ Jovanić, B., Nikolovski, D., Radenković, B., Despotović, M., 2009. Optical properties of acupunctural points as diagnostic method. Acta Phys. Polon. A 116, 693-696.

［41］ Jun, M.H., Kim, Y.M., Kim, J.U., 2015. Modern acupuncture-like stimulation methods: a literature review. Integr. Med. Res. 4, 195-219.

［42］ Khongrum, J., Wattanathorn, J., 2015. Laser acupuncture improves behavioral disorders and brain oxidative stress status in the valproic acid rat model of autism. J. Acupunct. Meridian Stud. 8, 183-191.

［43］ Khongrum, J., Wattanathorn, J., 2017. Laser acupuncture at HT7 improves the cerebellar disorders in valproic acid-rat model of autism. J. Acupunct. Meridian Stud. 10, 231-239.

［44］ Kim, D.H., Ryu, Y., Hahm, D.H., Sohn, B.Y., Shim, I., Kwon, O.S., et al., 2017. Acupuncture points can be identified as cutaneous neurogenic inflammatory spots. Sci. Rep. 7, 15214.

［45］ Kung, Y.Y., Hwang, S.J., Li, T.F., Ko, S.G., Huang, C.W., Chen, F.P., 2017. Trends in global acupuncture publications: an analysis of the Web of Science database from 1988 to 2015. J. Chin. Med. Assoc. 80, 521-525.

［46］Langevin, H.M., Yandow, J.A., 2002. Relationship of acupuncture points and meridians to connective tissue planes. Anat. Rec. 269, 257-265.

［47］Law, D., Mcdonough, S., Bleakley, C., Baxter, G.D., Tumilty, S., 2015. Laser acupuncture for treating musculoskeletal pain: a systematic review with meta-analysis. J. Acupunct. Meridian Stud. 8, 2-16.

［48］Lee, G., Kim, W., 2017. The modulatory effect of acupuncture on the activity of locus coeruleus neuronal cells: a review. Evid. Based Complement. Alternat. Med. 2017, 9785345.

［49］Lee, M.S., Kim, Y.C., Moon, S.R., Shin, B.C., Jeong, D.M., 2004. Hydrodynamic analysis of waveforms induced by vibrational stimuli at meridian and non-meridian points. Am. J. Chin. Med. 32, 977-984.

［50］Li, A., Li, X.L., Zhang, F., Yue, J.H., Yuan, C.S., Li, K., et al., 2016. A functional magnetic resonance imaging study of the neuronal specificity of an acupoint: acupuncture at Rangu (KI 2) and its sham point. Intern. Med. J. 46, 973-977.

［51］Li, J., Wang, Q., Liang, H., Dong, H., Li, Y., Ng, E.H., et al., 2012. Biophysical characteristics of meridians and acupoints: a systematic review. Evid. Based Complement. Alternat. Med. 2012, 793841.

［52］Li, X., Wang, R., Xing, X., Shi, X., Tian, J., Zhang, J., et al., 2017. Acupuncture for myofascial pain syndrome: a network meta-analysis of 33 randomized controlled trials. Pain Physician 20, E883-e902.

［53］Li, X.B., Wang, J., Xu, A.D., Huang, J.M., Meng, L.Q., Huang, R.Y., et al., 2018. Clinical effects and safety of electroacupuncture for the treatment of post-stroke depression: a systematic review and meta-analysis of randomised controlled trials. Acupunct. Med. 36, 284-293.

［54］Liang, Y., Ma, S.X., Chen, J.X., 2008. Effect of nitric oxide on noradrenergic function and skin electric resistance of acupoints and meridians. Zhen Ci Yan Jiu 33, 213-216.

［55］Lin, Y.C., Wan, L., Jamison, R.N., 2017. Using integrative medicine in pain management: an evaluation of current evidence. Anesth. Analg. 125, 2081-2093.

［56］Litscher, D., Wang, G., Gaischek, I., Wang, L., Wallner-Liebmann, S., Petek, E., 2015. Yellow laser acupuncture - a new option for prevention and early intervention of lifestyle-related diseases: a randomized, placebo-controlled trial in volunteers. Laser Ther. 24, 53-61.

［57］Litscher, D., Wang, J., Litscher, G., Li, G., Bosch, P., Van Den Noort, M., et al., 2018. Gender differences in laser acupuncture-results of a crossover study with green and yellow laser at the ear point Shenmen. Medicines (Basel) 5, 24.

［58］Litscher, G., 2002. Computer-based quantification of traditional chinese-, ear- and Korean hand acupuncture: needle-induced changes of regional cerebral blood flow velocity. Neurol. Res. 24, 377-380.

［59］Litscher, G., Rachbauer, D., Ropele, S., Wang, L., Schikora, D., Fazekas, F., et al., 2004. Acupuncture using laser needles modulates brain function: first evidence from functional transcranial Doppler sonography and functional magnetic resonance imaging. Lasers Med. Sci. 19, 6-11.

［60］Litscher, G., Huang, T., Wang, L., Zhang, W., 2010. Violet laser acupuncture - part 1: Effects on brain circulation. J. Acupunct. Meridian Stud. 3, 255-259.

［61］Litscher, G., Wang, L., Huang, T., Zhang, W., 2011. Violet laser acupuncture - part 3: pilot study of potential effects on temperature distribution. J. Acupunct. Meridian Stud. 4, 164-167.

［62］Liu, J.L., Jing, X.H., Shi, H., Chen, S.P., He, W., Bai, W.Z., et al., 2013. Historical review about research on "Bonghan System" in China. Evid. Based Complement. Alternat. Med. 2013, 636081.

［63］Lo, S.Y., 2002. Meridians in acupuncture and infrared imaging. Med. Hypotheses 58, 72-76.

［64］Lomas, T., Ivtzan, I., Fu, C.H., 2015. A systematic review of the neurophysiology of mindfulness on EEG oscillations. Neurosci. Biobehav. Rev. 57, 401-410.

［65］Lundeberg, T., 2013. Acupuncture mechanisms in tissue healing: contribution of NO and CGRP. Acupunct. Med. 31, 7-8.

［66］Ma, S.X., 2017. Nitric oxide signaling molecules in acupoints: toward mechanisms of acupuncture. Chin. J. Integr. Med. 23, 812-815.

［67］Ma, Y., 2015. Neuropsychological mechanism underlying antidepressant effect: a systematic meta-analysis. Mol. Psychiatry 20, 311-319.

［68］Mayor, D., 2013. An exploratory review of the electroacupuncture literature: clinical applications and endorphin mechanisms. Acupunct. Med. 31, 409-415.

［69］Mehta, P., Dhapte, V., Kadam, S., Dhapte, V., 2017. Contemporary acupressure therapy: adroit cure for painless recovery of therapeutic ailments. J. Tradit. Complement. Med. 7, 251-263.

［70］Melzack, R., Stillwell, D.M., Fox, E.J., 1977. Trigger points and acupuncture points for pain: correlations and implications. Pain 3, 3-23.

［71］Miura, N., Akitsuki, Y., Sekiguchi, A., Kawashima, R., 2013. Activity in the primary somatosensory cortex induced by reflexological stimulation is unaffected by pseudo-information: a functional magnetic resonance imaging study. BMC Complement. Altern. Med. 13, 114.

［72］Naeser, M.A., 1997. Neurological rehabilitation: acupuncture and laser acupuncture to treat paralysis in stroke, other paralytic conditions, and pain in carpal tunnel syndrome. J. Altern. Complement. Med. 3, 425-428.

［73］Naeser, M.A., Stiassny-Eder, D., Galler, V., Hobbs, J., Bachman, D., Lannin, L.N., 1995. Laser acupuncture in the treatment of paralysis in stroke patients: a CT scan lesion site study. Am. J. Acupunct. 23, 13-28.

［74］Naeser, M.A., Saltmarche, A., Krengel, M.H., Hamblin, M.R., Knight, J.A., 2011. Improved cognitive function after transcranial, light-emitting diode treatments in chronic, traumatic brain injury: two case reports. Photomed. Laser Surg. 29, 351-358.

［75］Nakamaru, T., Miura, N., Fukushima, A., Kawashima, R., 2008. Somatotopical relationships between cortical activity and reflex areas in reflexology: a functional magnetic resonance imaging study. Neurosci. Lett. 448, 6-9.

［76］Nedeljkovic, M., Ljustina-Pribic, R., Savic, K., 2008. Innovative approach to laser acupuncture therapy of acute obstruction in asthmatic children. Med. Pregl. 61, 123-130.

［77］Ng, S.K., Urquhart, D.M., Fitzgerald, P.B., Cicuttini, F.M., Hussain, S.M., Fitzgibbon, B.M., 2017. The relationship between structural and functional brain changes and altered emotion and cognition in chronic low back pain: a systematic review of MRI and fMRI Studies. Clin. J. Pain 34, 237-261.

［78］Pacific, W.H.O.R.O.F.T.W., 1993. Standard Acupuncture Nomenclature: A Brief Explanation of 361 Classical Acupuncture Point Names and their Multilingual Comparative List, WHO Regional Office for the Western Pacific, Manila.

［79］Park, H.J., Cha, C., 2012. The effect of Korean hand acupuncture on young, single Korean students with irritable bowel syndrome. Gastroenterol. Nurs. 35, 403-414.

［80］Pereira, T.S., Flecha, O.D., Guimaraes, R.C., De Oliveira, D., Botelho, A.M., Ramos Gloria, J.C., et al., 2014. Efficacy of red and infrared lasers in treatment of temporomandibular disorders - a double-blind, randomized, parallel clinical trial. Cranio 32, 51-56.

［81］Pokorny, J., Martan, T., Foletti, A., 2012. High capacity optical channels for bioinformation transfer: acupuncture meridians. J. Acupunct. Meridian Stud. 5, 34-41.

［82］Qin, W., Bai, L., Dai, J., Liu, P., Dong, M., Liu, J., et al., 2011. The temporal-spatial encoding of acupuncture effects in the brain. Mol. Pain 7, 19.

［83］Qiu, K., Jing, M., Sun, R., Yang, J., Liu, X., He, Z., et al., 2016. The status of the quality control in acupuncture-neuroimaging studies. Evid. Based Complement. Alternat. Med. 2016, 3685785.

［84］Qiu, Z.Y., Ding, Y., Cui, L.Y., Hu, M.L., Ding, M.X., 2015. The expression patterns of c-Fos and c-Jun induced by different frequencies of electroacupuncture in the brain. Evid. Based Complement. Alternat. Med. 2015, 343682.

［85］Quah-Smith, I., Sachdev, P.S., Wen, W., Chen, X., Williams, M.A., 2010. The brain effects of laser acupuncture in healthy individuals: an FMRI investigation. PLoS One 5, e12619.

［86］Quah-Smith, I., Smith, C., Crawford, J.D., Russell, J., 2013a. Laser acupuncture for depression: a randomised double blind controlled trial using low intensity laser intervention. J. Affect Disord. 148, 179-187.

［87］Quah-Smith, I., Suo, C., Williams, M.A., Sachdev, P.S., 2013b. The antidepressant effect of laser acupuncture: a comparison of the resting brain's default mode network in healthy and depressed subjects during functional magnetic resonance imaging. Med. Acupunct. 25, 124-133.

［88］Round, R., Litscher, G., Bahr, F., 2013. Auricular acupuncture with laser. Evid. Based Complement. Alternat. Med. 2013, 984763.

［89］Sang Min, L., Chunho, C., Kwang-Sup, S., Gilwon, Y., 2001. Measurement and analysis of optical properties of acupuncture points and channels. In: ISIE 2001. 2001 IEEE International Symposium on Industrial Electronics Proceedings (Cat. No.01TH8570), vol. 1, pp. 655-656.

［90］Santos, L.A., Marcos, R.L., Tomazoni, S.S., Vanin, A.A., Antonialli, F.C., Grandinetti Vdos, S., et al., 2014. Effects of pre-irradiation of low-level laser therapy with different doses and wavelengths in skeletal muscle performance, fatigue, and skeletal muscle damage induced by tetanic contractions in rats. Lasers Med. Sci. 29, 1617-1626.

［91］Schlebusch, K.P., Maric-Oehler, W., Popp, F.A., 2005. Biophotonics in the infrared spectral range reveal acupuncture meridian structure of the body. J. Altern. Complement. Med. 11, 171-173.

［92］Siedentopf, C.M., Golaszewski, S.M., Mottaghy, F.M., Ruff, C.C., Felber, S., Schlager, A., 2002. Functional magnetic resonance imaging detects activation of the visual association cortex during laser acupuncture of the foot in humans. Neurosci. Lett. 327, 53-56.

［93］Siedentopf, C.M., Koppelstaetter, F., Haala, I.A., Haid, V., Rhomberg, P., Ischebeck, A., et al., 2005. Laser acupuncture induced specific cerebral cortical and subcortical activations in humans. Lasers Med. Sci. 20, 68-73.

［94］Simma, I., Gleditsch, J.M., Simma, L., Piehslinger, E., 2009. Immediate effects of microsystem acupuncture in patients with oromyofacial pain and craniomandibular disorders (CMD): a double-blind, placebo-controlled trial. Br. Dent. J. 207, E26.

［95］Smith, C.A., Armour, M., Lee, M.S., Wang, L.Q., Hay, P.J., 2018. Acupuncture for depression. Cochrane Database Syst. Rev. 3, Cd004046.

［96］Sutalangka, C., Wattanathorn, J., Muchimapura, S., Thukham-Mee, W., Wannanon, P., Tong-Un, T., 2013. Laser acupuncture improves memory impairment in an animal model of Alzheimer's disease. J. Acupunct. Meridian Stud. 6, 247-251.

［97］Usumez, A., Cengiz, B., Oztuzcu, S., Demir, T., Aras, M.H., Gutknecht, N., 2014. Effects of laser irradiation at different wavelengths (660, 810, 980, and 1,064 nm) on mucositis in an animal model of wound healing. Lasers Med. Sci. 29, 1807-1813.

［98］Vickers, A.J., Vertosick, E.A., Lewith, G., Macpherson, H., Foster, N.E., Sherman, K.J., et al., 2018. Acupuncture for chronic pain: update of an individual patient data meta-analysis. J. Pain 19, 455-474.

［99］Wang, D.J., Chang, X.R., Yan, J., Wang, X.J., Wang, T., Liu, J., et al., 2012. Comparative study on therapeutic effect between acupuncture at special acupoints and non-specific acupoints in foot yangming meridian for functional dyspepsia. Zhongguo Zhen Jiu 32, 703-708.

［100］Wang, G., Litscher, D., Tian, Y., Gaischek, I., Jia, S., Wang, L., et al., 2014a. Acupoint activation: response in microcirculation and the role of mast cells. Medicines 1, 56-63.

［101］Wang, X., Huang, J., Han, J., Yang, M., Pang, J., Zhao, X., 2014b. Recent progress of traditional Chinese medical science based on theory of biophoton. Front. Optoelectron. 7, 28-36.

［102］Wang, J., Wu, B., Chen, S., 2017a. Discussion on quantum entanglement theory and acupuncture. Zhongguo Zhen Jiu 37, 1233-1237.

［103］Wang, Y., Huang, Y.Y., Wang, Y., Lyu, P., Hamblin, M.R., 2017b. Red (660 nm) or near-infrared (810 nm) photobiomodulation stimulates, while blue (415 nm), green (540 nm) light inhibits proliferation in human adipose-derived stem cells. Sci. Rep. 7, 7781.

［104］Wang, L., Huang, T., Zhang, W., Litscher, G., 2011. Violet laser acupuncture--part 2: Effects on peripheral microcirculation. J. Acupunct. Meridian Stud. 4, 24-28.

［105］Whittaker, P., 2004. Laser acupuncture: past, present, and future. Lasers Med. Sci. 19, 69-80.

［106］Wise, N.A., 2007. Cranial Laser Reflex Technique for post-stroke muscle spasm: a case report. In: North American Association of Laser Therapy (NAALT) Annual Conference. Tucson, AZ.

［107］Wise, N.A., 2010. Reduction of chronic musculoskeletal pain with cranial laser reflex technique (CLRT): a randomized controlled trial using pressure algometry. AIP Conf. Proc. 1226, 184-191.

［108］Wu, J.-H., Chang, W.-D., Hsieh, C.-W., Jiang, J.-A., Fang, W., Shan, Y.-C., et al., 2012. Effect of low-level laser stimulation on EEG. Evid. Based Complement. Alternat. Med. 2012, 11.

［109］Xiang, A., Cheng, K., Shen, X., Xu, P., Liu, S., 2017. The immediate analgesic effect of acupuncture for pain: a systematic review and meta-analysis. Evid. Based Complement. Alternat. Med. 2017, 3837194.

［110］Xiang, X.H., Chen, Y.M., Zhang, J.M., Tian, J.H., Han, J.S., Cui, C.L., 2014. Low- and high-frequency transcutaneous electrical acupoint stimulation induces different effects on cerebral mu-opioid receptor availability in rhesus monkeys. J. Neurosci. Res. 92, 555-563.

［111］Xing, J.J., Zeng, B.Y., Li, J., Zhuang, Y., Liang, F.R., 2013. Acupuncture point specificity. Int. Rev. Neurobiol. 111, 49-65.

［112］Yamamoto, T., Schockert, T., Boroojerdi, B., 2007. Treatment of juvenile stroke using Yamamoto New Scalp Acupuncture (YNSA) - a case report. Acupunct. Med. 25, 200-202.

［113］Yan, W., Chow, R., Armati, P.J., 2011. Inhibitory effects of visible 650-nm and infrared 808-nm laser irradiation on somatosensory and compound muscle action potentials in rat sciatic nerve: implications for laser-induced analgesia. J. Peripher. Nerv. Syst. 16, 130-135.

[114] Yang, H., Xie, S., Li, H., Wang, Y., 2009. On optics of human meridians. Sci. China Series G: Phys. Mech. Astron. 52, 502-507.

[115] Yang, H.Q., Xie, S.S., Hu, X.L., Chen, L., Li, H., 2007a. Appearance of human meridian-like structure and acupoints and its time correlation by infrared thermal imaging. Am. J. Chin. Med. 35, 231-240.

[116] Yang, H.Q., Xie, S.S., Liu, S.H., Li, H., Guo, Z.Y., 2007b. Differences in optical transport properties between human meridian and non-meridian. Am. J. Chin. Med. 35, 743-752.

[117] Yang, Z., Zhou, M., Wang, X., Zhao, Y., Chen, Z., Lan, Y., et al., 2017. Review on skin temperature of acupoints. Zhongguo Zhen Jiu 37, 109-114.

[118] Yoshida, T., Tanaka, C., Umeda, M., Higuchi, T., Fukunaga, M., Naruse, S., 1995. Non-invasive measurement of brain activity using functional MRI: toward the study of brain response to acupuncture stimulation. Am. J. Chin. Med. 23, 319-325.

[119] Zhang, W.B., Tian, Y.Y., Li, H., Tian, J.H., Luo, M.F., Xu, F.L., et al., 2008. A discovery of low hydraulic resistance channel along meridians. J. Acupunct. Meridian Stud. 1, 20-28.

[120] Zhang, Y., 1987. ECIWO Biology and Medicine: A New Theory of Conquering Cancer and Completely New Acupuncture Therapy. Neimenggu People Press, Beijing.

[121] Zhong, H.Q., Zhang, Z.D., Guo, Z.Y., Wei, H.J., Yang, H.Q., He, Y.H., et al., 2010. Using OCT image to distinguish human acupoint from nonacupoint tissues after irradiation with laser in vivo: a pilot study. Chin. Opt. Lett. 8, 418-420.

[122] Zhou, Q., Gai, S., Lin, N., Zhang, J., Zhang, L., Yu, R., et al., 2014. Power spectral differences of electrophysiological signals detected at acupuncture points and non-acupuncture points. Acupunct. Electrother. Res. 39, 169-181.

[123] Zhou, W., Benharash, P., 2014a. Effects and mechanisms of acupuncture based on the principle of meridians. J. Acupunct. Meridian Stud. 7, 190-193.

[124] Zhou, W., Benharash, P., 2014b. Significance of deqi response in acupuncture treatment: myth or reality. J. Acupunct. Meridian Stud. 7, 186-189.

[125] Zhou, X.F., Li, Y., Zhu, H., Chen, L.L., 2013. Impacts of acupuncture at twelve meridians acupoints on brain waves of patients with general anxiety disorder. Zhongguo Zhen Jiu 33, 395-398.

第 37 章　战争标志性创伤：个案研究

George Louis Lindenfeld[1][2] 和 George Rozelle[3]

1. RESET 治疗专业培训研究所有限责任公司，美国佛罗里达州萨拉索塔
2. RESET 治疗专业培训研究所有限责任公司，美国北卡罗来纳州亨德森维尔
3. MindSpa 综合健康中心，美国佛罗里达州萨拉索塔

37.1　引言

作为一位从业 48 年的临床心理学家，我们在治疗应用方面取得了诸多进展，但在我们的职业生涯中，很少遇到患者出现如此迅速且持久的转变。直到大约 6 年前，我们才接触到了 Frank Lawlis 博士于 2006 年取得专利的生物听觉利用装置（BAUD）。深入研究并开始在实践中充分应用这一新疗法后，我们惊讶地发现，许多患者都从困扰他们的诸多难题中恢复了过来。此外，伴随的诸如抑郁、睡眠障碍、慢性疼痛等症状也有所改善。在深入研究该工具的作用机制后，我们了解到 BAUD 使用的双耳声音能够快速且永久地调整长期存储在记忆中的情感成分。

相比之下，就在不久前，我们才开始接触红外光的世界，特别是它在改善创伤性脑损伤（TBI）后果方面的能力。鉴于 2007 年兰德公司的一份报告指出："截至 2007 年 10 月，已有 164 万名服役人员被部署到持久自由行动 / 伊拉克自由行动（OEF/OIF），估计约有 30 万人目前患有 PTSD 或重度抑郁，另有 32 万人在部署期间经历了可能的 TBI⋯⋯一些之前研究较少的特定群体，包括预备役人员和已退役的军人，可能面临更高的患这些疾病的风险"（Invisible Wounds of War: Psychological and Cognitive Injuries, Their Consequences, and Services to Assist Recovery—RAND_MG720. pdf, 2008）。

鉴于我们在光生物调节作用领域还算是个新手，一些背景信息可能有助于理解我们为何会被邀请撰写一本关于该主题的书籍中的其中一章。2016 年，我们正在撰写自己的最新著作《The Treatment of PTSD Comorbid Conditions》。其中的两章聚焦于对光生物调节作用有反应的症状（痴呆和创伤性脑损伤）。我大胆地联系了 Michael Hamblin 博士，请他考虑为我们的最新著作撰写前言。他欣然应允，不仅为整本书撰写了相关材料，还专门为这两章的主题撰写了内容。我们认为，分享这部分评论作为本章的开头是个不错的选择，以此感谢 Hamblin 博士对神经可塑性转变潜力的巨大贡献。

在这个新兴的神经科学领域中，最重要的概念之一是"突触可塑性"。从这个意义上说，听觉神经调节和光生物调节作用共享一个以神经可塑性为基础的共同机制。当我阅读关于 RESET 疗法在 PTSD 并发症条件方面的应用时⋯⋯我意识到我们体内每一个细胞固有的治愈和恢复能力⋯⋯很明显⋯⋯听觉神经调节打断了大脑记忆保留网络中的记忆再巩固过程，从而使其恢复到创伤前的水平。

⋯⋯他（Lindenfeld）提出，当我们将他所说的 RESET 疗法与光生物调节作用相结合时，我们会得到一个完美的"花生黄油果冻三明治"。这里的概念是，RESET 疗法的干预阻止了未

解决的创伤造成的潜在影响，从而防止了对整个身体的进一步损害。另一方面，PBMT 触发了：局部脑血流量的增加；改善了脑氧合；增加了对有效脑功能至关重要的 ATP 水平。显然，诱导光生物调节作用的光和使细胞恢复其固有生长潜力的声音有一个共同的功能，即它们都能明显减轻神经炎症。如果神经炎症持续延长，这种现象对大脑的损害尤其严重。

Michael Hamblin 博士

这两种不同的干预手段在身体、心灵和灵魂的治愈方面真正相辅相成。通过声音，可以促进了未解决的创伤造成的潜在影响的消除，并同时中和了对身体和心灵造成的神经炎症后果。通过光，可以加速脑氧合和血流量的增加，以及 ATP 的产生。在突触可塑性的作用下，这两种干预手段在转变过程中真正起到了相辅相成的作用。

作为一个欣赏花生黄油果冻三明治魔力的人，特别是当果冻是菠萝味的，我们很高兴能为汉布林博士的最新努力作出贡献。为了说明清楚，让我们将使用刺激情感触发器（RESET 疗法）以增强再巩固的过程视为相当于"菠萝味果冻的部分"。我们的挑战在于如何最好地将这些治疗的联合应用概念化。经过深思熟虑，我们决定首先对一名参战老兵进行 RESET 疗法，以缓解其创伤后应激障碍（PTSD）症状，然后再对其进行光生物调节作用，以治疗其潜在的残余 TBI 症状。

关于"花生黄油"，我们之前已经承认，我们是光生物调节作用领域的新手。我们最近庆祝了我的 79 岁生日，大约在两年前，我们决定探索红外光在衰老过程中维持人体自身认知能力方面可能的潜力。同时，我们越来越意识到，在参战的军人中，创伤性标志伤害越来越明显，这在最近一批返回的患有 PTSD 的参战老兵中尤为突出。我们意识到这些是当我们的同事和我们在佛罗里达州萨拉索塔地区参与一个试点项目时。该项目迄今已涉及来自三个时代（越南；海湾战争；伊拉克/阿富汗）的六名参战老兵。在此暂不深入细节，但这项干预的结果令人印象深刻，每名志愿参战的老兵都接受了四次 RESET 疗法。稍后将展示他们的后测结果，表明他们的 PTSD 症状显著减轻，以至于他们不再被纳入该疾病。

我们获得了 QuietMind 基金会（一个机构审查委员会）对我们研究的批准，并指出我们将排除有 TBI 病史或药物滥用史的退伍军人。我们最初这样做是为了避免将我们的主要关注点（即仅与 PTSD 相关的症状）复杂化。对于早期时代的退伍军人来说，这样做并不难。然而，对于来自伊拉克/阿富汗的退伍军人，我们发现这两种疾病之间的并发率要高得多。在对有兴趣参与研究的退伍军人进行初步筛查时，很快发现他们中的许多人经历过轻度至中度的 TBI。因此，在 QuietMind 基金会的批准下，研究纳入标准被修改为允许患有轻度至中度 TBI 的退伍军人参与。

我们的调查显示，国家 PTSD 中心在 2017 年的更新中指出 TBI 有所增加："伊拉克和阿富汗的冲突导致越来越多的退伍军人经历了创伤性脑损伤（TBI）。美国国防部和国防与退伍军人脑损伤中心估计，这些冲突造成的所有战斗伤亡中有 22% 是脑损伤，相比之下，越南相关战斗伤亡中只有 12% 是脑损伤。60% ~ 80% 有其他爆炸伤的士兵可能也患有创伤性脑损伤"（Traumatic Brain Injury and PTSD, 2017）。

由于我们现在开始纳入患有这种症状的退伍军人志愿者，我们认为有必要探索当前可用于 TBI 的恢复性治疗方法。我们的基本印象是，这些主要是支持性或姑息性的，而不是恢复性的干预措施，如下所述：轻度创伤性脑损伤（mTBI）后立即出现的脑震荡后症状（PCS）的有效治疗包括安慰、支持、关于 mTBI 的教育以及症状管理。然而，对于慢性脑震荡样症状，特别是伴有精神健康并发症的情况，有效的治疗方法仍不明确（Vanderploeg et al., 2019）。

另一位专注于 TBI 治疗的研究人员发现："总体而言，针对 TBI 成人的咨询主要涉及在团体和（或）个人治疗模式中使用行为疗法、认知行为疗法（CBT）和其他指导方法。它往往侧重于技能发展、症状管理和减少、社交和人际交往能力以及情绪调节。咨询往往是客户更大治疗计划的一部分，因为他们要努力在生活的多个领域重新获得熟练度，这涉及人际关系、工作和自我效能感（Maucieri, 2012）。"

其他更近一些的研究人员发现，创伤性脑损伤的治疗干预措施相当有限。他们指出："尽管有一些令人鼓舞的报告表明使用高压氧有所改善，但已发布的军事研究表明没有益处。药理学仅限于症状的改善"（Morries et al., 2015）。"最近多地点进行的关于药物直接治疗脑震荡和脑损伤的研究均告失败"（Willyard, 2015）。"TBI 与创伤后应激障碍的症状重叠，导致使用了已被证明可能对 TBI 患者的受损大脑有害的药物。"（Henderson, 2016）"如抗精神病药物已被证明具有神经毒性，并可能阻碍原本可能发生的任何神经再生"（Phelps et al., 2015）。

Santos 等在 2016 年的一篇文章中指出，唯一有望对 TBI 皮层进行修复的治疗干预措施包括：重复经颅磁刺激、经颅直流电刺激和经颅发光二极管疗法。由于本章的重点是低强度激光疗法的应用，因此我们只专注于这种特定的干预措施。研究者指出："在人类中，激光疗法的应用也开始有不同的侧重点。使用低功率激光疗法来验证这种疗法在组织修复中的生物刺激作用。值得注意的是，牙科手术后，接受治疗的患者血管充血，局部血液循环增加，新陈代谢加快，胶原蛋白合成增加，产生内啡肽的刺激增加，痛觉感受器信号受到抑制，从而带来镇痛、抗炎、组织水肿消退和促进愈合的效果。另一方面，当将其专门应用于中枢神经系统时，也取得了与动物模型和临床应用中所发现的相关结果"（Santos et al., 2016）。

2014 年的一项研究探讨了使用 4 周的光疗法来治疗 TBI 后的疲劳。研究人员报告称："在控制了年龄、性别和基线抑郁程度后，高强度蓝光疗法在治疗阶段降低了疲劳感和白天嗜睡感，且有证据表明，治疗停止 4 周后，疲劳感和白天嗜睡感有向基线水平发展的趋势。较低强度的黄光疗法或无治疗对照组则未观察到这些变化。自我报告的抑郁症状或精神运动警觉任务表现也未观察到显著的治疗效果。蓝光疗法似乎能有效缓解 TBI 后的疲劳感和白天嗜睡感，并可能为当前的治疗提供一种非侵入性、安全且无药物副作用的替代方案"（Sinclair et al., 2014）。

回到最近归国的退伍军人面临的问题上，简易爆炸装置已成为"伊拉克和阿富汗军人的首选武器。由于躯干保护措施的改进，更多的士兵在爆炸中幸存下来，但他们遭受的头部和颈部伤害的数量超过了以前的战争。尽管中度和重度创伤性脑损伤很容易识别并得到积极治疗，但轻度创伤性脑损伤（mTBI）或脑震荡以前被认为无关紧要，而且常被忽视。然而，最近，美国国防部和退伍军人健康管理局开始重视识别有 mTBI 风险的服役人员，因为其中一部分人持续出现致残症状，这会对其生活质量产生负面影响。关于爆炸伤的影响和治疗的研究正在不断推进，但仍有进一步的工作需要完成"（Snell and Halter, 2010）。

2016 年的一项研究调查了近期部署的患有轻度创伤性脑损伤（mTBI）的退伍军人的轻度 TBI 缺陷。"研究对象是从退伍军人事务所招募的 2007 年至 2012 年期间退伍的军人……在控制了年龄、抑郁程度和战斗暴露因素后，mTBI 组在所有执行功能和非执行功能测量中的表现均明显较差，分类流畅性除外。mTBI 组的抑郁程度和战斗暴露程度更高"（Gaines et al., 2016）。此外，"mTBI 的长期影响会导致服役人员出现失眠、焦虑、情绪困扰和认知功能受损。截至 2015 年 3 月，自 2000 年以来，美国军队中已确诊的创伤性脑损伤（TBI）病例（在战场和军营中）已超过 320 344 例"（Dickey, 2016）。

如前所述，自从决定让轻度至中度 TBI 患者参与我们的研究以来，我们的同事 George Roselle 博士和我们于 2016 年 9 月在佛罗里达州奥兰多市举行的神经反馈与研究学会（ISNR）研讨会上共同演讲，我们终于有机会研究光生物调节设备了。在那里，我们有机会见到了代表 VieLight 公司的 Lew Lim 博士，该公司生产光生物调节设备。Lim 博士等早在 1995 年就研究并最终开发出了一种鼻内光生物调节设备。大约 10 年后，他们将其作为一种将治疗用光子能量引入人体的无创方法推向市场。

在我们对共同的兴趣进行讨论，并亲自试用 VieLight 设备后，我们向 Lim 博士请教了有关我与参战退伍军人合作的想法。他建议我考虑使用 Vielight 810，这是一种非激光的鼻内大脑光生物调节设备。该仪器能够使光子穿过鼻道传输到大脑深层腹侧区域。该设备以 10Hz 的频率、50% 的占空比进行脉冲。治疗 25 分钟后，设备会自动关闭，使用一节 AA 电池供电。LED 光束覆盖大脑底部直至中脑区域。根据规格介绍，功率密度为 $13mW/cm^2$。2014 年的一项研究表明，"近红外能量刺激对额叶皮层功能（包括工作记忆和持续注意力）产生了有益影响"（Gonzalez-Lima and Barrett, 2014）。

会后，我们深入研究了 Lim 博士 2015 年的发明者笔记，其中主要关注以下评论："传统经颅位置的光子不太可能到达位于大脑底部的重要区域。实际上，这些区域离鼻腔比离头皮更近。除其他功能外，这些区域还控制着记忆、行为和情绪。简而言之，它们决定了每个人的'本质'。这些核团位于腹侧区域（包括海马体、内嗅皮层和腹内侧前额叶皮层），它们构成了大脑关键网络——默认模式网络（DMN）的重要分区。"

"由于光从鼻内位置（在鼻中）穿透到大脑的深度明显深于从经颅位置（在头上）穿透到大脑的深度，因此，如果正在寻找一种全面的大脑光生物调节 PBM 治疗方法，那么使用鼻内位置至关重要。就其本身而言，研究人员已经发现，鼻内光疗法对人类神经系统疾病（如失眠、轻度认知障碍……）有积极的治疗效果。与经颅方法不同，因为没有头皮和头发作为屏障，所以来自鼻腔区域的光子可以有效地定向到脑组织。"（Microsoft Word—Neuro inventor notes draft 1 Hil 2—Neuro-inventor-notes.pdf, 2015）

37.2　RESET 疗法

现在转到我们的 RESET 疗法研究，题为《创伤后应激障碍治疗模式的转变：一项试点研究》。我们的志愿军人在主要研究者（Lindenfeld）的诊断接收过程中接受了初步筛查，他们承认自己出现了大量的 PTSD 症状。志愿者否认患有重大精神疾病、复杂型 PTSD、精神病性表现、活跃的自杀或杀人意念、影响言语的严重脑创伤、书写和有目的的行动的严重脑损伤、耳鸣，或当前存在包括使用娱乐性药物在内的成瘾问题。他们提供了美国国防部颁发的服役期满或退役证书（DD form 214），以证明他们的服役期和荣誉退役情况。

在完成诊断接收后，入选的志愿者由一位独立的博士级心理测量学家（Rosenfield）进行评估，但 QEEG 和脑图数据由本研究的另一位主要研究者（Rozelle）获取。心理测量干预从 CAPS-5 开始，它被认为是 PTSD 评估的金标准（Weathers et al., 2001）。CAPS-5 用于评估 DSM-5 中列出的 20 种 PTSD 症状，采用 0 ~ 4 评分，总分可能为 80 分。

CAPS-5 中包含的问题针对症状的发作和持续时间、主观痛苦、症状对社会和职业功能的影响、自上次评估以来症状的改善情况、总体反应的有效性、PTSD 的总体严重程度以及分离型亚型（人格解体和非真实感）的具体表现。随后进行了一项基于计算机的神经心理学评估，称为中枢神经系统生命体征（CNSVS）。这项基于计算机的神经心理学评估旨在评估患者的神经认知状态。

随后会生成一份神经认知报告，其中包括原始测试分数、与年龄调整后的正常值进行比较的领域分数以及总体神经认知指数。具体来说，该仪器可测量十一种基本的大脑功能，包括综合记忆、言语记忆、视觉记忆、执行功能、处理速度、心理运动速度、反应时间、复杂注意力、认知灵活性、简单视觉注意力和运动速度。CNSVS 中测试的心理测量特性与基于它们的传统神经心理学测试的特性非常相似。"CNSVS 适合用作筛查工具或系列评估指标"（Gualtieri and Johnson, 2006）。最后，RESET 疗法由一位具有丰富治疗经验的临床心理学家（Lindenfeld）博士提供。

RESET 疗法是利用 Frank Lawlis 博士于 2006 年开发的 BAUD 及其协议进行治疗的过程，该疗法会干扰目标创伤记忆。通过使用双耳声音，它在患者有意关注后，通过再巩固过程阻止创伤材料在大脑情感部分被选择性激活后的重复恢复。我们在 RESET 疗法中使用"目标"一词，并建议患者关闭大脑中产生 PTSD 症状的开关（Lindenfeld and Bruursema, 2015）。对于那些创伤是特定事件而非发展性创伤（如不良童年经历）的个体，修复往往是迅速且永久的。

患者最初会在闭眼状态下调整 BAUD 音量控制器的两个旋钮，以确保平衡的双耳声音效果。然后，咨询师／治疗师缓慢调整频率旋钮，直至患者注意到与目标创伤产生共振的效果。随后，在 0 ~ 20Hz 范围内调整干扰旋钮的节拍频率，直至患者注意到激活的情感材料的情感成分减弱。双耳声音的预期效果是干扰记忆的再巩固过程。

由于必须确定创伤频率，因此向受试者详细解释了治疗应该会激活大脑情感区域（边缘系统）中的目标。为了实现这一点，必须使用感官，而不仅仅是思考。因此，受试者被告知，创造这种体验的最佳方法是通过引入体验时的所有相关感官和思维，包括视觉、听觉、嗅觉、皮肤感觉等，充分、完整地想象自己置身其中。

提供了关于主观痛苦单位量表（SUDS）的解释，该量表的评分范围为 0 ~ 100，已用于确定目标创伤的主观痛苦强度水平（Kaplan and Smith, 1995）。强度评分由退伍军人在想象期间强度最大时确定，然后在治疗干预后再次确定。治疗师观察和监测生理反应，包括面部表情、呼吸频率、肌肉紧张等。指示患者在自我激活所选创伤时用手势示意，此时治疗师将开始缓慢调整 BAUD 的频率旋钮。

还指示患者在不适感增加至最大程度时再次用手势示意。还使用其观察到的生理指标和自我意识感来帮助验证最敏感的频率水平。对于那些与身体感觉分离的人，可以通过实训机会获得该程序的认证，从而获得其他调谐方法，但这种干预并非必要。当确定频率设置与目标创伤产生共振时，就进入了调谐程序的最后阶段。最后一步涉及调整 BAUD 的干扰旋钮，将其调整到一个节拍频率，在该频率下，患者感知到目标的强度开始减弱。此时，开始了 5 分钟的调谐试验。在 5 分钟试验前后获取了 SUDS 水平。

在四次 1 小时的治疗课程中，双耳声音（RESET）的平均使用时间为 15 至 20 分钟，我们发现，在这个小样本中，CAPS-5 数据显示出治疗的巨大效果。所有六名受试者的 CAPS-5 分数均大幅下降，平均 CAPS-5 分数从 61.3（SD=13.5）降至 15.5（SD=14.3）。样本中位数与平均分数非常一致。

请注意表 37.1 中六名志愿者在接受四次 RESET 治疗后 CAPS-5 的治疗前与治疗后的变化。通常情况下，50 分及以上可确认存在 PTSD，尽管所有类别中都需要有指标。以下代表退伍军人服役的年代：V＝越南；GW＝海湾战争；IA＝伊拉克／阿富汗。治疗后的积极变化从最高的 98% 到最低的 50% 不等。根据 CAPS-5 标准，该小组的所有退伍军人都不再符合 PTSD 的诊断标准。t 检验的显著性水平为 $P=0.00025$. 我们的志愿者退伍军人（GW-2）在距离第一次 CAPS-5 测试 1 年后的第三次 CAPS-5 测试中得分为 0。

表 37.1　治疗前和治疗后（4 次疗程）RESET 疗法 CAPS-5 评分

ID	前测	后测	差异
V-2	52	05	90
V-4	49	22	55
GW-1	47	04	91
GW-2	77	01	98
I/A-1	69	24	65
I/A-3	74	37	50

六名志愿者中有两名（GW-2、I/A-3）在最初的入院访谈中报告了 PTSD 和 TBI 的双重诊断。当治疗阶段结束时，只有 GW-2 表示有兴趣在以后使用光生物调节治疗他的 TBI。矛盾的是，他的治疗结果显示，与治疗前相比，他的 PTSD 水平变化最大（98%）。他在治疗前和治疗后的脑成像材料上也显示

了类似的结果，而他的 TBI 指标却保持不变。

　　基于这些结果，我们可以推断，PTSD 症状已从当前的功能水平清除，因此，与记忆、疲劳和注意力维持相关的困难很可能与他的剩余 TBI 状况有关。现在，我们将转向本章的案例研究部分。

37.3　案例分析

　　在接受诊断时，这名退伍军人（GW-2）报告了极高程度的侵入性回忆、心理困扰和情绪生理反应。他还报告说，他对家人和周围的人非常愤怒。他报告说，他曾在一次交通检查中用手枪威胁一名司机及其乘客。他的妻子非常担心他在家中的行为。

　　据他回忆，他曾在一次与服役有关的车祸中短暂失去知觉，当时他所乘坐的车辆侧翻了。他记得在这次事故后的几天里，他一直感到恶心和头晕。在他年轻的时候，他还经常参加很多身体对抗的运动，记得自己曾多次被撞伤。他否认在治疗前有任何特定的认知问题。

　　2002 年，作为 NATO 的成员，这名美国中士在波斯尼亚发现了多达 10 个地洞，自 1995 年以来，猖獗的塞尔维亚人试图在这些地洞中掩盖他们的暴行。其中一处掩埋了 417 具尸体。这名军士看着悲痛欲绝的幸存者涌向挖掘现场，在遗骸中寻找受害者身份的线索。即使在地下埋藏了七年之久，Srebrenica 郊外"种族清洗"大屠杀的杰作散发出的恶臭还是让他作呕。

　　他拿起牙刷，试着擦洗鼻孔，直到鼻孔流血为止。他用食指指着自己的头说："但都在这里"。这位 43 岁的父亲回忆说："你永远也忘不了看到这些残缺不全的尸体，尤其是孩子们。你可以拿出一件小衬衫，从里面抖出一块骨头。或者有一个小头骨，你可以看到被砍刀砍中的地方。或者一件衬衫的袖子不见了，你就知道发生了什么。"

　　这位退伍军人的所见所闻给他留下了深深的烙印。他内化的愤怒演变成了路怒症。他周围的人大多从未见过他 Jekyll-Hyde 式双重人格的完整面貌：在路上不断失控；对尾随者高度警惕；在下一个十字路口准备从他的越野车里冲出来，与他认为的冒犯者进行身体对抗。他们没有看到他藏在家里的枪，这些枪藏在厨房水槽下、餐桌下、淋浴头后、冰箱后，有些甚至就在他年幼的孩子们触手可及的地方。他们也没有经历那些充满波斯尼亚尸体的噩梦——"就像有人把我拖进那个洞里"——他从噩梦中惊醒，惊慌失措，准备打人。

　　"最后，我被强制住院（非自愿住院），发现自己穿着睡衣，在 VA 医院的精神科病房，他们正在检查我是否有瘢痕、擦伤、脸腺炎。我的精神病医生确信我是一个狂热的可卡因使用者，因为他说我就是这样能够整夜不睡觉来完成我所有的事情的。"

　　在这位老兵完成了 RESET 疗法治疗程序后，他报告说，几乎所有令他苦恼的症状都已经减轻了。他补充说，某些刺激仍然会引起一些痛苦，但这种影响是可以控制的。在 RESET 疗法后的测试中，他不再符合创伤后应激障碍的诊断标准，尽管在后测结果中没有发现任何认知能力下降。他将计算机生成的脑电图（EEG）脑部图像与电风暴脑部图像进行了比较，后者是在他重温自己的海外创伤时记录下来的。

　　"你知道天气雷达在暴风雨中看起来是什么样子的吗？愤怒的红色和橙色？我最初的脑图看起来就像我正处在一场倾盆大雨中。就像接下来每个方向都会下深达六英寸的雨，还会发生洪水。在我的治疗体验之后，我的愤怒的红色和橙色已经溶解成了温和的绿色。一切都晴空万里——令人衰弱的症状消失了。"

　　最令人瞩目的是这位男子在 RESET 疗法后评估中的轶事报告。他报告说，他第一次去了退伍军人组织，并且已经感到足够舒适和安全，可以继续使用他夜间的 CPAP。他报告说，来访的家人不知道他参与了创伤后应激障碍的治疗，他们评论说他的行为变化很明显。他引用家人的话说，"他似乎更愿意参加集体活动，比如去海滩。"

他描述了一次"寻找彩蛋"的活动，不过不是寻找彩蛋，而是寻找他藏在家里的武器。他报告说，他从房子里的藏身处取出了六把枪，这些地方都是他觉得容易受到伤害的地方。他报告说，"我不知道我有那么多枪"，分别在淋浴间、马桶后面、剃须抽屉里、餐桌下面，以及餐具后面的橱柜里。当被提醒家里有孩子可能会拿到这些武器时，这位退伍军人表示，他现在觉得自己差点酿成大祸。"现在我睡得很好。我从驾驶这辆巨大的 V-8 坦德拉，天知道车里有多少枪，祈祷在路上发生冲突，变成了驾驶一辆四缸本田混合动力车，在右车道上以每加仑 49 英里的速度行驶。怎么样？"

我安排了与这位退伍军人的会面，以讨论下一阶段的治疗方案。他知道自己将获得一套 Vielight 810 鼻内脑部光生物调制装置。我向他充分解释了该仪器的使用方法，他同意在三个月的时间里每天至少使用一到两次，以达到最佳效果。他还了解到，使用大约三个月后将对他进行重新评估，以比较脑电图和 CNSVS 的变化。

在为期三个月的试验后，他主观报告说："从医学上讲，与我在退伍军人事务医院之前的血液检查相比，我的胆固醇水平降低了约 20%，这意味着我少了一种需要每天服用的药物（辛伐他汀）。我医生的第一反应是拍拍我的肩膀，夸我是个好士兵，因为我一直在按要求服药。我告诉他，我正在参加这项针对创伤性脑损伤士兵的鼻内光研究。他以为我参与了什么'自己动手'的项目。我也已经不再服用降血压的药物了"（Lisinopril）。

"通常在这个时候，我会患上鼻部感染，事实上，我正在考虑进行某种鼻部手术。但近年来，我从未经历过这样的鼻部问题。对于我的睡眠呼吸暂停，通常我一周用七天，现在我每周用三天。从'周一不戴口罩'开始，到'周三不戴口罩'，再到'周四摘下口罩'。这种疗法最棒的地方在于，我不知道会有什么结果，然后就能告诉你我得到了什么"。

"我的疲劳感已经从一部完整的两小时电影减少到半小时的情景喜剧。与之前相比，我现在的头痛至少减轻了 40%。这让我在做家务时更有成效。我也发现自己在亲密关系中的兴趣和效率有所提高。"

"关于短期记忆问题，以前我有四个小装置，当我按下它们时，它们就会激活某个位置，并通过一个应用程序显示在我的手机上，比如定位我的钥匙。在过去的三到四周内，我根本不需要使用记忆装置。有了长期记忆，我似乎可以更长时间地保留信息。像牙医预约之类的事情，也不需要别人提醒我了。此外，我的耐心似乎也增加了，尤其是对孩子们。我的驾驶技术也有所提高。我逐渐意识到，我并不需要总是以每小时 90 英里左右的速度开车。我想不起来最近发生过什么特别的事情，比如有人拦住了我的去路，而我却像过去那样情绪激动。总的来说，这种光疗法真是太神奇了。"

治疗结果：CNSVS 是一项计算机化的神经心理学测试，旨在评估患者的神经认知状态。它涵盖了一系列精神过程。神经认知报告展示了原始测试分数、与年龄调整后的标准相比较的领域分数以及总体神经认知指数。具体而言，该仪器测量了 11 种基本大脑功能，包括综合记忆、言语记忆、视觉记忆、执行功能、处理速度、心理运动速度、反应时间、复杂注意力、认知灵活性、简单视觉注意力和运动速度。CNSVS 测试组合中的心理测量学特征与基于其上的传统神经心理学测试的特征非常相似。

我们的志愿者在三次治疗中的得分均被确定为有效。从数据来看，神经认知指数在第一次和第二次测试之间似乎有所改善，在所有测试中都保持在平均值范围内。衡量更高水平认知功能的测试显示出上升趋势，包括：言语记忆、认知灵活性、执行功能和复杂注意力。这一特定类别的分数从平均水平提高到高于平均水平。我们推测，志愿者使用 Vielight 810 至少在一定程度上促成了这一变化。

包括综合记忆和简单注意力在内的多项分数也出现了明显的下降趋势。反应时间（低）和视觉记忆（平均值低）也出现了下滑。当然，有些结果可能是由于评分的自然变化造成的。与更高水平的认知功能分数一样，总体趋势是令人鼓舞的，特别是我们只使用了鼻内装置。表 37.2 提供了三次评估体检的 CNSVS 所有标准分数。

表 37.2　CNS- 生命体征

领域分数	RESET 前	RESET 后	vielight 810
	标准分数 3/01/17	标准分数 3/27/17	标准分数 3/01/18
神经认知指数	94	103	101
综合记忆	104	114	100
言语记忆	95	109	112
视觉记忆	110	113	89
精神运动速度	95	104	107
反应时间	76	88	74
复杂注意力	103	108	111
认知灵活性	92	103	112
处理速度	90	101	101
执行功能	92	103	112
简单注意力	106	94	94
运动速度	102	105	109

　　神经心理学问卷：NPQ 简表（NPQ-45）用于根据患者 20 个症状群的反应进行评分：注意力不集中、多动 - 冲动、学习问题、记忆、焦虑、恐慌、广场恐惧症、强迫症和强迫行为、社交焦虑、抑郁、情绪不稳定、躁狂、攻击性、精神病、躯体化、疲劳、睡眠、自杀、疼痛和药物滥用。NPQ 并非旨在作为诊断指标，但它可靠（患者接受两次测试，患者 - 观察者配对，两名观察者）并能区分不同诊断的患者。NPQ 生成的分数与常用的评分量表相关性较好，且该测试对治疗效果敏感（Gualtieri, 2007）。评分标准为 0 分（无问题）至 300 分（严重）。一般来说，225 分以上表示有严重问题；150 分至 224 分表示有中度问题；75 分至 145 分表示有轻度问题。

　　我们志愿者在这项测试中的结果与他的其他并发症测量结果相一致。他的主要攻击行为明显减少。其他测量结果似乎与他的假定 TBI 状况有关，例如他的记忆分数，这是治疗后仍处于中度范围的唯一剩余项目。他在自杀项目上的分数值得注意，因为他不再将其视为主要问题。同样，他之前的睡眠问题也是如此（表 37.3）。

表 37.3　神经心理问卷（NPQ）SF-45

	RESET 前 3/01/17	RESET 后 3/27/17	vielight 810 3/01/18
注意力	280（严重）	140（轻微）	0（没问题）
记忆	250（中度）	200（中度）	0（没问题）
恐慌	267（严重）	0（没问题）	0（没问题）
情绪稳定性	300（严重）	100（轻微）	0（没问题）
疲劳	300（严重）	100（轻微）	0（没问题）
自杀	233（中度）	33（没问题）	0（没问题）
冲动	240（中度）	120（轻微）	40（没问题）
焦虑	267（严重）	133（轻微）	0（没问题）
抑郁	260（严重）	100（轻微）	0（没问题）
攻击性	275（严重）	75（轻微）	0（没问题）
睡眠	300（严重）	50（没问题）	0（没问题）
疼痛	225（中度）	100（轻微）	0（没问题）

光生物调节作用：在我们的研究中，在使用鼻内光生物调节（Vielight 810）之前和之后，利用 BrainMaster Discovery 放大器，通过带有标准国际 10 ~ 20 个电极放置的 ElectroCap，从我们的志愿者那里收集了 19 个通道的原始 EEG 数据。基线记录条件为闭眼休息 5 分钟。然后，志愿者被要求触发一段创伤记忆（每次记录都一样），时间为 5 分钟，方法是在感官层面上体验与事件实际发生时类似的记忆。

将收集到的数据导入 Neuroguide 进行视觉检查、选择无伪迹的 EEG 以及统计分析（LSNDBweb.pdf，无日期）。然后，将这些数据与匹配年龄、性别和用手习惯的 Neuroguide 参考规范数据库进行比较（Thatcher，2011）。

我们发现，在提供光生物调节之前，RESET 干预疗法使志愿者的 PTSD 触发条件产生了显著改变，从而改善了他的创伤相关症状。然而，静息 QEEG 基线保持稳定，因此可作为当前调查近红外（nIR）神经调节对他 TBI 状况影响的预处理基线。

QEEG 测试用于评估大脑失调的性质和严重程度，如轻度至中度创伤性脑损伤（MTBI）。它提供了大脑功能障碍区域的定量评估，以及大脑中不同区域神经网络之间传导性和连接性受损的信息。连接性受损的评估基于相干性和相位的异常测量。此外，TBI 判别指数和脑震荡指数还提供了 EEG 中存在的一种模式的信息，这种模式通常见于有 MTBI 病史的患者。TBI 判别指数和脑震荡指数还提供了关于大脑区域连接性和兴奋性的信息。

初步的光生物调节前治疗汇总分析显示，增强的双侧颞部 δ 波（1 ~ 4Hz）和双侧 θ 波（4 ~ 8Hz）显著减慢，尤其是在顶叶和颞叶区域。不对称性测量指出右侧颞叶失调。δ 波的低相干性很明显。如前所述，PTSD 干预后的静息基线没有显示出明显的差异。

如图 37.1 所示，TBI 判别将受试者明确归入中度或轻度脑损伤组。对日常生活的影响包括执行功能降低、睡眠障碍、短期记忆障碍、情绪失调和冲动控制能力差。他报告称在更高水平的认知功能上存在特别大困难。正如他的报告中所描述的那样，他特别指出了短期和长期记忆方面的问题。

如图 37.2 所示，nIR 治疗后显示志愿者的 TBI 判别指数和脑震荡指数显著降低。此外，nIR 后脑映射显示 δ 波显著减少，θ 波略有减少。振幅不对称性得到改善。左后颞叶低相干性增加。此外，在 nIR 家庭治疗之前，TBI 判别分析在 97.5% 的概率水平上具有显著性，严重程度为中度。nIR 治疗后，TBI 分析显示有所改善，概率为 85%，且严重程度为轻度（图 37.2）。这意味着轻度脑损伤中常见的统计指标已趋向于正常化。

讨论：本章的中心主题是利用以感觉为基础的双重临床干预形式，以互补的方式增强突触可塑性。选择以 RESET 疗法开始治疗干预，首先源于研究者的临床经验，坦率地说，也源于对治疗过程的舒适度。这就引出了一个问题：如果最初或仅使用光生物调节疗法，是否会产生类似的结果？此外，有人可能会问，CNSVS 中某些评分的明显下滑是否源于仅使用鼻内红外光疗法？

后续问题将关注 DMN 在整体认知功能中的作用，以及它如何在修复过程中发挥作用。DMN 被认为是一个由高度相关且相互作用的脑区组成的系统，这些脑区与其他脑网络不同。已发现该网络在大脑清醒但处于静息状态时最为活跃。研究还发现，"当个体思考他人、思考自己、回忆过去和规划未来时"，该网络也会活跃起来（Buckner et al.，2008）。"当一个人没有执行任务时，该网络默认激活……DMN 已被证明与大脑中的其他网络（如注意力网络）呈负相关"（Broyd et al.，2009）。

其中一位研究者（Lindenfeld）亲自使用了 Vielight Neuro Gamma 装置，该装置旨在增强 DMN。这个放置于颅骨的装置发出 40Hz 的脉冲，与 γ 脑波振荡相关。它旨在增强 DMN 皮层节点（双侧内侧前额叶皮质、楔前叶/后扣带回皮层、角回和海马体）的功能。该装置已知可增强记忆功能和认知能力。具体来说，我们想知道，如果 Vielight 810 鼻内装置和 Neuro Gamma 装置一起使用，我们是否会在 CNSVS 上看到视觉记忆、反应时间和简单注意力的改善，而不是下滑。

Montage: LinkEars　　　　　　　　　　　　　　　　　　EEG ID: 1.001.01_EC

外伤性脑损伤判别分析

TBI判别分数=0.18　　　　　　　　　　TBI概率指数=97.5%

TBI概率指数表示受试者属于轻度外伤性脑损伤人群的概率。

(see Thatcher er al, EEG and Clin. Neurophysiol., 73: 93-106, 1989)

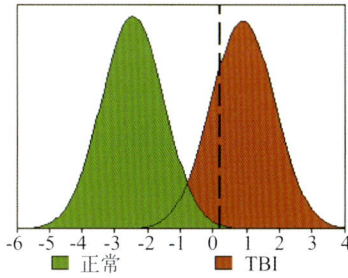

原始数据

				z
FP1-F3	COH	Theta	84.53	0.20
T3-T5	COH	Beta	66.70	1.11
C3-P3	COH	Beta	70.94	-1.57
FP2-F4	PHA	Beta	0.26	-0.66
F3-F4	PHA	Beta	-0.23	-0.63
F4-T6	AMP	Alpha	-5.69	0.50
F8-T6	AMP	Alpha	-51.67	0.62
F4-T6	AMP	Beta	56.36	1.66
F8-T6	AMP	Beta	14.69	1.90
F3-O1	AMP	Alpha	-49.80	0.33
F4-O2	AMP	Alpha	-40.69	0.43
F7-O1	AMP	Alpha	97.95	-0.24
F4-O2	AMP	Beta	33.62	1.26
P3	RP	Alpha	39.35	-0.96
P4	RP	Alpha	40.37	-0.95
O1	RP	Alpha	43.37	-0.99
O2	RP	Alpha	41.62	-1.29
T4	RP	Alpha	20.75	-1.55
T5	RP	Alpha	37.25	-1.16
T6	RP	Alpha	34.41	-1.50

TBI严重程度指数=5.29

该严重程度分数将患者置于中度严重程度范围。

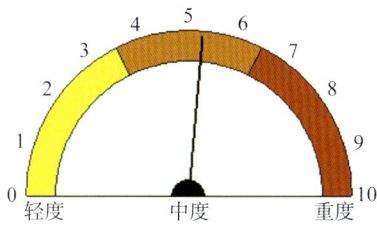

原始数据

				z
FP1-C3	COH	Delta	62.23	0.72
FP1-FP2	COH	Theta	77.39	-1.41
O1-F7	COH	Alpha	20.82	-0.65
O2-T6	COH	Alpha	85.13	0.17
P3-O1	COH	Beta	79.33	0.55
FP1-T3	PHA	Theta	-0.01	-1.68
T3-T4	PHA	Theta	-5.34	-0.52
O1-F7	PHA	Alpha	-41.98	1.29
F7-F8	PHA	Alpha	-1.35	-0.25
T5-T6	PHA	Beta	2.35	0.28
C3-F7	AMP	Delta	21.34	-0.61
FP2-F4	AMP	Delta	51.73	1.41
C4-F8	AMP	Delta	-20.69	-2.31
O1-O2	AMP	Theta	-2.15	-0.20
P3-F7	AMP	Alpha	106.92	0.17
FP2-P4	AMP	Alpha	-71.93	0.03

TBI严重程度指数是对神经损伤严重程度的估计。

(see Thatcher er al, J. Neuropsychiatry and Clinical Neuroscience, 13(1): 77-87, 2001.)

图 37.1　外伤性脑损伤近红外（nIR）治疗前

　　在这一章中，我们提到了一项试点研究，在这项研究中，来自三个不同时代的六名退伍军人的 PTSD 症状（包括并发症）得到了显著缓解。我们正在向同行评审期刊提交我们的研究结果，以便让专业领域更广泛地应用这种干预方法。每天仍有 20 名退伍军人和现役军人继续自杀，RESET 疗法有可能开始改变这一严峻的现实。同样，我们的第一反应人员在为社区服务的过程中也会经历累积的压力。由于第一反应者系统中每个职业的数据收集方式不同，我们无法掌握他们的自杀发生率。

　　现在我来谈谈 TBI，目前的估计是，在回归的退伍军人中，TBI 的发生率超过 20%。虽然红外光疗法大有可为，但显然需要进行更深入、资金更充足的研究，以确定这种方法能够改善战争造成的标志性创伤。如前所述，我们在对作战退伍军人的研究中发现，PTSD 和 MTB 的症状普遍存在。在这个单一案例研究中，我们已经证明，使用 nIR 光进行非侵入性的简单家庭训练，可以使一名接受过 TBI 治疗的退伍军人发生改变。毫无疑问，在这一初步发现的基础上，还需要对更多的受试者进行更多的研究，以进一步推动这一研究方向。

Montage: LinkEars   EEG ID: 3.001.01_EC

外伤性脑损伤判别分析

TBI判别分数=-0.37   TBI概率指数=85.0%

TBI概率指数表示受试者属于轻度外伤性脑损伤人群的概率。

(see Thatcher er al, EEG and Clin. Neurophysiol., 73:93-106,1989.)

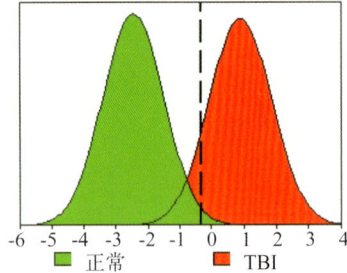

			RAW	Z
FP1-F3	COH	Theta	75.37	-1.08
T3-T5	COH	Beta	69.49	1.29
C3-P3	COH	Beta	75.76	-0.75
FP2-F4	PHA	Beta	-0.08	-1.16
F3-F4	PHA	Beta	0.06	-1.16
F4-T6	AMP	Alpha	-41.46	-0.30
F8-T6	AMP	Alpha	-79.97	-0.03
F4-T6	AMP	Beta	38.26	1.06
F8-T6	AMP	Beta	-2.42	1.36
F3-O1	AMP	Alpha	-40.57	0.50
F4-O2	AMP	Alpha	-43.85	0.38
F7-O1	AMP	Alpha	79.40	-0.62
F4-O2	AMP	Beta	13.39	0.85
P3	RP	Alpha	39.19	-0.98
P4	RP	Alpha	48.18	-0.43
O1	RP	Alpha	48.98	-0.69
O2	RP	Alpha	48.32	-0.90
T4	RP	Alpha	36.64	-0.29
T5	RP	Alpha	42.33	-0.86
T6	RP	Alpha	48.18	-0.60

TBI严重程度指数=1.79

该严重程度分数将患者置于轻度严重程度范围。

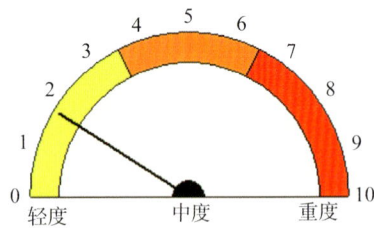

			RAW	Z
FP1-C3	COH	Delta	41.33	-1.02
FP1-FP2	COH	Theta	75.05	-1.79
O1-F7	COH	Alpha	34.64	0.28
O2-T6	COH	Alpha	86.07	0.32
P3-O1	COH	Beta	77.38	0.29
FP1-T3	PHA	Theta	4.65	0.63
T3-T4	PHA	Theta	34.81	0.96
O1-F7	PHA	Alpha	-35.03	1.12
F7-F8	PHA	Alpha	0.54	-0.96
T5-T6	PHA	Beta	1.92	0.07
C3-F7	AMP	Delta	-24.05	-2.04
FP2-F4	AMP	Delta	-56.93	-1.37
C4-F8	AMP	Delta	2.13	-1.45
O1-O2	AMP	Theta	-10.02	-0.71
P3-F7	AMP	Alpha	70.10	-0.70
FP2-P4	AMP	Alpha	-93.51	-0.41

TBI严重程度指数是对神经损伤严重程度的估计。

(see Thatcher et al. J. Neuropsychiatry and Clinical Neuroscience, 13(1):77-87. 2001.)

图 37.2　外伤性脑损伤后近红外（nIR）治疗后

原著参考文献

［1］Broyd, S.J., Demanuele, C., Debener, S., Helps, S.K., James, C.J., Sonuga-Barke, E.J.S., 2009. Default-mode brain dysfunction in mental disorders: a systematic review. Neurosci. Biobehav. Rev. 33 (3), 279296. Available from: https://doi.org/10.1016/j.neubiorev.2008.09.002.

［2］Buckner, R.L., Andrews-Hanna, J.R., Schacter, D.L., 2008. The brain's default network. Ann. N.Y. Acad. Sci. 1124 (1), 138. Available from: https://doi.org/10.1196/annals.1440.011.

［3］Dickey, N.W., 2016. Review of the Scientific Evidence of Using Population Normative Values for Post-Concussive Computerized Neurocognitive Assessments. Defense Health Agency/Defense Health Board Falls Church United States, Fort Belvoir, VA. ,http://www.dtic.mil/docs/citations/AD1017708..

［4］Gaines, K.D., Soper, H.V., Berenji, G.R., 2016. Executive functioning of combat mild traumatic brain injury. Appl. Neuropsychol. Adult 23 (2), 115124. Available from: https://doi.org/10.1080/23279095.2015.1012762.

［5］Gonzalez-Lima, F., Barrett, D.W., 2014. Augmentation of cognitive brain functions with transcranial lasers. Front. Syst. Neurosci. 8. Available from: https://doi.org/10.3389/fnsys.2014.00036.

［6］Gualtieri, C.T., 2007. An internet-based symptom questionnaire that is reliable, valid, and available to psychiatrists, neurologists, and psychologists. Medscape Gen. Med. 9 (4), 3.

［7］Gualtieri, C.T., Johnson, L.G., 2006. Reliability and validity of a computerized neurocognitive test battery, CNS Vital Signs.

Arch. Clin. Neuropsychol. 21 (7), 623643. Available from: https://doi.org/10.1016/j.acn.2006.05.007.

[8] Henderson, T.A., 2016. Multi-watt near-infrared light therapy as a neuror.pdf. (n.d.). Retrieved from http://www.sjzsyj.org/CN/article/openArticlePDF. jsp?id51799

[9] Invisible Wounds of War: Psychological and Cognitive Injuries, Their Consequences, and Services to Assist Recovery—RAND_MG720.pdf, 2008. ,https://www.rand.org/content/dam/rand/pubs/monographs/2008/RAND_MG720.pdf..

[10] Lindenfeld, G., Bruursema, L.R., 2015. Resetting the Fear Switch in PTSD: A Novel Treatment Using Acoustical Neuromodulation to Modify Memory Reconsolidation. ,http://www.academia.edu/12683048/Resetting_the_Fear_Switch_in_PTSD_A_Novel_Treatment_Using_Acoustical_Neuromodulation_to_Modify_Memory_Reconsolidation..

[11] LSNDBweb.pdf, n.d. ,http://appliedneuroscience.com/LSNDBweb.pdf.. maucieri-2012-tbi-article.pdf, n.d. ,https://www.psychologytoday.com/files/attachments/139539/maucieri-2012-tbi-article.pdf..

[12] Microsoft Word—Neuro inventor notes draft 1 Hil 2—Neuro-inventor-notes.pdf, 2015. ,http://www.emersonww.com/Neuro-inventor-notes.pdf..

[13] Morries, L.D., Cassano, P., Henderson, T.A., 2015. Treatments for traumatic brain injury with emphasis on transcranial near-infrared laser phototherapy.

[14] Neuropsychiatr. Dis. Treat 11, 21592175. Available from: https://doi.org/10.2147/NDT.S65809.

[15] Phelps, T.I., Bondi, C.O., Ahmed, R.H., Olugbade, Y.T., Kline, A.E., 2015. Divergent long-term consequences of chronic treatment with haloperidol, risperidone, and bromocriptine on traumatic brain injuryinduced cognitive deficits. J. Neurotrauma 32 (8), 590597. Available from: https://doi. org/10.1089/neu.2014.3711.

[16] Santos, J.G.R.P., dos, Paiva, W.S., Teixeira, M.J., 2016. The current role of non-invasive treatments in traumatic brain injury. J. Neurol. Disord. 4 (5). Available from: https://doi.org/10.4172/2329-6895.1000294.

[17] Sinclair, K.L., Ponsford, J.L., Taffe, J., Lockley, S.W., Rajaratnam, S.M.W., 2014. Randomized controlled trial of light therapy for fatigue following traumatic brain injury. Neurorehabil. Neural Repair 28 (4), 303313. Available from: https://doi. org/10.1177/1545968313508472.

[18] Snell, F.I., Halter, M.J., 2010. A signature wound of war. J. Psychosoc. Nurs. Mental Health Serv. 17. Available from: https://doi.org/10.3928/ 02793695-20100108-02.

[19] Thatcher, R.W., 2011. Neuropsychiatry and quantitative EEG in the 21st Century. Neuropsychiatry 1 (5), 495514. Available from: https://www.yellowbrickprogram. com/ArticlePDF/Neuroscience-and-qEEG-21st-Century.pdf.

[20] Traumatic Brain Injury and PTSD: Focus on Veterans—PTSD: National Center for PTSD, 2017. [General Information]. ,https://www.ptsd.va.gov/ professional/co-occurring/traumatic-brain-injury-ptsd.asp. (last updated 06.11.17.).

[21] Vanderploeg, R.D., Belanger, H.G., Curtiss, G., Bowles, A.O., Cooper, D.B., 2019. Reconceptualizing rehabilitation of individuals with chronic symptoms following mild traumatic brain injury. Rehabil. Psychol. 64 (1), 112. Available from: https://doi.org/10.1037/rep0000255.

[22] Weathers, F.W., Blake, D.D., Schnurr, P.P., Kaloupek, D.G., Marx, B.P., & Keane, T.M., 2013. The Clinician-Administered PTSD Scale for DSM-5 (CAPS-5). - PTSD: National Center for PTSD. [General Information]. Retrieved from https://www.ptsd.va.gov/professional/assessment/adult-int/caps.asp

[23] Willyard, C., 2015. Why is there no pill to treat concussions? Retrieved from https://www.statnews.com/2015/12/28/concussion-pill/

第38章　退行性脑病经导管脑内光生物调节作用：临床研究（第一部分）

Ivan V. Maksimovich

Named After Most Holy John Tobolsky 心血管疾病诊所，俄罗斯莫斯科

38.1　引言

阿尔茨海默病（AD）是最常见的神经退行性疾病（Alzheimer's Association Report, 2017）。尽管经过多年的研究，但 AD 的病因和发病机制尚未完全明了。考虑到 AD 的发展，必须认识到，这种疾病不仅因脑组织和血管壁中淀粉样蛋白 β 和 tau 代谢的紊乱而产生，还因脑血管结构异常、脑微循环减少、低灌注和缺氧的发展而产生（Waldemar et al., 2007; Burton et al., 2009; Weiner et al., 2015; Maksimovich, 2008b, 2012c; Zlokovic, 2010, 2011; Iadecola, 2010; Baloiannis and Baloiannis, 2012; Grammas et al., 2014; Kimbrough et al., 2015）。在这方面，AD 特有的脑小血管疾病被认为是疾病发展的原因之一（de la Torre, 2016; Baloyannis, 2015; Pantoni, 2010; Cai et al., 2015）。

早在 20 世纪 30 年代，Morel 首次提出了血管在 AD 研究中的作用，他将这种疾病描述为脑血管病变或 druzoidal 血管病（Morel, 1950）。

AD 患者的血管和微循环变化具有特殊的复杂性，并随着脑毛细血管的减少而开始发展（Maksimovich, 2008b, 2011; Zlokovic, 2011; Baloiannis and Baloiannis, 2012; de la Torre, 1997; Kalaria, 2002; Brown and Thore, 2011）。在海马体组织中，毛细血管数量减少、变细、分支减少，因此远端动脉血流减少（Maksimovich, 2008b, 2012c; Zlokovic, 2011; Baloianni sand Baloiannis, 2012; Grammas et al., 2014）。

这一发展过程导致首先在颞叶区域，然后在额顶叶区域形成血管稀疏区（Maksimovich, 2011, 2012c, 2015; Baloiannis and Baloiannis, 2012; de la Torre, 1997; Kalaria, 2002）。

从血流动力学角度看，沿着动脉分支流动的血液无法通过收缩的动脉血管和毛细血管，从而导致颞叶和额叶区域的动静脉短路（分流）（Maksimovich, 2011, 2012c）。这是身体对远端小动脉和毛细血管血流紊乱的自然防御反应（Maksimovich, 2008b, 2012c）。这些动静脉短路的特点是动脉血积极涌入静脉床，导致其溢出、淤滞和静脉流出障碍。这种血液供应的重构进一步扰乱了脑血流动力学（Maksimovich, 2011）。

微循环床的变化导致缺氧，引起细胞中线粒体的死亡，损害平滑内质网和高尔基体，突触丧失，神经元退化和死亡（Baloiannis and Baloiannis, 2012; de la Torre, 1997, 2016; Kalaria, 2002; Maksimovich, 2011; Brown and Thore, 2011）。这些脑微循环、血流动力学变化与组织损伤的结合决定了神经血管单元的损伤（Zlokovic, 2010, 2011; Iadecola, 2010）。

毛细血管和血流动力学紊乱影响了淀粉样蛋白 β 的平衡，导致其排泄减少和积累增加（Zlokovic, 2010, 2011; Baloyannis, 2015）。这一过程导致淀粉样蛋白在脑组织和血管壁中沉积，进而降低微血管的弹性，管腔变窄，从而进一步减少脑内血流（Kimbrough et al., 2015）。

所有这些病理过程的综合作用进一步扰乱了脑微循环，并促进了脑内缺氧的发展（Kimbrough et al., 2015; Cai et al., 2015; de la Torrel and Stefano, 2000; Love and Miners, 2016），同时导致血脑屏障功能障碍（Bell and Zlokovic, 2009; Montagne et al., 2015）。

随着 AD 的进展，自然生理的脑内血管生成会减少（Maksimovich, 2011; Brown and Thore, 2011）。

日益严重的脑血管变化导致远端动脉分支和毛细血管的迂曲度增加（Maksimovich, 2008b, 2012c）。

这些脑血管结构和微循环变化非常特殊，只有在 AD 患者中才能发现，并被合并为"阿尔茨海默型循环障碍性血管病变（DAAT）"的概念（Maksimovich, 2008b, 2011, 2012a, c, 2015）。其他脑血管疾病和神经退行性疾病患者则不会同时出现类似的变化（Maksimovich, 2008b, 2011, 2012a）。

这些紊乱越明显，导致 AD 发展的脑低灌注和缺氧就越严重（Maksimovich, 2012a, c; de la Torre, 2016; Nelson et al., 2016）。导致疾病进展及其临床症状加重的机制会长期发挥作用（Zlokovic, 2010; Kimbrough et al., 2015; Maksimovich, 2015）。

鉴于最近获得的关于 AD 血流动力学障碍的数据，越来越多的研究人员指出需要开发治疗这种疾病的新方法。这些方法：首先，旨在恢复脑微循环血液供应；其次，旨在使脑组织中淀粉样蛋白 β 的交换正常化；第三，旨在促进脑组织中的再生过程（Maksimovich, 2008b, 2011; Grammas et al., 2014; Love and Miners, 2016; Naeser and Hamblin, 2011）。

实验和临床研究发现，随着脑缺氧和缺血性损伤的发展，自然的代偿性神经发生刺激发生，神经元再生主要发生在功能血管附近，尤其是海马区（Jin et al., 2006; Galvan and Jin, 2007; Oron et al., 2006; Naeser and Hamblin, 2011）。

脑血管再通和脑组织再生的一个有前途的研究方向是使用低强度激光技术，也称为光生物调节作用 PBM（Maksimovich, 2012a, c, 2015; de la Torre, 2016; Naeser and Hamblin, 2011; Hamblin, 2017）。

即使在激光技术发展的初期，即对实验动物进行研究时，就发现低功率密度（1 ~ 5mW/cm^2）的激光能量不会损伤身体的健康组织，同时会增加线粒体的能量并刺激细胞代谢，从而加速各种组织的再生（Deviatkov, 1993）。

旨在了解低强度激光辐射对神经组织影响机制的研究表明，脑组织的接受能力很强。研究发现，低强度激光能恢复神经元线粒体中的 ATP 交换，防止神经元死亡，还能刺激神经发生，从而引起脑组织的再生过程（Oron et al., 2006; Naeser and Hamblin, 2011; Hamblin, 2017）。

这些研究使得开发并成功应用经颅激光 PBM 或低强度激光疗法（LLLT）治疗缺血性、创伤性脑损伤、痴呆和阿尔茨海默病成为可能（Hashmi et al., 2010; Hamblin, 2018）。

由于脑缺血和神经退行性疾病是在血液供应障碍的背景下发生的，因此，AD 的治疗方法必然与纠正其原因有关，即恢复受损组织的血液供应（Maksimovich, 2011, 2012c; de la Torre, 2016）。

之前，在进行激光能量对不同血管壁层影响的实验研究时，发现波长在 600 ~ 700nm 范围的激光被动脉粥样硬化组织、内膜和脑血管肌肉层适度吸收（1.5 ~ 2 个吸收单位）（图 38.1）。激光能量穿透脑组织的深度约为 20 ~ 40mm。还发现，随着波长的减小，激光能量的吸收显著增加，而随着波长的增加，吸收减少，大部分激光能量进入周围组织（Aleinikov et al., 1987a, 1987b; Maksimovich et al., 1988）。

对实验动物的研究表明，在经导管应用中，波长为 633nm（氦 - 氖激光）的激光能量积极刺激生理性血管生成，导致动脉和毛细血管侧支血管迅速开放（Aleinikov et al., 1987a; Maksimovich, 2004）。

这些研究促进了"经导管激光脑血管再通术"的发展（Maksimovich, 2006, 2008a）。该方法的一个方面是通过经导管颅内低强度激光作用刺激血管生成，从而恢复大脑远端动脉和毛细血管的血液供应，这基本上就是经导管脑内 PBM 或经导管脑内 LLLT。

关于低强度激光对脑组织的作用机制问题，应该指出的是，这种作用在本质上是复杂的，包括：

- 刺激自然的、生理性的血管生成，从而引起脑组织的侧支和毛细血管再通；
- 恢复神经元线粒体中 ATP 的交换过程；
- 刺激脑组织中的神经发生。

本研究致力于经导管颅内激光 PBM 的临床应用，以治疗 AD，旨在刺激血管生成，恢复脑远端动脉和毛细血管的血液供应，并刺激脑组织中的代谢和再生过程。

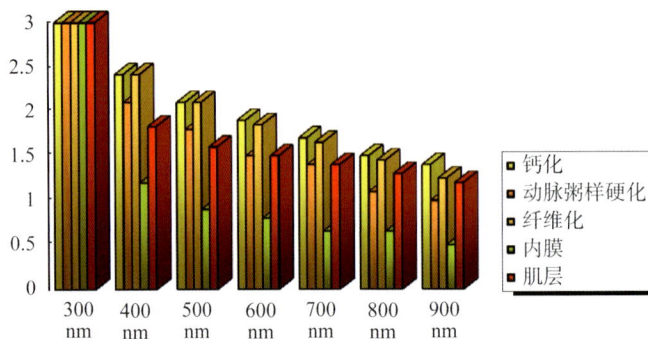

图 38.1　波长范围为 300 ～ 900nm 时激光能量在血管壁中的吸收图

38.2　材料与方法

本研究中的所有检查和经导管颅内干预均在伦理委员会批准以及患者及其亲属同意的情况下进行。

38.2.1　患者选择标准

1. 患者及其亲属同意进行检查和治疗。

2. 患者的身体状况允许进行必要的检查和治疗。

3. 受检患者出现痴呆和认知障碍的迹象。

4. 大脑颞叶和额顶叶区域出现退行性改变。

对 200 名处于不同 AD 阶段的患者进行了检查。其中，选择了 93 名年龄在 34 至 80 岁（平均年龄 67.5 岁）的患者，包括 32 名（34.40%）男性和 61 名（65.59%）女性。

本研究选择了不同程度 AD 但无严重并发症的患者。

38.2.2　患者检查计划

按照以下参数对患者进行检查：

- 临床上，使用临床痴呆评定量表（CDR）（Morris, 1993）确定痴呆的严重程度。在患者入院时进行初步测试，出院时重复测试，然后每隔 6 至 12 个月进行一次。

- 使用简易精神状态检查（mmSE）（Folstein et al., 1975）评估认知功能。在患者入院时进行初步测试，出院时重复测试，然后每隔 6 至 12 个月进行一次。

- 患者入院时进行实验室检查，之后根据需要进行。诊断包括凝血、生化和一般临床研究。

- 患者入院时进行脑闪烁显像（SG），之后每隔 6 至 12 个月进行一次。使用美国 Ohio 核伽马照相机，以动态和静态模式进行，使用的是 TC 99M pertechnetate（555 MBq）。

- 患者入院时进行脑电阻图（REG）检查，之后每隔 6 至 12 个月进行一次。该研究使用 Neurosoft（俄罗斯）的 Reospectr-8 装置进行，可识别大脑半球搏动和血液充盈的紊乱。

- 患者入院时进行脑 CT 和 MRI 检查，之后每隔 6 至 12 个月进行一次。检查使用 Somatom（Siemens）、Hi Speed（GE）、Tomoscan（Philips）、Apetro Eterna（Hitachi）设备，采用 ATAA（高级断层区域分析）技术。该方法可以识别颞叶组织体积相对于其自然体积的百分比减少，从而显示颞叶的退行性改变

（Maksimovich, 2011）。使用断层扫描痴呆评定量表（TDR），对痴呆的严重程度和 AD 阶段进行形态学评估（Maksimovich, 2012b, 2017）。该方法可通过 CT 或 MRI 显示的脑颞叶萎缩性改变的严重程度，形态学地确定 AD 中痴呆的阶段。

● 根据经典技术，通过股动脉途径使用 Advantx（GE）设备进行脑多门控血管造影（MUGA）。使用血管显像计算机程序（Maksimovich, 2011, 2012c）记录毛细血管血流。该程序可以识别在不透射线物质（Omnipack350）通过微血管时，脑图像检查区域内黑色像素密度和数量的变化（Maksimovich, 2011, 2012a）。在后续时期，Philips 提出了一种类似的程序，并补充了 2D 效果（De Lin and Jackson, 2012）。

38.2.2.1　患者检查结果

● CDR 测试发现 83 名（89.25%）患者患有不同程度的痴呆；

● mmSE 测试显示所有 93 名（100%）患者均患有不同程度的认知障碍；

● 实验室检查未发现明显异常；

● SG 显示所有 93 名（100%）患者大脑半球的血流减少；

● REG 显示所有 93 名（100%）患者颈动脉池的搏动血液充盈量减少；

● CT 和 MRI 显示所有 93 名（100%）患者的大脑均出现退行性改变，表现为不同程度的颞叶萎缩。对所有 93 名（100%）患者进行了痴呆阶段的形态学测定。

● MUGA 显示所有 93 名（100%）患者均出现 DAAT 现象（表 38.1 和图 38.2）。

表 38.1　受检患者的 DAAT 征象

脑血管改变	总计
颞区和额顶区小动脉和毛细血管数量减少，形成血管稀疏区	93 (100%)
在为颞区和额顶区供血的动脉流域中形成多个动静脉短路	93 (100%)
动脉血通过动静脉短路早期流入静脉通道	93 (100%)
接收来自动静脉短路的血液的侧静脉分支异常增宽	84 (90.32%)
动静脉短路血流量过度增加导致额顶区交界处的静脉血淤积	85 (91.40%)
远端颅内动脉分支迂曲度增加	74 (79.57%)

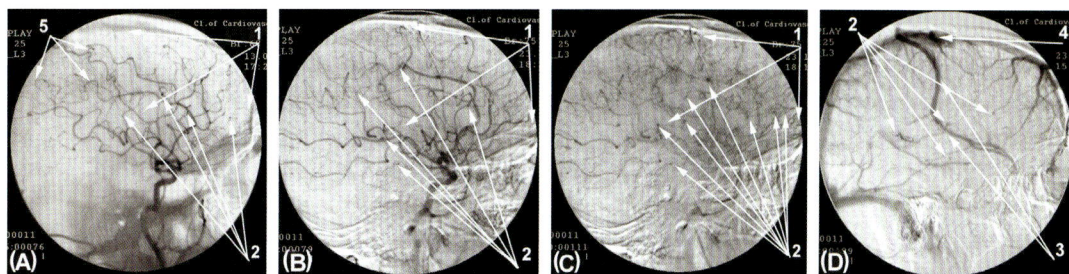

图 38.2　根据脑 MUGA 数据的 DAAT 征象

（A）左颈内动脉造影，动脉期；（B）左颈内动脉造影，动脉期；（C）左颈内动脉造影，毛细血管期；（D）左颈内动脉造影，静脉期。（1）颞区和额顶区小动脉和毛细血管数量减少，形成血管稀疏区；（2）多个动静脉短路；（3）侧静脉分支异常增宽；（4）静脉血淤积。

38.2.2.2　患者分组

根据颞叶萎缩性改变的形态学、痴呆和认知障碍的严重程度，将受检患者分为以下组别：

● 10 名（10.75%）患者处于 TDR-0 的 AD 临床前期阶段。这些患者未出现痴呆，但记忆力障碍加重，

mmSE 认知功能评分下降至 26 至 28 分。脑的退行性改变表现为颞叶萎缩，组织体积减小 4% ～ 8%。这些患者都有直系亲属患有 AD。

● 26 名（27.96%）患者处于 TDR-1 的 AD 早期阶段。这些患者患有轻度痴呆，病史 2 年。临床上，痴呆程度相当于 CDR-1 水平，mmSE 认知功能降低至 20 至 25 分。脑的退行性改变表现为颞叶萎缩，组织体积减小 9% ～ 18%；

● 40 名（43.01%）患者处于 TDR-2 的 AD 中期阶段。这些患者患有中度痴呆，病史 2 年至 6 年。临床上，痴呆程度相当于 CDR-2 水平，mmSE 认知功能评分降低至 12 至 19 分。脑的退行性改变表现为颞叶萎缩，组织体积减小 19% ～ 32%；

● 17 名（18.28%）患者处于 TDR-3 的 AD 严重阶段。这些患者患有重度痴呆，病史 7 年至 12 年。临床上，痴呆程度相当于 CDR-3 水平，mmSE 认知功能降低至 7 至 11 分。脑的退行性改变表现为颞叶萎缩，组织体积减小 33% ～ 62%。

38.2.3　治疗方法

38.2.3.1　试验组

48 名（51.61%）患者，包括 17 名（35.42%）男性和 31 名（54.58%）女性，接受了经导管颅内 PBM 治疗。

这些患者的痴呆严重程度如下：TDR-0 阶段 4 名（8.33%）患者；TDR-1 阶段 16 名（33.33%）患者；TDR-2 阶段 21 名（43.76%）患者；TDR-3 阶段 7 名（14.58%）患者。

在 TDR-0 阶段的试验组中，即在疾病的临床前期阶段，在记忆力逐渐减退的背景下进行了经导管颅内 PBM 治疗。

在 TDR-1、TDR-2 和 TDR-3 阶段的 AD 患者中，在症状出现后的 12 个月至 12 年期间进行了经导管颅内 PBM 治疗。

38.2.3.1.1　经导管颅内光生物调节方法

在局部麻醉下，使用 Seldinger 技术，通过直径为 6 ～ 7 F 的导管，对股总动脉进行导管插入。通过该导管，将导引导管导入并安装在颈内动脉的相应分支中。然后，引入连接至激光器的细而柔软的光纤导光工具（直径为 25 ～ 100μM）。将该光纤仪器送至大脑前动脉和中动脉的远端部分，并在此处进行激光照射（Aleinikov et al., 1987a）。如有必要，为进行 X 线检查，可定期小剂量注射不透射线物质溶液（Omnipack 350）。使用功率为 25mW 的氦氖激光器进行 PBM。激光照射的总时间约为 20 ～ 40 分钟（Aleinikov et al., 1987b; Maksimovich et al., 1988）。脑内介入治疗后，重复进行脑 MUGA 检查。根据研究结果，我们确定了脑内血管生成的严重程度、侧支血管再通的程度以及微循环的恢复情况（Maksimovich, 2015）。

经导管和颅内 PBM 治疗后，患者接受了抗血小板、抗凝、抗氧化、血管扩张和营养治疗。给予患者：根据血液凝血系统的参数给予阿司匹林、肝素、间接抗凝剂、100mg Pentoxifylline、150mg Complamin、200mg Inosin、1200mg NOotropil（吡拉西坦）（或 1000mg Gliatilin），静脉注射，使用药滴计数器（10 ～ 15），然后服用药物。在随后的一段时间里，药物疗程每年重复两次。患者未接受任何针对 AD 的特定治疗。

38.2.3.2　对照组

45 名（48.39%）患者接受了保守治疗，其中男性 16 名（35.36%），女性 39 名（64.44%）。

这些患者的痴呆严重程度如下：TDR-0 级 6 名（13.33%）患者；TDR-1 级 13 名（28.89%）患者；TDR-2 级 15 名（33.34%）患者；TDR-3 级 11 名（24.44%）患者。

保守治疗按照常规方案进行（Moskvin, 2008; Maksimovich, 2013）。TDR-0 组患者接受：Nootropil（吡拉西坦）每日 2400mg（疗程 3 ～ 4 个月），或 Gliatilin 每日 1200mg（疗程 4 ～ 6 个月）。TDR-1、TDR-2、TDR-3 组患者接受 Memantine 每日 5 ～ 20mg 或 Rivastigmine 每日 3 ～ 12mg。同时，所有

患者均接受血管活性药物：Pentoxifylline 每日 800mg，持续 3 个月，以及 Complamin 每日 450mg，持续 2 ~ 3 个月，每年重复两次。

38.3　结果

38.3.1　试验组

38.3.1.1　经导管颅内光生物调节作用后的即时效果

在经导管颅内 PBM 期间以及早期和远期，均未出现任何并发症。

根据经导管颅内 PBM 作用后进行的脑 MUGA 检查，所有 48 名（100%）患者均表现出良好的即时效果，表现为刺激血管生成、侧支循环和毛细血管血供的改善和恢复、动静脉分流的减少以及静脉回流的改善（图 38.3 和图 38.4）。

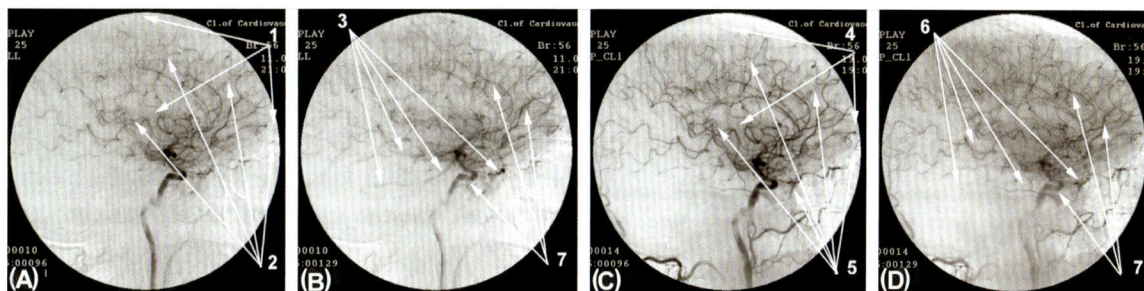

图 38.3　患者 A，56 岁，男性（TDR-2）左颈内动脉造影，经导管脑内激光 PBM 前后对比

（A）经导管脑内激光PBM前动脉期；（B）经导管脑内激光PBM前晚期动脉期；（C）经导管脑内激光PBM后动脉期；（D）经导管脑内激光PBM后晚期动脉期。（1）颞区和额顶区血管稀疏区；（2）颞区和额顶区多个动静脉短路；（3）动脉血通过动静脉短路流入静脉通道，动脉和静脉同时显影；（4）颞区和额顶区动脉粥样硬化、侧支和毛细血管床恢复；（5）动静脉短路闭合；（6）颞区和额顶区动静脉短路减少，动脉和静脉不同时显影；（7）脑内动脉分支。

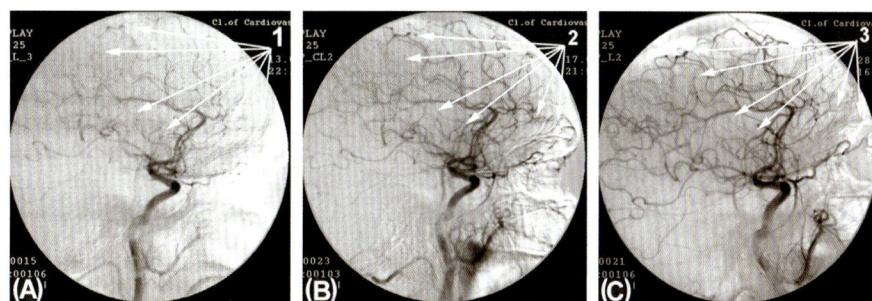

图 38.4　患者 T，61 岁，男性（TDR-2）左颈内动脉造影，经导管脑内激光 PBM 前后及 5 年后对比

（A）经导管脑内激光PBM前动脉期；（B）经导管脑内激光PBM后动脉期；（C）经导管脑内激光PBM后5年动脉期。（1）颞区和额顶区血管稀疏区；（2）颞区和额顶区动脉粥样硬化、侧支和毛细血管床恢复；（3）动脉粥样硬化进一步发展，颞区和额顶区侧支和毛细血管床增强。

38.3.1.2　经导管颅内光生物调节作用后早期（1 ~ 6 个月）效果

所有四名（100%）临床前期 AD（TDR-0）患者的记忆力均有明显改善，认知功能恢复至 28 ~ 30 分（mmSE 评分）。

根据 CT 和 MRI 数据，所有四名（100%）患者的颞叶体积均有所增加，同时 Sylvian 裂变窄，蛛网膜下腔水平恢复。

根据 SG 和 REG 数据，所有四名（100%）患者的大脑半球血流速度和搏动充血量均恢复正常。

所有 16 名（100%）早期 AD（TDR-1）患者在临床上均表现出痴呆程度减轻。其中 6 名（37.50%）患者的认知功能改善至 25 ~ 26 分，10 名（62.50%）患者的认知功能改善至 27 ~ 28 分（mmSE 评分）。

根据 CT 和 MRI 数据，所有 16 名（100%）患者的脑颞叶体积均有所增加，同时 Sylvian 裂变窄，蛛网膜下腔水平恢复。

根据 SG 和 REG 数据，所有 16 名（100%）患者的大脑半球血流和搏动血流量均恢复正常。

所有 21 名（100%）中期 AD（TDR-2）患者在临床上均表现出痴呆程度减轻。其中 12 名（57.14%）患者的认知功能改善至 19 ~ 20 分，9 名（42.86%）患者的认知功能改善至 21 ~ 22 分（mmSE 评分）。

根据 CT 和 MRI 数据，所有 21 名（100%）患者的脑颞叶体积均有所增加，同时 Sylvian 裂变窄，蛛网膜下腔减小。

根据 SG 和 REG 数据，所有 21 名（100%）患者的大脑半球血流速度和搏动血流量均有恢复迹象。

所有七名（100%）晚期 AD（TDR-3）患者在临床上均表现出痴呆程度减轻，认知功能改善至 11 ~ 12 分（mmSE 评分）。

根据 CT 和 MRI 数据，所有七名（100%）患者的脑颞叶体积均有增加趋势，同时 Sylvian 裂变窄，蛛网膜下腔减小。

根据 SG 和 REG 数据，所有七名（100%）患者的大脑半球血流速度和搏动血流量均有恢复迹象。

38.3.1.3　经导管颅内光生物调节作用后长期（1 ~ 7 年）效果

在经导管颅内 PBM 后 12 个月，所有四名（100%）临床前期 AD（TDR-0）患者的记忆力和认知功能均恢复至 28 ~ 30 分（mmSE 评分）（表 38.2）。

根据 CT 和 MRI 数据，所有四名（100%）患者的脑颞叶均恢复至与年龄相符的正常水平，同时 Sylvian 裂变窄，蛛网膜下腔恢复。因此，所有四名（100%）患者的指标均恢复正常人的水平。

SG 和 REG 数据显示，所有四名（100%）患者的大脑半球血流速度和搏动血流量均恢复正常。

观察到的积极动态在整个观察期间持续存在。

在治疗后 12 个月，所有 16 名（100%）早期 AD（TDR-1）患者均无痴呆迹象，认知功能持续恢复至 27 ~ 28 分（mmSE 评分）（表 38.2）。

表 38.2　长期治疗期间试验组和对照组患者的临床结果

组别	治疗前的严重程度	健康人治疗后的严重程度	TDR-0 治疗后的严重程度	TDR-1 治疗后的严重程度	TDR-2 治疗后的严重程度	TDR-3 治疗后的严重程度	总计
				汇总频数表			
试验组	TDR-0	4	0	0	0	0	4
列百分比		100.00%	0.00%	0.00%	0.00%		
行百分比		100.00%	0.00%	0.00%	0.00%	0.00%	
样本比例		4.30%	0.00%	0.00%	0.00%	0.00%	4.30%
试验组	TDR-1	0	16	0	0	0	16
列百分比		0.00%	100.00%	0.00%	0.00%		
行百分比		0.00%	100.00%	0.00%	0.00%	0.00%	
样本比例		0.00%	17.20%	0.00%	0.00%	0.00%	17.20%
试验组	TDR-2	0	0	21	0	0	21
列百分比		0.00%	0.00%	100.00%	0.00%		

续表

组别		治疗前的严重程度	健康人治疗后的严重程度	TDR-0治疗后的严重程度	TDR-1治疗后的严重程度	TDR-2治疗后的严重程度	TDR-3治疗后的严重程度	总计
				汇总频数表				
行百分比		0.00%	0.00%	100.00%	0.00%	0.00%	
样本比例		0.00%	0.00%	22.58%	0.00%	0.00%	22.58%
试验组	TDR-3	0	0	0	5	2	7
列百分比		0.00%	0.00%	0.00%	100.00%		
行百分比		0.00%	0.00%	0.00%	71.43%	0.00%	
样本比例		0.00%	0.00%	0.00%	5.38%	0.00%	7.53%
试验组总计		4	16	21	5	2	48
样本比例		8.33%	33.33%	43.75%	10.42%	4.17%	100.00%
对照组	TDR-0	0	3	3	0	0	6
列百分比			100.00%	60.00%	0.00%	0.00%	
行百分比		0.00%	50.00%	50.00%	0.00%	0.00%	
样本比例		0.00%	3.23%	3.23%	0.00%	0.00%	6.45%
对照组	TDR-1	0	0	2	11	0	13
列百分比			0.00%	40.00%	100.00%	0.00%	
行百分比		0.00%	0.00%	15.38%	84.62%	0.00%	
样本比例		0.00%	0.00%	2.25%	12.36%	0.00%	13.98%
对照组	TDR-2	0	0	0	0	15	15
列百分比			0.00%	0.00%	0.00%	57.69%	
行百分比		0.00%	0.00%	0.00%	0.00%	100.00%	
样本比例		0.00%	0.00%	0.00%	0.00%	16.13%	16.13%
对照组	TDR-3	0	0	0	0	11	11
列百分比			0.00%	0.00%	0.00%	42.31%	
行百分比		0.00%	0.00%	0.00%	0.00%	100.00%	
样本比例		0.00%	0.00%	0.00%	0.00%	11.83%	11.83%
试验组总计		0	3	5	11	26	45
样本比例		0.00%	6.67%	11.11%	24.44%	57.78%	100.00%
列总计		4	19	26	16	28	93
总百分比		4.30%	20.43%	27.96%	17.20%	30.11%	100.00%

注：原始数据的分布情况在汇总表中给出，采用非参数Mann-Whitney检验进行分析。统计分析结果显示，在治疗开始时，试验组和对照组之间无显著差异（$P > 0.05$），而在治疗后，这些差异变得显著（$P < 0.01$）。通过Mann-Whitney检验对指标动态进行分析，也揭示了组间存在显著差异：试验组的治疗效果显著高于对照组（$P < 0.01$）。

根据CT和MRI数据，所有16名（100%）患者的脑颞叶几乎完全恢复至与年龄相符的正常水平，同时Sylvian裂变窄，蛛网膜下腔恢复。因此，所有16名（100%）患者均根据上述标准转入TDR-0组。

根据SG和REG数据，所有16名（100%）患者的大脑半球血流速度和搏动血流量均恢复正常。

观察到的积极动态在整个观察期间持续存在。

在治疗后 12 个月，所有 21 名（100%）中期 AD（TDR-2）患者的痴呆程度减轻，认知功能改善至 21 ~ 22 分（mmSE 评分）。在更远的观察期内，12 名（57.14%）患者的痴呆程度进一步减轻，认知功能进一步恢复至 23 ~ 25 分。9 名（42.86%）患者的认知功能评分保持在 21 ~ 22 分的水平（表 38.2）。

所有 21 名（100%）患者的病情在 4 年内保持稳定，之后认知功能评分有下降至 20 ~ 21 分的趋势。

根据 CT 和 MRI 数据，在治疗后 12 个月，所有 21 名（100%）患者的脑颞叶体积均有所增加，同时 Sylvian 裂变窄，蛛网膜下腔减小。在更远的观察期内，12 名（57.14%）患者的颞叶进一步出现与年龄相关的变化，体积萎缩了 15% ~ 18%。9 名（42.86%）患者未进一步出现与年龄相关的变化（图 38.5）。因此，21 名（100%）患者均根据上述标准转入 TDR-1 组。

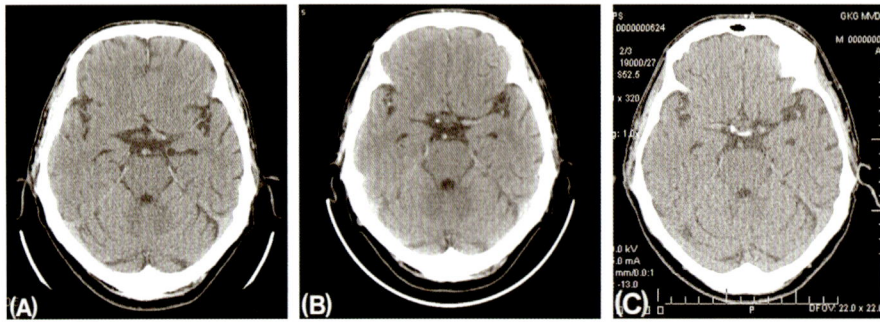

图 38.5 同一位患者 T，61 岁，男性（TDR-2）脑 CT，经导管脑内激光 PBM 前后及 5 年后对比

（A）经导管脑内激光 PBM 前。颞叶体积减小：左侧 22%，右侧 28%；（B）经导管脑内激光 PBM 后。颞叶体积恢复：左侧 10%，右侧 12%；（C）经导管脑内激光 PBM 后 5 年。颞叶体积恢复至年龄正常水平。

根据 SG 和 REG 数据，所有 21 名（100%）患者的大脑半球血流速度和搏动血流量均保持积极动态。

在治疗后 12 个月，所有七名（100%）晚期 AD（TDR-3）患者的痴呆程度减轻，认知功能有所改善。其中 4 名（57.14%）患者的认知功能改善至 11 ~ 14 分，3 名（42.86%）患者的认知功能改善至 15 ~ 19 分（mmSE 评分）（表 38.2）。

根据 CT 和 MRI 数据，在治疗后 12 个月，所有七名（100%）患者的脑颞叶萎缩了 28% ~ 34%，同时 Sylvian 裂变窄，蛛网膜下腔减小。因此，5 名（71.43%）患者转入 TDR-2 组，2 名（28.57%）患者仍留在 TDR-3 组。

稳定状态持续了 2 ~ 2.5 年，之后认知功能下降至 11 ~ 14 分（mmSE 评分）。

根据 SG 和 REG 数据，所有七名（100%）患者的大脑半球血流速度和搏动血流量均保持积极的动态。

在经导管颅内 PBM 后 2 ~ 6 年内，对 9 名（21.74%）患者进行了重复的脑 MUGA 检查。在所有 9 名（21.74%）患者中，均观察到血管生成的进一步发展，伴随侧支循环和毛细血管的再通（图 38.4）。

38.3.2 对照组

38.3.2.1 保守治疗开始后早期（1 ~ 6 个月）

处于临床前 AD 阶段（TDR-0）的患者在接受保守治疗的背景下，记忆力有改善趋势，认知功能恢复至 27 ~ 28 分（mmSE 评分）。

TDR-1 组患者的病情有中度稳定的趋势。

TDR-2 和 TDR-3 组的患者痴呆程度进一步加深，认知功能下降。

根据 CT 和 MRI 检查结果，对照组所有患者的脑部均未发现结构性改变。

SG 和 REG 检查显示，对照组所有 45 例（100%）患者的大脑半球血流速度和搏动血流量均有微弱的恢复趋势。

38.3.2.2　保守治疗开始后长期（1～5 年）效果

保守治疗开始后 2 年内，所有 6 例（100%）临床前 AD 阶段（TDR-0）患者的记忆力均有改善，认知功能稳定在 27～29 分（mmSE 评分）。在更远的时间段后，其中 3 例（50.00%）未出现痴呆迹象，另 3 例（50.00%）出现初始痴呆迹象，伴随认知功能下降至 24～25 分（见表 38.2）。

根据 CT 和 MRI 检查结果，1 例（16.67%）患者未出现脑组织体积减小的退行性改变迹象。3 例（50.00%）患者出现颞叶组织体积减小的趋势，2 例（33.33%）患者的颞叶组织体积明显减少，萎缩达 14%～18%〔见图 38.6（A）和（B）〕。

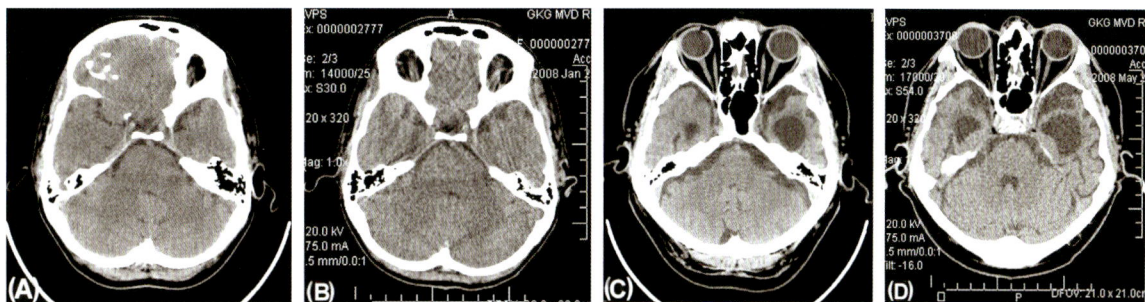

图 38.6　对照组患者脑 CT，保守治疗开始前及 2 年后对比

（A）患者 Z，34 岁，女性，临床前期（TDR-0），保守治疗前。颞叶体积减小：左侧 4%，右侧 8%；（B）同一位患者 Z，36 岁，女性（TDR-1），保守治疗 2 年后。颞叶萎缩加重。颞叶体积减小：左侧 14%，右侧 18%；（C）患者 S，67 岁，男性（TDR-3），保守治疗前。颞叶体积减小：颞叶总萎缩 58%；（D）同一位患者 S，69 岁，女性（TDR-3），保守治疗 2 年后。萎缩加重。萎缩程度增加至 64%。

因此，根据上述标准，3 例（50.00%）患者被转入 TDR-1 组，3 例（50.00%）患者仍留在 TDR-0 组（见表 38.2）。

SG 和 REG 检查显示，所有 6 例（100%）患者的大脑半球血流速度和搏动血流量均有恢复趋势。

保守治疗开始后 2～3 年内，所有 13 例（100%）AD 早期阶段（TDR-1）患者的痴呆程度和认知功能均保持稳定。再过 3 年及以后，该组所有 13 例（100%）患者的痴呆迹象增加，认知功能下降。其中 2 例（15.38%）患者的认知功能下降至 20～21 分（mmSE 评分），11 例（84.62%）患者下降至 18～19 分（mmSE 评分）。

根据 CT 和 MRI 检查结果，保守治疗开始后 2～3 年内，所有 13 例（100%）患者的退行性改变加重，脑部萎缩加剧，颞叶组织体积减小了 12%～24%。

因此，根据上述标准，11 例（84.62%）患者被转入 TDR-2 组，2 例（15.38%）患者仍留在 TDR-1 组（见表 38.1）。

SG 和 REG 检查显示，所有 13 例（100%）患者的大脑半球血流速度和搏动血流量的恢复均表现出微弱的动态变化。

保守治疗开始后超过 12 个月，所有 15 例（100%）AD 中期阶段（TDR-2）患者的痴呆程度加重，认知功能评分下降至 11～12 分（mmSE 评分）。在更远的时间段后，痴呆程度进一步加深，认知功能下降至 9～11 分（mmSE 评分）。

根据 CT 和 MRI 检查结果，保守治疗开始后 1.5～2 年内，所有 15 例（100%）患者的退行性改变加重，脑部萎缩加剧，颞叶组织体积减小了 33%～40%。

因此，根据上述标准，所有 15 例（100%）患者均被转入 TDR-3 组（见表 38.2）。

SG 和 REG 检查显示，9 例（60.00%）患者的大脑半球血流速度和搏动血流量下降，6 例（40.00%）

患者的这两项指标未发生变化。

保守治疗开始后 12 个月，所有 11 例（100%）AD 重度阶段（TDR-3）患者的痴呆程度加重，认知功能评分下降至 7 ~ 8 分（mmSE 评分）。

根据 CT 和 MRI 检查结果，所有 11 例患者的退行性改变加重，脑部萎缩加剧，颞叶组织体积减小了 40% ~ 55%（见图 38.6C 和 D）（见表 38.2）。

SG 和 REG 检查显示，3 例（27.27%）患者的大脑半球血流速度和搏动血流量下降，8 例（72.73%）患者的这两项指标未表现出明显的动态变化。

38.4　讨论

注意力缺失症的病因和发病机制十分复杂。一方面，tau 和 β- 淀粉样蛋白在脑组织和血管壁的沉积会导致神经变性。另一方面，DAAT 表现出的特定血管、微血管和静脉变化导致供血障碍，造成缺氧，并破坏脑组织的新陈代谢过程（Maksimovich, 2008b、2011、2012a、2013）。这两个过程密不可分；它们相互加剧，导致大脑功能障碍、神经退行性病变和注意力缺失症的发展（de la Torre, 2016; Maksimovich, 2011, 2015; Iadecola, 2004）。

由于 DAAT 不仅能在临床 AD 阶段（TDR-1、TDR-2、TDR-3）的患者中检测到，还能在处于临床 AD 前阶段（TDR-0）的患者以及 AD 患者的后代中检测到（Maksimovich, 2012c），因此很明显，这些变化是原发性的，并可能在 AD 发展过程中遗传。

在研究治疗这种疾病的方法时，必须考虑到这些因素。

使用 Memantine 或 Rivastigmine 旨在改善脑部组织代谢过程，刺激神经冲动传导，并抑制 β- 淀粉样蛋白的形成。然而，这些药物的有效性不足，并不总能产生预期的治疗效果（Matsunaga et al., 2014; Grossberg et al., 2015）。使用 Pentoxifylline 和 Complamin 改善脑部微循环在脑部微循环床早期、未明显受损时有效（Maksimovich, 2015）。

结果表明，治疗仅对对照组中处于 AD 早期阶段的患者有效。而且，这种效果是暂时的，只能稳定当前状态，而无法改善。

在试验组患者中，经导管脑内 PBM 的作用机制复杂（de la Torre, 2016; Maksimovich, 2015; Naeser and Hamblin, 2011; Hamblin, 2017; Rojas et al., 2012）。

如本研究所述，红光区的激光能量可刺激生理性血管生成过程，引起侧支循环和毛细血管再通，减轻缺氧，并恢复脑部组织营养。所获得的数据得到了早期研究（Maksimovich, 2004, 2015）的支持。脑部血管再通有助于恢复 β- 淀粉样蛋白释放过程，并有助于其在组织中的代谢正常化，这一点也得到了其他研究者的研究支持（Zlokovic, 2011; Maksimovich, 2006, 2015; Bell and Zlokovic, 2009）。

在经导管脑内应用过程中，激光能量穿透脑部组织 2 ~ 4cm，影响神经元中的线粒体，触发脑部能量和代谢过程的激活和恢复。同时，激光作用刺激神经发生，并引起脑部组织的再生过程。所获得的数据得到了其他研究者使用经颅 PBM 进行的研究的支持，这些研究也表明，一方面，作用于线粒体的激光能量刺激 ATP 交换，从而恢复细胞的能量资源；另一方面，激光能量刺激神经发生，这有助于脑部组织恢复（Naeser and Hamblin, 2011; Hamblin, 2017, 2018; Hashmi et al., 2010; Song et al., 2012; Rojas et al., 2012; Konstantinović et al., 2013; Purushothuman et al., 2014）。

有趣的是，一些其他研究中报道，当进行经颅 PBM 时，不排除激光能量会直接破坏 β- 淀粉样蛋白（Yang, et al., 2010）。

对于试验组患者，经导管脑内 PBM 减少了大脑萎缩性改变，使颞叶组织体积增加，这表明脑组织再生过程的发展。

观察到的神经保护作用持续时间较长，并伴有 CDR 测试和 TDR 测定中痴呆水平的降低，以及 mmSE 测试中认知功能的改善或恢复。

因此，临床前 AD TDR-0 阶段的患者被转移到实际健康人群类别。患有更严重精神障碍和更严重疾病阶段（TDR-1、TDR-2、TDR-3）的患者被转移到 AD 早期阶段组。

在 TDR-0 和 TDR-1 组疾病早期阶段的患者中，在超过 10 年的观察期间，观察到了该效果。

在 TDR-2、TDR-3 组疾病晚期阶段和脑组织神经退行性和萎缩性改变更严重的患者中，观察到明显的积极效果并持续了 2.5 ～ 4 年。在随后的一段时间里，认知功能有所下降。

试验组患者中，处于 AD 不同阶段的患者所获得的结果存在差异，这是因为处于疾病晚期阶段的患者会出现细胞和组织结构的严重、广泛改变，并伴有广泛的 β- 淀粉样蛋白沉积。脑组织的严重神经退行性和 β- 淀粉样蛋白明显沉积不利于脑组织结构改变完全恢复。

38.5　结论

在 PBM 过程中，使用红色光谱区域的低强度激光进行经导管脑内应用是一种病因学上合理、符合生理且有效的 AD 治疗方法。刺激血管生成可导致侧支和毛细血管血液供应的恢复，从而产生脑血运重建并恢复组织中 β- 淀粉样蛋白的代谢。刺激神经元线粒体中的 ATP 代谢可改善细胞和组织代谢。所有这些机制共同刺激神经发生，从而导致脑组织再生过程。

使用经导管脑内激光 PBM 可长期降低痴呆水平，改善认知和精神功能。

不排除对处于 TDR-0 AD 临床前阶段的人以及处于 TDR-1 早期临床阶段的患者使用该方法，可能避免疾病出现更进一步进展。

对 TDR-2、TDR-3AD 晚期阶段的患者应用该方法，可使患者长期回归更加积极、充实的生活。

38.6　利益冲突

研究者声明，就本研究、研究者身份和（或）本文的发表而言，不存在任何潜在的利益冲突。

38.7　资金

研究者在本文的研究、撰写和（或）发表过程中未获得任何资金支持。

原著参考文献

[1] Aleinikov, V.S., Maksimovich, I.V., Masychev, V.I., et al., 1987a. Investigation of the regimes of action and the mechanism of destruction of atherosclerotic plaques in laser angioplasty. Electr. Ind. 1, 9-15.

[2] Aleinikov, V.S., Maksimovich, I.V., Masychev, V.I., 1987b. The use of laser radiation in total atherosclerotic lesions of the vascular bed. Electr. Ind. 8, 15-18.

[3] Alzheimer's Association Report, 2017. Alzheimer's disease facts and figures. 2017. Alzheimer's Dementia 13 (4), 325-373.

[4] Baloiannis, S.J., Baloiannis, I.S., 2012. The vascular factor in Alzheimer's disease: a study in Golgi technique and electron microscopy. J. Neurol. Sci. 322, 117-121.

[5] Baloyannis, S.J., 2015. Brain capillaries in Alzheimer's disease. Hell J. Nucl. Med. 18 (Suppl. 1), 152.

[6] Bell, R.D., Zlokovic, B.V., 2009. Neurovascular mechanisms and blood-brain barrier disorder in Alzheimer's disease. Acta Neuropathol. 118, 103-113.

[7] Brown, W.R., Thore, C.R., 2011. Review: Cerebral microvascular pathology in ageing and neurodegeneration. Neuropathol. Appl. Neurobiol. 37 (1), 56-74.

[8] Burton, E.J., Barber, R., Mukaetova-Ladinska, E.B., Robson, J., Perry, R.H., Jaros, E., et al., 2009. Medial temporal lobe atrophy on MRI differentiates Alzheimer's disease from dementia with Lewy bodies and vascular cognitive impairment: a

prospective study with pathological verification of diagnosis. Brain 132 (Pt1), 195-203.

[9] Cai, Z., Wang, C., He, W., Tu, H., Tang, Z., Xiao, M., et al., 2015. Cerebral small vessel disease and Alzheimer's disease. Clin. Interv. Aging 23 (10), 1695-1704.

[10] De la Torre, J.C., 1997. Hemodynamic consequences of deformed microvessels in the brain in Alzheimer's disease. Ann. N.Y. Acad. Sci. 26, 75-91.

[11] De la Torre, J.C., 2016. Cerebral perfusion enhancing interventions: a new strategy for the prevention of Alzheimer dementia. Brain Pathol. 26 (5), 618-631.

[12] De Lin, M., Jackson, E.F., 2012. Applications of imaging technology in radiation research. Radiat. Res. 177 (4), 387-397.

[13] De la Torre, J.C., Stefano, G.B., 2000. Evidence that Alzheimer's disease is a microvascular disorder: the role of constitutive nitric oxide. Brain Res. Brain Res. Rev. 34 (3), 119-136.

[14] Deviatkov, N.D., 1993. Application of electronics in medicine and biology. Electr. Equip.: Microwave Equip. 1, 66-76.

[15] Folstein, M.F., Folstein, S.E., McHugh, P.R., 1975. "Mini-mental state". A practical method for grading the cognitive state of patients for the clinician. J. Psychiatr. Res. 12 (3), 189-198.

[16] Galvan, V., Jin, K., 2007. Neurogenesis in the aging brain. Clin. Interv. Aging 2, 605-610.

[17] Grammas, P., Martinez, J., Sanchez, A., Sanchez, A., Yin, X., Riley, J., et al., 2014. A new paradigm for the treatment of Alzheimer's disease: targeting vascular activation. J. Alzheimers Dis. 40 (3), 619-630.

[18] Grossberg, G.T., Farlow, M.R., Meng, X., Velting, D.M., 2015. Evaluating high-dose rivastigmine patch in severe Alzheimer's disease: analyses with concomitant memantine usage as a factor. Curr. Alzheimer Res. 12 (1), 53-60.

[19] Hamblin, M.R., 2017. Mechanisms and mitochondrial redox signaling in photobiomodulation. Photochem. Photobiol. 94, 199-212.

[20] Hamblin, M.R., 2018. Photobiomodulation for traumatic brain injury and stroke. J. Neurosci. Res. 96, 731-743.

[21] Hashmi, J.T., Huang, Y.Y., Osmani, B.Z., Sharma, S.K., Naeser, M.A., Hamblin, M.R., 2010. Role of low-level laser therapy in neurorehabilitation. Arch. Phys. Med. Rehabil. 2 (12 Suppl. 2), S292-S305.

[22] Iadecola, C., 2004. Neurovascular regulation in the normal brain and in Alzheimer's disease. Nat. Rev. Neurosci. 5 (5), 347-360.

[23] Iadecola, C., 2010. The overlap between neurodegenerative and vascular factors in the pathogenesis of dementia. Acta Neuropathol. 120 (3), 287-396.

[24] Jin, K., Wang, X., Xie, L., Mao, X.O., Zhu, W., Wang, Y., et al., 2006. Evidence for stroke-induced neurogenesis in the human brain. Proc. Natl. Acad. Sci. U.S.A. 103, 13,198-13,202.

[25] Kalaria, R., 2002. Small vessel disease and Alzheimer's dementia: pathological considerations. Cerebrovasc. Dis. 13, 48-52.

[26] Kimbrough, I.F., Robel, S., Roberson, E.D., Sontheimer, H., 2015. Vascular amyloidosis impairs the gliovascular unit in a mouse model of Alzheimer's disease. Brain 138 (Pt 12), 3716-3733.

[27] Konstantinović, L.M., Jelić, M.B., Jeremić, A., Stevanović, V.B., Milanović, S.D., Filipović, S.R., 2013. Transcranial application of near-infrared lowlevel laser can modulate cortical excitability. Lasers Surg. Med. 45 (10), 648-653.

[28] Love, S., Miners, J.S., 2016. Cerebral hypoperfusion and the energy deficit in Alzheimer's Disease. Brain Pathol. 26 (5), 607-617.

[29] Maksimovich, I.V., 2004. Transluminal Laser Angioplasty in the Treatment of Ischemic Brain Leasons (M.D. Ph.D. dissertation), Russian University of Friendship of the People, Moscow.

[30] Maksimovich, I.V., 2006. Method for Endovascular Treatment of Alzheimer's Disease. Patent, No.2297860 Russian.

[31] Maksimovich, I.V., 2008a. Method and Device for Endovascular Treatment of Alzheimer's Disease. Patent No. 7389776. USA.

[32] Maksimovich, I.V., 2008b. Radiodiagnostics of Alzheimer's disease. Diagn. Interv. Radiol. 4, 27-38.

[33] Maksimovich, I.V., 2011. Dyscirculatory angiopathy of Alzheimer's type. J. Behav. Brain Sci. 1 (2), 57-68.

[34] Maksimovich, I.V., 2012a. Vascular factors in Alzheimer's disease. Health 4 (9A), 735-742.

[35] Maksimovich, I.V., 2012b. The tomography dementia rating scale (TDR) - The rating scale of Alzheimer's disease stages. Health 4 (9A), 712-719.

[36] Maksimovich, I.V., 2012c. Certain new aspects of etiology and pathogenesis of Alzheimer's disease. Adv. Alzheimer's Dis. 1 (3), 68-76.

[37] Maksimovich, I.V., 2013. Disorders of cerebrovascular angioarchitectonics and microcirculation in the etiology and

pathogenesis of Alzheimer's disease. Adv. Alzheimer's Dis. 2 (4), 171-181.

［38］ Maksimovich, I.V., 2015. Dementia and cognitive impairment reduction after laser transcatheter treatment of Alzheimer's disease. World J. Neurosci. 5 (3), 189-203.

［39］ Maksimovich, I.V., 2017. Morphometric definition of Alzheimer's disease stages by means of The Tomography Dementia Rating Scale (TDR). Brain Disord. Ther. 6, 1-4.

［40］ Maksimovich, I.V., Lesnoy, M.I., Zubov, V.V., 1988. Transluminal laser angioplasty with low-intensity laser radiation. Application of Lasers in Surgery and Medicine. 21-25, Samarkand.

［41］ Matsunaga, S., Kishi, T., Iwata, N., 2014. Combination therapy with cholinesterase inhibitors and memantine for Alzheimer's disease: a systematic review and meta-analysis. Int. J. Neuropsychopharmacol. 18 (5), pii: pyu 115.

［42］ Montagne, A., Barnes, S.R., Sweeney, M.D., Halliday, M.R., Sagare, A.P., Zhao, Z., et al., 2015. Blood-brain barrier breakdown in the aging human hippocampus. Neuron 85 (2), 296-302.

［43］ Morel, F., 1950. An apparently dyshoric and topical angiopathy. Monatsschr. Psychiatr. Neurol. 120 (5-6), 352-357.

［44］ Morris, J.C., 1993. The Clinical Dementia Rating (CDR): current version and scoring rules. Neurology 11 (43), 2412-2414.

［45］ Naeser, M.A., Hamblin, M.R., 2011. Potential for transcraniallaser or LED therapy to treatstroke, traumatic brain injury, and neurodegenerative disease. Photomed. Laser Surg. 29 (7), 443-446.

［46］ Nelson, A.R., Sweeney, M.D., Sagare, A.P., Zlokovic, B.V., 2016. Neurovascular dysfunction and neurodegeneration in dementia and Alzheimer's disease. Biochim. Biophys. Acta 1862 (5), 887-900.

［47］ Oron, A., Oron, U., Chen, J., Eilam, A., Zhang, C., Sadeh, M., et al., 2006. Low-level laser therapy applied transcranially to rats after induction of stroke significantly reduces long-term neurological deficits. Stroke 37, 2620-2624.

［48］ Pantoni, L., 2010. Cerebral small vessel disease: from pathogenesis and clinical characteristics to therapeutic challenges. Lancet Neurol. 9 (7), 689-701.

［49］ Purushothuman, S., Johnstone, D.M., Nandasena, C., Mitrofanis, J., Stone, J., 2014. Photobiomodulation with near infrared light mitigates Alzheimer's disease-related pathology in cerebral cortex-evidence from two transgenic mouse models. Alzheimers Res. Ther. 6 (1), 2.

［50］ Rojas, J.C., Bruchey, A.K., Gonzalez-Lima, F., 2012. Low-level light therapy improves cortical metabolic capacity and memory retention. J. Alzheimers Dis. 32 (3), 741-752.

［51］ Song, S., Zhou, F., Chen, W.R., 2012. Low-level laser therapy regulates microglial function through Src-mediated signaling pathways: implications for neurodegenerative diseases. J. Neuroinflammation 18 (9), 219.

［52］ Waldemar, G., Dubois, B., Emre, M., Georges, J., McKeith, I.G., Rossor, M., et al., 2007. Recommendations for the diagnosis and management of Alzheimer's disease and other disorders associated with dementia: EFNS guideline. Eur. J. Neurol. 14 (1), e1-e26.

［53］ Weiner, W.W., Veitch, D.P., Aisen, P.S., Beckett, L.A., Cairns, N.J., Cedarbaum, J., et al., 2015. 2014 Update of the Alzheimer's Disease Neuroimaging Initiative: a review of papers published since its inception. J. Alzheimer's Dementia 11 (6), e1-e120.

［54］ Yang, X., Askarova, S., Sheng, W., Chen, J.K., Sun, A.Y., Sun, G.Y., et al., 2010. Low energy laser light (632.8 nm) suppresses amyloid-β peptideinduced oxidative and inflammatory responses in astrocytes. Neuroscience 171 (3), 859-868.

［55］ Zlokovic, B.V., 2010. Neurodegeneration and the neurovascular unit. Nat. Med. 16 (12), 1370-1371.

［56］ Zlokovic, B.V., 2011. Neurovascular pathways to neurodegeneration in Alzheimer's disease and other disorders. Nat. Rev. Neurosci. 3, 723-738.

第 39 章　缺血性脑病经导管脑内光生物调节作用：临床研究（第二部分）

Ivan V. Maksimovich

莫斯科 Named After Most Holy John Tobolsky 心血管疾病诊所，俄罗斯莫斯科

39.1　引言

缺血性脑损伤在不同国家的人群中越来越常见（Gillum et al., 2011; Abou-Chebl, 2013）。脑缺血最常见的原因是动脉粥样硬化，它会影响各种血管池（Pasi et al., 2012; Maksimovich, 2012）。

大脑的血管结构和微循环具有很高的可变性。作为血管最发达的人体器官，大脑对缺氧极为敏感，且比其他任何器官都更需要持续稳定的血液供应（Maksimovich, 2012）。脑血液供应的一个重要特征是，每立方厘米的脑组织包含 3000 ~ 4000 条毛细血管，这比任何其他器官和组织都要多（Gjulev et al., 2002）。脑组织对高毛细血管血流量的需求导致即使是轻微的血液供应障碍也会引起缺氧，随后导致缺血（Caplan et al., 2014; Maksimovich, 2016; Crozier, 2012）。

脑动脉粥样硬化的发展是一个相当复杂且缓慢的过程（Gjulev et al., 2002）。动脉粥样硬化同时影响主动脉和远端动脉分支以及毛细血管，导致脑小血管病变（Maksimovich, 2012; Schmidtke and Hull, 2005; Brown and Thore, 2011）。脑动脉粥样硬化的一种发展类型可能导致小动脉分支和毛细血管的弥散性病变（Maksimovich, 2016; Brown and Thore, 2011; Caplan, 2016）。逐渐发展的缺氧会破坏神经元线粒体中 ATP 的代谢，导致单个细胞及细胞群死亡（Maksimovich, 2016; Schmidtke and Hull, 2005）。这一过程伴随着短暂性脑缺血发作和腔隙性微小脑卒中，这些在早期阶段可能反复发生而无明显临床症状（Maksimovich, 2012, 2016; Gjulev et al., 2002; Schmidtke and Hull, 2005; Brown and Thore, 2011; Caplan, 2016）。结果显示，大脑不同部位出现多个胶质增生病灶。这一病程导致缓慢的神经破坏和神经退行性病变，逐渐导致认知障碍、痴呆和日常活动能力下降（Pasi et al., 2012; Maksimovich, 2012; Brown and Thore, 2011; Pantoni, 2010; Qureshi and Caplan, 2014; Pendlebury et al., 2011）。

如果该过程主要发生在皮层下，根据白质某些部位病灶的定位，患者将倾向于发展为 Binswanger 病（BD）或血管性帕金森综合征（VP）（Tomimoto, 2011; Rosenberg et al., 2016）。在疾病的早期、临床前阶段，脑胶质增生病灶较小且呈弥散分布（Rosenberg et al., 2016; Akiguchi et al., 2014）。随着进一步发展，缺血性病灶逐渐融合成更大的脱髓鞘位点，逐渐导致脑白质疏松症（Akiguchi et al., 2014; Thompson and Marsden, 1987）。广泛的皮层下脱髓鞘会导致严重的神经退行性病变和 BD 的发展（Maksimovich, 2017c; Ramos-Estebanez et al., 2011）。随着 VP 的发展，动脉粥样硬化的进程以类似的方式进行，然而在这种情况下，胶质增生和微卒中的病灶主要在丘脑、基底核和桥脑中占主导地位（Brown and Thore, 2011; Maksimovich, 2017b）。

在脑动脉粥样硬化的另一种发展方式中，动脉床更近端部位的动脉粥样硬化进程更快，从而导致更大动脉的狭窄和闭塞性病变（Frölich et al., 2012; Maksimovich, 2017a）。这种动脉粥样硬化的进

程导致更广泛的缺血和更大的局灶性缺血性脑卒中的发展，在白质和灰质中扩散（Abou-Chebl, 2013; Maksimovich, 2012, 2017a; Crozier, 2012; Qureshi and Caplan, 2014）。

值得注意的是，如果脑缺氧和缺血发展多年，它们会刺激脑组织中的缓慢自然再生过程。脑组织中的血管生成会受到刺激。血管生成作为一种保护性反应，导致侧支动脉和毛细血管床的发展。侧支血管允许血液从其他血管池输送到缺血部位（Maksimovich, 2012, 2016; Gjulev et al., 2002）。因此，脑缺血性损伤的严重程度不仅取决于动脉粥样硬化的定位和扩散程度，还取决于侧支供血的发展水平（Gjulev et al., 2002; Maksimovich, 2016）。因此，与年轻人相比，老年时的缺血性卒中（具有发达的天然侧支血液供应）更容易进展（Maksimovich, 2016; Crozier, 2012）。同时，缺氧和缺血会补偿性地刺激神经发生，促成脑组织中的再生过程。在这种情况下，神经元再生在功能血管附近更为活跃（Jin et al., 2006; Galvan and Jin, 2007; Naeser 和 Hamblin, 2011）。

治疗脑缺血性损伤是一项相当困难的任务。各种类型脑缺血的保守治疗方法的有效性有限。一方面，药物的作用在于扩张血管和改善微循环，另一方面是恢复脑组织中的代谢过程（Maksimovich, 2016）。然而，常用药物的有效性相当有限（Qureshi and Caplan, 2014; Maksimovich, 2017c）。

在这方面，保守治疗在缺血性疾病的早期阶段有效（Maksimovich, 2012; Caplan et al., 2014）。在此期间，缺血性损伤并不十分广泛，并不会导致弥漫性灌注不足、缺氧和神经退行性病变（Maksimovich, 2016; Tomimoto, 2011; Ramos-Estebanez et al., 2011）。

在疾病后期阶段，以广泛的血管和微血管病变为特征，伴随严重的缺血、神经破坏和神经退行性病变，保守治疗会变得无效（Caplan et al., 2014; Maksimovich, 2016, 2017a; Brown and Thore, 2011）。

通常对大脑外大动脉分支进行重建和介入手术。这些方法在头臂动脉外科手术中已被证明有效（Takaiwa et al., 2013; Matsumaru et al., 2004）。对于远端脑内动脉粥样硬化，由于血管位于颅内且直径较小，这种手术难以进行（Caplan et al., 2014; Maksimovich, 2016; Derdeyn and Chimowitz, 2007; Altinbas et al., 2014）。

这种状况要求开发新的、更有效的治疗脑缺血性损伤的方法。一个很有前景的方向是使用激光能，特别是因为脑组织对激光作用有很高的适应性（Maksimovich, 2012, 2016; Naeser and Hamblin, 2011）。

如第 38 章"退行性脑病经导管脑内光生物调节作用：临床研究（第一部分）"所述，实验和临床研究结果表明已经开发出一种治疗缺血性、创伤性和神经退行性脑损伤的新方法。这种方法称为经颅光生物调节作用 PBM 或低强度激光（光）疗法（LLLT），并已显示出其高效性（Naeser and Hamblin, 2011; Hashmi et al., 2010; Song et al., 2012; Konstantinović et al., 2013; Hamblin, 2018a, 2018b）。

脑缺血损伤激光治疗的另一个方向是经导管脑内激光治疗，即经导管激光脑血管再通术（Maksimovich, 2004, 2006, 2008）。

该方法有两种应用：

• 直接经导管脑血管再通术，旨在通过高能激光恢复大脑大血管的管腔和通畅性；

• 间接经导管脑血管再通术，旨在通过低能激光刺激血管生成，并通过脑内侧支和毛细血管再通术恢复血液供应。

这种方法是 PBM 的一种类型，即经导管脑内光生物调节作用或经导管脑内 LLLT。这一方向是相关研究的主题。

低功率激光能量对脑组织的作用主要有三种机制：刺激血管生成，导致明显的侧支和毛细血管再通；恢复神经元线粒体中 ATP 的代谢；刺激脑组织中的神经发生和再生过程。

本研究致力于探索经导管脑内 PBM 在治疗缺血性脑损伤中的临床应用，旨在刺激血管生成、恢复脑远端动脉和毛细血管血液供应，以及促进脑组织中的代谢和再生过程。

39.2 材料与方法

所有检查和经导管脑内介入治疗均在伦理委员会批准以及患者及其亲属同意的情况下进行。

39.2.1 患者选择标准

（1）患者及其亲属同意进行必要的检查和治疗；

（2）患者的身体状况允许进行必要的检查和治疗；

（3）存在脑缺血性疾病、脑退行性改变、痴呆、认知障碍和日常生活活动能力下降。

共检查了1872例年龄在29~81岁（平均年龄74.5岁）的各种类型缺血性脑损伤患者，其中1365例（72.92%）为男性，507例（27.08%）为女性。

其中，选择了1708例（91.24%）脑远端缺血损伤患者，并将其分为以下组别：

● 911例脑动脉硬化和慢性脑血管功能不全患者，年龄在29~81岁（平均年龄74.5岁）：622例（73.87%）男性，220例（26.13%）女性。其中，23例（2.52%）患有BD，46例（5.05%）患有VP；

● 797例脑动脉硬化和既往不同严重程度缺血性脑卒中患者，年龄在30~81岁（平均年龄74.5岁）：598例（73.03%）男性，199例（24.97%）女性（本研究涉及在治疗前6个月至6年内发生卒中的患者）。

39.2.2 患者筛查计划

● 采用Siemens的Somatom、GE的Hi Speed、Philips的Tomoscan、Hitachi的Apetro Eterna等设备进行脑部计算机断层扫描和磁共振成像；

● 根据临床痴呆评定量表（CDR）（Morris，1993）评估痴呆的临床严重程度；

● 使用简易精神状态检查（mmSE）（Folstein et al.，1975）评估认知功能；

● 使用Bartels功能评价指数（IB）（Mahoney and Barthel，1965）评估日常活动；

● 实验室检查包括凝血、生化和一般临床检查；

● 使用Ohio Nuclear的US gamma相机进行脑闪烁显像（SG），使用TC 99M pertechnetate（555 MBq）；

● 使用俄罗斯Neurosoft的Reospectr-8设备进行脑电阻图（REG）检查，以识别大脑半球搏动血流的紊乱；

● 使用GE的Advantx设备进行脑多门控血管造影（MUGA），采用经股动脉入路的常规方法。以10~12mL的剂量将不透射线物质（Omnipack 350）自动注入颈内动脉，以7~8mL的剂量注入椎动脉。检查以直接和侧位进行，采用恒定减影模式，记录速率为每秒25帧（Maksimovich，2012，2016）。使用计算机程序angio vision（Maksimovich，2004）确定外周毛细血管血流。该程序允许记录不透射线物质通过远端小动脉和毛细血管时，脑血管造影图像所需区域内黑色像素的数量和密度的变化（Maksimovich，2006，2008）。在随后的几年中，Philips公司提供了一个类似的程序，并补充了2D效果（De Lin and Jackson，2012）。

39.2.3 患者分析

缺血性脑损伤患者的检查结果见表39.1。

表39.1 缺血性脑损伤患者的检查结果

已确认的变化	第1组（N-911）	第2组（N-797）
脑内血管多处钙盐沉积	758（83.21%）	662（83.06%）
脑普遍退行性变，伴蛛网膜下腔扩大	735（80.68%）	668（83.81%）
大脑Sylvian扩大	612（67.18%）	673（84.44%）

已确认的变化	第 1 组（N-911）	第 2 组（N-797）
非梗阻性脑积水症状	422 (46.32%)	496 (62.23%)
脑白质疏松症状	203 (22.28%)	0
脑白质内散在胶质增生灶	136 (14.93%)	119 (14.93%)
单个或多个微囊肿（2 ~ 5 mm）	141 (15.48%)	45 (5.65%)
微小灶性梗死后囊肿	0	527 (66.12%)
中灶性梗死后囊肿	0	195 (24.47%)
大灶性梗死后囊肿	0	75 (9.41%)
脑白质基底节区胶质增生灶	52 (5.71%)	0
临床痴呆诊断		
CDR-1	284 (31.17%)	483 (60.60%)
CDR-2	18 (1.98%)	209 (26.22%)
CDR-3	0	45 (5.65%)
认知障碍		
mmSE 评分降至 20 ~ 25 分	272 (29.86%)	487 (61.10%)
mmSE 评分降至 12 ~ 19 分	18 (1.98%)	263 (33.00%)
mmSE 评分降至 7 ~ 11 分	0	47 (5.90%)
日常生活活动		
Barthel 指数（IB）降至 100 分以下	67 (7.35%)	733 (91.97%)
实验室检查		
血中脂质水平升高	729 (80.02%)	574 (72.02%)
高凝状态迹象	683 (74.97%)	517 (64.87%)
SG		
大脑半球血流量减少	911 (100%)	797 (100%)
REG		
颈动脉系统搏动血流量减少	911 (100%)	797 (100%)
MUGA		
脑内分支远端狭窄性病变	911 (100%)	635 (79.67%)
脑内分支远端闭塞性病变	85 (9.33%)	797 (100%)
毛细血管对比减少（毛细血管床病变）	838 (91.99%)	797 (100%)
双侧动脉粥样硬化病变	869 (95.39%)	773 (96.99%)

39.2.4　患者分组

39.2.4.1　第 1 组

脑远端动脉硬化和慢性脑血管功能不全患者，其中：

- 第 1 试验组：579 例（63.56%）患者接受了经导管脑内 PBM 治疗。
- 第 1 对照组：332 例（36.44%）患者接受了保守治疗。

39.2.4.2 第 2 组

既往有缺血性卒中的脑远端动脉硬化患者，其中：

● 第 2 试验组：496 例（62.23%）患者接受了经导管脑内 PBM 治疗。根据患者缺血性病灶的大小，将其分为以下组别：微灶性卒中 285 例（57.46%）、中灶性卒中 153 例（30.85%）、大灶性卒中 58 例（11.69%）。

● 第 2 对照组：301 例（37.77%）患者接受了保守治疗。根据患者缺血性病灶的大小，将其分为以下组别：微灶性卒中 242 例（80.40%）、中灶性卒中 42 例（13.95%）、大灶性卒中 17 例（5.47%）；

各组患者的检查结果变化见表 39.2。

表 39.2 各组患者的检查结果变化

已确认的变化	第 1 组（N-911）		第 2 组（N-797）	
	试验（N-579）	对照（N-332）	试验（N-496）	对照（N-301）
CT 和 MRI				
脑内血管多处钙盐沉积	459（79.27%）	276（83.13%）	416（83.87%）	252（83.72%）
脑普遍退行性变，伴蛛网膜下腔扩大	481（83.07%）	277（83.43%）	411（82.86%）	251（83.39%）
大脑 Sylvian 扩大	390（67.36%）	222（66.87%）	419（84.48%）	254（84.39%）
非梗阻性脑积水症状	269（46.46%）	153（46.08%）	308（62.10%）	188（62.46%）
脑白质疏松症状	135（23.32%）	68（20.48%）	0	0
脑白质内散在胶质增生灶	93（16.06%）	43（12.95%）	74（14.92%）	45（14.95%）
单个或多个微囊肿（2～5mm）	90（15.54%）	51（15.36%）	28（5.65%）	17（5.65%）
微小灶性梗死后囊肿	0	0	285（57.46%）	242（80,40%）
中灶性梗死后囊肿	0	0	153（30.85%）	42（13.95%）
大灶性梗死后囊肿	0	0	58（11.69%）	17（5.65%）
脑白质基底节区胶质增生灶	41（7.08%）	11（3.31%）	0	0
临床痴呆诊断				
CDR-1	185（31.95%）	99（29.82%）	300（60.48%）	183（60.80%）
CDR-2	13（2.25%）	5（1.51%）	137（27.62%）	72（23.92%）
CDR-3	0	0	29（5.85%）	16（5.31%）
认知障碍				
mmSE 评分降至 20～25 分	175（30.22%）	97（29.22%）	303（61.09%）	184（61.13%）
mmSE 评分降至 12～19 分	13（2.25%）	5（1.51%）	164（33,06%）	99（32.89%）
mmSE 评分降至 7～11 分	0	0	29（5.85%）	18（5.98%）
日常生活活动				
Barthel 指数（IB）降至 100 分以下	41（7.08%）	26（7.83%）	456（91.94%）	277（92.03%）
实验室检查				
血中脂质水平升高	463（79.97%）	266（80.12%）	357（71.98%）	217（72.09%）
高凝状态迹象	435（75.13%）	248（74.70%）	322（64.92%）	195（64.78%）
SG				
大脑半球血流量减少	579（100%）	332（100%）	496（100%）	301（100%）

已确认的变化	第1组（N-911）		第2组（N-797）	
	试验（N-579）	对照（N-332）	试验（N-496）	对照（N-301）
REG				
颈动脉系统搏动血流量减少	579（100%）	332（100%）	496（100%）	301（100%）
MUGA				
脑内分支远端狭窄性病变	579（100%）	332（100%）	395（79.64%）	240（79.73%）
脑内分支远端闭塞性病变	54（9.33%）	31（9.34%）	496（100%）	301（100%）
毛细血管对比减少（毛细血管床病变）	532（91.88%）	306（92.17%）	496（100%）	301（100%）
双侧动脉粥样硬化病变	553（95.51%）	316（95.18%）	481（96.98%）	292（97.01%）

39.2.5　患者治疗方法

39.2.5.1　第1试验组、第2试验组：进行经导管脑内光生物调节

在局部麻醉下，按照 Seldinger 技术，穿刺并导管化股总动脉，插入直径为6～7F 的导管。通过该导管，将引导导管同轴地引入，首先将其安装在颈内动脉中，然后将其引入其脑内分支。通过这些导管，将一根细而灵活的直径为25～100μm 的纤维光学光导仪器引入，该仪器与激光器相连。将光纤仪器引导至大脑前动脉和大脑中动脉的远端，然后进行激光照射（Maksimovich, 2006）。在介入过程中，于 X 线成像控制下，小剂量注射 Omnipac 350 以定位导光仪器。使用功率为 25mW 的氦氖激光器进行 PBM。总激光照射时间为20～40分钟（Maksimovich, 2008）。经导管脑内干预后，进行第二次脑 MUGA 检查。根据 MUGA 的结果，评估脑内血管生成的严重程度、侧支和毛细血管再通的程度以及微循环的恢复情况（Maksimovich, 2012, 2016）。

经导管和脑内 PBM 后，患者接受了解聚、抗凝、抗氧化、血管扩张和营养益智治疗。给予患者：根据血液凝血系统参数给予阿司匹林；给予肝素、间接抗凝剂；给予 100mg Pentoxifylline、150mg Complamin、200mg Inosin、1200mg Nootropil（吡拉西坦）或 1000mg Gliatilin，静脉注射，使用药滴计数器（10～15），然后给予药物。在随后的时期，每年两次重复药物疗程。

39.2.5.2　第1对照组、第2对照组：接受保守治疗

对因某种原因不能接受经导管脑内 PBM 手术，或其本人及其亲属不愿意接受该手术的患者进行保守治疗。

这些患者按照与试验组患者术后相同的方案和药物剂量接受治疗。给予患者：根据血液凝血系统参数给予阿司匹林；给予肝素、间接抗凝剂；给予 100mg Pentoxifylline、150mg Complamin、200mg Inosin、1200mg Nootropil（吡拉西坦）或 1000mg Gliatilin，静脉注射，使用滴药计数器（10～15），然后给予药物。在随后的时期，患者也每年两次接受为期一至两个月的重复输液和药物疗程。

39.2.6　结果评估

治疗后获得的结果通过 CDR、mmSE、IB 进行评估：
- 良好的临床结果是精神和运动功能以及日常生活活动的几乎完全恢复。
- 满意的临床结果是精神和运动功能以及日常生活活动的不完全恢复。
- 相对满意的临床结果是精神和运动功能以及日常生活活动的部分恢复。
- 相对积极的临床结果是精神和运动功能以及日常生活活动恢复不明显的情况下，没有负面动态变化。

39.3　结果

39.3.1　第1试验组——脑动脉粥样硬化和慢性脑血管功能不全患者

39.3.1.1　即时结果

根据MUGA，556例（96.03%）患者获得了良好的直接血管造影结果，表现为明显的血管生成和侧支及毛细血管再通［图39.1（B）（C），图39.2］。

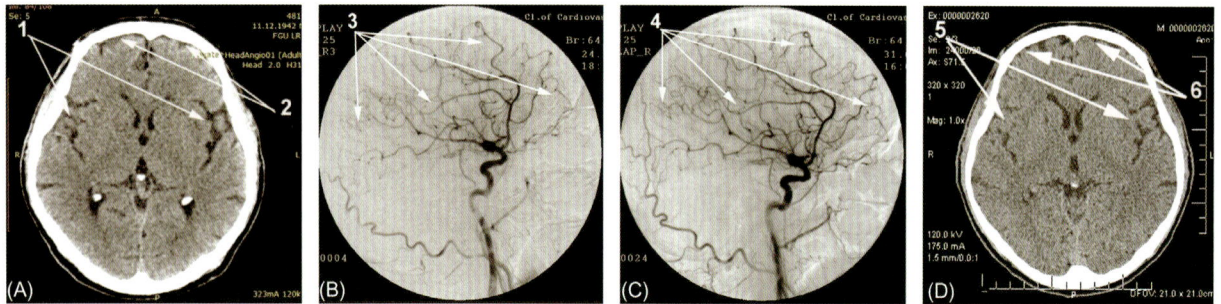

图39.1　患者M, 64岁，男性。脑血管动脉粥样硬化，远端型，慢性脑血管功能不全。经导管脑内PBM前后

（A）介入治疗前脑部CT:（1）蛛网膜下腔中度扩张；（2）Sylvian裂扩张；（B）介入治疗前动脉期右颈内动脉血管造影；（3）右侧大脑中动脉和前动脉远端分支动脉粥样硬化病变；（C）介入治疗后动脉期右颈内动脉血管造影：刺激血管生成，侧支动脉和毛细血管血运重建；（3）右侧大脑中动脉和前动脉远端分支动脉粥样硬化病变；（C）右侧颈内动脉血管造影，动脉期，术后：右半球血管生成、侧支动脉和毛细血管再通；（D）脑部CT，术后12个月；（5）Sylvian恢复；（6）蛛网膜下腔缩小。

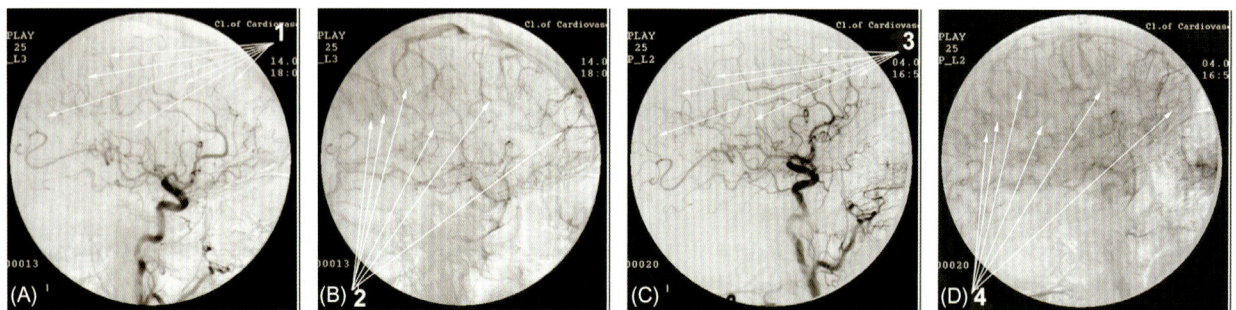

图39.2　患者S，女性，68岁，脑血管远端动脉粥样硬化病变，BD,（CDR-1），经导管脑内PBM前后

（A）左颈内动脉血管造影，动脉期，介入治疗前：（1）脑白质毛细血管床耗竭；（B）左颈内动脉血管造影，静脉期：（2）多处动静脉分流；（C）介入治疗后左颈内动脉血管造影，动脉期：（3）血管生成刺激，动脉侧支和毛细血管床恢复；（D）左颈内动脉血管造影，静脉期：（4）多处动静脉分流闭合。

39.3.1.2　经导管脑内光生物调节作用后早期（1～6个月）效果

闪烁显像和脑电阻抗血流图结果：所有579例（100%）患者的大脑半球血流和搏动血流得到改善。所获得的积极动态在整个观察期间持续存在。

计算机断层扫描和磁共振成像结果：经导管脑内PBM后6个月内，所有579例（100%）患者均表现出大脑总体萎缩性改变减少的趋势，并伴有蛛网膜下腔变窄。

精神和运动功能评估结果：所有198例（100%）之前存在精神和运动功能障碍的患者均表现出明显的积极动态变化。

39.3.1.3　经导管脑内光生物调节作用后长期（1～10年）效果

计算机断层扫描和磁共振成像结果，在接下来的12～24个月内：

- 434 例（94.55%）患者的大脑皮层总体退行性改变减少［图 39.1（B）（C），图 39.2］；
- 355 例（91.03%）患者的 Sylvian 裂隙变窄；
- 124 例（46.09%）患者的非梗阻性脑积水征象减少；
- 35 例（25.93%）患者的脑白质疏松征减少。

在更远的时间段（2 ～ 10 年）内，所获得的积极动态得以保持，这表明出现了神经发生和脑再生改变的征象。

多门控血管造影数据结果：69 例患者（11.91%）在治疗后 2 ～ 10 年内再次接受了脑 MUGA 或 MRA 检查。67 例（97.10%）患者表现出持续而增强的血管生成，表现为脑侧支和毛细血管的再通。

39.3.2 第 2 试验组——脑动脉粥样硬化和既往缺血性卒中患者

39.3.2.1 即时结果

根据 MUGA，471 例（94.96%）患者获得了良好的即时血管造影结果，表现为明显的血管生成、侧支和毛细血管再通［图 39.3（B）（C），图 39.4（B）（C）］。

39.3.2.2 经导管脑内光生物调节作用后早期（1 ～ 6 个月）效果

闪烁显像和脑电阻抗血流图结果：所有 496 例（100%）患者的大脑半球血流和搏动血流得到改善，所获得的积极动态在整个观察期间持续存在。

计算机断层扫描和磁共振成像结果：经导管脑内光生物调节作用后 6 个月内，患者表现出脑总体退行性改变减少的趋势，并伴有蛛网膜下腔变窄和卒中后囊肿体积减小。

精神和运动功能评估结果：所有 496 例（100%）之前存在精神和运动功能障碍的患者均表现出明显的积极动态，且 IB 增加。

39.3.2.3 经导管脑内光生物调节作用后长期（1 ～ 10 年）效果

计算机断层扫描和磁共振成像结果显示，在接下来的 12 ～ 24 个月内：

- 476 例（95.97%）患者的大脑皮层总体退行性改变减少；
- 393 例（93.79%）患者的大脑 Sylvian 裂隙变窄；
- 200 例（64.94%）患者的非梗阻性脑积水征象减少；
- 461 例（92.94%）患者的卒中后缺血性囊肿体积减小［图 39.3（A）（D），图 39.4（A）（D）］。

在更远的时间段（2 ～ 10 年）内，所获得的积极动态变化得以保持，这表明出现了神经发生和脑组织恢复的征象［图 39.3（A）（E）］。

多门控血管造影数据结果：71 例（13.45%）患者在治疗后 2 ～ 10 年内再次进行了脑 MUGA 或 MRA 检查。68 例（95.77%）患者表现出持续和增强的血管生成，表现为大脑侧支和毛细血管的再通［图 39.3（B）（F）］。

39.3.3 第 1 对照组——脑动脉粥样硬化和慢性脑血管功能不全患者

39.3.3.1 即时结果

在第一疗程保守治疗结束后，患者没有表现出任何负面动态，其中 201 例（60.54%）患者表现出积极动态，表现为神经系统障碍的适度减少。

39.3.3.2 保守治疗后早期（1 ～ 6 个月）

闪烁显像和脑电阻抗血流图结果：219 例（65.96%）患者的大脑半球血流和搏动血流得到部分改善。但这种改善并不稳定，没有持续下去。

计算机断层扫描和磁共振成像结果：在第一疗程保守治疗结束后 6 个月内，脑组织退行性改变没有显著减少。

精神和运动功能评估结果：所有 104 例（100%）之前存在精神和运动功能障碍的患者均表现出适度

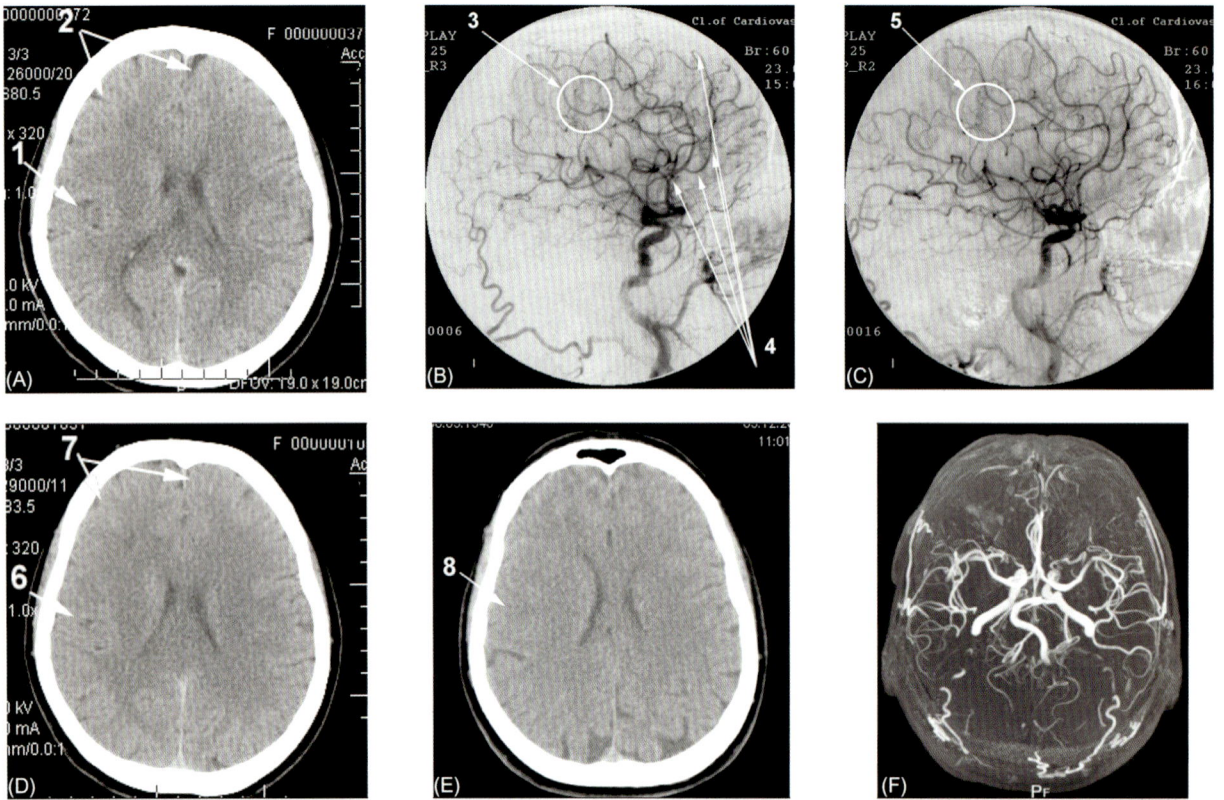

图 39.3 患者 H，女性，60 岁。脑血管动脉粥样硬化、慢性脑血管功能不全、右侧大脑中动脉流域缺血性脑卒中。经导管脑内 PBM 治疗前后

（A）介入治疗前脑部CT：1.右侧大脑中动脉区域中度异质性缺血后囊肿；2.蛛网膜下腔中度扩张；（B）介入治疗前动脉期右颈内动脉血管造影：3.右大脑中动脉远端分支闭塞；4.颅内分支多处狭窄；（C）介入治疗后动脉期右颈内动脉血管造影：5.右半球血管生成、侧支动脉和毛细血管再通；（D）介入治疗后12个月脑部CT：6.缺血后囊肿缩小，脑组织结构恢复迹象；7.蛛网膜下腔恢复；（E）介入治疗后6年脑部CT：8.右半球脑组织结构恢复，无缺血后囊肿残留迹象；（F）脑部MRA。介入治疗6年后：右颈内动脉远端分支的通畅性和管腔完全保留，侧支血管重建进一步发展。

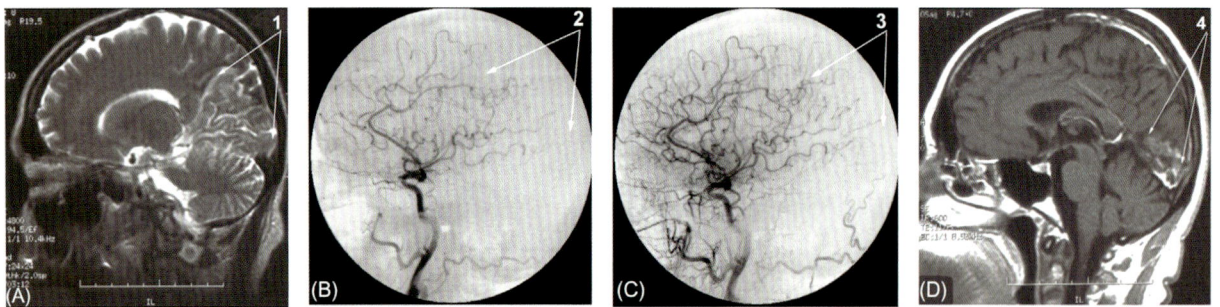

图 39.4 患者 A，女性，58 岁（CDR-2）。脑血管动脉粥样硬化、慢性脑血管功能不全、右半球枕顶区大面积缺血性脑卒中。经导管脑内 PBM 治疗前后

（A）介入治疗前脑部MRI：1.右半球右枕顶区巨大缺血后囊肿；（B）介入治疗前动脉期右颈内动脉造影：2.右大脑中动脉远端分支多处闭塞；（C）介入治疗后动脉期右颈内动脉造影：3.刺激血管生成，侧支动脉和毛细血管明显再通；（D）介入治疗后10个月的大脑核磁共振成像：4.缺血后囊肿明显缩小，并有脑组织结构恢复的迹象。

的积极动态。

39.3.3.3　保守治疗后长期（1 ~ 10 年）效果

闪烁显像和脑电阻抗血流图结果：在 12 ~ 36 个月的检查期间，219 例患者中有 141 例（64.38%）的指标恶化。

计算机断层扫描和磁共振成像结果：在治疗结束后 12 ~ 24 个月内，脑组织退行性改变没有显著减少。在更远的时间段内，235 例（70.78%）患者出现总体退行性改变增加、大脑 Sylvian 裂隙扩大、非梗阻性脑积水和脑白质疏松征象增加［图 39.5（A）（E）］。

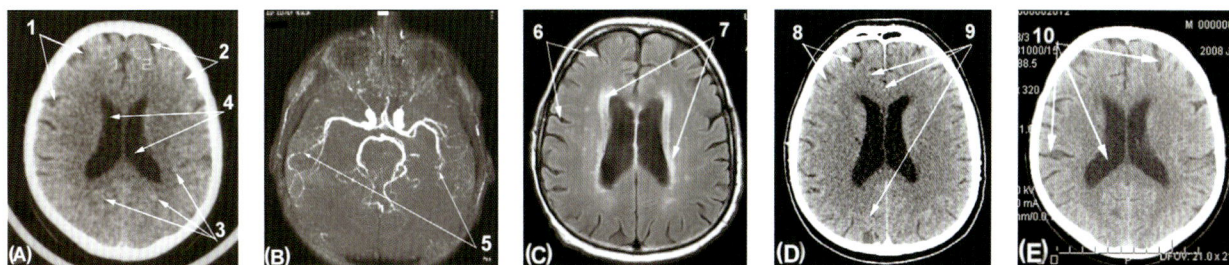

图 39.5　患者 K，61 岁，男性。脑血管动脉粥样硬化，远端型，慢性脑血管功能不全。开始保守治疗前后

（A）治疗前脑部CT：1.脑凸状沟扩张；2.蛛网膜下腔扩张；3.脑内血管钙盐沉积；4.脑室扩大；（B）治疗前脑部MRA：5.颅内分支多处狭窄；（C）治疗开始一年后的大脑核磁共振成像：6.凸状沟扩张进一步加剧；7.白质疏松迹象；（D）治疗开始三年后的大脑CT：8.脑凸状沟扩张进一步加剧；9.脑内血管钙盐沉积增加；（E）治疗开始6年后，脑部CT显示：10.脑萎缩进一步加剧，脑凸状沟扩张加剧，脑室扩张，非闭塞性脑积水迹象增加。

39.3.4　第 2 对照组——脑动脉粥样硬化和既往缺血性卒中患者

39.3.4.1　即时结果

在第一疗程保守治疗结束后，患者没有表现出任何负面动态；119 例（39.53%）患者病情稳定，并表现出积极动态，表现为神经系统、精神和运动障碍的适度减少。

39.3.4.2　保守治疗后早期（1 ~ 6 个月）效果

闪烁显像和脑电阻抗血流图结果：根据 SG 和 REG，192 例（63.79%）患者的大脑半球血流和搏动血流得到部分改善。但这种改善不稳定，没有持续下去。

计算机断层扫描和磁共振成像结果：在第一疗程保守治疗结束后 6 个月内，脑组织退行性改变没有显著减少。

精神和运动功能评估结果：所有 277 例（100%）之前存在精神和运动功能障碍的患者均表现出一定的积极动态，且 IB 适度增加。

39.3.4.3　保守治疗后长期（1 ~ 10 年）

闪烁显像和脑电阻抗血流图结果：在 12 ~ 36 个月的检查期间，192 例患者中有 107 例（55.73%）的指标恶化。

计算机断层扫描和磁共振成像结果：在保守治疗后 12 ~ 24 个月内，脑组织退行性改变没有显著减少。卒中后缺血性囊肿的体积没有减小。在更远的时间段内，216 例（71.76%）患者出现总体退行性改变增加、大脑 Sylvian 裂隙扩大以及非梗阻性脑积水和脑白质疏松征象增加。

39.3.5　长期临床结果

试验组和对照组治疗后的临床结果见表 39.3。

表 39.3　试验组和对照组治疗后长期临床效果

治疗后结果	试验组	对照组	P (chi-square)
第1组：脑动脉粥样硬化伴慢性脑血管供血不足患者			
良好临床效果	444	35	<.001
满意临床效果	116	53	<.001
相对满意临床效果	17	108	<.001
相对积极临床效果	2	136	<.001
总计	579	332	
第2组：脑动脉粥样硬化伴微灶性脑卒中进展患者			
良好临床效果	251	51	<.001
满意临床效果	29	60	<.001
相对满意临床效果	5	102	<.001
相对积极临床效果	0	29	<.001
总计	285	242	
第2组：脑动脉粥样硬化伴中灶性脑卒中进展患者			
良好临床效果	92	0	<.001
满意临床效果	38	8	<.001
相对满意临床效果	23	10	<.001
相对积极临床效果	0	24	<.001
总计	153	42	
第2组：脑动脉粥样硬化伴大灶性脑卒中进展患者			
良好临床效果	12	0	<.001
满意临床效果	22	0	<.001
相对满意临床效果	24	3	<.001
相对积极临床效果	0	14	<.001
总计	58	17	

39.4　讨论

　　缺血性脑损伤的发展是一个复杂、多组分的过程（Maksimovich, 2012）。在自然条件下，机体会通过一系列复杂的恢复过程对脑缺血的发生做出反应。脑血流量的减少会刺激血管生成，这表现为侧支通道的开放（Maksimovich, 2016）。缺氧会刺激脑组织中的代谢过程和神经发生（Jin et al., 2006; Galvan and Jin, 2007; Naeser 和 Hamblin, 2011）。然而，遗憾的是，这些过程进展缓慢，在缺血性损伤发展过程中没有足够的时间发挥作用。

　　治疗脑缺血性损伤也应该是多组分的，针对脑组织缺血发展过程中发生的各种过程（Maksimovich, 2016; Naeser and Hamblin, 2011）。

　　保守治疗因其简单易行而似乎很有吸引力，但它受到现有药物疗效的限制（Maksimovich, 2012）。现代临床实践中使用的药物无法实现明显的、持续的脑血管再通、脑组织代谢及再生过程的恢复。因此，保守治疗产生的治疗效果主要与脑血供和代谢过程的部分改善有关，但这往往不足以使缺血性脑组织恢复功能。因此，在第 1 对照组和第 2 对照组中，仅在少数慢性脑血管功能不全、微灶性和中灶性缺血性脑卒中患者中获得了良好和满意的临床结果。

激光对大脑的作用复杂且是多组分的。经导管脑内 PBM 作用下，激光可深入穿透脑组织。脑组织是一个光学活性环境；在 633nm 波长（氦氖激光）下，经导管脑内应用的相干辐射穿透深度为 20 ~ 40mm（Maksimovich, 2004; Maksimovich et al., 1988）。因此，不仅血管壁，而且大量周围脑组织都会受到激光的作用。根据其他研究者的数据，在 808nm 波长的激光直接作用下，穿透尸体脑组织的深度为 40 ~ 50mm（Tedford et al., 2015），这与我们之前的研究结果（Maksimovich, 2004; Maksimovich et al., 1988）一致。

动脉粥样硬化是一种全身性疾病；它会影响两个大脑半球的脑内血管。动脉粥样硬化的发展程度可能不同，在一个半球中，缺血性损伤可能比另一个半球更明显。然而，在动脉粥样硬化改变较不明显的半球中，缺氧和缺血的迹象仍然存在。鉴于此，对于缺血性病变，以及针对头臂和脑内血管的重建性和经导管手术干预，建议从两侧进行（Maksimovich, 2012, 2016, 2017a; Caplan et al., 2014; Takaiwa et al., 2013; Matsumaru et al., 2004）。在这一方面，为了改善整个大脑的血液供应，在所有病例中，无论是右半球还是左半球，都从两侧进行了经导管脑内 PBM。

激光能量通过影响血管壁和周围脑组织来刺激血管生成，引起大脑的侧支和毛细血管再通（Maksimovich, 2004, 2012, 2017a,c）。因此，在第 1 试验组和第 2 试验组的患者中，经导管脑内 PBM 改善了整个大脑的血液供应，这自然有助于其获得更大的功能恢复。

根据许多学者的研究，激光能量作用于缺血性脑组织时，会刺激并恢复神经元的代谢过程，提高线粒体 ATP 的水平并恢复其代谢（Naeser and Hamblin, 2011; Hamblin, 2018b; Hennessy and Hamblin, 2017; Cassano et al., 2016; Karu, 2010），这项工作也证实了这一点。在第 1 试验组和第 2 试验组的所有患者中，经过双侧经导管脑内 PBM 后，康复期缩短，这表明脑组织中的代谢过程得到了恢复。

许多研究者指出，当激光能量作用于脑组织时，会刺激神经发生和新神经元的形成，进而引起脑再生过程（Naeser and Hamblin, 2011; Hashmi et al., 2010; Hamblin, 2018a; Oron et al., 2006; Moskvin and Khadartsev, 2017）。这项研究也证实了这些数据。经导管脑内 PBM 后，第 1 试验组中所有慢性脑血管功能不全的患者都注意到大脑 Sylvian 裂隙变窄和恢复、蛛网膜下腔缩小以及脑组织质量增加，这表明再生过程的发展。在经导管脑内 PBM 后的 10 ~ 12 个月内，第 2 试验组中所有有脑内动脉粥样硬化和既往缺血性脑卒中的患者均表现出脑退行性改变减少、大脑 Sylvian 裂隙变窄、蛛网膜下腔缩小，而且缺血后囊肿体积减小，这也表明脑组织中的再生过程发展。值得注意的是，在更长的时间段内，大脑的再生变化仍在继续发展。

因此，在治疗后的早期，试验组患者的痴呆（CDR）迹象减少，认知（mmSE）和精神功能恢复，以及日常生活活动（IB）恢复。因此，在第 1 试验组中，560 例（96.72%）慢性脑血管功能不全患者在接受经导管脑内 PBM 后获得了良好和满意的临床结果。在第 2 试验组中，444 例（89.52%）脑动脉粥样硬化和缺血性脑卒中患者在接受经导管脑内 PBM 后获得了良好和满意的临床结果。

39.5　结论

经导管脑内 PBM 具有病原学基础，是治疗脑缺血性损伤的有效方法。激光能量通过刺激血管生成，促进脑血管再通，恢复缺血组织的侧支和毛细血管血液供应。通过影响神经元线粒体中 ATP 的代谢，激光能量可改善细胞和组织代谢。激光能量通过刺激神经发生，引起脑组织的再生过程。在经导管脑内 PBM 过程中，这种复杂的激光作用可显著改善患者的日常生活活动能力，恢复认知和精神功能，并降低不同程度脑缺血性损伤患者的痴呆水平，从而使他们能够重返积极的日常生活。所获得的积极临床结果可长期保持。

总体而言，保守治疗仅在脑缺血性损伤的早期、较轻阶段具有积极的临床效果。

利益冲突

研究者声明，在研究、研究者身份和（或）本文的出版方面，不存在潜在的利益冲突。

资金

研究者在研究、研究者身份和（或）本文的出版方面未获得任何资金支持。

原著参考文献

［1］Abou-Chebl, A., 2013. Management of acute ischemic stroke. Curr. Cardiol. Rep. 15 (4), 348-354.

［2］Akiguchi, I., Budka, H., Shirakashi, Y., Woehrer, A., Watanabe, T., Shiino, A., et al., 2014. MRI features of Binswanger's disease predict prognosis and associated pathology. Ann. Clin. Transl. Neurol. 1 (10), 813-821.

［3］Altinbas, A., Algra, A., Martin, M., Brown, M.M., Featherstone, R.L., Kappelle, L.J., et al., 2014. Effects of carotid endarterectomy or stenting on hemodynamic complications in the International Carotid Stenting Study: a randomized comparison. Int. J. Stroke 9 (3), 284-290.

［4］Brown, W.R., Thore, C.R., 2011. Review: cerebral microvascular pathology in ageing and neurodegeneration. Neuropathol. Appl. Neurobiol. 37 (1), 56-74.

［5］Caplan, L.R., 2016. The effect of small artery disease on the occurrence and management of large artery disease. JAMA Neurol. 73 (1), 19-20.

［6］Caplan, L.R., Thomas, A.,J., Inoa, V., 2014. Interventional treatment of brain ischemia related to intracranial cerebrovascular occlusive lesions. Curr. Opin. Neurol. 27 (1), 1-7.

［7］Cassano, P., Petrie, S.R., Hamblin, M.R., Henderson, T.A., Iosifescu, D.V., 2016. Review of transcranial photobiomodulation for major depressive disorder: targeting brain metabolism, inflammation, oxidative stress, and neurogenesis. Neurophotonics 3, 031404.

［8］Crozier, S., 2012. Withdrawing and withholding treatments in acute severe stroke patients in the elderly. Rev. Pract. 62 (9), 1243-1245.

［9］De Lin, M., Jackson, E.F., 2012. Applications of imaging technology in radiation research. Radiat. Res. 177 (4), 387-397.

［10］Derdeyn, C.P., Chimowitz, M.I., 2007. Angioplasty and stenting for atherosclerotic intracranial stenosis: rationale for a randomized clinical trial. Neuroimaging Clin. N. Am. 17 (3), 355-ix.

［11］Folstein, M.F., Folstein, S.E., McHugh, P.R., 1975. "Mini-mental state". A practical method for grading the cognitive state of patients for the clinician. J. Psychiatr. Res. 12 (3), 189-198.

［12］Frölich, A.M., Psychogios, N.M., Klotz, E., Schramm, R., Knauth, M., Schramm, P., 2012. Angiographic reconstructions from whole-brain perfusion CT for the detection of large vessel occlusion in acute stroke. Stroke 43 (1), 97-102.

［13］Galvan, V., Jin, K., 2007. Neurogenesis in the aging brain. Clin. Interv. Aging 2, 605-610.

［14］Gillum, R.F., Kwagyan, J., Obisesan, Th.O., 2011. Ethnic and geographic variation in stroke mortality trends. Stroke 42 (2), 3294-3296.

［15］Gjulev, N.M., Pustozertsev, V.G., Gjulev, S.N., 2002. Cerebrovascular Diseases. BINOM, Moscow.

［16］Hamblin, M.R., 2018a. Photobiomodulation for traumatic brain injury and stroke. J. Neurosci. Res. 96, 731-743.

［17］Hamblin, M.R., 2018b. Mechanisms and mitochondrial redox signaling in photobiomodulation. Photochem. Photobiol. 94 (2), 199-212.

［18］Hashmi, J.T., Huang, Y.Y., Osmani, B.Z., Sharma, S.K., Naeser, M.A., Hamblin, M.R., 2010. Role of low-level laser therapy in neurorehabilitation. Arch. Phys. Med. Rehabil. Suppl. 2, S292-S305.

［19］Hennessy, M., Hamblin, M.R., 2017. Photobiomodulation and the brain: a new paradigm. J. Opt. 19 (1), 013003.

［20］Jin, K., Wang, X., Xie, L., Mao, X.O., Zhu, W., Wang, Y., et al., 2006. Evidence for stroke-induced neurogenesis in the human brain. Proc. Natl. Acad. Sci. U.S.A. 103, 13,198-13,202.

［21］Karu, T.I., 2010. Multiple roles of cytochrome c oxidase in mammalian cells under action of red and IR-A radiation. IUBMB

Life 62, 607-610.

［22］Konstantinović, L.M., Jelić, M.B., Jeremić, A., Stevanović, V.B., Milanović, S.D., Filipović, S.R., 2013. Transcranial application of near-infrared lowlevel laser can modulate cortical excitability. Lasers Surg. Med. 45 (10), 648-653.

［23］Mahoney, F.I., Barthel, D.M., 1965. Functional evaluation: the barthel index. Maryland State Med. J. 14, 61-65.

［24］Maksimovich, I.V., 2004. Transluminal Laser Angioplasty in Treatment of Ischemic Lesions of a Brain (Ph.D. Dissertation), Russian University of Friendship of the People, Moscow.

［25］Maksimovich, I.V., 2006. Method for Carrying out Transluminal Laser-Induced Brain Revascularization in Atherosclerotic Injury Cases. Patent RU, 2297861.

［26］Maksimovich, I.V., 2008. Method of Transluminal Laser Revascularization of Cerebral Blood Vessels Having Atherosclerotic Lesions. Patent US, 7490612.

［27］Maksimovich, I.V., 2012. Transcatheter treatment of atherosclerotic lesions of the brain complicated by vascular dementia development. World J. Neurosci. 2 (4), 200-209.

［28］Maksimovich, I.V., 2016. Transcatheter cerebral revascularization in the treatment of atherosclerotic lesions of the brain. Brain Disord. Ther. 5 (1), 1-8.

［29］Maksimovich, I.V., 2017a. Results of brain transcatheter laser revascularization in the treatment of the consequences of ischemic stroke. J. Vas. Dis. Treat. 1 (1), 2-5.

［30］Maksimovich, I.V., 2017b. Transcatheter laser revascularization of the brain in atherosclerotic parkinsonism treatment. J. Neurol. Neurophysiol. 8 (1), 86 (Suppl.).

［31］Maksimovich, I.V., 2017c. Possibilities of application of transcatheter treatment of vascular dementia with Binswanger's disease. Glob. J. Health Sci. 9 (6), 13-21.

［32］Maksimovich, I.V., Lesnoy, M.I., Zubov, V.V., 1988. Transluminal laser angioplasty with low-intensity laser radiation. Application of Lasers in Surgery and Medicine. pp. 21-25, Samarkand.

［33］Matsumaru, Y., Tsuruta, W., Takigawa, T., Hyodo, A., Sato, H., Matsumura, A., 2004. Percutaneous transluminal angioplasty for atherosclerotic stenoses of intracranial vessels. Interv. Neuroradiol. 10 (Suppl. 2), 17-20.

［34］Morris, J.C., 1993. The Clinical Dementia Rating (CDR): current version and scoring rules. Neurology 11 (43), 2412-2414.

［35］Moskvin, S.V., Khadartsev, A.A., 2017. Basic Techniques of Low Level Laser Therapy. Triada, Tver, 144 pp.

［36］Naeser, M.A., Hamblin, M.R., 2011. Potential for transcraniallaser or LED therapy to treatstroke, traumatic brain injury, and neurodegenerative disease. Photomed. Laser Surg. 29 (7), 443-446.

［37］Oron, A., Oron, U., Chen, J., Eilam, A., Zhang, C., Sadeh, M., et al., 2006. Low-level laser therapy applied transcranially to rats after induction of stroke significantly reduces long-term neurological deficits. Stroke 37, 2620-2624.

［38］Pantoni, L., 2010. Cerebral small vessel disease: from pathogenesis and clinical characteristics to therapeutic challenges. Lancet Neurol. 9 (7), 689-701.

［39］Pasi, M., Poggesi, A., Salvadori, E., Pantoni, L., 2012. Post-stroke dementia and cognitive impairment. Front Neurol. Neurosci. 30, 65-69.

［40］Pendlebury, S.T., Wadling, S., Silver, L.E., Rothwell, P.M., 2011. Transient cognitive impairment in TIA and minor stroke. Stroke 42, 3116-3121.

［41］Qureshi, A.I., Caplan, L.R., 2014. Intracranial atherosclerosis. Lancet 383 (9921), 984-998.

［42］Ramos-Estebanez, C., Moral-Arce, I., Gonzalez-Mandly, A., Dhagubatti, V., Gonzalez-Macias, J., Munoz, R., et al., 2011. Vascular cognitive impairment in small vessel disease: clinical and neuropsychological features of lacunar state and Binswanger's disease. Age Ageing 40 (2), 175-180.

［43］Rosenberg, G.A., Wallin, A., Wardlaw, J.M., Markus, H.S., Montaner, J., Wolfson, L., et al., 2016. Consensus statement for diagnosis of subcortical small vessel disease. J. Cereb. Blood Flow Metab. 36 (1), 6-25.

［44］Schmidtke, K., Hull, M., 2005. Cerebral small vessel disease: how does it progress? J. Neurol. Sci. 229-230, 13-20.

［45］Song, S., Zhou, F., Chen, W.R., 2012. Low-level laser therapy regulates microglial function through Src-mediated signaling pathways: implications for neurodegenerative diseases. J. Neuroinflammation 18 (9), 219.

［46］Takaiwa, A., Kuwayama, N., Akioka, N., Kurosaki, K., Hayashi, N., Endo, S., et al., 2013. Effect of carotid endarterectomy on cognitive function in patients with asymptomatic carotid artery stenosis. Acta Neurochirurgica 155, 627-633.

［47］Tedford, C.E., DeLapp, S., Jacques, S., Anders, J., 2015. Quantitative analysis of transcranial and intraparenchymal light penetration in human cadaver brain tissue. Lasers Surg. Med. 47, 312-322.

［48］Thompson, P.,D., Marsden, C.,D., 1987. Gait disorder of subcortical arteriosclerotic encephalopathy: Binswanger's disease. Mov. Disord. 2, 1-8.

［49］Tomimoto, H., 2011. Subcortical vascular dementia. Neurosci. Res. 71 (3), 193-199.

第 40 章　俄罗斯低强度激光疗法脑部疾病治疗技术

Sergey V. Moskvin[1] 和 Andrey V. Kochetkov[2]

1. 俄罗斯联邦国家预算机构"俄罗斯联邦医学生物署所属 O.K.
斯科贝尔金国家激光医学科学中心"，俄罗斯莫斯科
2. 俄罗斯联邦国家资助继续职业教育机构"俄罗斯联邦医学生物署高级培训学院"，
俄罗斯莫斯科

40.1　引言

近年来，包括脑部疾病在内的血管疾病发病率大幅上升，导致急性脑血管意外（CVAs）的发生频率增加。全球每年有超过 600 万人发生 CVA，俄罗斯每年登记病例超过 45 万例（Murav'yeva and Karpova, 2014）。无论从经济还是社会角度来看，预防 CVA 仍然是一项重要且优先的任务。越来越明显的是，血管疾病的初级预防最有助于有效降低脑卒中后的死亡人数，并预防严重后果的发生。因此，有必要进一步研究有助于预防不同病因 CVA 发病的方法。

低强度激光疗法（LLLT）是医学的一个分支领域，其在慢性脑缺血（脑动脉粥样硬化、高血压脑病、脑梗死后遗症）患者的治疗和康复方面表现出非常好的效果。自 1994 年以来，我们一直在两个大型科学医疗中心对这类患者进行治疗，拥有丰富的 LLLT 临床应用经验（超过 1 万名患者）。在此期间，我们对多种 LLLT 技术的有效性进行了测试，并对其参数进行了优化。研究表明，静脉激光血液照射（ILBI）和非侵入性激光血液照射（NLBI）是脑血管疾病应采用的两种主要方法。

我们的数据得到了俄罗斯其他医疗中心专家的大量研究的证实。我们积累了丰富的临床经验，使我们能够在许多方面表明，LLLT 目前在预防 CVA 发病的有效性方面无可替代。

LLLT 是物理治疗方法之一，首先在 USSR 获得普及，然后在俄罗斯获得普及。在专门讨论该主题的英语文献中，据称匈牙利研究人员是首批提出该方法的学者（Mester et al., 1968）。然而，当时在苏联共和国也进行了数十项关于低强度激光（LILL）治疗应用的研究，并发表了数百篇文章甚至专著，但由于它们都是用俄语撰写的，因此被全球专业界忽视了。不可否认的是，目前俄罗斯在这一领域处于领先地位，因为正是俄罗斯专家创造了最有效的激光治疗技术及其效果。

LLLT 的绝对安全性和有效性早已得到证实（Kapustina et al., 1996; Moskvin, 1997）；低强度激光照射的治疗（生物学）作用机制已经得到了深入研究（Moskvin, 2003, 2008），这使我们能够更积极地在这一趋势下发展这一技术及其相关的技术。

40.2　俄罗斯低强度激光治疗程序的方案要求、低强度激光治疗技术

方案要求是严格强制性的，因为已明确证明有必要设置以下所列方法的所有参数。如果其中一个参数执行不当，就无法获得对激光照射影响的适当的反应，无法达到预期的治疗效果。

这使我们考虑这样一个事实：在大多数情况下，用于影响人体以达到治疗目的的最低能量 LILL 是

成功实施 LLLT 技术所必需的。不过，也有一些技术需要限制功率密度，但数量并不多。

所有 LLLT 技术必须包含以下信息（Moskvin, 2014, 2016; Gerasimenko et al., 2015）：

1. 激光光波长以纳米（nm）为单位测量

以下是激光治疗中最常见的波长：

- 365 ~ 405nm：紫外（UV）光谱；
- 440 ~ 445nm：蓝色光谱；
- 520 ~ 525nm：绿色光谱；
- 635nm：红色光谱；
- 780 ~ 785nm：红外（IR）光谱；
- 890 ~ 904nm：IR 光谱。

由于存在抑制作用，同时使用激光和（或）不同波长的非相干光源照射同一区域是无用的。尽管这些发现已被证明，但仍可能引起一些人的惊讶或怀疑。我们对几位研究者（超过 20 位）的工作进行了详细分析，并进行了自己的研究，证实了同时使用两种波长（635nm 和 904nm）的 LILL 完全无效。另外，组合使用，也就是连续使用不同波长的 LILL 却异常有效。但必须按照以下方式进行：首先，使用 635nm 的红色激光照射 1.5 分钟，然后休息 1.5 分钟，接着使用 904nm 的红外激光照射 1.5 分钟。这些时间间隔是固定的，不能改变，因为它们由 LILL 作用引发的 Ca^{2+} 浓度增加的波动传播周期决定，该周期恰好为 100 秒和 300 秒（最大浓度），不多也不少。在方法论中，与理想变体（100 秒 +100 秒 +100 秒）相比，存在 10 秒的轻微差异（1.5 分钟 =90 秒），这是由于需要从一种模式切换到另一种模式的需要，因为必须在刺激阶段之前完成照射，并且必须在该生物节律的抑制阶段之后开始（Moskvin, 2014）。

激光操作模式：连续、调制、脉冲（超脉冲）。

2. LILI 功率

连续或调制模式下运行的连续激光器的平均功率以毫瓦（mW）为单位测量，而脉冲激光器的脉冲（峰值）功率以瓦（W）为单位测量。

3. 对于脉冲模式，调制频率或脉冲是单位时间（秒）内的波动（脉冲）数量。它以赫兹（Hz，1/s）为单位测量。

4. 对于脉冲激光器，脉冲的持续时间是一个非常重要的参数，它是恒定的（大多数情况下为 100 ~ 150ns）。脉冲激光器的平均功率（P_{av}）与脉冲功率（P_p）、脉冲持续时间（τ_p）和频率（F_p）成正比：$P_{av}=P_p \times \tau_p \times F_p$。

5. 照射面积。它以平方厘米（cm^2）为单位测量。

所需面积几乎总是由技术本身定义，而无须不必要的测量，如对于接触镜技术，面积应为 $1cm^2$。矩阵发射器中的激光二极管必须排列在一起，使它们的影响面积是功率密度的加和。如八个（最常见）脉冲激光二极管，每个功率为 10W，放置在 $8cm^2$ 的面积上，与皮肤接触时，功率密度将分别为 $10W/cm^2$。对于激光针灸或 ILBI 而言，由于冲击面积太小，而激光能量在生物组织体积中的分散和吸收是最重要的，因此没有标明冲击面积。

6. 功率密度（PD）。单位为瓦特或毫瓦 / 平方厘米（W/cm^2 或 mW/cm^2）。

7. 对一个区域（区）的照射（照射时间）和治疗的总持续时间以秒或分钟为单位测量。这是一个极其重要的参数，几乎无法改变。LLLT 过程的总持续时间（对所有区域的一致效果）不应超过 20 分钟，或一个区域不超过 5 分钟（ILBI 除外）。

8. 照射定位（技术）。

9. 每疗程的治疗次数和频率。

能量的计算以焦耳（J 或 W·s）为单位，而能量密度（J/cm² 或 W·s/cm²）则不进行计算，因为有效的激光治疗不需要这些信息。

将一种全身性系统方法纳入 LLLT 方案［激光针刺和（或）ILBI］中，并与对受影响区域的直接作用（局部、经皮或腹部技术，以及联合方法—激光透入疗法）相结合，是切实可行的。

局部低强度激光照射是以稳定的方式直接照射在身体表面或通过镜头接触的患处，或在距离身体表面较小的距离（1 ~ 2cm）远处照射。

以下类型的低强度激光通常用于局部激光照射：

- 连续波红光（635nm）LILL，连续波功率密度（CW PD）：10 ~ 15mW/cm²；
- 脉冲红光（635nm）LILL，峰值功率密度（peak PD）：4 ~ 5W/cm²，脉冲持续时间 100 ~ 150ns，频率 80 ~ 10 000Hz；
- 脉冲 IR（890 ~ 904nm）LILL，峰值功率密度（peak PD）：8 ~ 10W/cm²，脉冲持续时间 100 ~ 150ns，频率 80 ~ 10 000Hz。

对于脉冲激光，频率根据所需效果而变化：再生和抗炎效果：80 ~ 150Hz，麻醉效果：3000 ~ 10 000Hz。每个区域最多有两个到三个局部区域，每个区域的照射时间为 2 ~ 5 分钟。不建议对单个区域进行超过 5 分钟的照射。

40.3　静脉激光血液照射

使用连续模式 LILI；通过带有特殊穿刺针的特殊一次性无菌光导管，在肘静脉（图 40.1 和图 40.2，区域 1）（Geynits et al., 2012）内实施照射。

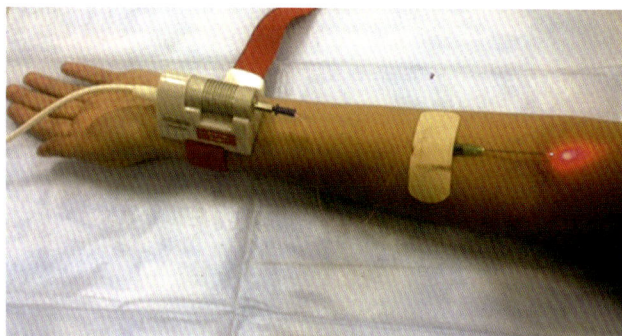

图 40.1　静脉激光血液照射手术

目前，为实现静脉激光血液照射（ILBI），使用了不同光谱的激光技术（表 40.1）：

- ILBI-635（波长 635nm，红光，功率 1.5 ~ 2mW，照射时间 10 ~ 20 分钟）具有普遍效果，并对免疫系统和组织功能有积极影响。

- ILBI-525（波长 525nm，绿光，功率 1.5 ~ 2mW，照射时间 7 ~ 8 分钟）建议用于最大限度增强组织功能。

- ILBI-365 和 ILBI-405：激光紫外线血液照射（LUVBI，波长 365 ~ 405nm，功率 1.5 ~ 2mW，照射时间 3 ~ 5 分钟）更适合于纠正由疾病或损伤引起的免疫紊乱。

该技术和参数变化有多种选择，但应该遵循一些原则。

功率（1.5 ~ 2mW）保持不变，但在某些情况下，使用特殊激光发射头时，功率可增加至 20 ~ 25mW，或在不同方案之间进行改变。但是，必须非常小心地使用此参数，并且仅在有明确目的和某些特定应用时使用。

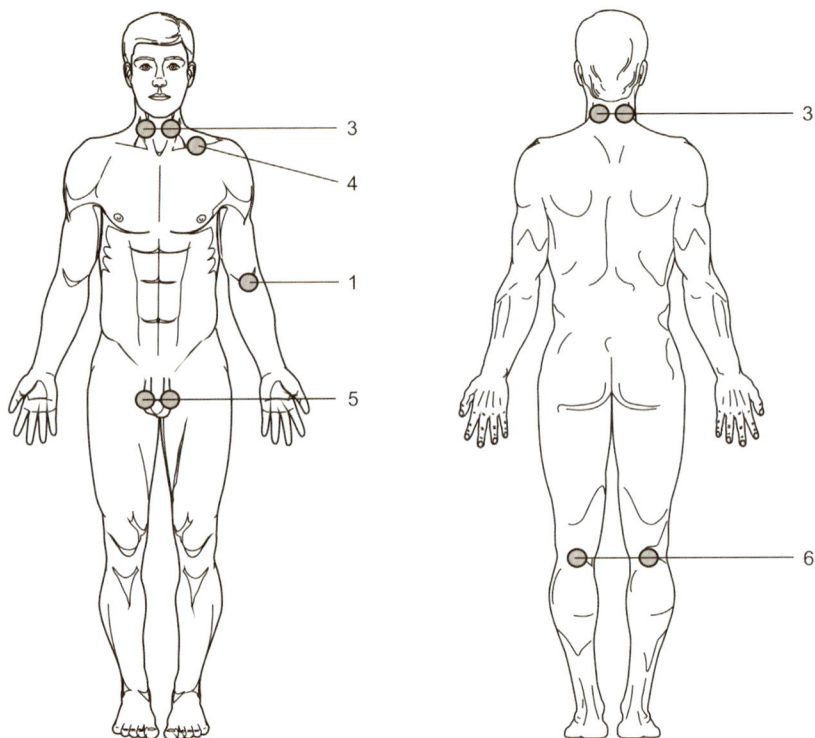

图 40.2　激光照射血液的主要区域

表 40.1　ILBI-635（*classical*，基础），ILBI-525，ILBI-365，ILBI-405（LUVBI）技术

参数	数值	备注
激光波长［nm（光谱）］	635（红光） 525（绿光） ILBI-365（紫外线） ILBI-405（紫光）	ILBI-635 ILBI-525 LUVBI
激光工作模式	连续	-
照射功率（mW）	1.5 ~ 2	在一次性光导输出处
照射时间，分钟	10 ~ 20 7 ~ 8 3 ~ 5 3 ~ 5	ILBI-635 ILBI-525 LUVBI
定位	肘正中静脉	图 40.2，区域 1（左臂或右臂）
技术	静脉内	通过一次性无菌光导
每疗程治疗次数	10 ~ 12	-

照射时间方面。ILBI-635 的"标准"时间可以增加，有时增加至 25 ~ 30 分钟，但不能更多了（Meshalkin and Sergievsky, 1989）。必须了解在老年人群中应用 ILBI-635 的特殊性（照射时间减半）（Davydenko, 2006）。儿科有一条规则："年龄越小，照射时间越短"（Moskvin et al., 2009, 2010），对于 ILBI-635，照射时间应减少至 5 ~ 7 分钟，尽管我们确信，对于儿童，几乎总是可以用锁骨上区域的外部照射来替代静脉内照射技术。

联合技术 ILBI-525+LUVBI（表 40.2）和 ILBI-635+LUVBI（表 40.3）越来越受欢迎。我们要强调的

是，照明每隔一天实施一次；严禁在同一天，尤其是同时对同一患者实施不同波长的 ILBI。

交替使用可优化 LUVBI 使用日对免疫系统的影响，以及 ILBI-635 或 ILBI-525 使用日对组织功能的影响（更有效的选择）。

表 40.2　ILBI-525+LUVBI（基础）技术

参数	数值	备注
激光波长［nm（光谱）］	365 ~ 405（紫外线）	LUVBI
	520 ~ 525（绿光）	ILBI-525
激光工作模式	连续	-
照射功率（mW）	1.5 ~ 2	在一次性光导输出处
照射时间，分钟	3 ~ 5	LUVBI
	7 ~ 8	ILBI-525
定位	肘正中静脉	图 40.2，区域 1（左臂或右臂）
技术	静脉注射	通过一次性无菌光导
每疗程治疗次数	10 ~ 12	每日进行，ILBI-525 和 LUVBI 隔日交替

表 40.3　ILBI-635+LUVBI 技术

参数	数值	备注
激光波长［nm（光谱）］	365 ~ 405（紫外线）	LUVBI
	635（红光）	ILBI-635
激光工作模式	连续	-
照射功率（mW）	1.5 ~ 2	在一次性光导输出处
照射时间，分钟	3 ~ 5	LUVBI
	10 ~ 20	ILBI-635
定位	肘正中静脉	图 40.2，区域 1（左臂或右臂）
技术	静脉注射	通过一次性无菌光导
每疗程治疗次数	10 ~ 12	每日进行，ILBI-525 和 LUVBI 隔日交替

40.4　非侵入性激光血液照射

它在靠近受伤区域的大血管（动脉和静脉）上实施。使用红色（635nm）或红外（890 ~ 904nm）光的脉冲激光器和矩阵（八个激光二极管）发射器，其照射面积为 $8cm^2$（图 40.3），或使用带有 $1cm^2$ 照射面积的单个激光器镜头进行 NLBI。在任何情况下，功率密度都是相同的（Moskvin, 2017）（表 40.4）：

- NLBI-635，最有效的选择，红光（635nm）脉冲 LILL，峰值 PD：4 ~ $5W/cm^2$，脉冲持续时间 100 ~ 150ns，频率 80Hz；

- NLBI-904，IR（890 ~ 904nm）脉冲 LILL，峰值 PD：8 ~ $10W/cm^2$，脉冲持续时间 100 ~ 150ns，频率 80Hz。

NLBI 使用以下照射位置（图 40.2）：

- 颈总动脉（颈动脉窦区）的对称体表位置（区域 2）；
- 椎动脉的对称体表投影位置（区域 3）；
- 左侧的锁骨上区域（区域 4）；

- 腹股沟区域对称的血管束区域（区域 5）；
- 对称的腘窝区域（区域 6）。

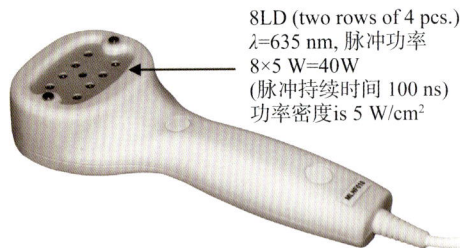

8LD (two rows of 4 pcs.)
λ=635 nm, 脉冲功率
8×5 W=40W
(脉冲持续时间 100 ns)
功率密度 is 5 W/cm²

图 40.3　矩阵激光发射头 ML635-40（激光治疗仪"LASMIK"），用于高效无创激光血液照射

表 40.4　NLBI 技术

参数	数值	备注
激光波长［nm（光谱）］	635（红光） 904（红外）	NLBI-635 NLBI-904
激光工作模式	Pulsed	–
光脉冲持续时间，ns	100 ~ 150	
照射峰值功率，W	30 ~ 40 60 ~ 80	矩阵发射头，NLBI-635 矩阵发射头，NLBI-904
峰值功率密度	3 ~ 4 6 ~ 8	NLBI-635 NLBI-904
频率，Hz	80 ~ 150	–
每个区域照射时间，分钟	2 ~ 5	–
区域数量	2 ~ 4	对称地
定位	在病变区域附近的大血管体表投影上	见正文
技术	接触式	通过透明喷嘴
每疗程治疗次数	10 ~ 12	每日

　　脉冲频率是固定的（80 ~ 150Hz）；关于增加频率（脉冲激光器的平均功率）的可能性和可行性尚未进行研究。建议对称区域照射，每个区域的照射时间为 2 ~ 5 分钟。禁止对一个区域进行超过 5 分钟的照射。

　　对致力于研究最著名的 LLLT 技术之一——激光血液照射的治疗机制的研究出版物，以及对其长期应用经验的分析，使我们对这一趋势的前景充满信心。此外，ILBI 和 NLBI 两种方法都在独立发展，因为每种方法都有其自身的优势和劣势。

　　用激光紫外线血液照射（LUVBI）取代紫外线灯照射血液，大大简化了技术，提高了效率。ILBI 最有效的联合技术是：ILBI-635+LUVBI 和 ILBI-525+LUVBI。NLBI 最有效的技术是使用波长为 635nm、峰值功率高达 40W 的低强度脉冲激光。

　　NLBI 总是与对大血管的影响有关。在任何位置照射外周血管，如手腕上的"激光手表"（Litscher and Litscher, 2016）或鼻内照射（Liu et al., 2010）（中文版）是该方法的次优变体（Moskvin, 2014）。此外，鼻内照射对妇女来说可能是极其危险的，因为它会反射性地刺激下丘脑，而下丘脑控制着许多过程中生物活性物质的分泌：刺激子宫收缩、调节循环和生殖系统、控制各种激素（雌激素、促卵泡激素等）的产生（Serov et al., 1988）。

我们目前还不建议使用经颅技术，虽然这是许多研究的主题，因为该方法尚未完善。例如，在这种情况下可能发生的所有过程都尚未得到充分研究。已知脉冲 IR LILL 可深入穿透，几乎覆盖整个大脑，从而激活受影响区域的微循环；但光也被神经元吸收，因此有可能激活我们尚不了解的一些不良过程。这个问题需要进一步仔细研究。

40.5 低强度激光疗法在各种脑血管病患者中应用的相关文献分析

早在 20 世纪 70 年代，俄罗斯临床医生就获得了首次成功的经验。这些年来，俄罗斯已经发表了数千篇科学研究论文（Kochetkov and Moskvin, 2004a,b；Kochetkov et al., 2012）。即使对这些研究进行简要分析也可能需要 100 多页的篇幅，因此我们将从我们的研究中举几个例子，例如矩阵脉冲红光激光（波长为 635nm，脉冲功率为 40W，照射面积为 8cm^2，脉冲持续时间为 100ns，照射时间为 5 分钟）如何影响微循环（图 40.4）和中枢血流动力学（图 40.5）。接下来，我们将展示一些研究的结果、基于这些科学数据的建议，以及应用激光疗法治疗不同类型慢性和急性脑缺血的广泛临床经验证据。

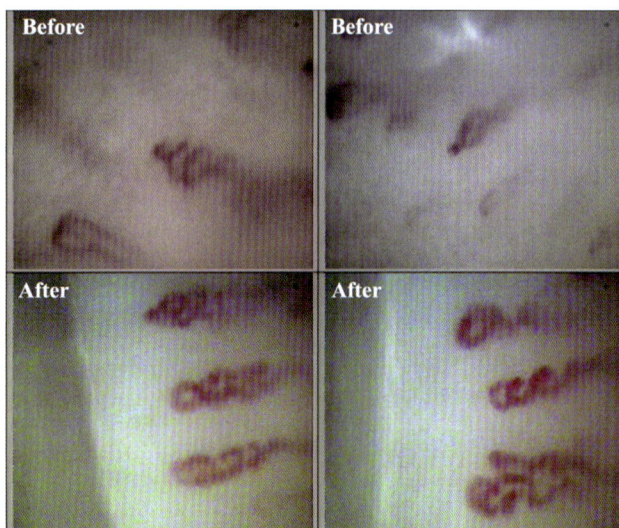

图 40.4　顶部。一名 2 型糖尿病患者（患病约 4 年）在接受治疗前（毛细血管网络萎缩、血流减少、毛细血管变形，这是糖尿病微血管病变的典型特征）。底部。同一名患者在进行了 10 次 LLLT 治疗后——毛细血管网络密度增加、血流速度加快、毛细血管形态改善（研究材料——Duvanskiy V.A. 教授）

图 40.4 显示了一位患有 2 型糖尿病的妇女在每天接受 10 次治疗后，手臂上紊乱的微循环是如何恢复的。所达到的效果可持续长达 3 个月，且该技术广泛用于代谢紊乱患者的治疗。之所以选择这项在俄罗斯 FMBA 激光医学研究所进行的研究作为例子，只是因为它的可视性。对其他部位和病因的微循环障碍也取得了同样的效果。

图 40.5 清楚地显示了在对一名循环障碍型脑病患者的椎动脉进行一次照射后所产生的明显的动脉扩张效果。治疗结束 15 分钟后，右侧动脉的搏动指数（PI）从 2.48 降至 2.11，左侧动脉从 2.44 降至 2.22。脑动脉硬化和脑病患者的典型 LLLT 疗程包括每天 10 次 NLBI 治疗。有必要每年进行两次预防性治疗，每天进行 2 ～ 3 次 LLLT 治疗。

根据我们的长期观察，95% 到 96% 的患者的临床和神经系统变化会导致 "脑干 - 小脑功能不全综合征" 的改善。

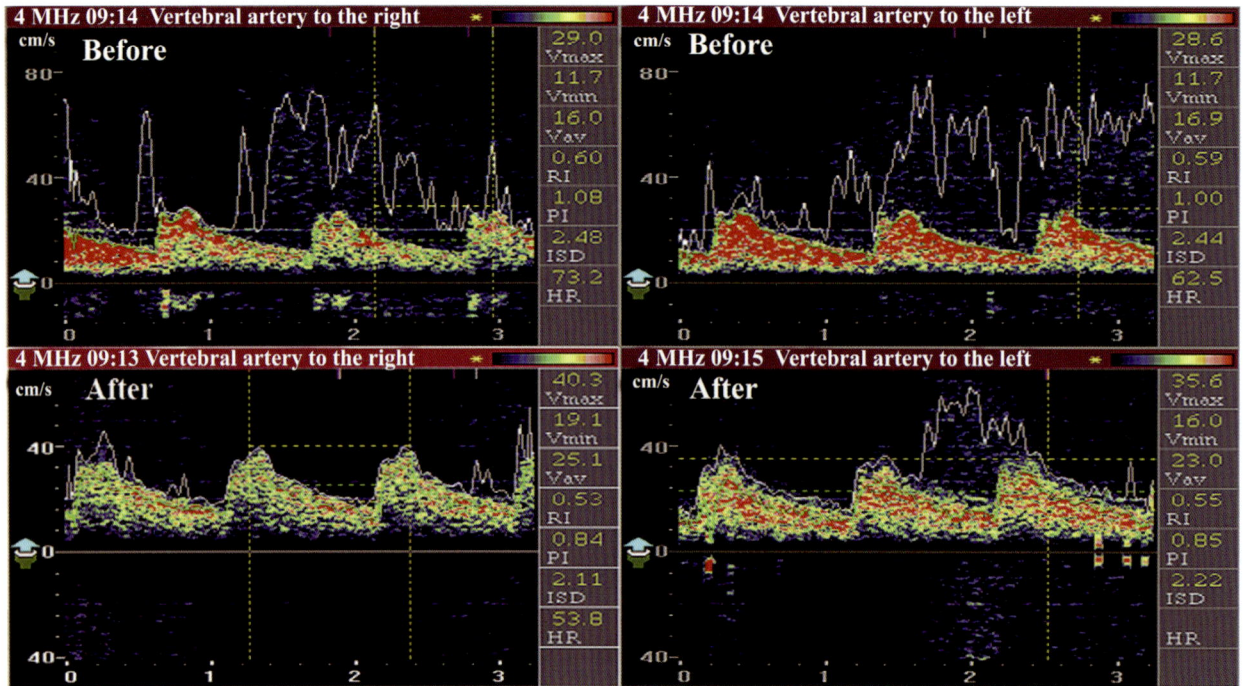

图 40.5 矩阵激光治疗后多普勒超声动态。非侵入性激光血液照射（矩阵激光发射头 ML635-40，波长 635nm，脉冲功率 40W，辐照度 10W/cm²，频率 80Hz，左右椎动脉对称照射 5 分钟）后多普勒超声成像显示椎动脉的变化。动脉扩张效应

  Skupchenko 和 Makhovskaya（1993）率先证明了 ILBI-635（波长 635nm，光导末端输出功率 1.5 ～ 2mW，首次照射 10 ～ 12 分钟，后续照射 15 ～ 20 分钟）在急性缺血性脑卒中、循环障碍性脑病和多发性硬化患者中的应用。比较治疗组和对照组的结果可以确定，激光疗法比任何传统药物或医学治疗方法都更有效。已经注意到低强度激光疗法的一些特性。如该方法仅在患病时间不超过 1 年的患者中显示出良好的治疗效果。

  当自主神经系统的交感神经张力初始增加时，LLLT 的效果更明显。初始副交感神经张力过高的患者，要么搏动血充盈减少，要么没有统计学上的显著变化。在 ILBI 期间，舒张压和收缩压指数明显低于正常水平。脑阻抗血流图测量数据表明，ILBI 能够降低初始增高的脑动脉张力，增加大脑搏动充血并使之正常化，降低外周血管阻力，改善静脉回流。LLLT 对自主神经系统交感神经张力占优势的患者更有效。根据脑阻抗血流图，基线副交感神经张力过高的患者对 LILL 有抵抗作用。脑阻抗血流图研究结果表明，ILBI 通过增加患侧血池的血容量，改善微循环系统的功能，并恢复颈动脉和椎基底动脉血池之间的对称性（Makhovskaya，1993；Skupchenko and Makhovskaya，1993）。其他研究人员也证实了 ILBI 的正常化效应（Solovyeva，1993）。

  在急性脑血管病（脑卒中）、急性脑循环障碍（ADCC）的超急性期和急性期，ILBI-635 可加速脑部症状和局灶性神经表现的消退。对于脑卒中后遗症以及有慢性脑血管功能不全病史的患者，ILBI-635 可显著改善精神情感领域，缓解局部神经功能缺损，促进脑血流，表现为提高脑血流速度，增强自然吻合功能，减少半球间不对称。ILBI-635 显著抑制血小板聚集（强度是阿司匹林的两倍，持续时间是阿司匹林的两倍半），对纤溶系统具有显著的激活作用，有助于适度降低脑血管缺血性病变患者血液凝固系统的活性，通过将氧 - 血红蛋白平衡曲线向右移动 20% 来提高动静脉差异，这有助于提高脑组织对氧的利用率。在 LLLT 的影响下，由于脑组织代谢过程的优化，以电生理迹象的形式观察到生物电活动参数的变化：增加 α 节律的幅度和强度，减少半球间不对称性和慢节律。联合使用激光和阿司匹林有助于加强和稳定后者的抗聚集效应（Steblyukova，1989）。

Gorbunov 等（2003, 2005）介绍了他们在急性脑循环障碍（ADCC）患者早期康复中使用另一种非侵入性 LLLT 方法的经验。使用波长 890 至 904nm、功率 4 ～ 6W、频率 80 ～ 150Hz、照射 5 分钟的脉冲 IR LILL，应用于颈总动脉（CCA）表面或椎动脉（VA）表面。脉冲 IR LILL 对各种脑血管功能不全（包括急性缺血性或出血性脑血管病）具有显著的治疗和预防作用。脉冲 IR LILL 的有益作用体现在侧支循环的发展、脑血流动力学和血管储备的改善、血液黏度的正常化、血管内微凝血和聚集的消退，以及由此导致的微循环障碍减少；这提高了中枢神经系统神经可塑性过程的速率和成熟度，从而增加了患者康复的积极结果（Churaleva, 2006）。

在过去的 15 ～ 20 年，俄罗斯的神经病学家们根据自己的偏好产生了分歧。一些学者认为，治疗脑血管疾病患者的最佳方法是 ILBI，而另一些人则根据血管病变区域的定位，选择在 VA 或 CCA 表面进行 NLBI。

我们只介绍几项研究的数据，但两种观点都有支持者。虽然发表的论文很多，但其中许多论文的质量都存在一些问题，而另一些论文的质量则值得认真考虑。尽管如此，可以肯定的是，优化激光治疗方法的可能性还远远没有穷尽，绝大多数工作都是在远未达到最佳激光照射方案的情况下进行的，这也可以解释为什么某些研究取得了不理想的结果。我们在激光治疗和研究方面拥有 25 年的临床经验，这使我们能够根据理论发展以及对 LILL 生物调节和治疗作用机制的理解，自信地确定激光技术的最有效参数。迄今为止，关于 ADCC 后的综合治疗和康复方法，尤其是物理治疗方法的科学数据还不多。

Karneev（2007）证明，用标准 ILBI-635 方法（波长 635nm，光导末端输出功率 1.5 ～ 2mW）照射治疗慢性脑缺血患者的时间不应超过 15 ～ 20 分钟，同时观察到抗氧化系统（AOS）的最大刺激，这是激活新陈代谢过程的间接标志。超过这一照射时间（照射长达 30 ～ 45 分钟），以及增加激光照射功率（超过 3 ～ 4mW），会导致所有临床指标急剧下降，对重症患者尤其危险。在最佳参数下，ILBI-635 对所有 AOS 参数都有明显的积极影响（图 40.6）。此外，中心血流的主要指标也恢复正常，而且在激光治疗时，血红蛋白氧饱和度的相对增加与大脑中动脉血流线速度的变化之间存在相关性（rs=0.73，$P < 0.002$）。这些数据与早期研究结果（Perminova, 1994; Rassomakhin, 1996; Solovyeva, 1993）以及其他使用波长 670nm、功率 3 ～ 4mW 激光进行 ILBI 的研究者（Nechipurenko et al., 2009）的结果一致。

本节将详细讨论 ILBI 过程中的剂量、功率限制和 LILL 暴露问题，因为违反已知的规则可能会导致负面甚至悲剧性的后果。如 Weber 等（2007）在回顾文献并进行独立研究后，尽管为不同波长的 ILBI 程序指定了正确参数，但仍生产了一种激光照射功率危险过高的设备：红外 810nm，100mW；红光 635nm，100mW；绿光 532nm，50mW；蓝光 447nm，100mW；紫外线 375nm，5 ～ 10mW（http://www.webermedical.com）。这些参数在任何情况下都不能用于任何类别的患者，尤其是脑血管病患者。幸运的是，使用此设备进行治疗的患者得以幸免，原因是所推荐技术的其他参数完全错误。这对患者来说是个好消息。通过使用不同波长的 LILL 同时进行照射，不同激光光源对人体的影响相互抑制，因此不会危及患者。这就是当不了解激光疗法基本原理的非专业人士开始"治疗"其患者时所发生的情况。

Kandyba（2002）使用 ILBI-635（波长 633nm，连续模式，1.5mW 功率，每次照射 20 分钟，每天七次，隔天进行）治疗老年和衰老患者因颅外动脉病变引起的缺血性脑循环障碍。在治疗亚组（n=36）中，患者接受 ILBI 治疗，而对照组（n=43）则按照标准方案（再灌注和脑保护治疗）进行治疗。ILBI 疗程后动力学改善最为显著，表现为葡萄糖 -6- 磷酸脱氢酶、谷胱甘肽还原酶和谷胱甘肽过氧化物酶含量发生变化，这表明抗氧化防御机制显著增加，可抵消长期脑缺血引起的缺氧负面影响（表 40.5）。

Anatskaya 等（2015）研究了 LLLT 对腔隙性脑梗死（LACI）急性期循环内皮祖细胞（EPC）水平的影响，并得出结论：在脑微血管病变的 LACI 发生后的前 48 小时内进行 ILBI 治疗，可显著增加表达最早细胞表型 CD309[+] 和 CD133[+] 的 CD34[+] 循环 EPC 水平；表达 CD309[+] 表型的 CD31[+] 细胞群；表达 CD117[+] 的内皮细胞以及具有 CD34⁺、CD45⁺ 和 CD45⁺、CD117⁺ 表型的多能细胞。循环中 CD31⁺、CD71⁺ 细胞水平的增加可促进血脑屏障（BBB）的稳定，这些细胞可增加小脑动脉和小动脉内皮细胞连接的紧密性，防止 BBB 的病理性通透性，并促进毛细血管的形成。所得结果使得推荐 ILBI 治疗以减少内皮功能障碍、降低循环内皮细胞水平、诱导脑卒中后脑微循环床的血管生成以及稳定急性期 LACI 的血脑屏障成为可能。

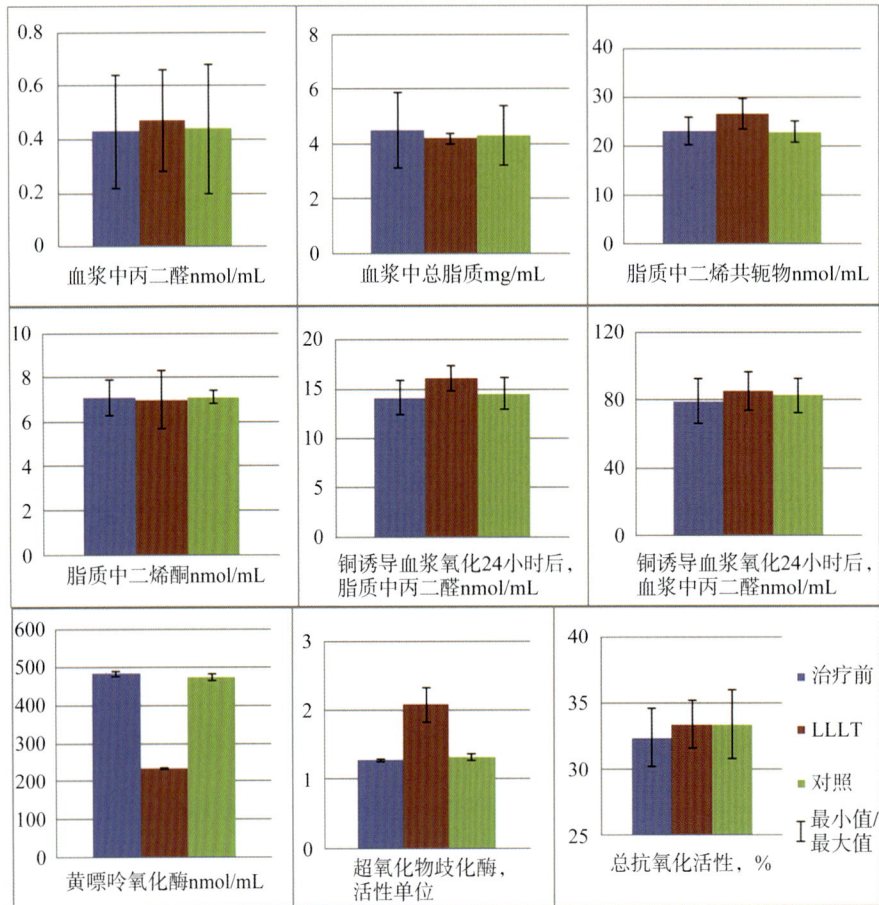

图 40.6　慢性脑缺血一期患者脂质过氧化和抗氧化系统参数的动态变化（基于 Karneev, 2007 的数据）

表 40.5　ILBI-635 治疗后抗氧化系统参数和脂质过氧化的动态变化

参数	亚组	治疗前	治疗后	正常范围
还原型谷胱甘肽浓度（μmol/g 血红蛋白）	主要治疗组（n=26）	3.65 ± 0.54[a]	5.10 ± 0.19[a]	男性 5.18-6.38
	对照组（n=18）	3.42 ± 0.42	3.21 ± 0.20	女性 7.46-8.66
蛋白质巯基团（μmol/g 血红蛋白）	主要治疗组（n=26）	8.01 ± 0.56	5.36 ± 0.38	男性 4.95-6.25
	对照组（n=18）	7.08 ± 0.38	6.84 ± 0.74	女性 5.58-6.88
丙二醛（nmol/g 血红蛋白）	主要治疗组（n=26）	8.67 ± 0.35	7.90 ± 0.91	男性 5.16-6.38
	对照组（n=18）	8.21 ± 0.23	10.60 ± 0.94	女性 3.04-4.06
葡萄糖-6-磷酸脱氢酶［μmol/（min·g）血红蛋白］	主要治疗组（n=26）	7.35 ± 0.54[a]	13.1 ± 1.13[a]	男性 4.93-6.17
	对照组（n=18）	5.23 ± 0.45	5.41 ± 0.59	女性 5.78-6.88
谷胱甘肽还原酶（μmol/min·g 血红蛋白）	主要治疗组（n=26）	235.3 ± 6.5[a]	347.8 ± 13.9[a]	男性 185-233

续表

参数	亚组	治疗前	治疗后	正常范围
	对照组（n=18）	219.0 ± 11.8	225.8 ± 10.7	女性 184-242
谷胱甘肽过氧化物酶［μmol/（min·g）血红蛋白］	主要治疗组（n=26）	2.76 ± 0.028[a]	4.22 ± 0.34[a]	男性 4.90-5.38
	对照组（n=18）	2.64 ± 0.023	3.32 ± 0.07	女性 5.96-7.28
过氧化氢酶［μmol/（min·g）血红蛋白］	主要治疗组（n=26）	17.70 ± 1.21	18.71 ± 0.27	男性 27.0-29.2
	对照组（n=18）	16.70 ± 1.09	18.84 ± 0.32	女性 36.5-41.3

a: 基于线性相关和非参数方法，治疗前后的抗氧化系统数据差异具有统计学显著性（[a]$P < 0.05$）。

在实验模型（非繁殖犬）中，已证明 ILBI-635（波长 633nm，功率 10mW，照射 20 分钟）具有显著的抗缺氧效应，并将急性脑缺氧 20 分钟后的存活率提高了 25%（Galeeva, 1992）。

关于静脉内或表面（无创）激光血液照射方法在慢性脑缺血患者中谁更有优势的问题，仍存在争议，两种方法均有支持者。Altman 和 Penzina（2009）得出的结论是，ILBI-635（波长 635nm，功率 1.5mW）比 NLBI 更有效。然而，NLBI 是以非最佳参数进行的（波长 890nm，脉冲模式，一个激光二极管功率 4W，频率 1500Hz）。此外，个别确定照射量的方法（Penzina, 2008）也引起了质疑。

与此观点相反，Eltsova（2000）认为，NLBI 更为成功，其参数更可接受（波长 890nm，脉冲模式，一个激光二极管功率 5 ～ 7W，频率 80Hz，每个颈动脉窦区对称照射 2 分钟），并且在治疗动脉粥样硬化性循环障碍型脑病患者时，不仅在效率上与 ILBI-635（波长 633nm，功率 1mW，照射 20 分钟）相当，而且消除了静脉内方法固有的一些问题，如侵入性、创伤、成本较高以及需要使用耗材（一次性光导和针头）。比较基于临床表现、微循环状态和脂质运输系统参数的变化。

此外，我们还想对此研究发表一些评论——NLBI 必须使用矩阵激光头以脉冲模式进行，而不能仅照射一个小的单点。这一点已通过相关的比较研究得到明确证明，并得到了世界各地医疗中心多年实践的证实。

显然，脑血管病患者也可以通过其他治疗手段成功治疗，而不仅仅是激光血液照射（尽管这是最常见的治疗方法）。如 Brodovskaya（1989）表明，连续 LILL 在红光（波长 633nm，功率 25mW，照射 100 秒）下连续照射非对称的枕骨下区（C1-C3 和 C7-T1）椎旁区域和颈总动脉区域，每日一次，共 10 次后，对脑血流动力学状态、大脑生物电活动、脂凝以及交感肾上腺系统具有积极影响。这表明，LLLT 在病理学上是合理的，并且是治疗和预防脑血流动力学不足的一种适当方法。

一些研究者报告称，激光针灸在治疗各种脑循环障碍患者方面具有相当高的效率（Nevmerzhitskaya, 2007; Reukov, 2010），但我们并不认为这种方法是首选的基本方法。

神经循环性肌张力障碍（包括颈颅综合征）可对脑部血液供应产生显著负面影响。LLLT 可使平均 57% 的病例的自主神经张力、脑血流动力学（椎动脉血流体积速度增加 1.3 倍）和心理生理状态（疼痛严重程度和颈部疼痛导致的功能障碍指数值降低为原来的 1/6 ～ 1/3）恢复正常（Ljutkevich, 2008）。每天进行一次，共 10 ～ 12 次，6 个月后重复。LLLT 技术（LILL 波长 890nm，脉冲模式，一个激光二极管，峰值功率 5 ～ 7W）一个组合（顺序）动作：

- 在颈总动脉区对称位置进行 NLBI，每次 1 ～ 2 分钟（频率 80Hz）；
- 在颈胸椎旁区（C1-T4）每个区域照射 1 分钟（频率 1500Hz）；
- 在解痉和镇静作用的针灸点（激光针灸）照射，每点 30 秒（频率 80Hz）：P7（列缺），GI4（合谷），GI11（曲池），C3（少海），C7（神门），C9（少冲），E36（足三里），VB20（风池），VG14（大椎）。

其他研究者也建议在椎基底动脉供血不足时进行激光针灸，但使用的是连续 LILL 红光（波长633nm，功率 2 ～ 3mW）（Choi, 1990）。

采用波长为 635nm 的脉冲红光 LILL，投射到颈总动脉区（CCA）和枕下区椎动脉（VA），可显著减轻脑血管功能不全的最主要症状，包括头痛、头晕、脑缺血引起的认知和自主神经紊乱，且局灶性症状也有所缓解。多普勒超声检查证实，由于功能状态的改善和（或）颅内外及颅内血流的增加，侧支循环得以发展。为诊断脑血流动力学储备（CHR）而进行的压缩和激光测试显示，在接受 10 ～ 12 次治疗后，85% 的患者 CHR 有所发展，但仅限于未受血流动力学明显狭窄影响的头部主动脉区域。所得数据证明，使用波长为 635nm 的脉冲 LILL 与使用波长为 904nm 的激光疗法相比具有更高的血流动力学效率，因为后者仅在 50% 的患者中实现了脑 CHR 和侧支循环的发展（Kochetkov, 1998）。

考虑到在动脉上联合使用波长为 635nm 和 904nm 的脉冲 LILL 治疗血流动力学显著狭窄（HSS）患者（尤其是颈动脉系统）时 CHR 的发展变化，我们就 LLLT 对不同程度的颈总动脉（CCA）或椎动脉（VA）表面狭窄病变的不同应用方法得出了重要结论。我们获得的数据证明，这种联合疗法对各种脑血管病变，更重要的是对脑卒中患者的治疗无疑是有益的（Kochetkov and Moskvin, 2004a,b）。

我们的研究人员已经证明，在治疗慢性脑循环障碍患者的 NLBI 过程中，坚持 2 分钟和 5 分钟的最佳治疗时间，对 VA 和 CCA 的体表投影区域都至关重要（Kosmynin, 2005; Kochetkov and Moskvin, 2004a,b）。

使用红外脉冲 LILL（波长 890nm，频率 80Hz，10W 脉冲峰值功率，一个激光二极管）在枕下区的椎动脉上对称照射，每个区域 5 分钟，对不同程度的椎基底动脉供血不足（VBI）患者进行治疗，可促进头部主要动脉血流速度的增加（表 40.6），椎基底系统血管的血液充盈量增加，同时其张力降低，微循环和止血状态得到改善（表 40.7）；同时，不同程度的病理发展过程中的神经功能缺损、认知和心理情感障碍也得到缓解。伴随着椎动脉血液充盈量的可靠增加和其张力的降低，LLLT 的应用有助于减轻神经系统、抑郁和疑病障碍的严重程度（Lapochkin, 2004）。

表 40.6　激光治疗后头部主要动脉的平均血流速度（cm/s）（$M \pm m$）

动脉	LLLT ($n = 33$)		安慰剂组 ($n = 15$)	
	治疗前	治疗后	治疗前	治疗后
颈内动脉	23.4 ± 1.4	26.1 ± 1.1	22.9 ± 1.4	23.7 ± 1.5
椎动脉	10.2 ± 1.0	13.9 ± 1.5[a]	10.8 ± 1.6	11.4 ± 0.9

a: 与初始值相比，$P < 0.005$。

表 40.7　激光治疗后凝血系统的状态（$M \pm m$）

动脉	LLLT ($n = 33$)		安慰剂组 ($n = 15$)	
	治疗前	治疗后	治疗前	治疗后
血浆凝固时间，秒	110.6 ± 5.0	124.6 ± 3.1[a]	111.2 ± 4.1	113.4 ± 5.2
血浆对肝素的耐受性，秒	5146 ± 11	520 ± 26	512 ± 29	525 ± 17
纤维蛋白原浓度，g/l	4.9 ± 0.6	4.0 ± 0.5	4.8 ± 0.4	4.7 ± 0.5
纤维蛋白溶解活性，%	14.7 ± 0.9	14.1 ± 0.8	14.9 ± 0.9	15.5 ± 0.8
ADP 诱导的血小板聚集，%	35.2 ± 1.4	30.1 ± 1.9[a]	36.3 ± 3.1	35.5 ± 2.4
肾上腺素诱导的血小板聚集，%	44.5 ± 2.4	37.1 ± 2.1[a]	45.6 ± 4.3	43.7 ± 4.1

a: 与初始值相比，$P < 0.05$。

在接受 LLLT 治疗后，纤维蛋白原浓度降低，血浆凝固时间延长（$P < 0.05$），血小板聚集减少（$P < 0.05$），从而出现低凝倾向。这类患者临床症状的改善与 LT 对脑血流动力学状态和止血和微循

环系统的积极作用有关（Lapochkin，2004）。

通过将激光血液照射（ILBI 或 NLBI）与其他治疗方法相结合，可以获得优异的治疗效果。如Bendlin（2015）结合了经颅电刺激，并且每隔一天进行 NLBI（904nm 波长，脉冲模式，ML904-80 Matrix 发射头 Lasmik 设备，8 个激光二极管，总峰值功率 40W，频率 80Hz），在 VA 上对称照射 5 分钟，疗程为 8 ～ 10 次。椎基底动脉供血不足患者治疗后神经系统症状的变化见图 40.7。

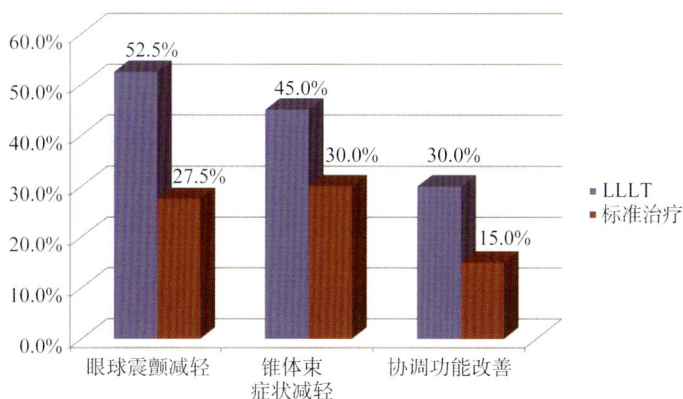

图 40.7　椎基底动脉供血不足患者治疗后神经系统症状的变化（Bendlin, 2015）

Elchaninov（2002）的研究表明，在治疗慢性脑缺血的年轻患者时，将血浆置换术和激光血液照射（波长 635nm，连续模式，功率 2.5mW，照射 15 分钟）结合使用效果很好。

我们认为，根据各种指征，最有效的技术是使用红光的 NLBI 脉冲 LILL（波长 635nm，由 8 个每个 5W 的激光二极管组成的矩阵照射头，峰值功率密度 3 ～ 4W/cm^2），在椎基底动脉供血不足的情况下对称照射椎动脉 2 分钟或 5 分钟，并在颈总动脉投射区域脑循环障碍更明显的情况下进行治疗。每天一次，共进行 10 ～ 15 次激光治疗，每 5 ～ 6 个月应重复进行 3 ～ 5 次的预防性治疗（Kochetkov et al., 2009; Leiderman, 2010; Leiderman 和 Schekina, 2010; Leiderman et al., 2009a，b，c，d, 2010a，b，c, 2011）。当然，还应包括其他治疗方法。

莫斯科一家综合诊所的门诊中，对 102 名年龄在 49 ～ 70 岁（平均年龄 61.5 岁，33% 男性，67% 女性）的患者进行了研究，这些患者的综合临床数据证实其存在慢性脑缺血（CCI）I 至 II 期。研究排除了年龄超过 70 岁、病史较长（超过 10 年）或重度肺动脉高血压（AH）[动脉压（AP）收缩压高于 160mmHg，舒张压高于 95mmHg]、循环功能不全超过 I 级、缺血性心脏病（IHD）伴心绞痛，功能分级（FC）超过 II 级、临床上明显的呼吸、肾脏和肝脏功能不全、未控制的糖尿病（DM）、甲状腺疾病伴甲状腺功能亢进、明显的认知障碍（mmSE 量表评分低于 24 分）、头部主要动脉狭窄、存在不稳定动脉粥样硬化斑块、颈动脉系统（CS）和椎基底系统（VBS）存在双侧和（或）相关的血流动力学显著狭窄（HSS）的患者。

所有观察对象均接受基础治疗：药物治疗（血管活性药物、促智药、解聚剂），并随机分配到两个在年龄、性别、临床症状方面相似的组：基础组（52 人）和对照组（50 人）。第一组（52 人）采用我们开发的方法（见上文），使用脉冲矩阵照射头（波长 635nm）进行基础 LLLT 治疗，每隔一天进行一次，每周三次。一个疗程包括 9 ～ 11 次治疗。第二组（对照组，50 人）接受假治疗，使用无功能的激光进行假治疗（安慰剂治疗），使用设备和将激光发射头应用于照射区域，但不进行实际照射，这通过特殊技术手段实现。进行治疗的医务人员未被告知照射选项（双盲对照）。两组的治疗持续时间均为 21 ～ 22 天。

采用稳定接触技术置于颈部后外侧，依次对椎动脉（VA）和颈交感神经丛（两个区域）表面进行照射。治疗使用 ML635-40 矩阵照射头（Lasmik 激光治疗设备，制造商：俄罗斯莫斯科 Matrix 研究中心）。

LILL 参数如下：波长 635nm；脉冲响应频率 80Hz；脉冲峰值功率 40W（8 个激光二极管）；每个区域的照射时间：第一次治疗 2 分钟，所有后续治疗时间 5 分钟。治疗前后对患者病情的评估采用单一诊断法，包括临床和神经学检查，以及额外的研究方法：进行神经影像学检查以验证诊断（根据指征，计算机或脑部磁共振成像）；为了评估认知障碍的程度并排除痴呆，使用简易精神状态检查（mmSE）量表（Folstein et al., 1975）。

使用以下量表评估当前的精神状态：一般心理健康指数量表（PGWB）（Dupuy, 1984）；贝克抑郁量表（Beck et al., 1961）；以及 Spielberger-Khanin 的反应性和个人焦虑量表（Khanin, 1976; Spielberger et al., 1970）。为了研究自主神经系统的状态，使用了识别自主神经功能障碍的问卷（Wein, 2003）；确定了 Kerdo 的自主神经指数（Kerdo, 1966）；并使用了心脏间隔记录法（CIG）（Bayevsky et al., 1984）。

通过裂隙灯（日本 Inami 公司）进行结膜血管造影术来评估微循环状态。为了评估脑循环状态，使用了超声检查：头部主要动脉颅外段的多普勒超声成像（USD）和双重扫描（DS），以及使用 Philips SD-800 进行的经颅多普勒超声检查（TDS）。通过测量主要头部动脉的血流线性速度，并使用 Gosling 的搏动指数（PI）评估脑血流动力学储备（CHR），同时进行功能性高碳酸血症测试，确定对高碳酸血症的反应系数（Nikitin, 1998）。

结果的统计分析采用方差分析统计方法，并通过学生 t 检验（给定概率为 95%），以及非参数 Mann-Whitney U 检验、卡方检验和 Fisher 检验验证结果的显著性。计算使用 BIOSTAT 程序进行。$P < 0.05$ 认为显著。所有指标均表示为均值 ± 标准差（$M\pm\sigma$）。

CCI 病程持续时间为 3 ~ 12 年。79 例（77.4%）患者慢性脑血管供血不足的病因是头部主要动脉的动脉粥样硬化损伤病变，23 例（22.5%）患者是动脉粥样硬化和高血压（HPB）的组合。临床 - 神经学症状严重程度分析显示，35 例（34.3%）患者为 I 期慢性脑缺血（CCI），67 例（65.6%）患者为 II 期。

29 例（28.4%）患者出现缺血性心脏病和心绞痛的临床和仪器检查体征，其中 14 例（13.7%）发生小灶性心肌梗死。15 例（14.7%）患者发现下肢动脉一侧或双侧动脉粥样硬化病变损伤的临床血管学和超声体征。9 例（8.8%）患者观察到 2 型糖尿病的临床和实验室体征。还确定了其他血管风险因素：严重的心血管疾病家族史（78%）；高胆固醇血症（69%）；吸烟（28%）；22 例（21.5%）患者发生短暂性脑缺血发作（TIA），但无明显的神经功能缺损。TIA 发作后至少已过 3 周。

在筛查和分组时，所有患者均以认知和情绪异常作为临床 - 神经学表现的主要体征。患者抱怨头痛（92%）、头晕（74%）、记忆力减退（84%）、易怒、焦虑（83%）、睡眠障碍（76%）、疲劳（82%）、感知和再现新信息的能力受损（78%）。情绪 - 意志领域变化的主要特征是情绪低落、猜疑、脾气暴躁、难以改变精神状态，这对患者的生活质量产生了负面影响。

在慢性脑缺血 I 期的患者中，神经系统疾病属于亚综合征性质。发现多种弥漫性局灶性神经症状，表现为：辐辏不足（5 名患者）、鼻唇沟轻度不对称（8 名）、舌偏斜（3 名）、不均等反射（9 名）、协调障碍（6 名）。

在 CCI II 期患者中，52 例（78.8%）被诊断为椎 - 基底动脉供血不足（VBI）综合征。12 名患者（16.7%）患有颈内动脉供血不足综合征（CIS）。3 名（4.5%）II 期患者检测到合并病变。在临床上，48 名患者出现前庭共济失调，36 名患者出现动眼神经支配缺失，8 名患者出现颅神经和延髓神经支配缺失，10 名患者出现传导性锥体束运动和感觉障碍。CCI 与轻微的锥体束功能不全或半型感觉障碍有关，其中 3 名患者出现肌张力综合征的最初症状，4 名患者出现假性延髓综合征。58% 的患者被诊断为颈椎和上胸部椎源性综合征，6% 的患者出现 C5-C7 压迫性神经根病。疼痛严重程度的动态变化通过视觉模拟量表（VAS）进行评估。在运动领域，颈椎活动范围受限、颈椎前凸变平、肩部高度不对称、颈部和四肢各肌肉群紧张。病变椎体性质通过功能性放射成像、CT 或 MRI 得到证实。根据脑部 MRI 检查，48 名患者出现血管形成、脑室周围和（或）皮层下白质疏松症的局部变化。根据 mmSE 测试，58% 的受检患者认知障碍程度符合中度认知功能障碍综合征（24 ~ 27 分）。使用贝克问卷评估患者的抑郁时：32% 的患者患有轻度抑郁症，68% 的患者患有中度抑郁症。使用 Spielberger-Khanin 量表评估焦虑表现的严重程度时，发现治疗前所有受试者的焦虑程度都有所增加。在 53% 的病例中观察到反应性和个人焦虑的平均水平，在其余 47% 的病例中，则检测到高度焦虑。在治疗前用一般心理健康指数（IGPW）评估生活质量时，发现正常指数水平显著下降了 46%（$P < 0.05$）。下降幅度最大的领域包括健康状况、生命活力和情绪健康。在所检查的 CCI 患者组中，发现了自主神经功能障碍的迹象。根据血压计，治疗前总分平均为（42.8±5.5）分，正常总分等于 15 分。根据 Kerdo 自主神经指数评估自主神经张力，显示 CCI 患者存在自主神经失衡，交感 - 肾上腺系统功能活动增加。Kerdo 自主神经指数的平均值为 15.7±1.9。根据心电图检查，治疗前也以交感神经影响为主。52% 的患者出现交感神经张力过高，36% 的患者出现交感神经张力正常，7% 的患者出现迷走神经紧张，5% 的患者张力正常。交感神经系统张力增加表明 CCI 患者机体适应性反应增强。

最初通过结膜生物显微镜检查的患者被发现存在微循环障碍，表现为微血管迂曲度增加、血流颗粒度增加以及"淤泥"现象（点状血流、局部静脉淤滞和血液增稠区域）。根据 USD、DS 和 TCD，发现以下脑血流动力学障碍体征：8 例患者在颈总动脉（CCA）分叉区或颈内动脉（ICA）存在血流动力学显著性狭窄（HSS）（≥ 60%），16 例在椎动脉（VA）颅外段存在；84% 的病例中 CCA/ICA 和 VA 血流速度降低；49% 的病例中存在 CS 和 VBS 两侧血流线性速度显著不对称；85% 的病例中主要头部动脉 PI 值增加；53% 的病例中脑血管反应性（CVR）（根据对高碳酸血症的反应系数）降低；57% 的患者存在静脉循环障碍体征。

所有患者对 LLLT 治疗均表现出良好的耐受性，且依从性良好（90%）。总体而言，治疗组中有 49 名患者（94%）报告其总体状况有所改善，而对照组中只有 27 名患者（54%）报告了同样的结果——这比治疗组明显要低（卡方检验，$P < 0.01$）。

未观察到负面影响（患者状况恶化）。在一些情况下，单次激光疗法伴随产生镇静作用，头痛减少或消失，以及对轻度高血压的降压作用，收缩压降低 8 ~ 10mmHg，舒张压降低 5 ~ 7mmHg。

在治疗期间，治疗组患者的主观症状消退速度明显快于对照组（$P < 0.01$，卡方检验）（图 40.8）。

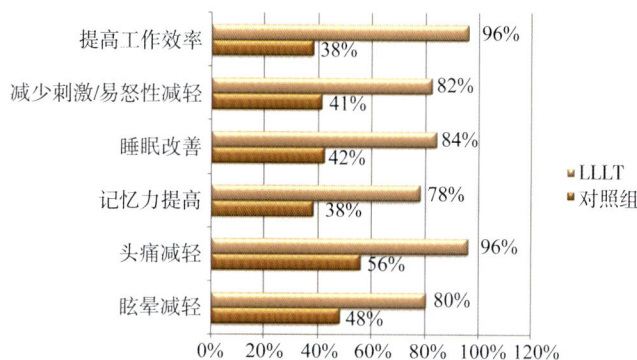

图 40.8 主要神经系统症状的动态变化（Leiderman, 2010）

LLLT 治疗后的最大临床疗效体现在头痛减轻、虚弱综合征和睡眠障碍的改善上。此外，大脑功能状态也有所改善，主要表现为精神疲劳消退、记忆力提高和注意力集中。大多数患者在第 5 次到第 7 次治疗时开始出现主观临床疗效，并在治疗结束时趋于稳定。治疗组患者精力充沛，整体身体状况得到改善。对负面情绪和健康状况不佳的关注度也有所降低。

与对照组相比，治疗组在颈椎区域的疼痛症状消退得更加明显（图 40.9、表 40.8）。同时，肩部肌肉的僵硬感减轻，肌肉张力过高、上肢感觉异常消除，颈椎活动度增加。

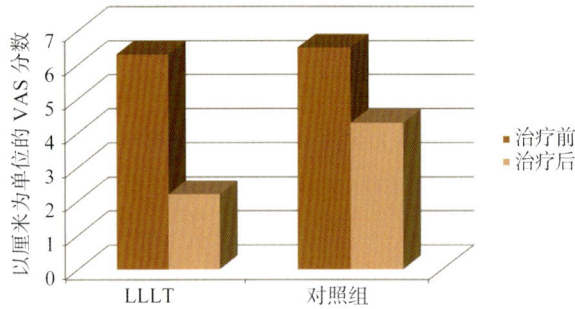

图 40.9　椎源性疼痛综合征的动态变化（VAS 量表）（Leiderman, 2010）

表 40.8　根据视觉模拟评分（VAS），颈椎病患者接受低强度激光治疗（LLLT）后椎源性疼痛综合征的动态变化

参数	主要治疗组		对照组	
	治疗前	治疗后	治疗前	治疗后
根据 VAS 的评分	6.3 ± 2.5	$2.2 \pm 0.9^{a,b}$	6.5 ± 1.9	4.3 ± 0.8^{a}

a: 与基线结果相比有显著性差异（$P < 0.05$）；b: 组间有显著性差异（$P < 0.05$）

到治疗结束时，与对照组相比，治疗组患者的局灶性神经症状变化更加显著。其中，眼动障碍、第七对和第十二对脑神经缺损、协调障碍、耳蜗和共济失调的改善最为显著。在治疗组的 28 例患者中，26 名患者（92.8%）的 VBI 综合征主要脑血管症状的严重程度降低，而对照组的 27 例患者中，仅有 14 例（51.8%）观察到降低，与对照组相比显著降低（卡方检验，$P < 0.05$）。锥体外系和锥体系假性延髓症状的动力学变化不显著且不可靠。

总体而言，治疗组有 43 例（82%）患者观察到神经状态客观改善，而对照组有 19 例（38%）患者观察到改善，对照组明显较低（卡方检验，$P < 0.05$）。治疗后患者心理情绪状态改善表现为情绪波动减少和情绪改善。

根据贝克抑郁量表的数据，治疗组患者的情绪状态得到了可靠的改善。在对照组中，抑郁症状也有所减轻，但这些变化并不可靠（图 40.10、表 40.9）。

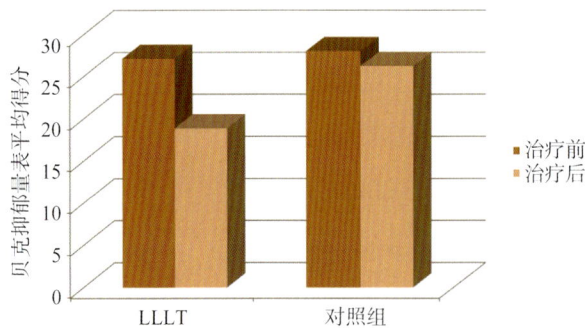

图 40.10　贝克抑郁量表（Leiderman, 2010）显示的抑郁症状动态

表 40.9　根据贝克抑郁量表，颈椎病患者接受 LLLT 后抑郁症状的动态变化

组别	平均得分	
	治疗前	治疗后
主要治疗组	27.2 ± 2.5	$18.9^{a} \pm 2.9$
对照组	28.1 ± 3.1	26.3 ± 2.9

a: 与基线结果相比有显著性差异（$P < 0.05$）

治疗结束后，两组患者的个人焦虑指数几乎没有变化，然而，与对照组相比，治疗组的反应型焦虑显著降低（图40.11）。

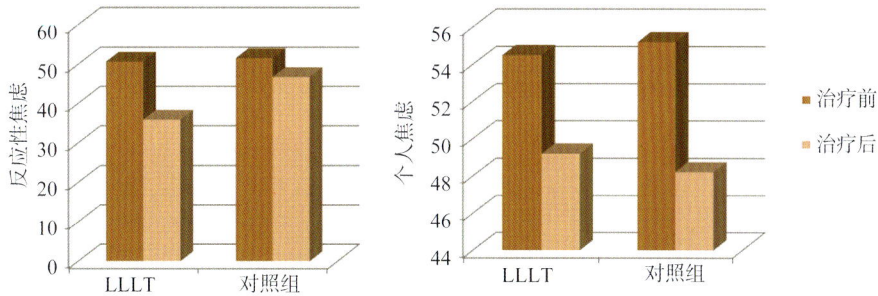

图40.11　斯皮尔伯格 - 卡宁量表（Leiderman, 2010）中焦虑水平指标的动态变化

在分析治疗对患者生活质量的影响时，PGWB指数出现了可靠的积极变化。在接受LLLT疗程的患者组中，几乎所有PGWB指标均高于安慰剂组。最显著的变化出现在反映情绪健康（提高46%，$P < 0.01$）、总体健康状况（提高35%，$P < 0.01$）和生命活力（提高40%，$P < 0.01$）的量表上。治疗后，治疗组的平均PGWB指数为（82.5±6.5）分，而对照组为（65.5±7.5）分，显著低于治疗组（$P < 0.05$）。因此，所进行的研究表明，应用红色光谱脉冲激光治疗在纠正情绪和情感障碍方面具有很高效率，这无疑也对认知功能的稳定具有重要意义。在治疗结束时，使用自主神经功能障碍问卷发现，治疗组自主神经失调症状明显减轻（减轻55.3%），而对照组仅减轻24.7%。治疗组中Kerdo自主神经指数的绝对值显著降低，反映了恢复自主神经平衡的趋势（图40.12）。

根据CIG数据，治疗组中交感神经张力过高（交感神经亢进）的患者数量减少，而正常患者数量增加（图40.13）。

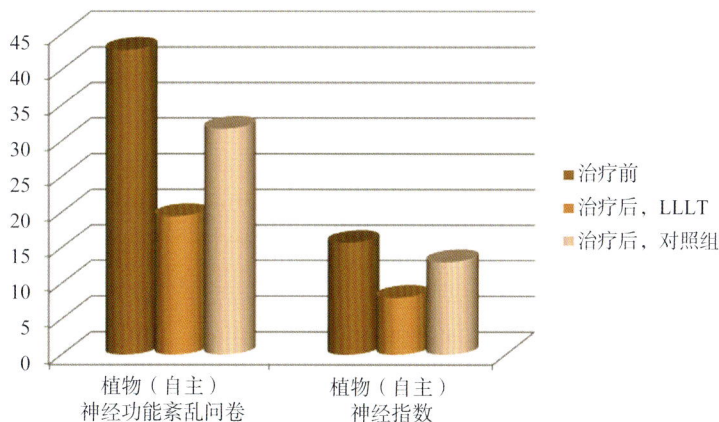

图40.12　植物（自主）神经指标的动态变化（Leiderman, 2010）

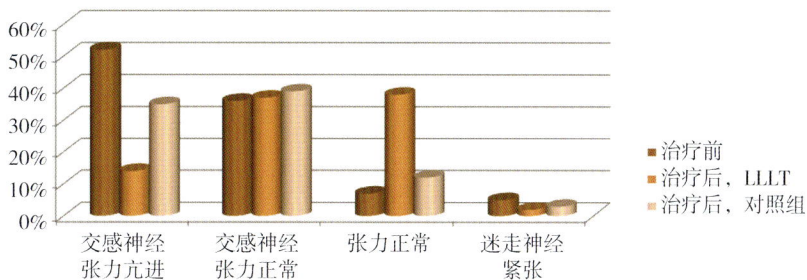

图40.13　心脏间隔记录法数据（患者百分比）（Leiderman，2010）

　　因此，波长为 635nm 的脉冲矩阵激光节段性照射会引起系统性的神经动力学反应，表现为神经系统功能状态的变化和自主神经状态的纠正。LLLT 对交感肾上腺系统的正常化作用表现为：自主神经稳态发生变化，交感神经活动减少，这有助于抑制脊髓刺激的血管收缩作用。

　　在治疗期间，根据血管镜检查结果，治疗组患者的微循环系统出现了积极变化。单次应用 LILL 后，毛细血管血流强度增加，小动脉扩张。到治疗结束时，LLLT 对微循环系统产生了显著的积极影响。微循环障碍的主要成分减少：血管内：红细胞聚集显著消退，血流颗粒度降低；血管外：血管周围水肿、淤滞现象减少；以及血管性方面，表现为无血管区毛细血管床的发育，即新生血管形成。结果，治疗组的结膜指数（CI）平均降低了 35.4%（$P < 0.05$），反映了微循环障碍程度的降低。在对照组中，微循环有改善的趋势，但 CI 的动态变化不可靠（图 40.14）。

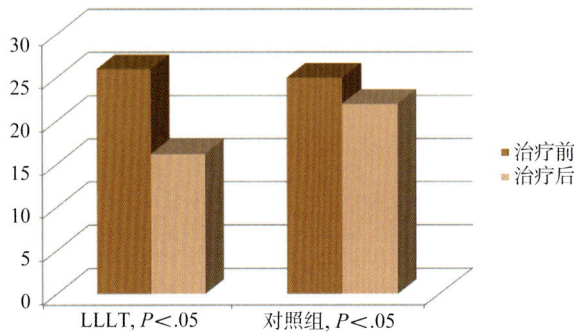

图 40.14　结膜指数的动态变化（Leiderman, 2010）

　　治疗疗程结束后的一项 USD 研究显示，与对照组相比，治疗组中脑血流动力学（CH）值的变化更为显著。CCA/ICA 系统血流速度改善的病例占 54%（对照组为 34%, $P < 0.05$），VA 占 82%（对照组为 35%, $P < 0.05$）。

　　治疗组中有 59% 的病例和对照组中有 21% 的病例观察到颈动脉系统和椎基底动脉系统之间线性血流速度的不对称性消失或减少（$P < 0.05$）。LLLT 产生了动脉扩张作用。治疗组中，大脑中动脉（MCA）流域最初升高的 PI 平均下降了 10.5%（$P < 0.05$, U 检验），而对照组降低了 1.3%（$P > 0.05$）；治疗组基底动脉（BA）降低了 9.4%（$P < 0.05$），对照组降低了 1.1%（$P > 0.05$）。治疗组中 62% 的病例和对照组中 28% 的病例出现静脉循环下降（$P < 0.05$，卡方检验）。

　　比较治疗开始前和治疗后的中枢神经系统指标，可以对脑血管反应性（CVR）进行量化，反映脑循环系统的适应能力。在 CCII-Ⅱ 期的患者中，脑血管对激光治疗的反应性足以提高 CHR（图 40.15）。

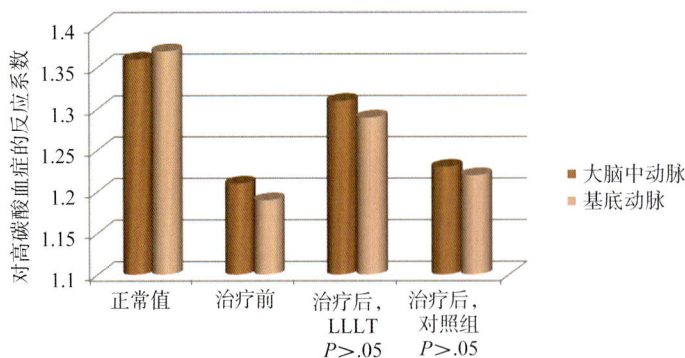

图 40.15　脑血管反应性系数的动态变化（Leiderman, 2010）

在治疗组中，观察到高碳酸血症反应系数显著增加，这表明阻力血管的血管舒张期储备增加，脑血流的自动调节能力得到改善。在治疗结束时，出现了侧支循环形成的可靠迹象：前、后交通动脉的血流激活，治疗组中 29 名（56%）患者出现眼动脉吻合，而对照组中只有 7 名（14%）（$P < 0.05$）。

这些结果证明，我们开发的 LILL 方法对脑血管储备状态具有刺激作用，同时还增加了脑血管扩张成分，提高了大脑对缺血和缺氧的耐受性。该方法的主要特点决定了它的高效性：

- 独特的冗余红色激光二极管，以 5W 的峰值功率、10ns 的脉冲持续时间和 10 000Hz 的脉冲重复频率工作于脉冲模式；
- 发射头类型：仅限于矩阵；
- 最佳频率：80Hz；
- 最佳照射时间为 2 分钟和 5 分钟；
- 应用部位的选择。

下面谈谈脉冲红色激光二极管及其独特性，到目前为止，只有我们所在的公司（研究中心 "Matrix"）生产这种激光二极管。三菱公司曾在 2015 年宣布，他们是唯一一家将开始生产类似激光二极管（波长 638nm）的公司，但其功率不超过 2.5W（https://www.photonicsonline.com/doc/mitsu-bishi-electric-launching-w-nm-red-laser-diode-0001），这对于有效治疗来说是不够的。

患者对于治疗效果的主观评估也很重要，患者非常乐意接受激光治疗程序——简单、无痛、不耗时，并且能让患者几乎立即得到缓解（图 40.16）。

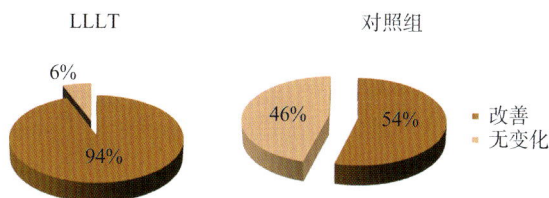

图 40.16　治疗结果的主观评价（Leiderman, 2010）

研究表明，红色脉冲激光照射在治疗效果方面具有普遍的平衡性。对于早期脑循环障碍患者，激光矩阵对颈椎椎旁区产生的节段性影响，伴随着传入兴奋性的降低、神经元间传导的变化，从而导致血管壁张力降低。LILL 会影响颈交感神经丛和 VA 区域，从而影响大脑循环的神经调节机制、血管调节机制（光诱导小动脉扩张、刺激内皮舒张因子产生）以及以新生血管生成为形式的长期适应机制。观察到的疼痛和肌肉紧张性颈椎综合征的显著缓解有助于减少椎动脉对 VA 的影响，改善静脉回流，消除大脑循环障碍。

根据随访数据，在疗程结束后的第二年，治疗组的临床效果最为稳定，并在 6 个月至 8 个月的时间内保持稳定，而对照组仅在 3 个月至 4 个月的时间内保持稳定（$P < 0.05$，按 Fisher 标准）。远期临床结果（24 个月的观察）显示，根据所制定的激光治疗方案，药物治疗与重复疗程相结合，可使治疗组发生急性脑循环障碍（脑卒中）频率降低为对照组的 2/5（$P < 0.05$）。

关于激光治疗急性脑循环障碍（脑卒中）的适应证和禁忌证，已经制定了相当长一段时间（Gorbunov et al., 2003），并且必须严格遵守。

40.6　适应证

1. 缺血性脑卒中（动脉粥样硬化性血栓、心源性和腔隙性亚型），伴有轻度至中度后遗症，包括复发性脑卒中；半球定位 - 颈动脉系统或邻近血液循环区域，头部主要动脉的动脉粥样硬化病变、高血压及其并发症；疾病发病后的第 3 至第 4 周（短暂性脑缺血发作和轻微脑卒中），第 4 至第 5 周发展为脑卒中（CS）。

2. 出血性脑卒中，出血量达 15 ~ 20mL，包括原发性缺血灶的出血性转变，与 AH 同时发生或与头部大动脉损伤合并发生；半球定位；发病第 4 至第 5 周（非外伤性蛛网膜下腔出血）和第 5 至第 6 周（脑实质出血和脑实质 - 脑室出血）。

3. 患者年龄不超过 70 岁；轻度和中度神经功能缺损，无须专门神经外科干预或观察的症状（颅内高压、脑膜综合征），以及阵发性意识障碍、明显的定向和感知障碍；躯体状态良好（心脏和冠状动脉、呼吸、内分泌、肾和肝功能不全得到代偿）。

4. 动脉粥样硬化性循环性脑病，包括脑卒中（见上文）合并功能性和器质性血流障碍或狭窄，颈动脉（颈内动脉或全部）之一血流动力学显著狭窄（HSS > 60%），或一条颈内动脉闭塞（在存在通过同侧眶吻合支的侧支血流的情况），但不包括 HSS 或双侧颈内动脉闭塞。

5. 各种形式的循环性脑病，包括合并有弥散性血管内凝血综合征、血栓性疾病或高凝状态的脑卒中。

6. 半球枕部出血，流出血量达 10 ~ 15mL，包括原发性缺血灶的出血性转化，与动脉高血压或与头部主要动脉损伤合并出现，从病程第 5 周 ~ 第 6 周开始。

7. 动脉粥样硬化性循环性脑病，包括与椎动脉（见上文）的组合，伴有功能性和器质性血流障碍：一条或两条椎动脉狭窄，HSS > 60%，或一条椎动脉闭塞（在 Willis 环各向异性侧支血流存在的情况下），但不包括两条椎动脉的闭塞。

8. 伴有慢性椎 - 基底动脉供血不足现象的各种形式的循环障碍性脑病，以及伴有弥散性血管内凝血综合征、血栓性疾病或高凝状态的现象。

40.7 禁忌证

1. 在照射区存在活动性动脉粥样硬化斑块（结构不均匀、轮廓不平整等），明显且 / 或广泛的动脉粥样硬化或其他性质（主动脉炎等）的损害，脑和心脏动脉的损害，尤其是在脑卒中急性期出现脑心综合征、急性冠状动脉供血不足或血流动力学上明显的心律失常。

2. 怀疑或存在（根据血管造影）动脉瘤或动静脉畸形，但未与血液完全隔绝。

3. 出血部位位于颅内（后颅窝）。

4. 出血综合征（血尿等）。

激光治疗技术的发展并没有停滞不前。相反，它正在积极发展，但应用该方法的一般原则应始终严格遵守。当然，我们都知道，激光疗法只是其中的一个组成部分，而复合疗法的效果要比单一疗法好得多。这种多模式方法的例子，尤其是在脑卒中患者康复中经常使用的方法，通常是在使用传统药物疗法和医学物理疗法的同时，还使用各种理疗法和浴疗法（Amro Ismail, 2008; Karimova, 2004; Kovalyov, 2014; Sidyakina, 2012; Khatkova, 2013; Cherevaschenko et al., 2013）。在准备治疗方案时，有必要考虑到患者的年龄。如在对有脑血管病的老年患者进行复合治疗时，激光疗法比其他物理治疗方法具有更明显、更稳定的降压效果（Karimova, 2004）。

我们将以几项专利为例，说明俄罗斯用于治疗脑血管疾病患者的现有 LLLT 方法的多样性（表 40.10）。

表 40.10　俄罗斯专利——用于治疗脑血管疾病患者的低强度激光疗法（LLLT）方法

病理类型	技术	结果	参考
急性缺血性卒中、运动障碍	椎旁，定位取决于受累区域，脉冲 IR LILL（890nm，10W），每侧交替照射 4 分钟，包括针灸和治疗性运动，每疗程每日 12 ~ 15 次	临床效果显著提高，住院时间和患者残疾率降低	专利号 2487739 RU

续表

病理类型	技术	结果	参考
脑缺血性发作	ILBI，633nm，2mW，不超过 30 分钟，结合药物治疗和激光针灸，每疗程每日 10 次	缩短治疗时间，尽可能恢复四肢功能障碍，消除言语障碍	专利号 2145895 RU
颅脑外伤	脉冲 IR LILL（890nm，80 ~ 1500Hz），作用于颞前区、颈动脉、椎旁颈椎区，每次 2 ~ 4 分钟，每疗程每日 10 次	加速治疗进程；减少药物剂量；调节免疫反应；缓解轻瘫和瘫痪症状	专利号 2156149 RU
脑血管供血不足	NLBI，脉冲 IR LILL（890nm，5 ~ 7W，80 ~ 150Hz），交替作用于颈总动脉和椎动脉投影区，每次 4 ~ 6 分钟，每疗程每日 10 ~ 12 次	临床症状改善，缓解期延长	专利号 1780770 SU
慢性脑缺血	连续 LILL（540nm，0.9mW），作用于皮肤投影下的节后交感神经长颈动脉及其管壁，每区域 3 ~ 5 分钟，每疗程每日 10 次操作	治疗效率提高	专利号 2347594RU
慢性脑缺血伴发的认知障碍	脉冲 IR LILL，890nm，70 ~ 100W（激光二极管矩阵，照射面积 20 ~ 30cm^2），1 ~ 5mW/cm^2，1000 ~ 3000Hz，作用于颈内动脉和椎动脉，双侧大脑半球额叶和颞叶的投影区，以及上颈神经节。每个区域的照射时间为记录到的 120 次患者电流脉冲冲击。每日上午进行 10 ~ 15 次操作	由于激光照射与组织血液充盈增加节律的生物同步化，认知功能得到改善	专利号 2607942RU
老年及高龄患者的颅脑损伤	脉冲 IR LILL（890nm），双侧颈动脉 - 自伤后第三日至第十四日，每日一次，每次 1 ~ 3 分钟，1500 ~ 3000Hz，5 ~ 10W；双侧脊动脉 - 自伤后第三日至第十四日，每日一次，每次 1.5 ~ 3 分钟，80 ~ 150Hz，5 ~ 10W；右左侧肾上腺投影区 - 自伤后第五日至第七日，每日一次，每次 1 ~ 2 分钟，80 ~ 150Hz，3 ~ 7W；胸腺投影区 - 自伤后第五日至第七日，每日一次，每次 1 ~ 4 分钟，80 ~ 600Hz，3 ~ 7W	对于老年及高龄患者的颅脑损伤治疗，有效性和可靠性增强	专利号 2207172RU
循环性脑病	NLBI，脉冲红外（890nm，5 ~ 7W，5Hz），每两天一次，每次 0.5 ~ 2 分钟，作用于尺血管束和鼻颈动脉区。每疗程每日 10 ~ 12 次操作	脑血流动力学稳定，血脂水平、动脉压值改善，临床神经症状学、自主神经系统功能状态、认知和情感—意志领域改善	专利号 2449822RU
播散性硬化症	激光针灸，690nm，每点 15 ~ 60 秒（P7；P2；P1；Gl17；Gl18；RP20；C6；C7；V2；V11-V35；MC8；TR20；VB19；VB8；VG1-VG14）。每疗程每日 10 ~ 15 次操作	眼球震颤、协调障碍、肌肉抽搐、欣快、缓解期延长等症状消失	专利号 2005457RU
播散性硬化症	经皮连续 IR LILL（700 ~ 1000nm，20 ~ 150mW），在一次操作中依次进行：背部受伤脊髓节段投影区——扫描模式下 10 ~ 120 分钟，大脑 - 通过枕骨和颞骨孔，每个孔 5 ~ 60 分钟，腋窝和腹股沟淋巴结——每个淋巴结 1 ~ 10 分钟。每日操作，节假日暂停，持续 3 ~ 6 个月	预防疾病进行性发展；恢复受伤器官和系统的工作	专利号 2200041RU
脑病	连续 IR LILL（860nm，30mW，调制频率 70Hz），作用于整个椎动脉投影区，从形成处至颅开口，四个区域各照射 3 分钟，从脑部病变区域开始，然后对称进行。之后，连续 LILL（633nm，10mW，调制频率 70Hz）作用于眼部水平颈内动脉投影区，脑部病变区域开始，然后对称进行，两个区域各照射 1 分钟。每疗程每日 5 ~ 10 次	临床效果更好，因为血流和脑代谢得到了平衡改善	专利号 2392985 RL

病理类型	技术	结果	参考
癫痫	ILBI（633nm，5mW，30分钟），每疗程每日7次，每6个月重复一疗程	该方法使得可以放弃药物治疗，减少发作次数，达到稳定缓解	专利号 2131754 RU
癫痫	ILBI，连续红光低强度激光疗法（633nm，2mW，20分钟），脉冲红外低强度激光疗法（890nm，8W，80～1500Hz），每个区域对称照射1分钟：颞区、顶区和椎旁（C1～C6），激光针灸，连续IR LILL（1300nm，2mW），对称照射身体穴位1分钟：VG24、VG23、VG21、VG20、VG19、VG18、VG16、VB20、颞区、乳突区和椎旁区（C1～C6）。低强度激光疗法（1300nm，2mW）照射20个身体穴位：VC12和E13：每日，隔日：Gl4（2点）和E36（2点）：第一天，MC6（2点）和RP6（2点）：第二天。每疗程10～16次，前5次每日进行，其余隔日进行。疗程在3～3.5个月后重复，至少三次	治疗效果增强，治疗周期缩短	专利号 2149655 RU
癫痫	NLBI，pulsed IR LILL（890nm，5～7W，80～150Hz），每疗程每日15次	改善精神测量指标，减轻抽搐活动倾向，抑制癫痫病灶，改善脑代谢和能量过程，调节脑血流正常化，恢复皮质神经动力学障碍	专利号 2353411RU
颅脑外伤所致局灶性脑损伤	手术切除受损脑组织病灶后，在受损最严重的脑区放置导管。通过导管应用LILL（633nm，5mW），在最近的术后期间内照射5分钟，在临床电生理控制下进行2～5天	治疗效果增强；神经症状减轻；由于预防炎症过程和脑组织继发性坏死，意识水平提高	专利号 2194549 RU
炎性脑病	血浆置换和激光血液照射（633nm，连续，2.2mW），照射时间10分钟，每疗程每日7次	治疗效果增强，保留抗菌性能，增加白细胞吸附，增强白细胞膜，保护其免受抗菌药物的有害影响	专利号 2286154 RU
神经系统病理	ILBI（633nm，连续，1.5～2.5MBr，20～40分钟）或NLBI（890nm，脉冲，20W，1.2～4.8Hz，10分钟），或两者交替进行，每次交替。这与激光针灸和脉冲IR LILL的脑区经颅扫描交替进行	减轻药物对机体的负面影响	专利号 2169021 RU
帕金森病	ILBI（633nm，1mW，20分钟）和药物治疗，每疗程每日五次，一年后重复	由于刺激抗氧化组织保护系统，增加机体保护储备和纠正免疫紊乱，治疗效率更高	专利号 2255775 RU
帕金森病	激光针灸，690nm，每疗程每日10～15次	缓解期延长。	专利号 1785440 SU
椎基底动脉供血不足	面部反射区连续红光（633nm，2.5mW）和非血管内激光血液照射脉冲红外激光（890nm，3W，150Hz），每疗程六次至八次	持续的临床正效应，该方法可加速缺血性发作后患者的医疗和劳动康复	专利号 2180207 RU
椎基底动脉供血不足	NLBI，脉冲IR激光（890nm，3W，600Hz），每肘和腘窝2～3分钟，激光针灸（VB20和VB21，每点1分钟），疗程为每两个月第二周的10天	缩短治疗时间和药物用量	专利号 2356527 RU

续表

病理类型	技术	结果	参考
椎基底动脉供血不足	连续红光 LILL（633nm，2mW）结合药物溶液	通过改善血液流变学性质、增强椎区血管壁、快速、有效、稳定地改善椎基底动脉在微血管水平的脑血液循环、改善静脉血流出且无不良反应，确保缓解期延长和工作能力恢复	专利号 2464052 RU
椎基底动脉供血不足	脉冲 IR LILL（890nm，8W），颈椎和上部胸椎段双侧椎旁区，另外进行经颅电刺激，每疗程 12 ~ 14 次	减少抱怨和易怒；改善总体健康状况、脑血液循环和振动敏感性	专利号 2315636 RU

本章尚未涵盖问题的另一个非常重要方面：慢性脑血管疾病的预防，从而预防脑卒中的发生。我们当然相信，如果每个人在 30 岁以后每 4 ~ 5 个月进行一次预防性激光治疗，每天用矩阵脉冲激光发射头（波长 635nm，脉冲模式，每 8 个激光二极管峰值功率为 40W，频率 80Hz，照射时间 2 分钟）对称地照射颈动脉区两次至三次，就可以完全预防脑卒中，或将脑卒中发生的可能性降低为原来的 1/10 左右。如果这种简单的方法在现代医疗保健中得到更广泛的应用，就能挽救数百万人的生命。

原著参考文献

［1］Altman, D.A., Penzina, E.B., 2009. Initial manifestations of cerebral blood supply insufficiency: peculiarities of cerebral hemodynamics and effects of differentiated laser therapy // Traditional and new directions of vascular surgery and angiology. - Chelyabinsk, pp. 4-6. (Russian)

［2］Anatskaya, L.N., Goncharova, N.V., Severin, I.N., et al., 2015. Influence of intravenous laser blood illumination on the level of circulating endothelial progenitor cells in the acute period of lacunar cerebral infarctions/News NANB, 3:24-29. (Russian)

［3］Bayevsky, R.M., Kirillov, O.I., Kletskin, S.Z., 1984. Mathematical Analysis of Heart Rate Measurements Under Stress. Study, Moscow, p. 221. (Russian).

［4］Beck, AT, Ward, C.H., Mendelson, M., et al., 1961. An inventory for measuring depression. Arch. Gen. Psych. 4, 561-571.

［5］Bendlin, I.D., 2015. Transcranial electrostimulation and magnetolaser therapy of patients with vertebrobasilar insufficiency. Author's abstract. PhD of medical sciences. St. Petersburg, p. 22. (Russian)

［6］Brodovskaya, A.M., 1989. Low-intensity laser light in the complex treatment of patients with initial manifestations of cerebral blood supply deficiency. Author's abstract. PhD of medical sciences. Odessa, p. 15. (Russian)

［7］Cherevaschenko, L.A., Ledovskaya, T.P., Berezhnaya, E.V., Kulikov, N.N., Cherevaschenko, I.A., 2013. Dynamics of cerebral blood flow parameters under the influence of radon baths and laser craniopuncture in patients with organic lesions of the central nervous system. Spa Med. 2, 42-46. (Russian).

［8］Churaleva, O.V., 2006. Features of neurofunctional and immunological disorders in the early recovery period of ischemic stroke and their correction. PhD of medical sciences. Novosibirsk, p. 18. (Russian)

［9］Davydenko, T.E., 2006. Intravascular laser blood illumination in holistic therapy of the widespread atherosclerosis of elderly and senile age patients (Thesis). Saint Petersburg. (Russian).

［10］Dupuy, H.J., 1984. The psychological general well-being (PGWB) index. In: Werner, N.K., Mattson, M.E., Furberg, C.F., Elinson, J. (Eds.), Assessment of Quality of Life in Clinical Trials of Cardiovascular Therapies. Le Jacp, Atlanta, pp. 170-183.

［11］Elchaninov, A.P., 2002. Hereditary and acquired factors of thrombophilia and therapy of chronic cerebral ischemia in young people. Author's abstract. PhD of medical sciences. St. Petersburg, p. 32. (Russian)

［12］Eltsova, G.N., 2000. Comparative efficacy of cutaneous and intravenous laser therapy in patients with atherosclerotic dyscirculatory encephalopathy. Abstract. PhD of medical sciences, p. 18. (Russian)

［13］Folstein, M.F., Folstein, S.E., McHugh, P.R., 1975. «Mini-mental state». A practical method for grading the cognitive state of patients for the clinician. J. Psych. Res. 12 (3), 189-198.

［14］Galeeva, O.P., 1992. Cranio-cerebral infusion and endovascular laser action in acute cerebral hypoxia. Author's abstract. PhD of medical sciences, p. 24. (Russian)

［15］Gerasimenko, M.U., Geynits, A.V., Moskvin, S.V. (Eds), 2015. Laser therapy in treatment and rehabilitation, and preventive programs: clinical guidelines. Triada, Moscow. (Russian).

［16］Geynits, A.V., Moskvin, S.V., Achilov, A.A., 2012. Intravenous laser blood illumination.: Triada, Moscow-Tver. (Russian).

［17］Gorbunov, F.E., Kochetkov, A.V., Minenkov, A.A., et al., 2003. The Use of Low-Intensity Laser Illumination in the Infrared Range in the Early Rehabilitation of Patients After Acute Disorders of Cerebral Circulation. Technics, Moscow, p. 17. (Russian).

［18］Ismail, A., 2008. Physiotherapy in complex rehabilitation of patients with cerebrovascular pathology. Pedagog. Psychol. Med. Biol. Probl. Phys. Educat. Sports 9, 7-12.

［19］Kandyba, D.V., 2002. Ischemic disorders of cerebral circulation in the pathology of extracranial arteries. Author's abstract. Doct. med. sciences. St. Petersburg, p. 45. (Russian)

［20］Kapustina, G.M., Moskvin, S.V., Titov, M.N., 1996. Intravenous laser blood illumination (ILBI). Med. Marketing Media 24, 20-21 (Russian).

［21］Karimova, E.A., 2004. Medico-social aspects of the choice of the rehabilitation program for elderly and senile patients with the consequences of ischemic stroke. Author's abstract. PhD of medical sciences. Saratov, p. 24. (Russian)

［22］Karneev, A.N., 2007. Cerebral resistance to oxidative stress in patients with chronic cerebral ischemia. Author's abstract. Doct. honey. sciences, p. 50. (Russian)

［23］Kérdö, I., 1966. Ein aus Daten der Blutzirkulation kalkulierter index zur beurteilung der vegetativen tonuslage von I. Kérdö. Acta neurovegetativa 29 (2), 250-268.

［24］Khanin, Y.L., 1976. A short guide to the Ch.D. Spielberger scale of reactive and personal anxiety p. 18. (Russian)

［25］Khatkova, S.E., 2013. New approaches to the system of complex rehabilitation of patients with post-spastic spasticity. Author's abstract. PhD of medical sciences, p. 48. (Russian)

［26］Kochetkov, A.V., 1998. Medical physical factors at the stage of early rehabilitation of patients with cerebral stroke. Abstract. PhD of medical sciences, p. 47. (Russian)

［27］Kochetkov, A.V., Moskvin, S.V., 2004a. Laser therapy of patients with cerebral stroke. Triada, Tver. (Russian).

［28］Kochetkov, A.V., Moskvin, S.V., 2004b. Laser therapy of patients with cerebral stroke. Triada, Tver, p. 51. (Russian).

［29］Kochetkov, A.V., Leiderman, N.E., Moskvin, S.V., 2009. Matrix pulse lasers of the red spectrum of illumination in the complex treatment of cerebrovascular disease. Collection of reports and theses of the forum "World of Health", pp. 107-108. (Russian)

［30］Kochetkov, A.V., Moskvin, S.V., Karneev, A.N., 2012. Laser therapy in neurology. Triada, Moscow-Tver. (Russian).

［31］Kosmynin, A.G., 2005. Application of laser therapeutic "Matrix" in atherosclerotic discirculatory encephalopathy. Author's abstract. dis. cand. med. sciences, p. 27. (Russian)

［32］Kovalyov, G.F., 2014. Correction of hemodynamic disorders in the main arteries of the head at an extracranial level in patients with chronic cerebral ischemia in a Spa. Abstract. dis. cand. med. sciences. Pyatigorsk, p. 22. (Russian)

［33］Lapochkin, O.L., 2004. Magnetic-laser therapy of patients with circulatory failure in the vertebral-basilar system. Author's abstract. PhD of medical sciences, 21 p. (Russian)

［34］Leiderman, N.E., 2010. The use of pulsed matrix lasers of 0.63μm in the complex treatment of patients with discirculatory encephalopathy. Author's abstract. PhD of medical sciences, p. 26. (Russian)

［35］Leiderman, N.E., Kochetkov, A.V., Moskvin, S.V., 2009a. Experience of application of matrix pulsed lasers of the red spectrum of illumination in the complex treatment of cerebrovascular disease. Materials of scientific-practical. Conf. with Int. participation "Laser medicine of the XXI century," p. 74. (Russian)

［36］Leiderman, N.E., Moskvin, S.V., Kochetkov, A.V., 2009b. Application of matrix lasers of the red spectrum of radiation in complex regenerative treatment of patients with cerebrovascular pathology. Collection of theses of the IY scientific-practical conference "New technologies of regenerative medicine of FMBA of Russia". - M. (1), 55-56. (Russian).

［37］Leiderman, N.E., Moskvin, S.V., Kochetkov, A.V., 2009c. Technology LASMIK in complex restorative treatment of patients with chronic brain ischemia. Vestnik New Med. Technol. 2 (4), 104-106. TXYI. (Russian).

［38］Leiderman, N.E., Moskvin, S.V., Kochetkov, A.V., 2009d. Efficiency of 0.63-micron matrix pulsed lasers in the treatment of patients with chronic cerebral ischemia. Collected theses of Int. scientific and practical work. Conf. "The use of lasers in medicine and biology. - Kharkov (3), 21-22. (Russian).

［39］Leiderman, N.E., Kochetkov, A.V., Moskvin, S.V., 2010a. Influence of laser action by pulsed matrix illuminators of 0.63 microns on the clinical and functional state of patients with discirculant encephalopathy. Materials of XXXIII Intl. scientific and practical work. Conf. "The use of lasers in medicine and biology." Uzhgorod, pp. 21-23. (Russian)

［40］Leiderman, N.E., Kochetkov, A.V., Moskvin, S.V., 2010b. New technology of laser therapy in the rehabilitation treatment of patients with chronic cerebrovascular insufficiency. Clin. Neurol. 1 (2), 20-25. (Russian).

［41］Leiderman, N.E., Shchekina, R.V., Partigulova, E.V., 2010c. Efficiency of pulsed red matrix lasers in correction of cognitive and psychovegetative disorders in patients with discirculatory encephalopathy. Med. Bull.e Ministry Internal Affairs 1 (3), 27-32. (Russian).

［42］Leiderman, N.E., Shchekina, R.V., Zayonchkovskaya, I.M., 2011. Dyscirculatory encephalopathy - the possibilities of physiotherapy in a complex of restorative treatment. Physiotherapist 3, 21-26. (Russian).

［43］Leiderman, N.E., Schekina, R.V., 2010. The technology of laser therapy in the complex treatment of patients with discirculatory encephalopathy. Hospital. 2 (2), 34-37. (Russian).

［44］Litscher, G., Litscher, D., 2016. A laser watch for simultaneous laser blood illumination and laser acupuncture at the wrist. Integr. Med. Int. 3, 75-81.

［45］Liu, T.C.Y., Wu, D.F., Gu, Z.Q., Wu, M., 2010. Applications of intranasal low intensity laser therapy in sports medicine. J. Innovation Opt. Health Sci. 3 (1), 1-16.

［46］Ljutkevich, A.A., 2008. Changes in autonomic regulation and cerebral hemodynamics in cervical-cranial syndrome, correction methods. Author's abstract. PhD of medical sciences. Novosibirsk, p. 21. (Russian)

［47］Makhovskaya, T.G., 1993. Intravascular laser therapy with ischemic disorders of cerebral circulation. Abstract. PhD of medical sciences. Perm, p. 24. (Russian)

［48］Meshalkin, E.N., Sergievsky, V.S., 1989. Application of low energy helium-neon laser in cardiology and cardiac surgery. In: Skobelkin, O.K. (Ed.), Lasers in surgery. Medicine, Moscow, pp. 238-243. (Russian).

［49］Mester, E., Ludani, G., Selyer, M., Szende, B., Total, G.J., 1968. The stimulating effect of low power laser rays on biological systems. Laser Rev. 1, 3-8.

［50］Moskvin, S.V., 1997. Laser therapy like a modern stage of heliotherapy (historical aspect). Lasernaya meditsina 1 (1), 44-49. (Russian).

［51］Moskvin, S.V., 2003. Laser therapy in dermatology: vitiligo. Tekhnika, Moscow. (Russian).

［52］Moskvin, S.V., 2008. About mechanism of therapeutic influence of low-frequency laser radiation. Bull. New Med. Technol. 15 (1), 166-172 (Russian).

［53］Moskvin, S.V., 2014. The effectiveness of laser therapy. Series "Effective laser therapy" 2, Triada, Moscow-Tver. (Russian).

［54］Moskvin, S.V., 2016. Basics of laser therapy. Series "Effective laser therapy" 1, Triada, Moscow-Tver. (Russian).

［55］Moskvin, S.V., 2017. Low-level laser therapy in Russia: history, science and practice. J. Lasers Med. Sci. 8 (2), 56-65.

［56］Moskvin, S.V., Nasedkin, A.N., Osin, A.Y., Khan, M.A., 2009. Laser therapy in pediatrics. Triada, Moscow-Tver. (Russian).

［57］Moskvin, S.V., Nasedkin, A.N., Osin, A.Y., Khan, M.A., 2010. Laser therapy in pediatrics. EKSMO, Moscow. (Russian).

［58］Murav'yeva, V.N., Karpova, E.N., 2014. Modern concepts of risk factors and prevention of stroke (literature review). Int. J. Exp. Ed. 3, 59-45. (Russian).

［59］Nechipurenko, N.I., Likhachev, S.A., Griboyedova, TV., 2009. Influence of laser hemotherapy on the state of lipid peroxidation, the content of trace elements in the blood and cutaneous microhemodynamics in patients with chronic cerebral ischemia. J. Grodno State Med. Univ. 2, 79-81 (Russian).

［60］Nevmerzhitskaya, I.V., 2007. Application of frequency-modulated system magnetolaser laser for restorative correction of initial manifestations of cerebral circulation disorders. Author's abstract. PhD of medical sciences. Moscow, p. 25. (Russian)

［61］Nikitin, Y.M., 1998. Ultrasonic dopplerographic diagnosis of vascular diseases. Y.M. Nikitin, A.I. Trukhanov (Eds.), pp. 64-114. (Russian)

［62］Penzina, E.B., 2008. Neuro-immune disorders and their correction with low-intensity laser radiation in men with initial manifestations of cerebral blood supply deficiency. Author's abstract. PhD of medical sciences. Ekaterinburg, p. 29. (Russian)

［63］Perminova, L.G., 1994. Clinico-physiological characteristics of patients with discirculatory encephalopathy in the process of intravenous laser therapy. Author's abstract. PhD of medical sciences. Nizhny Novgorod, p. 19. (Russian)

［64］Rassomakhin, A.A., 1996. Clinico-biochemical and clinical-immunological parallels in endovascular laser therapy in patients with dyscirculatory encephalopathy. Abstract. PhD of medical sciences. Saratov, p. 23. (Russian)

［65］ Reukov, A., 2010. Correction of post-stroke motor disorders by combined use of magnetic laser therapy and acupuncture. Military Med. J. 7, 56-57 (Russian).

［66］ Serov, V.N., Kozhin, A.A., Zhukov, V.V., Khusainova, I.S., 1988. Laser therapy in endocrinological gynecology. Publishing house of Rostov State University, Rostov-on-Don. (Russian).

［67］ Sidyakina, I.V., 2012. Perfection of the system of rehabilitation programs in acute and acute periods of severe cerebral ischemic stroke. Author's abstract. PhD of medical sciences, p. 42. (Russian)

［68］ Solovyeva, E.Y., 1993. Application of intravenous laser therapy in patients with atherosclerotic encephalopathy. Author's abstract. PhD of medical sciences, p. 16. (Russian)

［69］ Spielberger, C.D., Gorsuch, R.L., Lushene, R.E., 1970. STAI manual for the state-trait anxiety inventory consulting. Psychologist. Palo Alto Press.

［70］ Spupchenko, V.V., Makhovskaya, T.G., 1993. Laser therapy in neurology. Samara-Khabarovsk, p. 81. (Russian)

［71］ Steblyukova, I.A., 1989. Clinical efficacy of intravenous laser therapy and its combination with drugs in cerebral vascular lesions of an ischemic nature. Author's abstract. PhD of medical sciences, p. 21. (Russian)

［72］ Weber, M.H., Fußgänger-May, T., Wolf, T., 2007. The intravenous laser blood illumination - introduction of a new therapy. Dt. Ztschr. F. Akup 50 (3), 12-23.

［73］ Wein, A.M., 2003. Vegetative Disorders. Clinic, Diagnosis, Treatment. MIA, Moscow, p. 752. (Russian).

［74］ Patent 1780770 SU, Int.Cl. A61N 5/06. Method for treating cerebrovascular insufficiency / F.E. Gorbunov, I. N. Danilova, N.I. Strelkova et al. - № 4855072/14, Date of filing: 27.02.1990; Publ. 15.12.1992, Bul. № 46.

［75］ Patent 1785440SU, Int. Cl. A61H 39/00, A61N 5/06. Method for treating parkinsonism / L.A. Chernyak. - № 4398085/14; Date of filing: 13.01.1988; Publ. 30.12.1992, Bul. № 48.

［76］ Patent 2005457RU, Int. Cl. A61H39/00, A61N5/06. Method for treating disseminated sclerosis / L.A. Chernyak. - № 4380432/14; Date of filing: 18.02.1988; Publ. 15.01.1994.

［77］ Patent 2131754 RU, Int.Cl. A61N5/06. Method of epilepsy monotherapy / O. A. Eremin, M. A. Makhotin, M. V. Fatkhullin et al. - № 98117473/14; Date of filing: 21.09.1998; Publ. 20.06.1999.

［78］ Patent 2145895 RU, Int.Cl. A61N5/06, A61H39/08, A61K31/07, A61K31/16, A61K31/195, A61K31/355, A61K35/30, A61K35/14. Method of cerebral ischemic insult treatment / V. I. Shmatov, A. M. Litvinov. - № 96124033/14; Date of filing: 24.12.1996; Publ. 27.02.2000.

［79］ Patent 2149655 RU, Int.Cl. A61N 5/06, A61H 39/06. Method for treating the cases of epilepsy/ V. I. Gernets, S. V. Moskvin. - № 97116791/14; Date of filing: 16.10.97; Publ. 27.08.2000, Bul. № 15, Priority 16.10.97.

［80］ Patent 2156149 RU, Int.Cl. A61N5/067. Method for applying magnetic laser therapy to treat the cases of cerebrocranial trauma / V. I. Kuprijanov, I. A. Izotov, A. R. Evstigneev, V. N. Madykin. - № 99113726/14; Date of filing: 28.06.1999; Publ. 20.09.2000.

［81］ Patent 2169021 RU, Int.Cl. A61N5/06, 5/067, A61H39/00, 39/06. Method for treating central nervous system pathology / A. V. Gorjuchko. - № 2000110529/14; Date of filing: 27.04.2000; Publ. 20.06.2001.

［82］ Patent 2180207 RU, Int.Cl. A61H39/00, A61N5/06, A61N5/067. Method for treating the cases of insufficiency / N.A. Jakovlev. - № 2000125482/14; Date of filing: 11.10.2000; Publ. 10.03.2002.

［83］ Patent 2194549 RU, Int.Cl. A61N5/067. Method for treating focal cerebral injuries in the cases of craniocerebral traumas / R. D. Kasumov, Ju.V. Zotov, L.B. Dzhabarova et al. - № 99115058/14; Date of filing: 12.07.1999; Publ. 20.12.2002.

［84］ Patent 2200041 RU, Int.Cl. A61N5/067. Method for treating patients for sclerosus mul tiplexus by means of laser radiation / V.A. Ovsjannikov, I.M. Eliseeva, A.P. El'chaninov, M.V. Burmistrova. - № 2000101036/14; Date of filing: 18.01.2000; Publ. 10.03.2003.

［85］ Patent 2207172 RU, Int.Cl. A61N5/067. Laser therapy method for treating the cases of craniocerebral injuries in patients of elder and senile age / D. B. Sumnaja, A.I. Kozel', G.K. Popov, D.B. Giller. - № 2002115857/14; Date of filing: 13.06.2002; Publ. 27.06.2003.

［86］ Patent 2255775 RU, Int.Cl. A61N 5/067, G01N 33/50. Method for treating parkinson's disease / V.V. Poleshchuk, T.V. Vitreshchak, L.V. Komel'kova et al. - № 2003137107/14; Date of filing: 25.12.2003; Publ. 10.07.2005, Bul. № 19.

［87］ Patent 2286154 RU, Int.Cl. A61K 31/545, A61P 31/04, A61M 1/34, A61N 5/067. Method for introducing for treating inflammatory brain disease cases / V.A. Shatrov, S.V. Mozhaev, O.V. Ostrejko. - № 2005104368/14; Date of filing:

17.02.2005; Publ. 27.10.2006, Bul. № 30.

［88］Patent 2315636 RU, Int.Cl. A61N 1/36, A61N 5/06. Method for treating patients for vibration disease aggravated with vertebrobasilar insufficiency syndrome / A.V. Zarubin, A.G. Shiman, G.I. Shvartsman и др. - № 2006114229/14; Date of filing: 25.04.2006; Publ. 27.01.2008, Bul. № 3.

［89］Patent 2347594 RU, Int.Cl. A61N 5/06. Method for treatment of chronic cerebral ischemia / Ja.N. Mashkovskaja, N.E. Ivanova, V.V. Kir'janova, A. M. Malova. - № 2007137763/14; Date of filing: 11.10.2007; Publ. 27.02.2009, Bul. № 6.

［90］Patent 2353411 RU, Int.Cl. A61N 5/06, A61N 5/067, A61N 2/04. Epilepsy management / V.V. Butukhanov, V.A. Sorokovikov. - № 2007115259/ 14; Date of filing: 23.04.2007. Publ. 27.04.2009, Bul. № 12.

［91］Patent 2356527 RU, Int.Cl. A61H 39/00, A61N 5/067. Therapy of vertebrobasilar insufficiency / E.V. Denisova. - № 2007145247/14; Date of filing: 05.12.2007; Publ. 27.05.2009, Bul. № 15.

［92］Patent 2392985 RU, Int.Cl. A61N 5/067. Method of treating encephalopathy / T.G. Tyshkevich. - № 2009118075/14; Date of filing: 12.05.2009; Publ.27.06.2010, Bul. № 18.

［93］Patent 2449822 RU, Int.Cl. A61N 5/067. Method of integrated treatment of patients with discirculatory encephalopathy / L.T. Gil'mutdinova, D.R. Iseeva, E.M. Nazarova et al. - № 2011106724/14; Date of filing: 22.02.2011; Publ. 10.05.2012, Bul. № 13.

［94］Patent 2464052 RU, Int.Cl. A61N 5/067, A61K 31/375, A61K 31/455, A61K 33/14, A61P 9/10, A61M 5/158. Method of treating vertebrobasilar insufficiency / A.G. Pakhomov, I.A. Pakhomov. - № 2011116627/14; Date of filing: 26.04.2011; Publ. 20.10.2012, Bul. № 29.

［95］Patent 2487739 RU, Int.Cl. A61N 2/04, A61N 5/067, A61H 39/08, A61P 1/00. Method of treating locomotor disorders accompanying acute ischemic stroke / A.S. Reukov, V.V. Kir'janova, P.I. Guzalov. - № 2012118122/14; Date of filing: 03.05.2012; Publ. 20.07.2013, Bul. № 20.

［96］Patent 2607942 RU. Int.Cl. A61N5/00, A61N5/067. Method for treating cognitive disorders accompanying chronic cerebral ischemia / S.L. Zaguskin, D.V. Bakuzova. - № 2015118860; Date of filing: 19.05.2015; Publ. 10.12.2016, Bul. № 34.

第 41 章　中枢神经系统损伤的激光治疗：最新进展与展望

L. Longo

激光医学研究所，国际激光医学与手术学院，意大利佛罗伦萨

41.1　引言

自 20 世纪 60 年代末以来，激光技术开始被应用于中枢和外周神经系统的治疗。Fork（1971）在《科学》杂志上发表了关于氩激光治疗神经的最早文章之一，随后不久，Mester 等（1968）发表了他们关于红宝石激光和其他波长激光治疗组织刺激的研究工作。

之后，Walker（1983）使用红宝石激光治疗了下肢截肢后的神经瘤，多年来，许多其他研究者也对此主题进行了研究。在佛罗伦萨举行的国际激光医学大会（现已举办至第 30 届）的会议中引用了许多参考文献。1999 年至 2004 年的佛罗伦萨激光医学大会会议论文集由 SPIE 出版（Longo et al., 1999）；2007 年的由 Linux（Prague）出版；2008 年至 2012 年的由美国物理研究所出版（Longo, 2008-2012）；2013 年和 2015 年的由 Medimond（Bologna）出版（Longo, 2012-2013-2015）；2017 年的再次由 SPIE 出版（Longo, 2017）。

关于这一主题还有许多其他文献汇编（Rochkind, 2008, 2009a,b; Longo, 2010; Hamblin et al., 2017），以及国际期刊上大约 100 篇关于中枢神经系统（CNS）激光治疗的其他文章。我的第一本书（Longo, 1986），尤其是我最近出版的《激光医学技术手册》，描述了激光在所有人体组织的诊断、治疗和术中的作用机制（Longo, 2015）（图 41.1）。

我们于 2003 年年底开始使用这种治疗方法，根据表 41.1（Longo, 2010）中列出的纳入 / 排除标准选择患者。起初，只有脊髓完全损伤的患者来到我们这里，他们的病程从 6 个月到多年不等，运动和感觉功能完全缺失，被归类为 AIS A 级，没有任何改善的希望，他们带来了著名医生撰写的医疗报告，建议反对任何形式的治疗，因为他们认为治疗无用。

然而，情况却有所不同，我们也开始治疗不完全性脊髓损伤的患者，即那些损伤平面以下仍有一些感觉的患者，被归类为 AIS B 级。

我们根据激光治疗和相关物理疗法取得的效果（或可以取得的效果），逐步尝试取消所有患者的药物治疗。患者始终坚持个性化的物理治疗方案，而不是脊柱科和康复中心通常规定的保守治疗。

至于排除标准，我们不治疗那些接受过不适当的手术（如肌肉移位）或肌腱断裂和（或）拉伤的患者，因为这些损伤无法通过再生激光治疗来修复。

如果第一个激光治疗周期后没有明显的客观改善，我们会立即中断治疗。如果患者使用药物，尤其是可卡因或过量的大麻，我们也会中断治疗。如果患者继续使用非处方药或未遵守推荐的治疗间隔，或停止物理治疗，或不遵循规定的计划，我们也会停止治疗。

R. Fork, 1971

J. Walker, 1981

S. Rockhind et al.

J.J. Anders er al.

Y. Asagai er al.

K. Atsumi et al.

J. Basford er al.

K. Byrnes et al.

M. Dyson et al.

T. Oshiro er al.

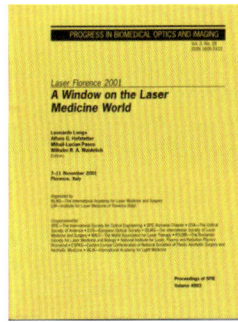

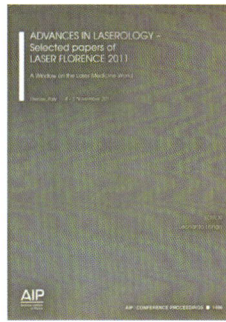

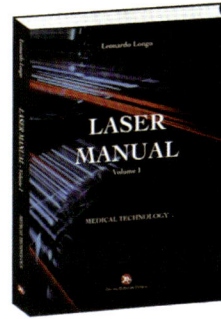

LASER FLLORENCE Proceedings-1999-2000-2001-2002-2003-2004-2017 (SPIE Publisher)

2007 (LibruxPublisher)-2008-2009-2010-2011 (American Institute of Physics Publisher)

Bibliographic review J. Tuner-L. Hode, The Laser Therapy Handbook, Prima Pub, 2003

Bibliographic personal review, L. Longo, in Laser Physics Letter, Wiley Publ, 2010

L. Longo-Laser Manual of Medical Technology, OEO Publisher, Firenze, 2014

M. R. Hamblin et al.-Hand book of Low Level Laser Therapy, Pan Stanford Publisher, Singapore, 2017

Many Others 1972-2017

图 41.1　关于非手术激光治疗对中枢神经组织影响的参考文献

表 41.1　创伤性脊髓损伤患者的选择标准

纳入	排除
男女不限，15 ~ 60 岁	不建议手术
损伤发生在 1 年或更久之前	首个激光治疗周期后无改善
核磁共振或 CT：中枢神经系统完全或部分损伤	使用未规定的药物
AIS A 级和 B 级	中断物理治疗
无法治疗	
逐步停药	
继续必要的物理治疗	

来源：Longo, L., 2010. Nonsurgical laser and light in the treatment of chronic diseases. Laser Phys. Lett. 7(11), 771786.

41.2　临床经验

2004 年至 2016 年，我们共治疗了 301 名 CNS 创伤性损伤患者（表 41.2）。其中 72 人因各种原因未完成整个治疗过程而退出，10 人有创伤性脑损伤。因此，我们对创伤后脊髓损伤的观察是基于 219 名受试者。

表 41.2　2004 年至 2016 年接受治疗的患者

总计 301 例

72 例患者停止治疗

10 例患者有脑外伤——TBI

219 例患者有脊髓外伤——SCI

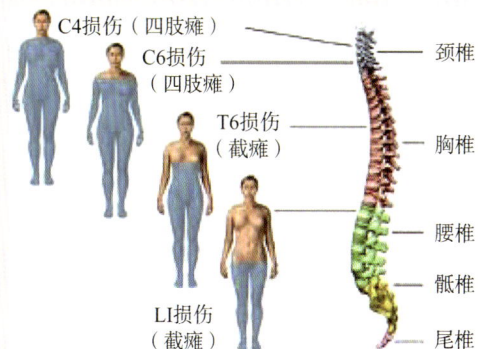

来源：www.longolaser.it.

表 41.3 显示了我们使用的不同类型的激光器。数字代表每个患者所需的平均剂量。我们总是从这个标准剂量开始，然后根据获得的结果逐步调整剂量。

表 41.3　脊髓损伤激光治疗参数

	抗炎和水肿再吸收	神经再生调节	肌肉张力	抗炎和肌肉张力的外周调节
激光	二极管 808，915nm 波长	二极管 808，915nm 波长	CO_2 10 600nm 波长	Nd YAG，二极管 1064nm 波长
输出功率（W）	10	10	15	5
光斑大小	5cm	5cm	10cm	6mm
通量	$12J/cm^2$	$4J/cm^2$	$36J/cm^2$	每次通过 $35J/cm^2$
总能量	7200 J	240 J	可变	可变
波形	1000Hz	10Hz	连续波	1Hz
目标组织	损伤	神经触发点和相干域	损伤周围	损伤区域和肌腱连接处
每日治疗次数	4	4	4	4
每个周期的治疗次数	前 3 个周期，每个周期 20 次照射，间隔 1 个月。后续周期，每个周期 8 ~ 12 次照射，平均间隔 1 个月。			

来源：Longo, L., 2010. Nonsurgical laser and light in the treatment of chronic diseases. Laser Phys. Lett. 7(11), 771786; Longo, L., Giubilo, F., Romanelli, C., Longo, D., 2017. PT laser and physical therapy applied to traumatic central nervous system injuries: update. In: Hamblin, M., et al. (Eds.), Handbook of Low Level Laser Therapy. Pan Stanford Publisher, Singapore.

我们尝试使用至少三种类型的激光器（Longo, 2010; Longo et al., 1997; Yonezu and Kogure, 2013; Orchardson et al., 1997; McCaughey et al., 2010; Paula et al., 2014），波长各不相同：800nm 二极管、CO_2 10 600nm 和 Nd:YAG 1064nm，每种剂量都不同，以尝试获得不同的效果：抗炎（Longo, 2010; Hamblin et al., 2017）、抗水肿、神经再生（McCaughey et al., 2010; Paula et al., 2014; Wu et al., 2009; Yoshimi, 2007）和功能恢复。

两种模式都能影响肌肉张力（Yoshimi, 2007; Asagai et al., 2005; Ushigome et al., 2008; Ohkuni et al., 2008），也就是说，我们可以通过改变剂量来触发高肌张力、收缩和痉挛以及低肌张力和松弛。

激光器是众多现有物理治疗方法中唯一一种可以通过改变剂量对同一组织和同一功能产生不同甚至相反效果的仪器。Schawlow 曾说，激光器是唯一一种可以点燃香烟并将其熄灭的仪器（Goldman, 1982）。

在这些患者中，确定诊断并随时间进行随访以监测治疗效果（表 41.4）非常重要。然而，总有一些因素需要牢记。首先，没有两个完全相同的病例：损伤、肌肉张力和功能的丧失以及对治疗的反应都因人而异。换句话说，形态和构造上相似的中枢神经系统损伤可能会涉及不同的功能丧失，并且对治疗的反应也不同。

另一个重要的一点是，病变的解剖和功能方面有时候往往互不关联。此外，病变永远无法完全测量、再现或重复。由于患者和病变不符合基本的数学标准，而且存在各种变量，因此统计分析并不适用。

然而，全世界都对这些损伤进行了统计分析。正是在这些分析的基础上，制定了诊断和治疗方案，并做出了患者是否可治疗或不可治疗的决定，即患者是否有功能和解剖恢复的希望。不幸的是，患者经常被判定为："亲爱的先生（或女士），您坐在轮椅上，余生都将在轮椅上度过"，或者"不，别担心，您会再次行走的。"无论做出积极还是消极的判断，都不应该给出这样的结论，因为上面列出的所有原因。

应该是治疗方案适应患者，而不是患者适应治疗方案：全世界几乎总是这样犯技术性错误，在意大利尤其如此，结果经常导致预后错误和治疗不当，给患者造成巨大的心理和生理伤害（表 41.4）。

为了评估治疗效果，我们采用了物理治疗师的临床神经学检查和仪器检查（表 41.5）。

表 41.4　中枢神经系统创伤的诊断与治疗

相似的中枢神经系统损伤总是导致不同的功能丧失和对治疗的不同反应
解剖和功能常分离
损伤从未完全可测量、可重复、可再现
统计标准：无效，因为存在许多可变因素
方案
总是相对的，不是绝对的！！

表 41.5　治疗评估

专业临床评估：AIS 评分、改良 Ashworth 量表、Franklin 量表等
患者及其家属的自我评价
核磁共振、CT
肌电图、表面肌电图
ESSP、ESMP（躯体感觉和运动诱发电位）
HHD（手持式测力计）

在临床层面，我们遵循或多或少标准化的国际量表来评估损伤平面以下的感觉和运动敏感性，如美国脊髓损伤协会（ASIA）量表、Asworth 肌张力量表、Franklin 运动功能量表，以及针对每项功能的其他许多量表。

然而，患者必须始终是评估的重点。因此，我们必须考虑他和他周围所有人的意见（表 41.6）。

表 41.6　专业临床评估

评分、改良 Ashworth 量表、Franklin 量表等
不完全客观
不完全可测量
易于重复
可重复

在仪器检查中，诊断成像为我们提供了大量信息，同样，从简单的肌电图到表面肌电图，再到躯体运动和躯体感觉诱发电位以及肌力测定（即肌肉力量测量）的全面肌肉评估也为我们提供了大量信息。然而，每种诊断工具都有其局限性。专门的临床检查从来都不是完全客观的，因为任何国际评估量表都会在一定程度上受到患者和检查医生主观性的影响。

诊断成像显然是一种更客观的方法，但它也有缺点，那就是在 25°~30° 的盲区内，我们完全看不到任何东西。因此，完全或不完全病变的诊断仅仅是推测，而不是绝对的。尽管成像技术具有良好的再现性和可重复性，但解剖学特征和临床症状之间的相关性往往很差（表 41.7）。

表 41.7　磁共振、CT、X 射线

客观
损伤不完全可测量（"盲区"约 25°）
可重复
可再现
解剖和临床体征常分离

如一名患者患有 T11-L1 损伤，伴有断端错位、胸主动脉破裂，无疑是完全性损伤（2004 年已确诊），意大利、奥地利、瑞士和北美的神经外科、神经病学和物理医学领域的权威专家都建议不进行任何治疗。我们于 2006 年对他进行了治疗，他于 2007 年恢复站立，自 2007 年年底开始佩戴支架行走，并且从 ASIA A 级恢复到了 ASIA D 级。每年，患者都会在损伤部位进行 CAT 检查，损伤始终明显且未发生变化，只是水肿和炎症迹象完全消失，这大约发生在 60 次治疗后。直到 2011 年，损伤才开始出现愈合迹象，表现为组织的出现。因此，临床体征（自 2007 年开始明显改善）与解剖学成像体征（仅在 2011 年有所改善）之间存在明显的差异（图 41.2、图 41.3）。

May 2006

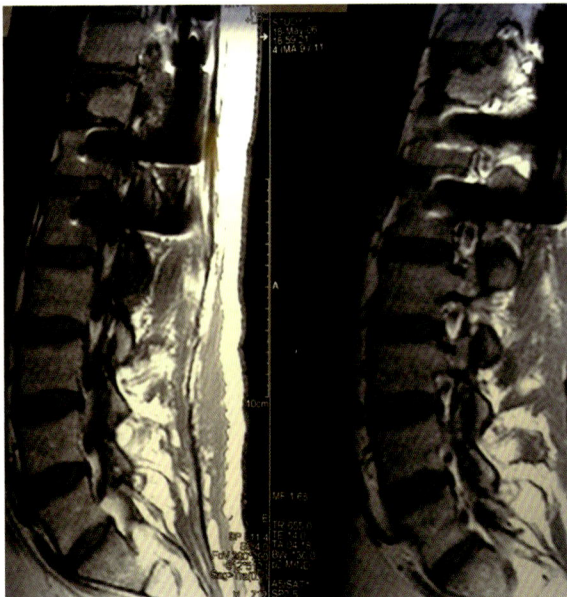

图 41.2 患者 31 岁，男性，T11-L1 完全性病变，ASIA A，2004 年发病。2006 年 6 月开始接受激光治疗，经过 134 次照射后，他从 2007 年年底开始在辅导员和助行器的帮助下行走，ASIA D.www.longola-ser.it

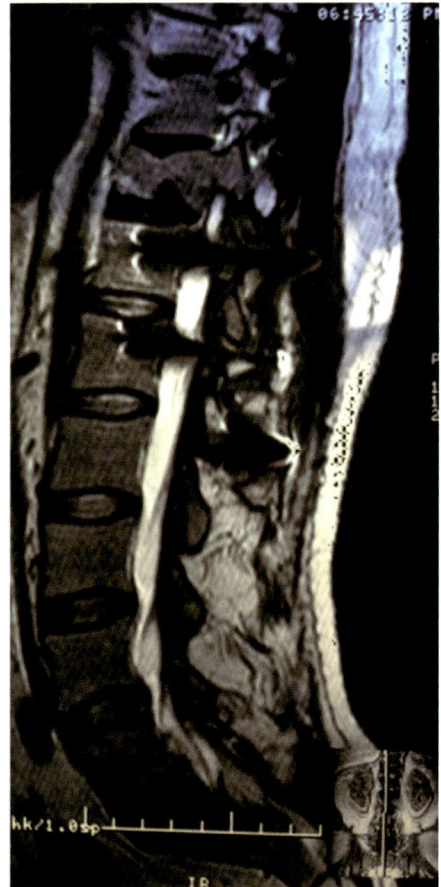

图 41.3 2011 年 10 月：新的神经组织柱可以部分修复损伤。www.longolaser.it

肌肉评估是客观的、可重复的，并且是可再现的，但它会受到某些变量的影响，这些变量可能包括姿势误差、测量点选择误差、皮肤表面状况以及其他形态和后勤因素（表 41.8）。

表 41.8 表面肌电图、ESSP、ESMP、HHD

—客观
—可重复
—可再现
由皮肤不同状况和测量部位不同引起的伪影
仅开启 / 关闭活动
患者不适（针头）

　　如图 41.4 所示显示了一名 43 岁男性，患有完全性 T4 损伤。经过一个周期的激光治疗，左侧开始对表面肌电图产生反应，经过 70 次治疗后，右侧也开始恢复正常。

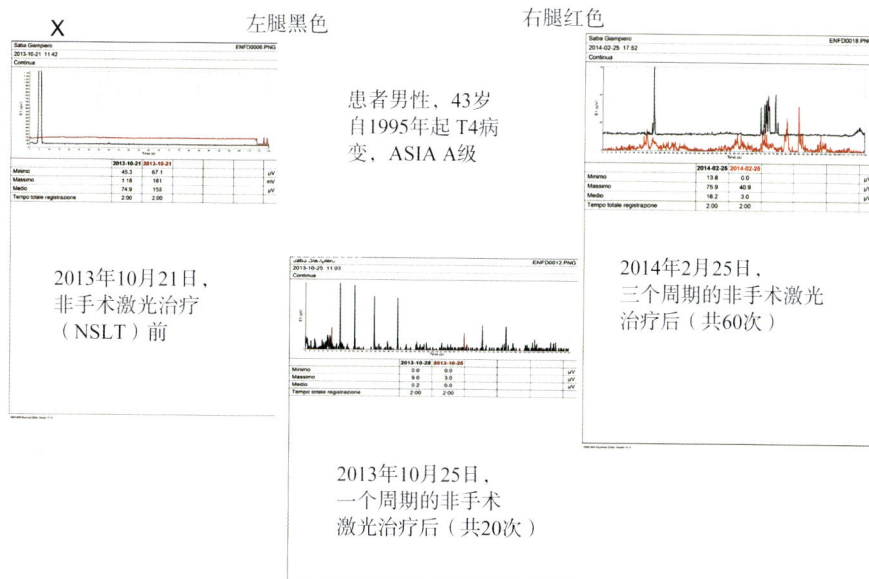

患者男性，43岁，自1995年起 T4 病变，ASIA A 级

左腿黑色　　　右腿红色

X

2013年10月21日，非手术激光治疗（NSLT）前

2014年2月25日，三个周期的非手术激光治疗后（共60次）

2013年10月25日，一个周期的非手术激光治疗后（共20次）

图 41.4　股四头肌的 sEMG

　　图 41.5 ~ 图 41.6 及表 41.9 ~ 表 41.10 总结了根据损伤部位接受治疗的患者情况：中断治疗的患者以蓝色标记。在 219 例患者中，有 7 例未发生变化。然而，有几名患者中断治疗并非因为缺乏疗效，而是因为疗效显现缓慢；他们可能对我们的建议期望过高，或者可能"不遵医嘱"，如不遵循我们给出的时间表，有时也因为治疗成本问题。我们总共有 3 例复发：1 例因物理治疗过度，1 例因完全停止物理治疗。在这两例中，尽管原因相反，但损伤部位可能再次出现水肿，并开始压迫周围损伤组织，阻断两个受损断端之间的任何连接。第三名患者复发是因为从轮椅上摔下，导致原始损伤部位再次受到创伤。

　　表 41.10 总结了所获得的结果。

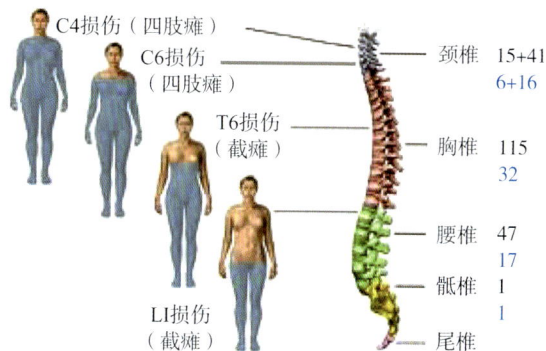

C4损伤（四肢瘫）
C6损伤（四肢瘫）
T6损伤（截瘫）
L1损伤（截瘫）

颈椎　　15+41
　　　　6+16
胸椎　　115
　　　　32
腰椎　　47
　　　　17
骶椎　　1
　　　　1
尾椎

图 41.5　2004 年至 2016 年接受治疗的患者，以蓝色标记中断治疗的患者

来源：www.longolaser.it.

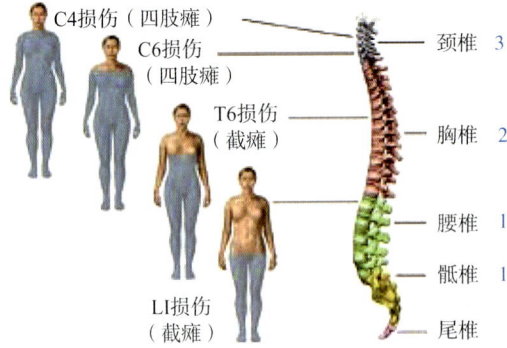

图中标注：
C4损伤（四肢瘫）
C6损伤（四肢瘫）
T6损伤（截瘫）
LI损伤（截瘫）
颈椎 3
胸椎 2
腰椎 1
骶椎 1
尾椎

表 41.6　20 次治疗后没有效果的患者

来源：www.longolaser. it.

表 41.9　301 人中，中断激光治疗 72 名患者

第一周期后无效果	7
疗效较差且缓慢	28
周期节律不正确	13
治疗费用昂贵	21
暂时见效	3

表 41.10　截至目前对 301 例中枢神经系统损伤患者的疗效评估

最小感觉恢复至损伤部位以下两个节段	
非自主运动	肌肉张力、姿势改善，每周期至少改善 1 度
自主运动	变化，与健身程度密切相关
肛门括约肌	改善 90% ~ 正常，约需 120 次照射
尿道括约肌	男性无改善，女性恢复正常，约需 120 次照射
性功能	99% 的患者基本正常，约需 100 次照射
站立	171 例患者，平均照射 100 次后
行走（ASIA C-D 级）	42 例患者，平均照射 120 次后
ASIA 及其他分类	每 6 个月至少改善 1 度
NMR, CT	水肿和炎症消失，髓质损伤在约 60 次照射后减轻
SSEP, SMEP, SEMG, hHD	每两个周期至少改善 2 块肌肉
EEG	逐步改善

在每个激光治疗周期前后对患者进行检查，如果在 20 次治疗后，损伤部位以下至少两个皮节的浅层和（或）深层触觉和（或）疼痛和（或）热敏和（或）压力敏感性降低，我们就认为治疗结果是肯定的。平滑肌在每个周期必须至少改善 1 度，而自主肌肉的反应则取决于治疗周期和周期之间理疗的质量和数量。90% 的患者的肛门括约肌控制能力以及与排便功能和反射有关的一切正常，平均在使用 120 次后恢复正常。在过去的 5 年中，56 名完全性病变患者中有 52 人的直肠探查和排便功能恢复正常。我们之前认为，对于完全性病变的患者，这些功能一旦丧失就无法恢复。也许是时候更正旧教材了。女性的膀胱／尿道括约肌控制几乎完全恢复，但男性从未恢复。

几乎所有患者，无论男女，都恢复了性功能。例如勃起、射精和感觉功能，事实上，一些患者还生育了孩子。

161 名患者在平均 120 次治疗后恢复良好，能够站立，42 名患者可以佩戴支架行走。

我们平均每 6 个月进行一次临床评估；每 2 个月进行一次神经肌肉功能仪器测试；每年进行一次 X 线评估。在创伤性脑损伤的情况下，每 3 个月进行一次脑电图和心理评估。

由于我们无法对该同质群体进行适当的双盲或单盲对照，每次只分析一个变量，因此无法科学地证明激光治疗与所获结果之间的因果关系。然而，我们可以做出一些科学观察（表 41.11、表 41.12）。

表 41.11　问题

这些患者的改善可能是自发性的，或由其他治疗（如仅物理治疗）引起的
激光与结果之间的因果关系未得到控制，也未经科学证实
后续跟踪？
副作用和并发症？

表 41.12　答案

39 例患者因个人原因停止激光治疗 2 年或更长时间
当他们回来继续接受 NSLT 治疗时，这些患者的情况与停止治疗时相同：后续跟踪结果一直为阳性
一旦他们重新开始治疗，改善就会再次出现

例如，由于个人原因，39 名患者中断激光治疗超过 2 年。当他们回来时，他们的状况没有改变，损伤部位以下的敏感度与他们离开时相同。他们的状况并不是与治疗开始时相同，而是与结束时相同，这意味着他们都保持了所获得的积极结果，但没有进一步改善。在中断激光治疗数年后重新开始治疗，患者又开始取得进一步的积极结果。如果这些改善不是由于激光治疗（而不是自发恢复），那么为什么患者在暂停激光治疗期间没有继续改善？为什么他们在恢复治疗后又开始改善？

除了几厘米长的一级烧伤的潜在危险外（表 41.13），几乎没有其他不良反应。另一种潜在影响是光生物调节作用过量，这不会减少局部炎症和促进损伤部位以下的功能恢复，而可能会引起相反的、但暂时的效果：炎症和麻醉。我们从未见过这种情况，但理论上如果激光被非专业医生或理疗师使用，可能会发生这种情况（Longo, 2010）。并发症：对患者来说没有，对医生来说却很多。

表 41.13　副作用和并发症

副作用：一度皮肤烧伤，极少数情况
并发症：非患者相关
仅针对医生：停止使用肌松药和其他药物，同事嫉妒等！

如在为每位患者使用约 100 次治疗使肌张力恢复正常后，我们成功拆除了六个肌肉松弛泵，这意味着制药业将蒙受巨大损失，因为几乎每个脊柱科室的治疗方案中都包括肌肉松弛泵，而且在发生病变后都会立即使用，尤其是受伤后立即出现急性痉挛综合征的年轻患者。这些泵的成本为 5 ~ 6 欧元，插入的成本也是一样，而且需要支付患者余生都必须服用的药物费用；此外，患者的心理也很可能会受到影响。通过激光治疗，当肌张力和感觉功能恢复后，就可以移除泵，除了少数情况外，甚至可以不植入气泵。然后就是同事之间的嫉妒，不幸的是，这不仅仅存在于医学领域，也存在于每个专业领域。

41.3　作用机制

关于作用机制有许多假说（表 41.14）：

● 重要的抗炎和抗水肿作用（Longo, 2010）。

● 刺激神经干细胞再生，因为激光可以使神经干细胞增殖、再生、分化和迁移（Anders et al., 2005, 2008）。

● 直接刺激神经元功能，在培养物中，已经发生了胶质细胞转变为能够传递神经电刺激的功能性神经元的转化，这种转化是由 36 种基因突变实现的（Anders, 2009; Oron et al., 2007）。

表 41.14　作用机制假设

活血、抗炎、抗水肿作用
刺激神经和祖细胞再生 [a]：新组织融合或旁路
刺激神经元功能：在 36 个基因突变之间，将神经元从胶质细胞转化为功能细胞
对生物血浆的影响：身体周围 300 ~ 2000nm 的能量（Inyushin and Chekurov, 1975）
影响人体能量场（Brennan et al., 1987）
以下列出的所有机制

a: 版权 2006 by Anders, J., Longo, L., Waynant, R., Ilev, I., Romanczyk, T. USHUS Bethesda, FDA, USA; ILM Firenze, Italy.

此外，是对细胞代谢的影响。人类不断与环境交换能量，这些能量和谐地分布在全身及其周围，形成一种环绕身体的"帽子"，被称为生物等离子体。俄罗斯科学家已经确定并测量出光波的范围在 200 ~ 2000nm 之间（Inyushin and Chekurov, 1975）。激光也是光，可能也适用于这一机制。

所有这些机制都可以相互作用。图 41.7 显示了人体的解剖能量（Brennan, 1987），左边是我在 1996 年时绘制的能量解剖图，现在会有很大不同，这是在佛罗里达的奥兰多测量的，这是花的能量解剖图（Clarke）（图 41.8）。所有生物都有能量解剖结构。生命离不开能量与物质的相互作用。

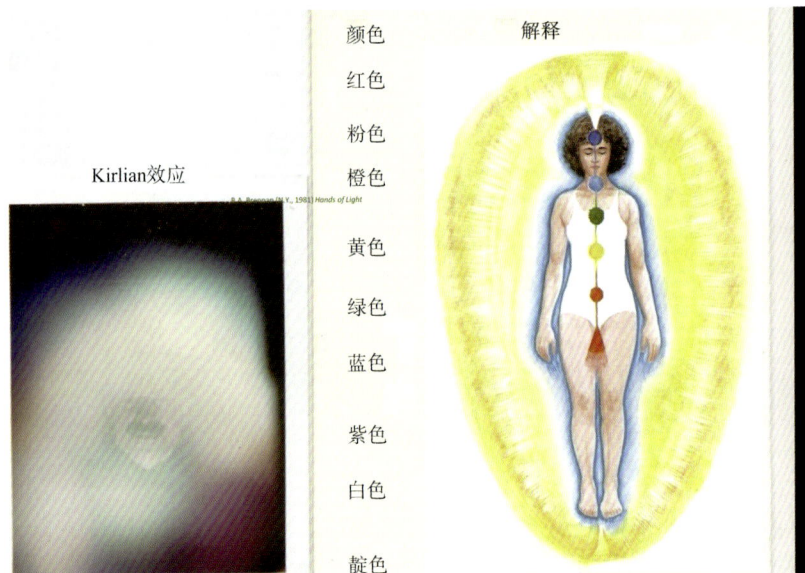

图 41.7　身体能量解剖

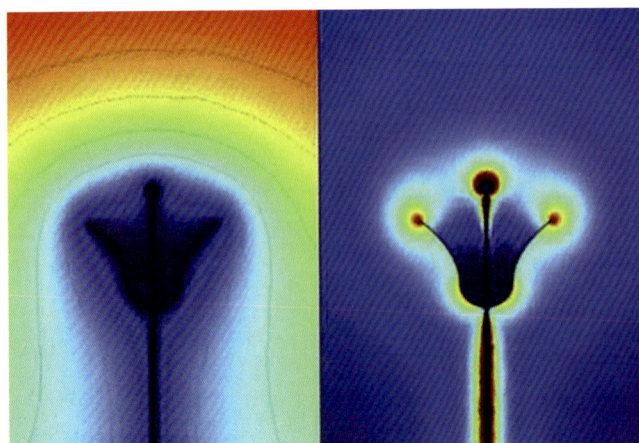

图 41.8　花的电势图 J. Clarke et al., Science（2012）. www.longolaser.it

总之（表41.15），根据我们的发现，我们可以说，同时使用不同波长的非手术激光治疗创伤性脊髓病变会取得积极的客观效果。这些结果可以通过不同的临床和仪器方法进行测量，这些方法具有协同作用，但测量的数值不是绝对的。不幸的是，虽然对激光治疗的效果的评估本身也存在局限性，但从多个角度评估所取得的结果后，我们可以得出结论，这种疗法与针对每个人特别设计的理疗相结合，应成为所有脊髓损伤患者的常规治疗，使治疗方案适应患者，而不是让患者适应治疗方案（Rochkind, 2009c; Longo, 2017）。

表41.15 结论

使用所有波长（808nm、915nm、1064nm、10600nm）同时进行的创伤性中枢神经系统损伤 NSLT 治疗，在恢复男女肛门括约肌功能和肛门反射方面取得了积极效果

关于尿道功能，仅在女性中获得积极结果，男性则未获得

多波长激光可能具有协同作用

41.4 附录——运动控制与格里马尔迪操作法

D. Longo, G. Cherubini, V. Mange`, P. Lippi

发展新的或不同形式的运动行为应是康复治疗的主要目标之一。运动应产生旨在达成目标的新颖或不同动作。这些目标通过现有的运动资源来实现。对于脑卒中患者或神经系统疾病或骨科疾病的患者而言，行为目标结合了可用的运动资源，并通过一种或多种潜在可用的运动单元组合来完成任务。病理事件导致的资源可用性降低迫使运动系统使用刻板、灵活性低且冗余度小的模式，换言之，这些模式并不适用。创伤性事件可能急剧减少实现目标所需的运动资源：一个例子是神经系统疾病中痉挛的出现。从生理学角度讲，痉挛被定义为一种运动障碍，其特征是伸张反射（肌张力）的紧张性增加与腱反射亢进，这是上运动神经元（UMN）综合征的一个组成部分——伸张反射过度兴奋的结果（Lance, 1980）。

采用缩短和激发应力意图原则的治疗性运动可减少痉挛，恢复力量和协调性，最后，在可能的情况下，这一切与平衡点假说和阈值控制完全相符。运动行为的神经控制涉及系统参数的变化。本文简要回顾了一种已确立的参数控制形式——细阈值控制，并重点关注它如何帮助解决多个运动问题，特别是姿势与运动之间的关系问题以及多肌肉和关节控制中的冗余问题（Feldman, 2006）。

众所周知，新行为和（或）不同行为的出现可通过两个过程：促进和学习。促进并不一定涉及运动成分的稳定改变，因为消除促进通常会使运动系统回到以前的能力水平。因此唯一可走的路就是将这一过程引向学习，即发展新的和（或）不同的行为。对于生态学派来说，学习过程是通过获得高级或不同的系统复杂性来确定的。在这种情况下，复杂的动态系统被确定为生物的运动感知器。

从这个角度看，学习是一种新兴现象，因为它是一种自发现象。然而，它只有在特定的物理条件（临界不稳定性）下才会发生，这种条件随着新的和（或）不同的运动行为的出现而变得明显，而这种运动行为在此之前是无法表现出来的。新现象只能在具有许多自由度的复杂动态系统中自发出现。研究表明，中枢控制水平能够改变阈值长度值的一个分量（λ），在此阈值长度值上启动肌肉活动。通过改变适当肌肉的阈值，神经系统产生运动，或在运动受阻时产生等长扭矩（Feldman, 2006）。

神经肌肉系统的行为类似于质量弹簧系统，是一种特殊的振荡系统。根据 Latash 的观点，许多振荡系统的群体或组合控制着吸引子的动态。运动丰度原理表明，中枢神经系统会促进那些同样能够完成任务的解决方案。为此，中枢神经系统对身体——环境系统施加限制，并允许解决方案在系统的给定实际状态下出现（在随后的试验中不再重复）（Latash Mark, 2012）。限制是动态过程的指南，因此行动不是由限制引起的，而是有些行动被限制排除在外（Scott Kelso et al., 1980）。

这些动作的特点是自组织、缺乏控制器，具有稳定、灵活、冗余和竞争性。在某些方面，它们与运

动学习过程相似。脊髓机制会根据不同的环境条件进行独立调整（Grimaldi et al., 1986）。

根据 Gibson 和 Turvey 的描述，运动行为是由信息引导的。从生态学角度理解，信息是一种特殊的资源——一种关于其他资源的性质和下落的资源，被理解为促进生物过程的行动机会（即可负担性）（Turvey and Carello, 2011）。

这些信息与同构的行动／感知有关，是直接的、结构化的。就直接感知而言，组织变形获得了信息特征：到达感受器表面的刺激对动作而言是独一无二的，具有穿越不同物质状态（即物理、生理和心理状态）的属性。在转换过程中，这些属性保持不变（同构）。也许通过这种方式，我们可以更好地理解复杂动态系统中信息的自描述性，因为真实属性（刺激模式）不必与内部模型或表征进行比较就能描述现实。

我们认为，当格里马尔迪肌肉缩短动作（MSM）应用于运动系统时，会产生信息场的不稳定性和信息灾难，从而导致感知和运动控制所需的神经元流的不稳定性。信息场的不稳定性可由任何感受器官（触觉、视觉、本体感觉）介导，当面临这种干扰或破坏时，神经系统在物理上被迫建立和（或）产生不同的关系，放弃刻板行为，释放自由度。在不稳定的过程中，可能会丧失同构性，但随着系统复杂性顺序的改变（学习），同构性又会恢复。这一过程会在神经肌肉束中产生信息灾难，迫使它们设定新的肌肉阈值。这种操作对患者来说是一种主动但非自愿的训练（Longo et al., 2017）。

当拉伸产生张力时，MSM 会使目标肌肉缩短。拉伸所吸收的能量本应转化为电活动，从而转化为肌肉力量，但它可以或应该找到一个新的渠道，从而唤起新的和（或）不同的运动成分，形成一个学习过程。临床表现为新出现的运动包括设置新的阈值，但各自的特征保持不变，这可能是由于激活了潜在的突触，或者是由于对拉伸的敏感性发生了显著变化。其结果可能是出现以前没有的自主运动，并增加运动的强度、范围和速度。临床观察还可发现，重复运动时力量增加，新轨迹的形成，通常伴随着神经受损患者肌肉张力过高的减轻，或由于拮抗肌和（或）其他协同作用而形成的运动。在使用 MSM 运动疗法治疗骨科疾病时，疼痛减轻是一个常见的结果。该方法的一些方案为现有治疗提供了有益的替代或补充资源。一旦协调结构建立起来，它就具有冗余性、稳定性和精确的灵活性，并能保持某些非线性振荡系统的行为特征。新的协调结构可以保护系统免受干扰（显然是在一定范围内），从而为电机性能提供一定的稳定性。研究者支持自组织过程，因为"具有相似阈值和相似配对范围的神经元集群共同产生神经元发射"，并能产生协调模式以实现运动目标。当这一过程在致病事件发生后首次被唤起时，会导致出现新的运动成分，从而补充现有的运动功能。新的运动成分会自动产生并立即出现。MSM 动作的特点可归纳如下：

（1）对功能系统进行分段和整体评估，以检测主要的运动功能障碍；

（2）确定和准备运动环境（运动时间不长，平均 15 分钟即可）；

（3）完成运动几分钟后进行分段和整体评估，并在几天后进行评估。

一些手动操作可以在患者处于不同体位时进行。练习中最重要的变量是治疗范围或关节活动范围（可能会有所不同）以及执行速度。没有结构性的肌肉肌腱回缩对于运动所需的活动范围至关重要。

原著参考文献

［1］Anders, J., 2009. The potential of light therapy for central nervous system injury and disease. Photomed. Laser Surg. 27 (3), 379-380.

［2］Anders, J., Longo, L., Waynant, R., Romanczick, T. Light as a Replacement for Mitogenic Factors on Progenitor Cells. Docket No: 9551-024 Pct U.S. Provisional Application Serial No. 60/666,582 filed March 31, 2005.

［3］Anders, J.J., Romanczyk, T.B., Ilev, I.K., Moges, H., Longo, L., Wu, X., et al., 2008. Light support neurite outgrowth of human neural progenitor cells in vitro: the role of P2Y receptors. IEEE J. Sel. Top. Quant. Electron. 14 (1), 118-125.

［4］Asagai, Y., Watanabe, Y., Oshiro, T., Yamamoto, K., 2005. Suppression of myotonia in cerebral palsy and adjunctive effect of low level laser therapy on intensive functional training. Laser Ther. 14 (4), 171-178.

［5］Brennan, B., 1987. Hands of Light. Bantam Dell Publishing Group, New York.

［6］Clarke J. Electrical potential of the flowers, Science, 2010.

［7］Feldman, A.G., 2006. The nature of voluntary control of motor actions. In: Latash, M., Lestienne, F. (Eds.), Motor Control and Learning. Springer Science, New York.

［8］Fork, R.L., 1971. Laser stimulation of nerve cells in aplasia. Science 171, 907-908.

［9］Goldman, L., 1982. The Biomedical Laser. Springer Verlag Publ, New York.

［10］Grimaldi, L.P., Fantozzi, M., Marri, P., Lippi, P., Catelani, G., 1986. Evocazioni di componenti motorie assenti nelle lesioni del sistema nervoso centrale II - Criteri di organizzazione degli atti motori. Giardini Editori e Stampatori in Pisa, Pisa.

［11］Hamblin, M., Pires De Sousa, M.V., Agrawal, T. (Eds.), 2017. Handbook of Low Level Laser Therapy. Pan Stanford Publishing.

［12］Inyushin, V.M., Chekurov, P.R., 1975. Biostimulation through Laser Radiation of Bioplasma. Kazakh State University, USSR Hill and Ghosak, Copenhagen University.

［13］Lance, J.W., 1980. Symposium. In: Feldman, R.G., Young, R.R., Koella, W.P. (Eds.), Spasticity: Disordered Motor Control. Year Book Medical Pubs, Chicago, pp. 485-495.

［14］Latash Mark, L., 2012. The bliss (not the problem) of motor abundance (not redundancy). Exp. Brain Res. 1, 1-5.

［15］Longo, D., Longo, L., Lippi, P., Cherubini, G., Mange`, V., 2017. Effects of laser therapy and Grimaldi's muscle shortening manoeuvre on motor control of subjects with incomplete spinal cord injuries. Laser Ther. 26 (3), 203-209. Available from: https://doi.org/10.5978/islsm.17-OR-16.

［16］Longo, L., 1986. Terapia Laser. USES Editore, Florence.

［17］Longo, L., 2008-2012. Advances in laserology - Selected papers of Laser Florence. In: Proceedings of American Institute of Physics Publ., Melville, NY, vol. 1142, 2008, 2009; vol. 1226, 2010; vol. 1486, 2011, 2012.

［18］Longo, L., 2010. Non surgical laser and light in the treatment of chronic diseases. Laser Phys. Lett. 7 (11), 771-786.

［19］Longo, L., 2012-2013-2015. Advances in Laserology - Selected papers of Laser Florence. Medimond Publisher, Bologna.

［20］Longo, L., 2015. Laser Manual of Medical Technology. OEO, Florence.

［21］Longo, L., 2017. Non surgical laser and light in the treatment of central and peripheral nervous system injuries. Photomed. Laser Surg. 35 (4), 181-183 (Guest Editorial).

［22］Longo, L., in press. Laser Florence 2017, Proceedings of SPIE, vol. 2018, ISSN 1605-7422.

［23］Longo, L., Simunovic, Z., Postiglione, M., Postiglione, M., 1997. Laser therapy for fibromyositic rheumatism. J. Clin. Laser Med. Surg. 15 (5), 217-220.

［24］Longo, L., Hofstetter, A., Pascu, M.L., Waidelich, W., 1999. Progress in Biomedical Optics and Imaging - Laser Florence, vol. 1, No 37, Proceedings of SPIE, vol. 4166, 1999; Laser Florence 2000, vol. 2, No 35, Proceedings of SPIE, vol. 4606, 2000; Laser Florence 2001, vol. 3, No 28, Proceedings of SPIE, vol. 4903, 2001; Laser Florence 2002, vol. 4, No 35, Proceedings of SPIE, vol. 5287, 2002; Laser Florence 2003, vol. 5, No 28, Proceedings of SPIE, vol. 5610, 2003; Laser Florence 2004, vol. 5 No 28 Proceedings of SPIE, vol. 5610, 2004, ISSN 1605-7422.

［25］McCaughey, R.G., Chlebicki, C., Wong, B.J.F., 2010. Novel wavelengths for laser nerve stimulation. Lasers Surg. Med. 42, 69-75.

［26］Mester, E., Ludany, G., Selyei, M., Szende, B., Tota, G.J., 1968. The stimulating effects of low power laser rays on biological systems. Laser Rev. 1, 3-9.

［27］Ohkuni, I., Ushigome, N., Harada, T., Oshiro, T., Musya, Y., Mizutani, K., et al., 2008. Low level laser therapy for cerebral palsy. Laser Ther. 17 (1), 29-33.

［28］Orchardson, R., Peacock, J.M., Whitters, C.J., 1997. Effect of pulsed Nd:Yag laser radiation on action potential conduction in isolated mammalian spinal nerve. Lasers Surg. Med. 21, 142-148.

［29］Oron, U., Ilic, S., De Taboada, L., Streeter, J., 2007. Ga-As (808 nm) laser irradiation enhances ATP production in human neuronal cells in culture. Photomed. Laser Surg. 25 (3), 180-182.

［30］Paula, A.A., Nicolau, R.A., de O Lima, M., Selgado, M.A.C., Cogo, J.C., 2014. Low-intensity laser therapy effect on the recovery of traumatic spinal cord injury. Lasers Med. Sci. 29, 1849-1859.

［31］Rochkind, S., 2008. Phototherapy and nerve tissue repair Lecture notes in Electrical Engineering 12. In: Waynant, R., Tata, D.B. (Eds.), Proceedings of Light-Activated Tissue Regeneration and Therapy Conference. Springer, pp. 408-412.

［32］Rochkind, S., 2009a. Review of 30-years experience: laser phototherapy in neuroscience and neurosurgery: Part 1. Muscle and nerve. Laser Ther. 18 (1), 27-38.

［33］Rochkind, S., 2009b. Review of 30-years experience: laser phototherapy in neuroscience and neurosurgery: Part 2. Nerve cells, brain and spinal cord. Laser Ther. 18 (3), 127-136.

［34］Rochkind, S., 2009c. Phototherapy in peripheral nerve injury for muscle preservation and nerve regeneration. Photomed. Laser Surg. 27 (2), 219-220.

［35］Scott Kelso, J.A., Holt, K.G., Kugler, P.N., Turvey, M.T., 1980. 2 On the concept of coordinative structures as dissipative structures: II. Empirical lines of convergence. Adv. Psychol. 1, 49-70.

［36］Turvey, M.T., Carello, C., 2011. Obtaining information by dynamic (effortful) touching. Philos. Trans. Soc. Lond. B: Biol. Sci. 366 (1581), 3123-3132.

［37］Ushigome, N., Harada, T., Okuni, I., Ohshiro, T., Musya, Y., Mizutani, K., et al., 2008. Effects of low level laser therapy (LLLT) on spasticity caused by cerebral vascular accidents (CVAS). Laser Ther. 17 (2), 95-99.

［38］Walker, J., 1983. Laser therapy of amputation neuroma. Neurosci. Lett. 43, 339.

［39］Wu, X., Dmitriev, A.E., Cardoso, M.J., Viers-Costello, A.G., Borke, R.C., Streeter, J., et al., 2009. 810 nm wavelength light: an effective therapy for transected or contused rat spinal cord. Lasers Surg. Med. 41, 36-41.

［40］Yonezu, T., Kogure, S., 2013. The effect of low-level laser irradiation on muscle tension and hardness compared among three wavelengths. Laser Ther. 22 (3), 201-207.

［41］Yoshimi, A., 2007. Application of LLLT in patients with cerebral palsy of the adult tension athetosis type. Nippon Laser Igakkaishi 28, 74-76.

第 42 章　光生物调节作用治疗脑部疾病：创伤后应激障碍（PTSD）和痴呆

RandyLAmartiniere[1]，Rhett Bergeron[2]，Ronald Aung-Din[3]，Matthe w Bennett[4]，
William Stephan[5] 和 Louis Banas[6]
1. 光医学诊所，美国路易斯安那州巴吞鲁日
2. Real Health Medical，美国佐治亚州罗斯韦尔
3. 美国佛罗里达州萨拉索塔
4. 美国加利福尼亚州帕特森
5. 美国纽约州布法罗
6. Laser Innovations，美国纽约州阿默斯特

42.1　引言（临床团队）

　　Randy Lamartiniere 博士是一位拥有 30 年经验的内科医生。虽然他对未经证实或不科学的治疗方法持怀疑态度，但长期以来一直对不同类型的治疗方法感兴趣。在被一位患者介绍后，他认识了 Lou Banas 先生。Lou Banas 采用冷激光治疗。在与 Banas 先生会面后，他开始对冷激光治疗产生兴趣，并对该疗法背后的科学原理印象深刻，其中主要包括加速组织自然愈合的过程。他们开始治疗各种病情的患者，并取得了相当震撼的结果。从那时起，许多饱受各种困扰和痛苦的患者都迅速且显著地解决了这些问题。其中两个更有趣的病例是一位因童年情感创伤而长期患有创伤后应激障碍（PTSD）的成年男性，他在仅接受三次治疗后就取得了显著效果，以及一名最近因机动车事故而遭受脑震荡和 PTSD 的女性患者，尽管她的神经科医生给出的预后不良，但她也取得了类似的效果。这些结果看起来好得令人难以置信，大家的难以置信却成为推广这种疗法的一大障碍。

　　Rhett Bergeron 是一位替代医学医生，接受过内科医生的培训，在亚特兰大有一家非常繁忙的诊所，专门从事激素替代疗法、肿瘤治疗、减肥，现在由于 Banas 先生的帮助，他还负责疼痛治疗和神经康复。自从认识 Banas 先生后，他发现光生物调节作用疗法的效果令人惊讶且意义重大。这里有两个病例，读者可能会觉得有趣。一位 42 岁的男性患有严重的 PTSD 和其他因脑膜炎导致的脑部损伤。他在当地一个社区站担任侦探。他有一位非常支持他的妻子。他已经丧失功能，不能开车，否则就会迷路。他在 PTSD 评分中得分非常高。经过五次治疗后，他完全恢复了功能，他的 PTSD 得分下降了，并且可以毫无问题地开车。第二个病例涉及一位长期患有莱姆病者。这是一位非常聪明的年轻人，他在 PTSD 评分中再次获得了非常高的分数。他强烈认为任何患有像莱姆病这样的重大疾病的人都会有一定的 PTSD 风险。同样，在仅仅接受了几次治疗后，他的状况就基本好多了，他的 PTSD 评分显示他有了显著改善。

　　Lou Banas 是一位认证激光治疗师。这是一种新型治疗师，他们将未来医学带到了这里，带到了现在。激光系统是一种革命性的运动损伤治疗方法，已在七所大学和两支 NFL 球队中取得了显著成功。几年前，

Richard M. Restak 博士出版了《大脑，最后的疆域》，强调了大脑是我们仍想进一步了解和治疗的器官这一事实（Restak, 1980）。众所周知，许多科学发现都是偶然事件的结果（如艾萨克·牛顿）。2009 年，我们成为这样一项发现的催化剂。使用这项新技术（最初称为低强度激光疗法，现在称为光生物调节作用）的机会首先出现在纽约州布法罗的 Stephan 博士的私人医疗实践中。Stephan 博士是一位备受尊敬的初级保健医生，他非常重视预防医学和替代医学。他已经使用 MB 超过 11 年，作为一名初级保健医生，他见过各种类型的损伤。有好几次，我都能协助他治疗患者。虽然我们在治疗许多不同类型的损伤方面取得了巨大成功，但最显著的成功案例是偏头痛、脑震荡和痴呆。脑震荡或偏头痛的患者在接受这些治疗后有了显著甚至完全的恢复。我们知道这种成功非常了不起，而且我们以为我们只是对头骨进行了表面治疗，但最终才意识到头骨是半透明的！图 42.1 显示了 Lamartinere 博士正在为患者应用光生物调节疗法。

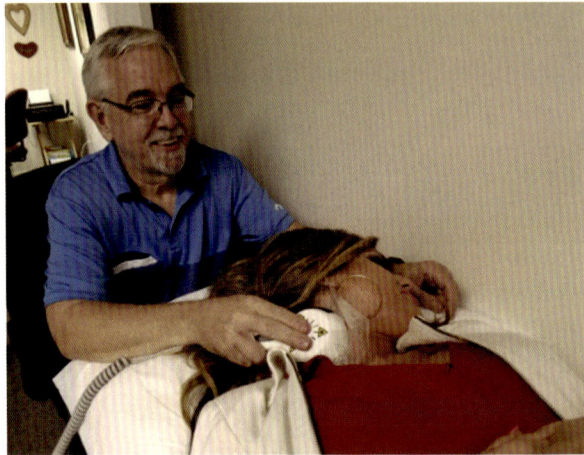

图 42.1　Randy Lamartiniere 医学博士演示冷激光治疗

42.2　最初的脑震荡病例

虽然本章专注于痴呆和 PTSD，但这个脑震荡病例值得一提。六年前，我们治疗了一名被铅管击中两到三次并患有顽固性偏头痛达两年之久的年轻人；他仅接受了四次治疗就痊愈了，该病例于 2012 年 11 月发表（Stephan et al., 2012）。由于这一发现，我们着手解决痴呆和 PTSD 的问题，这一问题在美国已达到流行病的程度。我们使用 Theralase TLC 900 系列治疗了以下患者。该集束头具有 $20cm^2$ 的治疗面积，包括 5 个 905nm 的近红外超脉冲激光二极管，每个的平均功率为 100mW，峰值功率为 50W，脉冲持续时间为 200 纳秒，以及 4 个连续波红光 660nm 的激光二极管，每个的功率为 25mW（Kester et al., 2014）。所有患者在 1 周内接受了三次治疗。共有五个部位接受了治疗，其中四个在前额叶皮层，一个在 Willis 环，每次治疗时间为 2 分钟。有关激光设备的完整参数，请参见 Theralase 网站（Theralase, 2018）。图 42.2 和图 42.3 展示了 Theralase 激光系统。

42.3　创伤后应激障碍评估

创伤后应激障碍筛查评估问卷被普遍认为是对创伤事件导致的个人情绪困扰程度的有效评估。35 分表示病情轻微，55 分或以上表示病情严重。除非另有说明，本报告中的所有受试者的得分都在 55 分以上；第一次治疗前和第四次治疗后的得分均可以体现。在一年时间里，我们在五个不同地点治疗了 50 多名患者，这些地点包括：亚利桑那州凤凰城、纽约州布法罗、印第安纳州拉斐特、路易斯安那州博西尔城和佛罗里达州萨拉索塔。几乎所有患者的创伤后应激障碍评分都表明，他们的情绪稳定性和生活质量都得到了显著改善。

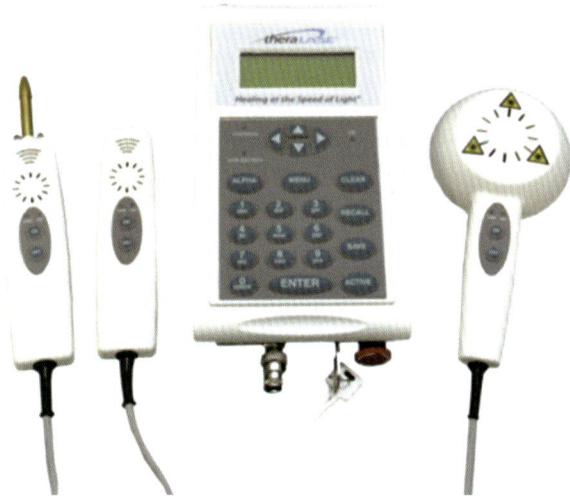

图 42.2 不同的探头的 Theralase 系统

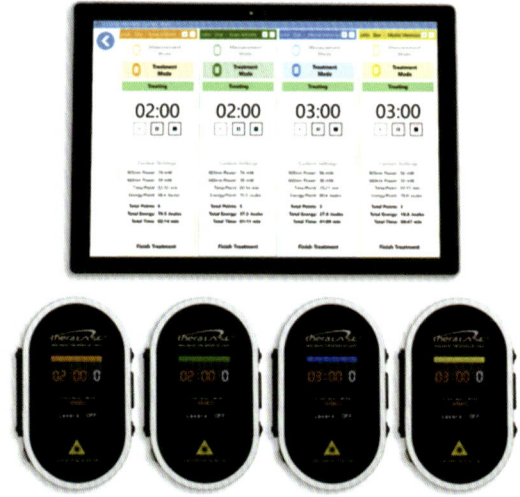

图 42.3 不同治疗方案的 Theralase 系统

以下是访谈问卷的副本：

说明：本问卷询问的是您在经历非常大的压力事件后可能遇到的问题，这些事件涉及实际或威胁到的死亡、严重伤害或性暴力。这可能是直接发生在您身上的事情、您目睹的事情，或者是您得知发生在亲密家庭成员或亲密朋友身上的事情。一些例子包括严重事故、火灾、灾难（如飓风、龙卷风或地震）、身体或性攻击或虐待、战争、凶杀或自杀。

首先，请回答一些关于您最糟糕事件的问题，对于本问卷来说，这意味着目前最困扰您的事件。这可能是上述例子中的一个或其他非常有压力的经历。此外，它可能是一次性事件（如车祸）或多个类似事件（如战区内的多个压力事件或重复的性虐待）。这件事发生多久了？（如果不确定，请估计）

这些问题是否涉及实际或威胁到的死亡、严重伤害或性暴力？

□是

□否

你是如何经历这件事的？

□我直接经历了这件事。

□我目睹了这件事。

□我得知这件事发生在一个亲密的家庭成员或亲密的朋友身上。

□由于我的工作（如护理人员、警察、军人或其他急救人员），我反复接触到这件事的细节。

□其他，请描述。

如果这件事涉及亲密的家庭成员或亲密的朋友的死亡，是由于意外或暴力，还是由于自然原因？

以下是人们在应对非常有压力的经历时有时会遇到的问题列表。请回想您最糟糕的经历，仔细阅读每个问题，然后在右侧圈选一个数字，以表明在过去一个月内该问题对您的困扰程度。第 1 页，共 2 页 PCL-5（含标准 A）（2013 年 8 月 14 日）国家创伤后应激障碍中心。	完全没有	有一点儿困扰	一般困扰	很大困扰	非常大的困扰
在过去的一个月里，以下问题对您造成了多大的困扰	0	1	2	3	4
1. 反复出现、令人不安且不愿回想的压力经历的记忆？	0	1	2	3	4

以下是人们在应对非常有压力的经历时有时会遇到的问题列表。请回想您最糟糕的经历，仔细阅读每个问题，然后在右侧圈选一个数字，以表明在过去一个月内该问题对您的困扰程度。第1页，共2页 PCL-5（含标准A）（2013年8月14日）国家创伤后应激障碍中心。	完全没有	有一点儿困扰	一般困扰	很大困扰	非常大的困扰
2. 反复做关于压力经历的令人不安的梦？	0	1	2	3	4
3. 突然感觉或表现得好像压力经历正在真实发生（好像您真的回到了那里，重新经历它）？	0	1	2	3	4
4. 当某事提醒您那段压力经历时，您会感到非常难过？	0	1	2	3	4
5. 当某事提醒您那段压力经历时，您会产生强烈的生理反应（如心跳加速、呼吸困难、出汗）？	0	1	2	3	4
6. 回避与压力经历相关的记忆、想法或感受？	0	1	2	3	4
7. 回避外部提醒您那段压力经历的事物（如人、地方、对话、活动、物品或情境）？	0	1	2	3	4
8. 难以记住压力经历的重要部分？	0	1	2	3	4
9. 对自己、他人或世界产生强烈的负面信念（如产生诸如"我很坏""我出了严重问题""没有人值得信任""世界完全危险"等想法）？	0	1	2	3	4
10. 为那段压力经历或其后发生的事情责备自己或他人？	0	1	2	3	4
11. 产生强烈的负面情绪，如恐惧、恐怖、愤怒、内疚或羞耻？	0	1	2	3	4
12. 对曾经喜欢的活动失去兴趣？	0	1	2	3	4
13. 感到与他人疏远或隔绝？	0	1	2	3	4
14. 难以体验积极的感受（如无法感到快乐或对亲近的人产生爱的感觉）？	0	1	2	3	4
15. 易怒行为、愤怒爆发或表现出攻击性？	0	1	2	3	4
16. 冒太多风险或做可能伤害自己的事情？	0	1	2	3	4
17. 变得"超级警觉"或保持警惕或戒备？	0	1	2	3	4
18. 感到紧张不安或容易被惊吓？	0	1	2	3	4
19. 难以集中注意力？	0	1	2	3	4
20. 难以入睡或难以保持睡眠？	0	1	2	3	4

42.4 创伤后应激障碍案例研究

下列 PTSD 病例研究由上述医疗服务提供者在所示城市提供治疗。

案例1：这位患者最初表现出抑郁症状，但我后来意识到这是 PTSD（未使用问卷）。一位 34 岁的纽约 Buffalo 企业主声称，在过去的两年半里，由于他无法应对压力，已经在他的小公司里解雇了至少 32 名员工。他声称自己患有抑郁症。我决定尝试光生物调节疗法来增加血流量，因为这可能会改善大脑功能。在第三次治疗后，他告诉我他感觉好多了，而一直困扰他的真正问题是，他 9 岁时目睹了母亲的谋杀案，而凶手从未被定罪；想象一下这会造成多大的心理创伤！他又回来进行了第四次 12 分钟的治疗。

他的生活完全改变了，他对此永远心怀感激。

案例 2：一位 69 岁的纽约罗切斯特越南老兵，在 50 年后出现了情绪问题，并且恰好在意识到这些治疗方法之前一周联系了退伍军人管理局。他担任高管职位，但知道自己有心理问题。在完成为期 8 天的四次治疗后，他感到显著缓解。他没有继续接受退伍军人管理局的治疗。PTSD 评分：治疗前 47；治疗后 27。

案例 3：一位 54 岁的纽约罗切斯特女性因被配偶虐待而被诊断为 PTSD，从而领取社会保障收入。经过六次治疗后，她的情绪健康状况显著改善。她又接受了为期 4 个月的三次维持治疗，她的证词视频可在 www.paintherapyusa.com 上观看。PTSD 评分：治疗前 62；治疗后 25。

案例 4：一位 75 岁的佛罗里达州萨拉索塔女性 19 岁时在纽约市被迫从事卖淫活动。在第二次治疗后，她回忆起自己 21 岁时曾堕过一次胎。虽然这件事在她的记忆中"被抹去了"，但随后几次她在办公室里哭泣，说自己"杀"了一个孩子，她觉得自己深深违背了自己的信念。在第五次治疗以及其他改善之后，她现在可以享受用餐、自己开车，并且她的字迹现在清晰可辨。未使用问卷。

案例 5：一位 45 岁的亚利桑那州凤凰城男性小时候多次挨打，后来在工作中意外触电并被扔出 30 英尺远后摔在地上。医生认为，这一摔使他的心脏重新开始跳动。由于这次意外，他接受了压力管理、情绪管理治疗，他有好几个月都患有严重的肌肉骨骼疼痛。对他进行了 PTSD 问卷评估，他的得分非常高。在为期 10 天的五次治疗后，他不再患有 PTSD，几乎没有疼痛，很放松，不再脾气暴躁，也不再容易突然发怒。PTSD 评分：治疗前 67；治疗后 32。附加数据：

事件	性别 / 年龄	分数：35= 最轻度创伤后应激障碍；45= 中度创伤后应激障碍；55 及以上 = 重度	
母亲被杀	m/34	无	第一个客户，儿子报告被保姆虐待后，母亲与保姆对峙，保姆将其杀害但未被定罪，报告生活有显著改善
2015 年 4 月被性虐待	f/75	57-37-27-20	
被配偶虐待	f/45	58-38-33534	高加索裔女性，因 PTSD 领取社会保障收入并已离婚 10 年，声称完全康复并重返工作岗位
军事事件	m/82	62-47-25	韩国退伍军人，曾任宪兵，目睹可怕罪行，同时 6 个月前丧妻
伊拉克退伍军人	m/34	69-45-65-39	夜间盗汗，噩梦
身体虐待	f/42	60-56-56-43-37	
被配偶虐待	f/23	44-38-38-35	
14 岁时被强奸	f/22	44-38-38-35	住在中途之家，成为海洛因成瘾者
童年被遗弃	f/24	55-42-29	因药物滥用住在中途之家，与各种亲戚生活或 12 年
在拘留中心被袭击	f/2	64-49-35	有药物问题的、非常有魅力的高加索裔女性在 Erie Co 拘留中心被袭击，诉讼待决
被男友身体虐待	f/42	53-32	提供了身体虐待的照片
被配偶虐待	f/44	58-44-25	
焦虑，家庭功能失调	m/45	50-31	
被配偶虐待	f/35	48-29	

事件	性别/年龄	分数：35=最轻度创伤后应激障碍；45=中度创伤后应激障碍；55及以上＝重度	
越南退伍军人	m/68	52-57-47-37	大型公司经理，50年后决定寻求退役军人事务部帮助，但在第四次治疗后取消了预约
伊拉克退伍军人狙击手	m/42	66-54-49-40	当地警察局的侦探出现"人脸游行"症状，随后感染病毒性脑炎，大脑严重"迷雾"，无法驾驶，非常困惑，经过5次治疗后完全康复
家庭功能失调	m/45	65-49-46-40	
女儿自杀	f/54	45-34	仅需三次治疗
莱姆病，情绪问题	m/47	52-43	一个非常聪明的年轻人告诉我，任何遭受重大健康问题的人都很可能患有PTSD
目睹恐怖事故	m/42	44-37	极度焦虑于驾车或任何威胁性情境。在治疗过程中，他看到我的手靠近他，叫我停下来。在回家的路上打电话告诉我有了显著改善
被配偶虐待	f/52	55-30-17	
被牧师虐待	m/52	56-37-31	成功的律师，从未告诉过任何人，除了我，经过3次治疗后康复
父亲突然去世	f/33	57-38-31	亲爱的父亲刚在3个月前战胜白血病，却突然去世
父亲突然去世	f/31	55-39	亲爱的父亲刚在3个月前战胜白血病，却突然去世
35年前被丈夫身体虐待	f/72	47-30-27	现在婚姻幸福，15年前的问题已康复
一年前被男友身体虐待	f.41	52-37-27	
29年前遭受配偶身体虐待	f/71	55-39-29	25年前离婚，问题已解决
阿富汗退伍军人	m/34	47-34	专业退休军官，医学博士妻子坚持要他来看我。"我没意识到自己有这样的问题"经两次治疗后痊愈
女儿卒中	f/72	55-34-24	有卒中家族史，女儿需要24小时护理
10年前车祸	f/34	54-34-35	唯一未解决的问题是作为乘客乘车
已出版书的心理学家	f/72	47-32	在网站上寻找了25年的解决方案
见过很多战斗的阿富汗退伍军人	m/29	54-39-31	退休老兵如所述般痊愈，但在射击场上闻到烟味后，又回来接受了两次治疗并再次痊愈
见过严重战斗的伊拉克退伍军人	m/32	45-40	仅接受了两次治疗
医疗助理学院事故	f/32	47-31-27	想要第三次治疗

总之，由于在平民和军人群体中治疗PTSD取得了显著成功，我成立了一个名为"The Orthogenesis Project"的基金会。

42.4.1 痴呆症案例研究

目前有超过500万美国人患有阿尔茨海默病（AD），据美国阿尔茨海默病协会称，每67秒就有一名美国人患上这种疾病。估计给美国社会造成的成本为 2140 亿美元，包括医疗保险和医疗补助。这些成本是惊人的，然而如果我们找不到治愈方法，那么到 2050 年，成本将达到 1.2 万亿美元。世界各地正在进行广泛的研究，最近的研究表明，AD 与小血管疾病（SVD）的关系可能比以前认为的更为密切。然而，关于光生物调节疗法，目前旧金山和波士顿正在进行两项对照痴呆症研究，使用的是类似技术。上面描述的技术（如上所述）是类似的，目前正在亚特兰大地区进行 PTSD 研究。最近，JAMA Network Journals 在今年 5 月报道了一项新的研究（Kester et al., 2014），指出 SVD 和 AD 的发病途径是相互关联的。我们的研究支持这样的假设，SVD 可能引发淀粉样病变，而 AD 相关的脑淀粉样病变可能导致辅助性血管损伤（Attems and Jellinger, 2014）。加拿大多伦多一位著名的阿尔茨海默病研究者 Sandra Black 博士最近在一档电台谈话节目中推测，运动是预防的一个领域，可以成为缓解这一问题的解决方案（Middleton et al., 2018）。这里的推断是，心血管运动期间增加的血流量可能会减少斑块和蛋白质聚集物的积累。专家承认，血管性痴呆与 SVD 直接相关，据估计 SVD 占所有痴呆病例的 10% ~ 20%。阿尔茨海默病更为隐匿，其中血管系统因淀粉样斑块和 tau 蛋白的积累而受阻，如今人们非常关注该病的预防和治疗。

以下是我们治疗过的一些痴呆症案例研究。尽管上面描述的 PTSD 案例都使用了 PTSD 问卷进行了仔细记录，但痴呆症的情况并非如此，尽管有几种问卷和评分可用，但要求客户配合太耗时了。然而，我们在一些场合确实使用了以下问卷。

姓名：_____　年龄：_____　患者是否清醒？_____　学历水平：_____

1. 今天是星期几？

2. 今年是哪一年？

3. 我们现在在哪个州？

4. 请记住这五个物体。我稍后会问你它们是什么。苹果；钢笔；领带；房子；汽车。

5. 你有 100 美元，你去商店买了 12 个苹果，花了 3 美元，又买了一个三轮车，花了 20 美元。你一共花了多少钱？你还剩下多少钱？

6. 请在一分钟内尽可能多地说出动物的名字。0 ~ 4 个动物；5 ~ 9 个动物；10 ~ 14 个动物；15 个以上动物。

7. 我之前让你记住的那五个物体是什么？每说对一个得 1 分。

8. 我会给你一串数字，我想让你把它们倒着说出来。如果我说 42，你就说 24。

87，649，8537。

9. 这是一个钟面。如果时间是 10 点 50 分，请在钟面上标出时针和分针。时针指示正确时间。

10. 请在三角形里放一个 X。

上面哪个图形最大？

11. 我要给你讲一个故事。请仔细听，因为稍后我会问你一些关于它的问题。吉尔是一位非常成功的股票经纪人。她在股市上赚了很多钱。然后她遇到了杰克，一个英俊迷人的男人。她嫁给了他，并生了三个孩子。他们住在芝加哥。然后她停止工作，待在家里抚养孩子。当孩子们十几岁的时候，她又回去工作了。她和杰克从此幸福地生活在一起。这个女人叫什么名字？她做什么工作？她什么时候回去工作的？她住在哪个州？

案例 1：一位 88 岁的老太太坐着轮椅，8 年前开始出现简单的记忆问题（痴呆）。由于在专业护理机构中行为反常，她最近被迫搬到儿子家居住。当她感到困惑时，或者有两三个以上的人在场时，她就会对其他学者暴跳如雷。她的精力水平非常低。在 12 天的时间里，她接受了六次治疗。她的儿子报告说，她变得放松多了，再也没有发脾气。此外，到了晚上，她还能保持更高的精力水平，而且更加警觉。儿子对她整个人的变化非常满意，但在 5 周后注意到她的病情略有下降。因此，我们现在决定采用每月治疗一次的维持疗法。

病例 2：一名 38 岁的女性，接受该主治医生的治疗已有 3 个月，有脑卒中病史，并可能因配偶虐待而导致 TBI。在 5 年的时间里，她因每周三到四次不同程度的严重偏头痛而寻求治疗。她之前的主治医生给她服用了非常大剂量的 OxyContin，她现在的主治医生问我能否帮她停药。第一次治疗后，她的头痛几乎完全消失了，但由于减少了用药，偏头痛仍在继续。在 14 天的时间里，她接受了八个疗程的治疗（有时是紧急治疗），每次治疗都能明显缓解她的症状。然而，在第七次治疗后，母亲报告说她的女儿开始能说完整的句子，记忆力也恢复了。此外，她也不再需要用拐杖走路了。在长达两年的时间里，对该客户进行了间歇性随访，结果没有发现明显的退步。

案例 3：一家骨科诊所的经理在观察了我在她的办公室为受伤患者所做的工作后，问我是否可以帮助她（这种治疗模式的最初用途是治疗肌肉骨骼损伤）。她 77 岁的父亲在 12 年前首次被诊断出患有痴呆症，虽然他服用了多种治疗记忆问题的药物，但仍不得不住进疗养院。他的记忆力严重衰退，虽然女儿每周都会去看望他三到四次，但他能认出女儿，却不知道女儿的名字。第四次治疗后，女儿打电话向我报告说，他的弟弟几个月来第一次来看望他，他不仅叫出了他的名字，而且他们还哭了，并进行了交谈。第二天，他接受了治疗，当我们到达时，他正坐在餐厅里，认出了他的女儿，向她挥手并叫出了她的名字。这确实是一个令人震惊的时刻。我们对他进行了第五次治疗，但他的女儿随后去度假了 10 天。女儿回来后，他又变回了原来的样子，后来又进行了几次治疗，都没有任何变化。

案例 4：一名 67 岁的邮递员，仍在做兼职工作，他开始担心自己的记忆力减退和嗅觉丧失。他的父母都在 80 多岁时死于阿尔茨海默病。我们建议他开始接受六次的系列治疗作为预防措施，他欣然同意。他报告说，他的嗅觉已经恢复。此外，他还报告说他有三次短暂的小头痛，这是他以前从未经历过的。我们推测这可能是斑块或 *tau* 蛋白在他的系统中移动的结果。我们将继续每月为他进行治疗。

案例 5：一名 61 岁的退休家庭主妇在 9 个月内病情迅速恶化。他们原计划搬到另一个城市，在那里她可以得到更多的家庭支持。然而，我们鼓励作为护理者的女儿，让患者至少接受六次的系列治疗。在第二次治疗后，接待员很惊讶，因为患者要求自己签信用卡收据。在第六次治疗后，女儿报告说，她现在可以自己穿衣服，不需要帮助，如果她穿错了，女儿会指出来，然后她自己改正。此外，她现在可以自己上车并系好安全带，不需要任何帮助。之前，她吃三明治时会把上面的面包片拿起来，女儿需要帮她纠正，但现在这个问题也不存在了。

案例 6：一位 86 岁的男性患者，有 10 年的痴呆症病史，自 2014 年 11 月以来一直接受定期治疗。患者是一名退休医学研究员，他的妻子是一名退休教师。他的妻子和临床医生都认真记录了治疗过程。在开始治疗的两周内，妻子报告的主要改善是他整晚都能入睡，这大大缓解了家人d 焦虑和睡眠不足的问题；在此之前，他整晚都会在家里四处游荡。在最初的几个月里，他的回声语言也减少了，交谈也有所改善。每周进行两次记忆测试，他的情况趋于稳定。虽然自 2018 年以来，他的病情明显恶化，这可能是由于他身体机能下降，无法行走，治疗次数减少所致，但还是有一个新的治疗结果值得一提。他因肺炎被送往医院，无法再吞咽。吸入是他最担心的问题，他被送回了家，并被告知可能只剩一周的生命。一周后，强化激光治疗使他恢复到以前的状态。以前只对他的前额叶皮层进行治疗（偶尔是 Willis 环），但现在我们对脑干进行了治疗，再加上大剂量的阿托品，他现在可以正常进食，有时还会点头或口中说谢谢。他能活下来，照顾他的妻子功不可没。他的妻子让他参加了许多活动，包括拼图和数学游戏，这也要归功于她，但持续进行的光生物调制治疗也是必不可少的。

42.5 结论和未来方向

本章引用的病例研究为我们进一步开展正式的对照研究奠定了基础。目前，旧金山和波士顿正在使用类似的技术开展有关痴呆症的研究。哈佛大学已完成一项Ⅰ期研究，并正计划于 2018 年秋季在亚特兰大举行一项关于 PTSD 的Ⅱ期对照研究、正式研究。为本章作出贡献的医疗机构目前都在以最低成本为所有患者提供这项服务，退伍军人则完全免费。光生物调节技术可能是治疗脑疾病和脑创伤的一种突破性方法。

原著参考文献

［1］Attems, J., Jellinger, K.A., 2014. The overlap between vascular disease and Alzheimer's disease - lessons from pathology. BMC Med. 12, 206.

［2］Kester, M.I., Goos, J.D., Teunissen, C.E., Benedictus, M.R., Bouwman, F.H., Wattjes, M.P., et al., 2014. Associations between cerebral small-vessel disease and Alzheimer disease pathology as measured by cerebrospinal fluid biomarkers. JAMA Neurol. 71, 855-862.

［3］Middleton, L.E., Black, S.E., Herrmann, N., Oh, P.I., Regan, K., Lanctot, K.L., 2018. Centre- versus home-based exercise among people with mci and mild dementia: study protocol for a randomized parallel-group trial. BMC Geriatr. 18, 27.

［4］Restak, R.M., 1980. ISBN-10: 9780446969758 The Brain, The Last Frontier. Warner Books, Inc.

［5］Stephan, W., Banas, L.J., Bennett, M., Tunceroglu, H., 2012. Efficacy of super-pulsed 905 nm. low level laser therapy (LLLT) in the management of traumatic brain injury (TBI): a case study. World J. Neurosci. 2 (4), 231-233.

［6］Theralase, I., 2018. ,http://theralase.com/tlc-1000/.,Toronto, Canada.

第 43 章　目前的难题与未来的展望

Michael R. Hamblin

马萨诸塞州总医院 Wellman 光医学中心，美国马萨诸塞州波士顿

43.1　问题，或我们所不了解的

当我们开始规划这本著作时，并未料到它会成长为如今这样一部厚重的作品。最后一章将试图回答本书前几章所提出的一些紧迫问题。

43.2　哪些疾病和状况最适合接受治疗？

这是从本书中引发出的一个最引人注目的问题。人们对于任何声称能治愈一切（或几乎所有）疾病的治疗方法都会持怀疑态度。"听起来好得令人难以置信的事物，几乎肯定是假的"是一个经常被重复的信条。因此，PBM 应主要针对脑卒中和头部受伤造成的脑外伤，因为这些疾病已经有了最多的临床前数据，甚至有相当数量的临床研究。

属于这一类别的其他疾病还包括分娩损伤导致的大脑损伤（脑瘫）、心脏病发作后发生的全脑缺血，或其他中断大脑血液供应的重大创伤。如果这些确实是最有益的治疗条件，那么另一个有趣的问题就出现了。是否应在损伤发生后不久的急性期应用 PBM？或者 PBM 可能对慢性脑损伤患者更有效？ Oron实验室（Oron et al., 2006、2007、2012）和 Hamblin 实验室（Xuan et al., 2014a, b；Ando et al., 2011; Wu et al., 2012）的动物模型研究表明，在动物模型中，当脑损伤发生后不久（几小时）向头部照射光线时，获得的益处最大。然而，Naeser 等（2011, 2014）的报告表明，PBM 对人类慢性创伤性脑损伤（TBI）患者具有显著效果。最近的一项动物模型研究报告表明，经颅光生物调节作用（tPBM）可有效治疗全脑缺血，如冠状动脉骤停后心脏重新启动时的缺血（Wang et al., 2019）。

另外，主要的益处可能更多的是在神经退行性疾病方面，目前已确认有许多不同的表现形式。阿尔茨海默病和老年痴呆症是一种日益严重的流行病，随着平均年龄的不断增加，预计将影响很大一部分人口，因为其他疾病正在逐渐被征服。初步研究表明，PBM 对阿尔茨海默病患者非常有效（Saltmarche et al., 2017; Berman et al., 2017）。由 Mitrofanis 领导的澳大利亚研究人员为确立 PBM 作为帕金森病（PD; Mitrofanis, 2017）的治疗方法投入了大量精力。

甚至，也许最佳应用的领域可能在于精神障碍领域，有趣的初步证据表明，在治疗抑郁障碍（Cassano et al., 2015）、焦虑障碍（Schiffer et al., 2009）、创伤后应激障碍（Naeser et al., 2011）、失眠障碍（Henderson 和 Morries, 2015a, b）和成瘾（Zalewska-Kaszubska 和 Obzejta, 2004）方面有着显著益处。

然后，我们还有神经发育障碍，如孤独症谱系障碍（Leisman et al., 2018）、注意缺陷多动障碍和智力残疾。到目前为止，这一领域还只有初步的轶事报道。最后是认知增强领域，该领域实际上已经有不少公开报道（de la Torre, 2017）。

43.3　光对大脑的穿透性有多重要?

由于脑部 PBM 取得了巨大成功,光对脑部的穿透性一问题变得至关重要。许多组织光学研究已经探索了各种波长的光对头皮和颅骨的穿透性(Pitzschke et al., 2015),或者仅在动物模型(Lapchak et al., 2015; Jagdeo et al., 2012)和人类尸体标本头部(Tedford et al., 2015; Hart and Fitzgerald, 2016; Wan et al., 1981)中穿透颅骨的情况,并试图估计有多少光实际到达皮层。当然,确实有许多研究人员坚信,高功率比低功率更有效。而急性脑卒中 NEST-3 临床试验失败的主要原因之一,就是光对大脑的穿透程度仍然不足,尽管激光的头皮表面功率已经达到 $750mW/cm^2$,并且需要对激光治疗的头部进行主动冷却以避免对剃光的头皮造成热损伤(Lapchak and Boitano, 2016)。但 Henderson 和 Morries 仍然表示,他们坚信要实现对大脑的足够的光穿透力,高功率密度是绝对必要的(Henderson and Morries, 2015a, b)。

另外,我们无疑也取得了 Vielight、Neuro-alpha 和 Neuro-gamma 设备的成功。在大多数情况下,这些设备会被认为功率严重不足。总功率低于 200mW(经颅和经鼻内联合),功率密度为 $41mW/cm^2$(Saltmarche et al., 2017)。

43.4　系统(全身)效应如何?

无论是在动物模型还是人类中,都有证据表明 PBM 对大脑疾病具有系统效应。Johnstone 等(2014)展示了 PBM 系统效应的最令人信服的例子之一。这些研究人员研究了一种由 MPTP 注射引起的小鼠 PD 模型。他们比较了专门针对头部或身体的 670nm 光。低剂量 MPTP 下,间接应用远程 PBM 显著挽救了 SNc 中酪氨酸羟化酶阳性细胞,但这种保护作用不如直接照射头部所实现的保护作用那么强。在另一项研究(Kim et al., 2018)中,他们表明,用 PBM(670nm 光照射小鼠背部)进行远程预处理可保护小鼠免受随后 MPTP 的伤害。由于远程 PBM 与腿部缺血预处理产生了相似程度的神经保护作用,他们提出这两种方法具有共同的机制。

同时使用 Vielight 经颅发光二极管(LED)装置和鼻内 LED,证明了在人体中的系统效应(Saltmarche et al., 2017)。图 43.1 显示了 Vielight Neuro 设备。此外,中国开展的研究表明,单独使用经鼻内 LEDs 可以对大脑功能产生许多不同的积极影响(Wang, 2006; Xu et al., 2001、2002a, b,c, 2003)。

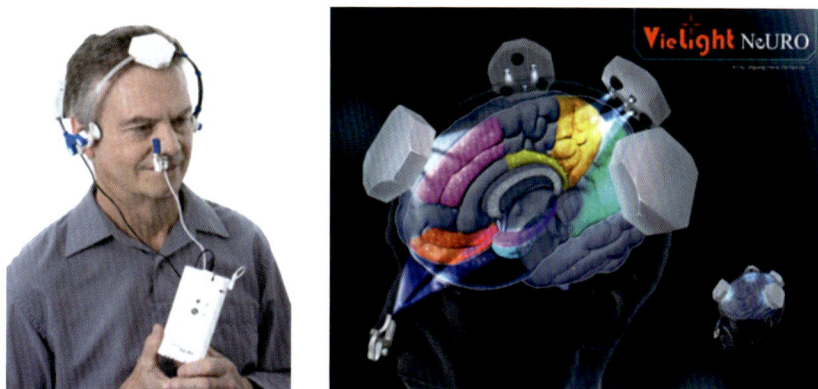

图 43.1　Vielight Neuro 经颅和鼻内组合设备

43.5　输送光的最佳方式是什么?

这是另一个非常重要且争议热烈的问题。在许多临床研究中,前额是 tPBM 的首选部位。这样的选择可能有两个令人信服的理由。首先,头发确实会阻碍光的穿透,而前额没有头发。头发通过吸收和散射来阻挡光线,而这两者之间的平衡取决于光的确切波长。尽管不同性别的人头上头发的颜色、数量和粗细差别很大，但很少有研究（如果有的话）探讨头发对光线穿透大脑的影响。

在其他研究中，使用的是覆盖头部全部或大部分表面的 LED 头盔。还有第三种光传递模式，以 Vielight 的方法为典型。这种方法利用头部的特定位置，将光线传送到大脑皮层的局部区域。如默认模式网络的节点由以下离散的大脑区域组成：内侧前额叶皮层、后扣带回皮层、下顶叶、外侧颞叶皮层、海马体和楔前叶。

43.6 脉冲有多重要？

脉冲光在细胞和分子层面与连续波（CW）有何不同，以及它是如何影响 PBM 的效果的？如果脉冲更有效，那么实现最佳效果的脉冲参数是什么？理想的脉冲重复率或频率是多少？

43.6.1 脉冲参数和光源

脉冲光源有五个可指定的参数。脉冲宽度或持续时间或开启时间（PD）和脉冲间隔或关闭时间（PI）以秒为单位进行测量。脉冲重复率或频率（F）以赫兹为单位进行测量。占空比（DC）是一个无单位的分数或百分比。峰值功率和平均功率以瓦特为单位进行测量。

脉冲持续时间、脉冲重复率和占空比之间的关系可以通过简单的方程来表示：

$$DC = F \times PD$$

峰值功率是衡量脉冲持续时间内的光强度的指标，与平均功率（以瓦特为单位）的关系为：

$$平均功率 = 峰值功率 \times F \times PD$$

或

$$峰值功率 = 平均功率 \div DC$$

在所有情况下，必须指定脉冲持续时间（PD）、频率（F）和占空比（DC）中的任意两个，以及峰值功率或平均功率，才能完全定义脉冲参数。

图 43.2 直观地显示了峰值功率与脉冲持续时间之间的关系。

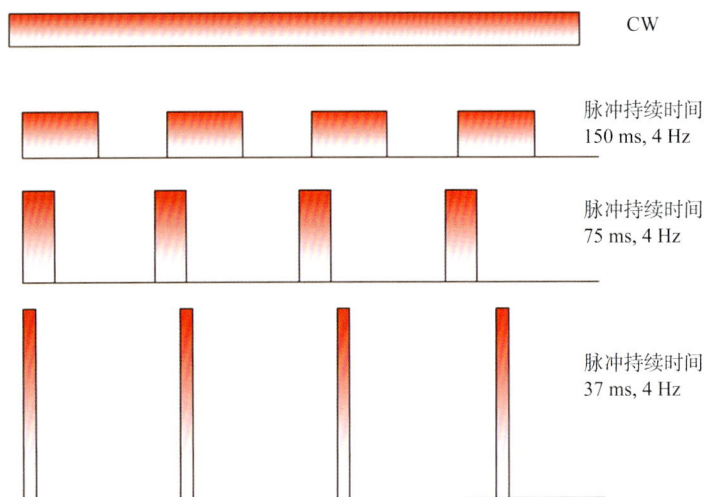

图 43.2 不同脉冲持续时间（37ms、75ms 和 150ms）和相同脉冲频率（4Hz）的连续波光与脉冲光的结构比较图

43.6.2 脉冲光源的类型

通常使用五种主要的脉冲激光器（或其他光源）类型：

（1）Q 开关；

（2）增益开关；

（3）锁模；

（4）超脉冲；

（5）斩波或门控。

每种类型都采用不同的机制以脉冲而非连续的方式产生光，并且在脉冲重复率、能量和持续时间方面各不相同。然而，上述前三种真正的脉冲激光器通常不用于 PBM；相反，主要使用的是超脉冲或门控激光器。超脉冲的概念最初是为用于高能组织消融术中的二氧化碳激光器而开发的。其想法是，通过产生相对较短的脉冲（微秒），激光介质可以被激发到比连续波模式下通常允许的更高的水平，因为在连续波模式下，散热限制了可用于激发激光介质的最大能量。使用原始的二氧化碳超脉冲激光器，短脉冲会将热能限制在组织内（通过使脉冲持续时间小于热扩散时间），从而减少对正常组织的附带热损伤。

另一种特别受益于超脉冲的激光器是砷化镓（GaAs）二极管激光器。这种激光器的波长在904nm左右，脉冲持续时间通常在 100 ～ 200 纳秒。另一种适用于超脉冲的半导体激光器是铟镓砷（In-Ga-As）二极管激光器。它发射的波长（904 ～ 905nm）与 GaAs 二极管激光器相似，能产生非常短暂的脉冲（200 纳秒），且频率高（在千赫兹范围内）。这些脉冲的峰值功率非常高（1 ～ 50W），平均功率为 60mW。理论上，超脉冲的 GaAs 和 In-Ga-As 激光器允许深层穿透，而不会产生 CW 的不良影响（如热损伤），同时还可以缩短治疗时间。

PBM 中使用的另一大类脉冲光源是 CW 激光器（通常是二极管激光器），其脉冲由包含脉冲发生器的激光驱动器产生。这种技术被描述为斩波或门控。同样，使用脉冲发生器技术来使 LED 或 LED 阵列产生脉冲也是可行的（Valchinov and Pallikarakis, 2005）。

43.6.3　为什么脉冲在光生物调节作用中很重要？

脉冲光提供了许多潜在的优势。由于脉冲开启时间之后存在"熄灭期"（脉冲关闭时间），因此脉冲激光器产生的组织加热较少。在某些情况下，为了将光传递到更深层的组织，需要更高的功率以在目标组织处提供足够的能量。这种增加的功率会导致表层组织的加热，在这种情况下，脉冲光非常有用。虽然 CW 会导致受干预组织和目标组织或器官的温度升高，但对于相同的能量密度，已经证明脉冲光不会导致照射区域的温度发生可测量的变化。Anders 等对猪的头骨进行了脉冲光照射，发现头皮或颅骨组织的温度没有显著变化（Anders，个人交流）。Ilic 等（2006）发现，脉冲光（峰值功率密度为 750mW/cm^2）照射 120 秒不会产生神经或组织损伤，而相同功率密度的 CW（照射相同秒数）则会导致明显的神经功能缺损。

除了安全优势外，脉冲光可能比连续波更有效。脉冲"熄灭期"（脉冲关闭时间）减少了组织加热，从而允许使用可能比连续波中安全使用的峰值功率密度高得多的峰值功率密度。如当皮肤处的连续波功率密度大于或等于 2W/cm^2 时，将连续波功率密度加倍只会略微增加治疗深度，同时可能会显著增加热损伤的风险；相比之下，使用适当的开启和关闭时间进行脉冲照射（大于或等于 5W/cm^2 的峰值功率）可能几乎不会产生组织加热。脉冲光可以安全使用的更高功率，可以克服组织加热问题，并提高激光穿透深层组织的能力，达到更大的治疗深度。

PW 相比 CW 具有更高的效能，这可能还有其他生物学原因。用于 PBM 的大多数脉冲光源的频率在 2.5 ～ 10 000Hz 范围内，脉冲持续时间通常在几毫秒的范围内。这一观察结果表明，如果脉冲光改善效果的生物学解释是存在的，那么它要么是由于生物系统中存在几十至几百赫兹的基本频率，要么是由于某些具有几毫秒时间尺度的生物学过程。我们认为这些生物学过程实际上可能是以下两种情况之一。首先，众所周知，哺乳动物的大脑具有特定频率的波动。脑电图研究已经确定了四类不同的脑波（Westmoreland et al., 1990；Lopes da Silva, 1991）。α 波（8 ～ 13Hz）出现在闭眼或放松的成年人中（Kirschfeld, 2005）。β 波（14 ～ 40Hz）主要出现在清醒、警觉或专注的成年人中（Thuroczy et al., 1994）。δ 波（1 ～ 3Hz）主要出现在婴儿、深度睡眠的成年人或患有脑肿瘤的成年人中（Picchioni et al., 2009）。θ 波（4 ～ 7Hz）主要出现在 2 ～ 5 岁的儿童以及处于睡眠和清醒之间或冥想状态的成年人中（Baijal and Srinivasan, 2010）。光脉冲的频率与脑波频率之间可能发生共振，这可能解释了使用脉冲光进行 tPBM 时的一些结果。

其次，有几条证据表明离子通道参与了 PBM 的亚细胞效应。有些通道只允许带正电荷（阳离子）或负电荷（阴离子）的离子通过，而有些通道则对特定种类的离子（如钠离子或钾离子）具有选择性。这些离子通过通道孔隙的速度几乎与离子通过自由流体的速度一样快。在某些离子通道中，孔隙的通过受"门"的控制，"门"可通过化学或电信号、温度或机械力打开或关闭，具体取决于通道的种类。离子通道是神经系统的重要组成部分。电压激活的离子通道是神经冲动的基础，而递质激活或配体门控的通道则介导着神经突触的传导。

关于各类离子通道的动力学有大量文献，但总的来说，可以认为离子通道开放和关闭的时间尺度或动力学为几毫秒左右。如 Gilboa 等（2005）使用了宽度为 10 毫秒、周期为 40 毫秒（25Hz）的脉冲。其他关于不同类型离子通道的报道给出的时间尺度分别为 160 毫秒（Priestley and Kemp, 1994）、3 毫秒（Schneggenburger and Neher, 2000）；还有一篇论文给出了 0.1 毫秒、4 毫秒和 100 毫秒这三个值（Kampa et al., 2004）。线粒体和肌膜中的钾离子和钙离子通道可能参与了细胞对 PBM 的反应（Chow et al., 2007; Karu, 2008; Karu et al., 2004）。

最后，PBM 在细胞层面的作用机制之一可能是一氧化氮从蛋白质结合位点（血红素或铜中心）光解离，例如在细胞色素 c 氧化酶中发现的结合位点（Lane, 2006）。如果发生这一过程，即使在持续光照的情况下，NO 也有可能重新结合到相同的位点上。因此，如果是脉冲光，可能会发生多次光解离事件，而在 CW 模式下，解离的次数可能要少得多。

43.6.4 脉冲光生物调节对大脑的影响

Hamblin 实验室发表了一项研究，该研究比较了在小鼠 TBI 模型中，以 CW、10Hz 脉冲或 100Hz 脉冲方式传递的相同剂量（810nm，36J/cm²，50mW/cm²）的 PBM（Ando et al., 2011）。TBI 后 4 小时给予一次 PBM；与 CW 和 100Hz 相比，10Hz 对认知功能的益处在统计学上更为显著，而 CW 和 100Hz 的效果相当，但均优于 TBI 对照组（见图 43.3）。

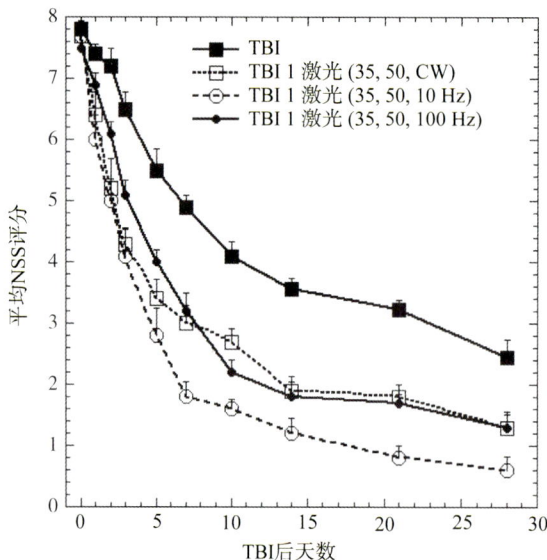

图 43.3　患有 **TBI** 的小鼠在接受对照组（无激光治疗）或 **810nm** 激光（**36J/cm2，50mW/cm²**，光斑大小为 **0.78cm²**）（**CW、PW 10Hz** 或 **PW 100Hz** 模式）治疗后的神经严重程度评分（**NSS**）的时间进程。结果以平均值 ± 标准误表示（*n*=10）

引自 Ando, T., Xuan,W., Xu, T., Dai, T., Sharma, S.K., Kharkwal, G.B., et al.,. Comparison of therapeutic effects between pulsed and continuousWave 810-nm Wavelength LAser irradiation for traumatic brain injury in mice. PLoS One, 2011, 6（10）, e26212.

另一项有趣的动物研究来自 MIT 的 Li-Huei Tsai 领导的一个小组（Iaccarino et al., 2016）。这份报告源于一项光遗传学研究，该研究使用病毒载体将光敏通道蛋白转染到基因工程改造的阿尔茨海默病小鼠的大脑中。他们发现，不是其他频率，而是 gamma 频率（40Hz）光驱动快速放电的小清蛋白阳性神经元，降低了大脑中 β- 淀粉样蛋白（Aβ）肽的水平。基因表达谱分析显示，与小胶质细胞形态转变相关的基因受到诱导，组织学分析证实小胶质细胞与 Aβ 的共定位增加。随后，他们设计了一种无创的 40Hz 光闪烁方案，该方案降低了视觉皮层中的 Aβ 水平，并减轻了老年小鼠的斑块负荷。一个丹麦小组（Ismail et al., 2018）进行了一项试点临床研究，其中 AD 患者每天接受 2 小时（早上和晚上）的 40Hz 脉冲光照射，持续 10 天。针对淀粉样蛋白斑块的 PET 扫描显示，斑块水平没有显著降低。然而，这项研究是基于脉冲光通过眼产生的有益影响，而在小鼠等小型动物中，光可能直接影响大脑。此外，10 天的时间相对较短，难以观察到显著的效果。

43.7　头部位置有多重要？

值得注意的是，在 Naeser 实验室进行的最初 tLED PBM 研究中（Karbe et al., 1998; Saur et al., 2006），将 LED 集束头放置在顶点，同时刺激右侧和左侧的辅助运动区（SMA），对治疗左半球脑卒中和失语症的慢性脑卒中患者并无益处——事实上，它反而使命名能力（失语症研究中使用的测量指标）恶化。这种双侧 tLED 放置方案将 LED 集束头放置在了头部的左侧和右侧（左右两侧颞部区域）。当 LED 仅放置在头部左侧（左侧颞叶周围区域）时，观察到命名能力得到改善。因此，Naeser 研究（Naeser et al., 2012）使用 tLED 的结果支持了 MRI 的发现，即失语症恢复与主要在左半球病灶周围区域（包括左侧 SMA）的激活增加有关。

43.8　双相剂量反应有多重要？

我们在小鼠 TBI 模型中的动物研究是为数不多的几项研究之一，清楚地表明了众所周知的双相剂量反应曲线适用于 tPBM。我们发现，每天对头部进行一次、连续三天应用 NIR 激光（810nm，18J/cm^2）优于相同剂量一次应用或连续 14 天每天应用一次（Xuan et al., 2013）。这个结果非常有趣，促使我们进一步探索。我们发现，连续 14 天的激光治疗并没有永久性损伤小鼠的大脑或认知功能，而只是暂时延迟了 PBM 诱导的益处出现的时间（2 个月）。换句话说，在 TBI 后接受 14 次 PBM 治疗的小鼠的认知评分在 4 周时低于 TBI 对照组，但在 TBI 后 8 周时高于 TBI 对照组（Xuan et al., 2016）。相比之下，每天接受三次 PBM 治疗的小鼠不仅在 4 周内，而且在 8 周内认知评分都不断提高。这些有趣发现的原因被认为是 PBM 治疗次数过多导致神经炎症（GFAP 表达升高表明），从而延迟了 PBM 的再生效果，直到神经炎症消退。

43.9　认知增强和预处理

有几项研究调查了 PBM 对正常实验室动物大脑功能的影响。El-Massri 等（2018）每天用 PBM（670nm）治疗小鼠 20 分钟，从 5 个月大开始，持续 8 个月。他们发现，在老年小鼠中，PBM 后纹状体中胶质细胞（星形胶质细胞和小胶质细胞）数量明显减少。相比之下，两种类型的纹状体中间神经元（小清蛋白 + 和脑视黄质 +）以及纹状体多巴胺能末梢（及其中脑细胞体）的密度在这种治疗后保持不变。胶质细胞减少可能有助于预防认知衰退和逆转大脑衰老。Michalkova 等（2008）的研究表明，用 1072nm 的 LEDs（每天 6 分钟，持续 10 天）治疗中年（12 个月大）雌性 CD-1 小鼠，可以在 3D 迷宫中改善其工作记忆缺陷。

有几项研究报告了 PBM 有助于正常、健康成年人的认知功能增强。这些研究通常招募学生志愿者作为实验对象。tPBM（1064nm）显著提高了持续注意力和短时记忆检索能力（Barrett and Gonzalez-

Lima, 2013）。PBM 的这些效果与剧烈有氧运动对认知能力的增强效果相当。在一项后续研究中，他们将 tPBM 与有氧运动（EX，跑步机跑步）相结合（Hwang et al., 2016）。tPBM 和 EX 都缩短了精神运动警觉任务（持续注意力）中的反应时间，并增加了延迟匹配样本任务（工作记忆）中的正确反应次数，但两者结合的效果并不明显优于单独治疗。

在另一项研究中，同一组研究人员发现，健康年轻参与者在 Wisconsin 卡片分类任务中的表现有所提高，这是一项衡量执行功能的神经心理学黄金标准（Blanco et al., 2017a,b）。然后，他们表明，前额叶皮层介导的、使用明确规则学习的反思系统因 tPBM 而得到改善，而纹状体介导的、形成逐渐的刺激 - 反应关联的反射学习系统则没有因 tPBM 而得到改善（Blanco et al., 2017a,b）。然后，他们对 51 名被诊断患有抑郁障碍的成年人进行了 tPBM（在右额或左额）与注意力偏差修正（ABM）相结合的测试（Disner et al., 2016）。一周和两周后，在那些对 ABM 有反应的参与者中，右侧 tPBM 引起了更明显的抑郁症状改善（即注意力从负面刺激中转移）。在左侧和假 tPBM 中观察到的变化很小。

约翰斯顿实验室（Kim et al., 2018）在由 1- 甲基 -4- 苯基 -1,2,3,6- 四氢吡啶（MPTP）注射引起的小鼠 PD 模型中展示了一种预处理方法。他们表明，远程预处理（用 670nm 光照射小鼠背部）可保护小鼠免受随后 MPTP 注射的伤害。由于远程 PBM 产生的神经保护作用与腿部缺血预处理相似，因此他们推测这两种方法具有共同的机制。另一项（尚未发表）关于 PBM 对大脑作用的临床前研究采用了头部预处理。在这项研究中，研究人员在小鼠出生后 6 小时，即对其进行脑缺氧处理之前，用光照射其头部。脑缺氧处理包括手术结扎左颈动脉，随后让小鼠呼吸仅含 6% 氧气的混合气体 1 小时。接受 PBM 预处理的小鼠在衡量认知表现、记忆和学习能力的迷宫测试中表现更好。6 小时的时间点是通过一系列实验确定的，这些实验测量了正常小鼠在不同时间接受 PBM 后的大脑 ATP 含量。6 小时 ATP 含量最高，研究人员认为其应该是最佳预处理时间。

43.10　光生物调节与其他非侵入性脑刺激技术相比如何？

另外两种主要的非侵入性脑刺激疗法是经颅磁刺激（TMS）和经颅直流电刺激（tDCS）。1980 年首次展示了皮层经颅电刺激（Merton and Morton, 1980），但由于它会引起不适的疼痛，从未被用作医疗手段。仅在 5 年后，Barker 等发明了一种更加便捷的方法，即 TMS（Barker et al., 1985）。下面简要介绍这些非侵入性治疗技术。图 43.4 以示意图的形式展示了这些非侵入性脑刺激技术（以及第 43.11 节中讨论的 DBS）。

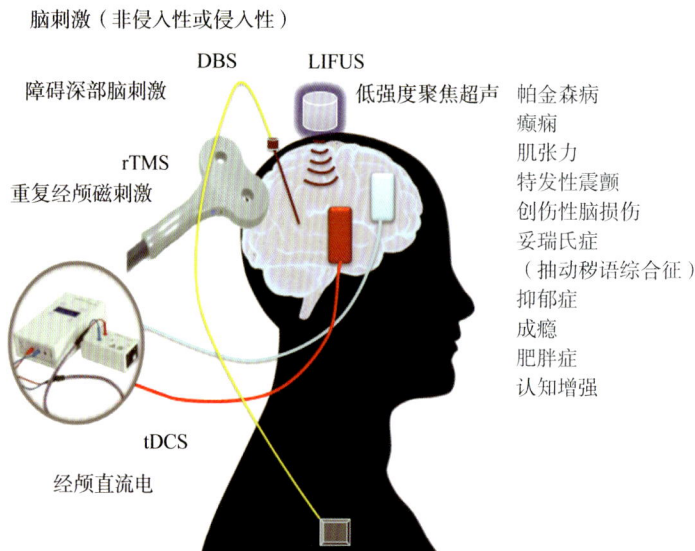

图 43.4　非侵入性脑部刺激技术（rTMS、tDCS、LIPUS）加脑深部刺激（DBS）

43.10.1 经颅磁刺激

TMS 依靠磁场在大脑中感应出微小的电流，该磁场可穿透颅骨。因此，TMS 的应用是无痛的，因此被广泛用于非侵入性刺激人类大脑。TMS 的工作原理是将大电流（5000mA 或更大）、短时间（小于 1ms）的电流通过放置在受试者头皮上的有线绝缘线圈来完成的。通过线圈的短暂电流会产生穿透头骨的磁脉冲，进而诱导导电区域（即大脑底层组织）产生微小涡流（Sparing and Mottaghy, 2008）。通过将两个圆形线圈组合成一个八字形（或蝴蝶形）线圈，可以实现相对集中的刺激。两个线圈的交叉点处磁场叠加。根据球形模型近似法，TMS 的空间分辨率估计在厘米范围内（10 ~ 20mm）。

适当频率、强度和持续时间的重复 TMS（rTMS）可以导致目标皮层兴奋性的短暂增加或减少，这种效应持续时间超过 rTMS 序列本身（Pascual-Leone et al., 1998）。已证明低频（1Hz）rTMS 可降低人类的皮层兴奋性（Maeda et al., 2000）。相反，高频 rTMS（5Hz、10Hz 或 20Hz）可引起皮层兴奋性的短暂增加（Pascual-Leone et al., 1994）。

在人类中，存在一个主导语言功能的大脑半球，大多数情况下是左半球。在左半球脑卒中后出现失语症时，人们观察到，在接下来的几周和 2 ~ 3 个月内，大脑会进行大量的语言重组。事实上，在最初的几个月里，右半球的激活程度会提高。然而，在语言恢复较好的患者中，一年或更长时间后，右半球的激活程度降低，而左半球的激活程度增加，主要是在左半球的病灶周围区域（Saur et al., 2006; Szaflarski et al., 2013）。许多人认为，右半球语言同源区过度激活的增加是不良适应，或者只是"……部分补偿，最佳的神经可塑性变化最终涉及左半球损伤周边区域的参与"（Shah et al., 2013）。

过去十年中，有几项研究使用低频（1Hz）rTMS 抑制右额叶皮层过度激活，以改善慢性脑卒中患者的语言能力。在使用 rTMS 时，首先为第一背侧骨间肌建立运动阈值；然后对任何特定患者施加相当于该运动阈值 90% 的 rTMS。在这些慢性失语症病例中，用 rTMS 抑制的最佳区域是右三角部，位于右额下回（左半球 Broca 语言区的右半球同源区）（Martin et al., 2004; Naeser et al., 2005; Hamilton et al., 2010; Barwood et al., 2011; Weiduschat et al., 2011）。这些 rTMS 治疗通常每次进行 20 分钟（10 天，每周 5 天）。后续的 fMRI 研究表明，rTMS 治疗后，右侧额叶区域受到抑制，这有助于提高图片命名能力，增加每句话的字数（Martin et al., 2009）改善整体语言能力（Barwood et al., 2011; Weiduschat et al., 2011）。

失语症患者的 rTMS 研究基于半球间抑制的概念，即左半球脑卒中后右半球观察到的过度激活与受损的主导左半球的抑制性优势减少有关。因此，右脑部分区域失去抑制，变得过度活跃。因此，抑制右脑部分区域能够有效改善语言能力，最早的研究（Martin et al., 2004; Naeser et al., 2005）证实了这一点。然而，右脑的作用尚不清楚（Fama and Turkeltaub, 2014）。

一种新型的 rTMS，即间歇性 θ 爆发（iTBS），具有短时兴奋刺激特点（Huang et al., 2005），被用于激发左半球，改善左半球脑卒中慢性失语症患者的语言能力（Szaflarski et al., 2011）。iTBS 治疗包括每 200 毫秒给予 3 个 50Hz 的脉冲，2 秒为一组，每 10 秒重复一次，一共 200 秒，总共 600 个脉冲。Theta 脉冲以运动阈值的 80% 进行（10 天，每周 5 天）。在刺激部位附近以及远端区域，白质完整性（DTI、MRI 扫描中各向异性分数值的增加）均得到改善（Allendorfer et al., 2012）。许多刺激部位位于左下或左上额叶区域，这些区域在语言任务期间的 fMRI 扫描中显示出峰值激活（Szaflarski et al., 2011）。在 iTBS 治疗系列后，在限时口头流利度任务（回忆特定类别的单词数量），在例如动物中观察到了显著改善。

rTMS 也被用于治疗脑卒中后的视觉忽视和瘫痪（Lefaucheur, 2006; Liew et al., 2014）。已有人对 rTMS 和 tDCS 在上肢和手部轻瘫康复中的作用进行了综述（Di Pino et al., 2014），这些研究者提出了"一种双模式平衡恢复模型，将大脑两半球之间的平衡和功能恢复与病变所保留的结构储备联系起来"。非侵入性脑刺激将根据患者个体需求进行定制。Cochrane 数据库也收录了脑卒中患者使用 TDCS 的文献

（Elsner et al., 2013）。

43.10.2　经颅直流电刺激

与经颅磁刺激（TMS）相比，经颅直流电刺激（tDCS）需要在更长的时间（通常为几分钟）内持续施加电流，但电流强度要低得多，以达到改变大脑皮层兴奋性的目的，甚至在刺激停止后仍能持续。与 TMS 相比，tDCS 所需的硬件成本低廉，操作简单。最重要的部件是一个电流发生器，它能提供高达 2mA 的恒定电流。电流通过两个浸泡在生理盐水中的海绵电极传输。通常，这些电极的表面面积相对较大，为 $20 \sim 35 cm^2$，这限制了刺激的聚焦性。不过，大尺寸电极能保持较低的电流密度（关键安全参数之一）。不过，受试者可能会感到电极下方的头皮有轻微的刺痛或瘙痒感。tDCS 依靠的假设是微弱的恒定直流电（DC）会极化组织。刺激通常持续几分钟（最长可达 30 分钟）。根据电流流动方向（即极性）的不同，tDCS 可以作为阴极（抑制性）或阳极（兴奋性）进行施加。

有几项研究使用 tDCS 来改善慢性卒中失语症患者的语言功能。大多数研究对左侧大脑半球施加兴奋性阳极 tDCS（Baker et al., 2010; Fridriksson et al., 2011; Marangolo et al., 2013）；或对右侧大脑半球施加抑制性阴极 tDCS（Kang and Paik, 2011）。然而，第一项针对慢性失语症患者的 rDCS 研究将阴极 tDCS 应用于左半球，结果显示患者的命名能力有所改善（Monti et al., 2008）。

一些研究表明，脑卒中前个人左半球语言优势的相对水平也与恢复模式的变化有关（Heiss and Thiel, 2006）。这些研究者认为，对于长期恢复，右侧大脑半球（RH）的募集可能不如恢复左侧大脑半球（LH）网络有效。据观察，恢复较好的患者在特定区域的激活程度较高，如左侧颞上回和左侧 SMA; Naeser（2012）的研究结果支持了上述关于失语症患者的 rTMS 和 tDCS 研究的发现，表明在对左半球进行兴奋性刺激和（或）对右半球进行抑制性刺激时，这些其他类型的非侵入性脑部刺激也更为有效。

虽然本章回顾的非侵入性经颅治疗方法 [tPBM（包括 tLEDs）、rTMS 和 tDCS] 在方法上各不相同，但它们都试图通过刺激神经活动来增强大脑功能，被认为随后会刺激神经发生（新神经元或脑细胞的形成）和突触形成（新突触或神经元之间连接的形成），从而促进 TBI 和脑卒中的康复。神经发生是指神经祖细胞的产生和新神经细胞的诞生。成年人类神经发生的两个关键部位包括侧脑室的室下区和海马齿状回的颗粒下层（Eriksson et al., 1998）"神经发生在成年哺乳动物大脑中持续存在，它可受到生长因子和环境富集等生理因素以及缺血等病理过程的刺激……"（Jin et al., 2006）。

在血管内皮生长因子（VEGF）过度表达的转基因小鼠中，VEGF 的增加与缺血后神经发生和新形成神经元的迁移增强有关，这与 VEGF 在缺血脑组织修复中可能发挥的作用一致（Wang et al., 2007）。VEGF 可为慢性脑修复提供治疗靶点。动物研究表明，NIR 激光疗法可增加心肌梗死后 VEGF 的生成和血管生成（Tuby et al., 2006）。头皮应用红光/NIR LED 可刺激 VEGF 的分泌，从而促进血管生成和神经发生。

大脑可塑性被定义为"大脑对内部和外部环境变化做出功能和结构改变的能力"（May et al., 2007）。在正常的成年人类中，观察到大脑可塑性的一个例子是，仅对左侧颞上回进行五次 rTMS 治疗后，使用 MRI 在赫氏回的皮层观察到发生了宏观变化。rTMS 以 1Hz 的频率施加，每次 2000 个脉冲，强度为运动阈值的 110%。在该团队的另一项研究中，观察到在学习新的运动任务（juggling）3 个月后，双侧运动特异性视觉区 hMT/V5 和左侧顶下小叶中出现了短暂的灰质增加。juggling 停止 3 个月后，这些变化几乎降至基线水平（May et al., 2007; Draganski et al., 2004; Draganski and May, 2008）。

人们认为，增强神经可塑性是卒中康复和恢复的基础（Di Pino et al., 2014 年）。未来关于 tPBM、rTMS 和 tDCS 的研究应确定任何特定模式的理想治疗参数。这些模式不会在脑卒中患者身上同时使用，但如果按顺序使用或交替治疗，有可能获得最佳效果。

43.10.3　低强度脉冲超声

超声波（US）是指频率高于人类听觉范围的声波。自"二战"以来，超声已在医学和工业中得到广泛应用。除了众多的成像应用外，治疗性超声还被用于或研究于碎石术、透皮给药、基因治疗、骨愈合、药物输送、外周神经阻滞和局部肿瘤消融（Sundaram et al., 2017）。虽然高强度聚焦超声（HIFU）因其刺激免疫系统的特殊能力而被广泛研究用于组织消融和肿瘤治疗（van den Bijgaart et al., 2017），但低强度聚焦超声（LIFU）不会产生组织加热或损伤。Tyler 等（2008）报告称，LIFU 可以刺激膜离子通道并增强突触传递。他们还提出了一种使用 LIFU 刺激小鼠大脑运动皮层的方案（Tufail et al., 2011）。随后人们意识到，与 rTMS 和 tDCS 相比，LIFU 在大脑内的空间分辨率更高（Rezayat and Toostani, 2016）。此外，LIFU 非常适合在功能性 MRI 扫描仪中使用（Yuan et al., 2017）。Legon 等对人类志愿者进行了研究，发现 LIFU 束的横向和轴向空间分辨率分别为 4.9 和 18mm（Legon et al., 2014）。脑电图记录显示，LIFU 显著减弱了由正中神经刺激引起的躯体感觉诱发电位的振幅。Monto 等（2016）发表了一份首次人体报告，描述了使用 LIFU 刺激一名 25 岁男性丘脑的情况，该男子在交通事故后处于微弱意识状态。患者从对外界仅有极微弱意识到能够回答问题并尝试行走。

43.11　是否可以考虑侵入性方法？

深部脑刺激（DBS）在治疗 PD 方面多年的成功，使许多人质疑，PBM 是否通过某种侵入性程序（如将光纤插入大脑）来更好地实现。这将类似于在 DBS 中将电极插入大脑的方式。1983 年，一项与药物滥用有关的偶然临床观察结果（Langston et al., 1983）促使人们通过静脉注射 MPTP（N- 甲基 -4- 苯基 -1,2,3,6- 四氢吡啶）建立了一种老年痴呆症猴模型（Burns et al., 1983）。这个新模型的特点是黑质致密部多巴胺能神经元的选择性破坏。对这一模型的研究发现了基底节 - 丘脑 - 皮质环路，并显示 PD 患者基底节的一部分称为丘脑下核（STN）的神经活动过度活跃。Bergman 等（1990）的研究表明，对 STN 进行手术损伤可导致实验性帕金森病的逆转。

法国格勒诺布尔的一位神经外科医生 Benabid（Benabid et al., 1989）随后开发了一项技术，在三名有严重运动波动的少动—强直性帕金森病患者的大脑两侧植入电极（Limousin et al., 1995）。DBS 于 1997 年首次获得美国 FDA 批准，目前已被研究用于治疗特发性震颤、肌张力障碍、癫痫、TBI、抑郁障碍和慢性疼痛（Chen et al., 2013）。

1993 年，Benabid 教授的诊所首次发表报告，介绍了使用 DBS 治疗 PD 的情况（Benabid et al., 1993），尽管研究团队早在 1987 年就进行了首次 DBS 手术。如今，使用 DBS 治疗 PD 已在全球范围内开展。据目前估计，约有 2 万名运动障碍患者接受了 DBS 治疗，其中包括肌张力障碍患者，这是一种比 PD 更为罕见的会影响儿童的疾病（Vidailhet et al., 2013）。

澳大利亚的 Mitrofanis 实验室曾进行过将光纤植入实验动物大脑的实验。该实验室通常研究 PD 模型，他们探索了整个头部的光传递和背部的远程光传递，结果表明 PD 严重程度的许多测量指标都有很大改善（Johnstone et al., 2015）。他们还在这些实验动物的大脑中插入了光纤，包括大鼠（Reinhart et al., 2016）、小鼠（Moro et al., 2013）和非人灵长类动物（El-Massri et al., 2017）。

43.12　未来会如何？

看来，基于 PBM 的脑疾病治疗领域正处于成功的边缘。正如本书所述，PBM 目前已在世界上许多不同国家得到广泛研究，并应用于各种不同适应证。也许，阻碍该领域发展的最大因素是，PBM 公司应采取的最佳商业模式相对不明确。制药公司有着明确的商业模式，即销售每日服用的口服片剂药物，通常作为 30 天或 90 天的处方药出售。这些药物甚至可能被患者服用数年或数十年（Dierks et al., 2016）。

同样，从事肿瘤治疗的公司可以开发需要静脉输注的昂贵生物制剂，但不太可能长期使用。在激光被认为是最有可能用于 PBM 的光源的时代，至少昂贵的激光器系统可以被视为重要的医疗设备。推动 Photothera 公司完成 NEST-1 至 NEST-3 试验（Lapchak and Boitano, 2016）的一个考虑因素是，他们意识到，如果成功获得美国 FDA 的批准，那么每台成本超过 10 万美元的激光器系统将成为全国各大医院急诊室的必备设备。

然而，现在的问题是，如果售价只需要几百美元（最多几千美元）的 LED 设备，公司如何获得令人满意的投资回报？ LED 设备通常具有极佳的安全性，而且几乎完全没有副作用，这表明大众市场上的家用设备可能是未来的发展方向。然而，在这种治疗脑部疾病的非传统方法渗透到相当大一部分的潜在市场之前，无疑需要大量的广告和营销工作，如何支付这些费用呢？ 如果医生能为患者开具 LED 设备处方，那么至少可以避免资助广泛的公众教育活动这一障碍。

互联网的迅猛发展带动了 PBM 尤其是脑部 PBM 各个方面的信息传播。许多销售 PBM 设备的小公司如雨后春笋般涌现，连自制的 LED 设备也开始被人们津津乐道。甚至生物黑客社区也开始对脑部 PBM 感兴趣了（Yetisen, 2018）。

原著参考文献

［1］Allendorfer, J.B., Storrs, J.M., Szaflarski, J.P., 2012. Changes in white matter integrity follow excitatory rTMS treatment of post-stroke aphasia. Restor. Neurol. Neurosci. 30 (2), 103-113.

［2］Ando, T., Xuan, W., Xu, T., Dai, T., Sharma, S.K., Kharkwal, G.B., et al., 2011. Comparison of therapeutic effects between pulsed and continuous wave 810-nm wavelength laser irradiation for traumatic brain injury in mice. PLoS One 6 (10), e26212.

［3］Baijal, S., Srinivasan, N., 2010. Theta activity and meditative states: spectral changes during concentrative meditation. Cogn. Process. 11 (1), 31-38.

［4］Baker, J.M., Rorden, C., Fridriksson, J., 2010. Using transcranial direct-current stimulation to treat stroke patients with aphasia. Stroke 41 (6), 1229-1236.

［5］Barker, A.T., Jalinous, R., Freeston, I.L., 1985. Non-invasive magnetic stimulation of human motor cortex. Lancet 1 (8437), 1106-1107.

［6］Barrett, D.W., Gonzalez-Lima, F., 2013. Transcranial infrared laser stimulation produces beneficial cognitive and emotional effects in humans. Neuroscience 230, 13-23.

［7］Barwood, C.H., Murdoch, B.E., Whelan, B.M., Lloyd, D., Riek, S., O'Sullivan, J.D., et al., 2011. Improved language performance subsequent to lowfrequency rTMS in patients with chronic non-fluent aphasia post-stroke. Eur. J. Neurol. 18 (7), 935-943.

［8］Benabid, A.L., Pollak, P., Hommel, M., Gaio, J.M., de Rougemont, J., Perret, J., 1989. [Treatment of Parkinson tremor by chronic stimulation of the ventral intermediate nucleus of the thalamus]. Rev. Neurol. (Paris) 145 (4), 320-323.

［9］Benabid, A.L., Pollak, P., Seigneuret, E., Hoffmann, D., Gay, E., Perret, J., 1993. Chronic VIM thalamic stimulation in Parkinson's disease, essential tremor and extra-pyramidal dyskinesias. Acta Neurochir. Suppl. (Wien) 58, 39-44.

［10］Bergman, H., Wichmann, T., DeLong, M.R., 1990. Reversal of experimental parkinsonism by lesions of the subthalamic nucleus. Science 249 (4975), 1436-1438.

［11］Berman, M.H., Halper, J.P., Nichols, T.W., Jarrett, H., Lundy, A., Huang, J.H., 2017. Photobiomodulation with near infrared light helmet in a pilot, placebo controlled clinical trial in dementia patients testing memory and cognition. J. Neurol. Neurosci. 8 (1).

［12］Blanco, N.J., Saucedo, C.L., Gonzalez-Lima, F., 2017a. Transcranial infrared laser stimulation improves rule-based, but not information-integration, category learning in humans. Neurobiol. Learn. Mem. 139, 69-75.

［13］Blanco, N.J., Maddox, W.T., Gonzalez-Lima, F., 2017b. Improving executive function using transcranial infrared laser stimulation. J. Neuropsychol. 11 (1), 14-25.

［14］Burns, R.S., Chiueh, C.C., Markey, S.P., Ebert, M.H., Jacobowitz, D.M., Kopin, I.J., 1983. A primate model of parkinsonism: selective destruction of dopaminergic neurons in the pars compacta of the substantia nigra by N-methyl-4-phenyl-1,2,3,6-

tetrahydropyridine. Proc. Natl. Acad. Sci. U.S.A. 80 (14), 4546-4550.

[15] Cassano, P., Cusin, C., Mischoulon, D., Hamblin, M.R., De Taboada, L., Pisoni, A., et al., 2015. Near-infrared transcranial radiation for major depressive disorder: proof of concept study. Psychiatry J. 2015, 352979.

[16] Chen, X.L., Xiong, Y.Y., Xu, G.L., Liu, X.F., 2013. Deep brain stimulation. Interv. Neurol. 1 (3-4), 200-212.

[17] Chow, R.T., David, M.A., Armati, P.J., 2007. 830 nm laser irradiation induces varicosity formation, reduces mitochondrial membrane potential and blocks fast axonal flow in small and medium diameter rat dorsal root ganglion neurons: implications for the analgesic effects of 830 nm laser. J. Peripher. Nerv. Syst. 12 (1), 28-39.

[18] de la Torre, J.C., 2017. Treating cognitive impairment with transcranial low level laser therapy. J. Photochem. Photobiol. B 168, 149-155.

[19] Dierks, R.M., Bruyere, O., Reginster, J.Y., Richy, F.F., 2016. Macro-economic factors influencing the architectural business model shift in the pharmaceutical industry. Expert Rev. Pharmacoecon. Outcomes Res. 16 (5), 571-578.

[20] Di Pino, G., Pellegrino, G., Assenza, G., Capone, F., Ferreri, F., Formica, D., et al., 2014. Modulation of brain plasticity in stroke: a novel model for neurorehabilitation. Nat. Rev. Neurol. 10 (10), 597-608.

[21] Disner, S.G., Beevers, C.G., Gonzalez-Lima, F., 2016. Transcranial laser stimulation as neuroenhancement for attention bias modification in adults with elevated depression symptoms. Brain Stimul. 9 (5), 780-787.

[22] Draganski, B., May, A., 2008. Training-induced structural changes in the adult human brain. Behav. Brain Res. 192 (1), 137-142.

[23] Draganski, B., Gaser, C., Busch, V., Schuierer, G., Bogdahn, U., May, A., 2004. Neuroplasticity: changes in grey matter induced by training. Nature 427 (6972), 311-312.

[24] El Massri, N., Lemgruber, A.P., Rowe, I.J., Moro, C., Torres, N., Reinhart, F., et al., 2017. Photobiomodulation-induced changes in a monkey model of Parkinson's disease: changes in tyrosine hydroxylase cells and GDNF expression in the striatum. Exp. Brain Res. 235 (6), 1861-1874.

[25] El Massri, N., Weinrich, T.W., Kam, J.H., Jeffery, G., Mitrofanis, J., 2018. Photobiomodulation reduces gliosis in the basal ganglia of aged mice. Neurobiol. Aging. 66, 131-137.

[26] Elsner, B., Kugler, J., Pohl, M., Mehrholz, J., 2013. Transcranial direct current stimulation (tDCS) for improving function and activities of daily living in patients after stroke. Cochrane Database Syst. Rev. 11, CD009645.

[27] Eriksson, P.S., Perfilieva, E., Bjork-Eriksson, T., Alborn, A.M., Nordborg, C., Peterson, D.A., et al., 1998. Neurogenesis in the adult human hippocampus. Nat. Med. 4 (11), 1313-1317.

[28] Fama, M.E., Turkeltaub, P.E., 2014. Treatment of poststroke aphasia: current practice and new directions. Semin. Neurol. 34 (5), 504-513.

[29] Fridriksson, J., Richardson, J.D., Baker, J.M., Rorden, C., 2011. Transcranial direct current stimulation improves naming reaction time in fluent aphasia: a double-blind, sham-controlled study. Stroke 42 (3), 819-821.

[30] Gilboa, G., Chen, R., Brenner, N., 2005. History-dependent multiple-time-scale dynamics in a single-neuron model. J. Neurosci. 25 (28), 6479-6489.

[31] Hamilton, R.H., Sanders, L., Benson, J., Faseyitan, O., Norise, C., Naeser, M., et al., 2010. Stimulating conversation: enhancement of elicited propositional speech in a patient with chronic non-fluent aphasia following transcranial magnetic stimulation. Brain Lang. 113 (1), 45-50.

[32] Hart, N.S., Fitzgerald, M., 2016. A new perspective on delivery of red-near-infrared light therapy for disorders of the brain. Discov. Med. 22 (120), 147-156.

[33] Heiss, W.D., Thiel, A., 2006. A proposed regional hierarchy in recovery of post-stroke aphasia. Brain Lang. 98 (1), 118-123.

[34] Henderson, T.A., Morries, L.D., 2015a. SPECT perfusion imaging demonstrates improvement of traumatic brain injury with transcranial near-infrared laser phototherapy. Adv. Mind Body Med. 29 (4), 27-33.

[35] Henderson, T.A., Morries, L.D., 2015b. Near-infrared photonic energy penetration: can infrared phototherapy effectively reach the human brain? Neuropsychiatr. Dis. Treat. 11, 2191-2208.

[36] Huang, Y.Z., Edwards, M.J., Rounis, E., Bhatia, K.P., Rothwell, J.C., 2005. Theta burst stimulation of the human motor cortex. Neuron 45 (2), 201-206.

[37] Hwang, J., Castelli, D.M., Gonzalez-Lima, F., 2016. Cognitive enhancement by transcranial laser stimulation and acute aerobic exercise. Lasers Med. Sci. 31 (6), 1151-1160.

[38] Iaccarino, H.F., Singer, A.C., Martorell, A.J., Rudenko, A., Gao, F., Gillingham, T.Z., et al., 2016. Gamma frequency

entrainment attenuates amyloid load and modifies microglia. Nature 540 (7632), 230-235.

［39］Ilic, S., Leichliter, S., Streeter, J., Oron, A., DeTaboada, L., Oron, U., 2006. Effects of power densities, continuous and pulse frequencies, and number of sessions of low-level laser therapy on intact rat brain. Photomed. Laser Surg. 24 (4), 458-466.

［40］Ismail, R., Hansen, A.K., Parbo, P., Braendgaard, H., Gottrup, H., Brooks, D.J., et al., 2018. The effect of 40-Hz light therapy on amyloid load in patients with prodromal and clinical Alzheimer's disease. Int. J. Alzheimers Dis. 2018, 6852303.

［41］Jagdeo, J.R., Adams, L.E., Brody, N.I., Siegel, D.M., 2012. Transcranial red and near infrared light transmission in a cadaveric model. PLoS One 7 (10), e47460.

［42］Jin, K., Wang, X., Xie, L., Mao, X.O., Zhu, W., Wang, Y., et al., 2006. Evidence for stroke-induced neurogenesis in the human brain. Proc. Natl. Acad. Sci. U.S.A. 103 (35), 13198-13202.

［43］Johnstone, D.M., el Massri, N., Moro, C., Spana, S., Wang, X.S., Torres, N., et al., 2014. Indirect application of near infrared light induces neuroprotection in a mouse model of parkinsonism—an abscopal neuroprotective effect. Neuroscience 274, 93-101.

［44］Johnstone, D.M., Moro, C., Stone, J., Benabid, A.L., Mitrofanis, J., 2015. Turning on lights to stop neurodegeneration: the potential of near infrared light therapy in Alzheimer's and Parkinson's disease. Front. Neurosci. 9, 500.

［45］Kampa, B.M., Clements, J., Jonas, P., Stuart, G.J., 2004. Kinetics of Mg21 unblock of NMDA receptors: implications for spike-timing dependent synaptic plasticity. J. Physiol. 556 (Pt 2), 337-345.

［46］Kang, E.K., Paik, N.J., 2011. Effect of a tDCS electrode montage on implicit motor sequence learning in healthy subjects. Exp. Transl. Stroke Med. 3 (1), 4.

［47］Karbe, H., Thiel, A., Weber-Luxenburger, G., Herholz, K., Kessler, J., Heiss, W.D., 1998. Brain plasticity in poststroke aphasia: what is the contribution of the right hemisphere? Brain Lang. 64 (2), 215-230.

［48］Karu, T.I., 2008. Mitochondrial signaling in mammalian cells activated by red and near-IR radiation. Photochem. Photobiol. 84 (5), 1091-1099.

［49］Karu, T.I., Pyatibrat, L.V., Afanasyeva, N.I., 2004. A novel mitochondrial signaling pathway activated by visible-to-near infrared radiation. Photochem. Photobiol. 80 (2), 366-372.

［50］Kim, B., Mitrofanis, J., Stone, J., Johnstone, D.M., 2018. Remote tissue conditioning is neuroprotective against MPTP insult in mice. IBRO Rep. 4, 14-17.

［51］Kirschfeld, K., 2005. The physical basis of alpha waves in the electroencephalogram and the origin of the "Berger effect". Biol. Cybern. 92 (3), 177-185.

［52］Lane, N., 2006. Cell biology: power games. Nature 443 (7114), 901-903.

［53］Langston, J.W., Ballard, P., Tetrud, J.W., Irwin, I., 1983. Chronic Parkinsonism in humans due to a product of meperidine-analog synthesis. Science 219 (4587), 979-980.

［54］Lapchak, P.A., Boitano, P.D., 2016. Transcranial near-infrared laser therapy for stroke: how to recover from futility in the NEST-3 clinical trial. Acta Neurochir. Suppl. 121, 7-12.

［55］Lapchak, P.A., Boitano, P.D., Butte, P.V., Fisher, D.J., Holscher, T., Ley, E.J., et al., 2015. Transcranial Near-Infrared Laser Transmission (NILT) profiles (800 nm): systematic comparison in four common research species. PLoS One 10 (6), e0127580.

［56］Lefaucheur, J.P., 2006. Stroke recovery can be enhanced by using repetitive transcranial magnetic stimulation (rTMS). Neurophysiol. Clin. 36 (3), 105-115.

［57］Legon, W., Sato, T.F., Opitz, A., Mueller, J., Barbour, A., Williams, A., et al., 2014. Transcranial focused ultrasound modulates the activity of primary somatosensory cortex in humans. Nat. Neurosci. 17 (2), 322-329.

［58］Leisman, G., Machado, C., Machado, Y., Chinchilla-Acosta, M., 2018. Effects of low-level laser therapy in autism spectrum disorder. Adv. Exp. Med. Biol. 1116, 111-130.

［59］Liew, S.L., Santarnecchi, E., Buch, E.R., Cohen, L.G., 2014. Non-invasive brain stimulation in neurorehabilitation: local and distant effects for motor recovery. Front. Hum. Neurosci. 8, 378.

［60］Limousin, P., Pollak, P., Benazzouz, A., Hoffmann, D., Le Bas, J.F., Broussolle, E., et al., 1995. Effect of parkinsonian signs and symptoms of bilateral subthalamic nucleus stimulation. Lancet 345 (8942), 91-95.

［61］Lopes da Silva, F., 1991. Neural mechanisms underlying brain waves: from neural membranes to networks. Electroencephalogr. Clin. Neurophysiol. 79 (2), 81-93.

［62］Maeda, F., Keenan, J.P., Tormos, J.M., Topka, H., Pascual-Leone, A., 2000. Modulation of corticospinal excitability by repetitive transcranial magnetic stimulation. Clin. Neurophysiol. 111 (5), 800-805.

[63] Marangolo, P., Fiori, V., Calpagnano, M.A., Campana, S., Razzano, C., Caltagirone, C., et al., 2013. tDCS over the left inferior frontal cortex improves speech production in aphasia. Front. Hum. Neurosci. 7, 539.

[64] Martin, P.I., Naeser, M.A., Theoret, H., Tormos, J.M., Nicholas, M., Kurland, J., et al., 2004. Transcranial magnetic stimulation as a complementary treatment for aphasia. Semin. Speech Lang. 25 (2), 181-191.

[65] Martin, P.I., Naeser, M.A., Ho, M., Doron, K.W., Kurland, J., Kaplan, J., et al., 2009. Overt naming fMRI pre- and post-TMS: two nonfluent aphasia patients, with and without improved naming post-TMS. Brain Lang. 111 (1), 20-35.

[66] May, A., Hajak, G., Ganssbauer, S., Steffens, T., Langguth, B., Kleinjung, T., et al., 2007. Structural brain alterations following 5 days of intervention: dynamic aspects of neuroplasticity. Cereb. Cortex 17 (1), 205-210.

[67] Merton, P.A., Morton, H.B., 1980. Stimulation of the cerebral cortex in the intact human subject. Nature 285 (5762), 227.

[68] Michalikova, S., Ennaceur, A., van Rensburg, R., Chazot, P.L., 2008. Emotional responses and memory performance of middle-aged CD1 mice in a 3D maze: effects of low infrared light. Neurobiol. Learn. Mem. 89 (4), 480-488.

[69] Mitrofanis, J., 2017. Why and how does light therapy offer neuroprotection in Parkinson's disease? Neural Regen. Res. 12 (4), 574-575.

[70] Monti, A., Cogiamanian, F., Marceglia, S., Ferrucci, R., Mameli, F., Mrakic-Sposta, S., et al., 2008. Improved naming after transcranial direct current stimulation in aphasia. J. Neurol. Neurosurg. Psychiatry 79 (4), 451-453.

[71] Monti, M.M., Schnakers, C., Korb, A.S., Bystritsky, A., Vespa, P.M., 2016. Non-invasive ultrasonic thalamic stimulation in disorders of consciousness after severe brain injury: a first-in-man report. Brain Stimul. 9 (6), 940-941.

[72] Moro, C., Torres, N., El Massri, N., Ratel, D., Johnstone, D.M., Stone, J., et al., 2013. Photobiomodulation preserves behaviour and midbrain dopaminergic cells from MPTP toxicity: evidence from two mouse strains. BMC Neurosci. 14, 40.

[73] Naeser, M., 2012. Improved language after scalp application of red/near-infrared light-emitting diodes: pilot study supporting a new, noninvasive treatment for chronic aphasia. Procedia. Soc. Behav. Sci. 61, 138-139.

[74] Naeser, M.A., Martin, P.I., Nicholas, M., Baker, E.H., Seekins, H., Kobayashi, M., et al., 2005. Improved picture naming in chronic aphasia after TMS to part of right Broca's area: an open-protocol study. Brain Lang. 93 (1), 95-105.

[75] Naeser, M.A., Saltmarche, A., Krengel, M.H., Hamblin, M.R., Knight, J.A., 2011. Improved cognitive function after transcranial, light-emitting diode treatments in chronic, traumatic brain injury: two case reports. Photomed. Laser Surg. 29 (5), 351-358.

[76] Naeser, M.A., Ho, M., Martin, P.I., Treglia, E., Krengel, M.H., Hamblin, M.R., et al., 2012. Improved language after scalp application of red/nearinfrared light-emitting diodes: pilot study supporting a new, noninvasive treatment for chronic aphasia. Procedia Soc. Behav. Sci. 61, 138-139.

[77] Naeser, M.A., Zafonte, R., Krengel, M.H., Martin, P.I., Frazier, J., Hamblin, M.R., et al., 2014. Significant improvements in cognitive performance post-transcranial, red/near-infrared light-emitting diode treatments in chronic, mild traumatic brain injury: open-protocol study. J. Neurotrauma 31 (11), 1008-1017.

[78] Oron, A., Oron, U., Chen, J., Eilam, A., Zhang, C., Sadeh, M., et al., 2006. Low-level laser therapy applied transcranially to rats after induction of stroke significantly reduces long-term neurological deficits. Stroke 37 (10), 2620-2624.

[79] Oron, A., Oron, U., Streeter, J., de Taboada, L., Alexandrovich, A., Trembovler, V., et al., 2007. low-level laser therapy applied transcranially to mice following traumatic brain injury significantly reduces long-term neurological deficits. J. Neurotrauma 24 (4), 651-656.

[80] Oron, A., Oron, U., Streeter, J., De Taboada, L., Alexandrovich, A., Trembovler, V., et al., 2012. Near infrared transcranial laser therapy applied at various modes to mice following traumatic brain injury significantly reduces long-term neurological deficits. J. Neurotrauma 29 (2), 401-407.

[81] Pascual-Leone, A., Valls-Sole, J., Wassermann, E.M., Hallett, M., 1994. Responses to rapid-rate transcranial magnetic stimulation of the human motor cortex. Brain 117 (Pt 4), 847-858.

[82] Pascual-Leone, A., Tormos, J.M., Keenan, J., Tarazona, F., Canete, C., Catala, M.D., 1998. Study and modulation of human cortical excitability with transcranial magnetic stimulation. J. Clin. Neurophysiol. 15 (4), 333-343.

[83] Picchioni, D., Killgore, W.D., Balkin, T.J., Braun, A.R., 2009. Positron emission tomography correlates of visually-scored electroencephalographic waveforms during non-Rapid Eye Movement sleep. Int. J. Neurosci. 119 (11), 2074-2099.

[84] Pitzschke, A., Lovisa, B., Seydoux, O., Zellweger, M., Pfleiderer, M., Tardy, Y., et al., 2015. Red and NIR light dosimetry in the human deep brain. Phys. Med. Biol. 60 (7), 2921-2937.

［85］Priestley, T., Kemp, J.A., 1994. Kinetic study of the interactions between the glutamate and glycine recognition sites on the N-methyl-D-aspartic acid receptor complex. Mol. Pharmacol. 46 (6), 1191-1196.

［86］Reinhart, F., Massri, N.E., Chabrol, C., Cretallaz, C., Johnstone, D.M., Torres, N., et al., 2016. Intracranial application of near-infrared light in a hemi-parkinsonian rat model: the impact on behavior and cell survival. J. Neurosurg. 124 (6), 1829-1841.

［87］Rezayat, E., Toostani, I.G., 2016. A review on brain stimulation using low intensity focused ultrasound. Basic Clin. Neurosci. 7 (3), 187-194.

［88］Saltmarche, A.E., Naeser, M.A., Ho, K.F., Hamblin, M.R., Lim, L., 2017. Significant improvement in cognition in mild to moderately severe dementia cases treated with transcranial plus intranasal photobiomodulation: case series report. Photomed. Laser Surg. 35 (8), 432-441.

［89］Saur, D., Lange, R., Baumgaertner, A., Schraknepper, V., Willmes, K., Rijntjes, M., et al., 2006. Dynamics of language reorganization after stroke. Brain 129 (Pt 6), 1371-1384.

［90］Schiffer, F., Johnston, A.L., Ravichandran, C., Polcari, A., Teicher, M.H., Webb, R.H., et al., 2009. Psychological benefits 2 and 4 weeks after a single treatment with near infrared light to the forehead: a pilot study of 10 patients with major depression and anxiety. Behav. Brain Funct. 5, 46.

［91］Schneggenburger, R., Neher, E., 2000. Intracellular calcium dependence of transmitter release rates at a fast central synapse. Nature 406 (6798), 889-893.

［92］Shah, P.P., Szaflarski, J.P., Allendorfer, J., Hamilton, R.H., 2013. Induction of neuroplasticity and recovery in post-stroke aphasia by non-invasive brain stimulation. Front. Hum. Neurosci. 7, 888.

［93］Sparing, R., Mottaghy, F.M., 2008. Noninvasive brain stimulation with transcranial magnetic or direct current stimulation (TMS/tDCS)-From insights into human memory to therapy of its dysfunction. Methods 44 (4), 329-337.

［94］Sundaram, K.M., Chang, S.S., Penson, D.F., Arora, S., 2017. Therapeutic ultrasound and prostate cancer. Semin. Intervent. Radiol. 34 (2), 187-200.

［95］Szaflarski, J.P., Vannest, J., Wu, S.W., DiFrancesco, M.W., Banks, C., Gilbert, D.L., 2011. Excitatory repetitive transcranial magnetic stimulation induces improvements in chronic post-stroke aphasia. Med. Sci. Monit. 17 (3), CR132-CR139.

［96］Szaflarski, J.P., Allendorfer, J.B., Banks, C., Vannest, J., Holland, S.K., 2013. Recovered vs. not-recovered from post-stroke aphasia: the contributions from the dominant and non-dominant hemispheres. Restor. Neurol. Neurosci. 31 (4), 347-360.

［97］Tedford, C.E., DeLapp, S., Jacques, S., Anders, J., 2015. Quantitative analysis of transcranial and intraparenchymal light penetration in human cadaver brain tissue. Lasers Surg. Med. 47 (4), 312-322.

［98］Thuroczy, G., Kubinyi, G., Bodo, M., Bakos, J., Szabo, L.D., 1994. Simultaneous response of brain electrical activity (EEG) and cerebral circulation (REG) to microwave exposure in rats. Rev. Environ. Health 10 (2), 135-148.

［99］Tuby, H., Maltz, L., Oron, U., 2006. Modulations of VEGF and iNOS in the rat heart by low level laser therapy are associated with cardioprotection and enhanced angiogenesis. Lasers Surg. Med. 38 (7), 682-688.

［100］Tufail, Y., Yoshihiro, A., Pati, S., Li, M.M., Tyler, W.J., 2011. Ultrasonic neuromodulation by brain stimulation with transcranial ultrasound. Nat. Protoc. 6 (9), 1453-1470.

［101］Tyler, W.J., Tufail, Y., Finsterwald, M., Tauchmann, M.L., Olson, E.J., Majestic, C., 2008. Remote excitation of neuronal circuits using low-intensity, low-frequency ultrasound. PLoS One 3 (10), e3511.

［102］Valchinov, E.S., Pallikarakis, N.E., 2005. Design and testing of low intensity laser biostimulator. Biomed. Eng. Online 4 (1), 5.

［103］van den Bijgaart, R.J., Eikelenboom, D.C., Hoogenboom, M., Futterer, J.J., den Brok, M.H., Adema, G.J., 2017. Thermal and mechanical highintensity focused ultrasound: perspectives on tumor ablation, immune effects and combination strategies. Cancer Immunol. Immunother. 66 (2), 247-258.

［104］Vidailhet, M., Jutras, M.F., Grabli, D., Roze, E., 2013. Deep brain stimulation for dystonia. J. Neurol. Neurosurg. Psychiatry 84 (9), 1029-1042.

［105］Wan, S., Parrish, J.A., Anderson, R.R., Madden, M., 1981. Transmittance of nonionizing radiation in human tissues. Photochem. Photobiol. 34 (6), 679-681.

［106］Wang, F., 2006. Therapeutic effect observation and nurse of intranasal low intensity laser therapy on insomnia. J. Commun. Med. 4, 58.

［107］Wang, R., Dong, Y., Lu, Y., Zhang, W., Brann, D.W., Zhang, Q., 2019. Photobiomodulation for global cerebral ischemia: targeting mitochondrial dynamics and functions. Mol. Neurobiol. 56, 1852-1869.

［108］ Wang, Y., Jin, K., Mao, X.O., Xie, L., Banwait, S., Marti, H.H., et al., 2007. VEGF-overexpressing transgenic mice show enhanced post-ischemic neurogenesis and neuromigration. J. Neurosci. Res. 85 (4), 740-747.

［109］ Weiduschat, N., Thiel, A., Rubi-Fessen, I., Hartmann, A., Kessler, J., Merl, P., et al., 2011. Effects of repetitive transcranial magnetic stimulation in aphasic stroke: a randomized controlled pilot study. Stroke 42 (2), 409-415.

［110］ Westmoreland, B.F., Klass, D.W., 1990. Unusual EEG patterns. J. Clin. Neurophysiol. 7 (2), 209-228.

［111］ Wu, Q., Xuan, W., Ando, T., Xu, T., Huang, L., Huang, Y.Y., et al., 2012. Low-level laser therapy for closed-head traumatic brain injury in mice: effect of different wavelengths. Lasers Surg. Med. 44 (3), 218-226.

［112］ Xu, C., Wang, L., Liu, J.H., Tan, Y., Li, Q., 2001. Endonasal low energy He-Ne laser treatment of insomnia. Qian Wei J. Med. Pharm. 18, 337-338.

［113］ Xu, C., Wang, L., Shang, X., Li, Q., 2002. The treatment of Alzheimer's disease with hypoenergy He-Ne laser. Prac. J. Med. Pharm. 19, 647-648.

［114］ Xu, C., Wang, L., Lu, C., 2002. Endonasal low energy He-Ne laser treatment of poststroke depression. Prac. J. Med. Pharm. 19, 893.

［115］ Xu, C., Wu, Z., Wang, L., Shang, X., Li, Q., 2002. The effects of endonasal low energy He-Ne laser treatment of insomniaon on Sleep EEG. Prac. J. Med. Pharm. 19, 407-408.

［116］ Xu, C., Lu, C., Wang, L., Li, Q., 2003. The effects of endonasal low energy He-Ne laser therapy on antioxydation of Parkinson's disease. Prac. J. Med. Pharm. 20, 816-817.

［117］ Xuan, W., Vatansever, F., Huang, L., Wu, Q., Xuan, Y., Dai, T., et al., 2013. Transcranial low-level laser therapy improves neurological performance in traumatic brain injury in mice: effect of treatment repetition regimen. PLoS One 8 (1), e53454.

［118］ Xuan, W., Vatansever, F., Huang, L., Hamblin, M.R., 2014a. Transcranial low-level laser therapy enhances learning, memory, and neuroprogenitor cells after traumatic brain injury in mice. J. Biomed. Opt. 19 (10), 108003.

［119］ Xuan, W., Agrawal, T., Huang, L., Gupta, G.K., Hamblin, M.R., 2014b. Low-level laser therapy for traumatic brain injury in mice increases brain derived neurotrophic factor (BDNF) and synaptogenesis. J. Biophotonics 9999 (9999).

［120］ Xuan, W., Huang, L., Hamblin, M.R., 2016. Repeated transcranial low-level laser therapy for traumatic brain injury in mice: biphasic dose response and long-term treatment outcome. J. Biophotonics 9 (11-12), 1263-1272.

［121］ Yetisen, A.K., 2018. Biohacking. Trends Biotechnol. 36 (8), 744-747.

［122］ Yuan, Y., Dong, Y., Hu, S., Zheng, T., Du, D., Du, J., et al., 2017. Reduced apparent diffusion coefficient in various brain areas following lowintensity transcranial ultrasound stimulation. Front. Neurosci. 11, 562.

［123］ Zalewska-Kaszubska, J., Obzejta, D., 2004. Use of low-energy laser as adjunct treatment of alcohol addiction. Lasers Med. Sci. 19 (2), 100-104.